U0242512

技术依据
事故预防
全手册

小儿看护技术

[日]浅野绿 编集
丁宁 译

中原农民出版社
·郑州·

声明

本书所介绍的相关护理及治疗方法，是作者、编者以及出版社根据出版时最新的行业发展情况，以追求知识的准确性为目的编写而成。因为医学及医疗领域的不断发展，本书所记载内容的准确性会不断变化，本书所述内容也会发生相应的变化。随着护理行业临床实践经验的不断积累，相关技术与方法应在专业人士的指导下及时拓展和更新。因此，本书记载的内容如有不当之处，有待各位读者悉心纠正。

本书所载的治疗方法、医药用品，应根据相关医学研究及医疗的进步及时更新，必要时须遵循相关专业人士建议。对因本书所记载的治疗方法、医药用品引起的不可预测的事故，本书作者、编者及出版社不承担相应责任。

医学书院有限公司

前言

此书出版一晃已有 2 年。在对本书进行重新修编时，为使读者能容易理解相关的医疗技术，我们经过 2 年的准备，花费了大量的时间和精力，在原有的基础上插入了大量的图片，而文字与图片的搭配说明也正是本书最鲜明的特色。

本书运用大量的图片详细阐述儿童护理的专业技术。它不是一本单纯的操作书，而是理论与实用兼具的工具书。它阐述了治疗、处置的必要性、理由、秘诀及预防策略，并将应预防的相关事故也一一列出。除此之外，本书还考虑到儿童的安全、心理状况和家长的心理状况，提高他们对护理人员的信赖感。同时，本书在阐述护理工作时也时刻提醒人们要尊重儿童的权利。

时间流逝，在我工作第四年准备换职时，我曾向前辈请教有关护理的问题。当我问到“为什么这样做”、“不这样做不行吗”这样的问题时，得到的回答是“在这里就是这样操作的”，没有任何理由。我虽然不能理解，但却记忆犹新。5 年以来，我目睹了众多新的护理人员因缺乏职业经验，不适应职场环境而过早离职。因此，医疗机构应当积极地培养护理人才，这是非常有必要的。在繁忙的护理工作中，护理人员的辛苦是无法想象的。与成人护理相比，儿童护理领域的工作更为辛苦。儿童的发育阶段不同，所需的护理技术也不同，超成人护理的工作量不可避免。更为重要的是，在护理过程中必须合理、正确地运用护理技术。对新护理人员进行指导并非是一件简单的事，即使是有丰富成人护理经验的护理员也会在儿童护理过程中遇到种种问题，这样的事例并不罕见。向儿童及家长说明护理过程是儿童护理中不可或缺的一项工作。随着医疗技术、护理技术的不断发展，护理器具、材料也会有所变化，但其最终目的是减少孩子在医疗处置过程中的痛苦，避免医疗处置过程中的危险因素。本书虽是针对护校学生和新入职的护理人员出版的工具书，但其对有成人护理经验的护理员也有一定的参考价值。它将有助于您攻克一个个护理难题成为一名合格的护理员。

现今，日本已有超过 200 所高校拥有优秀的护理学部。今年，由于国家对公共卫生护理、保健、助产行为规范进行重新修订，该学部的入学新生将学习到全新的课程。值此之际，本书的出版发行也是令人欣喜的。本书主要强调在护理过程中，要依照护理的基本原则来开展工作；要尽到向儿童及家长说明处置过程的义务；要特别注意尊重儿童及家长的权利。医疗技术的进步促进了医疗器具及材料的优胜劣汰。但是，若在掌握基础医疗知识和原则的基础上理解了治疗原理后，便可脱离医疗器具进行护理。对孩子来说，他们期望能在护理介入后，避免治疗过程中产生的疼痛感和其他的危险因素。因此，若能为之尽绵薄之力，本人将倍感荣幸。

最后，感谢为本书提供图片摄影及参与本书制作的医学书院的所有人员。

作者代表：浅野绿

2012 年 7 月

编集

浅野绿 名古屋大学大学院医学系研究科护理学专攻教授・健康发育护理学

执笔（按日语五十音顺序）

赤川里美 名古屋大学医学部附属医院总合周产期母子医疗中心 NICU 主任

石井真 中部大学生命健康科学部保健护理学科讲师・小儿护理学

大须贺美智 名古屋大学大学院医学系研究科护理学专攻博士后期课程・健康发育护理学

大桥幸美 爱知县立大学护理学部准教授・母性护理学 / 女性健康・助产学

神道那实 日本红十字丰田护理学部护理学科讲师・小儿护理学

浦杉太一 岐阜大学医学部护理学科教授・小儿护理学

田崎步 爱知县小儿保健医疗综合中心护理部・小儿护理学

中山薰 爱知县小儿保健医疗综合中心护理部・皮肤・排泄护理认定护理师

新家一辉 大阪大学大学院医学系研究科保健学专攻讲师・保健护理科学专业生命育成护理科学

古田惠香 名古屋大学医学部附属医院总合周产期母子医疗中心母体胎儿急救中心副护师长・新生儿集中护理认定护理师

松冈真里 四国儿童和成人的医疗中心护理部・小儿护理专门护理师

森园子 爱知县立大学护理学部助教・小儿护理学

山北奈央子 前名古屋大学大学院医学系研究科护理学专攻博士前期课程・发育护理学范围

山田知子 中部大学生命健康科学部保健护理学科准教授・小儿护理学

摄影设备（按日语五十音顺序）

爱知县小儿保健医疗总合中心
名古屋大学医学部附属医院
名古屋大学医学部保健科

摄影帮助（按日语五十音顺序）

赤美樱美、大村政生、龟山知子、田边圭子、古泽亚矢子、森阿纪子、山本弘江、赤川家庭、石井家庭、饭田家庭、川名家庭、神道家庭、竹内家庭、长冈家庭、中山家庭、新家家庭、广濑家庭

目录

第3章　体能评估

第 4 章　辅助治疗技术

第 5 章　急救手册

本书的构成和使用方法

确认护理的目的·要点·必要物品
护理前，要对所使用技术的目的、检查项目、适用条件、禁忌、防止事故要点以及必要物品等进行整理

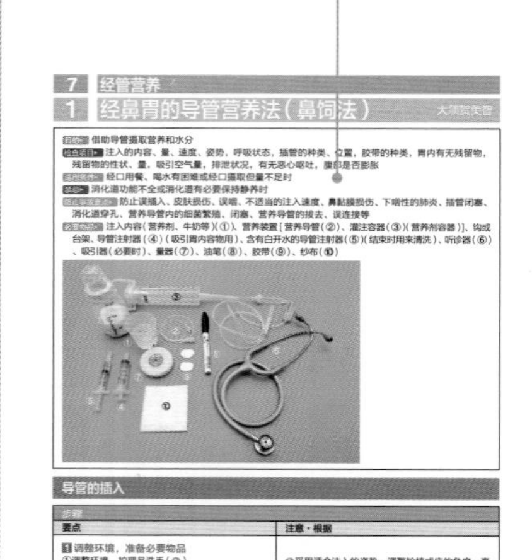

7 经管营养

1 经鼻胃的导管营养法（鼻饲法）

大须贺美智

目的▸ 借助导管摄取营养和水分
检查项目▸ 注入的内容、量、速度、姿势，呼吸状态，插管的种类、位置，胶带的种类，胃内有无残留物，残留物的性状、量，吸引空气量，排泄状况，有无恶心呕吐，腹部是否膨胀
适用条件▸ 经口用餐、喝水有困难或经口摄取但量不足时
禁忌▸ 消化道功能不全或消化道有必要保持静养时
防止事故要点▸ 防止误插入、皮肤损伤、误咽、不适当的注入速度、鼻黏膜损伤、下咽性的肺炎、插管闭塞、消化道穿孔、营养导管内的细菌繁殖、闭塞、营养导管的拔去、误连接等
必要物品▸ 注入内容（营养剂、牛奶等）（①）、营养装置［营养导管（②）、灌注容器（③）（营养剂容器）］、钩或台架、导管注射器（④）（吸引胃内容物用）、含有白开水的导管注射器（⑤）（结束时用来清洗）、听诊器（⑥）、吸引器（必要时）、量器（⑦）、油笔（⑧）、胶带（⑨）、纱布（⑩）

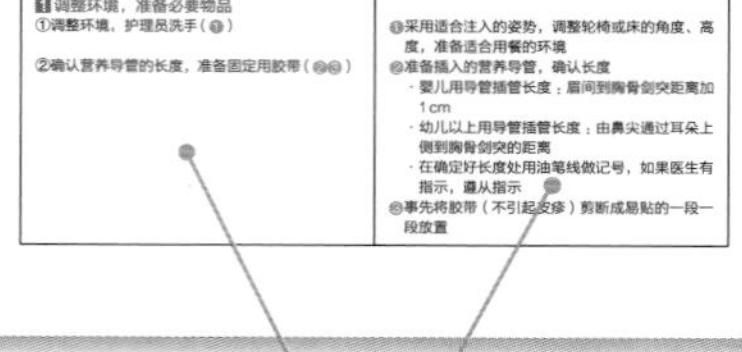

导管的插入

步骤

要点	注意·根据
1 调整环境，准备必要物品 ①调整环境，护理员洗手（①） ②确认营养导管的长度，准备固定用胶带（②③）	①采用适合注入的姿势，调整轮椅或床的角度、高度，准备适合用餐的环境 ②准备插入的营养导管，确认长度 ·婴儿用导管插管长度：眉间到胸骨剑突距离加1 cm ·幼儿以上用导管插管长度：由鼻尖通过耳朵上侧到胸骨剑突的距离 ·在确定好长度处用油笔线做记号，如果医生有指示，遵从指示 ③事先将胶带（不引起皮疹）剪断成易贴的一段一段放置

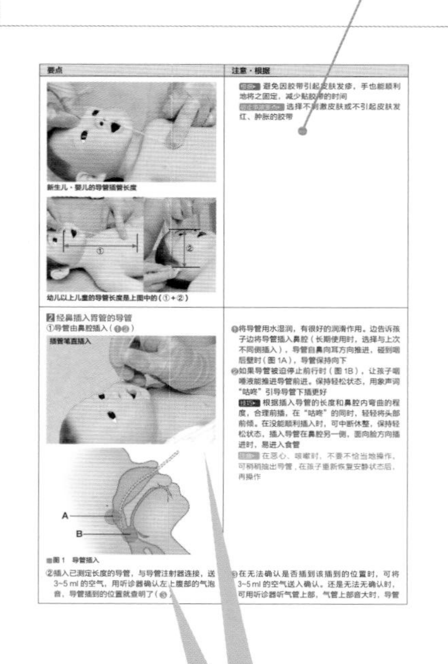

要点	注意·根据
新生儿·婴儿的导管插管长度 幼儿以上儿童的导管长度是上图中的（①+②）	根据▸ 避免因胶带引起皮肤发疹，手也能顺利地将之固定，减少贴胶带的时间 防止事故要点▸ 选择不刺激皮肤或不引起皮肤发红、肿胀的胶带
2 经鼻插入胃管的导管 ①导管由鼻腔插入（①②） 插管笔直插入 A B 图1 导管插入	①将导管用水湿润，有很好的润滑作用。边告诉孩子边将导管插入鼻腔（长期使用时，选择与上次不同侧插入），导管自鼻向耳方向推进，碰到咽后壁时（图1A），导管保持向下 ②如果导管被迫停止前行时（图1B），让孩子咽唾液能推进导管前进。保持轻松状态，用象声词“咕咚”引导导管下插更好 技巧▸ 根据插入导管的长度和鼻腔内弯曲的程度，合理前插，在“咕咚”的同时，轻轻将头部前倾。在没能顺利插入时，可中断休整，保持轻松状态，插入导管在鼻腔另一侧，面向脸方向插进时，易进入食管 注意▸ 在恶心、咳嗽时，不要不恰当地操作，可稍稍抽出导管，在孩子重新恢复安静状态后，再操作
②插入已测定长度的导管，与导管注射器连接，送3~5 ml 的空气，用听诊器确认左上腹部的气泡音，导管插到的位置就查明了（③）	③在无法确认是否插到该插到的位置时，可将3~5 ml 的空气送入确认。还是无法无确认时，可用听诊器听气管上部，气管上部音大时，导管

步骤和注意事项
左侧是按步骤阐明要点，把握整体内容，右侧是左侧对应步骤的注意要点。通过对要点、根据的把控来掌握护理技术

根据流程配有照片、插图，一目了然

确认要掌握的要点

根据▶ 有确凿的技术支撑，能切实应用，有必要向孩子和家长说明

技巧▶ 一些小窍门和知识，使实践更加顺利，专业人员需要掌握的专业技巧

防止事故要点▶ 为防止医疗事故必须掌握的内容

注意▶ 稍有疏忽便会引发重大事故，该项用红字标示

禁忌▶ “这样做是不行的”，用红字标示

紧急处置▶ 看出患者的急速变化与危险的症状迹象时，初期应对非常重要。此项以红字标示，表示在“任何情况下都应保持冷静、恰当处置、必须牢记”的事项

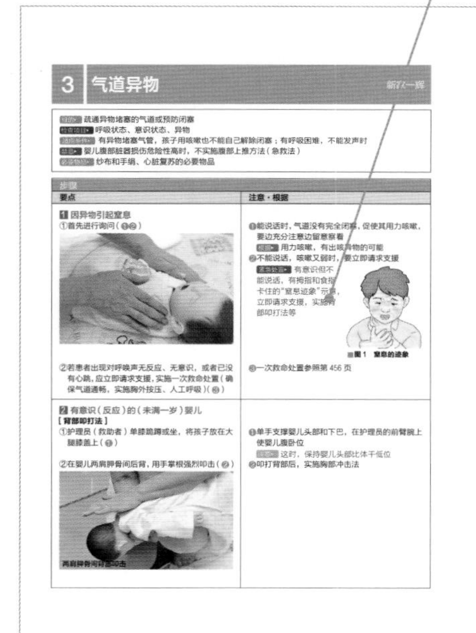

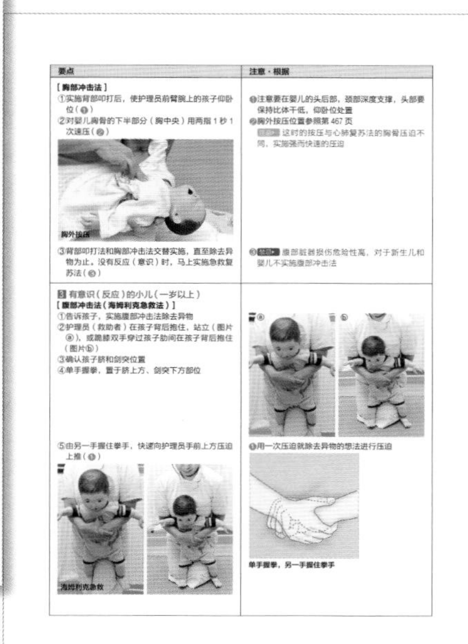

第1章

基本技术

1 相互交流

浅野绿

基本注意事项

<table>
<tr><th>要点</th><th>注意・根据</th></tr>
<tr><td>1 与孩子交流的方法
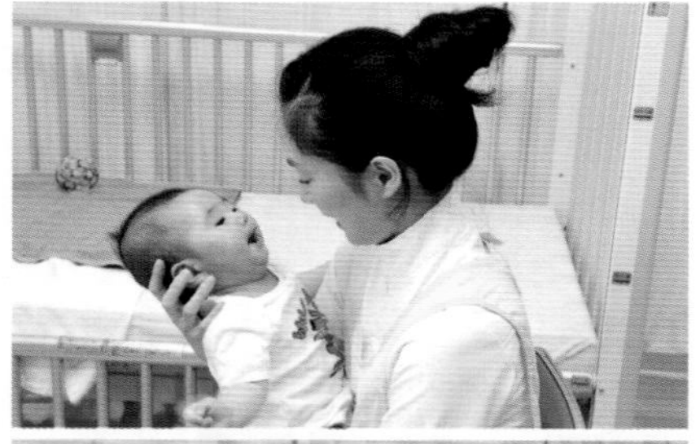
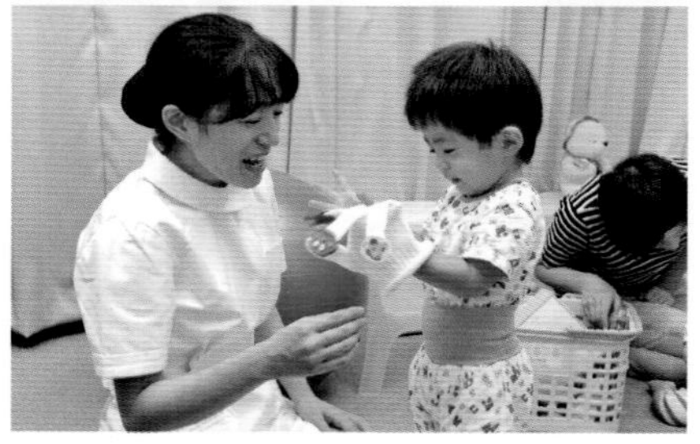</td><td>➡要给孩子充足的准备时间，使孩子感到安心（务必确保）
➡使孩子远离那些他们害怕的事物。与孩子接触时动作要轻缓，帮助孩子避离那些身体过分靠近孩子的人及用过分夸张的表情或毫无顾忌的眼神注视孩子的人
➡交流时，大人要屈膝下蹲，尽量与孩子的视线保持同一高度
➡当孩子羞涩或过分烦躁时，应先告知家长
➡与婴幼儿沟通时，尽可能用孩子的乳名呼唤。与大些的孩子沟通时，用孩子希望的方式来称呼
➡用心倾听孩子的话，尽量以孩子的语言与之交流
➡可边与孩子玩耍边用亲切柔和的语言与其对话</td></tr>
<tr><td>2 与不同发育阶段的孩子交流的特征和注意点
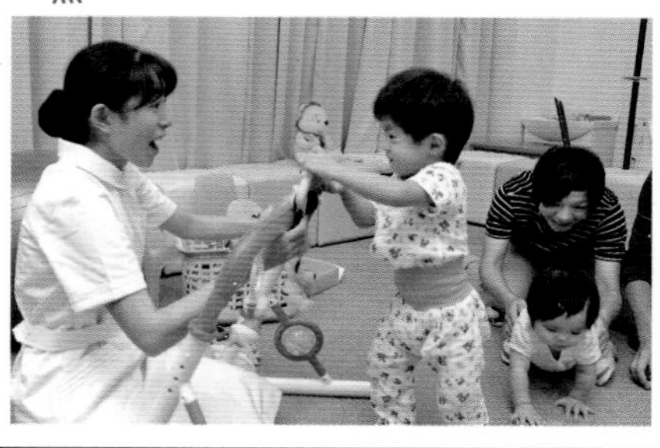</td><td>➡婴儿期：抱、摇婴儿的时候要稳当，可通过轻抚来交流
➡幼儿期：沟通时，目光视线尽量和孩子同高。大人应用身体遮挡住那些易让孩子产生恐惧的事物，要给孩子些玩具
➡学童期：解释事情时，要用简单易懂的语言。适当的时候要给予表扬，增强其自信心，要让其有自己尝试做决定的机会
➡青春期：尽量以成人的方式与其沟通。在沟通及日常行为中，要尊重其隐私</td></tr>
<tr><td>3 与残障儿童的交流</td><td>➡对于视觉、听力有障碍的孩子，可用恰当的辅助设备实施沟通
➡针对发育障碍的孩子发出指示时，采用 CCQ（温和、亲近、平静）原则，尽量不要使用否定句式来与孩子沟通</td></tr>
</table>

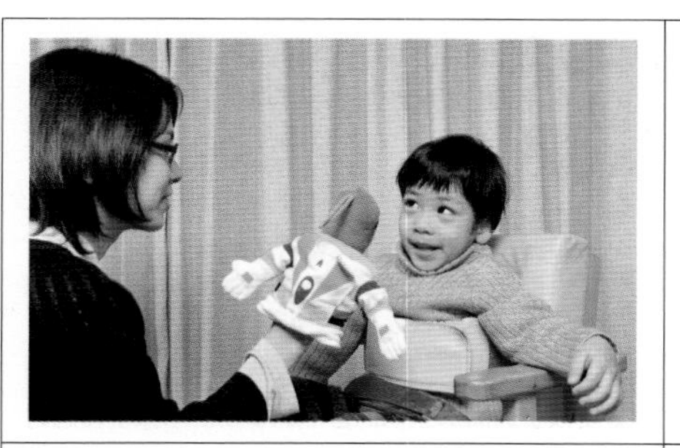	●重度自闭症儿童对触觉非常敏感，所以与其接触时，需要特别留意。在沟通过程中，对于自闭症儿童要做到正常对待，一视同仁，用温和、简单易懂的语言同其交流
4 同家长交流	●在看护婴儿的过程中，同家长的交流是必不可少的，切忌主观臆断，避免固执于自己观点，要认真听取家长的反馈意见 ●同家长沟通建立互相信赖的关系。为了更好照顾孩子，细微处的沟通也是必要的

和孩子的初次交流

目的▸ 在任何情况下，孩子、家长以及护理员都需要充分地沟通。就小儿护理而言，只有构筑好三者之间的关系，才能得到更好的支持和帮助

检查项目▸ 孩子的年龄、发育阶段、健康程度、心理状态、家长的心态、孩子现状（医疗状况）、环境的特点

适用条件▸ 在不同的场合，用不同的交流方式。孩子在生长发育阶段时的交流方法与成人的交流方法有很大差异，要针对孩子特点，用孩子式的语言方式交流

必要物品▸ 交流时的必要道具（包括自己的情绪、表情五官）、适合孩子不同发育阶段的玩具、对孩子有益的卡通玩偶

步骤

要点	注意・根据
1 按要求布置环境 ①初次看护孩子时，应根据已有计划，准备好所需的各种物品（❶❷） 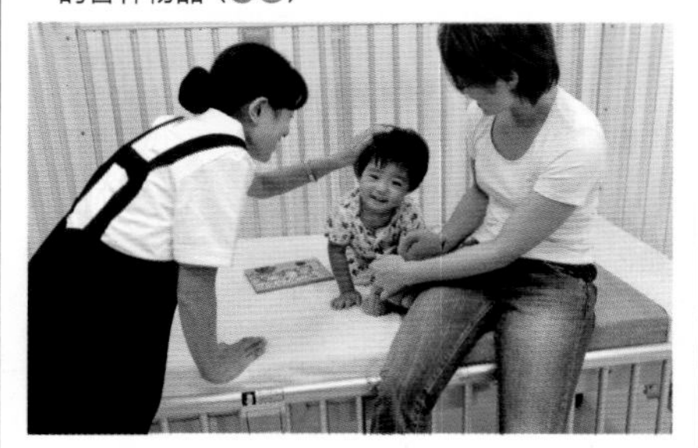	❶避免穿白色大衣或以白色为主的服装，应选择色彩丰富的服装或围裙 **根据▸** 孩子对陌生事物，尤其是白色着装，容易产生恐惧、不安。另一方面，穿着孩子喜欢的色彩的衣服，让孩子更容易接纳护理员 ❷建议选用安全、柔软的材料制作圆弧倒角形名片，用拼音进行标注，名片装饰要有特色 **根据▸** 抱孩子时可以确保孩子安全，不受损伤。若孩子能顺利地说出护理员的名字，会增加双方的亲切感

要点	注意・根据
②为前来接受检查的孩子准备好适宜的环境，避免孩子处在易引起恐惧的环境中（❸❹❺） 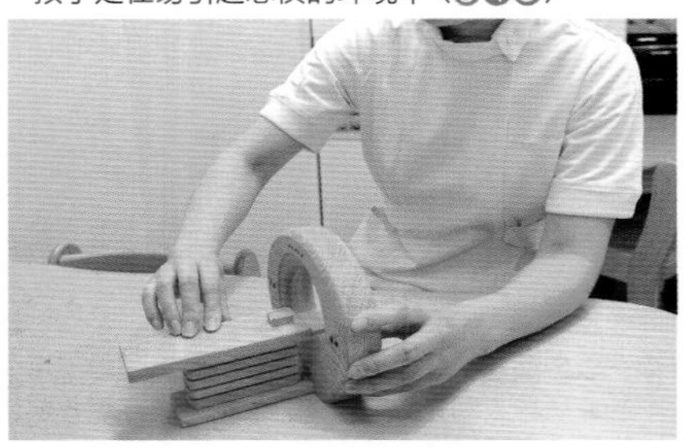 **为了进行必要的 CT 检查说明，制作木模型**	❸需要考虑室温、色彩以及噪声等因素 根据▸ 孩子在不习惯的环境中，容易产生不适感 ❹对于易引起孩子恐惧的器具，尽可能对其进行一定装饰，让孩子一眼看去不会恐惧 根据▸ 孩子更适应鲜亮、明快的色彩，白色和金属等容易引起孩子的恐惧 ❺同孩子沟通时，在说明目的时务必要准备必要的道具 根据▸ 对婴幼儿来说，仅单纯的语言说明，很难让其形象地理解，可以采用适当的辅助器材
2 和孩子面对面 ①和孩子面对面时，保持适度的距离，微笑着与其对话，介绍自己（❶❷） 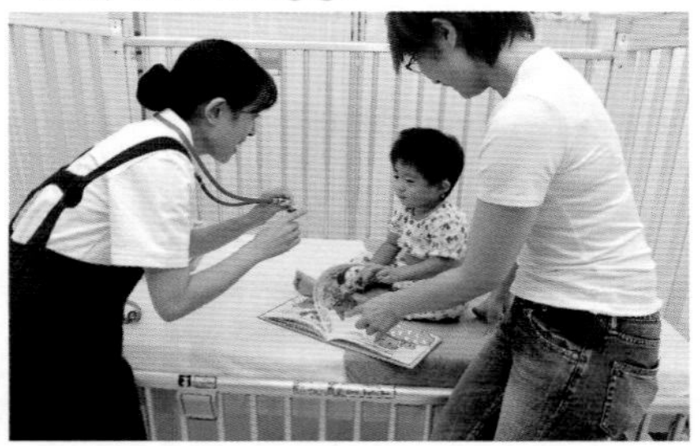 ②向孩子说明目的并确认得到同意（❸❹） 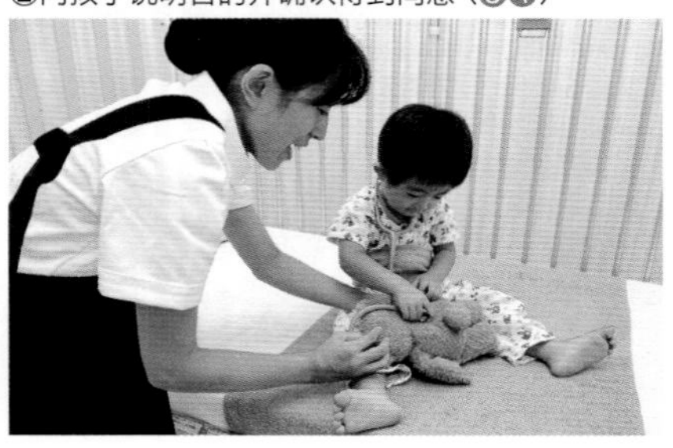	❶和孩子、家长见面时，注意礼节，边说“初次见面”，边递上自己的名片并对自己负责的工作做出简要的介绍 根据▸ 第一印象非常重要。孩子是否会有不安的情绪很大一部分受护理员言行影响 ❷在和孩子说话的同时，要留意孩子的表情及态度，仔细观察其动作举止 根据▸ 对已有的计划安排不一定要完全执行，有必要同孩子及家长进行沟通，以得到合理的反馈。结合孩子及家长的实际情况，做出适当的调整 技巧▸ 重要的是不能让孩子产生自己的生活以及心理空间遭到侵犯的想法。及时缓解孩子的羞涩或畏惧是十分必要的。温和亲切的笑容能使孩子安心，缓解焦虑感 ❸在同孩子及家长的交流中，要很好地平衡双方的关系 根据▸ 孩子和家长都属于看护中涉及的对象，实际是一种“双向看护”，要顾及双方的情况，切忌疏忽了一方的感受，成为“单方看护” 技巧▸ 即使孩子年幼也不能只向家长汇报说明看护工作，要与孩子进行适当的沟通，以减少其抵触情绪 ❹面对处于生长发育阶段的孩子时，要用其能理解的简单易懂的语言进行说明 根据▸ 根据生长发育阶段孩子的特性可知他们对语言的理解与成人存在一定差异，在其不理解或产生抵触的情况下是很难得到孩子的配合的 技巧▸ 对于孩子表达出的意思，有必要针对一些细节进行逐步地确认。切忌单方面阐述自己的观点，并将其灌输给孩子

要点	注意・根据
3 实施（最终目的）	
①通过一些玩具和道具，缓解孩子不安的情绪（❶❷） 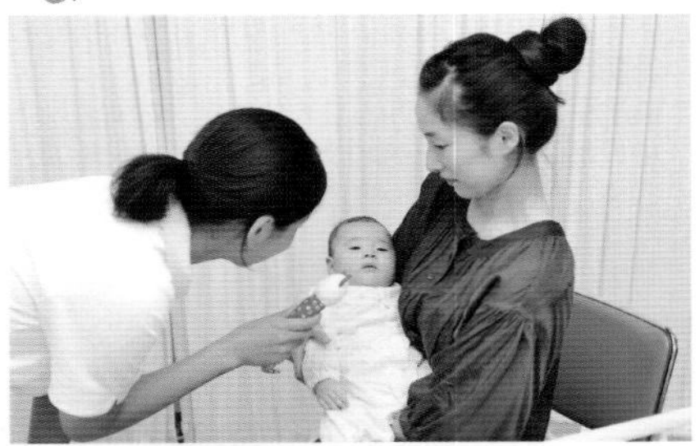 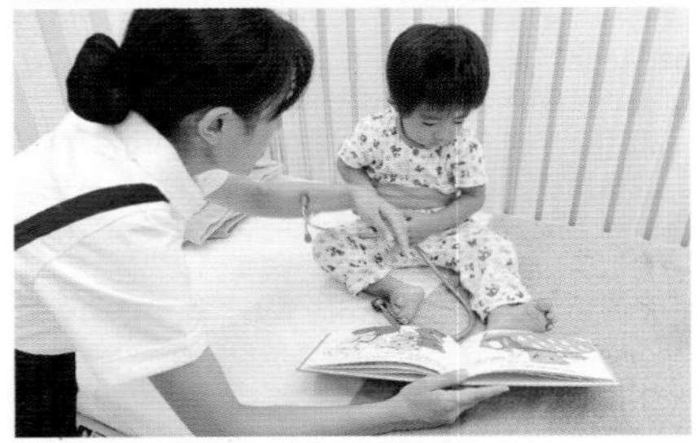	❶患者为婴儿时要用孩子喜欢的玩具或一些有特征的人形物品来吸引孩子的注意力 根据▸ 因为婴儿难以像大人一样通过自身的判断，对情况做出合理的反应 ❷在某些场合，孩子产生强烈的不安时，有必要寻求家长的协助 根据▸ 家长的陪同，能给孩子带来安全感，有助于缓解其不安的情绪
②在护理时，要注意观察孩子和家长的反应（❸❹） 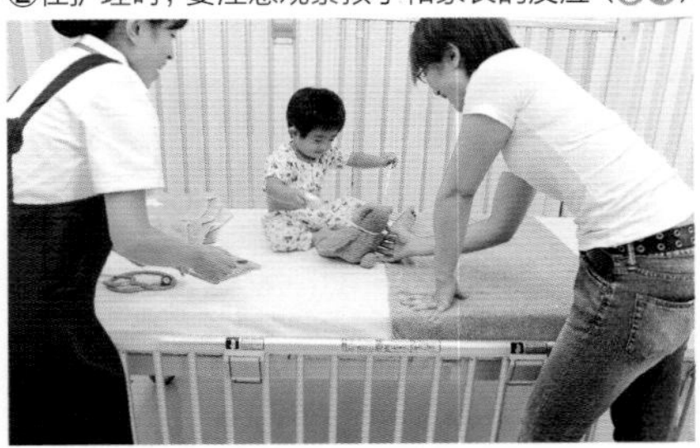	❸时刻注意孩子的情况，同时要给孩子活动的自由，让孩子按自己的步调前进 根据▸ 在陌生的环境下，孩子容易产生紧张及焦虑不安的情绪，为了缓解这些负面情绪，有必要按孩子自己的步调行事。同时，在一旁辅助陪伴的护理员，向孩子的步调看齐 ❹在答复孩子时，要时刻记住用“谢谢”“做得很好”等赞扬性语句。观察孩子的反应，予以适当反馈 根据▸ 有助于提高孩子的自信心，树立孩子的自尊心
③确认孩子及家长对已说明的护理工作的认识，判别他们的认识是否正确（❺❻） 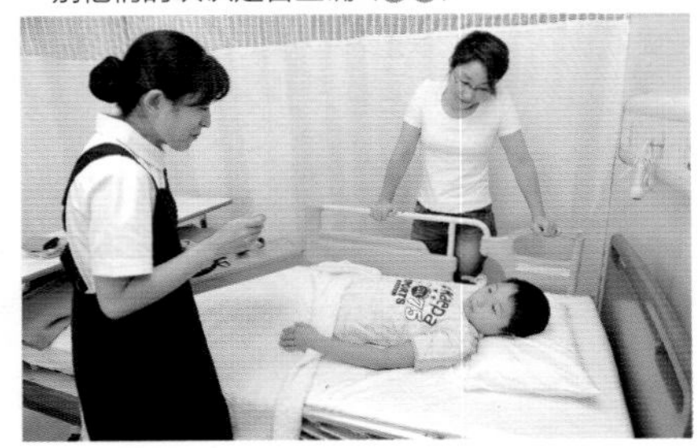	❺护理工作前，需要向孩子及家长进行必要的说明，征得许可。同时，注意逐步确认他们的理解情况，解释说明要清晰 根据▸ 家长及护理员理解上的歧义会导致行为不一致，孩子容易产生混乱感 ❻避免提出一些不明确的问题，尽可能对具体的疑问逐步进行确认 根据▸ 认真地对细小的疑问进行确认，能有效消除因缺少交流沟通而产生的障碍，避免错误的发生

要点	注意・根据
④护理员完成工作后，告别时要与孩子及家长确认下次的预约时间，道“再见”后，方可离场（❼） 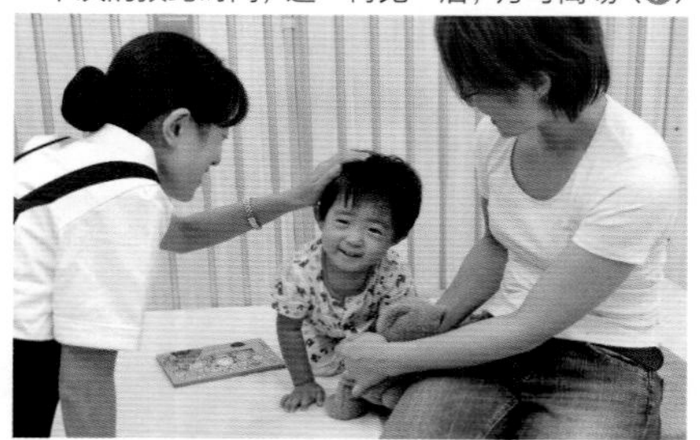	❼“感谢听完说明与解释”“感谢你们的配合”，护理员应面带微笑地向孩子道谢，以孩子能懂的语言和蔼地与之交流。根据孩子的不同发育阶段以不同的交流方式与孩子沟通。对婴儿要用抚摸和温和语音与其沟通 根据▸ 应对孩子表示出应有的尊重。在交流中，护理员要注意自己的礼仪，给孩子及家长留下好印象，有助于今后构筑良好的信赖关系
4 记录 ①记录交谈内容，便于今后查阅（❶❷）	❶在记录谈话内容的同时，要注明孩子的喜好和在互动过程中孩子及家长的反应 根据▸ 所记录的交流内容可与医疗小组的其他成员共享，减少不必要的重复，避免打扰孩子，减轻了孩子的负担，对今后的医疗工作也有帮助 ❷与孩子和家长约定的事项一定要记录 根据▸ 切实履行所做出的承诺。约定好的事项不能做到会损害构筑信赖关系

以能够交流为前提的孩子认知发展的特征

为了良好地与孩子交流，有必要知晓孩子的认知发展特征

●对痛的反应

婴儿期：哭闹

幼儿期：对疼痛的反应表现不一致（有攻击行为、激烈地反抗等）

学童期：有自尊心，有一定程度的忍耐度，在他人面前易害羞

青春期：心理复杂，摇摆不定

●恐惧心理

出生 6 个月后，婴儿会产生恐惧心理。8 个月后，开始能辨别陌生人并识记熟悉的人。学童期与幼儿期比较，恐惧心理减少

●智力发育特征

婴儿期：不能明确区分自己和他人

幼儿期：开始萌生自我意识，自我主张强

＊幼儿期的孩子自身的应对特征：暴躁、哭闹、拒绝、肢体反抗、钟爱表现自我、玩耍、叛逆。6 岁左右的孩子，对自己的生理行为开始有一定的认识，沟通以语言交流为主

学童期：思考能力逐渐向成人靠近，能进行一定的思考活动，渐渐地能进行推论等抽象思维

2 游戏协助（婴幼儿）

浅野绿

游戏是孩子自发的活动，是孩子自我创造的过程。游戏的过程不仅能够促进孩子的智力发育，还可以帮助孩子适应周边社会环境

目的▸ ①游戏能帮助孩子（住院或外出就诊中的）维持情绪稳定，还能减轻部分入院及治疗中孩子的压力。②在游戏中，护理员更容易同孩子沟通交流，可促进孩子同护理员相互信赖。③游戏在对孩子的状态做出评估中起一定作用（身体发育、社会性、怎样看待生病、入院、亲子关系等）

检查项目▸ 孩子的年龄、发育阶段、健康水平（包括是否易受感染及程度）、有无感染症、有无治疗上的限制和程度（包括输液管线及部位，使用的输液架）、孩子的情绪、心理状况（母子分离、焦躁不安的程度、住院的经验）、游戏场所的环境特征

适用条件▸ 在医院等医疗环境里，孩子很容易产生紧张情绪，因而针对各年龄阶段的孩子提供必要的帮助非常重要。相比较而言，年龄小的，如婴幼儿及学童初、中期的孩子，应该优先得到照顾；对于学童后期和青春期的孩子来说，给其提供游戏的环境和机会比单纯帮助其游戏更为重要

防止事故要点▸ 选择安全性高的玩具、给其提供安全的环境、防止误饮误咽、防止孩子跌落、确保医疗器材的安全性

必要物品▸ 孩子喜欢的玩具、其他物品（画图纸、蜡笔、彩色纸）、书等

步骤

要点	注意・根据
1 了解孩子及家长的情况，做好相应的准备	
①收集孩子和家长的相关情况（❶❷）	❶确认孩子的年龄、性别、入院原因和入院日期、孩子的小名、喜欢的玩具、记录的病历 **根据▸** 针对孩子及家长的基本情况，制定合理的护理方案 **技巧▸** 像针对白色衣服易引起孩子的不安情绪从而选择彩色的衣服一样，务必事先想好相应的对策 ❷确认孩子有无治疗禁忌和相关检查数据 **注意▸** 游戏时，需要根据孩子入院的治疗目的，考虑孩子实际的体质情况，采用恰当姿势，避免损伤身体，切不可影响治疗进程
②针对孩子及家长的情况，确定适合孩子的游戏形式（❸❹❺）	❸发育阶段的孩子爱玩。游戏时，孩子的紧张焦虑情绪会得到缓解，会适当减轻积蓄的压力，所以要制订安全的游戏方案 **根据▸** 医院环境易引起孩子的恐惧，而游戏能使孩子情绪得到缓解，压力得到释放。在医院的环境下安抚孩子，帮助孩子安全、安心游戏是十分必要的 ❹需要对孩子游戏的形式做出一定的规划，必须考虑到治疗过程中的限制 **根据▸** 在保证孩子能够自由玩耍的同时，不能妨碍孩子的正常治疗

<table>
<tr><th>要点</th><th>注意・根据</th></tr>
<tr><td>③准备必要的玩具和器材（⑥）
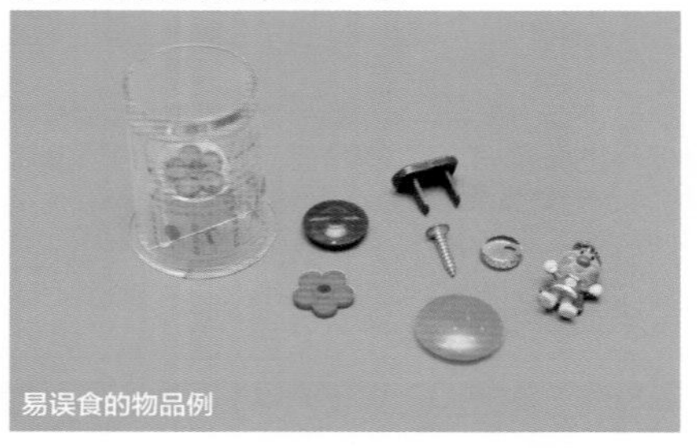
易误食的物品例</td><td>要避免游戏给孩子带来伤害，这是非常重要的
❺制订较为灵活的游戏方案，要充分考虑孩子自由发挥的余地，尽可能增加多种方案备选
根据▸ 玩是孩子的天性，是孩子自由创造的一个过程，所以在能够保证孩子安全的情况下，要最大限度地尊重孩子的自主性
技巧▸ 主动向儿童专家以及医疗保健人士寻求帮助
❻以确保孩子的安全为目的来准备游戏必要的玩具及各种器材
根据▸ 婴儿习惯把各种东西都放到嘴里，护理员需要特别注意
防止事故要点▸ 要检查玩具是否存在被误食的危险。避免锐利坚硬的玩具，其中容易误食的物品要放在孩子拿不到的地方</td></tr>
<tr><td>2 游戏的过程
①时刻观察孩子的状况，保证孩子游戏的环境是安全的（❶❷）
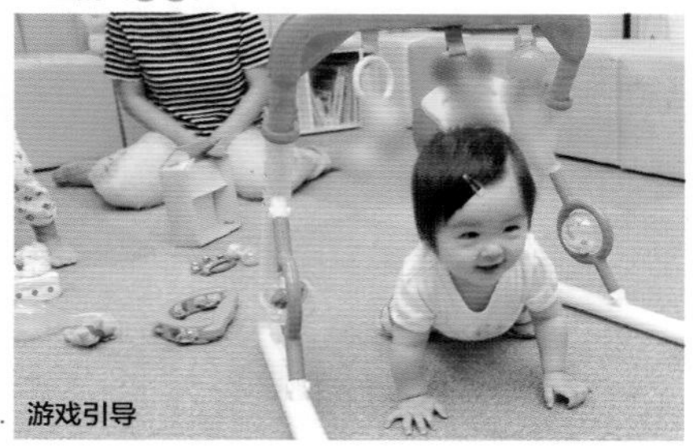
游戏引导
②要把握好时机，对孩子进行适当的引导（❸❹）</td><td>❶开始游戏前要确认孩子游戏的环境是否安全
根据▸ 在不适宜的环境中玩耍，容易发生事故，使孩子产生恐惧心理
❷在与孩子交流时，用手中玩具给孩子做出示范，引发孩子的兴趣
防止事故要点▸ 如果孩子在游戏中睡着了，那就很难按照既定的游戏方案和孩子玩耍，必要时要与孩子看护人员沟通，对游戏方案做出调整
❸要仔细观察孩子、家长的态度及言行，切不可死板地执行既定计划。在陪同游戏的过程中，护理员必须结合孩子的反应对游戏进行调整
根据▸ 游戏是孩子自发的活动
技巧▸ 根据孩子和家长的反应，结合游戏的目的，考虑孩子及家长的实际情况，进而决定下次游戏的方式
❹要注意孩子的反应，在适当的时机与其交流沟通，陪伴其一起快乐地玩耍
根据▸ 孩子是游戏的主体。根据孩子的反应对游戏进行调整，在和孩子互动中进行游戏</td></tr>
</table>

要点	注意・根据
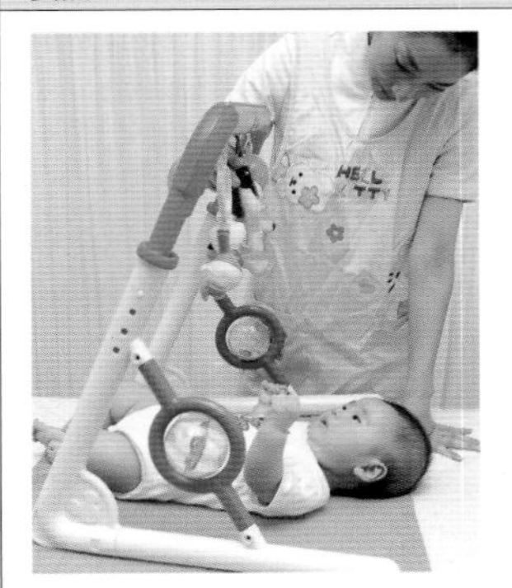	技巧▸ 护理员需要随着孩子的玩耍状态对游戏做出调整，婴儿至幼儿期的孩子乐于反复进行相同的游戏
3 进一步接触 ①根据孩子的情绪、兴趣，对孩子的游戏内容做出调整（❶） 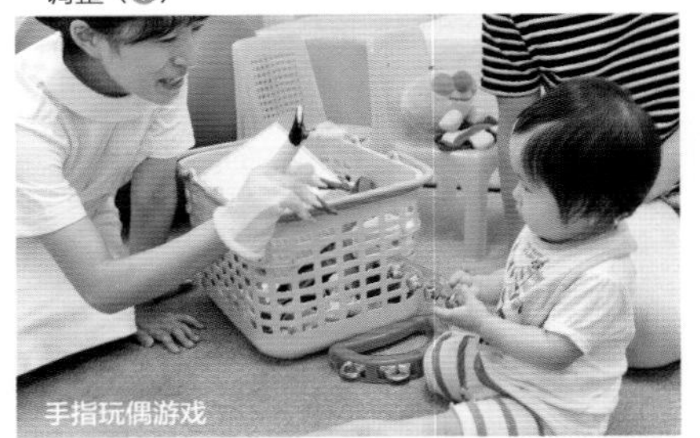 手指玩偶游戏 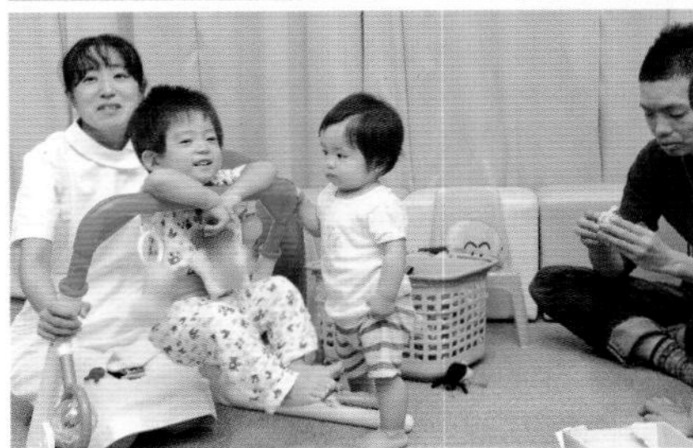	❶要让婴儿至幼儿期的孩子同其他孩子一起游戏，尽量给孩子创造机会，让他们一起玩耍 根据▸ 医院的生活让孩子大大减少了同其他伙伴交流的机会，不单是同成年人的交流能助其成长，孩子之间的交流也能很大程度地帮助其成长 技巧▸ 要组织同龄孩子之间进行交流。“手指游戏”（指不借助道具开展游戏）非常适合在同龄孩子之间进行 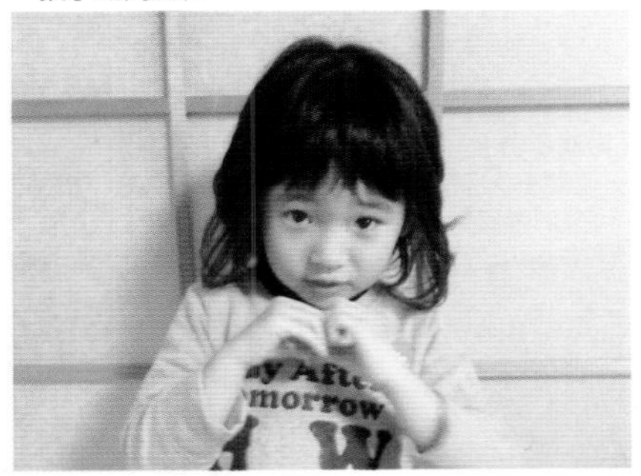 **手指游戏可使运动神经发达**
②在保护其安全的前提下，让孩子自由玩耍。护理员在一旁注意保护（❷❸）	❷根据▸ 孩子在游戏中进入梦乡时，很容易拉拽输液管、绊倒医疗器具或拔出输液线，造成严重医疗事故 注意▸ 为防止事故发生，视线切不可离开孩子 防止事故要点▸ 依据发育阶段孩子易发生事故的特点（例：婴幼儿玩的小玩具的误吞、输液架的翻倒、婴幼儿的跌落），提出有效的预防策略

要点	注意・根据
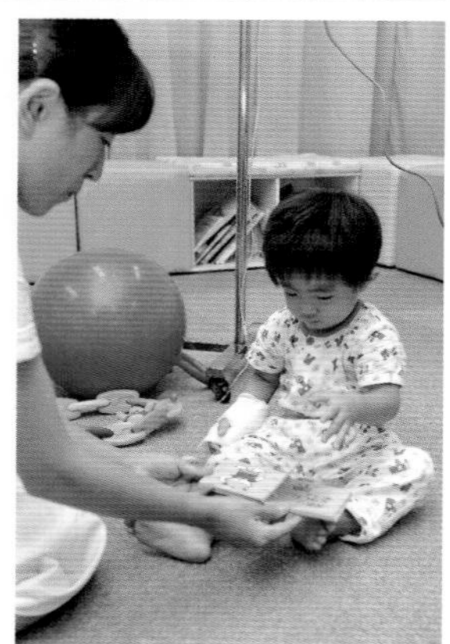 注意输液架及输液线，电线	防止事故要点▸ 在使用医疗器械时，要整理好电源线及电源。电压低下（充电电源不慎切断）会造成医疗事故 ❸根据孩子的实际情况，对所处的游戏环境做出适当调整，以免影响治疗的进行 根据▸ 护理员要观察孩子是否过度疲劳，对治疗方案及时做出反馈，辅助治疗，使治疗收到令人满意的效果 注意▸ 精神压力的积聚，容易让孩子和其他孩子交流时产生矛盾，在一起玩耍时也更容易受伤
③加强与孩子、家长的交流，使他们安心（❹❺）	❹要保持和孩子及家长的沟通 根据▸ 孩子能够快乐地玩耍，家长才能放心。另外孩子和家长之间的沟通也很重要，家长的理解也是帮助孩子成长的重要契机 ❺玩游戏可以帮助孩子缓解不安的情绪，也可以帮助其恢复自信 技巧▸ 孩子的表情是很重要的参考，笑容就是最好的证明。护理员的表情反应对孩子也有很大影响，要适时地给予孩子夸赞，灵活运用BGM（血糖监测）
[游戏示例] ・让健康状况不同的孩子，在一起玩游戏，床边钓鱼游戏就是一例（❶） 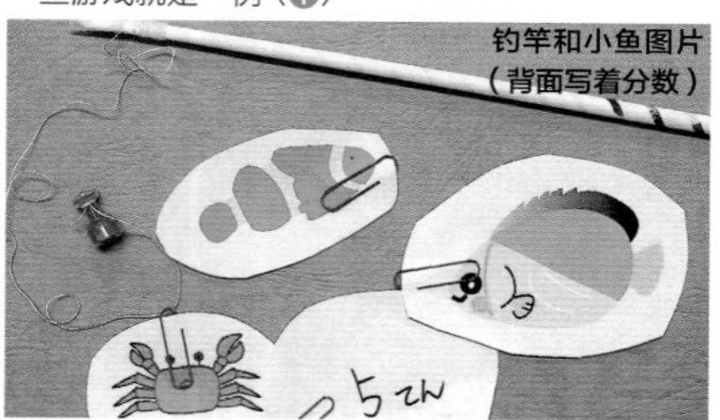 钓竿和小鱼图片（背面写着分数） 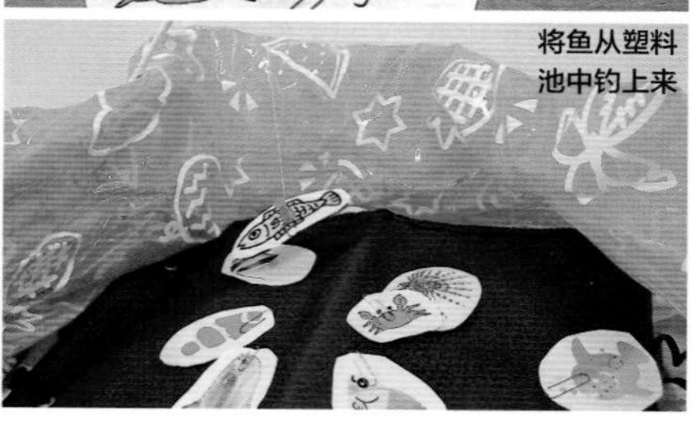 将鱼从塑料池中钓上来	❶钓鱼游戏 1）适合需要在床上静养的孩子（例：内科疾病患者）。用塑料材料做成池塘置于病床旁 2）要确保池塘周边不会对坐轮椅孩子造成阻碍。将孩子们集中于池塘边，保证孩子能够看见池中物体 3）在池中放入制作的鱼形卡纸，纸鱼口处安上能用磁石吸起的别针，多放些纸鱼在池中 技巧▸ 在池中放入多种类纸鱼，更容易吸引孩子多注意。在纸鱼背面要写上得分（1~5分不等），钓鱼的分数可以增加游戏的竞争性 4）用报纸、广告纸做成钓竿，用风筝线作为钓线，线的另一端绑上磁石 技巧▸ 竹棒钓竿对孩子来说有一定的危险性，可选择用纸制作的钓竿。另外制作钓竿的过程也是游戏的一部分，自己做的钓竿更容易激发孩子的兴趣，促进孩子们协同动手的能力

要点	注意・根据
	5）每人分配一个钓鱼桶就可以开始钓鱼游戏了 6）游戏时，卧于床上的孩子以及轮椅上的孩子身边一定要有一个大人在旁看护 防止事故要点▸ 如果孩子在游戏时进入睡梦中会有翻下床的危险，一定要加倍注意，防止意外发生 7）钓上鱼，得分最高者优胜 技巧▸ 孩子在游戏中会产生各种的想法，注意将他们的想法加入到进行的游戏中
・变装也是一种游戏，变身小公主或王子（❶） 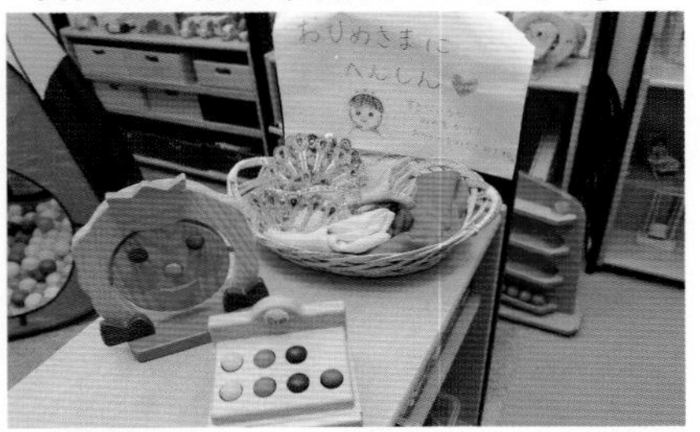 变装游戏的道具	❶身着大衣，戴上漂亮头饰即可扮演小公主或王子。以快乐的心情与玩伴嬉戏
[帮助身体活动受限制的患者开展游戏] ・帮助行动受限制的患者，如打石膏、有牵引治疗的患者开展游戏（❶）	❶游戏过程中，照顾行动不便的孩子的注意事项： 1）了解其行动不便的原因 2）对于可以正常活动的部位要充分利用 3）要考虑护理员看护时站立的位置 4）尽量避免使用否定句式，诸如“不能做”等，应换作“像这样是否可以”等，要积极调动孩子的主动性 5）要随时检查游戏过程中相关装扮有无脱落，是否有擦伤孩子的情况 6）可以正常活动的孩子尽可能到床边陪伴行动不便的孩子一起玩 根据▸ 行动受限的孩子不能自由移动，容易被孤立，易产生寂寞、孤单情绪，因此需要多创造一些机会，使其能与其他孩子一起玩耍

要点	注意・根据
4 记录和评价 ①游戏内容、时间、地点、孩子和家长的反馈都需要记录（❶）	❶根据▸ 对孩子而言，游戏是不可或缺的活动。帮助其开展游戏并加以看护是护理工作的目的之一，对促进双方的信赖有很大的作用
②游戏中发生的一些重要事宜，以报告形式汇总，便于互相之间的分享（❷）	❷游戏中，会发现一些看护的不足之处及潜在的安全隐患，需要做好工作小结，小组探讨并加以改进 防止事故要点▸ 确保孩子的安全是最为重要的，小组成员之间互通信息，在今后的护理工作中，有效地避免类似的安全事故
③游戏效果及护理效果的评价（❸） 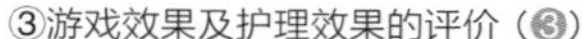 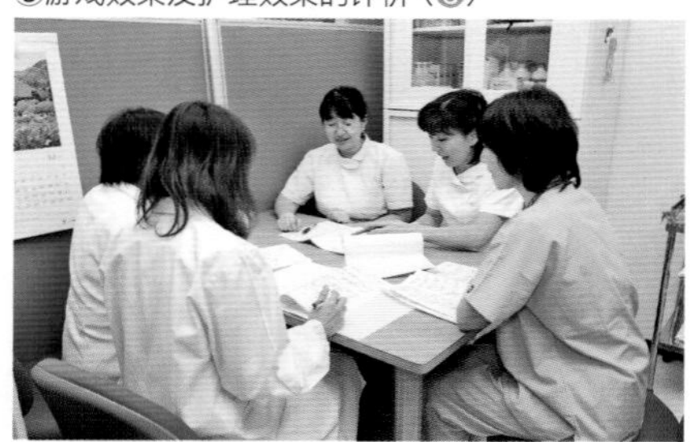 **相关专业人士共同探讨**	❸明确护理的目的性，对游戏效果进行评估，探讨提供的协助是否合适，确定最终结构并提出修正计划。有必要的话，可向儿童专家或医疗保健人士寻求帮助 根据▸ 游戏的作用是要让孩子从中受益，同相关专业人士共同探讨，有助于给孩子提供更好的帮助 技巧▸ 在评估时可以结合游戏效果，观察如下几点： ・身体反馈（身体功能、运动协调、细微动作） ・教育效果（兴趣培养、自我意识、协同社交、智力发育、道德培养） ・社会效果（认识其他孩子、乐于同他人一起玩耍） ・治疗效果（同预期的差距、精神状况恢复情况）

不同生长发育阶段的孩子对游戏反馈的不同特征

■表 1　发育阶段和游戏种类

年龄	0~2 岁	3~5 岁	学龄前儿童	入学后
游戏类型	感知类游戏 接纳性游戏 象征性游戏	感知类游戏 象征性游戏 接纳性游戏 团队协作式的游戏	运动类游戏 接纳性游戏 团队协作式的象征性游戏 有规则的游戏	运动类游戏 团队协作式的象征性游戏 机器游戏 （竞技型、非竞技型）

3 准备

松冈真里

在这里，准备主要指接待孩子的相关工作。在儿科领域，生病住院、检查、治疗都会使孩子感到不安和恐惧。为了尽可能减少孩子的不安和恐惧等各种心理问题，使发生的负面情况最小化，除借助孩子自身的力量以外，护理员也要做好相应的心理调整，准备好能帮助孩子的护理方法。狭义地说就是准备好适合孩子检查、治疗和游戏的医疗环境

目的▸

1. 对孩子住院检查治疗等相关方面有所了解，掌握必要的相关信息
2. 了解孩子的兴趣习惯，给予其一定的自我表现的机会
3. 缓解由住院、检查、治疗所产生的心理负面情绪
4. 构筑孩子与医院相关人员的互相信赖

在准备时，“这个玩具一定要这样才行”，这样的语句应该避免。此时需要告知孩子这样做会发生什么，要让孩子知道操作后的结果，并且给予其表达意见的机会、回答理解的权利，也要给家长和孩子在一起的权利。为遵重儿童权利，要将孩子的检查、治疗视为护理员自己的检查和治疗，这是十分重要的

检查项目▸ 孩子的年龄、孩子对语言的理解能力（根据发育的阶段）、过去的经历、孩子的喜好、孩子与父母的关系、父母的意见和想法、孩子最关心的问题、孩子父母及护理员之间的关系等

适用条件▸ 因生病、住院、检查、治疗而入院的所有孩子

防止事故要点▸ 要防止必要物品和准备的玩具被误吞、误饮，防止孩子受伤、跌倒

必要物品▸ 准备玩具和医疗物品

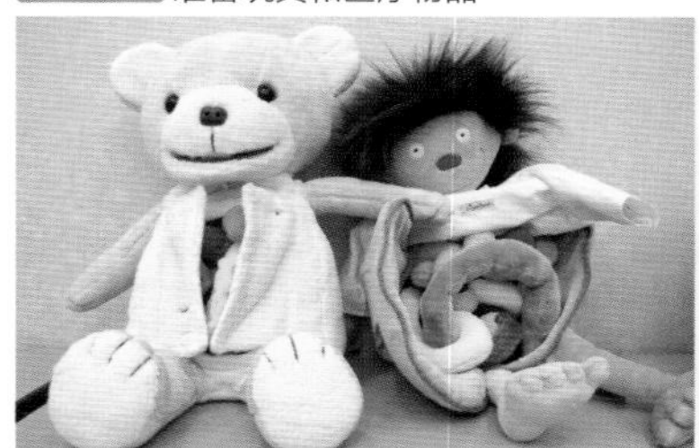

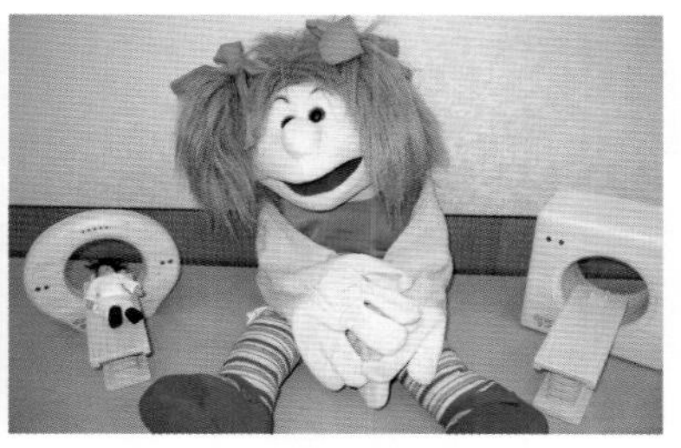

准备的说明用玩偶

步骤

要点	注意・根据
1 收集资料及评估 ①了解孩子及父母的情况，做出评估（❶❷❸）	❶把握孩子的年龄、性别、接受检查和治疗的内容、步骤、日程等 根据▸ 这是做出合理评估所必须了解的情况 ❷在和其父母交流的同时，注意观察一边玩耍的孩子。通过与孩子、家长的交流了解孩子对语言的理解程度、过去的入院经历及有无接受检查、治疗的经验，注意观察孩子的反应，记录下了解的孩子的喜好，孩子与父母的关系如何等情况。综合汇总，进行评估 根据▸ 通过观察孩子的行为状况，结合与父母的交流，便可读懂孩子，了解孩子所关心的内容

要点	注意・根据
	❸从与孩子和父母的交流中，了解他们对住院治疗的看法，他们所期望了解的内容以及如何看待治疗 根据▸ 了解每位孩子及父母对护理工作的要求，讨论并做出相应的准备
2 实施前的准备（检查、治疗的说明） ①准备阶段，讨论 CT 室的布置（❶❷❸） 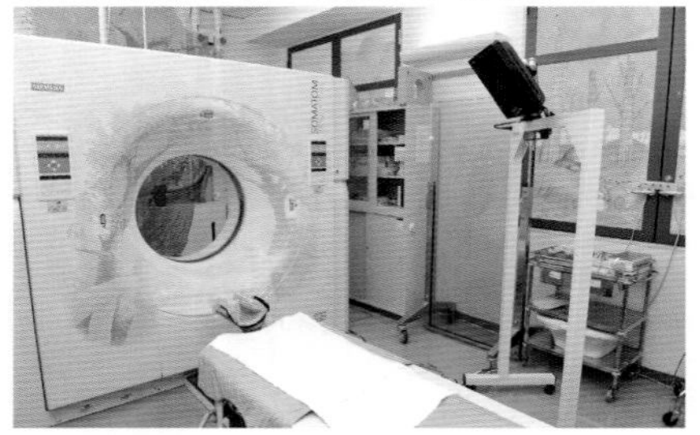 探访专用设备室 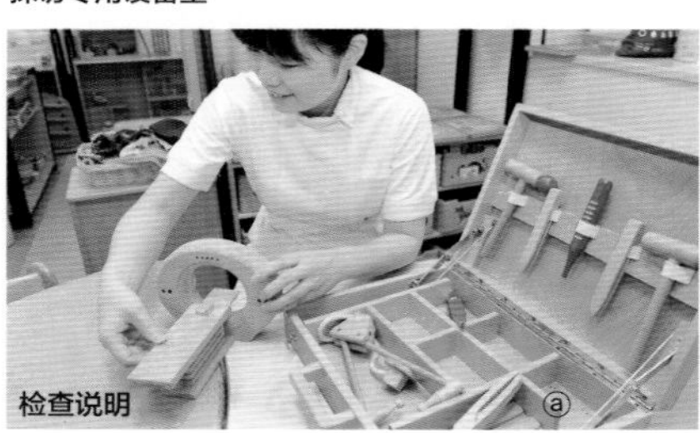 检查说明	❶讨论准备实施的时间 根据▸ 孩子的想法变化比较大，不宜过早准备。太晚准备会时间不足，无法充分准备 技巧▸ 如果需要进行多次检查，不妨听取孩子的想法，视孩子的情况而定 ❷孩子在感到安心时，更容易对平静的交流产生兴趣。要注意交流场所的私密性，尽可能考虑孩子提出的建议 根据▸ 孩子在轻松的环境下，更容易集中注意力，表达自己的心情，说出感受 注意▸ 孩子的心情、检查治疗的内容，这些都需要加以保密。要阻止孩子陷于恐惧中，要加以适当疏导 ❸在病房外的场所进行检查治疗时，预先需要带孩子到专用设备室探访一遍 根据▸ 事先看见了实际场所，易留下印象，可以减轻孩子心中的不安 技巧▸ 为防止孩子了解到的和实际体验有大的差异，可以让放射科医生和负责检查的医生共同协助讲解
②商讨必要的道具（❹，图片ⓐ，ⓑ） 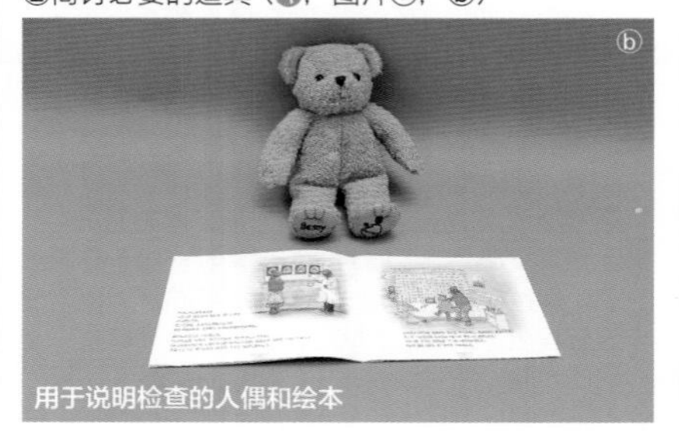 用于说明检查的人偶和绘本	❹综合考虑，选定可以让孩子了解用到的专业设备的说明性道具 根据▸ 要预防孩子拒绝接受道具或过分关心道具本身。孩子容易抓住自己的兴趣点，要给孩子表达心情和疑问的机会 技巧▸ 在准备过程中，要尽量邀请孩子的父母，尤其是母亲一同参加 注意▸ 根据孩子的需求、兴趣和喜好灵活选择道具来解释医疗设备。所选的道具既能够激发孩子的兴趣，又不会使孩子感到恐惧 技巧▸ 在实际操作中，可以使用一些玩具，让孩子有更加真切的体验 防止事故要点▸ 防止误吞、误饮及防止受伤。与误吞、误饮相关的小玩具和锐利坚硬的玩具不使用

要点	注意・根据
③讨论准备阶段的人员组成（⑤）	⑤根据▶ 通过和孩子交流，构筑相互信赖的关系，这是准备阶段的目的。对于处于学童期和青春期的孩子而言，父母并不一定必须要出现 技巧▶ 实际的检查、治疗过程中，希望护理员全程陪同 技巧▶ 需要充足的时间来制订相关计划
3 准备实施（检查、治疗的说明） ①孩子要准备好（❶） ②道具运用的说明（❷❸❹❺❻❼❽） 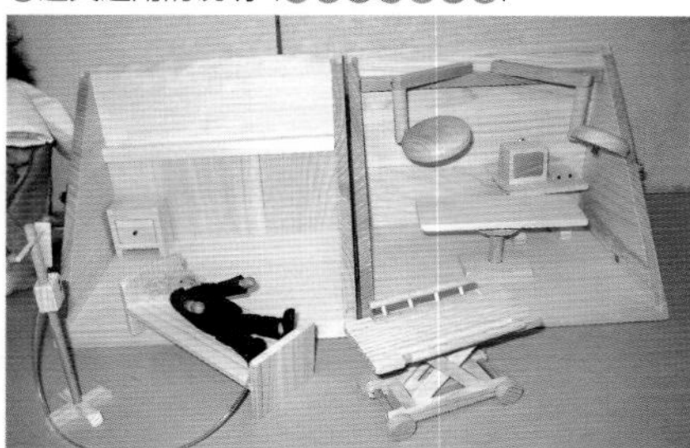 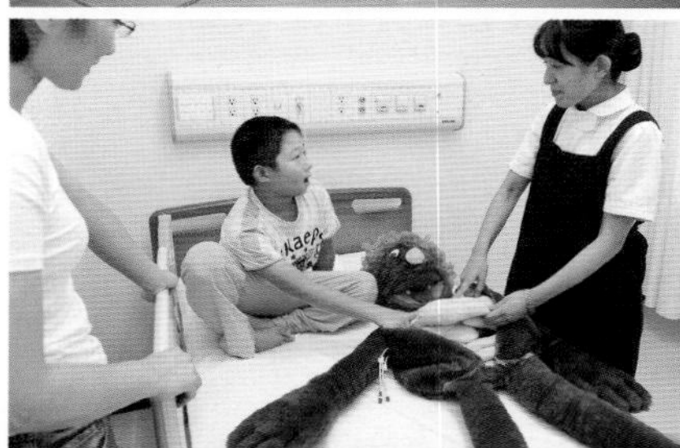 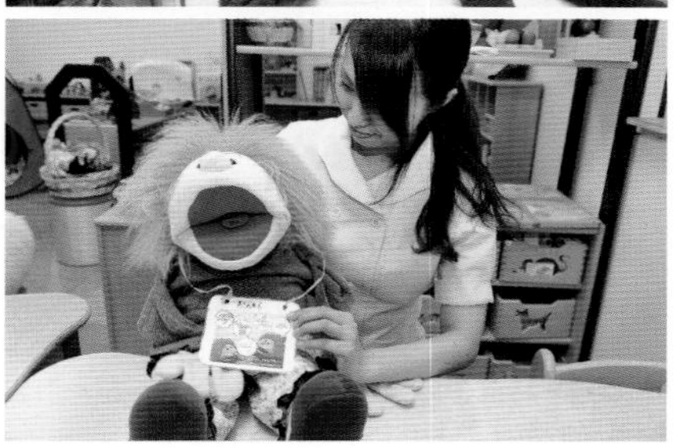	❶从日常生活的对话切入，给孩子营造一个轻松的氛围 技巧▶ 孩子对准备好的道具游戏寄予厚望，护理员可与其一起游戏，进入交流的氛围 ❷询问孩子对住院以及对治疗的一些感受 根据▶ 仔细观察孩子的理解接受能力，逐渐适应孩子的交流方式，辨别用怎样的说明方式或道具可使说明更加清楚、贴切 ❸观察孩子对生病、检查、治疗等话题的态度 根据▶ 把握孩子对听到的相关检查治疗过程说明的理解及接受程度，判断是否已向孩子说明完整 注意▶ 如果孩子处于不安、紧张状态，改日再选择机会实施观察 ❹要让孩子自己选择用于说明的道具 根据▶ 用孩子感兴趣的道具来做说明，能促进其他自己思考 ❺要按事实向孩子说明 根据▶ 实际操作的步骤或场所与说明不一致时，会使孩子产生混乱，情绪不安 ❻实际操作时，注意孩子的反应 ❼在孩子有反应、产生不安或有感兴趣之处时，要让孩子提出疑问，表达心情，深化交流 根据▶ 与孩子进行交流最为重要 技巧▶ 不能一味地说明检查、治疗的过程，需要和孩子不断沟通交流 ❽与孩子对话的内容 ・为什么做检查，治疗的必要性以及对它们的看法 ・在哪里接受检查、治疗，使用什么设备，由谁操作 ・需要花多少时间 ・检查、治疗前需要做什么准备 ・实施过程中是怎样的感觉，是否会感到疼痛 ・实施过程中谁会陪伴孩子

要点	注意・根据
	・平时喜欢什么 ・要怎样实施才能成功 ・即使流泪也还是很勇敢 ・检查结束、治疗完成后会怎样等 技巧▶ 要给予孩子充分的时间
③说明结束后，要认真地注视着孩子，并说出“加油”等词语给予鼓励（❾） ④开始实际引导孩子，和孩子组合（❿） 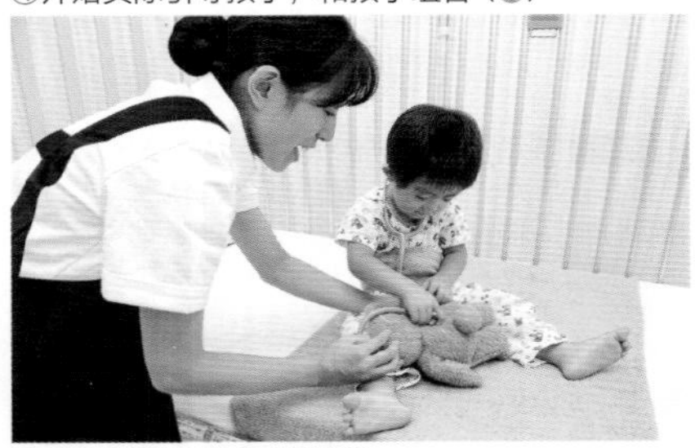 孩子用以了解人体构成的游戏	❾告诉孩子在检查、治疗处置中不只是他一个在努力配合，父母、医护人员都在和他一起努力 ❿观察孩子在玩玩具时的行为、表情、言语 根据▶ 面对即将进行的检查、治疗处置，孩子可能会有不安情绪。为了使孩子能安心面对检查和治疗，可通过观察，灵活运用检查、治疗处置场所来做出调整 注意▶ 护理员要尽量缓解孩子的不安，直到孩子理解安心为止。期间护理员也可与孩子离开医护人员，一起玩耍 技巧▶ 父母一起在场陪伴可缓解自己和孩子的紧张情绪，也能深刻理解发生的一切 注意▶ 不仅要让孩子理解相关措施，还要鼓励孩子，使其有面对检查、治疗的勇气，这是非常重要的 注意▶ 对于护理员的说明也会有感到不安的家长。此时，家长就不适合与护理员一起向孩子说明进行检查、治疗的必要性。他们此刻只有对孩子所要进行的检查或治疗的担忧。对于这样的家长要进行安慰，让其与孩子一起听护理员的说明
4 检查、治疗处置中要分散孩子的注意力(散心) ①分散注意力要从检查、治疗处置的准备过程中就开始（❶） 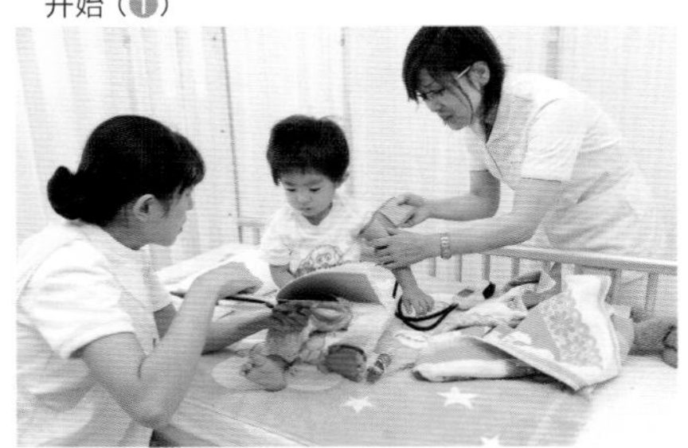 检查・处置前的准备工作	❶在接受检查、治疗处置的准备过程中，可让孩子选择看书或听音乐 根据▶ 分散注意力也称散心，实施散心能缓解紧张的情绪 注意▶ 在分散孩子注意力时，要防止孩子从处置台上跌落，护理员要随时注意孩子的状态 防止事故要点▶ 注意防止散心时孩子因进入梦乡而翻倒、跌落
②在检查、治疗处置中继续分散孩子的注意力（❷）	❷要让孩子感觉不到是在检查或治疗，让孩子在快乐的游戏中接受检查或治疗 根据▶ 将孩子感兴趣的事物组合在一起，引导孩子分散注意力，缓解其不安和恐惧

要点	注意・根据
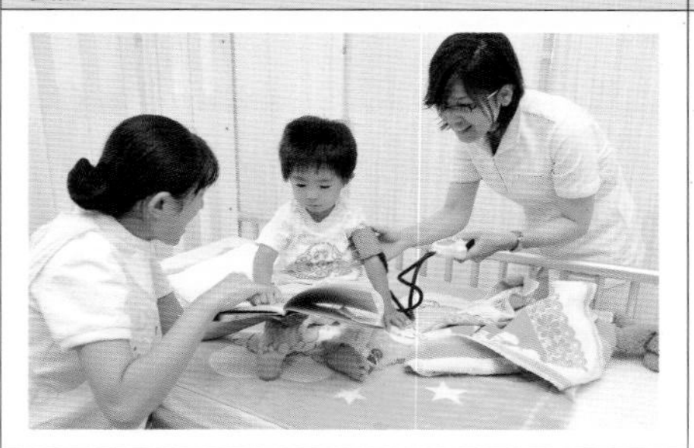	技巧▸ 根据孩子的反应做出适当的调整。检查、治疗处置的医护人员是从别处抽调的，根据孩子的反应，护理员要配合医护人员对孩子进行必要的检查、治疗 注意▸ 分散注意力并不能消除孩子检查、治疗处置中的痛感。必要时，医护人员应与医师商量使用镇静药剂或镇痛药 技巧▸ 母亲在场能够帮助孩子平抚情绪，尽可能让母亲参与
5 检查、治疗处置结束后的游戏 ①检查、治疗处置结束后，要认可孩子的努力，表扬孩子（❶） 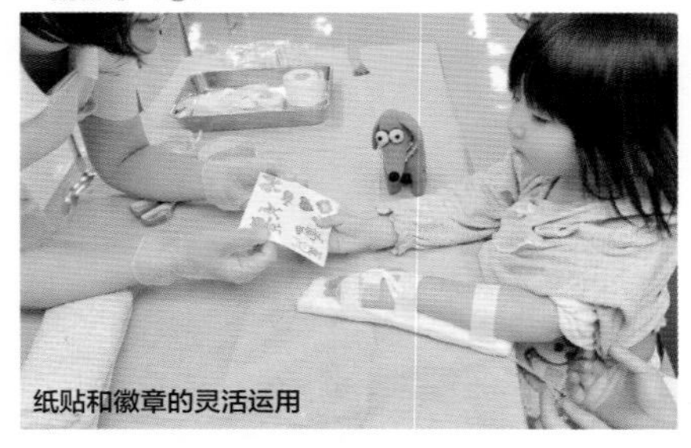 纸贴和徽章的灵活运用	❶在孩子的努力配合下检查、治疗处置得以完成，孩子在受到认可、夸奖、感谢后会很开心 根据▸ 孩子得到好的评价后，自己也认为“能做到”，增加了下次完成的信心 技巧▸ 灵活运用“加油”纸贴和徽章，提高纸贴的视觉效果
②给孩子表达检查、治疗处置时的心情和体验的机会（❷❸）	❷在检查、治疗处置结束后要询问孩子的感觉，确认孩子的反应 ❸观察孩子在听家长和护理员、友人交谈检查、治疗处置话题时的神态，用孩子式的语言再次表扬孩子 根据▸ 听到他人的交谈中有自己接受检查经历时，孩子会觉得自己努力了，可增强其自信心和自尊心
③在检查、治疗处置完成后，引导孩子进行游戏（❹）	❹检查、治疗处置完毕后，如果孩子想进行游戏，可进行装扮类游戏 根据▸ 该游戏可重复孩子受检查、治疗处置的过程，是进一步了解孩子具体感受的机会，也是孩子表现自己心情的机会 技巧▸ 不要将医护人员一定设定为大人，游戏时也可让孩子扮成医生。通过让孩子扮成医生来观察孩子的状态，把握其检查、治疗时的感受和心情 注意▸ 孩子父母感到不安时，要先对父母进行安慰
④针对检查、治疗做出评价	

4 预防感染

1 标准预防方法❶手部卫生

古田惠香 · 浅野绿

标准预防方法，是基于所有患者有感染、传播细菌或细菌定植的可能的假设，采用的适用于所有患者的基本预防方法。医护人员全体应本着从实践中来到实践中去的务实精神，预防感染的发生

目的▸ 去除手部病原菌

- 从预防医护人员的交叉感染开始保护患者
- 消除病原体，保护医护人员

检查项目▸ 手部是否完全清洁，不能有残留未洗部分

防止事故要点▸ 防止因不正确的洗手方法造成的感染

必要物品▸ 肥皂（普通和抗菌性）、纸巾（①）、抗菌性肥皂（膏剂：聚维酮碘膏、龟裂膏等）、擦拭消毒用的酒精制剂（②③④）

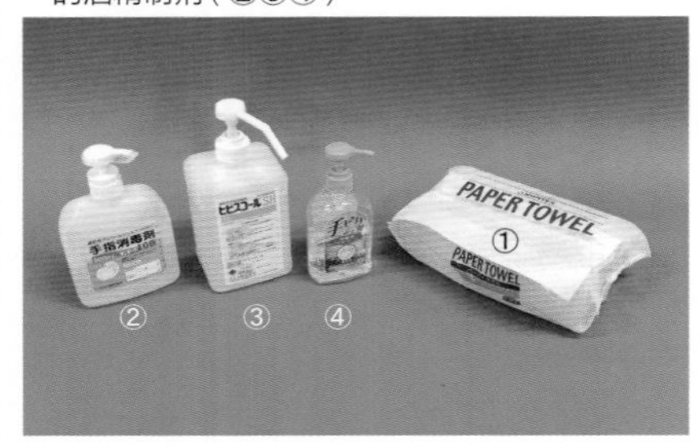

■表 1　手部卫生（洗手）的种类

种类	目的	方法
日常洗手	除去污垢和附着手部的细菌	用流水润湿手部，肥皂洗手 10~15 秒，用流水冲洗
卫生学洗手（手部消毒）	去除附着菌、杀菌	用流水润湿手部，抗菌性肥皂洗手 30 秒以上，用流水冲洗（抗菌性肥皂含有消毒药） 酒精制剂擦拭手部消毒
手术洗手	皮肤的常在菌显著减少、有持续的抑制效果	用流水和抗菌肥皂洗手，用刷子清洗手至手肘处，最少 120 秒。或用普通肥皂，流水洗后，马上用酒精制剂擦拭手部消毒

日常洗手

步骤

要点	注意・根据
①用流水湿润手部（❶）	➲用普通肥皂和流水洗手 10~15 秒。对用眼能看到污垢的、皮肤健康的手，实施日常洗手即可 ❶洗手时，注意防止手部肌肤干燥 **根据▸** 洗手是预防感染的第一步，随着对洗手重要性的认识，洗手次数会不断增加，手部肌肤越发干燥。手部肌肤干燥有可能会使细菌在手部常在化。因此既要彻底清洗手部，又要防止手部肌肤干燥

要点	注意・根据
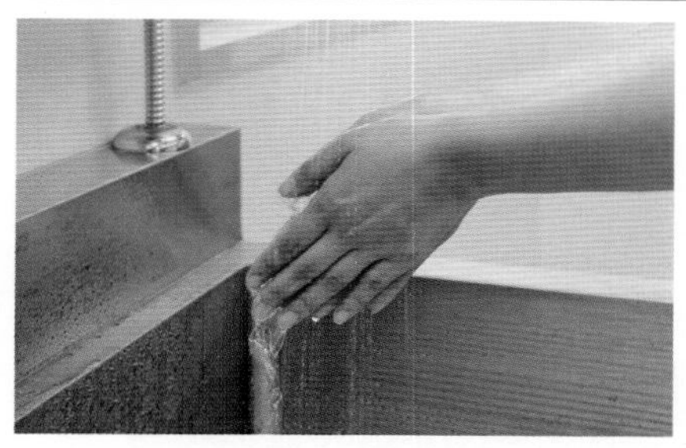	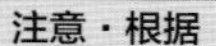 技巧▸ 避免用温水洗手 根据▸ 温水洗手会促进皮肤表层保护皮脂的消失（皮脂是防止皮肤干燥的保护膜）
②手部涂上肥皂，搓手、洗手（❷，图片ⓐ） ③手部正反面清洗，手背、指缝清洗（图片ⓑ）	❷洗手时，借用肥皂泡的弹力清洗，不宜过分揉搓

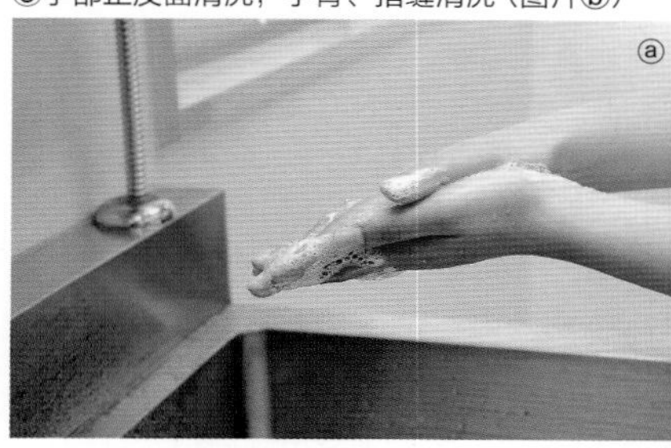

ⓐ

ⓑ

要点	注意・根据
④手指缝、手指的清洗（❸）	❸洗手时，要特别注意指甲、小拇指、指缝等不易清洗之处的清洗（图1）
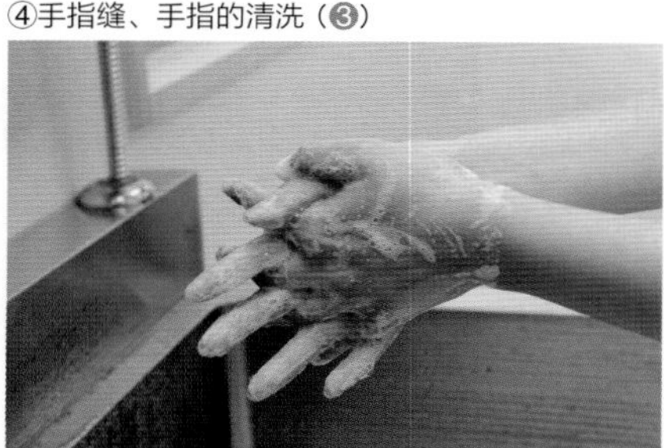	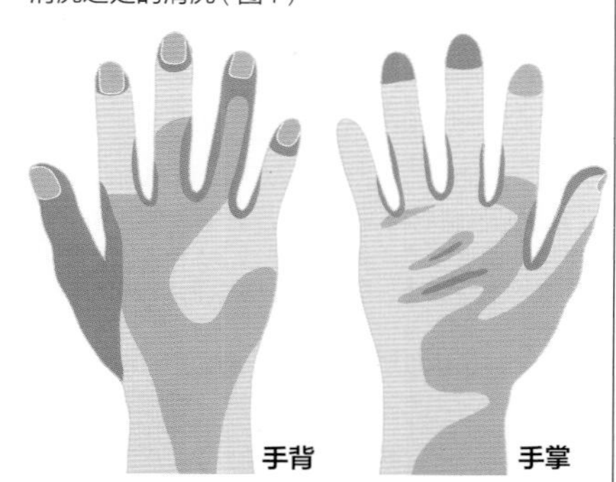
⑤拇指的周围也要清洗	■图1 手部不易清洗到的部位 Taylor LJ:An evaluation of handwashing technique-1, Nursing Times 74(2):54-55,1978
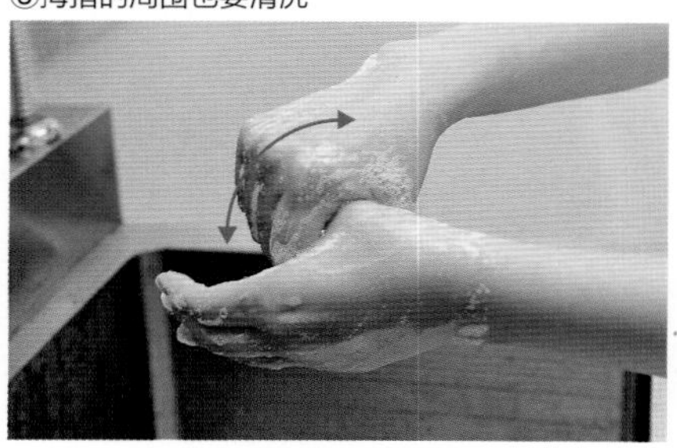	

要点	注意・根据
⑥指尖、指甲处的清洗（图片ⓐ），洗手腕（图片ⓑ）	
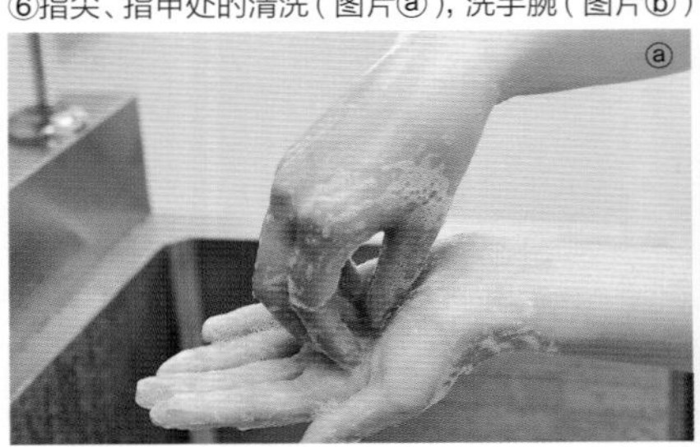 	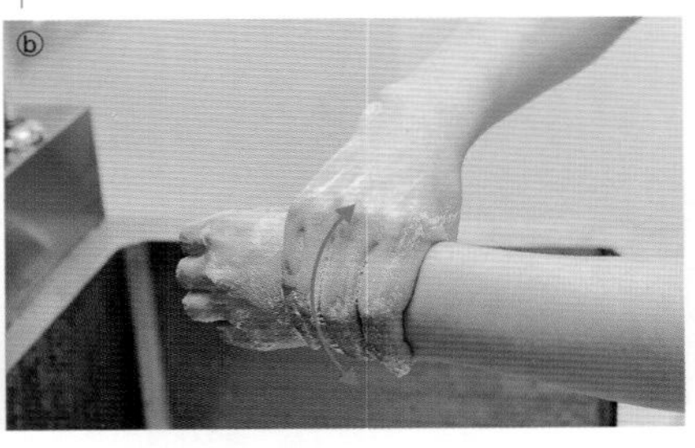
⑦用流动水充分清洗（❹） 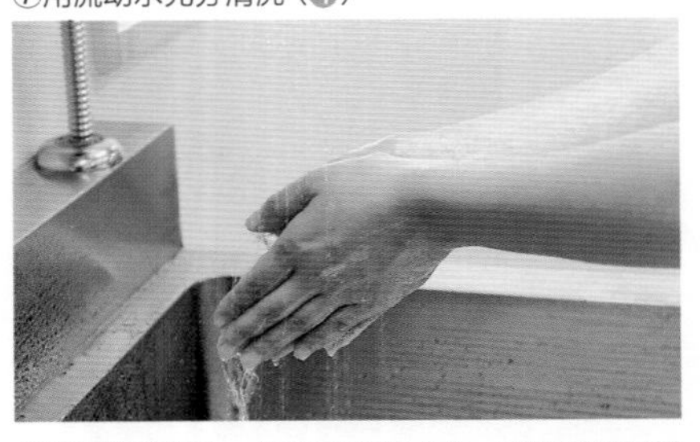	❹用流动水充分清洗 根据▸ 清洗掉肥皂泡同时预防手部皮肤干燥。流水清洗手部时，注意冲洗干净残留肥皂成分
⑧用柔软的纸巾，吸干手部的水分，手腕到肘同样操作（❺）	❺手上的水分不是擦干而是用纸巾吸干 注意▸ 使用 3 张纸巾，就能使皮肤充分干燥

卫生学洗手

步骤

要点	注意・根据
[用抗菌性肥皂和流动水进行卫生学洗手] ①用抗菌性肥皂（膏剂）进行 30 秒以上搓洗，在流水下冲洗掉。清洗，步骤与上述的日常洗手法相同（❶） ②用消过菌的纸巾将手上的水分吸干（❷）	❶接触高危患者前后，接触创伤和黏膜前后，接触血液、体液、分泌物、排泄物时，还有接触肉眼可见的污物后都要用抗菌性肥皂清洗手部 ❷手上水分不是擦干而是用纸巾吸干

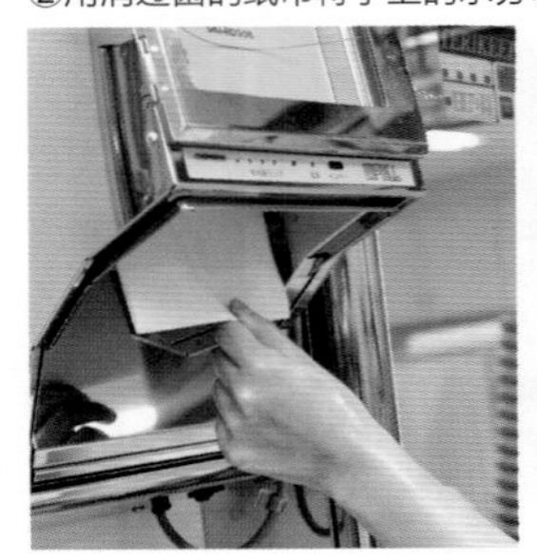
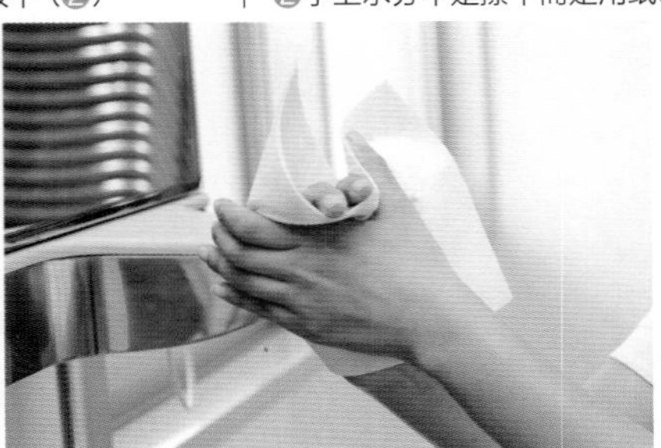

要点	注意・根据
③用纸巾吸干手腕及手肘上的水分 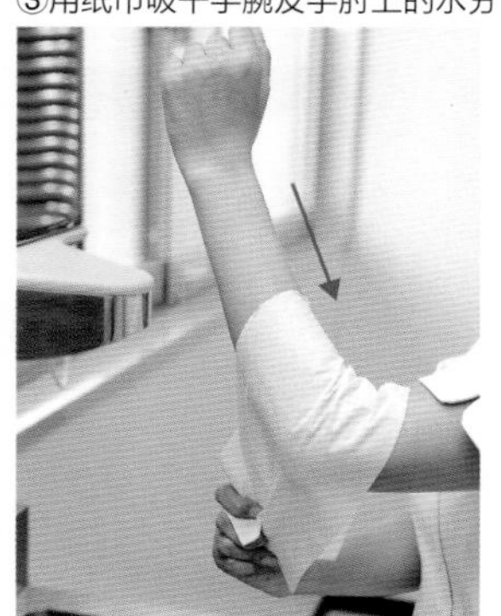	
[用酒精制剂实施卫生学洗手](❶)	❶肉眼看不见手部有污染物时，用酒精制剂擦拭消毒 根据▸ 如果手部有用眼能看见的污染物或附着有机物时，消毒效果会减弱 注意▸ 酒精可使细菌蛋白脱水变性凝固，从而产生抗菌效果，一般的细菌 10 秒左右就会被杀死。然而没有包膜的病毒（如诺如病毒、轮状病毒、甲型肝炎病毒等）或芽孢菌（蜡状芽孢杆菌）对酒精有抵抗性，应对方法是用清水冲洗或戴上手套
①取适量消毒酒精制剂(❷❸) 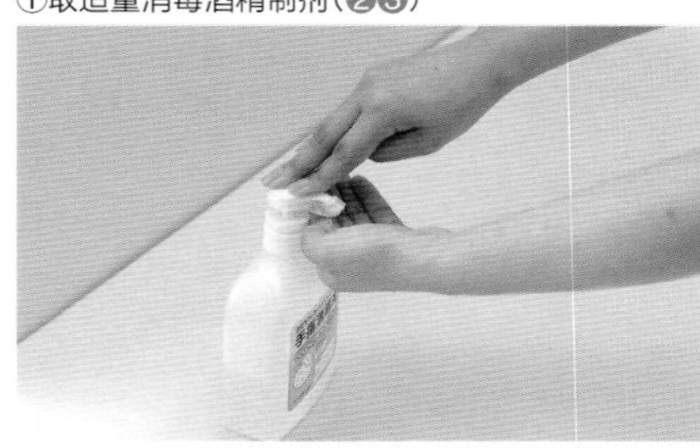	❷清水冲洗后一定要保持手部干燥 根据▸ 没有完全干燥的状态下，手上的残留水分会稀释酒精制剂而达不到预期的消毒效果 ❸酒精制剂成分含量有所不同，但其使用量相同，取 3 ml 左右即可，这是可以涂到手腕的剂量 根据▸ 为完成手部消毒的目的，要确保充足的消毒剂量
②将指尖浸没在消毒酒精制剂中消毒(❹) 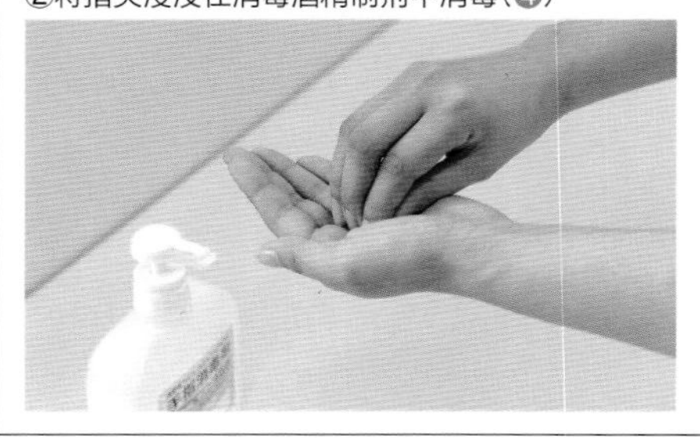	❹清水洗手时，指尖、指甲和手缝无法充分清洗。未洗净的部位，要用酒精制剂涂擦、浸没消毒

要点	注意・根据
③揉搓手心（图片ⓐ） ④揉搓手背部（图片ⓑ）	
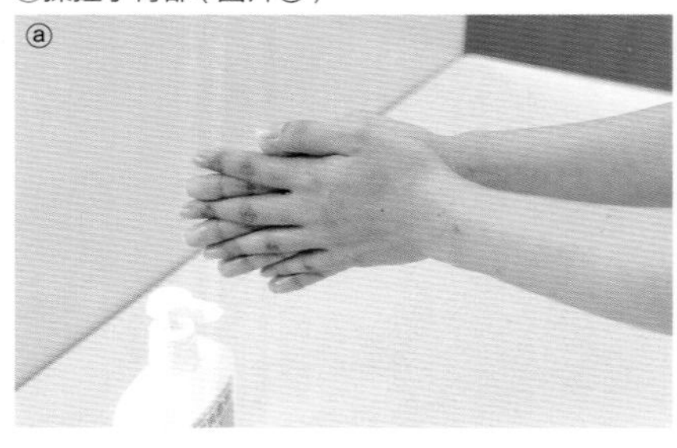	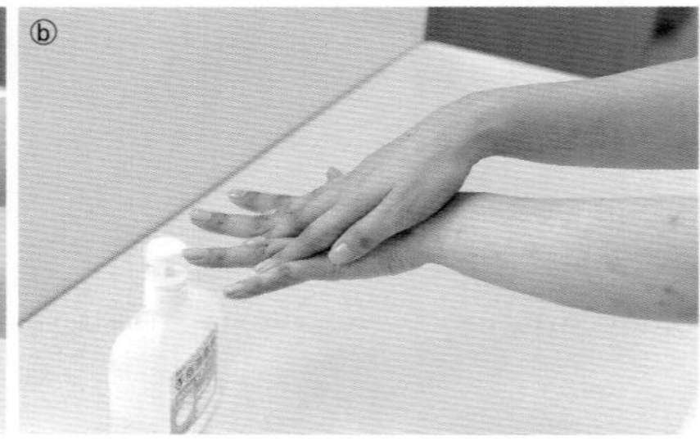
⑤手指、指缝揉搓（图片ⓒ） ⑥拇指揉搓（图片ⓓ）	
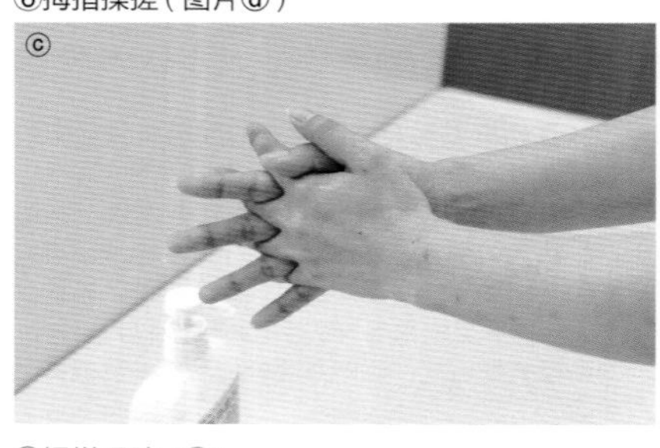	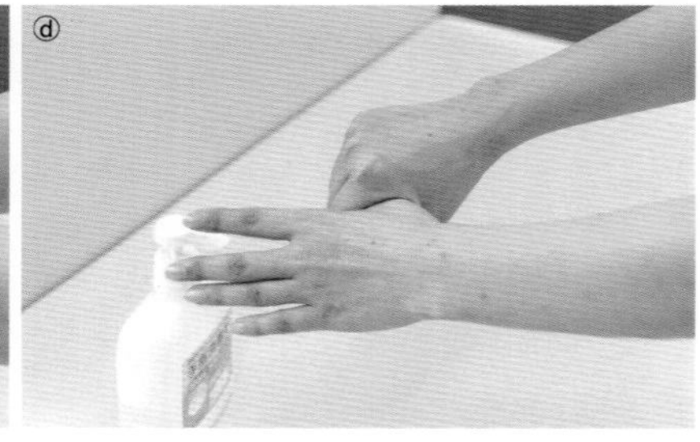
⑦揉搓手腕（❺） 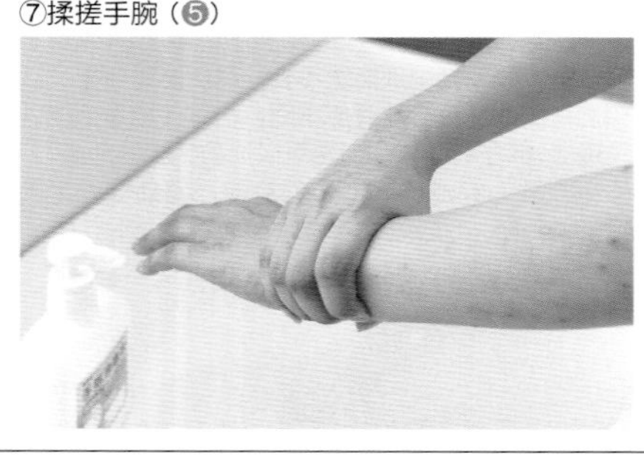	❺直到搓干为止，要认真揉搓 根据▸ 不能完全干燥的话，消毒效果就不充分，只有让药物彻底渗透皮肤才能维持消毒效果。另外，在没有完全干燥的情况下，戴上手套会加速手部皮肤的粗糙 注意▸ 使用封闭式保育器或抱婴儿的时候会用到肘部。此时，必需保持整个小臂的清洁。因此清洗时要清洗整个小臂，用消毒酒精制剂揉搓消毒

4 预防感染
2 标准预防方法❷个人防护具

古田惠香・浅野绿

个人防护具是接触附着有病原体微生物的黏膜、皮肤、衣物等物品时所必需的护具，是个人的保护屏障

目的▸
- 一次性手套：
  降低护理员受到感染的可能性
  防止护理员将细菌传染给患者
  避免护理员在其中充当传播媒介的患者之间的相互传染
- 防护服、围裙：
  减少护理员手臂及其他身体部位的暴露
  在治疗过程中，有血液、体液飞溅的可能时，穿戴护具可防止感染性病原体的传播
- 口罩：
  当有分泌物、血液、体液飞溅的可能时，防止病原体侵入护理员的鼻腔、口腔黏膜
  在无菌治疗环境下，其口鼻仍然处于有菌状态，医护人员需要避免将病原体传染给患者，口罩起到了保护患者的作用
  在患者出现咳嗽症状时，佩戴口罩阻隔了呼吸中四处飞溅的感染性分泌物

注意▸ 此处所指的口罩是“医用外科口罩”。与能阻隔空气中传染性病原体，对空气中的微粒子有过滤作用的口罩（N95 口罩等）不同

- 护目镜、面罩：
  预防传染性病原体入侵眼部黏膜

检查项目▸ 能否正确识别护具的清洁面和污染面，能否正确脱卸护具，口罩与鼻、脸是否紧密

适用条件▸ 能接触患者的血液、体液、分泌物、排泄物、黏膜、破损部位的场合，可能有血液、体液、分泌物、排泄物飞溅的场合

防止事故要点▸ 个人护具穿戴不适宜时易发生感染、防止使用后处理不当而发生感染

必要物品▸ 肥皂（抗菌性、普通）、纸巾（①）、擦拭用酒精消毒剂（②③④）、一次性手套、防护服、围裙、医用外科口罩、护目镜、面罩

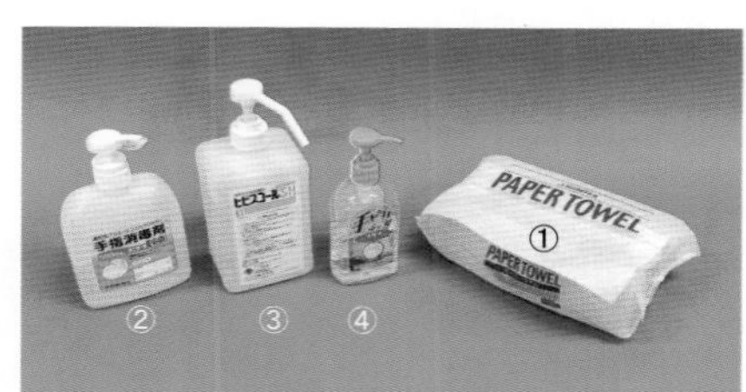

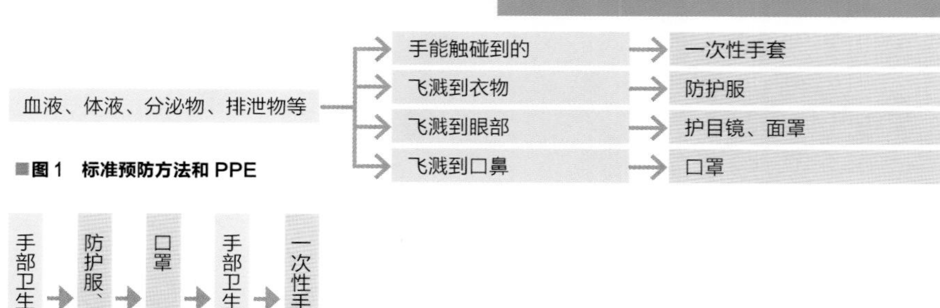

■图 1　标准预防方法和 PPE

手部卫生 → 防护服、围裙 → 口罩 → 手部卫生 → 一次性手套

■图 2　穿戴个人防护具步骤

■表 1　主要医疗检查、治疗时医护人员选择的个人防护具（标准预防方法）

状况	使用的个人防护具	根据
测温	手部清洁（卫生学洗手） 没有必要使用个人护具	与血液或其他可能感染的物质，如黏膜，破损的、有可能被感染的皮肤接触时需戴一次性手套。无感染性病原体飞溅的可能性
静脉采用	手部清洁（卫生学洗手） 戴一次性手套	手部可能接触血液。避免采血操作时，血液飞溅到脸部或身上
换尿布	手部清洁（卫生学洗手） 穿防护服或围裙 戴一次性手套	有接触排泄物的可能性。主要是手部接触，也可能飞溅到身上，根据情况选择防护服或围裙
大面积的创伤处理	手部清洁（卫生学洗手） 穿防护服或围裙 佩戴医用口罩、护目镜、一次性手套	可能出现血液及体液飞溅的情况，需要选择防护服或围裙

＊根据不同情况选择不同的个人防护具

个人防护具的穿戴

步骤

要点	注意・根据
1 围裙 ①拿出围裙（❶） ②围裙内侧面向自己打开（图片ⓐ），绑带从头后穿过（❷，图片ⓑ） ③围裙套头入颈，将围裙两端缓慢展开，拿住两腰绑绳，绕至腰后方 ④结上腰绳（图片ⓒ）	❶完成手部清洁后，用干净的手从箱中取出围裙 ❷此时，围裙不能碰到地面或周围 根据▸ 与孩子接触面要保持清洁，穿着围裙时不要与四周触碰，保持清洁

ⓐ
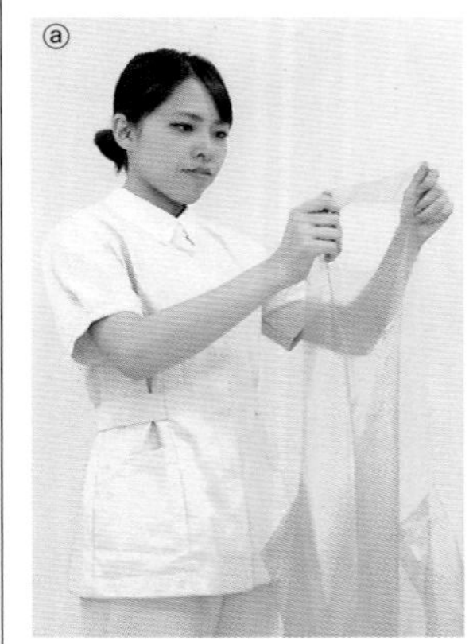

ⓑ
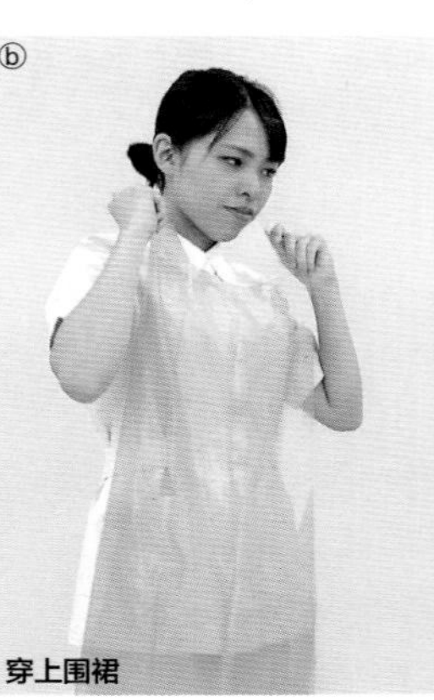
穿上围裙

ⓒ
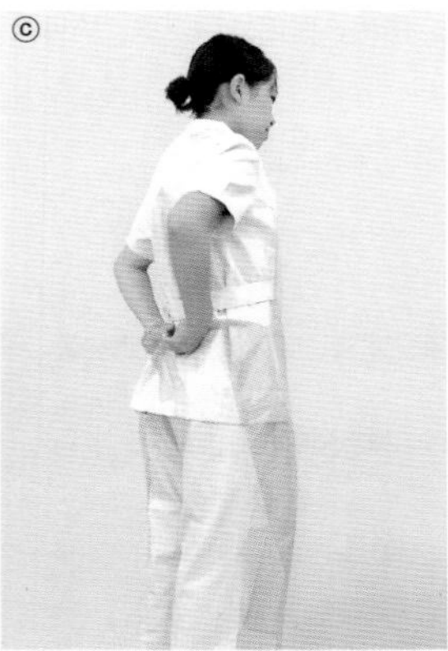

要点	注意·根据

2 防护服

①拿出防护服。拿出防护服时其外侧不应触碰身体，单手拿防护服门襟绳，一只手侧手穿上防护服袖

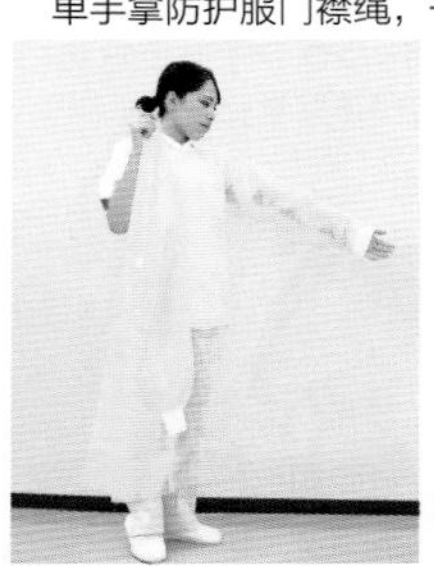

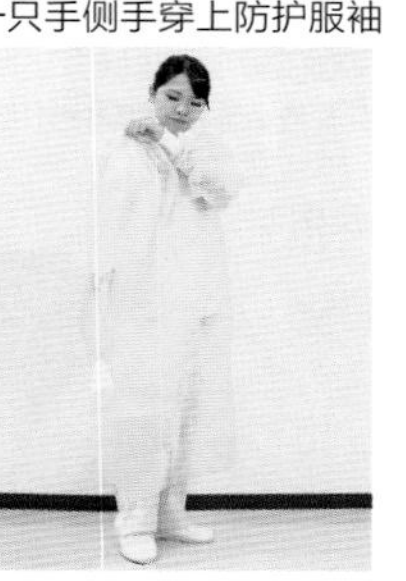

②穿上另一条防护服袖，扣上搭扣或结上扣绳（图片ⓐ）

③结上腰带（❶，图片ⓑ）

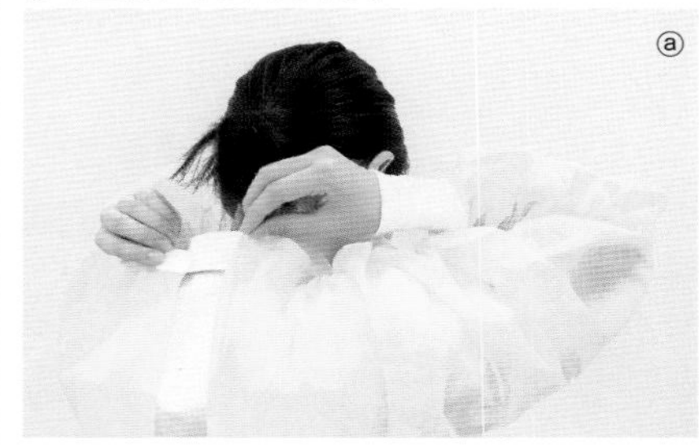

ⓐ

❶上臂覆盖到手腕，下身没过膝盖，背后可以被防护服全部覆盖住

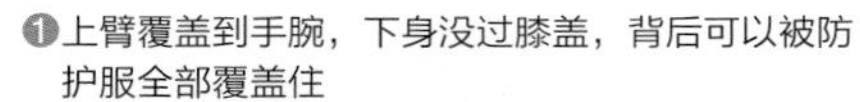

根据▸ 与孩子接触面需要保持清洁，穿防护服时，不要触碰周围

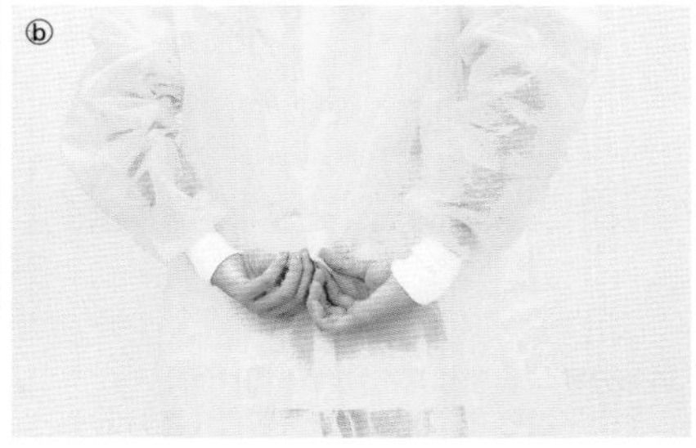

ⓑ

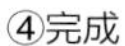

④完成

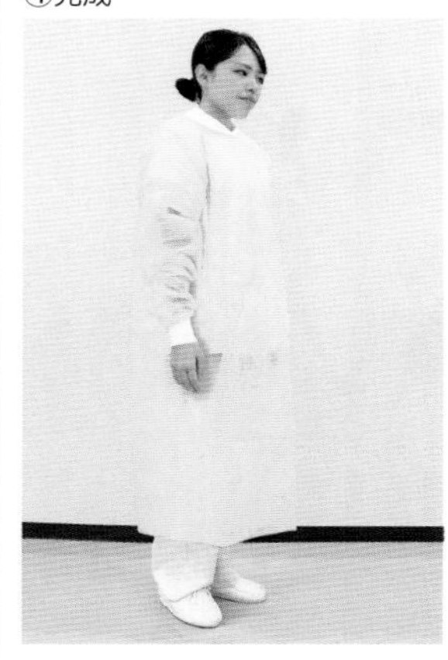

要点	注意・根据
3 医用外用科口罩	➡医用外科口罩对传染性大的飞沫（直径大于 5 μm），有防护作用
①拿出一只医用外科口罩（❶） 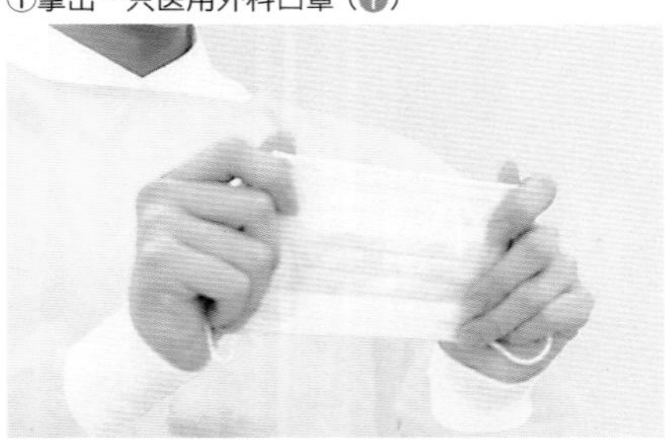	❶手部清洗完成后，用干净的手从箱中取出口罩 注意▶ 不应触碰口罩的污染面，不应反复将口罩放入口袋拿出，不应将口罩挂套在手腕、下巴，不应露出鼻子 [反例] 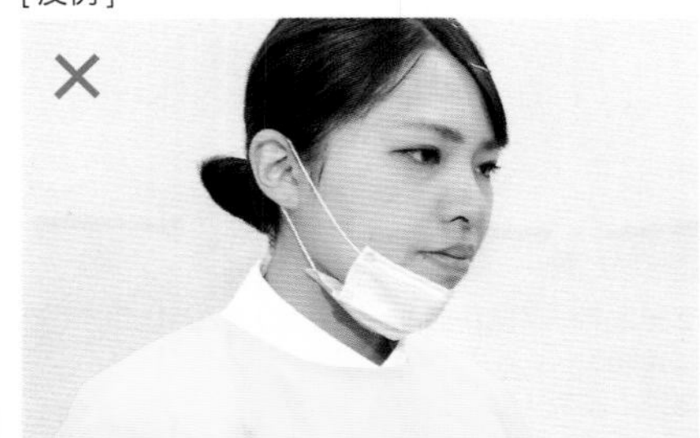 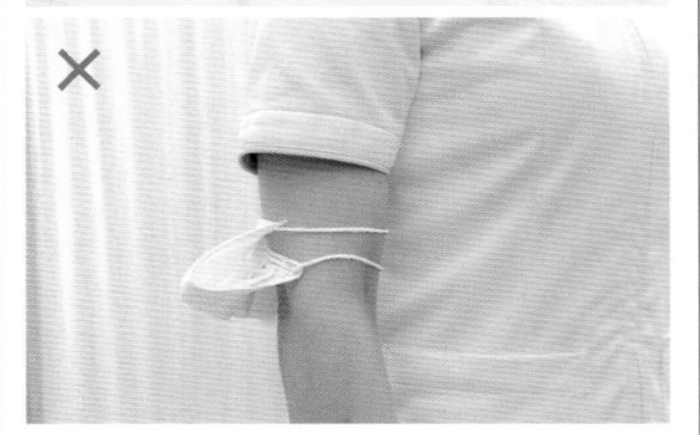
②口罩上边线覆盖住鼻子，两侧套于耳后 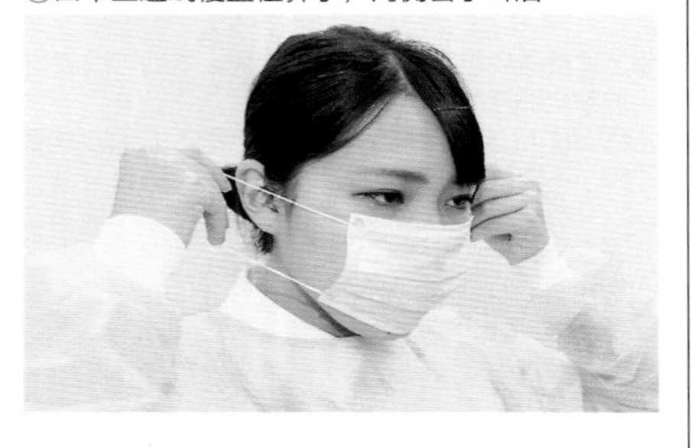	
③上边部分要与脸颊部紧密贴合（图片ⓐ） ④将口罩上下褶打开，覆盖鼻子、下巴（图片ⓑ） 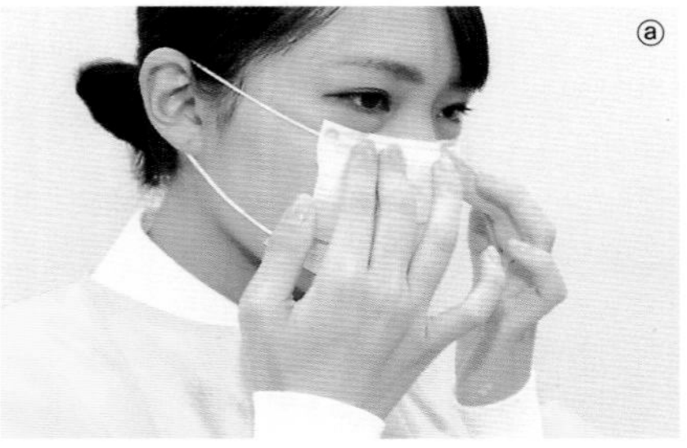	

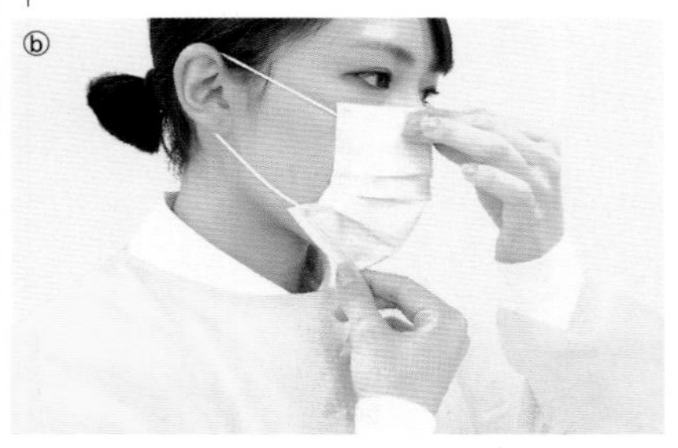

要点	注意・根据
4 一次性手套 ①采用卫生学洗手法清洁手部（❶） 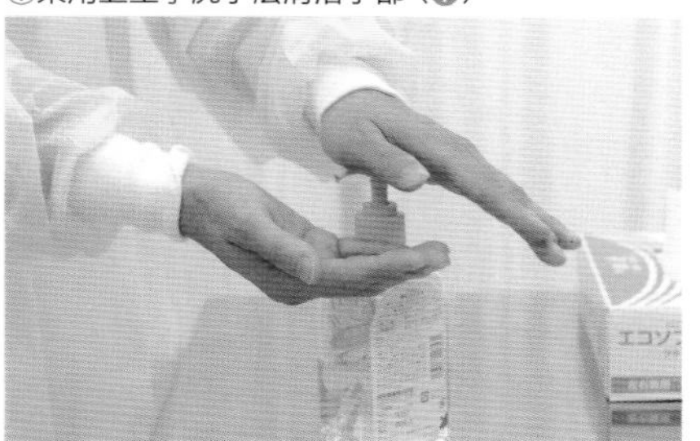	❶根据▶ 一定要在完成手部清洁后，再戴上一次性手套。一次性手套不是对手部卫生的替代而是一种补充和完善 注意▶ 一次性手套可能与血液、体液、分泌物、排泄物、患者的皮肤、黏膜等直接接触，护理员若手部有创伤或手部皮肤粗糙，戴上一次性手套可预防交叉感染 注意▶ 为了保证消毒效果，避免手部皮肤粗糙，务必要等酒精消毒剂完全干燥后再戴上一次性手套 注意▶ 在戴手套过程中，不要触碰周围
②用惯用手从盒子中取出一只一次性手套（❷） 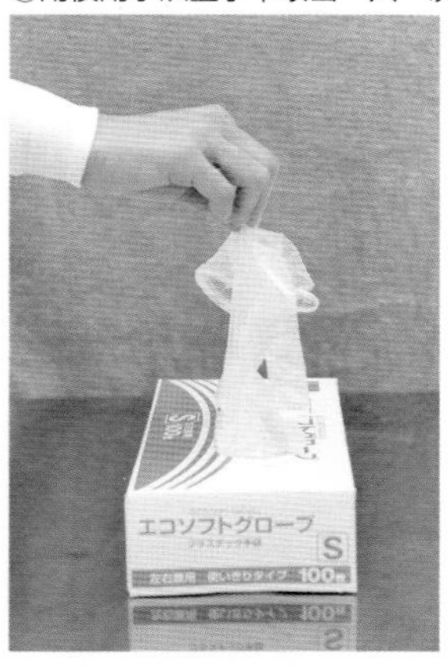 	❷尽可能不要接触一次性手套表面，用未戴一次性手套的手来拿取一次性手套（尽量去拿一次性手套靠近袖口的部分）
③取出一次性手套后，确认一次性手套拇指位置，用另一手拿住一次性手套（❸） 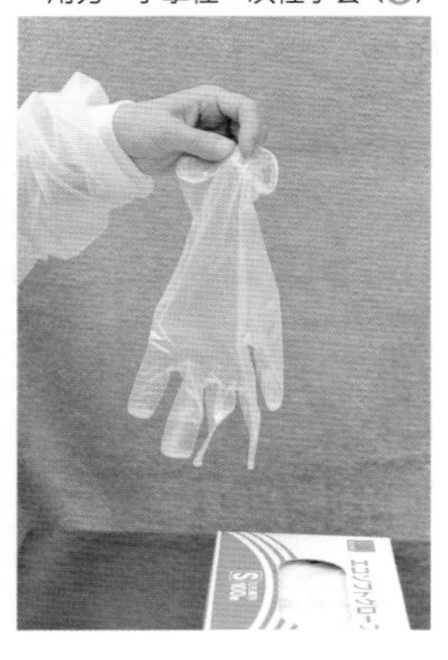	❸用惯用手从盒子中取一次性手套时，并不一定能拿在一次性手套靠近袖口部分。取出后，用另一手确认大拇指的位置并拿起靠近袖口部分的一次性手套边缘，给惯用手戴上一次性手套

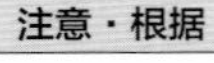

要点	注意・根据
④给惯用手戴上一次性手套（❹）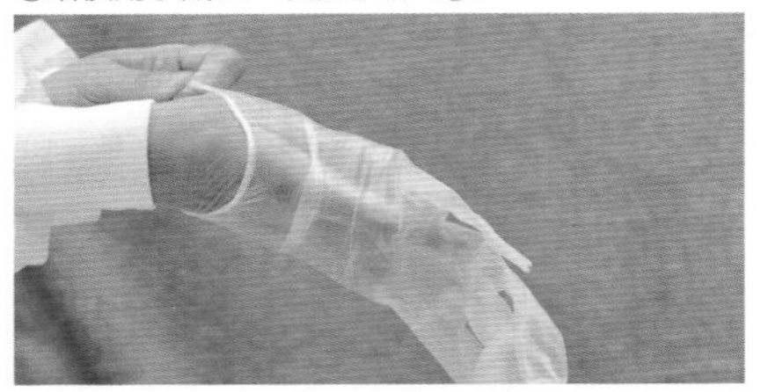 ⑤惯用手戴上一次性手套后，从盒中拿取另一只一次性手套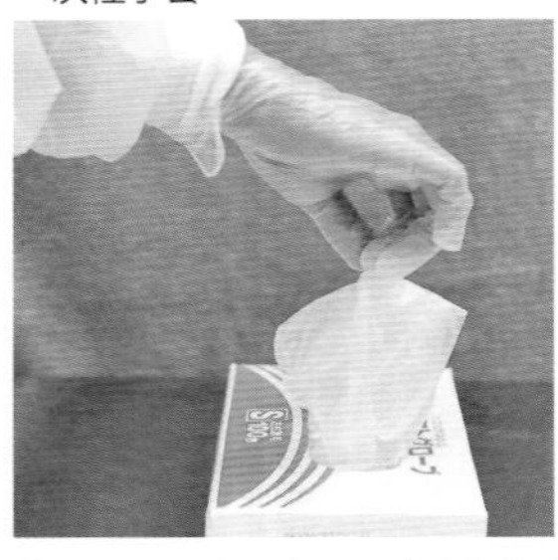 ⑥取出一次性手套后，确认拇指套位置，戴上一次性手套（图片ⓐ） ⑦一次性手套戴到手腕位置（图片ⓑ） 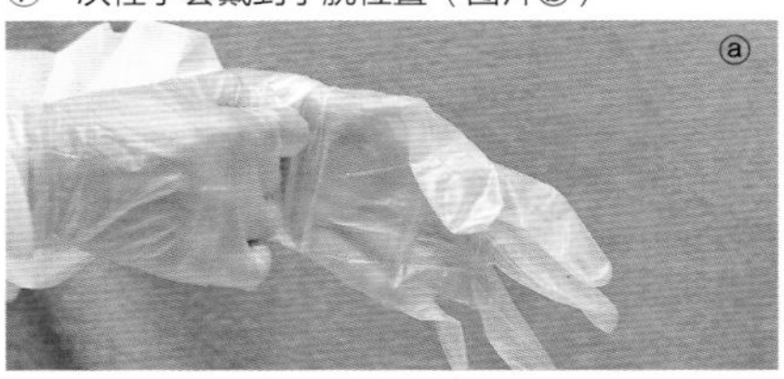 ⓐ 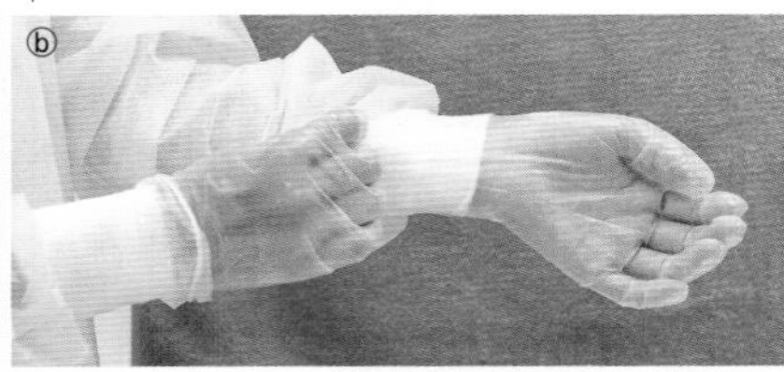 ⓑ	❹为了减少污染，戴一次性手套时动作幅度不宜过大，由惯用手通过细微的动作戴上一次性手套

脱卸个人防护具

步骤

要点	注意・根据
1 一次性手套 ①在离手腕位置 3~5 cm 处，用惯用手捏住另一手上一次性手套，脱下一次性手套 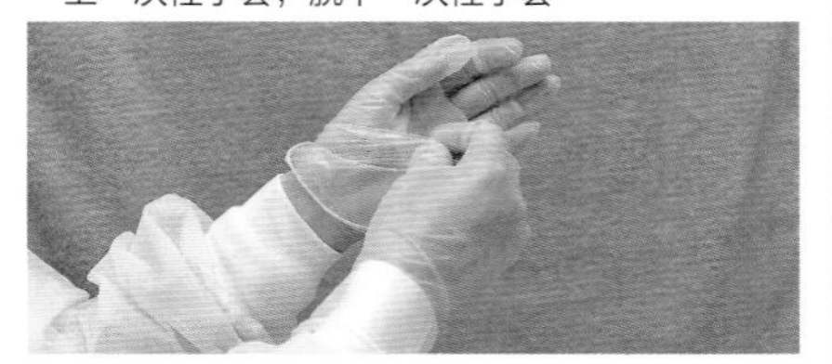	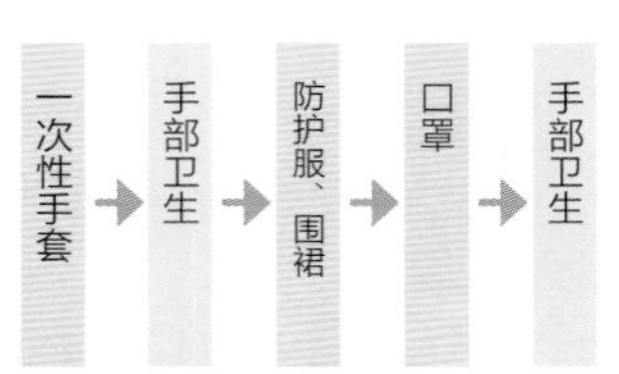 ■图 3　脱卸个人护具步骤

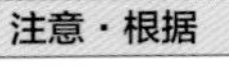

要点	注意・根据
②缓慢地向外侧边翻边拉 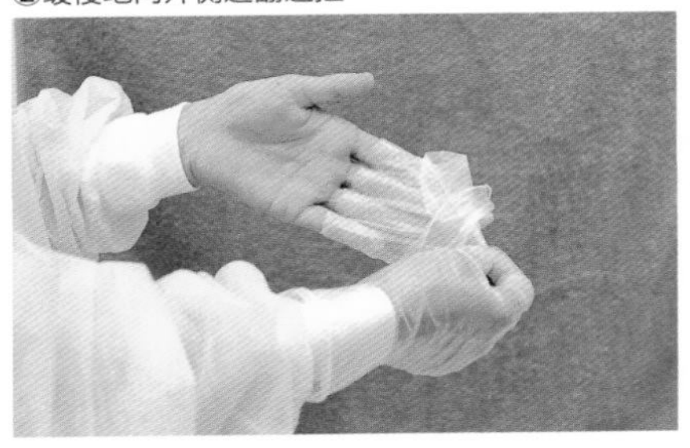	
③用惯用手拿住脱卸下的一次性手套，然后脱下惯用手上的一次性手套（❶） 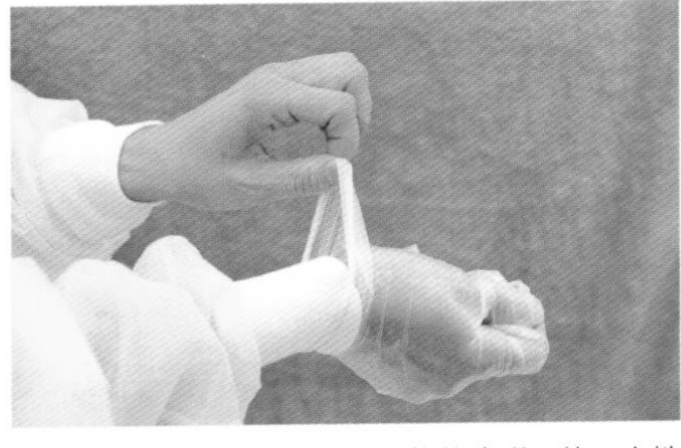	❶ 根据▸ 将一次性手套污染面包在内侧，避免污染周围环境 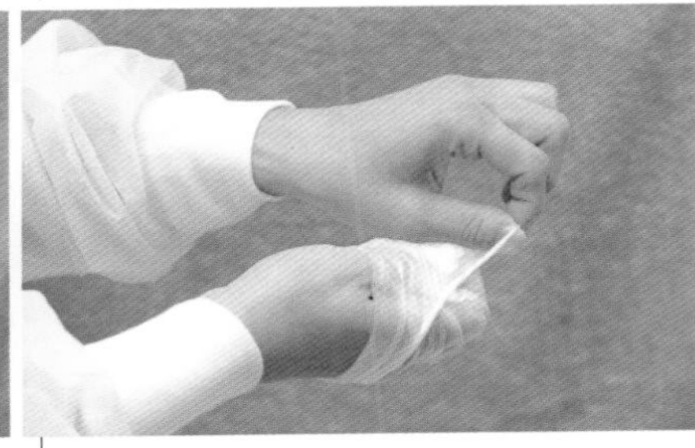
④脱下惯用手一次性手套时顺势将先脱下的一次性手套包在其中（图片ⓐ） ⑤脱下一次性手套后，将其废弃于专用的废物桶中（❷，图片ⓑ） 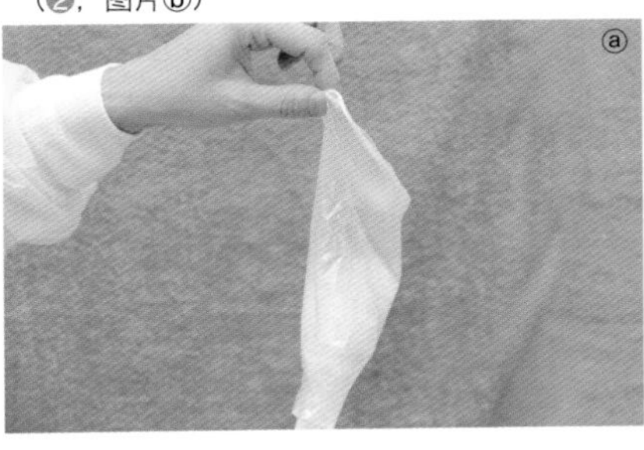	❷脱下一次性手套，手捏一次性手套内侧面，废弃 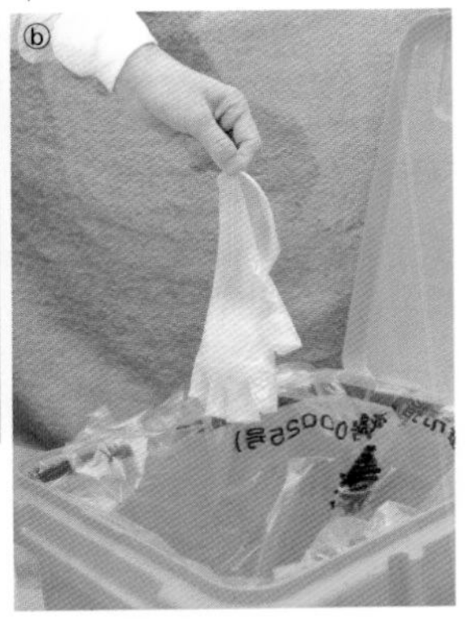
⑥手部卫生清洁（❸）	❸ 根据▸ 由于长时间佩戴一次性手套，手部皮肤残留的葡萄球菌得以滋长，因此需要按照卫生学清洁法清洗手部

要点	注意・根据
2 围裙 ①用手将挂在颈部的绳结解开	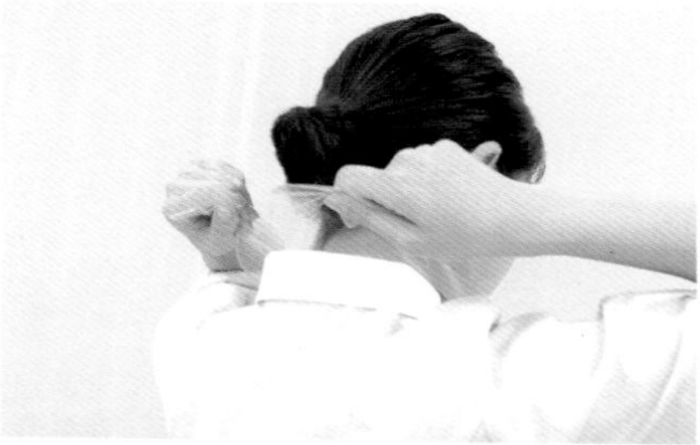
②不解开腰部的系结，将上身的围裙（污染面）朝下翻下，围裙上半身外侧污染面变为内侧（图片ⓐ） ③将下半身围裙向上翻（❶，图片ⓑ）	❶根据▸ 将污染面变为内侧，防止污染周围的环境
④解开围裙腰带结，不触碰污染面，层层折叠后，弃于专用废物桶中	

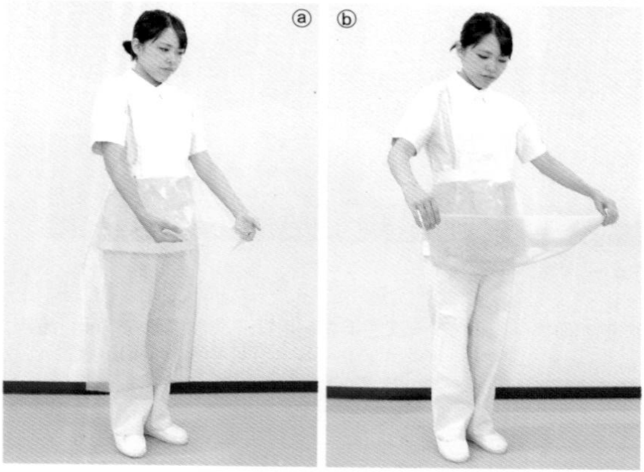

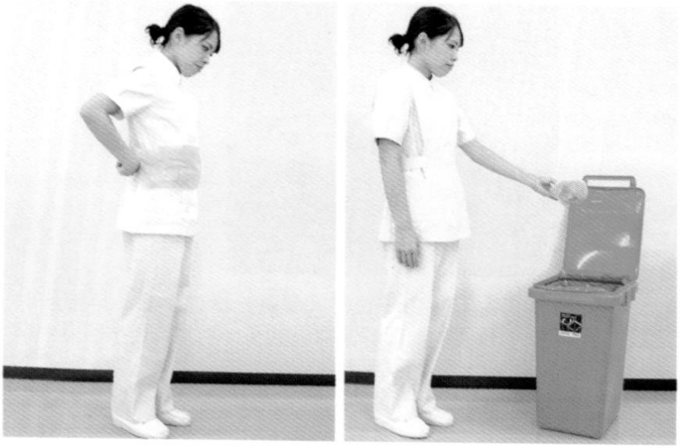

要点	注意・根据
3 防护服 ①解开腰处结绳 ②解开袖口处结绳 ③脱下防护服，顺势将内侧向外翻，外侧叠向内。衣袖口同样由内向外翻，两只衣袖顺次脱下	
④手臂从袖中抽出（❶）	❶双臂从防护服袖中抽出时，手切勿触碰已污染的防护服外表面，单手展开袖口，自然抽出手臂 注意▸ 干净的手不要触碰使用后的防护服污染面，脱下防护服后需要洗手
⑤外表面均为污染面，务必将其翻在内侧，叠团成球，弃于专用废物桶中	

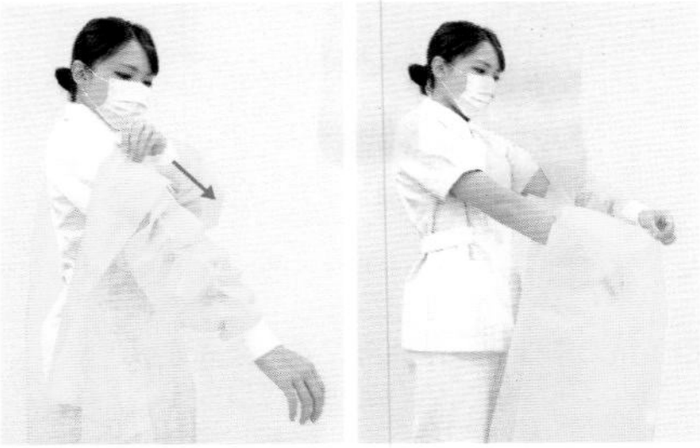

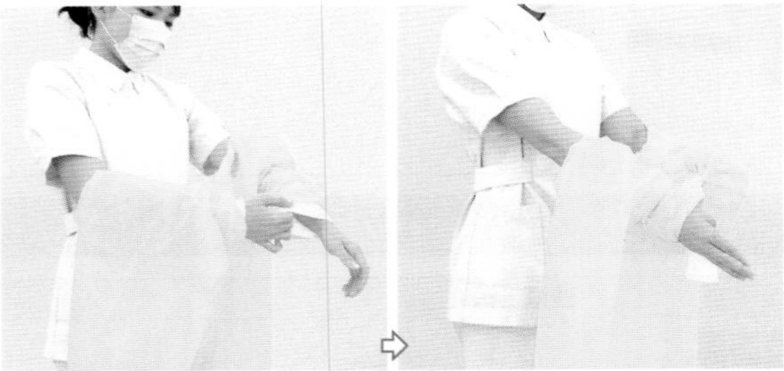

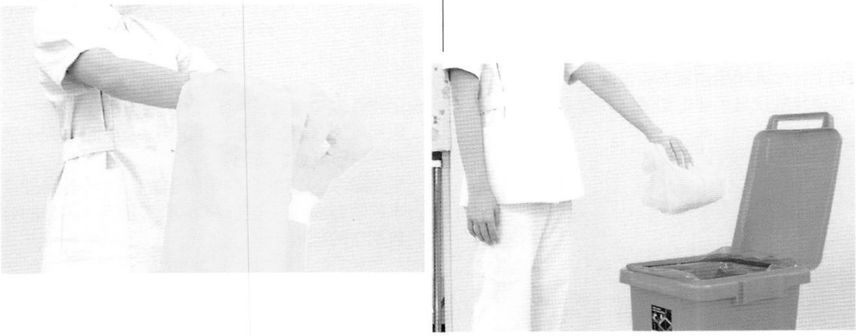

要点	注意・根据
4 口罩 ①双手摘下耳部的口罩挂绳（❶） 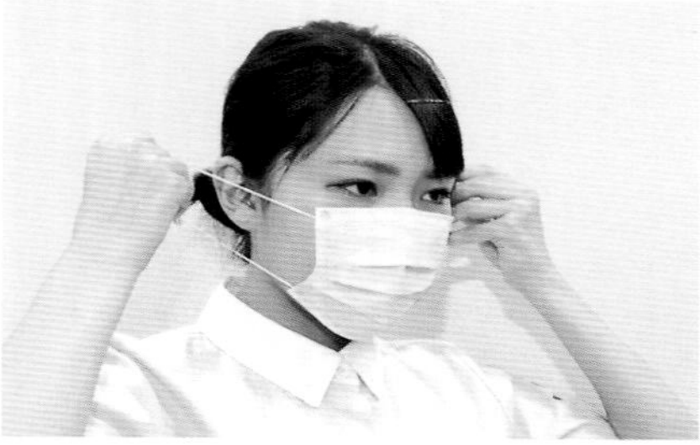	❶摘除时，不要触碰口罩污染面
②将摘下的口罩弃于专用废物桶中（❷） 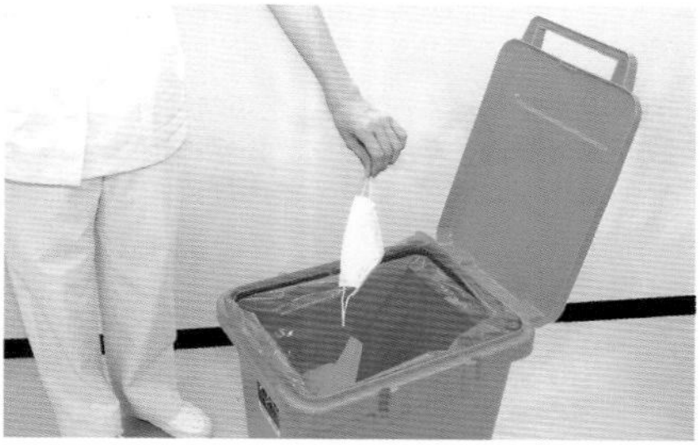	❷手持口罩挂绳，不用将口罩折叠成球状，废弃

医疗环境清洁的要点

要点	注意・根据
1 清洁 ①重点清洁易发生传染的关键场所（人们手会多次触碰的场所，比如门把手、床等）（❶）	❶ 根据▸ 患者周边的环境、物品以及各种器具，这些在护理环境中被频繁使用的物品器具的表面被病原体所污染的可能性极高，务必要经常清洁
2 玩具 ①原则上，个人用品由家长负责准备 ②公共使用的玩具需要定期清洁消毒（❶）	❶ 根据▸ 要考虑到公共玩具存在被污染的可能性，因而不能选用布制品，要选用表面光滑、易于清理的材料制成的玩具 根据▸ 从预防感染的角度出发，玩具表面应该不易附着细菌，必要时要选择表面易于清理的材料制作的玩具

4 预防感染

3 不同感染途径的不同预防方法

古田惠香・浅野绿

目的▸ 在预防感染的方法中，接触感染、飞沫感染、空气感染的预防方法属于重要的临床预防方法。因其感染途径各不相同，预防方法也不同。在感染症状明确的时候，一般通过采用标准预防方法切断感染途径来达到预防目的

检查项目▸ 是否根据患者的不同感染途径安排病房、患者是否在接受相应的治疗和处理、口罩与脸鼻部是否紧密贴合、预防空气感染方法中的室内负压控制、换气、室外的排气安排是否合理

适应▸

- 接触感染的预防方法：适用于因感染 MRSA（甲氧烯耐金黄色葡萄球菌）等的耐多药性细菌、绿脓杆菌、肠出血性大肠菌、轮状病毒等而得疾病的患者
- 飞沫感染的预防方法：适用于患流感、脑膜炎、支原体肺炎、病毒性肺炎等疾病的患者
- 空气感染的预防方法：适用于患水痘、麻疹、结核等疾病的患者

防止事故要点▸ 防止因对患者感染途径区分不恰当及病房管理不当而引起的感染，防止因个人防护具穿戴不当引起的感染以及使用后处理不当而引起的感染

必要物品▸ 一次性手套、防护服、围裙、口罩（医用外科、N95 口罩）、面罩、护目镜

接触感染的预防方法 →	因感染 MRSA 等耐多药性细菌而患病 →	一次性手套、防护服、围裙
飞沫感染的预防方法 →	患流感、脑膜炎、病毒性肺炎等 →	医用外科口罩
空气感染的预防方法 →	患结核、麻疹、水痘等 →	N95 口罩

■图 1　不同感染途径的必要个人防护具

[接触感染的预防方法]

接触感染：因与被感染的宿主（生物）或传染源接触而感染

感染的 2 种途径　①直接接触感染（直接接触传染源而感染），②间接接触感染（接触到被污染的物品而感染）。因此，做好手部卫生，穿戴好防护服、一次性手套等个人防护具，及时对器具及周围环境进行消毒是非常重要的

■表 1 接触感染的预防方法

环境	对应处理
・尽可能安排单人单房 ・排脓、便失禁等高危传播患者优先安排单人病房 ・当单人病房不足无法安排时，同病原体感染患者或同为细菌定植患者应安排同室（集体隔离） ・当需要采用预防接触感染方法的患者和受同病原体感染及非细菌定植患者处于同室时，床与床间应用帘子隔开	・医护人员要与同室多位患者接触，因此，要穿好防护衣，做好手部清洁工作 ・医护人员要接触到患者皮肤表面及患者周边环境表面等时，要保持戴一次性手套、穿防护服的状态 ・入病房或治疗区域时，要穿防护服，戴一次性手套 ・离开患者病房等医疗环境时，要脱下防护服，做好手部清洁

[飞沫感染的预防方法]

飞沫感染：病原体由传染源通过咳嗽、打喷嚏、面对面谈话等方式排出的分泌物和飞沫，使易感者吸入受染

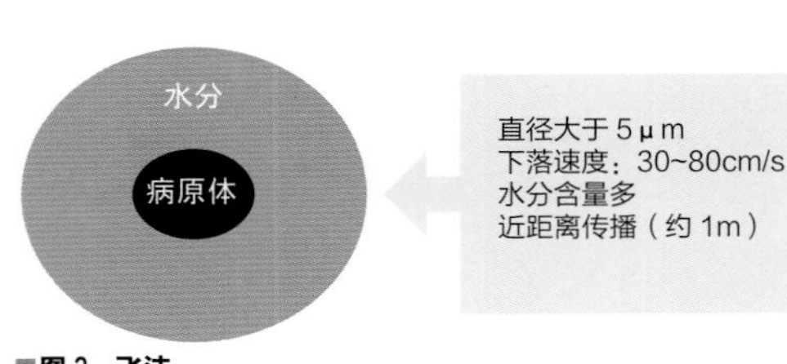

■图 2　飞沫

■表 2　预防飞沫感染的方法

环境	应对处理
・尽可能安排单人单房 ・咳嗽和多痰患者优先安排单室 ・单人病房不足时，将同病原体感染患者或细菌定植患者安排在同室（集体隔离） ・当需要采取预防飞沫感染方法的患者和受同病原体感染的患者及非细菌定植患者处于同室时，床与床之间应用帘子隔开	・医护人员与同室多位患者接触时，要穿好防护服，做好手部清洁工作 ・进入病房或治疗区域时，要穿好防护服、戴好一次性手套 ・若必须移动患者时，患者需要佩戴口罩，搬送者也必须佩戴口罩

［空气感染的预防方法］

空气感染：又称飞沫核感染，指长时间在空气中飘浮的飞沫核（含有麻疹病毒、水痘病毒、结核菌等感染性病原体），经过长距离飘浮，虽然其四周的水分已被蒸发但仍有较强的传染性，可通过空气传播，使易感者吸入感染

空气中悬浮的微小颗粒（包括液体和固体颗粒），统称气溶胶。飞沫是颗粒较大的气溶胶，飞沫核是微粒子气溶胶

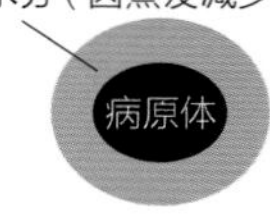

直径 5 μm
下落速度：0.6~1.5 cm/s
水分含量少
远距离传播

■图 3　飞沫核

* 《CDC 指南》（CDC：美国疾病预防管理中心）中指出：有证据显示，诺罗病毒和轮状病毒呈气溶胶状态时具有强感染性。被感染者在呕吐时，因口鼻黏膜暴露在空气中，接触到空气中的微粒飞沫核被传染的。为防止这样的传播，戴好一次性手套、医用外科口罩是很有必要的
* 关于飞沫感染和空气感染的区别，在 CDC 的旧版指南中指出：飞沫仅指直径大于 5 μm、下落半径 1 m 以内，有可能飘浮在空气中的较大颗粒。飞沫的飞散速度及距离与人体呼吸道分泌物的黏稠度、患者的咳嗽力度、周围环境的温度及湿度有关，所以飞沫也不一定在半径 1 m 内完成下落。因此，应对一般飞沫感染时，根据病原体的危险程度，需要采用同空气感染相同的预防方法

■表 3　预防空气感染的方法

环境	对应处理
按最新指南要求，配置空气感染隔离室。对有必要采取预防空气感染方法的患者采取隔离措施 ・1 小时至少换气 6 次（针对现有病房），1 小时换气 12 次（针对新建、改建病房） ・空气直接排出室外。如果条件有限，所有空气要通过 HEPA（高效空气过滤器）来保证室内空气循环 ・通过视觉指示器（smoke tubes、flutter strips 等）监控室内气压 ・无须出入时，要关上病房门	・免疫功能低下的医护人员禁止入患者病房 ・感染性肺结核以及结核性皮肤病病变时，对菌体进行气溶胶化处理时，医护人员及患者都要戴好 N95 等对微粒有过滤作用的口罩 ・要防止由水痘引起的已经发生病变的皮肤与空气中存在的气溶胶或感染性病原体接触，应覆盖住患者水痘病变部位

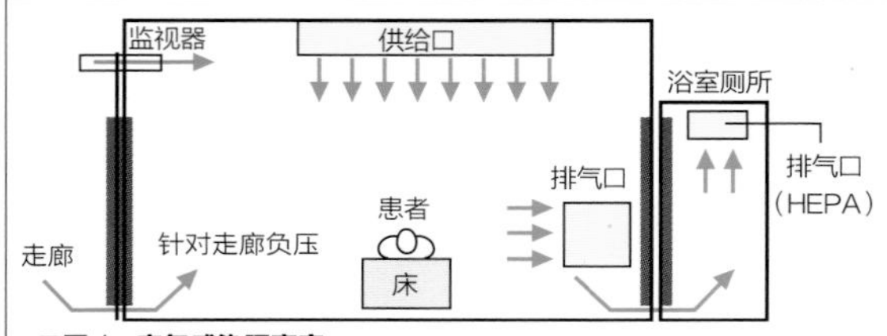

压差：2.5Pa
气流量差：排气 3.5 m³/min 以上
1小时换气6次（现有病房），12次（新建、改建病房）

■图4　空气感染隔离室

满田年宏訳著：隔離予防策のための CDC ガイドライン，p. 194，ヴァンメディカル，2007 を改変

呼吸防护用具（N95 口罩）的穿戴步骤

要点	注意・根据
①口罩的贴鼻部在口罩上方，手拿口罩，口罩的橡皮挂自然下垂（❶） 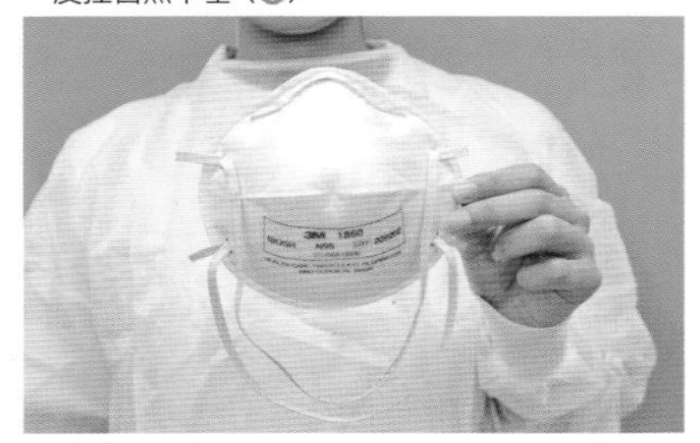	❶防止吸入直径小于 5 μm 的空气感染性物质，戴上口罩可避免因口鼻暴露在空气中而吸入此类感染性物质
②将口罩的鼻贴部紧贴鼻子（❷） 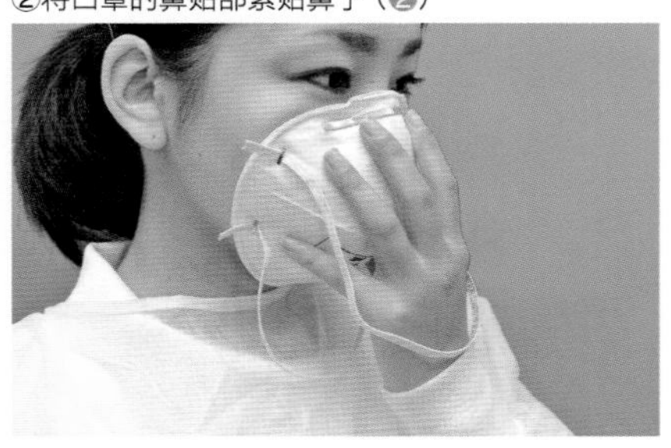	❷口罩要覆盖整个下巴
③橡皮绳耳挂，一对系在头部，一对系在颈部（❸） 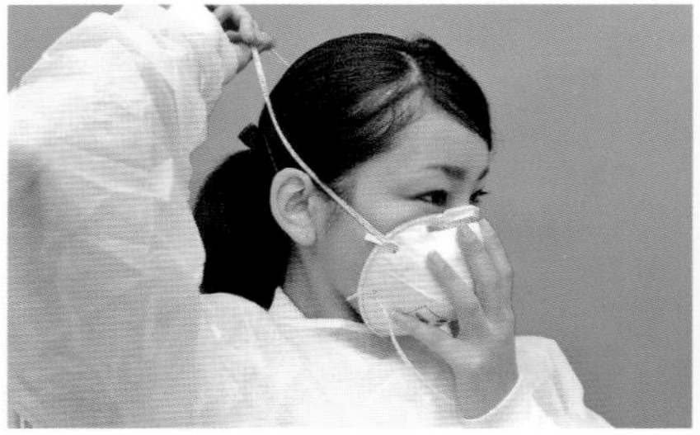	❸上侧的一对橡皮绳耳挂系于头后部，下侧的一对系于颈后 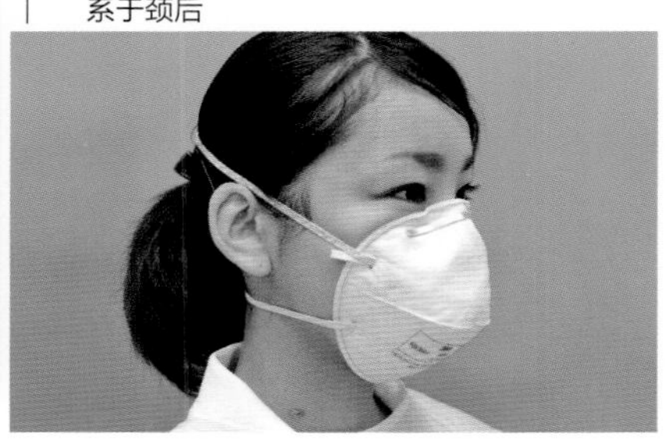

要点	注意・根据
④口罩上部需紧密贴合脸鼻 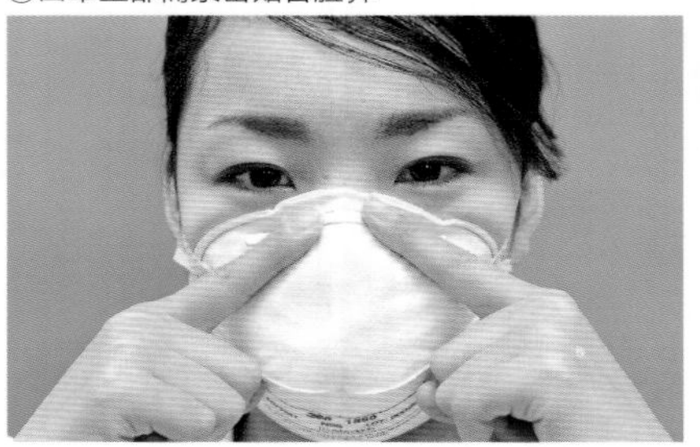	
⑤检查密封性是否完好（密封性确认试验）（❹） 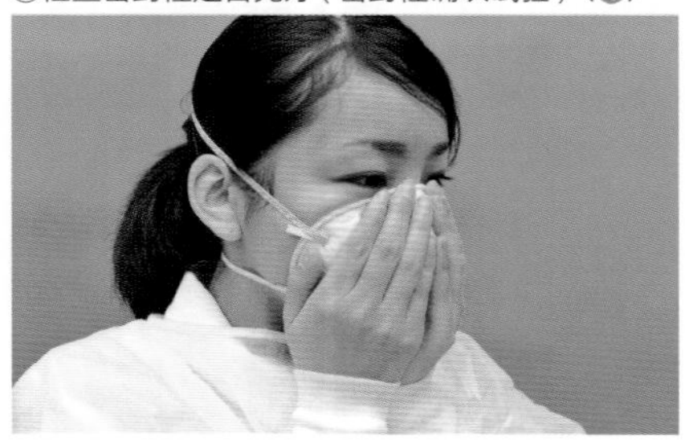	❹以双手覆盖整个口罩，吸气后迅速吐出，以确认是否有气流从侧边漏出 注意▸ 务必确保N95 口罩的密封性完好 注意▸ 佩戴口罩难免会有呼吸困难，不过务必要保持其密封性
⑥佩戴护目镜（❺） 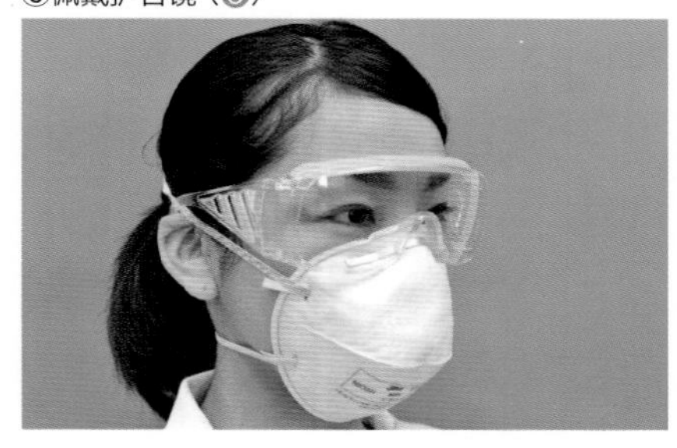	❺注意▸ 护目镜需彻底覆盖眼部，操作过程中不可摘下

4 预防感染
4 隔离

古田惠香・浅野绿

目的▸

- 对免疫学上定义的感染了强感染性病原体的患者和细菌定植患者，或疑似患者，要采用标准预防方法进行预防，根据其感染途径的不同采用具体的预防感染方法。根据感染性病原体传播方式的不同，采用不同的隔离方法
- 为了降低同种造血干细胞移植患者感染环境中真菌（曲霉属菌等）的可能，要对患者采取相应的隔离措施。这些内容在《造血干细胞移植患者的生活和可预见感染预防 CDC 指南》（医药出版）、《关于医疗设施的感染管理 CDC 指南》（萨拉亚出版）、《预防肺炎的医疗 CDC 指南 2003 年版》（泰科保健一著）中均有记载
- 有隔离必要的患者，应按表 1 所示，按照 CDC 指南实施环境隔离

检查项目▸ 口罩是否与脸鼻紧密贴合、患者的分配是否合理

适用条件▸ 受空气感染患水痘、麻疹、结核等疾病的患者

防止事故要点▸ 预防因患者安置不当和医院病房管理不当引发的感染、预防跌倒或坠落

必要物品▸ 一次性手套、防护服、围裙、口罩（医用外科、N95 口罩）、护目镜、面罩

■表 1 防护环境的准备

环境	对应处理
・室内空气通过高性能微粒子过滤装置（HEPA）保证空气循环 ・进气口和出气口分别位于床的两侧，空气越过床再到出气口处 ・与走廊处相比，病房内空气气压处于正压 ・通过视觉指示器（smoke tubes、flutter strips 等）监测室内气压 ・房间保持封闭，防止外部空气进入 ・1 小时保证换气 12 次以上	・适用标准预防方法和不同途径感染的预防方法

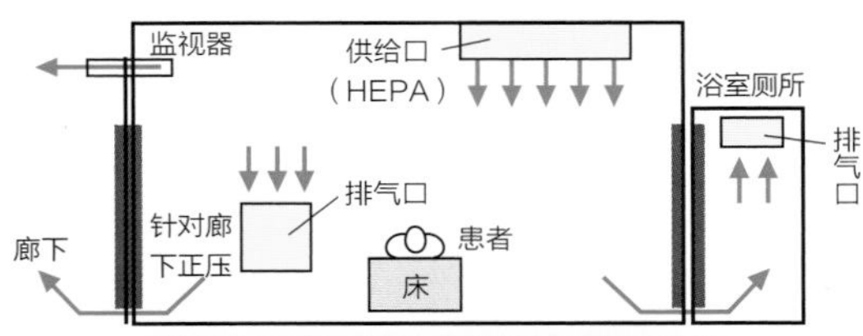

室内空气流向 从房间一侧流入→患者的床→从房间的另一侧排出

压力差 2.5Pa

气流量差：排气 3.539 6m³/min 以上

1小时内换气次数6次（已有病房），12次（新建、改建病房）

■图 1 免疫功能不全的患者的隔离环境

满田年宏訳著：隔離予防策のための CDC ガイドライン，p.196，ヴァンメディカル，2007 を改変

给可能因空气感染而隔离的孩子测量体温

步骤	
要点	**注意・根据**
	➡对于被诊断为通过空气传播途径感染上感染性病原体（麻疹病毒、水痘病毒、结核菌等）的患者或是疑似患者，应采用空气感染预防方法
①手部清洁（详见第 18 页标准预防方法❶手部卫生） ②穿防护服（详见第 23 页标准预防方法❷个人防护具） ③戴口罩（详见同上）（❶）	❶有免疫功能的医护人员的面部防护（口罩、护目镜等）
④戴一次性手套（详见同上） ⑤进入隔离室（❷）	❷ 注意▸ 易受感染、无免疫功能的医护人员在原则上不能入病房
⑥综合孩子的状况，实施测温和护理（考虑到孩子可能产生的不安情绪，准备安全舒适的环境）（❸❹）	❸骤然与周围环境隔离，孩子会有诸多不适，如情绪不稳定、感到孤独等。为了缓解孩子的负面情绪，可以安排有免疫功能的家长与患者在隔离环境中见面或一起游戏 防止事故要点▸ 对于处于隔离环境下的孩子，要根据其年龄的不同，安排相应的防止事故措施（防止翻倒、滚落，远离危险物品）。结合孩子的实际状况（包括精神状况），多频次进行护理（具体参照第 7 页游戏协助和第 40 页环境准备） ❹对家长进行感染预防的指导，尽可能考虑到家长的担心，安排家长陪伴孩子
⑦脱下一次性手套（详见第 23 页标准预防方法❷个人防护具） ⑧洗手（详见第 18 页标准预防方法❶手部卫生） ⑨脱下防护服（详见第 23 页标准预防方法❷个人防护具） ⑩离开病房	
⑪摘除口罩（详见第 23 页标准预防方法❷个人防护具）（❺） ⑫手部清洁（详见第 18 页标准预防方法❶手部卫生）	❺离开病房后，立即摘除面部防护具，并迅速进行手部清洁

给有必要隔离的孩子测量体温

步骤	
要点	**注意・根据**
①手部清洁（详见第 18 页标准预防方法❶手部卫生）	

要点	注意・根据
②穿防护服（详见第 23 页标准预防方法❷个人防护具） ③戴口罩（详见同上） ④戴一次性手套（详见同上）	
⑤进入隔离室（❶）	❶在准备室穿戴好个人防护具（PPE）。无准备室时，进入隔离室前，穿戴好个人防护具
⑥综合孩子状况，进行测温和护理（考虑到孩子可能产生的不安情绪，准备好安全舒适的环境）（❷❸）	❷原则上，患者不应站立在 HEPA 过滤装置前 根据▸ 净化的空气有可能被污染 ❸长时间处于封闭环境，孩子和家长会产生身体和精神双重压力。可以给孩子准备一些日常喜欢的玩具或播放欢快的音乐，同时，需要为孩子准备一个可以安全独处的环境（具体参照第 7 页游戏协助和第 40 页环境准备）
⑦离开病房 ⑧脱下一次性手套（详见第 23 页标准预防方法个人防护具） ⑨脱下防护服（详见同上） ⑩脱口罩（详见同上） ⑪手部清洁（详见第 18 页标准预防方法❶手部卫生）	

5 环境准备

1 外部环境准备

松冈真里

目的▸ 医院对于孩子而言，是个陌生的环境。住院的目的是为了孩子尽快恢复健康，因此，医院需要给孩子准备一个舒适的环境，给予其足够的安全感，帮助其适应相应的治疗，减轻在治疗过程中孩子的痛苦，给孩子的成长、发育提供良好的保障

检查项目▸ 孩子生长发育的相关知识、预防感染的相关知识、孩子的权利、医院的儿童宪章

在看护孩子过程中，需要特别注意孩子权利并进行必要的看护行为。具体的看护行为参照《看护领域的看护业务准则》(日本看护协会，1999)的记载，内容大致如下：

- 说明和同意
- 最小限度干扰
- 个人隐私及保护
- 抑制与束缚
- 意志表达
- 避免分隔亲属
- 教育、游戏机会的保障
- 保护者的责任
- 接受平等的治疗

防止事故要点▸ 防止跌倒、滑落以及输液线的拔出事故，防止输液架的倾覆

必要物品▸ 根据孩子的年龄准备不同的环境

步骤

要点	注意・根据
1 接待环境的准备。需要孩子看到的内容，务必保持与孩子视线高度相近	
①调整环境，创造所有发育阶段的孩子和家长都能适应的，快乐、舒适的接待环境（❶） 接待室环境 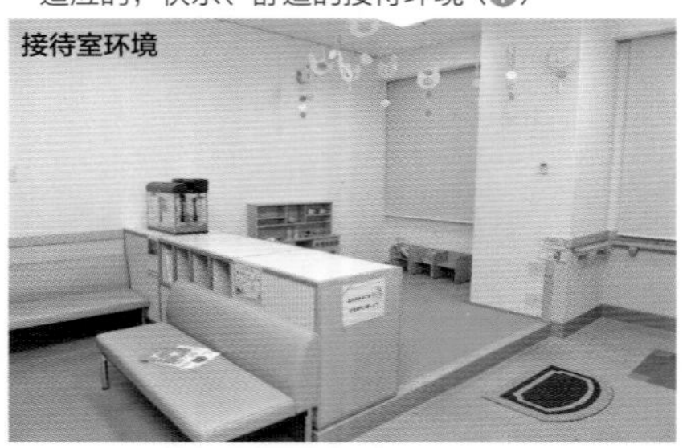	❶准备宽敞舒适的等候环境 根据▸ 孩子及家长在这样舒适的环境中，能缓解紧张情绪
②贴上“小心跌倒”“谨防坠落”等提示性的贴纸（❷）	❷接待室内布置相关海报。以视觉提醒的方式，让人注意到墙上的贴纸。如“小心跌倒”“谨防坠落”等 根据▸ 在接待室内，请务必留意低龄儿童的安全 技巧▸ 根据孩子的视线高度做出相关布置，体现对孩子的关心 技巧▸ 经过接待室时，如果玩耍的孩子把目光转向你，不妨微笑着与之打招呼
③只要悉心照顾，孩子是容易相处的（❸）	❸墙上或就诊室入口、就诊室内可装饰孩子喜好的画像、海报等 根据▸ 孩子看到后会感到亲切，有助于平复心情，易于其同父母及医护人员交流沟通 注意▸ 不要使用布娃娃等易于积灰的玩具，因为它可能会加重孩子的过敏症状

要点	注意・根据
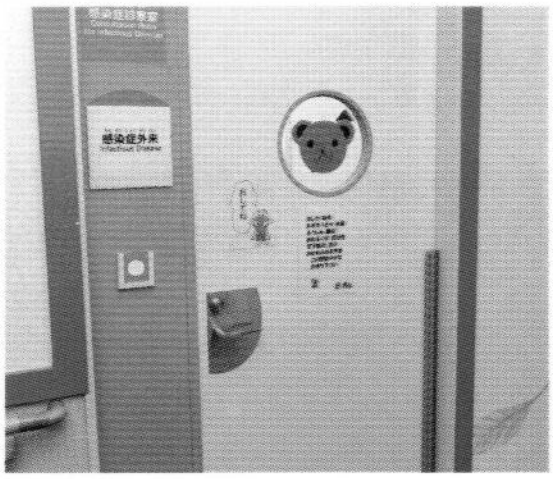 已完成布置的就诊室入口	
2 注意预防感染，完成环境布置工作 ①向孩子和家长说明情况（❶） ②向孩子和家长介绍并参观医院（❶❷） ③照顾孩子，尽量使其舒适、安静（❸） ④使用隔离室时，在室外入口处挂上“使用中”指示牌（❹） 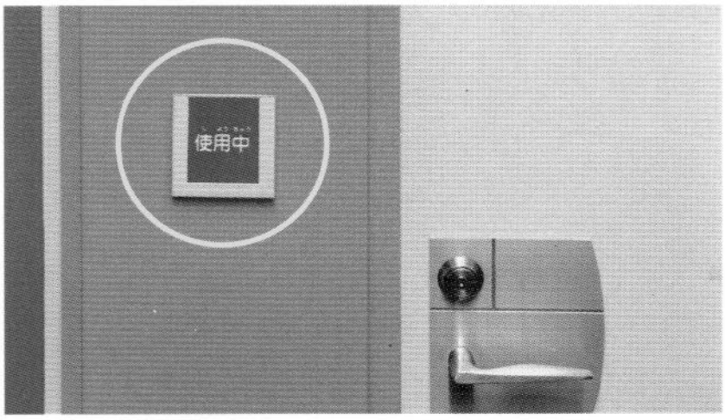	❶为患感染性疾病的患者及家长准备隔离室或不与其他孩子接触的房间 根据▶ 防止感染扩散 ❷向孩子和家长解释使用独立病房的理由，并说明出入该房间的注意事项，以获得其协助 根据▶ 避免感染其他孩子 注意▶ 说明情况时要认真，缓解孩子和家长的孤立感 ❸患者会伴有发热等症状，身体会很痛苦，因而要努力为其营造一个安静舒适的环境 注意▶ 当护理员无法观察到隔离室内环境时，可在隔离室配置呼叫器，患者有需求时，从室内可随时呼叫护理员 ❹根据▶ 对隔离室做出限制，避免感染扩大 注意▶ 切勿泄露患者情况，保护个人隐私
3 调整环境，注意保护个人隐私 ①测量室或就诊室需要分隔开，各室之间要设置阻挡，遮蔽旁人视线（❶） ②调整测量室的室温（❷） ③就诊时，尽量避免皮肤裸露（❸❹）	❶患者就诊时，需要为裸露的皮肤准备遮挡物 根据▶ 孩子也有羞耻感 ❷冬季室温设定为 20℃ 左右，夏季为 26℃ ~28℃ 根据▶ 婴幼儿会有大面积皮肤裸露，易受环境温度影响 注意▶ 测量器安装在较高的位置，要防止孩子坠落（参照第 3 章 2 身体测量） ❸尽可能减少就诊患者皮肤的裸露，可用浴巾适当遮盖 ❹入学后的学童和处于青春期的患者，在接受异性医师诊疗时，护理员应陪同就诊 根据▶ 患者会害羞

5 环境准备
2 为处于生长发育阶段的孩子准备病房

松冈真里

目的▸ 在医院内，为处于生长发育阶段的孩子营造适宜的环境。安全舒适的住院环境为患者的日常治疗提供了基本的保障，也为疾病的治疗提供了重要支持。要为生病住院的孩子提供一个和健康孩子一样的快乐舒适的环境

检查项目▸ 孩子生长发育的相关知识、预防感染的相关知识、孩子的权利、医院的儿童宪章

在看护孩子的过程中，需要特别注意孩子权利以及必要的看护行为。具体看护行为参照《看护领域的看护业务准则》（日本看护协会，1999）的记载，内容大致如下：

- 说明和同意
- 最小限度干扰
- 个人隐私及保护
- 抑制与束缚
- 意志表达
- 避免分隔亲属
- 教育、游戏的机会的保障
- 保护者的责任
- 接受平等的治疗

防止事故要点▸ 防止跌倒、滑落以及输液管被拔出的事故，防止输液架等医疗器械的倾覆

必要物品▸ 根据孩子年龄的不同，准备不同的环境

步骤

要点	注意・根据
◆病房楼、病房的环境准备 **1 病房楼内的扶手（❶❷）** 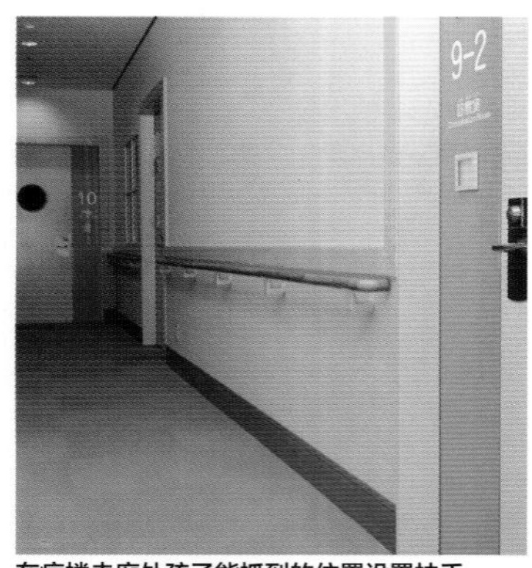 **在病楼走廊处孩子能抓到的位置设置扶手**	❶让处于生长发育阶段的孩子能够用手抓住扶手并安全地自行行走 **根据▸** 综合考虑孩子的生长发育阶段等因素，准备相应的病房楼设施。对于一些孩子可以自行完成的动作，让其独立完成 **防止事故要点▸** 扶手高度与患者所需高度不合时，要注意防止患者因身体摇晃而跌倒 ❷确认扶手无破损、无障碍且无有害物
2 准备洗漱台 ①为低龄、身高较矮的患者设置洗漱台（❶）	❶患者的日常必需品放置在其能拿到的位置 **根据▸** 能自己完成洗漱的患者，要让其独立完成，使之获得一定的成就感

<table>
<tr><th>要点</th><th>注意·根据</th></tr>
<tr><td>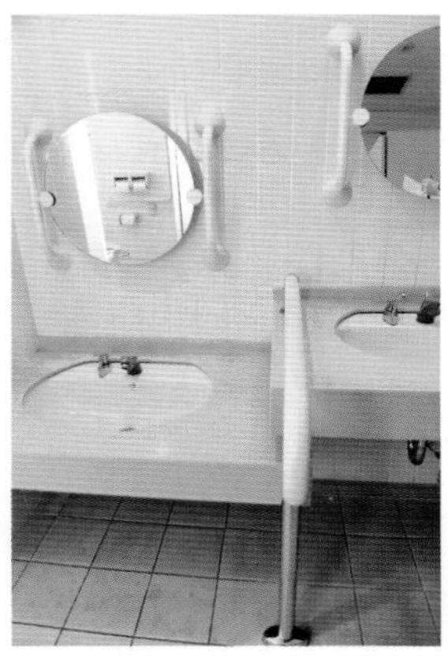
高低不同的洗漱台
②无法设置低洗漱台时，为孩子准备好垫高踏板（❷）</td><td>❷注意▸ 调整辅助踏板的高度时，必须要有护理员在旁，以防患者跌倒
防止事故要点▸ 踏板尺寸过小，孩子站立时易跌倒，故踏板要足够大。同时，需要采用防滑材质。调整踏板高度后，确认踏板正确固定后，方可使用</td></tr>
<tr><td>3 卫生间
①根据孩子的发育情况，调整卫生间的环境及设施（❶）
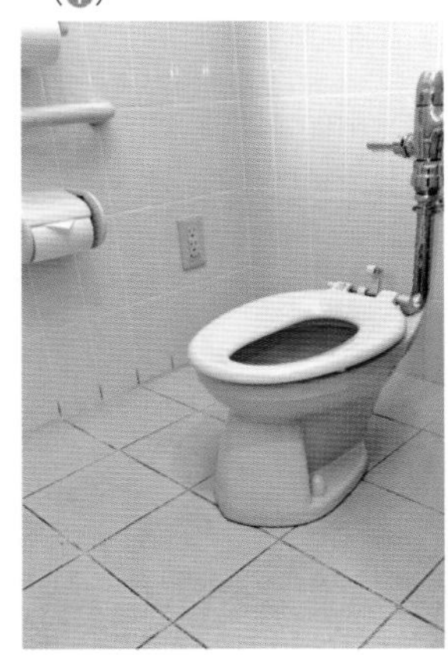
孩子使用的卫生间，便器、扶手、手纸都应设置在较低位
②输液时，使用卫生间的患者的护理（❷）</td><td>❶根据孩子发育情况布置的卫生间环境及设施，需要能够辅助孩子独立完成个人卫生。从最初的减少护理次数，过渡为独立完成
根据▸ 住院时不宜妨碍孩子正常的日常生活
注意▸ 如果医院卫生间的构造与设施同孩子家中差别较大时，初入院的护理工作的重点就是辅助、引导孩子独立完成上厕所

❷输液中患者使用卫生间时是否需要护理，这一点可以同患者交流后决定。原则上以尊重个人隐私，及个人意志为主
根据▸ 防止患者在上卫生间时拔出输液管以及防止患者跌倒
防止事故要点▸ 为防止患者在使用卫生间时输液管线被拔出，护理员需要安置好输液管线和输液架</td></tr>
</table>

要点	注意・根据
4 浴室 ①根据孩子的成长阶段、自理能力来布置浴室环境（❶） ②设置孩子能自行洗浴、清洁的浴室环境（❷） 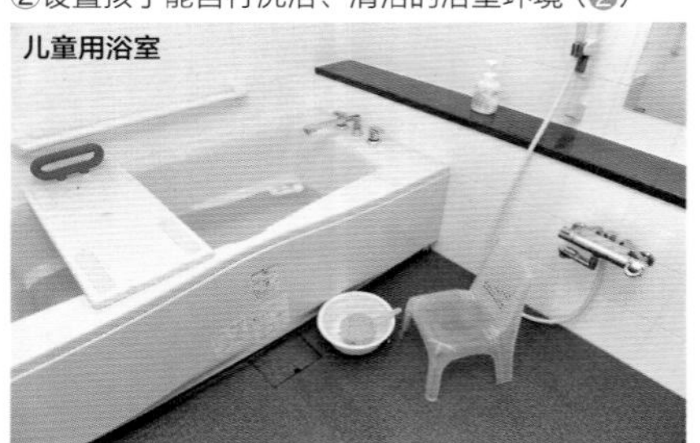 儿童用浴室	❶如果洗浴需要护理，更衣处就要在距离洗浴处不远的地方 根据▶ 能尽快完成更衣，防止孩子洗浴前后的受寒 注意▶ 要保护所有孩子的隐私 ❷需要为无须洗浴护理的孩子准备好沐浴的环境 根据▶ 孩子能够自行日常活动的同时保持爱清洁的习惯 注意▶ 防止因湿滑而跌倒。地板上铺设毛巾，以免因地板湿滑而摔倒
5 餐厅 ①根据孩子的成长阶段和需护理程度来准备用餐环境（❶） ②将环境调整到适合的用餐氛围（❷） ③用餐护理（❸） 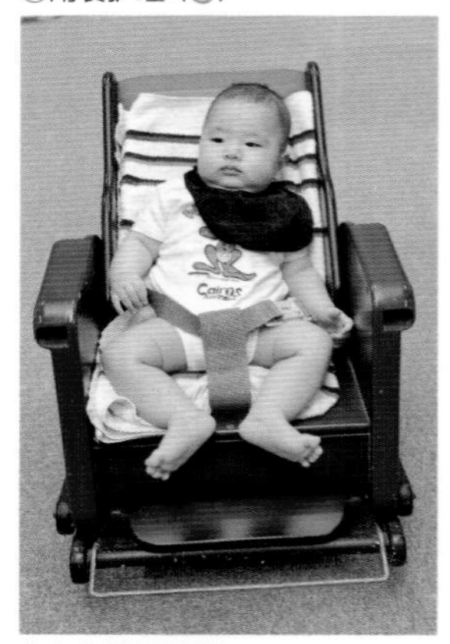 有安全带的用餐椅	❶调整好用餐时餐桌和椅子的高度 根据▶ 住院过程不应该影响孩子独立用餐的习惯 ❷孩子与同伴们一起用餐，可以从集体用餐中带来的快乐 注意▶ 要为住院中的孩子准备一份固定的配餐。配餐前，一定要确认孩子是否有食物过敏或饮食限制的情况 ❸注意▶ 婴幼儿中存在用餐时睡着的情况，为防止其不慎从用餐椅上摔落，应选用有安全带的用餐椅

要点	注意・根据
6 调整病房内的配置 ①根据孩子的生活节奏和生长发育的需求调整病房内的环境（❶） 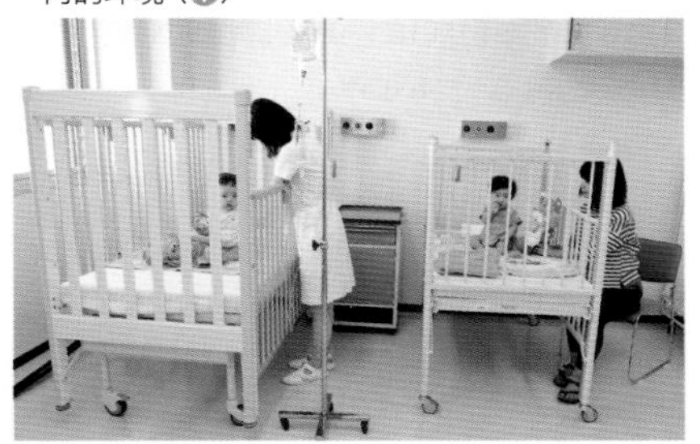	❶尽可能将处于同一生长发育阶段的孩子安排在同一病房 根据▸ 处于相同发育阶段的孩子的生活节奏基本相同，午睡、晚上休息时间也相近。因此，可以保证其相互之间的作息安排能够很好协调，减少相互之间的干扰
②尽量将年龄相近的孩子安排在同一房间（❷）	❷由于学龄期的孩子与年龄相近的伙伴之间更易交流，需要努力为其创造沟通机会 根据▸ 住院期间，保持与同龄伙伴的交流，有助于孩子的生长发育 注意▸ 孩子相互交流住院的感受，有利于其互相鼓励。然而，有时也可能互相传递一些负面的情绪
③需要考虑孩子的生活作息以及活动空间（❸）	❸在给处于青春期的患者安排病房时，需要尽可能保障其独处的时间 注意▸ 不同发育阶段的孩子处于同病房时，还应准备好一个能独处的场所，特别注意要保护个人隐私
④为陪同的家长准备舒适轻松的休息环境（❹） 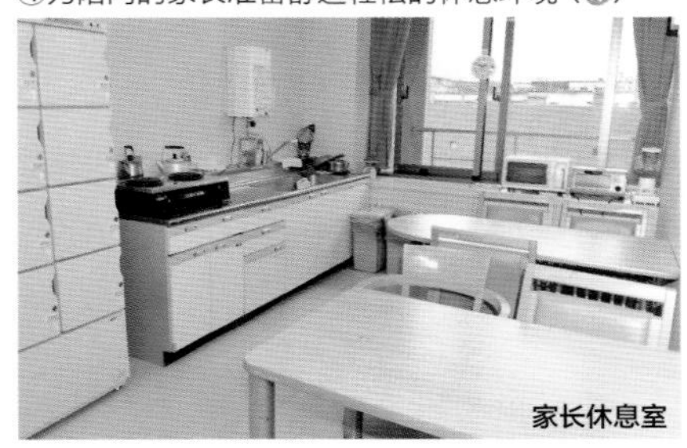 家长休息室	❹为陪伴孩子的家长创造一个舒适的环境 根据▸ 孩子生病已经给父母带来很大的压力，务必减少在陪护过程中由于病房安排给其带来的困扰，要为其留出可缓解各种压力，流露情感的空间 注意▸ 需要保护患者及家长的个人隐私
◆准备病床的环境 **1 选择病床** ①根据孩子的生长发育情况选择病床（❶❷❸❹）	❶根据孩子身高体型选择适合的病床高度（翻身、坐、抓立、站立等因素） 根据▸ 防止跌落 注意▸ 婴幼儿的生长发育非常快，因而选择病床需要多考虑婴幼儿的快速成长 ❷床位的护理员务必要将床固定好 根据▸ 病床滑动会使站立在床上的没有防备的患者跌倒，所以务必将床固定好。此外，在遭遇自然灾害时，未固定的病床存在发生事故的危险

要点	注意・根据
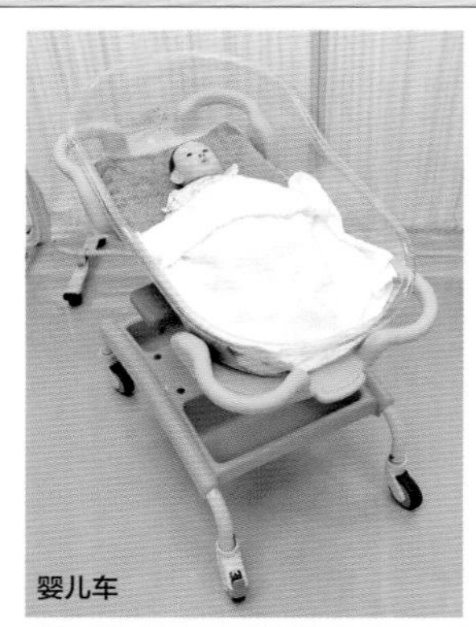 婴儿车	❸婴儿床的看护要求：需要帮助孩子翻身 根据▸ 婴儿在床内翻身时，床栅、床上用品可能盖或塞住婴儿口鼻，使婴儿有窒息危险
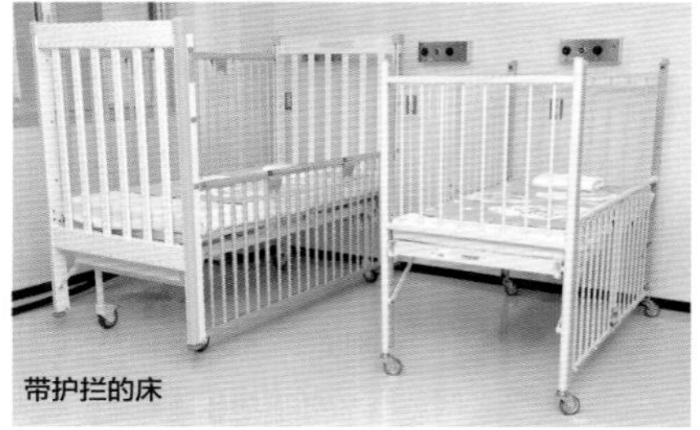 带护栏的床	❹婴儿床的选择：床栅要高出患者站立时头部高度，同时躺卧时又避免招致不适 注意▸ 保证患者的头部不会超出床栅，以免孩子因攀爬而坠落 根据▸ 当孩子头部以下的身体部位高出床栅时，孩子就有可能从床栅上方跌落
2 婴儿床的环境布置 ①床栅上升与下降（❶❷❸❹） 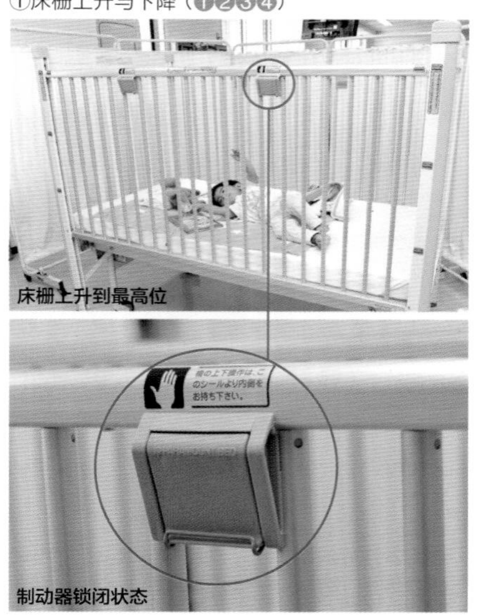 床栅上升到最高位 制动器锁闭状态	➡婴幼儿时期的孩子主要使用婴儿床 ❶成人不在一旁看护时，孩子若独自留在床内，务必将床栅升到最高位并锁闭制动器 根据▸ 防止患者从床上摔落 ❷床栅测试。空床时，将床栅上升到最高位并高过最高位的卡扣，然后慢慢地降下床栅 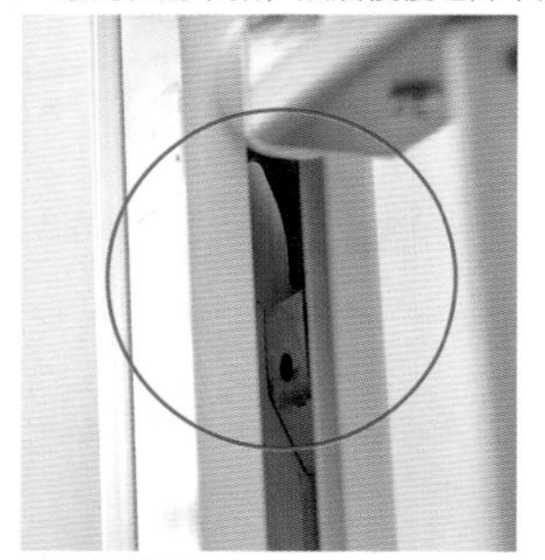 床栅的制动部位

要点	注意・根据
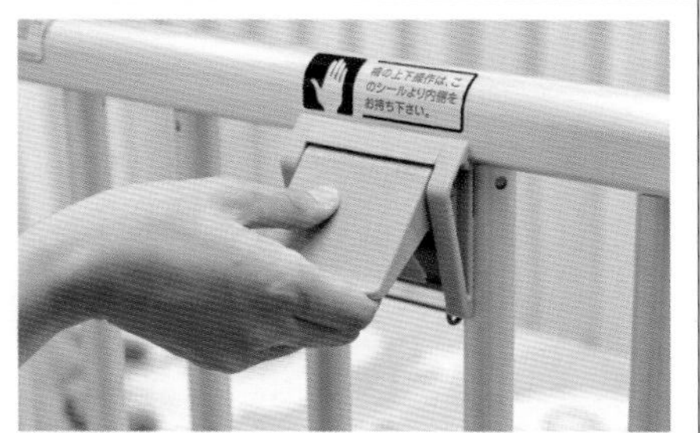 解除制动器，放下床栅	❸放下床栅时，要持续拉住床栅制动器的控制阀，使其缓缓下降 根据▶ 床栅有固定卡扣，只有拉住制动器控制阀才能使之下降到最低位 防止事故要点▶ 如果床栅没有牢固固定，其下落会导致孩子的跌落
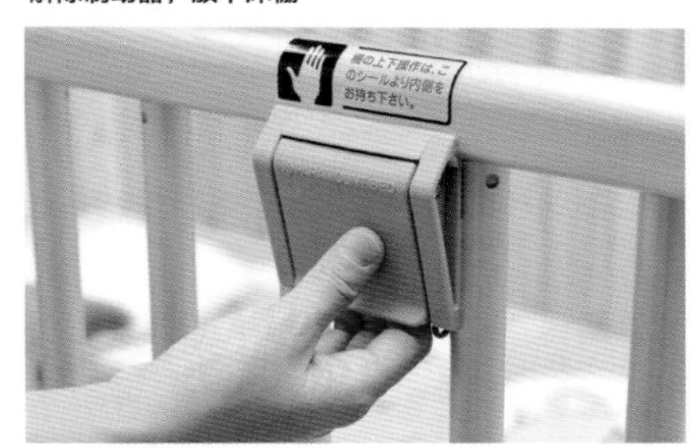 制动器控制阀回位，锁住	❹注意▶ 如果不锁闭制动器控制阀，床栅会意外下落，一定要锁住制动器控制阀
②护理员离开床边时，需要告知患者后，方可离开（❺） 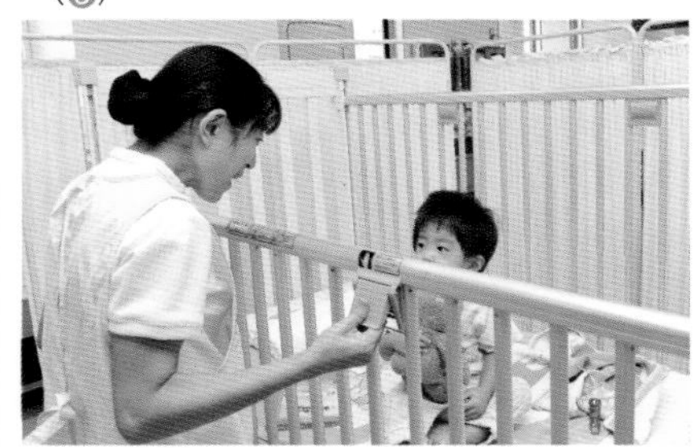	❺孩子哭闹时或与孩子对话时，护理员务必要有耐心，离开床边时需要告知孩子 根据▶ 需要全面地把握孩子情况，以便使孩子的不安、压力最小化 注意▶ 床栅上升时，要防止夹到孩子的手，需要时刻注意孩子在床上的位置
③护理员在床侧陪伴患者（❻❼） 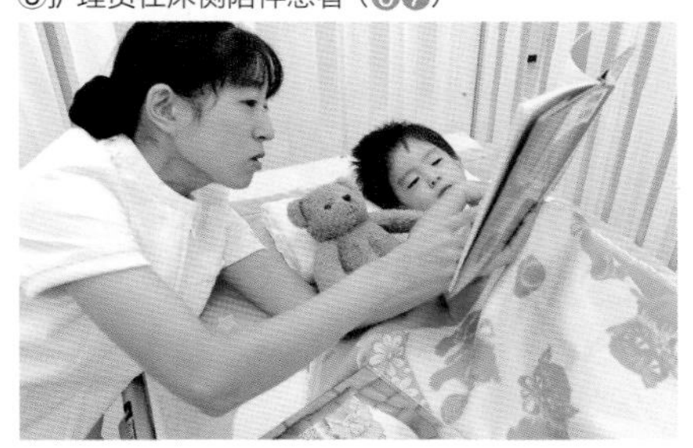	❻需要确认床栅是否下降到最低位置 根据▶ 防止床栅意外下落事故 ❼护理员要尽量以正面身体面对病床 根据▶ 及时注意到病床内患者的各种动作，防止孩子摔落

要点	注意・根据
④预估可能存在的危险，选择合适的床（⑧） 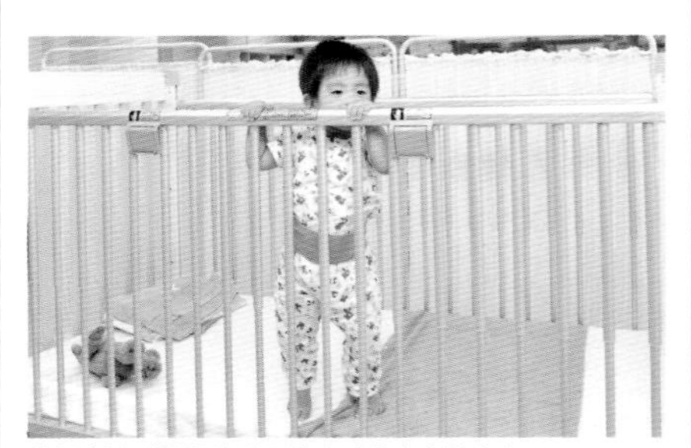 床栅应达到能保障孩子站立时的安全的高度	⑧注意▶ 如果患者能够从床栅爬出或者上半身可以探出床栅外，那就有必要考虑更换病床 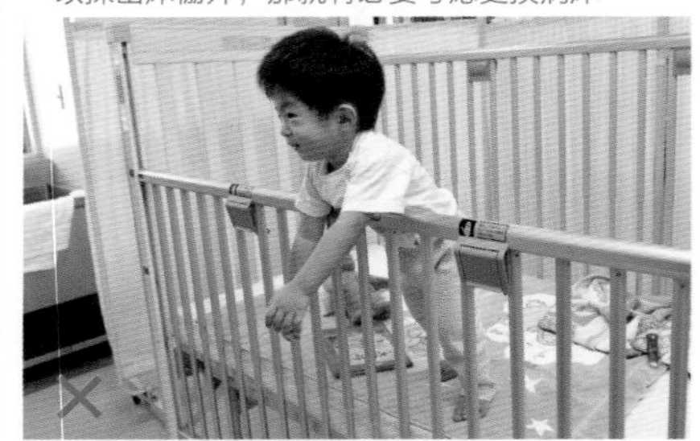 反例：孩子体干探出床栅
⑤保持病床的清洁和安全（⑨⑩）	⑨患者起床离开病床期间，护理员需要整理床单、枕套 根据▶ 患者要在病床内活动，过于凌乱的床单易让孩子绊倒 ⑩准备孩子喜欢的玩具等 技巧▶ 为婴儿准备些易使其感官产生刺激的物品，为幼儿准备独自玩耍的玩具。此时，向孩子征询意见，在给孩子展示的过程中，观察其反应，给孩子所选择的喜欢玩具
⑥必须检查事先准备的玩具是否有被患者误食的危险（⑪） 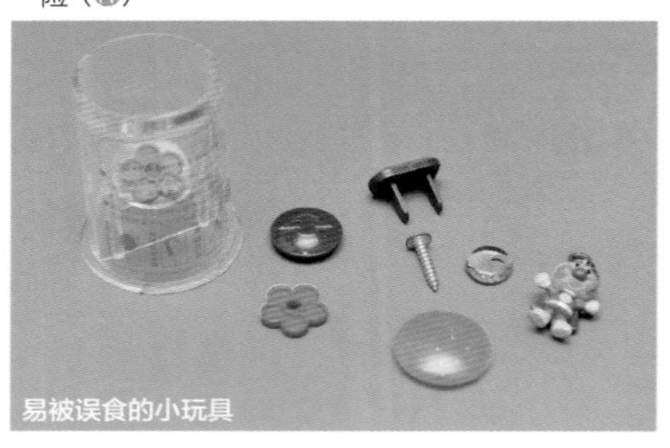 易被误食的小玩具	⑪不放置孩子易误食的玩具 根据▶ 直径小于 39 mm，长度小于 51 mm 的物品，对于 3 岁以内的孩子来说有被误食，引发窒息的危险 注意▶ 跳棋存在被误吞服、引发窒息的安全隐患，此类易被误服的物品要放在婴幼儿不易触及的地方
⑦设置床栅周边的安全，准备安全、舒适的环境（⑫⑬⑭⑮） 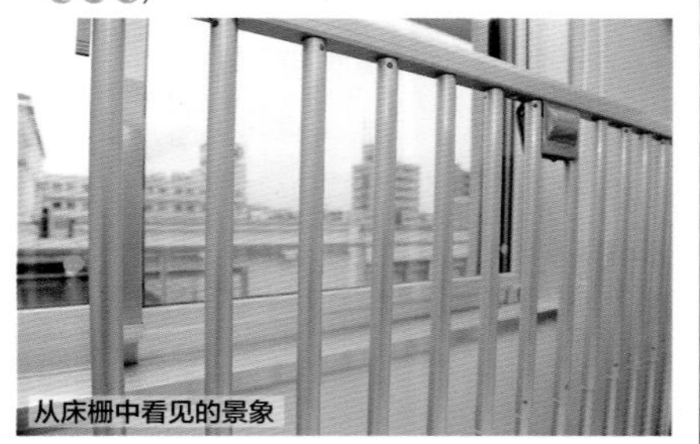 从床栅中看见的景象	⑫与孩子交流时，视线与之相平，这能使孩子感到亲和，更易于沟通。护理员要在此类细节上多注意 根据▶ 婴儿床限制了孩子的视线范围，同孩子交谈时，需要考虑其视线可及的位置 ⑬准备一些可以发声音的玩具 根据▶ 对于 0~2 岁患者，选择对视觉、听觉产生刺激的玩具，有利于激发其主动进行玩耍的意愿 注意▶ 玩具应易于固定

要点	注意・根据
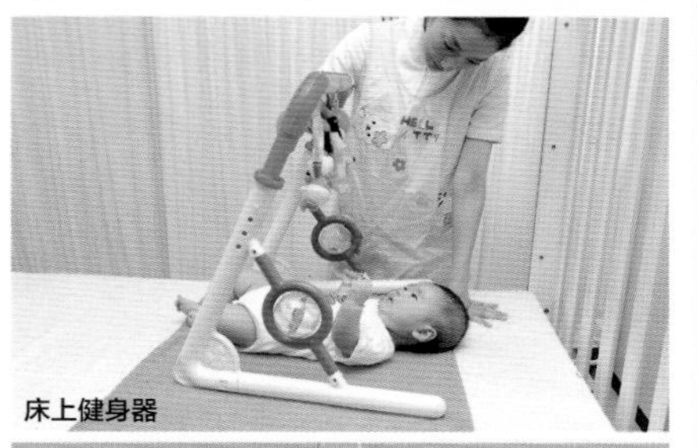 床上健身器	⑭注意▸ 整理床上用品时，床上健身器材等要置于合适的位置，以免意外倾倒 防止事故要点▸ 护理时，避免身旁的健身器材倾倒，给患者造成伤害
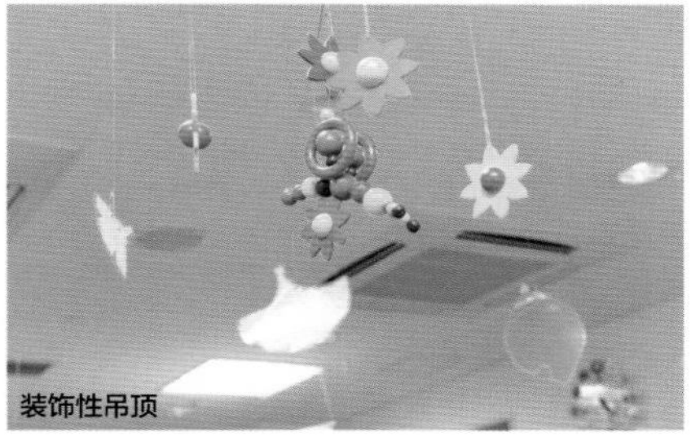 装饰性吊顶	⑮给住在 PICU（儿童重症监护室）的患者营造一个舒适的环境，务必要在其醒来后给予更多的照顾 注意▸ 装饰于吊顶的物品需要牢固安装，避免坠落。同时，要定期清理，不要选用易于积灰的物品
⑧调整输液管线等医疗器械的摆放位置（⑯⑰） 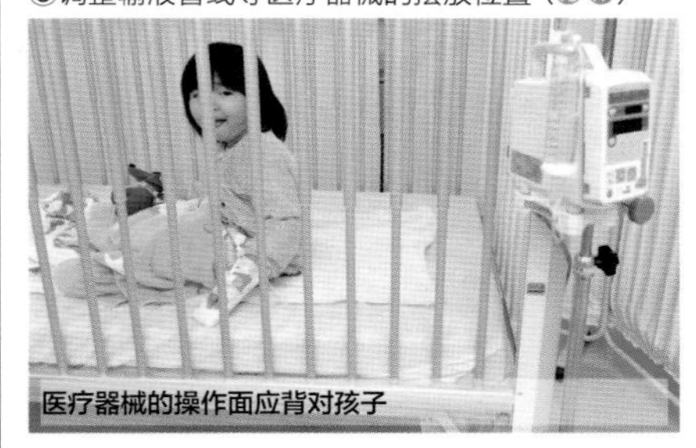 医疗器械的操作面应背对孩子	⑯输液架应设置在患者伸手触不到的地方 根据▸ 孩子可能会对相关仪器设备产生兴趣，一旦触碰后会有改变仪器设定的可能性 技巧▸ 医疗仪器操作面应背面向着孩子 防止事故要点▸ 患者对其周边的医疗器材会产生兴趣，要在能避免孩子伸手触碰、拉拽的位置放置 ⑰输液管线的长度要依据病床的高度、患者在病床内活动的幅度进行调整，备足足够的长度 根据▸ 过短的输液管线在患者的活动过程有被拔出的隐患
3 学童，成人用床的调整 ①床高的调整（❶） 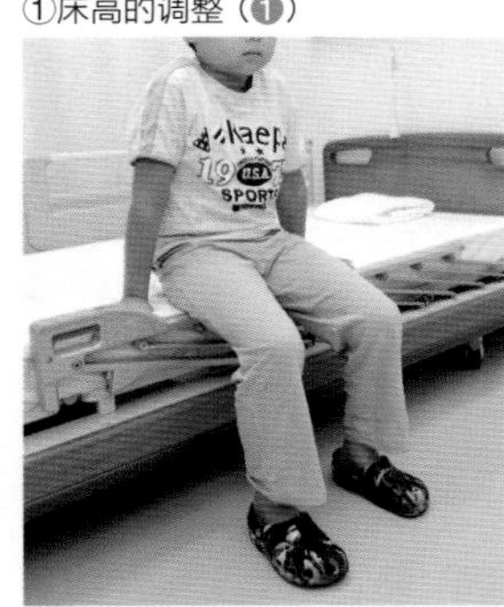 坐在床边，脚刚好着地为宜	❶调整病床高度，使患者坐在床边，脚正好着地 根据▸ 保证患者可以安全地自行上下病床 注意▸ 因手术、治疗或其他情况而改变病床高度时，在相关处理结束后，务必将其调回原来的高度

要点	注意・根据
②患者卧床休息时，床栅处于升起状态（❷） 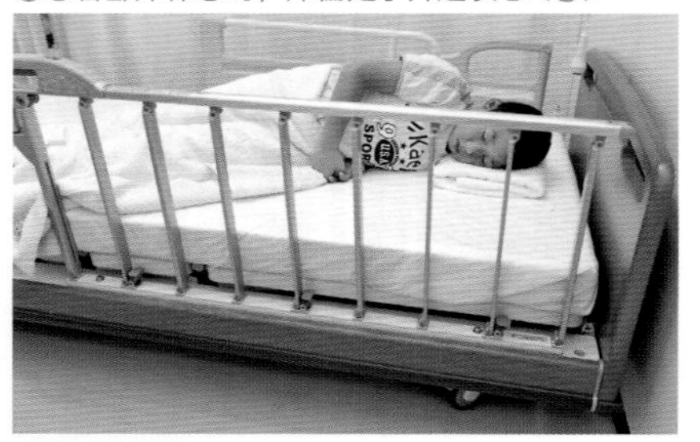 床栅升起状态	❷根据▸ 防止跌落
③输液架的安放（❸） 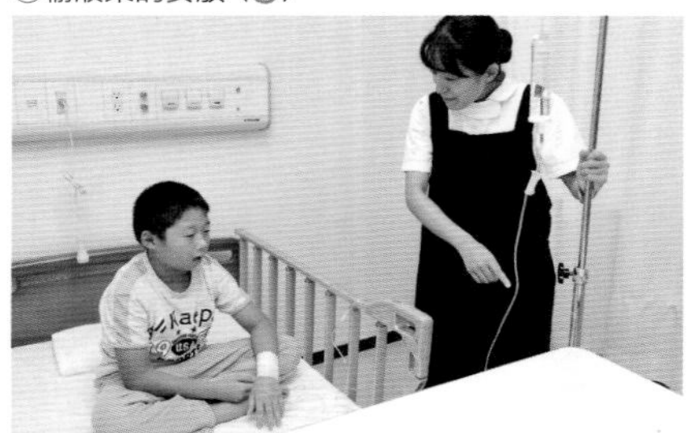 输液架需要安放在可靠的位置（需要考虑到患者下床及相关活动的需求）	❸输液架要安排在患者下床后可到达的范围 根据▸ 考虑患者在输液过程中自行活动区域 技巧▸ 安置于何处更为适合？需要结合孩子的要求及安全来考虑 注意▸ 电线插座或线类不要缠绕患者的脚与输液架 防止事故要点▸ 要防止管线缠绕引起的跌倒。处理好管线走向及位置
◆准备其他环境 **1 辅助患者在输液过程中安全移动** ①仔细考虑输液线的排布，使患者能够在输液过程中自由行动（❶）	❶使用轻质材料的输液架 根据▸ 可使患者在输液过程中独自移动，避免限制其活动范围 注意▸ 选择轻质材料，可以避免患者与之擦碰时受伤，也可以采用带有保护角的输液架
②输液架要边向下压，边推着前进（❷）	❷要向家长说明输液架应压着向前推行 根据▸ 在压着推输液架时能控制好输液架位置，可避免与输液架靠得太近。拉输液架时，输液架会受到不能控制的拉力，有翻倒的危险
③根据孩子的体格，调整输液架的方向（❸）	❸确保螺丝牢固固定 根据▸ 螺丝固定不牢时，会导致输液架控制杆急速下滑而使输液架或孩子翻倒 注意▸ 输液架控制杆过低或过高都会增加输液架翻倒的危险

要点	注意・根据
④保持输液管线的位置牵着患者或在其身后保护，一并移动（❹❺） 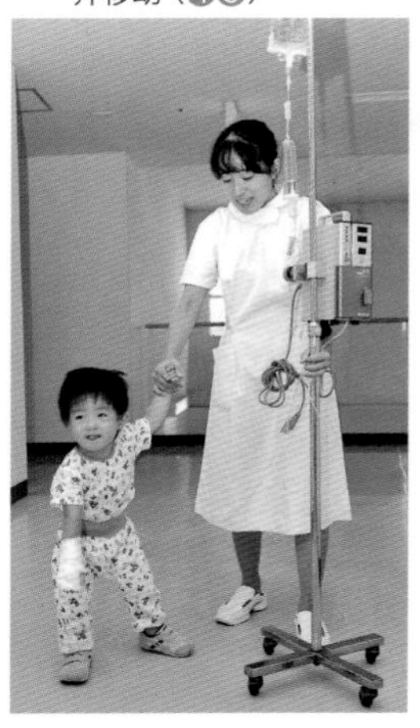	❹需要移动辅助时，护理员牵着患者的手或在其身后移动保护 根据▸ 需要控制患者前行的速度，跟着患者的节奏可避免发生跌倒 ❺移动时，保持输液状态，输液管线也要保持在相应的位置 根据▸ 防止输液管线着地而使患者有受到感染的风险 技巧▸ 患者行动过快时，易造成输液管线的拔出。因此，要延长输液管线，留出余量
2 准备游戏环境 ①准备游戏的环境（❶）	❶准备一个可以让患者自由玩耍的环境 根据▸ 患者在游戏中，可以增加与同龄人交流的机会，有助于其身心发育
②清洁环境（❷❸）	❷游戏室内，患者出入频繁，进出游戏室时，需要进行手部消毒 根据▸ 预防感染 ❸禁止穿鞋进入游戏室。考虑到会有患者躺着、坐着玩耍，游戏室内的地板要保持清洁 注意▸ 输液架要清洁擦拭后方可入内
③配备游戏室的看护人员（❹） 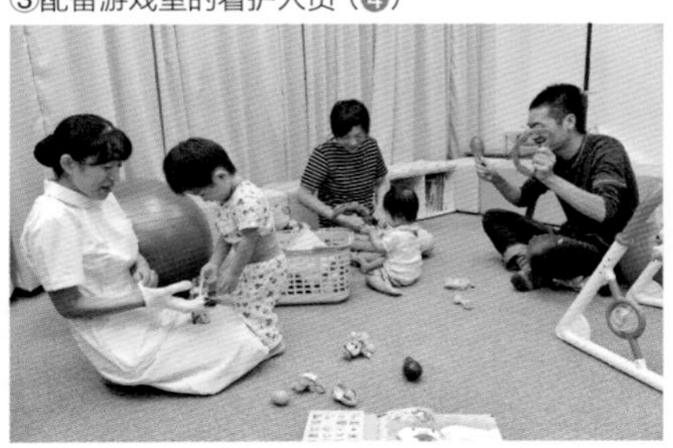	❹患者在自由玩耍时不能离开大人的视线 根据▸ 游戏室里，会有带输液架的患者，要防止输液管拔出、患者翻倒等事故 注意▸ 婴幼儿会有口含玩具现象，此时，应将玩具清洗干净，送回游戏室 技巧▸ 入院的孩子，会以玩耍为生活中心，因此病楼的保育员及其他岗位的护理员应协助、支持患者游戏
④给青春期的孩子配置相应场所和空间（❺）	❺应为青春期的患者准备一个个人空间和一个可与朋友共处的场所 技巧▸ 对于房间布置没有特别要求

要点	注意・根据
3 准备学习环境 ①为长期住院的患者在院内准备教室（❶❷） 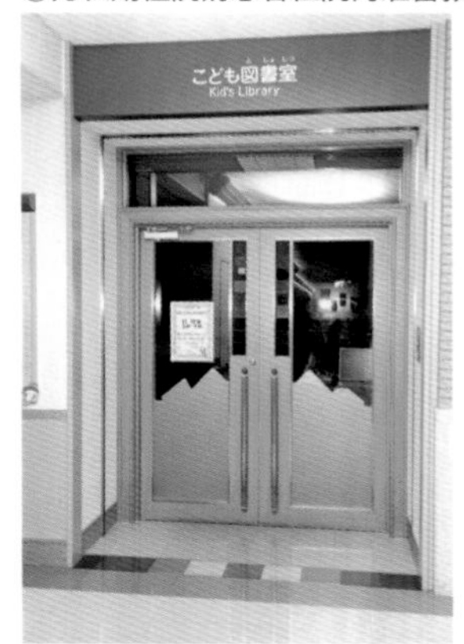 **院内孩子的图书室**	❶准备学习的场所 根据▸ 即使住院也不延误学习，在学习中与同龄伙伴交流。在治疗以外的时间里学习，与朋友交流，增强了患者自我成长的意识，提高了对社会的认知度 ❷调整患者生活节奏，合理安排学习时间和治疗时间 技巧▸ 患者想要上课时，可与医生和其他技师协商调整治疗时间 注意▸ 准备学习环境不仅是场地的准备，更重要的是创造机会以及学习氛围
②不一定要到患者状态稳定了才能学习。如果不能去分教室或学习室，可在床侧上课、学习（❸） 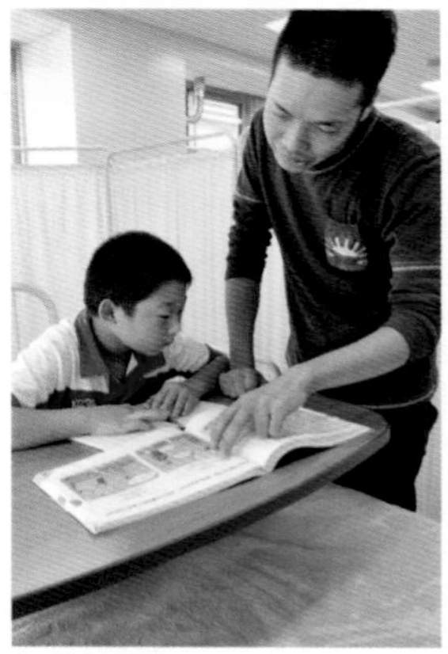 **在床侧上课**	❸准备床侧的学习环境 根据▸ 因治疗、身体原因不能到学习室、分教室去学习的患者，只要有学习的愿望，随时能学习

第2章

日常生活中的技术帮助

1 用餐

1 调奶

大桥幸美

目的▸ 依照正确的操作步骤调制配方奶

检查项目▸

1. 出生后日（月）数、体重增加量、必要营养量、水分量、牛奶的指示量等
2. 婴儿的生活节奏、喂奶间隔时间、空腹状态等
3. 婴儿的体重、嘴的大小、吸吮力、哺乳量等，婴儿是否会选择奶嘴

适用条件▸ 不能直接母乳喂养的婴儿

防止事故要点▸ 防止热烫伤（婴儿和喂奶者）

必要物品▸ 配方奶粉、奶瓶、奶嘴、计量汤匙、开水

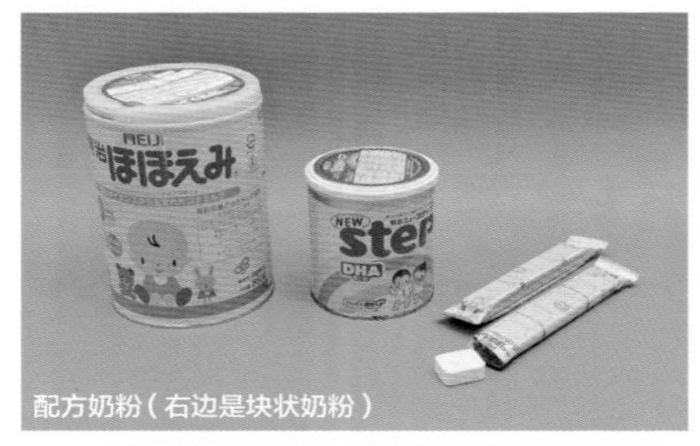

配方奶粉（右边是块状奶粉）

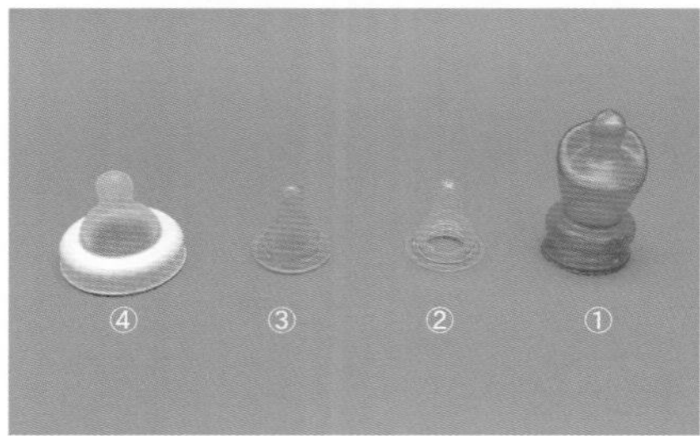

奶嘴的种类

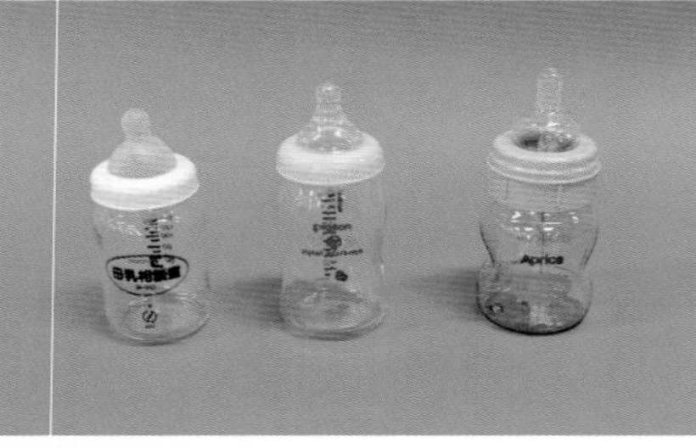

奶瓶的种类

[奶嘴的选择] 奶嘴的材质有天然橡胶（①）、硅胶（②）、异戊二烯（③）、聚丙烯（④）等。奶嘴的形状、吮吸孔大小不一，因此，奶嘴的选择要以婴儿月龄、体重、吸吮力和喂奶间隔时间等为依据。有些婴儿只喝与母乳相近的奶。选用奶嘴时，要考虑到母亲和婴儿的想法和需求

[安全调制婴儿用奶粉] WHO（世界卫生组织）和 FAO（联合国粮农机构）规定，为了最大限度减少由配方奶中的病原菌（阪崎肠杆菌、沙门氏菌等）引起的婴幼儿感染，配方奶要用 70℃ 以上的开水调制；②调制好的奶粉应在两小时内喝完

步骤

要点	注意・根据
1 准备使用物品 ①洗手、整理环境（❶）	❶用肥皂洗手，流水冲净，对调奶场所清洁消毒
2 调制配方奶 ①将开水注入奶瓶（❶）	❶在奶瓶中注入 70℃ 左右的开水（沸腾之后冷却的开水），水量为奶瓶高度的 1/2~2/3，注意不要烫伤 根据▸ 要杀死奶粉中的病原菌，使授乳儿感染风险最小化 防止事故要点▸ 使用开水时注意不要烫伤
②称量奶粉（❷）	❷用汤匙正确计量奶粉量 根据▸ 调制正确浓度的奶溶液
③将奶粉放入奶瓶（❸）	❸将奶粉放入奶瓶 注意▸ 加入奶粉时汤匙不要触碰瓶口边缘
④装上选好的奶嘴	

要点	注意・根据
⑤盖上奶瓶盖，轻摇奶瓶（❹） 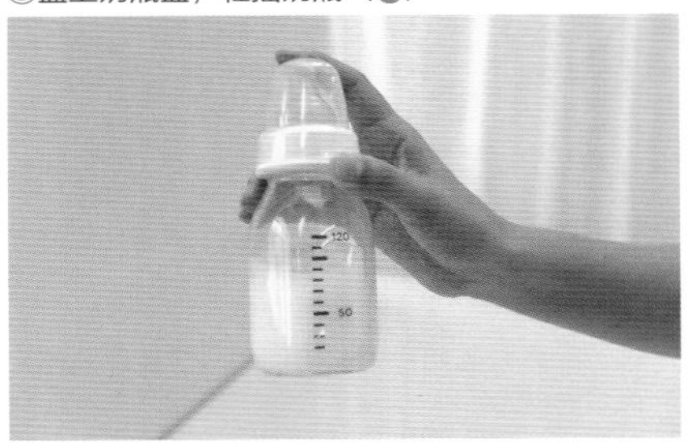	❹奶粉和开水完全混合后，缓慢旋摇奶瓶 根据▸ 为了溶解瓶内壁上的奶粉 注意▸ 检查瓶底是否有的固态奶粉，要彻底将开水和奶粉摇匀
⑥再加适量的开水（❺） 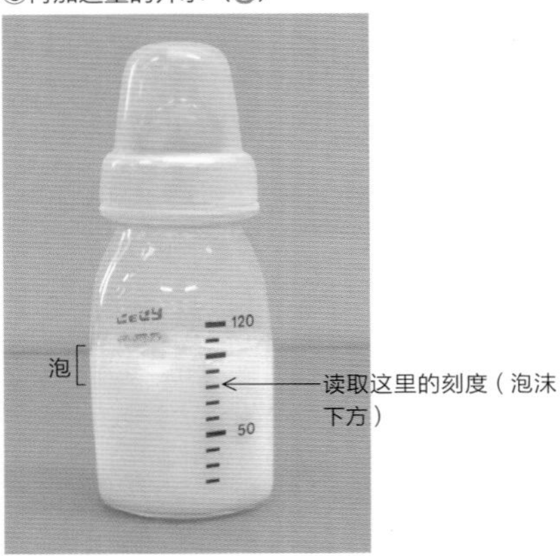	❺为使奶粉充分溶解，再加开水适量 注意▸ 按奶瓶上的刻度数确认容量，有泡沫时，读取泡沫下的刻度数
⑦将调好的奶冷却到适当的温度（❻❼） 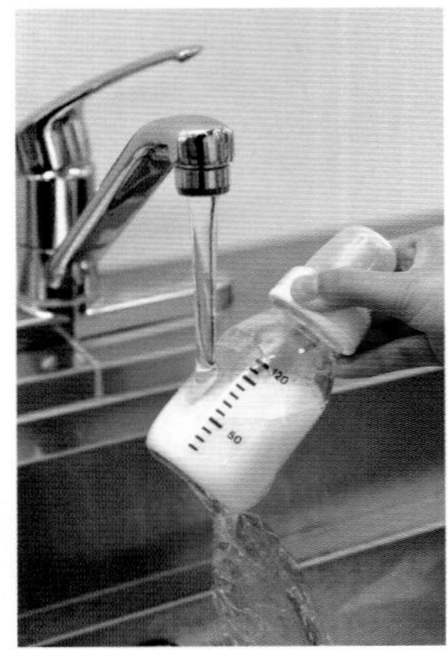 **用流水冷却**	❻先用流水冷却再冷水浸泡，使瓶外表温度与人体体温相同 ❼用干净的布擦去奶瓶外表的水分 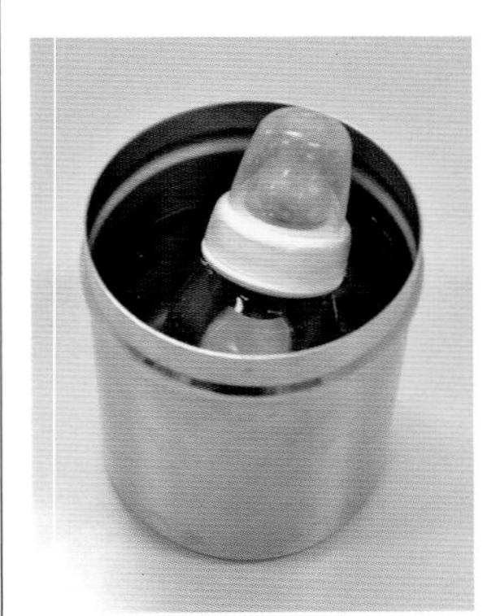 **水浴冷却**

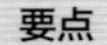

要点	注意・根据
⑧喂奶时确认调好的奶温度是否适当（❽） 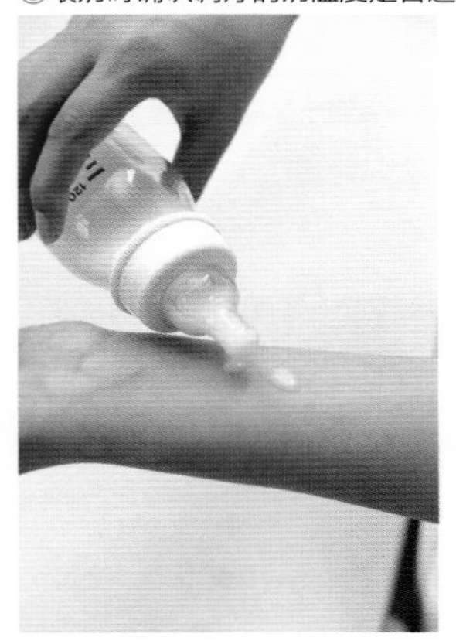	❽将奶滴在手腕内侧的皮肤上，确认是否与体温接近
3 解冻冷冻的母乳 ①确认冷冻母乳的信息（❶） 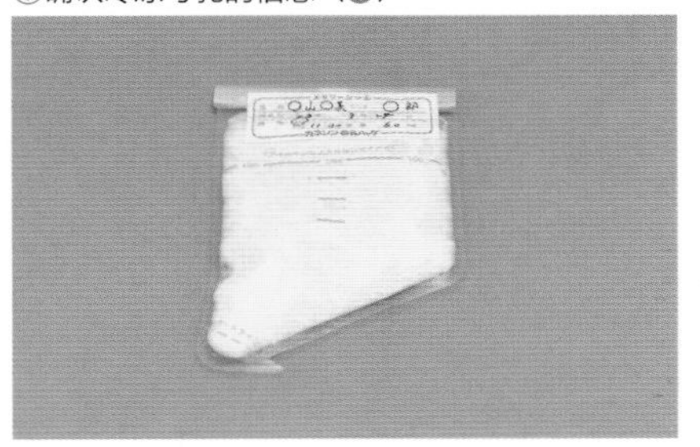	❶确认标签上的母亲的姓名、日期、容量等内容 根据▶ 防止取错
②解冻冷冻母乳（❷❸❹） 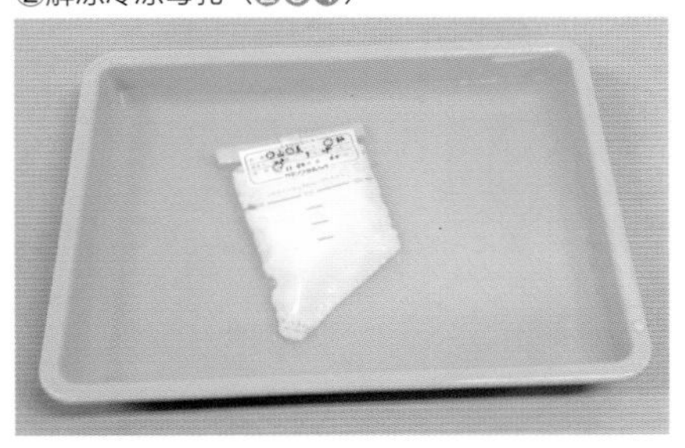	❷冷冻母乳用流水解冻后，再用 40℃ 左右的温开水温热 禁忌▶ 用沸水和微波炉来处理母乳，母乳成分会改变，同时也可能发生受热不均的情况。为避免烫伤请不要这样操作 根据▶ 用微波炉解冻会使母乳成分遭到破坏，同时加热会不均匀，一部分母乳会过热，导致喂奶者和婴儿烫伤 ❸将温度适宜的母乳倒入奶瓶 ❹确认母乳的温度和容量

1 用餐
2 喂奶（针对健康婴儿）

大桥幸美

目的▸ 婴儿通过摄入配方奶、母乳（解冻母乳或直接挤出的母乳）来获得生长发育所需要的能量
检查项目▸ 婴儿的状态、奶的温度、喂奶姿势、奶瓶的倾斜度、排气、婴儿的营养状况
适用条件▸ 不能直接母乳喂养的婴儿
禁忌▸ 检查、手术前等有禁食指令的婴儿不能喂奶
防止事故要点▸ 防止因误吸吐出的奶而窒息，防止因不当的消毒而感染
必要物品▸ 奶瓶、婴儿围兜（围嘴儿）或纱布、喂奶靠垫、浴巾、锅、奶瓶夹、刷子、餐具洗涤剂、消毒液、微波炉

步骤

要点	注意・根据
1 喂奶前的准备 ①喂奶者要确认婴儿的状态（❶） ②换尿布（❷） ③喂奶者确认奶量和奶温是否适宜（❸❹）	❶喂奶者要把握好婴儿的心情、健康状态、空腹状态 ❷婴儿有排泄物时要换尿布。完成后，喂奶者要洗手 根据▸ 要在婴儿处于好心情时喂奶 ❸喂奶者要在手腕内侧的皮肤试奶温 ❹调节好奶瓶盖的松紧 根据▸ 盖子过松，奶会漏出；过紧，流入婴儿口中的状态也会不好
2 喂奶 ①喂奶者要将围兜或围嘴儿戴在婴儿的颈部 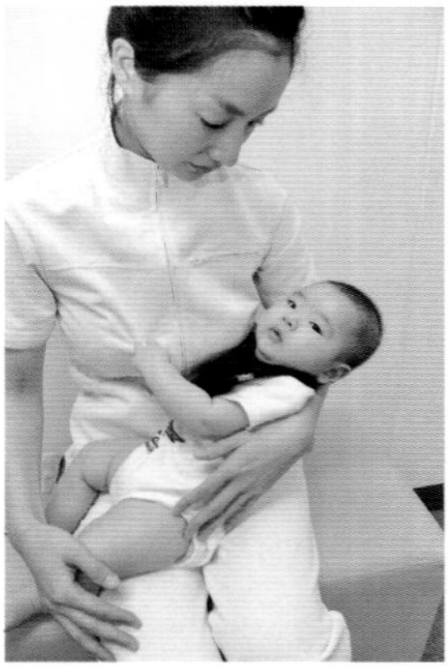	
②喂奶者抱着婴儿，在能使坐姿坐安稳的地方，保持喂奶坐姿坐好（❶❷）	❶喂奶者要保持适当的高度（坐着时脚能着地），背靠椅子。腰部也要在椅子上，这样的坐姿安稳 根据▸ 喂奶者坐姿安稳，婴儿也能安心地喝奶

要点	注意・根据
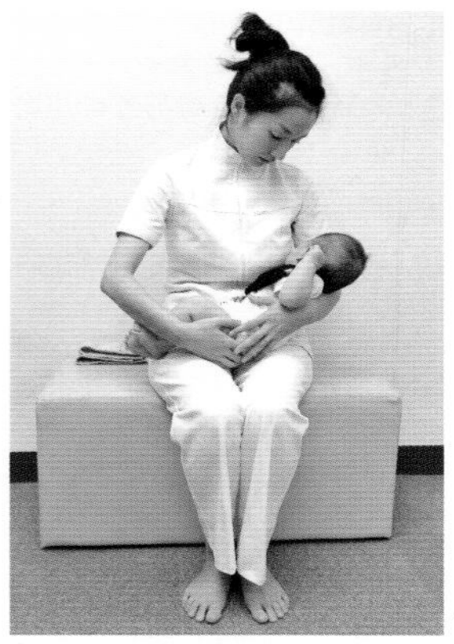 安稳的喂奶姿势 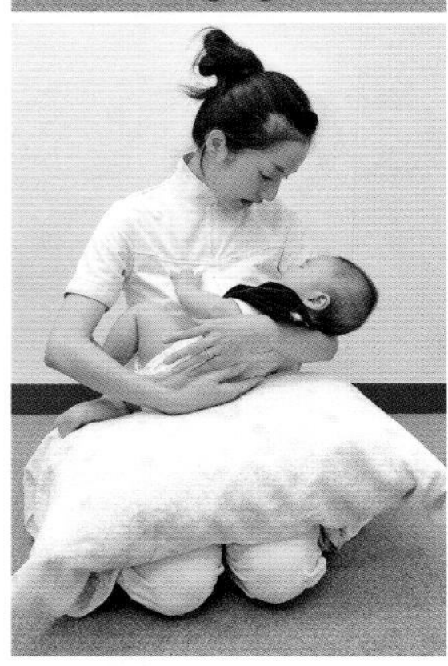 用喂奶靠垫调节高度	❷喂奶者要用肘关节和手腕内侧托垫住婴儿颈部并将婴儿的臀部安稳地放在喂奶者的双膝上。确认婴儿的身体没有歪斜
③用奶瓶轻触婴儿的唇部（❸） 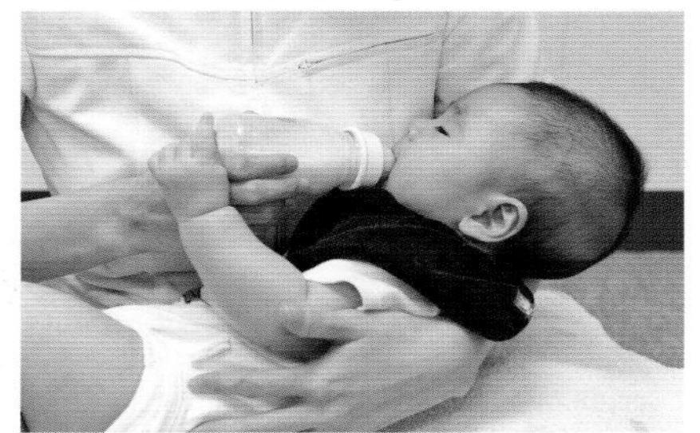 不要硬塞奶嘴，要用奶嘴轻触婴儿唇部，引导其张开嘴	❸用奶嘴轻触婴儿口唇，如婴儿张开口，就将奶嘴放入婴儿口中的舌上 根据▶ 不要生硬地将奶嘴塞入婴儿嘴里，而是要引导、催化婴儿的乳探索反射及吸吮反射 注意▶ 边喂奶边确认奶嘴的朝向及通气孔的位置，防止因瓶内压力过大而压坏奶嘴
④倾斜奶瓶，使奶充满整个奶嘴（❹❺）	❹为了不使空气混入奶液中，奶瓶要倾斜 30° 左右 根据▶ 防止饮入大量空气 ❺观察吃奶中婴儿的神态（表情、呼吸状态、吸吮

要点	注意・根据
⑤婴儿吮吸变缓慢时，停止喂奶（❻）	力、给乳量、是否有溢奶和吐奶） ❻如有大量空气在奶液中，喂奶中途需要排气 根据▸ 奶液中混入大量空气时，会导致婴儿饮入奶量不足
3 排气 ①喂奶完毕后，要纵向抱着婴儿排气（❶❷） 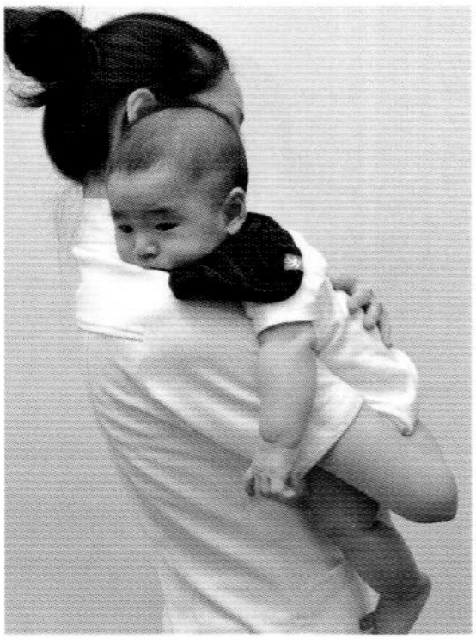 **将婴儿的下巴搁在喂奶者肩上如上图，安静地抚摸婴儿背部排气**	❶排气时，应将婴儿下巴放在垫上围兜的护理员的肩上，纵向抱直婴儿，轻抚其背部 根据▸ 在吃奶的同时，婴儿也会将空气吸入胃里。如果就这样让婴儿入睡，排气的同时也会吐奶，若婴儿误咽吐出的奶，就会造成危险 技巧▸ 如果因看不见婴儿脸而感不安，可将婴儿臀部放在护理员的双膝上，托住婴儿颈部排气 ❷擦净婴儿嘴周围的奶液，摘除围兜等，婴儿有排泄时要换尿布 注意▸ 因婴儿口的周边有残渍，所以，要擦拭干净
②安睡（❸❹） 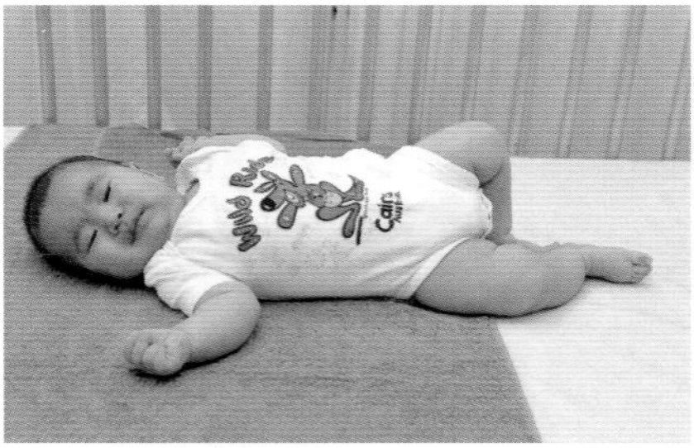 **右侧卧位时，婴儿的面朝外**	❸排气不充分时，可让婴儿朝向右侧，横向卧睡，背部垫上卷成圆柱状浴巾，使婴儿侧卧 根据▸ 促进消化，防止吐出的奶被误咽 ❹调制好的奶两小时以内没喝完时要倒掉 根据▸ 病原菌会在长时间放置的乳制品中繁殖，要将感染风险控制在最小限度，因此两小时内喝不完的配方奶要倒掉 防止事故要点▸ 要调整好婴儿身体体位，使其所处体位能防止吐出的奶被误咽。横卧位的婴儿脸部周围不能有覆盖脸部的物品（减低窒息风险）
4 清洗 ①洗净（❶） ②用下列方法消毒（❷）	❶用餐具洗涤剂和刷子洗净瓶身和瓶盖上的奶粉残留物，奶嘴要揉搓清洗 根据▸ 母乳、配方奶是脂肪成分多的食品，因此，要用洗涤剂认真洗掉残留奶液 ❷注意▸ 根据需清洁的器具，选择适宜的消毒方法

要点	注意・根据
・煮沸消毒（❸）	防止事故要点▸ 为预防感染要适当地消毒 ❸奶瓶要在沸水中煮，约十分钟，奶嘴、盖子最后放入沸水中煮三分钟即可
・药品消毒（含氯消毒剂、奶瓶消毒液等）（❹） 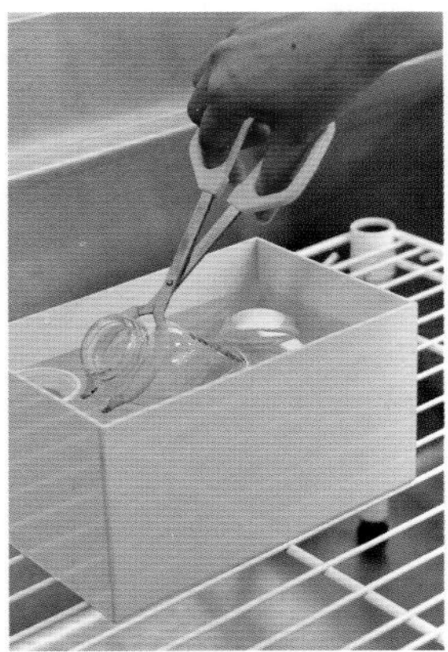 **消毒后瓶口等处不要触碰，应用奶瓶夹取瓶**	❹按指定量（浓度）和时间（约一小时）的药品消毒 注意▸ 金属制品（汤匙等）会被腐蚀，不适宜用药品消毒法
・微波炉消毒（❺）	❺放入专用容器，用微波炉加热三分钟消毒 注意▸ 根据微波炉的种类和被消毒的物品的不同，其加热时间是不同的
③消毒干燥后，放入有盖的清洁容器中保存	

1 用餐
3 喂奶（针对唇腭裂婴儿）

大桥幸美

目的▸ 使唇腭裂婴儿能在生长发育中摄取必需的营养

检查项目▸ 口腔腭部的状态、选择适合婴儿口腔状态的奶嘴、有无唇腭裂的并发症、进食后的口腔状态及营养状况

适用条件▸ 因唇腭裂而不能直接进行母乳喂养的婴儿

即使患有唇腭裂，婴儿的进食量、进食时间也应与正常婴儿无异。然而，患有唇腭裂的婴儿会因吸吮力弱而导致进食时间过长。喂奶时间超过三十分钟时，婴儿会因疲劳而停止进食，导致无法摄入必要的哺乳量。鉴于此，Hotz 矫治器和 NAM（牙鼻槽矫治器）等被广泛应用于唇腭裂的治疗。此外，还可选用唇腭裂婴儿专用的奶瓶、奶嘴来帮助婴儿进食

防止事故要点▸ 防止误吸吐出的奶而窒息、防止奶液从鼻腔漏出、防止因腭裂导致的口腔黏膜损伤和溃疡、防龋齿

必要物品▸ 配方奶、奶瓶（根据婴儿的状态可加压的奶瓶）、唇腭裂专用奶嘴、婴儿围兜（围嘴儿）或纱布、奶瓶盖（必要时）、喂奶靠垫（必要时）、断奶食品、餐具（匙、叉）、围裙、手巾

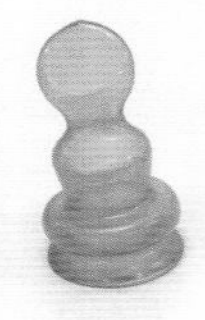
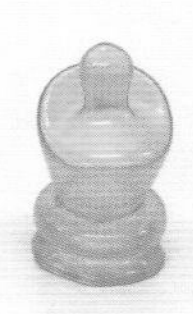

唇腭裂专用奶嘴

步骤

要点	注意・根据
1 喂奶前的准备	
①确认婴儿的状态（❶） 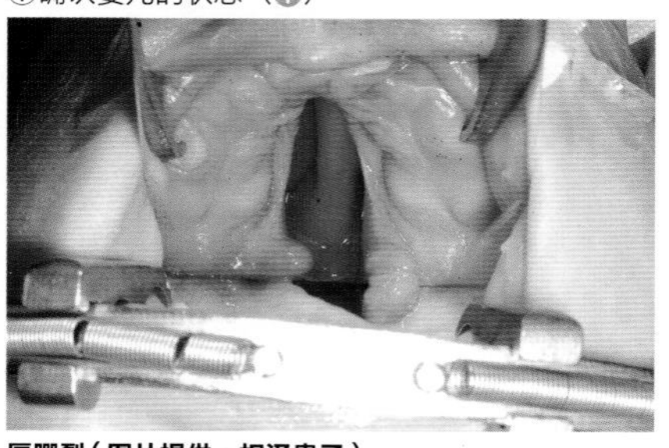 **唇腭裂（图片提供：相泽贵子）**	❶观察婴儿的心情、健康状态、空腹状态，有无并发症等。若戴有矫治器时，要确认佩戴是否恰当 技巧▸ 口腔腭部有空气流出时，用应急医疗用防水贴贴上，婴儿因口腔内有负压，便能顺利进食
②换尿布（❷）	❷婴儿有排泄物时，换完尿布要洗手 根据▸ 让婴儿保持很好的进食心情
③确认奶量和奶温（❸❹）	❸将调制好的奶滴在喂奶者的前手腕内侧，确认奶温

要点	注意・根据
确认奶温是否合适	❹调节奶瓶盖的松紧度 根据▸ 瓶盖过松或过紧，都会影响婴儿进食
2 喂奶 ①选择适合婴儿口腔的奶嘴，要确认戴着腭裂矫治器的婴儿所戴器具位置是否适当（❶） 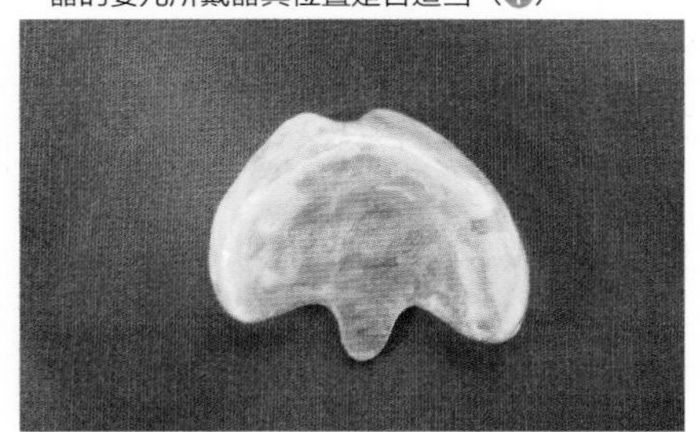 腭裂矫治器（图片提供：相泽贵子）	❶不用腭裂矫治器或用了也不能很好进食时，使用唇腭裂专用奶嘴 根据▸ 为了能饮奶，口腔内须得到充分的负压
②抱着婴儿，呈喂奶姿势坐稳（❷）	❷要尽可能保持婴儿上身处于较高位置，竖抱，头不能歪斜 根据▸ 防止奶逆流鼻腔，被误咽入耳管 注意▸ 从解剖学角度来看唇腭裂婴儿的口腔与鼻相通，故奶会从鼻中漏出，一旦奶液流入耳管后会引起中耳炎 防止事故要点▸ 注意喂奶姿势，不能让奶从鼻中漏出，也不要让奶流入耳管
③用奶嘴轻擦婴儿的唇部（❸）	❸奶嘴不要正面放入婴儿口中，要从发育正常的一侧放入婴儿的口腔 根据▸ 奶嘴易被发育正常的一侧捕捉
④倾斜奶瓶，开始喂奶（❹）	❹喂奶中观察婴儿的神态（表情、呼吸状态、吸吮力、哺乳力、有无溢奶和吐奶等）喂奶时注意适时排气

要点	注意・根据
⑤喂奶结束后要轻抚婴儿背部，待其排气。观察口腔内部有无异常（❺） ⑥实施口腔护理（❻）	根据▸ 唇腭裂婴儿进食时，会因吸入大量空气而腹部胀气，导致摄取的奶量达不到正常数值，故喂奶中途必须排气 ❺喂奶时，腭裂矫治器会来回移动，因此要注意观察婴儿口腔内有无溃疡 ❻口腔内易有残留物，要及时清洁口腔中的异物 注意▸ 吸入空气易引起腹胀。如果花费很长时间也不能摄取足够的营养时，要考虑直接输入营养 防止事故要点▸ 腭裂矫治器使用不恰当时易引起口腔黏膜损伤和溃疡
3 帮助用餐 ①根据婴儿的月龄来准备断奶食品。准备餐具、围裙等（❶） 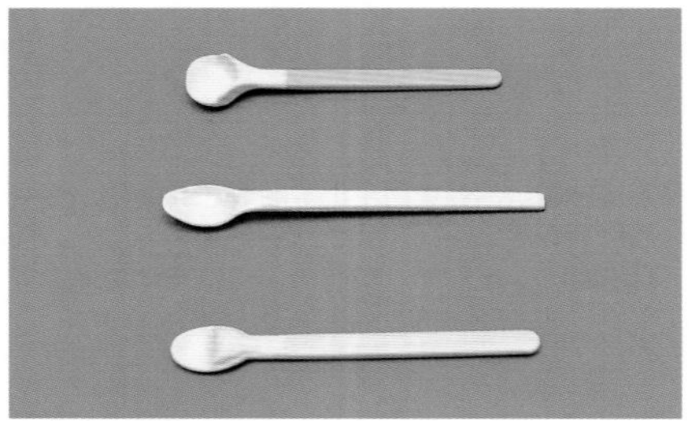 **断奶食品用匙** ②进食时，要注意唇腭裂部位的状况（❷❸❹） ③唇腭裂手术后，在安静状态下帮助婴儿进食（❺❻❼） 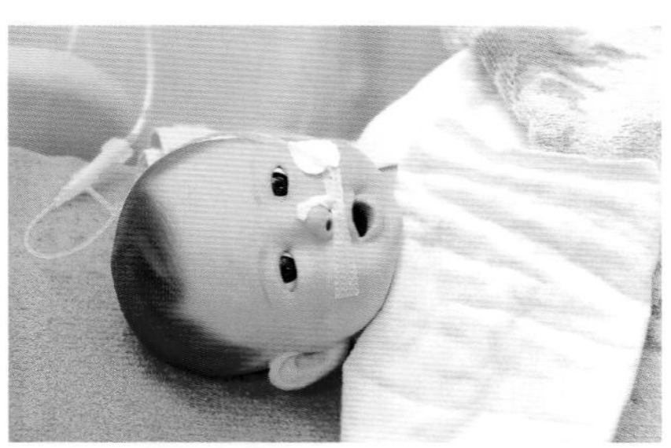 **直接输入营养时的婴儿平躺时，采用右侧卧位并应将上身置于相对较高位置**	❶婴儿开始断奶的时间没有必要延迟。可根据婴儿的状态慎重地进行 ❷食物置于婴儿上腭侧，更易咽入 ❸每口量要少一些 根据▸ 若口中食物过多，易逆流至鼻腔，下咽会变得困难 ❹为使婴儿下咽顺利，在进食过程中和结束后，要给婴儿喂一些茶水 ❺需直接输入营养的婴儿平躺时，要采用右侧卧位并应将上身置于相对较高位置 根据▸ 食物受重力影响，其消化路径经由食管到胃再到十二指肠。为避免食物被错咽并促进婴儿消化，输营养时应采用右侧卧并将上身置于较高位置 ❻奶嘴放入口腔要回避创伤部位。喂奶困难时，可选用细口的餐具、柔软的奶嘴并调节奶嘴孔的大小 注意▸ 手术前使用的餐具要保管好，以便婴儿用不惯新餐具时继续使用 ❼进食时，要使用材质柔软的匙，要注意回避创伤部位 注意▸ 要注意使用叉子、吸管时，避免弄痛婴儿和创伤部位二次受伤

要点	注意・根据
④实施口腔护理（❽）	❽尽可能保持口腔清洁。进食前后要充分查看口腔内部状况，避免喂食水分少的固体食物 根据▸ 固体食物咀嚼和下咽困难，且易滞留在口腔内，不能保持口腔清洁 注意▸ 口唇无法闭合，口腔内会干燥，唾液产生的自净作用变弱，患误咽性肺炎的风险增高 防止事故要点▸ 保持口腔内清洁，可减少口腔黏膜脆弱化、产生龋齿的风险

腭裂矫治器的目的

①改善进食（装上腭裂矫治器后，裂缝被堵住，可以顺利地进食）
②预防因奶嘴触碰裂口产生溃疡（喂奶时，因奶瓶奶嘴会碰到鼻黏膜而形成溃疡）。腭裂矫治器预防了这一现象的发生
③辅助发音
④手术前的矫正（它有引导上腭向健康的上腭生长发育的作用）
注意▸ Hotz 矫治器要全天使用，在喂奶后或用食后用牙刷温水洗净，每天要用含氯的消毒剂消毒一次。不用煮沸消毒，因煮沸会使 Hotz 矫治器变形

●文献

1）落合聡：生まれたときから就学前までの子育てと治療，http://www.dent.kyushu-u.ac.jp/tsubasa/j_Ochiai.pdf（2012/6/10 アクセス）
2）早川昌弘，古田恵香（石黒彩子，浅野みどり編）：口唇口蓋裂児．発達段階からみた小児看護過程，pp.4-22，医学書院，2009

1 用餐
4 断奶食品

大桥幸美

断奶是指婴儿从食用母乳或育儿用奶粉向食用婴儿食品的转换过程。在此期间，婴儿摄取食物的方式从吮吸乳汁改为咀嚼食物，吞咽功能得以发育，摄取食物的量和种类也变得多种多样，食物的形态也有所变化，摄取食物的行为向自立的方向发展

目的▸ 补充婴儿所需营养，保持身体健康；促进婴儿咀嚼能力和味觉发育，形成健康的亲子关系

检查项目▸ 食物、是否偏食、奶的摄取量、有无食物过敏、身体发育和营养状况、体重的增加，用餐中婴儿的变化

适用条件▸ 出生五六个月的孩子

防止事故要点▸ 防止噎食、误咽、呕吐，防止因不恰当的食物形态而引起腹泻、腹痛，防止食物过敏

必要物品▸ 断奶食品、食用器具（②针对婴儿的生长发育来准备）、椅子、桌子、围兜（①围嘴儿、围裙）、塑料纸（铺垫在下面用）等

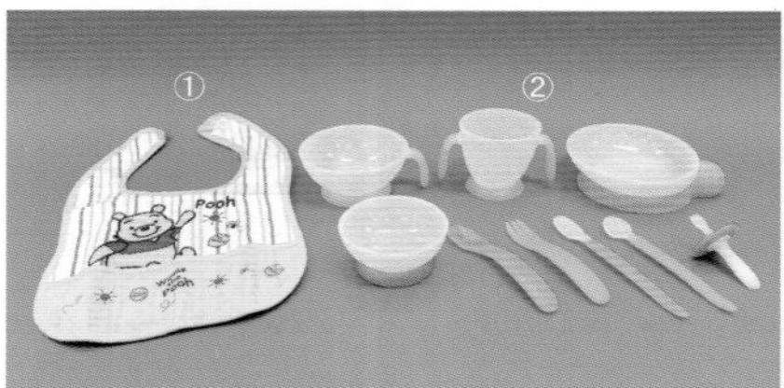

专用餐具

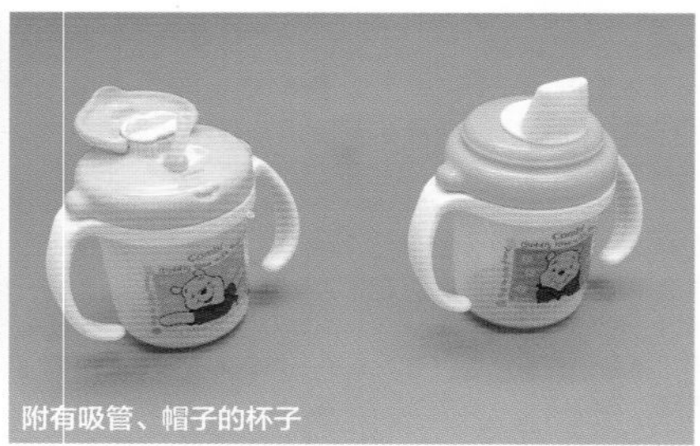
附有吸管、帽子的杯子

步骤

要点	注意・根据
1 婴儿状态的评估 ①确认住院前婴儿的进食状况（❶❷）	❶**根据▸** 了解婴儿有无过敏情况和断奶的状况，以给婴儿实施恰当的护理 **防止事故要点▸** 不适合婴儿状况的饮食形态会引起婴儿的腹泻、腹痛。回避易引起食物过敏的食物 ❷治疗过程中，需确认用餐指示和内容
2 婴儿的准备、食物的准备、环境的准备 ①准备好用餐环境（❶） ②观察婴儿的状态，进行用餐（❷❸）	❶调整好室温、湿度、照明 **根据▸** 促进婴儿食欲，使婴儿在快乐氛围中用餐 ❷确认婴儿身体状态、空腹状态等 **注意▸** 洗完澡后，不能直接用餐，以免影响消化 **根据▸** 洗澡后身体表面肌肉内的血管扩张，而消化器官的血管是收缩的 ❸有排泄时换尿布 **根据▸** 使婴儿在食欲亢奋时用餐

要点	注意・根据
③护理员和婴儿都要先清洁手部（流水洗或毛巾擦），带上围兜或围裙 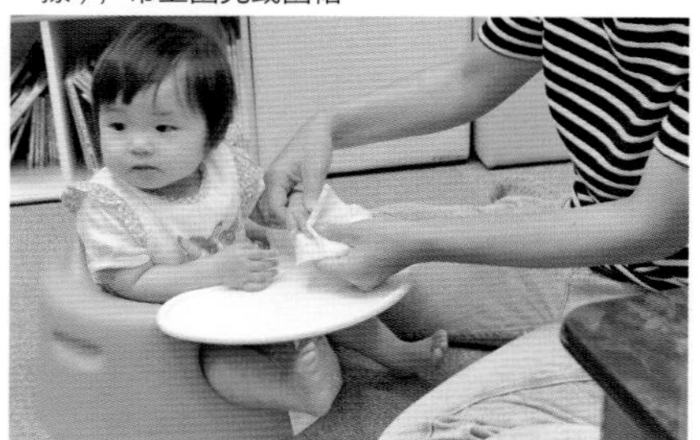 **清洁婴儿的手** ④地面上铺上塑料用纸，这样洒出或打翻食物也无碍	
⑤让婴儿坐好（❹❺❻） 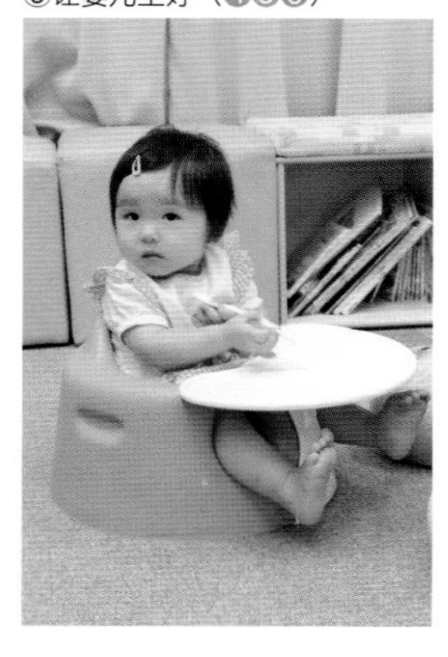	❹让婴儿坐在适合的椅子上，即婴儿能用安稳的姿势用餐 根据▸ 防止误咽 注意▸ 婴儿的脖子不要弯曲，身体的中心不要偏移，身体不要扭曲，腹部不要受压迫。护理员要边观察婴儿的状态边护理，要注意带病用餐婴儿神态的变化（呛入、误咽、恶心、呕吐、腹泻、呼吸状态、腹部满胀感等） 防止事故要点▸ 不用安稳用餐姿势来用餐易引起婴儿呛入、误咽、呕吐，要注意 ❺和婴儿一起使用用餐用语，适当时，要用“吃吃”“试试”“很好吃”等与婴儿对话，同时推进用餐进程 根据▸ 使用餐过程既吃好又玩好 ❻如果看到婴儿有用餐意愿，要按婴儿的意愿给予帮助
⑥护理员要坐在便于帮助婴儿用餐的位置（❼） 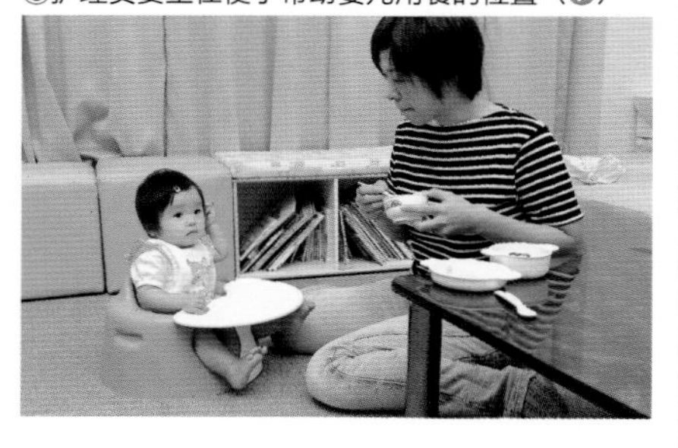	❼婴儿不能自己坐时，护理员可将其抱放在自己的膝部，婴儿的月龄和摄食功能的发育阶段不同，抱放的位置也有所不同

要点	注意・根据
3 出生 5~6 个月：开始断奶 ①准备好用餐的姿势（❶） 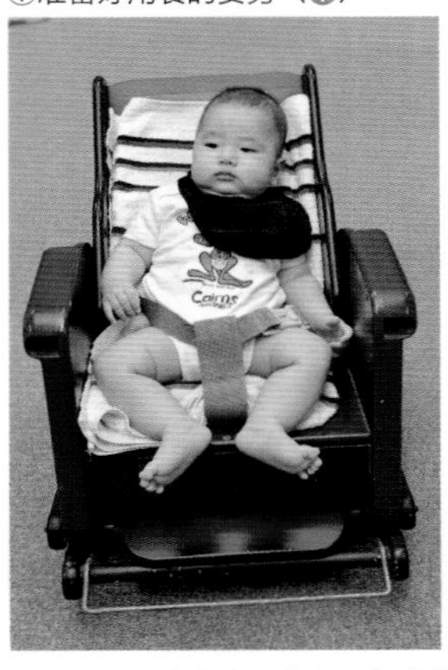	❶发育基准：首次坐就能稳如钟。能借助椅子的支撑坐好，表现出对食物有兴趣（一动不动凝视、吱吱呀呀地动口、口水变多等），将匙放入口中很少被舌推出（哺乳反射减弱）
②根据婴儿的状态，准备断奶食品（❷） 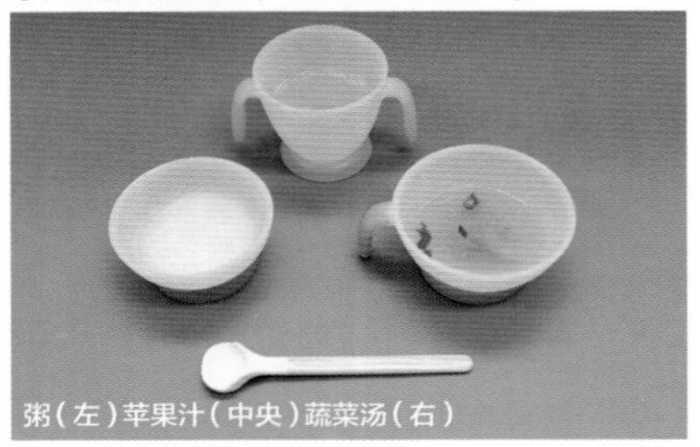 粥（左）苹果汁（中央）蔬菜汤（右）	❷断奶的时间定在孩子出生 5~6 个月最为恰当
③ 1 日 1 次用餐，边观察婴儿的样态边喂其断奶食物各 1 匙。开始用餐的婴儿想吃母乳或配方奶时给其母乳或配方奶（❸） 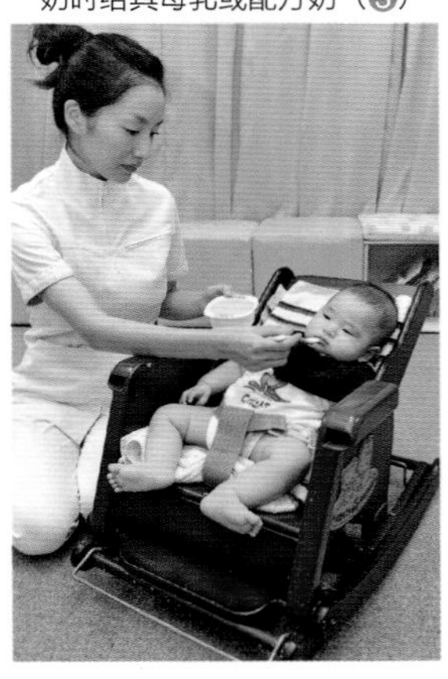	❸断奶初期，从很少有食物过敏的粥开始吃。初给食物时应每种食物各 1 匙，边观察婴儿的样态边增量。在婴儿习惯后，可喂食一些蔬菜或水果。进一步习惯后，可增加喂食的种类，如豆腐、鱼肉等

要点	注意・根据
④给予婴儿各种各样的能被舌头感知味道的食物（❹） ⑤观察用餐中婴儿的样子（❺） ⑥开始断奶 1 个月后，每日变为两餐，掌握饮食节奏	❹这个时期的主要目的：饮食断奶食品，熟悉且习惯用舌去感知味道 注意▶ 边与婴儿说话边喂食，掌握用餐节奏，缓慢用餐 ❺掌握好婴儿的咀嚼吞咽状态、呼吸状态等
4 出生 7~8 个月的用餐护理： ①对应月龄准备食物（❶） 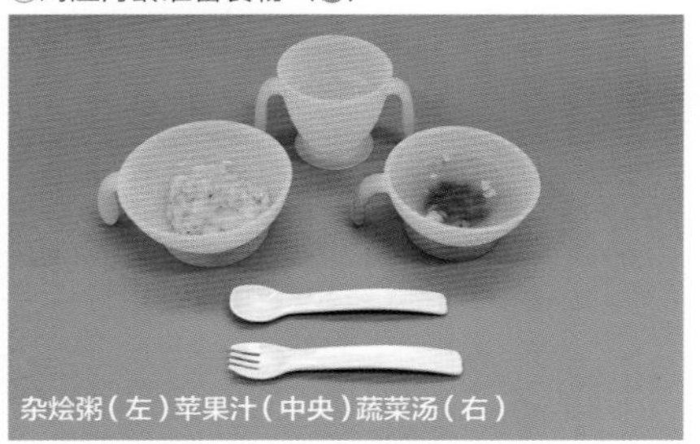 杂烩粥（左）苹果汁（中央）蔬菜汤（右） ②观察婴儿在用餐中的样态（❷） ③开始断奶 1 个月后，开始 1 日 2 次用餐，掌握用餐节奏 ④用舌去感知各种各样的味道，增加用餐食物的种类（❸❹）	❶在婴儿出生 5 ~ 6 个月就可减少烹调时注入的水分，准备些用舌能捣碎的食物，注意谷物、蔬菜、水果、蛋白质的搭配 ❷掌握婴儿咀嚼、吞咽状态、呼吸状态等 ❸这时开始长牙，舌能上下运动 ❹创造快乐的用餐氛围
5 出生 9 ~ 11 个月的用餐护理： ①对应月龄准备食物（❶） 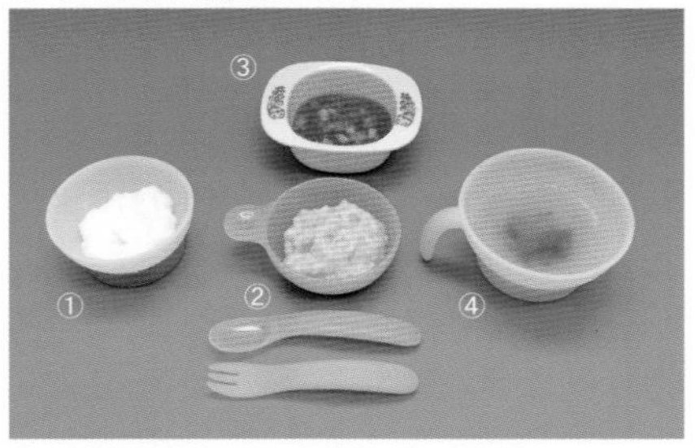 ①粥 ②奶汁烤土豆泥 ③猪肉豆类 ④蔬菜汤 ②观察婴儿在用餐中的样态（❷） ③用餐节奏非常重要，向 1 日 3 餐推进（❸）	❶烹调出用牙龈能磨的食物。婴儿乳牙开始萌出，齿堤增殖。用餐时婴儿会用牙龈、门牙、手来辅助自己进食，同时也会使用汤匙 ❷掌握婴儿的咀嚼、吞咽状态、呼吸状态等 ❸烹调中可放入有色的鱼、肉、猪肝等，在烹调中用乳制品代替婴儿用奶粉 根据▶ 出生 9 个月后的婴儿易出现体内缺铁

要点	注意・根据
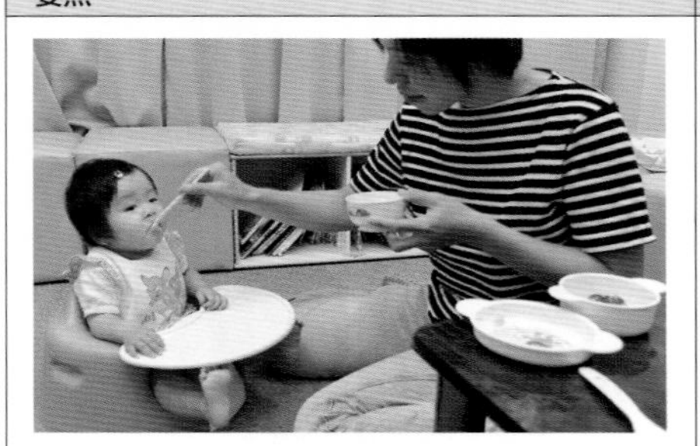	注意▸ 要注意菜肴品类的丰富性，不能引发贫血
6 出生 12~18 个月（断奶完成）的用餐护理： ①对应月龄准备食物（❶） 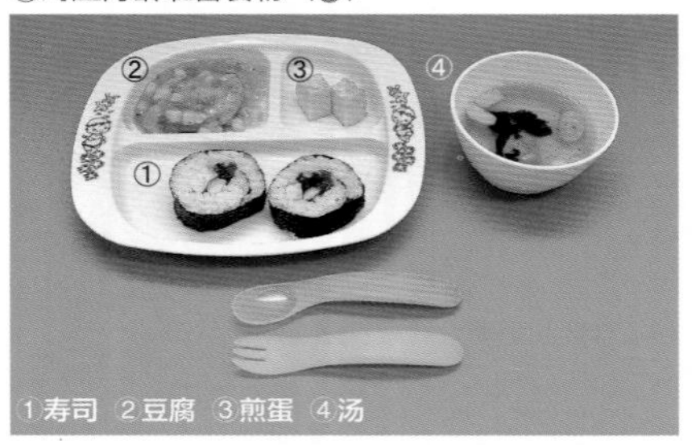 ①寿司 ②豆腐 ③煎蛋 ④汤	❶食物形态是牙龈能咬的硬度的食物。断奶完成后，婴儿的嘴和牙已能食用固体食物。人体所需的必要营养成分大部分以固体形态出现，孩子乳牙已经长齐，能完成咀嚼。婴儿能自己伸手抓食物来吃，也能很好地用汤匙用餐
②婴儿因能独立进食感到快乐，开始用手抓食（❷❸） 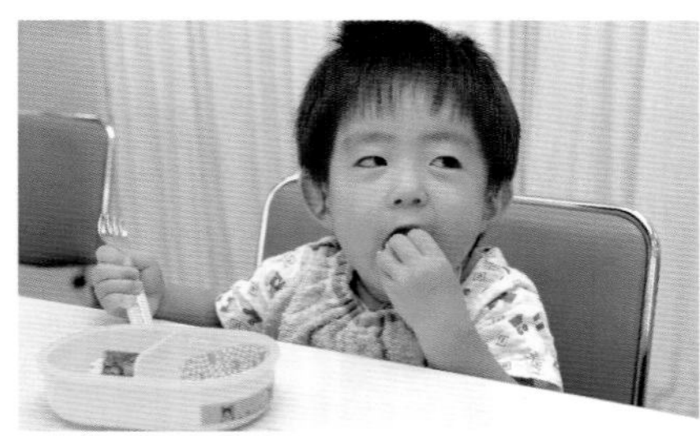	❷手抓食物时，要先用眼确定食物位置，再用手拿到并送入口。这是眼、手、口的协调运动，它们在摄食功能发育中担负着重要作用 根据▸ 这期间孩子会有较强的独立完成的意愿和要求，为了养成孩子独立进食的能力，培养“用手抓食”就变得甚为重要了 ❸随着婴儿能很好地用手抓食物，其眼、手、口也能协调好，婴儿就会很好地使用餐具

要点	注意・根据
③观察婴儿在用餐中的样态（❹） ④ 1 日 3 餐的用餐节奏非常重要，调整好生活节奏	❹掌握婴儿的咀嚼、吞咽状态、呼吸状态等
7 用餐后的护理、记录 ①用餐完毕后，要清洁婴儿嘴周围和手指，确认皮肤有无发红、过敏等症状 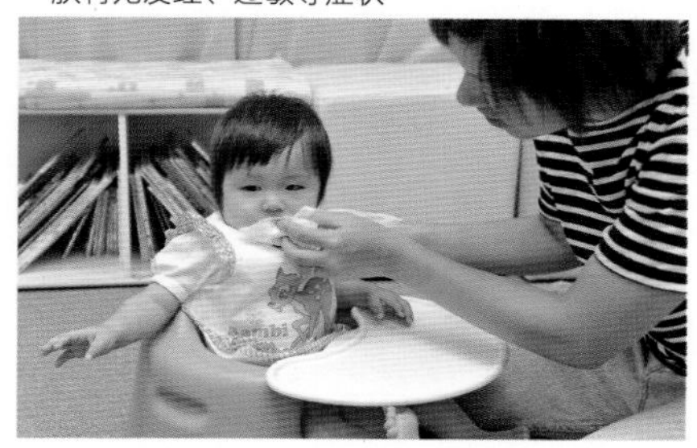 ②记录用餐中婴儿的样态，有无异常等（❶）	❶用餐的摄取量、婴儿的样态等尽可能详细记录

帮助摄入断奶食品的要点

●**要点**

- 食用断奶食品前，不宜先给婴儿果汁等饮料，摄入果汁会使乳汁的摄入量减少，蛋白质、脂肪、矿物质类的摄入量也会有下降的危险。从营养学的角度来讲不能让婴儿先摄入果汁等饮料
- 了解婴儿的进食意愿、咀嚼能力、消化吸收能力、排泄的样态等，注意有无导致婴儿过敏食物的同时推进断奶给食，见下页表 1
- 因婴儿的防御感染功能尚未成熟，所用食器要充分消毒，婴儿用餐食物要用新鲜食材
- 注意预防食物中毒，食材要充分加热
- 为预防肉毒杆菌，不满 1 岁的婴儿食物中不能用蜂蜜。因为蜂蜜中所含肉毒芽孢会在婴儿肠管内发芽、增殖从而产生毒素
- 食材是很重要的。婴儿食物不能使用辛辣的香料，用材要充分考虑营养均衡
- 婴儿厌食时，不要强制实施喂食
- 创造快乐用餐的氛围

●**食物过敏的应对**

- 对有家族过敏史或已有过敏症状的婴儿，要和医生商谈，实施预防、治疗
- 不接受医生的指导，盲目地预防、治疗患过敏症的孩子，自行消除过敏原，会有损害婴儿的生长发育的风险，所以一定要接受医生的指导

●**婴儿食品的选择**

- 综合婴儿的发育过程来选择
- 未吃完的饭菜，应直接倒掉
- 遵守烹调法（汤的量、加热时间）
- 注意保质期

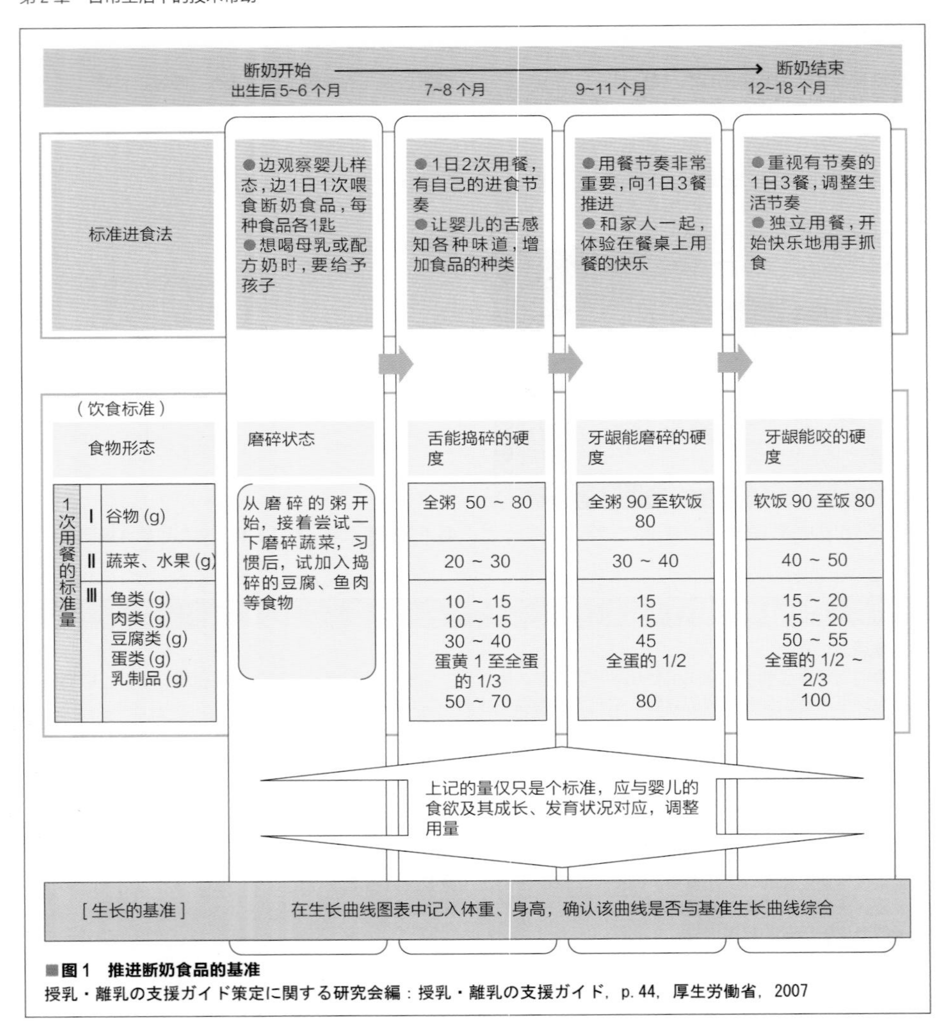

	断奶开始 出生后 5~6 个月	7~8 个月	9~11 个月	断奶结束 12~18 个月
标准进食法	●边观察婴儿样态，边1日1次喂食断奶食品，每种食品各1匙 ●想喝母乳或配方奶时，要给予孩子	●1日2次用餐，有自己的进食节奏 ●让婴儿的舌感知各种味道，增加食品的种类	●用餐节奏非常重要，向1日3餐推进 ●和家人一起，体验在餐桌上用餐的快乐	●重视有节奏的1日3餐，调整生活节奏 ●独立用餐，开始快乐地用手抓食
（饮食标准） 食物形态	磨碎状态	舌能捣碎的硬度	牙龈能磨碎的硬度	牙龈能咬的硬度
1次用餐的标准量 Ⅰ 谷物 (g)	从磨碎的粥开始，接着尝试一下磨碎蔬菜，习惯后，试加入捣碎的豆腐、鱼肉等食物	全粥 50 ~ 80	全粥 90 至软饭 80	软饭 90 至饭 80
Ⅱ 蔬菜、水果 (g)		20 ~ 30	30 ~ 40	40 ~ 50
Ⅲ 鱼类 (g)		10 ~ 15	15	15 ~ 20
肉类 (g)		10 ~ 15	15	15 ~ 20
豆腐类 (g)		30 ~ 40	45	50 ~ 55
蛋类 (g)		蛋黄 1 至全蛋的 1/3	全蛋的 1/2	全蛋的 1/2 ~ 2/3
乳制品 (g)		50 ~ 70	80	100

上记的量仅只是个标准，应与婴儿的食欲及其成长、发育状况对应，调整用量

[生长的基准]　在生长曲线图表中记入体重、身高，确认该曲线是否与基准生长曲线综合

■图 1　推进断奶食品的基准

授乳・離乳の支援ガイド策定に関する研究会編：授乳・離乳の支援ガイド，p. 44，厚生労働省，2007

1 用餐
5 帮助用餐

大桥幸美

目的▸
1. 能摄取生长发育所需的营养
2. 能自己进食
3. 能在安全快乐氛围中用餐

检查项目▸ 用餐姿势、用餐中婴儿的状态（呛入、误咽、恶心、呕吐等）、有无食物过敏、有无偏食、发育营养状态、体重增加状况

防止事故要点▸ 防止呛入、误咽、呕吐

必要物品▸ 食物、椅子、桌、食用器具（匙、叉、筷等）

步骤

要点	注意・根据
1 调整环境、准备食物	
①调整用餐环境（❶）	❶调整室温、湿度、照明等。电视、玩具不要放在婴儿视线范围内的位置 根据▸ 防止分散婴儿的注意力，促进婴儿的食欲，使其能在快乐氛围中用餐
②观察婴儿身体状态、健康状态（❷❸）	❷婴儿会因疾患、治疗等不明原因而心情不好，影响食欲。故要尊重婴儿的节奏，不能强制实施 注意▸ 避免浴后直接用餐，防止出现消化不良 根据▸ 入浴后，体表和肌肉中毛细血管是扩张的，而消化器官的血管是收缩的 ❸孩子排泄后要换尿布。自己能排泄的，要促使其排泄 根据▸ 促进食欲，持有好心情来用餐
③护理员洗手后，要帮助孩子做手部清洁（流水冲洗或毛巾擦拭），必要时给孩子戴围裙	
④铺上塑料垫纸等，如此食物洒翻也无碍（❹）	❹摄食功能的发育过程中，用手抓食是手、眼、口协调完成的。在此过程中，由手到嘴的一系列动作甚为关键，若其中一环出错，食物便会洒出，婴儿也有可能被呛到
⑤让婴儿在座位上坐好（❺）	❺根据婴儿的状态安排适宜的椅子或让其坐在护理员的膝上，要让婴儿保持安稳的进食姿势 根据▸ 防止误咽 注意▸ 脖子不要弯曲，身体中心不要偏或扭曲，腹部不要受压迫，护理员要边观察婴儿的状态边护理。要注意有疾患的婴儿进食中的样态变化（呛入、恶心、呕吐、呼吸状态、腹泻、腹满胀感等） 防止事故要点▸ 要注意不安稳的姿势是引起呛入、误咽、呕吐的原因

要点	注意・根据
⑥对应年龄选择餐具（❻） 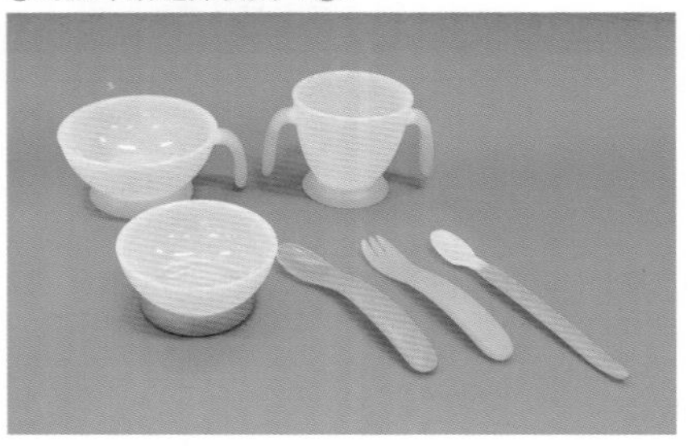	❻按发育状况选择用餐食器，使其安心快乐饮食 注意▸ 选用那些不易摔碎的餐具
⑦想办法增进婴儿的食欲（❼） ⑧准备营养均衡的饮食和充足的水分（❽❾）	❼为增进食欲，食物要保证温度适宜。要将食物漂亮地摆放在食器中，准备新鲜安全的食材，将其原有味道变淡些 ❽三餐和零食要考虑均衡营养，准备易饮的果汁或麦茶等 根据▸ 有水分时，食物更易下咽，口腔内也能保持清洁 注意▸ 有食物过敏时，要确认食物中有无过敏原，与医生确认应该除去的食物并向双亲说明 ❾零食也是饮食的一部分，要避免摄取过多的糖分。补充水分时，与清凉饮料相比，麦茶和水更好 根据▸ 防止龋齿
2 帮助用餐 ①体会用餐礼仪（❶） 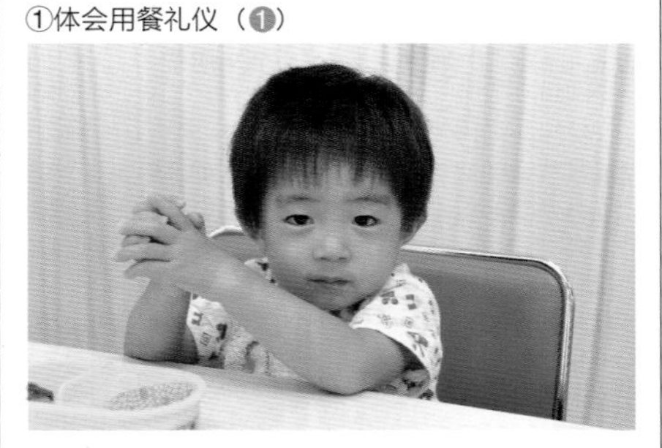	❶和孩子一起说用餐语，护理员在孩子用餐时多说些“试试”“吃吃”“好吃”等，边说边推进用餐 注意▸ 婴儿的生长发育中自主性非常重要。即使婴儿自己能一个人用餐也要经常与其他小朋友一起用餐，因为与他人共同礼貌用餐，同享快乐是重要的
②尊重婴儿的用餐节奏（❷）	❷按时用餐，养成了生活习惯，婴儿会在到固定的时间感到饿，最重要的是婴儿有想用餐的心情。此时，护理员可调节每次入口饭量，改变匙、叉等食具的位置，使婴儿易用餐 根据▸ 防止婴儿口中堆积过多食物而被呛，让婴儿摄取各式各样的食物

要点	注意・根据
③如果婴儿开始玩着用餐，表明已吃饱，此时可教婴儿说“我吃好了”等餐后用语（❸）	❸用餐时间约为 30 分钟 根据▸ 用餐时间太长，孩子便会开始玩着用餐了 注意▸ 养成在一定时间内用完餐的习惯
[1~3 岁半孩子的特征] ①能很好地用匙、叉，开始用筷子（❶❷） 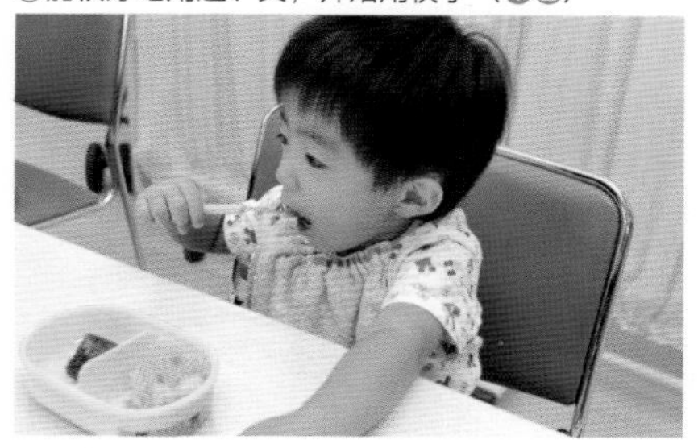	❶因手指功能的发育，孩子可用自己的手将食物送入自己的口中。由此得以熟练地用手使用杯、匙等 ❷用筷来用餐时，孩子最初只是捏紧筷子而已 注意▸ 不要勉强孩子使用筷子，也不用矫正孩子使用筷子的方法。用餐时，尊重孩子自己的想法
②很容易看出孩子的偏食和饮食不均（❸）	❸2 岁左右开始可以看出孩子自己的主张，会出现偏食、饮食不均，玩着用餐，还会想和集体一起用餐
③3 岁半左右能吃和成人相同形态的食物（❹） 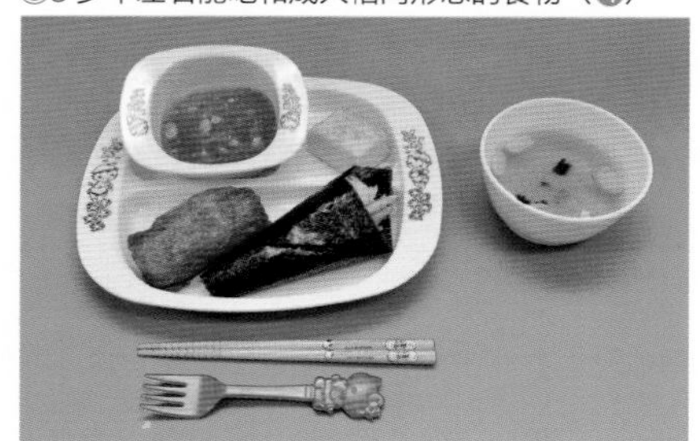	❹根据▸ 2 岁半至 3 岁左右，20 颗乳牙会长齐，牙齿咬合线形成
[4~5 岁孩子的特征] ①能很好地使用筷子（❶）	❶能很好地使用筷子，可自行用餐
②随着生长发育，形成了用餐的节奏，学会一定的用餐礼仪，和家人朋友一起用餐时能帮助准备食物（❷）	❷能帮助准备食物，用餐后收拾餐具
3 饭后，实施口腔护理 ①刷牙（❶❷）	❶饭后漱口刷牙 根据▸ 幼儿期已长齐乳牙，牙齿咬合线建立，所以要防龋齿并注意口腔卫生 注意▸ 根据孩子的发育状态，护理员要教孩子刷牙的方法，渐渐养成让其独立刷牙的习惯

要点	注意・根据
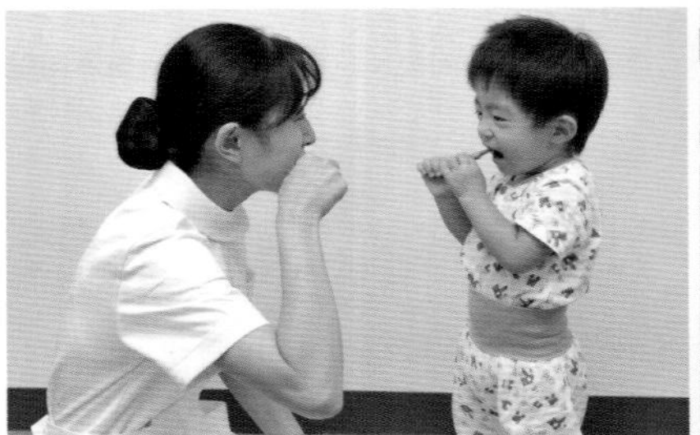 孩子自己刷牙	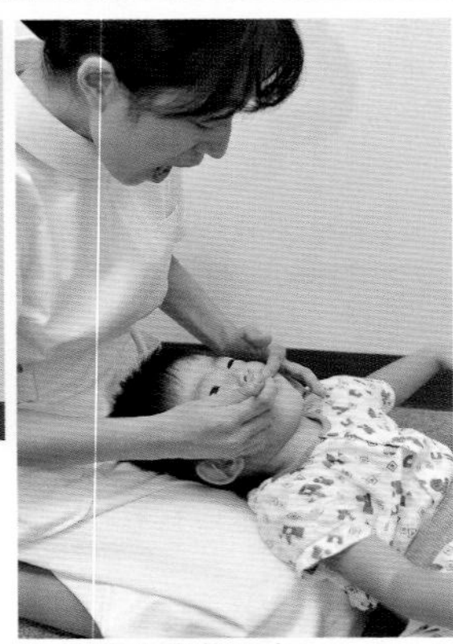 确认没有没刷到的牙齿

帮助双亲（监护人）护理孩子用餐的要点

在孩子幼儿期的饮食生活中，父母会担心孩子的食量偏小或偏大、偏食、饮食营养不均衡、边玩边用餐、用餐时间过长等问题。要充分理解父母，掌握孩子的状态和具体饮食的内容以及用餐状况，根据孩子的生长发育阶段，综合相关状况来帮助父母解决问题

要有快乐的用餐氛围，考虑孩子的运动量，调整生活节奏。确认孩子的空腹感时要告知父母或相关监护人孩子的日用餐次数（包括零食）

- 要让孩子知道父母的担心。让孩子自己选择饮食，参与购买食材、食物的装盘。有时，这样的行为会让孩子有进食的欲望
- 为使孩子能多饮多食，可以用和悦的态度对孩子说“全部吃完了，就带你外出游玩”或“吃完饭，可以奖励你冰淇淋”等鼓励性的话。用“吃了它”“不认真吃会长不大”等这样的说辞与孩子交流，对孩子来说，饮食就变成强迫性的了，用餐过程会变得不愉快
- 因为母亲的好恶会对孩子有一定影响，因此，参照母亲的饮食习惯来护理孩子用餐也是很重要的
- 在不用餐的时间里，不能过多地给孩子吃零食
- 有蔬菜或肉等孩子不易食用的食物形态时，可将蔬菜炒或煮，使其纤维成分变柔软。将肉切小使其易咀嚼，也可做成汉堡或改变烹调方法做成肉松卤汁等
- 吃得太快会造成食量偏大。此时，应少量分批将食物拿到餐桌，用小匙、小叉进食
- 味过浓或者过淡、菜品单调，即使做再好的菜，孩子也会厌倦
- 孩子患有咽炎、扁桃腺炎、口腔内炎症等时，炎症的疼痛会让孩子即使有食欲也无法饮食。此时，最好给予乌冬面、挂面等面类或是布丁等易吞咽食物。过冷、过热或是过咸食物都会诱发疼痛，要避免食用。如果孩子高兴可给其酸奶、冰淇淋等零食
- 手抓或使用没用惯的餐具，会导致食物从食器中洒出，此时，孩子自己想吃的心情是最重要的，所以，没有必要马上帮助孩子用餐
- 食物过敏时，应当依据医生的指示，除去应该除去的食物，放入取代食品，同时选定营养平衡的菜单及恰当的烹调方法

1 用餐
6 帮助摄食・下咽有障碍的儿童用餐

大须贺美智

目的▸ 让孩子可以顺利进食，开心用餐

检查项目▸ 孩子的表情、心情、饮食意愿、食欲、呼吸状态、有无恶心、呕吐、生命体征、姿势、口腔功能、上肢的运动、手指灵巧性、选择的用具、食物形态是否恰当、食物的摄取量、有无触觉过敏及过敏程度

适用条件▸ 摄食下咽功能有困难的孩子

禁忌▸ 消化道功能不全或需要保持消化道安静状态、发热或肺炎反复发作时、心理拒绝以及过敏时禁止用餐

防止事故要点▸ 防止误咽、窒息、呛、呕吐等，防止因不恰当的口腔护理导致口腔内损伤等，防止热烫伤

必要物品▸ 孩子用功能餐具、抽吸器（必要时）、保持姿势的物品（靠垫、椅子等）、餐具防滑垫、围裙、毛巾类、增稠剂、搅拌机

评估

步骤

要点	注意・根据
1 掌握孩子饮食的相关特征，功能 ①掌握孩子饮食的相关经验，掌握相关特征（❶❷❸）	❶了解孩子对目前的饮食摄取方法是否满意以及其饮食意愿，从家人处了解相关的护理习惯 根据▸ 孩子没有被家人以外的人员护理的经验，不习惯住院环境等，会出现由心理原因引起的厌食的情况 ❷掌握孩子认知的发展、感觉功能、交流手段 根据▸ 有必要预先知道如何把握孩子的意愿以及对吃的食物的认知度 ❸从嘴唇、舌、下巴、颊的使用方法或检查结果来把握孩子的摄食下咽功能，检查是否出现误咽事故
②根据孩子的摄食下咽功能，商讨饮食形态（❹）	❹掌握❸的同时，根据孩子已有的用餐经验选定饮食形态（见下页表 1） 注意▸ 也可使用搅拌机调整饮食形态，尽可能一种一种地调整，享受食物的味道和颜色带来的快乐
③综合孩子摄食下咽功能、特征，商讨饮食姿势（❺❻）	❺掌握孩子姿势、运动或紧张模式 ❻头颈部垂直或稍前屈，保持安稳的用餐姿势（必要时使用头枕调节），股关节、膝关节要弯曲，上肢也要弯曲，放在身体前面的脚能够灵活着地 注意▸ 根据下咽检查的结果，商讨饮食时的姿势。脖子弯曲状态时容易引起误咽，因此要保持脖子直起，身体前倾的姿势来用餐

要点	注意・根据

■表 1　摄食功能和饮食形态

嘴唇的功能	下巴的控制	舌的动作和功能	咀嚼功能	协调运动吞咽	饮食形态	具体例
下嘴唇动作	不可	前后（和下巴的动作连动）→不可形成食块	不可→不可与唾液混合	不充分	[断奶初期食品] 能喝的形态食品→磨碎成黏黏糊糊的形态（无颗粒食品）	酸奶等
可封闭 获得捕食功能	可	前后・上下→上下动作可捣碎食物	不可→不可与唾液混合	可	[断奶中期食品] 用舌能捣碎的食物，有软度、有形且黏稠 ※ 如食物没有黏性就不适合食用	布丁、蛋、豆腐等
可自在地活动，闭嘴状态下可协调舌的上下运动	可	前后・上下・左右→牙龈可咀嚼食物→可形成食块（注意块的大小）	可一定程度与唾液混合	可	[断奶后期食品] 有软度的固态食物→牙龈能磨碎的有软度和黏稠度的食物	煮鱼等

福田茂子ほか（浅倉次男監）：重症心身障害児のトータルケア，p. 60，へるす出版，2006

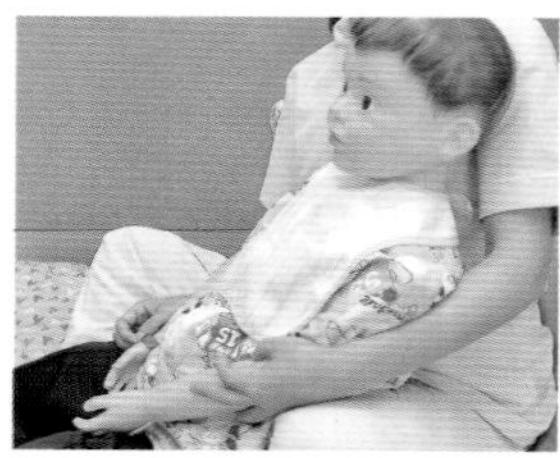

脑瘫患者脖子易变成弯曲的姿势，这一姿势易引起误咽。所以，要保持脖颈直，身体略前倾的姿势

注意▸ 重症身心障碍患者会有呼吸障碍和肌神经紧张、亢进症状，用餐时的姿势保持仰躺 10°~30° 的倾斜，比垂直床面坐姿更适合进食。因食物会沿着食管倾斜进入，也要预防误咽。根据孩子的状态，准备好用餐姿势

防止事故要点▸ 如果不能保持适宜的用餐姿势，易引起食物误咽入气管

④有无过敏症（⑦）

⑦根据▸ 吮指等对口腔或口腔周围有刺激的行为少时，孩子会对触碰有不快感而出现感觉过敏症状。为回避不快感，不勉强给食是重要的

⑤掌握孩子特有的口腔运动（⑧）

⑧根据▸ 在用餐时，因功能发育不全或残存的反射而有的不恰当的表现形式（表 2）

■表 2　口腔运动的不恰当形式和应对

	状态	应对
咬反射	因牙和牙龈的刺激，咬	使用柔软材质的汤匙
过度开口	下腭过度地张开，一直开着	下腭一旦关闭后能再恰当打开
吞噬	有咀嚼却不吞下	回到初期至中期的饮食形态
伸舌	舌伸出嘴	用匙腹部把舌送回口腔

要点	注意·根据
[半护理的情况] ①掌握孩子送食物入口的能力（❶） ②研究讨论孩子运送食物入口时所需的护理（❷❸）	❶掌握孩子运食能力的发育状况，孩子手和眼的协调度 ❷研讨适合孩子功能状态的餐具 ❸如果单手抓食有困难，就用双手来操作，花时间来弥补不足之处 根据▸ 尽可能让孩子自己用餐，尊重其自主的动作，按孩子的节奏来用餐
2 选用合适孩子的食具（❶❷❸） ■表3 食具的特征 材质 / 特征 金属汤匙：用于上嘴唇还不能完全取食时。使上嘴唇易取到食，能够水平抽出汤匙，使食物留在舌与嘴唇之间 硅胶汤匙：能减少诱发性、紧张性咬反射，同时，减轻抽拔出匙时的不快感 金属汤匙 硅胶汤匙	❶针对孩子特征选择食具 根据▸ 按孩子的状态，选择刺激少的安全食具。汤匙选比孩子口小的尺寸。当上嘴唇不能顺利地取到食物时，应先用浅平的汤匙，然后根据其功能的发育渐渐地换成腹部较深的汤匙 注意▸ 大汤匙喂食，孩子很难闭口取食，一次食量也变得多了，可能损伤腭部 ❷针对孩子的状况研讨用餐护理方法，统一护理员的用餐护理法 注意▸ 针对孩子有摄取量少的现象，特别是可能有误咽现象时，要考虑是否全量都经口来摄入，全量经口摄入需时间，用全量餐孩子是否会疲劳等相关事项有必要考虑，做出选择 ❸服用内服药时要确认服用方法、时间

■表3 食具的特征

材质	特征
金属汤匙	用于上嘴唇还不能完全取食时。使上嘴唇易取到食，能够水平抽出汤匙，使食物留在舌与嘴唇之间
硅胶汤匙	能减少诱发性、紧张性咬反射，同时，减轻抽拔出匙时的不快感

实际的用餐护理

步骤

要点	注意·根据
1 调整环境，准备使用物品 ①调整用餐的环境（❶❷）	❶调整好用餐环境，给孩子一个愉快的用餐环境 注意▸ 孩子们愉快地一起用餐。有些孩子会异常敏感（对声音敏感的孩子，听到音乐或集体用餐的声音会分散注意力），对这样的孩子可考虑独立用餐 ❷到每日用餐时间时，可播放用餐时播放的音乐 根据▸ 孩子们听到音乐便知道要用餐了
②准备必要物品（❸❹❺）	❸用餐时用到的必要物品要放置在手方便拿到的位置 根据▸ 用餐开始后，配合着孩子们的用餐节奏，尽可能既能拿到护理用品又不中断孩子们的用餐

要点	注意・根据
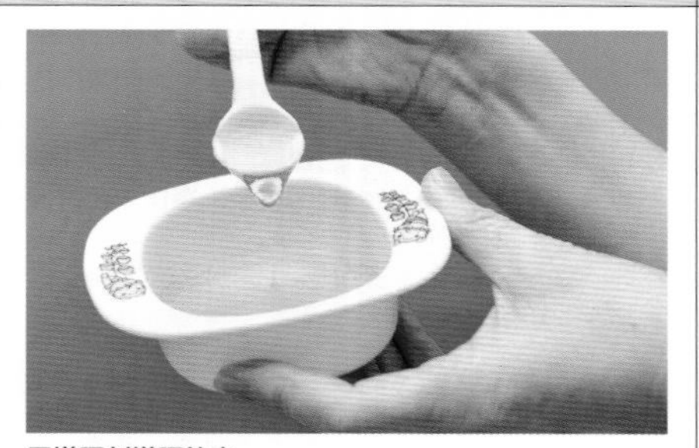 用增稠剂增稠的水	❹如果要在食物中使用增稠剂，要预先进行调剂，特别是糊状食品，事先要掌握菜单、确认口感和味道 根据▸ 尽管是糊状，因食材不同也可能会在糊状中残存纤维，使孩子在用餐时被呛。把握好味道及浓度，做成好吃的糊状食品 注意▸ 确认有无要服用的内服药 ❺防止事故要点▸ 确认食物的温度 注意▸ 特别是糊状食品，易贴附在孩子口腔内壁上，食物温度过高易引起烫伤，冷却了又降低了口感。在食物中加入增稠剂时，口感会有变化，制作烹调时要注意
2 孩子的准备 ①孩子的姿势调整（❶） ②确认孩子的口腔内有无分泌物，如有，必要时将其除去（❷）	❶确认孩子有无排泄（能自行排泄的，尽可能在餐前自行完成），调整好用餐的姿势 ❷确认孩子的呼吸状态，如口腔内有分泌物，用餐前尽可能排痰。完成后开始用餐 根据▸ 分泌物留在口腔、食管，呼吸会困难，也难以饮食。用餐时口腔会吸入空气，若存在分泌物，易诱发咳嗽、呕吐
3 用餐护理 ①告诉孩子开始用餐（❶）	❶伴着“我要用餐了”的声音，向孩子说明今天的用餐菜单，开始用餐 根据▸ 使孩子容易理解用餐之事，使其能意识到用餐开始
[糊状食物的全护理] ①用汤匙将食物放到孩子嘴边（❶❷❸） ②将食物放入孩子口中（❹❺❻） 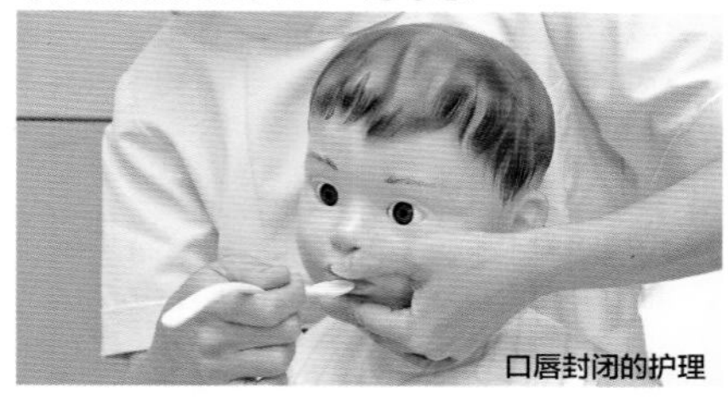 口唇封闭的护理	❶用浅平的汤匙将食物堆放在匙的前端 根据▸ 用上嘴唇能摄取到食物 ❷下颌不稳定的患者需要护理（参照❻）。将汤匙放在患者脸前方，告诉患者匙中是什么，如果患者没有张开嘴，试着稍稍触碰一下嘴唇 ❸患者如果讨厌这种触碰，嘴会横向移开。此时不要勉强，可以先玩游戏，看患者状态再找机会 ❹将 2/3 的汤匙放入口中，待患者上嘴唇自动向下，此时不要触碰上嘴唇 ❺如果嘴唇封闭了，将汤匙水平抽出 ❻嘴唇不能自己闭合的，需护理 技巧▸ 护理员在患者前方、侧方或后方位置进行护理 ・从侧方或后方位置的护理：护理员用无名指或中指贴着患者下颌向上托，用拇指或其他手指护理上嘴唇，余下手指托住下巴

要点	注意・根据
	・从前方位置的护理：中指弯曲着轻轻向上托住患者下巴，上嘴唇如果需要护理要用拇指，其他手指上托下巴边缘 技巧▸ 在嘴唇闭合后，为使汤匙中的食物能被摄取，汤匙要从嘴里水平抽出来 注意▸ 因食物可能黏附在口腔腭壁上，抽出汤匙时不要磨到上颌上齿附着的食物 注意▸ 护理不能妨碍患者口部的自由活动，手指托下巴时，用力都应是必要的最小限度
③边确认吞咽边继续喂食（❼❽❾）	❼嘴唇紧闭，等待放入口中的食物被吞咽，如果无法下咽，要用“咯噜”的声音来辅助下咽，在适宜的时机让患者的脸部稍稍前倾 ❽口腔内的食物吃下去了之后再喂食。主食和副食交替喂入，均衡地喂入水分，也要注意食物的口感，推进喂食 ❾嘴周围有黏着的食物时将其拢向嘴唇中央，保持清洁 根据▸ 口周围感觉敏感，尽可能减轻让孩子感觉不快的刺激 注意▸ 如果脸色有急速的变化、呼吸急促并逐渐恶化，可能是误咽导致的窒息，应马上除去口腔内食物，改善呼吸。轻度被呛可能是因咳嗽而产生的轻度误咽，此时不应强行喂食，应实施吸引或肺理学疗法 防止事故要点▸ 如一次吞咽不能完全咽下所喂食物时，确认不是因误咽而窒息之后，再继续喂食
[摄入液体时的全程护理] ①汤匙在嘴边的护理（❶❷） 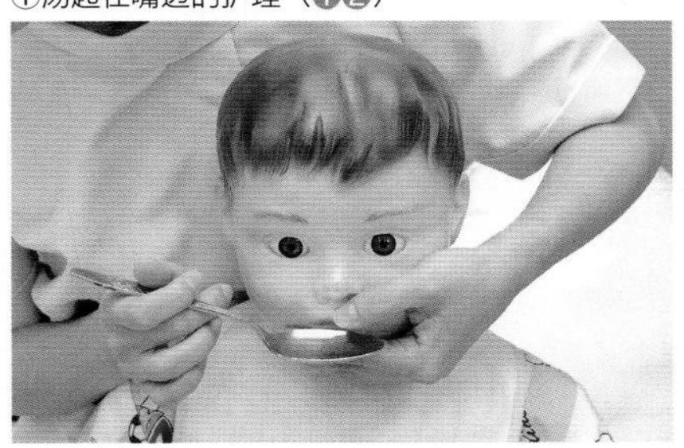 **将汤匙放在下嘴唇上，确认上嘴唇触到液体表面，让液体缓缓流入患者口腔**	❶取适合患者一次饮入的液体量，患者紧闭下颌时，可用“喝了”等词告诉患者，水平地将汤匙拿到患者嘴前并将匙边放在下嘴唇上，确认上嘴唇能触碰到液体面，保持这个状态，缓缓地将液体喂入口腔 技巧▸ 吞咽时，让患者头部稍稍前倾，选择好适合患者一次量大小的汤匙。匙腹要比喂固体食物时的匙腹深些，汤匙是横向碰患者的嘴唇的 ❷杯子也是放在下嘴唇上，确认让上嘴唇触碰到液体面后护理喂入 注意▸ 液体流入速度过快时很难调整，易导致误咽。不同的患者饮入的液体速度是不同的

要点	注意・根据
	防止事故要点▸ 流动液体的吞咽比较复杂，注意下咽时易引起误咽。如有黏稠食物时，综合患者口腔情况调节食物的黏度 ①上嘴唇触碰到液体表面，汤匙缓缓倾斜喂入液体　②嘴紧闭时的吞咽（头部稍稍前倾） **图 1　液体摄取的方法**
4 用餐结束后，实施口腔护理 ①用餐结束（❶❷❸） ②认真地进行口腔护理（❹）	❶说餐后用语，用餐结束 ❷用餐前后如果需要服用内服药，要确认是否在用餐前后已经服用 ❸掌握摄取的食物量及水量，必要时记录备案 ❹ 根据▸ 糊状食物等易残留在口腔中，在齿和牙龈壁也易残留。要防止误咽残留食物，引起肺炎 技巧▸ 口腔护理时用牙刷沾上水（此时不用牙膏）边洗边刷牙，不进行漱口清理。如果患者有误咽水分的危险，就不沾水直接用牙刷干刷来进行口腔护理。从患者身后抱住进行口腔护理，这样抱，危险性小。让患者听听音乐或给患者数数，在欢乐气氛中给患者进行口腔护理 注意▸ 如果不充分地进行口腔清洁，容易出现龋齿、误吸性肺炎

●文献

1) 金子芳洋監，尾本和彦編：障害児者の摂食・嚥下・呼吸リハビリテーション　その基本と実践，医歯薬出版，2005
2) 北住映二，尾本和彦，藤島一郎編著：子どもの摂食・嚥下障害—その理解と援助の実際，永井書店，2007
3) 金子芳洋編：食べる機能の障害　その考え方とリハビリテーション，医歯薬出版，1987
4) 田角勝，向井美惠編著：小児の摂食・嚥下リハビリテーション，医歯薬出版，2006
5) 江草安彦監：重症心身障害児通園マニュアル　第 2 版，医歯薬出版，2004

2 排泄

1 换尿布

山田知子

目的▸ 清洁被排泄物污染的皮肤，给孩子清洁、爽快的感觉。防止因使用尿布引起皮肤炎症。察看阴部、臀部的皮肤状态，排泄物的性状，掌握孩子的健康状态

检查项目▸ 孩子的月龄、体重、体格、排泄的独立性和排泄习惯、确认排泄及是否需要换尿布、治疗伴随的排泄状态的变化、有无感染症、有无伴随感染症的多次腹泻、有无测定排泄量的必要性等

适用条件▸ 新生儿、不能独立排泄的婴幼儿（根据孩子排泄的状况使用尿布）、对于受治疗影响的患者（例：输液疗法产生的尿量多、感到尿意到排尿开始时间短）和因疾患导致的多次腹泻、或疾病伴随有排泄障碍的患者，都适合使用尿布

防止事故要点▸ 在换尿布时，要防止将孩子下肢不合理地拉伸导致股关节脱臼、排泄物感染、尿布性皮肤炎、跌倒等

必要物品▸ 尿布（纸尿裤、布尿布，尿布套）、温水湿润的棉花或市售的臀部专用湿巾、一次性手套、放置换下尿布的容器或废物塑料袋、防水垫（必要时）、软膏、玩具

- 纸尿片（腰贴型）、短裤型纸尿裤（适用于已能借抓物站立的孩子）、块状纸尿片
- 布尿布是环状和块状的
  - ＊选择用纸尿片还是布尿布和家庭的生活方式、育儿方针有关。住院患者使用的尿布是根据排泄量、次数、排泄物的性状、有无尿布疹、是否要测定排泄量、护理员是否易护理来选择的

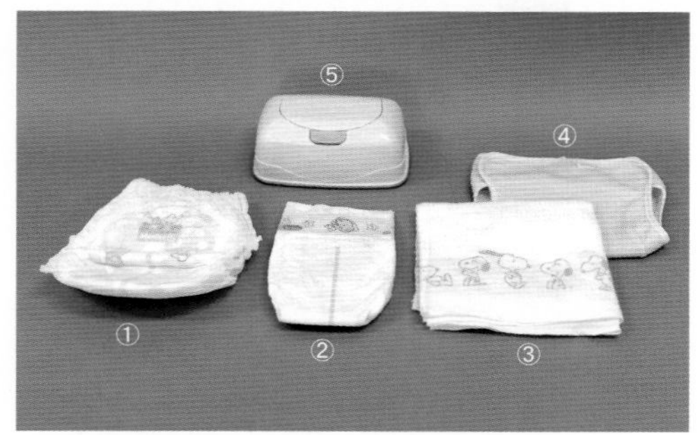

①纸尿裤：短裤型，②纸尿片：腰贴型，③布尿布，④尿布套，⑤臀部专用湿巾

腰贴型纸尿片

步骤	
要点	**注意・根据**
1 准备换尿片 ①肥皂洗手并准备必要物品（❶❷）	❶选择大小与孩子相匹配的尿片 根据▸ 尺寸不适合时会漏，也妨碍活动 ❷护理员的手凉时，要用温水等将手表暖热后操作

要点	注意·根据
②孩子呈仰卧位放置，双臂展开，双腿平放（❸❹） 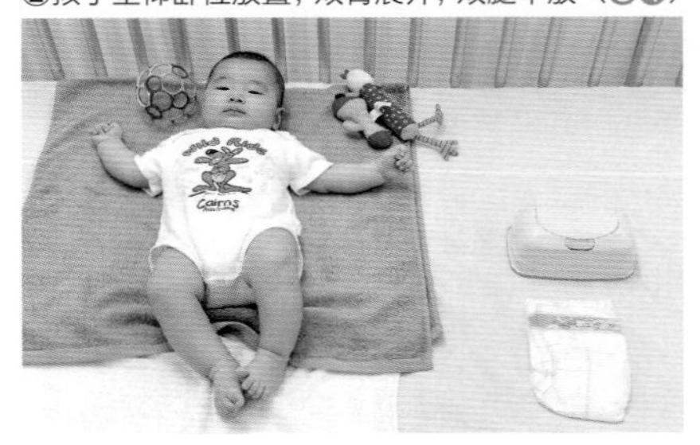	❸要用温柔的声音，边换尿片边和孩子说话 根据▸ 换尿片是很好地与孩子亲密接触的机会，同时有助于孩子的感官发育 ❹用孩子喜欢的玩具引导其翻身，待其翻身后，换上干净尿片 根据▸ 如果尿片没有很贴合地穿在孩子身上，孩子排泄时会因尿片不贴合，加之有排泄物而感到不舒适，甚至会哭闹 技巧▸ 要想顺利地换好尿片，一定要将换尿片的必要用品整理好，放在顺手能拿到的位置 注意▸ 要避免孩子碰触排泄物。如果孩子有要触碰排泄物的举动时，应在触碰之前用玩具吸引孩子的注意力。同时要将危险物品放置在孩子触不到的位置
2 换尿片 ①护理员佩戴好一次性手套（❶） ②从下向上解开孩子的衣物，整理好腰以上的衣服，以便换尿布（❷） 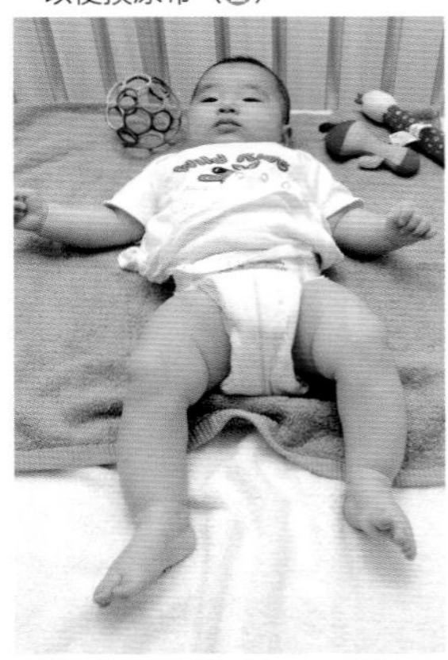 ③单手插入孩子臀部并将其轻轻向上托起，将干净的尿片放入在将要换下尿片下方（❸❹） 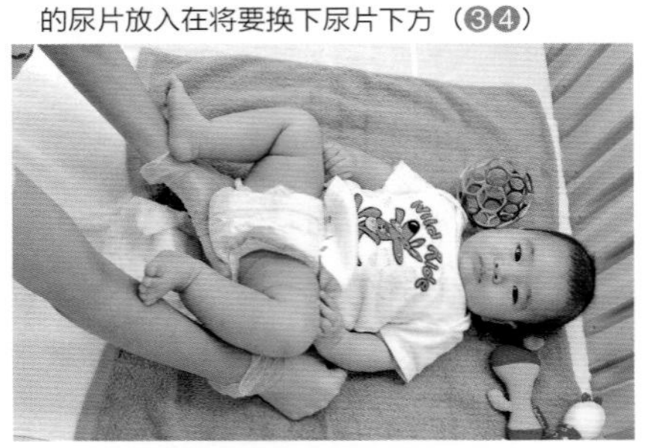 **单手插入孩子臀部并将其轻轻向上托起，将干净尿片铺展开**	❶根据▸ 防止事故要点▸ 防止排泄物的交叉感染 ❷根据▸ 避免孩子身体不必要的裸露 技巧▸ 孩子有腹泻状况时，换尿片前先将防水垫铺好，防止污染周围用品 ❸打开干净尿片，将尿片内侧防漏褶皱立起 ❹注意▸ 不要抓着双脚将孩子提起后换尿片 根据▸ 防止事故要点▸ 对新生儿和婴幼儿来说，不合理的拉伸下肢，可能会导致髋关节脱位

要点	注意・根据
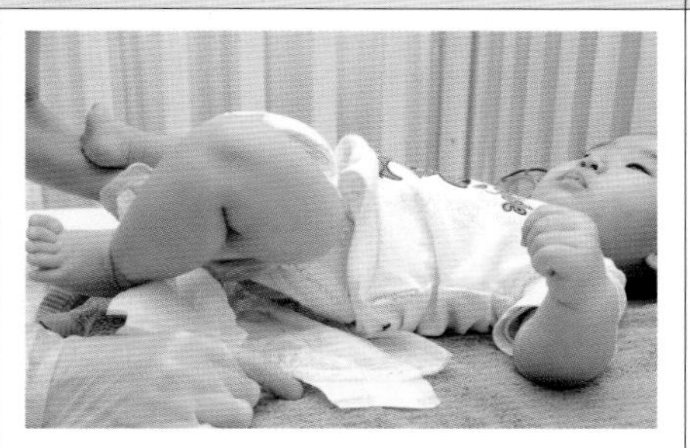	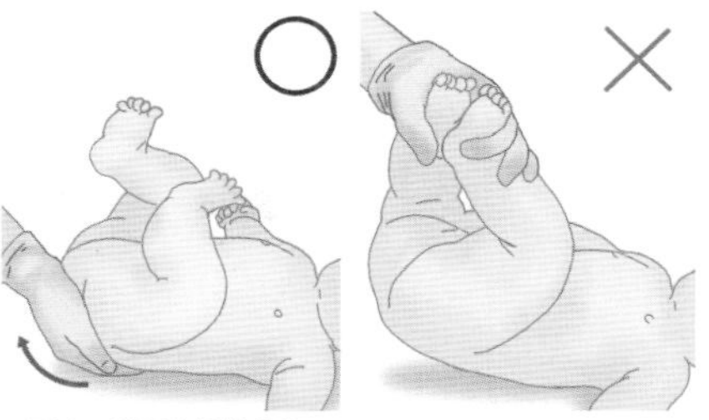 ■图1　臀部上托的方法
④解开孩子身上尿片的腰贴（❺）	❺尿片的腰贴不要贴附到孩子的肌肤
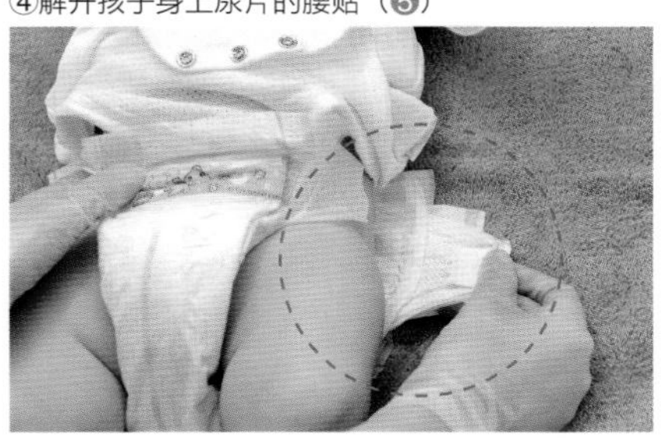	
⑤解开孩子身上的尿片，如臀部有排泄物，可用无便污染尿布面擦去，排泄物面向内折叠后，无污染面垫放在孩子臀部下方（❻）	❻如果是男孩，注意打开尿布时是否处于排尿状态
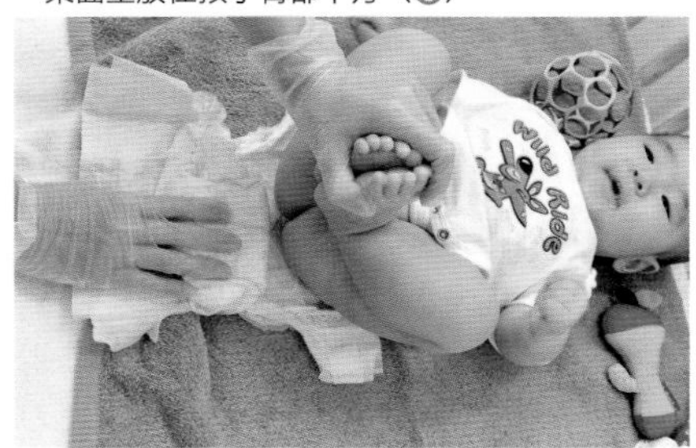	
⑥观察排泄物（❼） ⑦用温水湿润的棉花或擦臀湿巾，清洁阴部和臀部（❽❾）	❼察看尿、便的量和性状（色、形、味、有无混入物） ❽男孩阴茎、阴囊表面易附着便、尿。要认真地擦拭，清洁阴茎、阴囊 根据▸ 预防尿布皮肤炎（尿布疹） ❾女孩的阴唇部易附着便、尿。应从前至后、从中央向两侧擦拭清洁。不可强力擦拭，要轻柔地擦拭 根据▸ 预防尿路感染 注意▸ 强力擦拭会损伤皮肤

要点	注意・根据
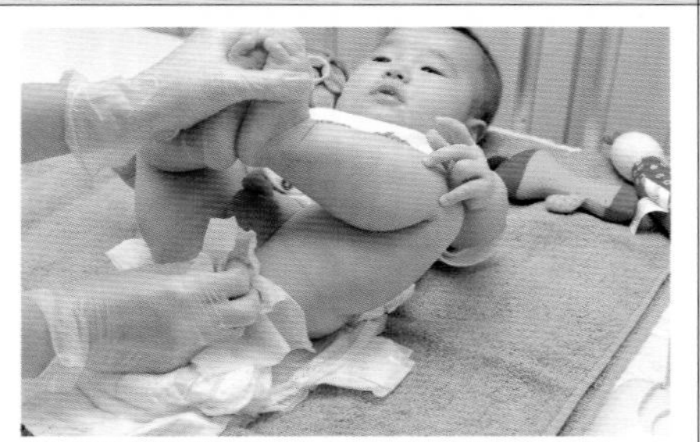 **用湿润的棉花或湿巾认真、轻柔地擦拭阴部、臀部**	防止事故要点▸ 如果有残存的排泄物在臀部（没擦拭干净）会引起皮肤皮炎 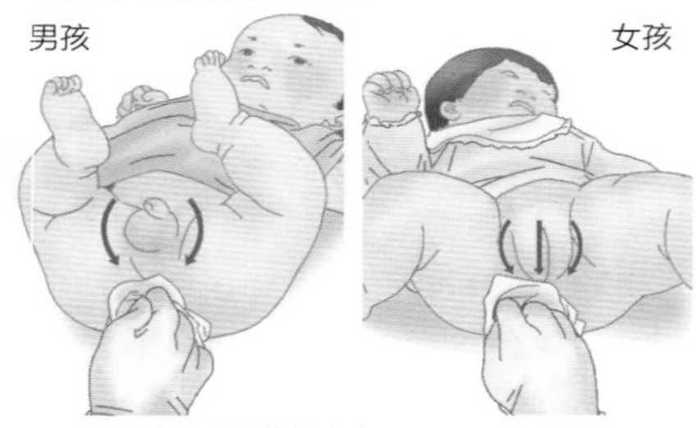 **图 2　阴部、臀部擦拭方法**
⑧阴部、臀部自然干燥后，察看皮肤状态（⑩）	⑩察看皮肤有无发红、糜烂、溃疡 注意▸ 如有尿布皮肤炎，可用医生建议使用的软膏涂擦
⑨单手轻轻插入臀部下方并轻托起臀部，将刚脱下的尿片卷折后抽出 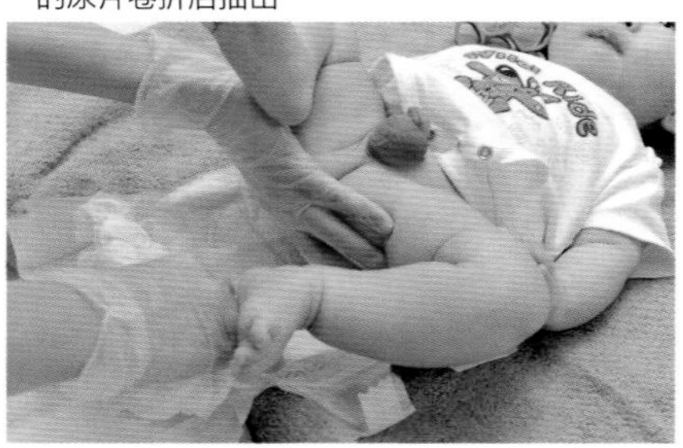	
⑩孩子的臀部置于预先放入的干净尿片上。察看关节与肢体位置是否吻合（⑪），脐要处在尿布的中央上方，左右对称后贴上两边腰贴 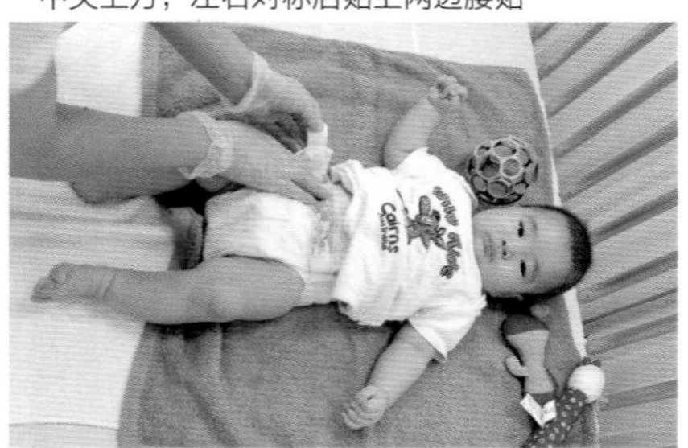 **尿片的上部在肚脐下面一点（以不遮挡脐为准）**	⑪尿片要沿着腹股沟处不紧不松地包裹，大腿伸出 根据▸ 不妨碍腰、下肢的活动 注意▸ 尿片最佳位置是髋关节与尿布呈 M 形

要点	注意・根据
⑪尿片的上端要正好穿戴到肚脐的下面，腰贴的松紧程度以能放入 2 根手指为准（⑫） 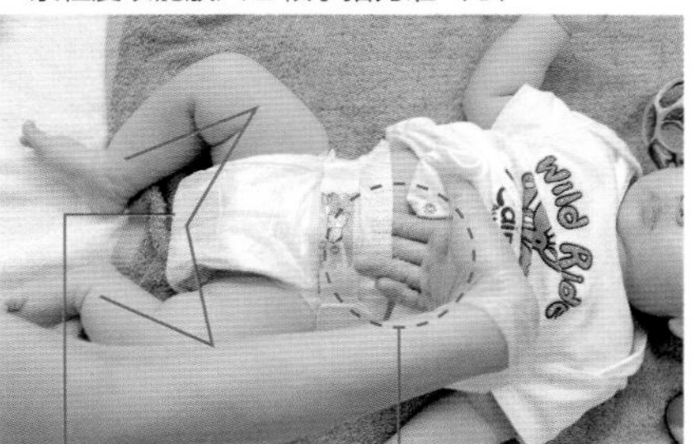 	⑫ 根据▸ 不妨碍孩子用腹部呼吸
⑫检查腹部、大腿部的尿片是否平展（正确戴尿片时是不会有皱褶部分外露的⑬），整理好孩子的衣服，将孩子放置原位安睡（⑭） 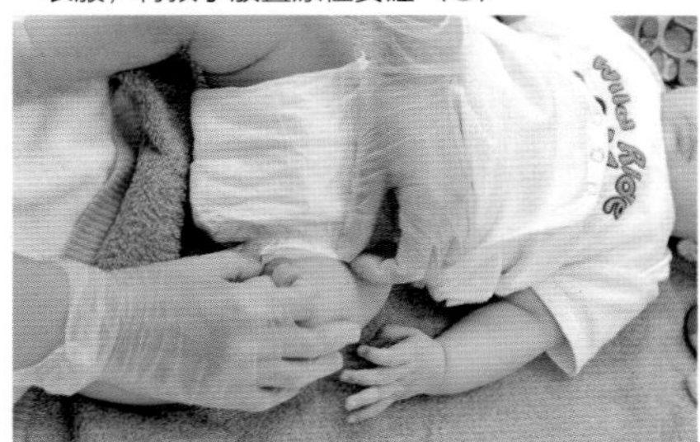 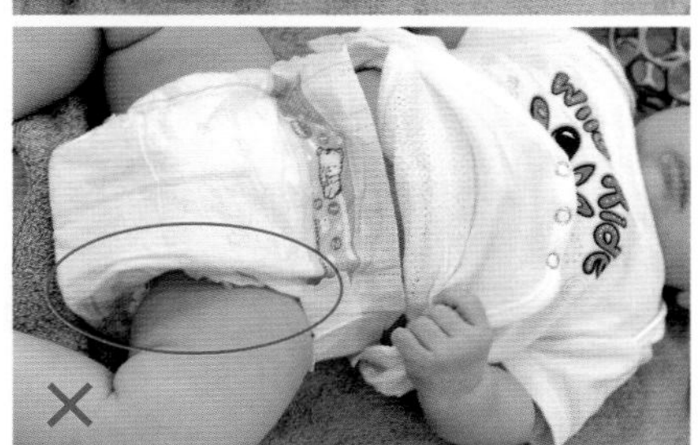 **尿片内侧不要出现皱褶**	⑬ 根据▸ 尿片内侧被折弯曲时，佩戴好的尿片横向面会有漏出的排泄物 ⑭ “心情很好吧”，护理员可用柔和轻声话语边整理孩子衣服边对其说这类话 根据▸ 能促进孩子感官的发展
3 最后整理收拾并记录 ①丢弃已使用的纸尿片，用肥皂洗手（❶❷）	❶尽可能将使用过的纸尿片折小，按规定的方法放到厕所指定位置 ❷摘除一次性手套，彻底清洗手部，不要使其成为感染的媒介
②记录（❸） ・记录尿、便的量、性状（色、形、味、有无混入物） ・记录皮肤的状态（有无发红、糜烂、溃疡），是否使用药膏及处理情况	❸要测定排泄量时，先要测定尿片的重量

布尿布

步骤

要点	注意・根据
1 准备换布尿布 ①用肥皂洗手，准备必要物品（❶） ②让孩子仰躺，双臂展开，双脚放平 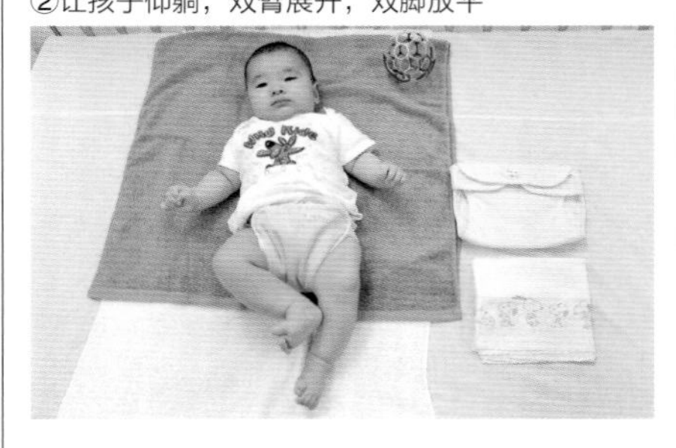	❶孩子的布尿布形状是各式各样的，将这些布尿布折叠后，作为可选择的必要物品放置。为了防止尿、便从穿戴好的布尿布中外漏，增加吸水性最好的方法是男孩用的布尿布正前部位折叠增厚，女孩用的臀部部位的布尿布折叠增厚（见图3） 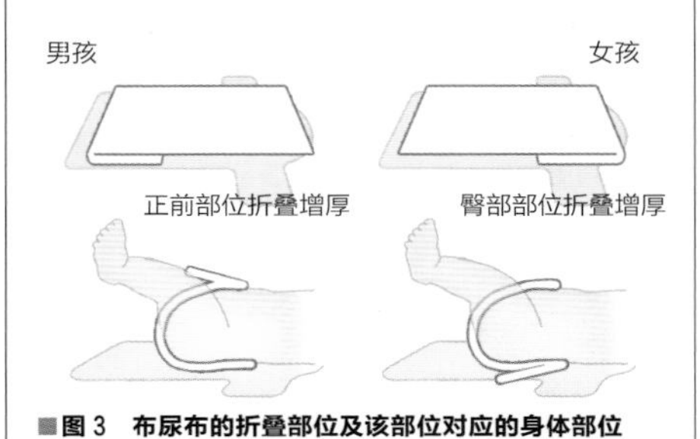 ■图 3　**布尿布的折叠部位及该部位对应的身体部位**
2 换布尿布 ①戴好一次性手套 ②从下向上解开孩子衣服，整理好腰部以上的衣物（❶） ③解开尿布套的尼龙搭扣，向内折叠，不要让孩子的肌肤触碰尼龙扣（❷） 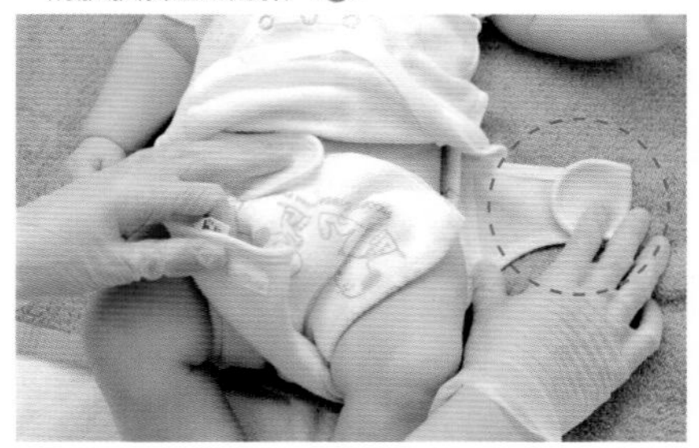 ④打开尿布套，展开布尿布，若有排泄物就用没被污染的部分擦拭附着排泄物的肌肤，将布尿布的污染面向内侧折叠，将外表无污染面的尿布垫在孩子臀部下方	❶避免裸露不必要身体部位 ❷防止尼龙搭扣碰伤孩子肌肤 **将污染部分布尿布向内侧折叠，外表无污染面的尿布放置于孩子臀部下方** 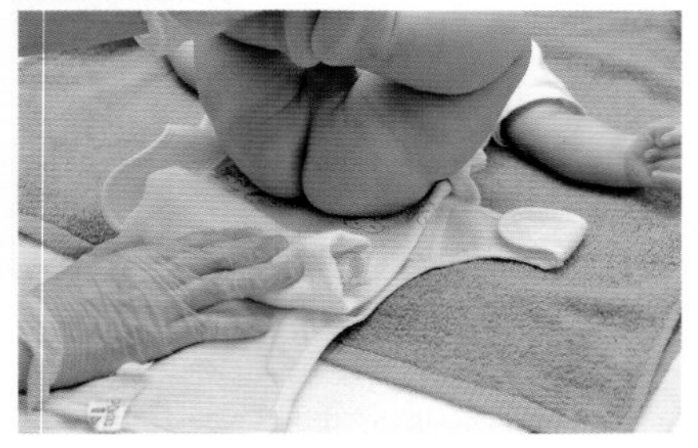

要点	注意・根据
⑤察看排泄物（❸） ⑥用温水湿润的棉花或臀部专用湿巾擦拭阴部、臀部污染的部位（❹❺） 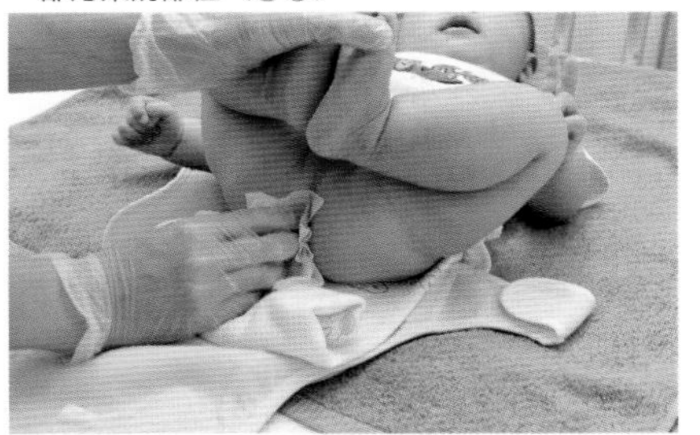 **轻柔擦拭，不能用力擦拭**	❸察看大小便的量、性状（色、形、味、有无混入物） ❹男孩皮肤褶皱部分易附着便，要认真地擦拭阴部、阴囊的内侧 根据▸ 预防尿布皮肤炎（尿布疹） ❺女孩的阴唇易附着排泄物，要从前到后擦拭，从中央到两侧及两侧面擦拭，擦拭要轻柔，不能用力擦拭 根据▸ 预防尿路感染 注意▸ 用力擦拭会损伤皮肤 防止事故要点▸ 为了不引发皮肤炎要将排泄物擦干净并检查确认
⑦待阴部、臀部自然干燥后，察看皮肤（❻）	❻察看皮肤有无发红、糜烂、溃疡 注意▸ 有皮肤炎时使用处方软膏涂擦
⑧护理员单手插入孩子的臀部下方并轻轻托起臀部。将污染的布尿布卷折后抽出，垫入新的尿布（❼） 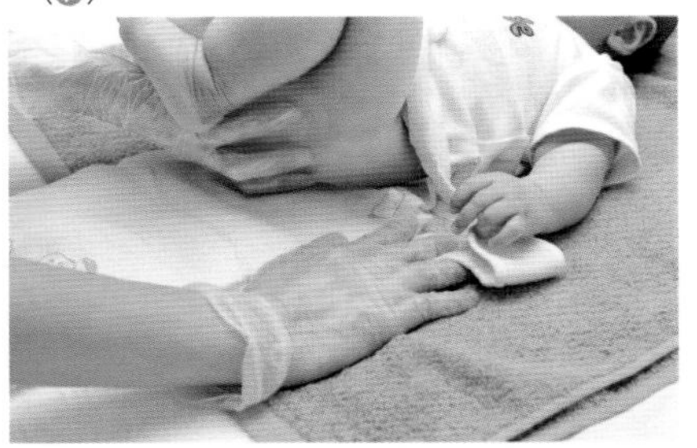	❼臀部的尿布后面在尿布套上边缘向下 1~2 cm 处固定。布尿布向下翻折后，尿布套单独有 1~2 cm 伸出部分遮盖身体皮肤 根据▸ 如果孩子腰后部的布尿布与尿布套同高固定，孩子在着衣或睡眠状态时一旦有排泄物就会从后腰露出处渗向衣服或被子
⑨尿布置于中间，肚脐不要被尿布遮挡，在脐的下方折叠尿布（❽） 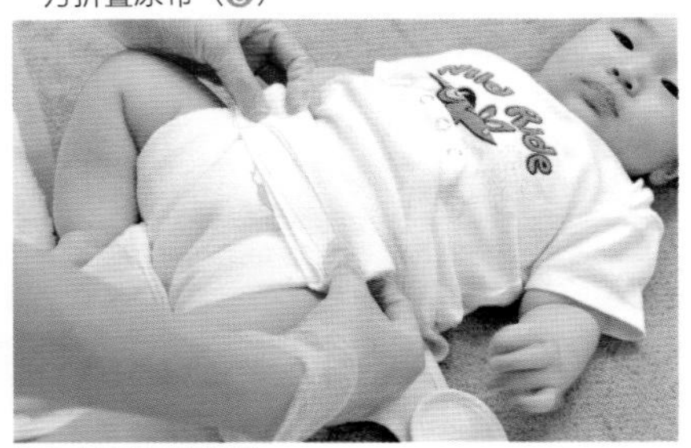 **尿布在脐处下翻折叠**	❽根据▸ 不妨碍孩子用腹部呼吸
⑩尿布整体要被尿布套遮盖住，尿布套两端由尼龙搭扣固定时，松紧度以易放入 2 指为准（❾）	❾确认有无妨碍孩子的下肢活动

要点	注意・根据
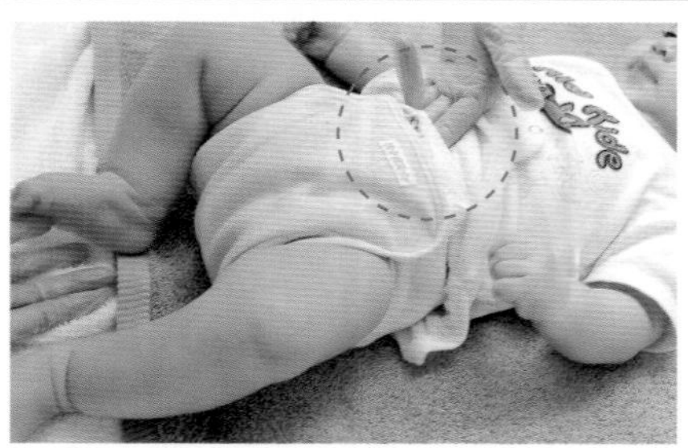 **尼龙搭扣的松紧以易放入 2 指为准**	
⑪如果有露在尿布套外的布尿布，要将其折叠并置于套里（⑩）。整理好孩子的衣服，将孩子置于原位安睡 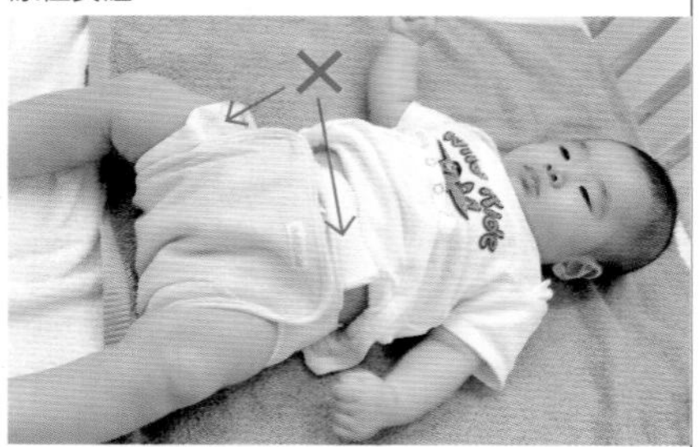 **不能让布尿布露在尿布套外**	⑩根据▸ 布尿布露出在尿布套外时，一旦有尿、便附在布尿布外露部分时，会污染衣服，使孩子感到不适
3 最后收拾整理、记录 ①收拾整理布尿布，用肥皂洗手（❶❷） ②记录（❸） ・记录大小便的量、性状（色、形、味、有无混入物） ・确认皮肤状态（有无发红、糜烂、溃疡）及软膏处理状况	❶按规定的方法收拾整理布尿布 ❷摘除一次性手套并彻底清洗双手，避免被污染的双手成为感染的媒介 ❸要测定排泄量时，先要测定布尿布的重量

纸尿裤

步骤	
要点	**注意・根据**
1 准备换纸尿裤 ①用肥皂洗手，准备必要物品（❶）	❶选择适合孩子的短裤型纸尿裤 根据▸ 尺寸大小不合适，会发生渗漏，也会妨碍孩子活动

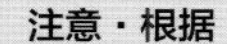

要点	注意・根据

2 换纸尿裤

①如果只是排尿，应在孩子站立的状态下脱下纸尿裤（❶）

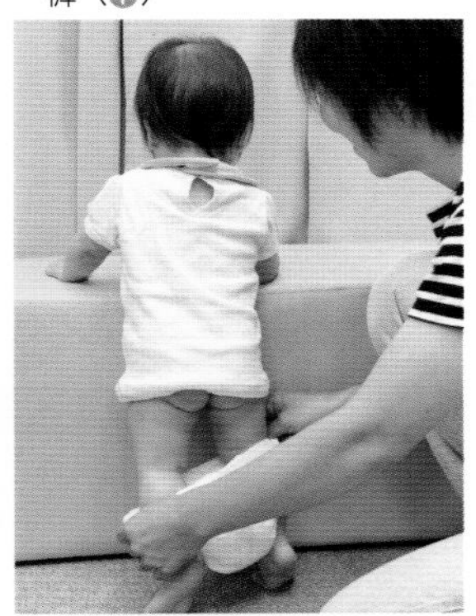

❶ 技巧▸ 在孩子站立换尿布时，有可能会使衣服沾上污染物。为避免沾上污染物，可用夹子将衣服上提固定

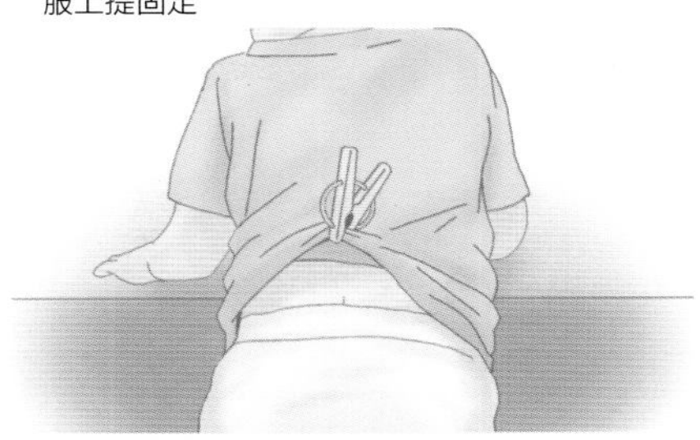

图 4　不使衣服沾上污染物

②纸尿裤中有便时，撕开纸尿裤一侧，保持便不掉落在地上摘除纸尿裤（❷）

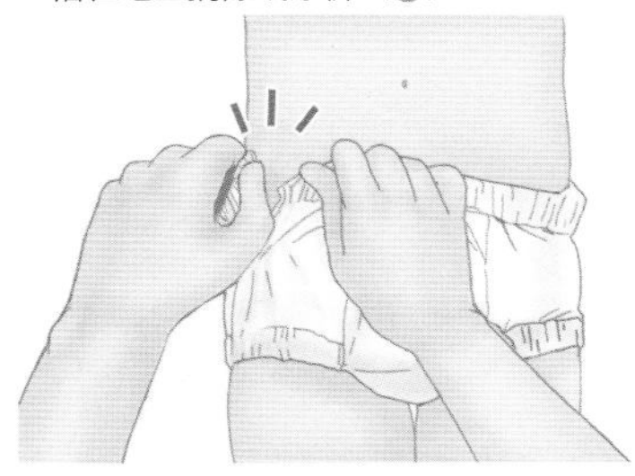

❷ 注意▸ 住院的患者一般都在床上换尿布，在床上站立是站不稳的。因此，让患者躺着换尿布比站立在床上换要安全（参考后述“仰躺姿势换尿布”）

防止事故要点▸ 在床上站立不稳，有跌倒的危险

③孩子保持站立姿势，擦拭被污染的臀部（❸，ⓐ）

④擦拭完后，让孩子手扶物保持站立，护理员可跪膝给孩子穿上纸尿裤（ⓑ）

❸要擦拭臀部细微处时，可让孩子仰躺，然后再进行擦拭

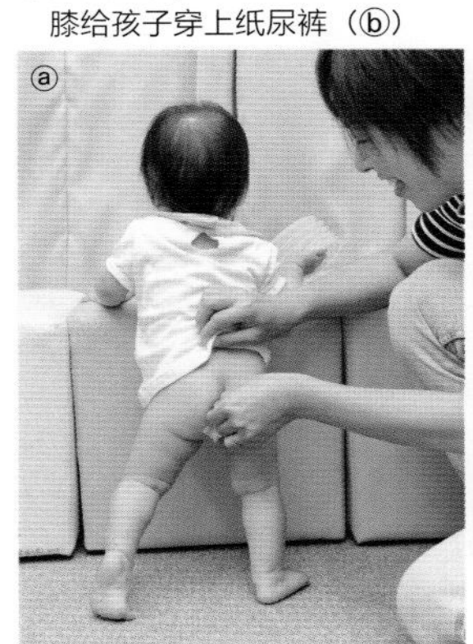

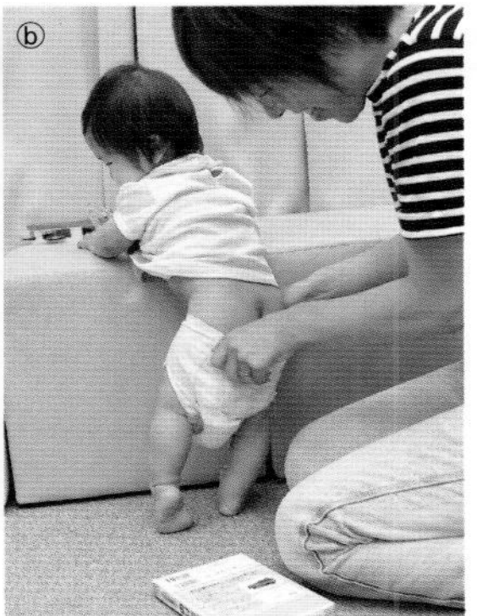

要点	注意・根据
⑤纸尿裤穿到孩子脐的位置（❹） ⑥整理好衣服	❹确认腹部及腹部两侧的股沟处有无部分褶皱露出 根据▸ 没有正确穿好纸尿裤，会有渗漏尿、便现象
3 最后收拾整理、记录 ①收拾整理纸尿裤，用肥皂洗手（❶❷） ②记录（❸） ・记录尿、便的量、性状（色、形、味、有无混入物） ・察看皮肤状态（有无发红、糜烂、溃疡）及软膏处理的状况	❶用过的纸尿裤应按规定方法废弃在规定场所 ❷彻底洗净被污染的手，避免成为感染媒介 ❸测定排泄量时，先测定短裤型纸尿裤重量

孩子仰卧位状态下换纸尿裤

在孩子仰卧位躺状态下换尿裤能容易地擦拭臀部的细微之处。步骤与孩子站立时换尿布相同

①脱下纸尿裤

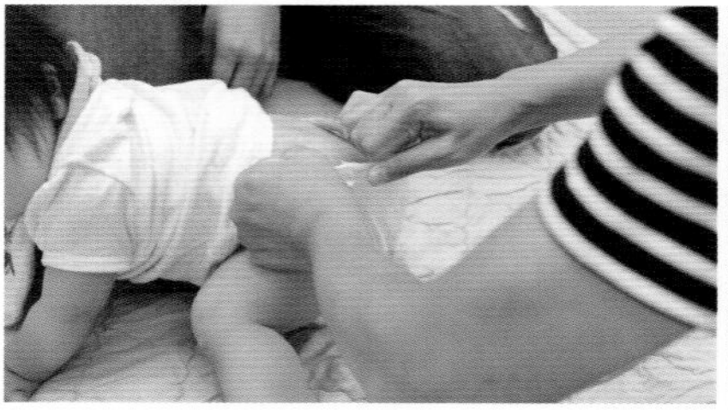

②擦拭污染部位

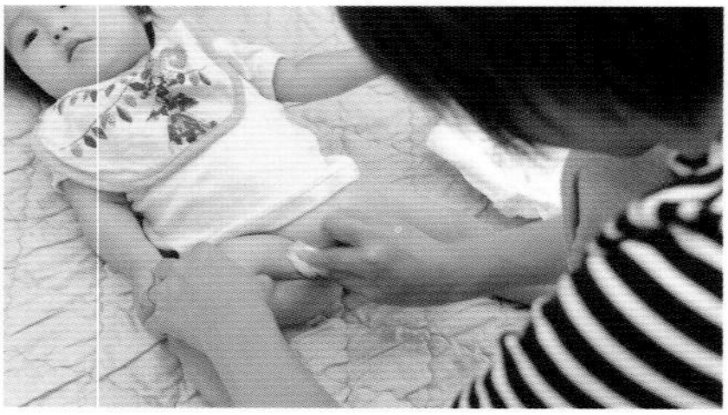

③仰卧位状态下穿上纸尿裤

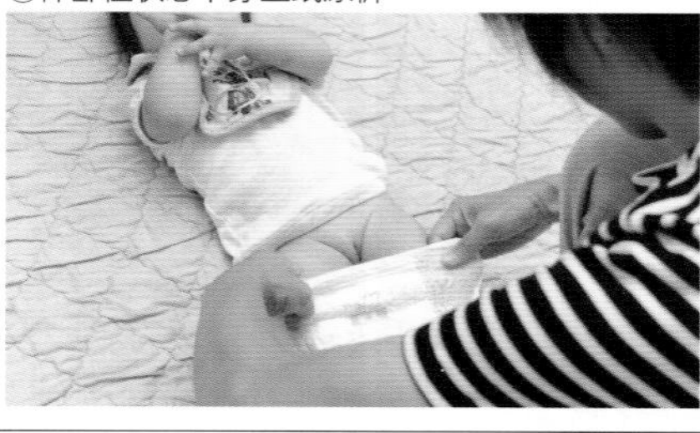

④确认纸尿裤内侧的褶皱是否有折叠现象

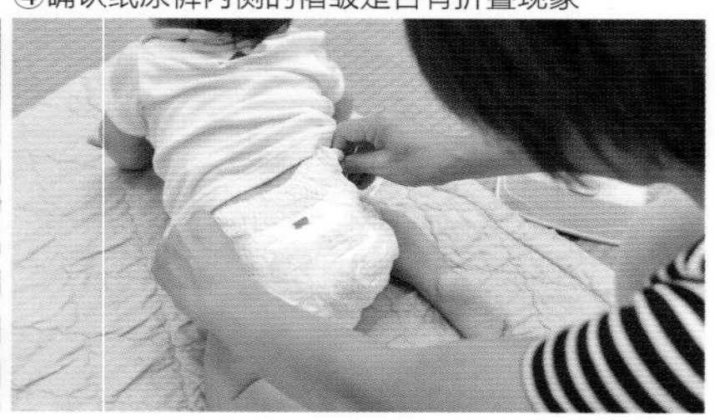

●文献

1）五十嵐隆編：これだけは知っておきたい小児ケア Q&A，pp.154-155，総合医学社，2007
2）岡崎美智子監：臨床看護技術，母性・小児編—その手順と根拠，pp.213-216,308-311，メヂカルフレンド社，1996
3）木口チヨ，小林八代枝編著：イラスト小児の生活援助—病院・家庭におけるケアの徹底図解 子どもにかかわるすべての人に，pp.75-80，文光堂，2001
4）今野美紀ほか編：小児看護技術—子どもと家族の力をひきだす技，pp.196-199，南江堂，2009
5）筒井真優美監：小児看護実習ガイド，pp.30-31，照林社，2007
6）中野綾美編：小児看護技術，小児看護学，pp.80-83，メディカ出版，2007
7）野中淳子監編：子どもの看護技術　改訂版，pp.159-161，へるす出版，2007
8）平澤美恵子ほか監：写真でわかる母性看護技術，pp.87-90，インターメディカ，2008
9）前川喜平総監：最新版育児大百科，pp.32-33，ベネッセコーポレーション，2001
10）山元恵子監：写真でわかる小児看護技術，pp.42-43，インターメディカ，2006
11）横尾京子ほか編：母性看護技術，母性看護学，pp.142-144，メディカ出版，2007

2 排泄

2 帮助排泄(如厕训练)

山田知子

目的▸ 新生儿、幼儿期有排尿、便的反射意识，但此功能处于发育阶段，因此从发育阶段起要对其进行训练。幼儿期的孩子对尿、便意会有感觉，要告知其有感觉的同时要有所控制，到厕所后排泄。如厕训练就是培养孩子能独立完成在厕所排泄这一行为的训练过程

检查项目▸ 在如厕训练开始前，对以下检查项目进行评估，判断其如厕训练时期是否适当

①排尿、便的间隔时间是否固定
②进食的种类、水分的摄取量(腹泻、便秘等和排便的状态相关联的评估)
③是否能提示便、尿意(例：嘘嘘)
④排泄前后的记录可否看出孩子排泄前后状态的不同(变得很安静、去特定的场所、变得不安、手撑在胯部等)
⑤能否步行到厕所
⑥孩子对在便盆上排泄是否感兴趣
⑦家长对自己孩子进行如厕训练的看法
⑧因治疗疾患的影响，患者在家的如厕训练可能中断，在一段时间内不能按如厕训练法进行训练。根据患者的疾患、治疗状况做出住院期间是否再度开始如厕训练的评估

适用条件▸ 如厕训练开始的时间因孩子个体差异而不同。一般在 1 岁半至 2 岁左右是如厕训练的最佳时期，此期间孩子的排尿、便的间隔时间开始固定，能执行从排便、尿前示意开始的训练，能理解简单的语言。图 1 是独立完成排泄的过程示意表，自己能够独立排泄的时期因个体差异而有很大的不同，也受环境变化、健康状态的影响

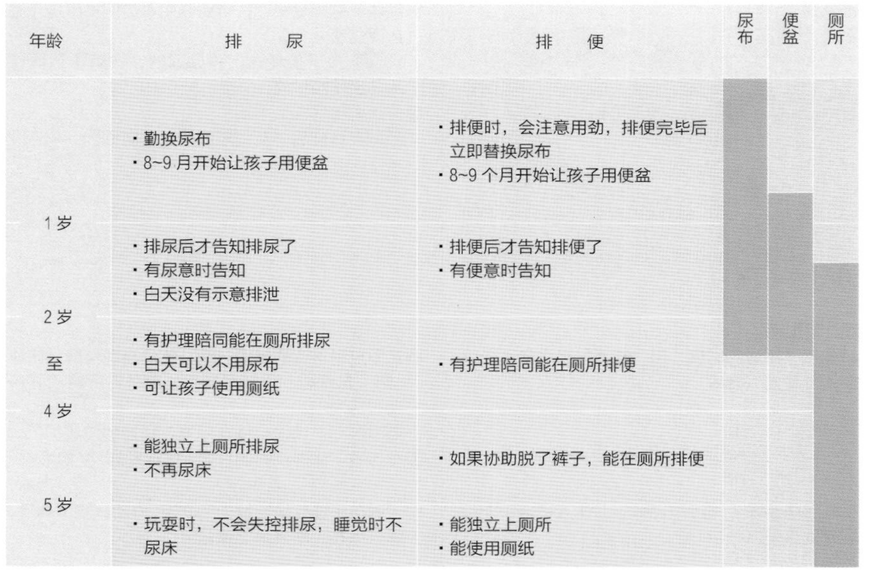

年龄	排　尿	排　便	尿布	便盆	厕所
	・勤换尿布 ・8~9 月开始让孩子用便盆	・排便时，会注意用劲，排便完毕后立即替换尿布 ・8~9 个月开始让孩子用便盆			
1 岁	・排尿后才告知排尿了 ・有尿意时告知 ・白天没有示意排泄	・排便后才告知排便了 ・有便意时告知			
2 岁 至 4 岁	・有护理陪同能在厕所排尿 ・白天可以不用尿布 ・可让孩子使用厕纸	・有护理陪同能在厕所排便			
	・能独立上厕所排尿 ・不再尿床	・如果协助脱了裤子，能在厕所排便			
5 岁	・玩耍时，不会失控排尿，睡觉时不尿床	・能独立上厕所 ・能使用厕纸			

■**图 1　独立排泄的过程**

木口チヨほか（鴨下重彦監）：イラスト小児対症ケア，p. 59，文光堂，1990 を改変

防止事故要点▸ 防止跌倒，防止感染

必要物品▸ 便盆或辅助坐便、一步踏（上坐便有高度差时用）、厕纸、尿布或培训用短裤（当排泄物在尿布或短裤中时孩子会有不适感，因此按孩子的自觉性有不使用的可能）、防水垫（病房内的便盆用）

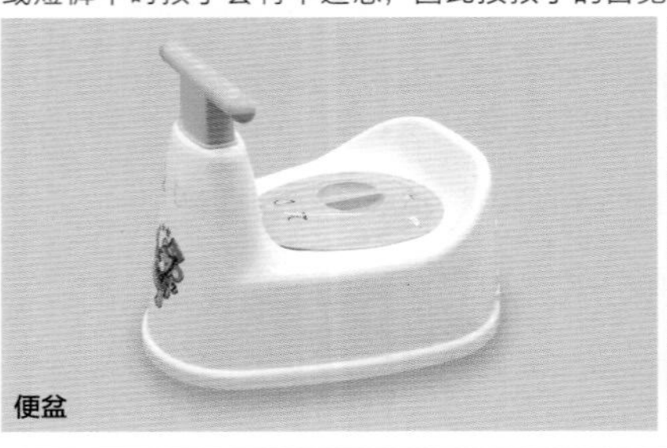
便盆

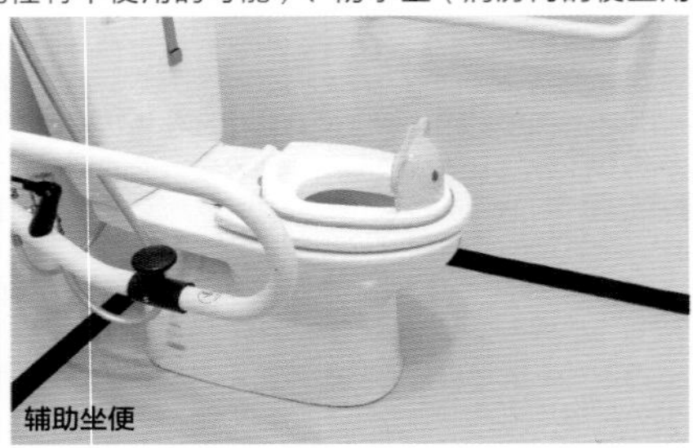
辅助坐便

步骤

要点	注意・根据
1 调整环境 ①整理出能使孩子安静排泄的环境（❶❷） ②整理出适合孩子的厕所环境（例：便盆上吊挂孩子感兴趣的玩具、厕所里放置孩子喜欢的人偶、动物图案、铺设孩子喜欢颜色的塑料薄膜等） ③准备便盆（❸❹） 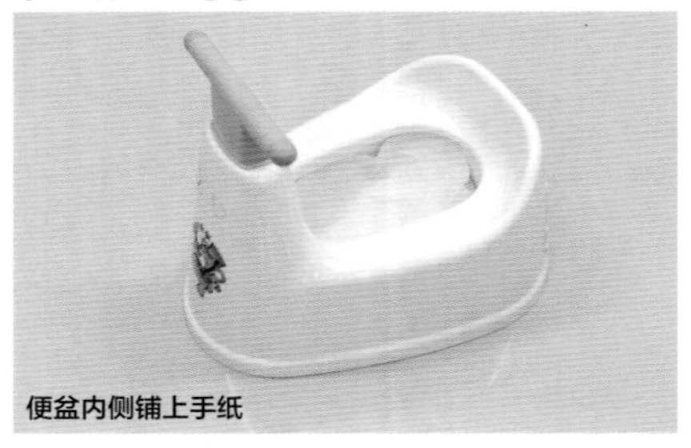 便盆内侧铺上手纸	❶便盆要放置在固定的场所 根据▸ 强化孩子有固定排泄场所的意识 ❷需要保持安静状态或输液中活动受限制时，可在床侧用帘布遮蔽，做成一个保护个人隐私的环境 ❸确认便盆座是否凉，必要时用温热的毛巾事先温热便盆座 根据▸ 孩子坐便盆上感到凉时，会有不适而讨厌在坐便盆排泄 ❹便盆内侧底铺上手纸 根据▸ 排便后，能缩短收拾便器时间
2 帮助排泄 ①根据孩子排泄的时机，用“嘘嘘”等声音引导孩子走向便盆（❶❷） ②解下孩子尿布（训练用短裤），让孩子坐于便盆或辅助坐便（❸❹）	❶掌握孩子排泄的间隔时间，能恰当地引导其排泄（例：起床后、用餐后等）。孩子讨厌时不强行让其排泄 根据▸ 强行排泄会使孩子有不排泄的反应 ❷掌握孩子排泄前有的征兆（变得安静、变得不安、手撑胯部等）（见图 2 ） ❸根据孩子独立排泄能力的状况，协助其脱下裤子，解开尿布，助其坐上便盆

要点	注意・根据
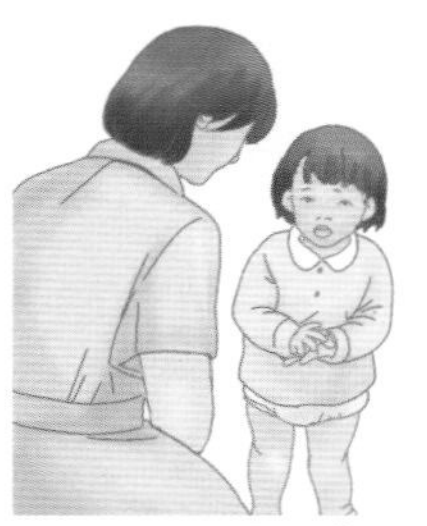 告知大人要“嘘嘘” 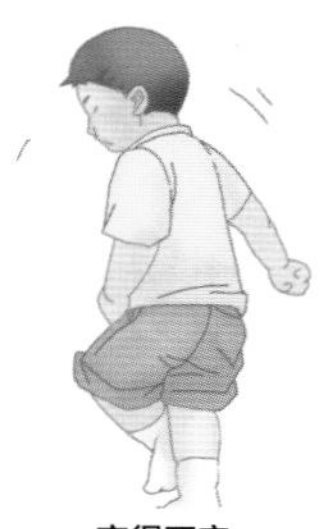 变得不安 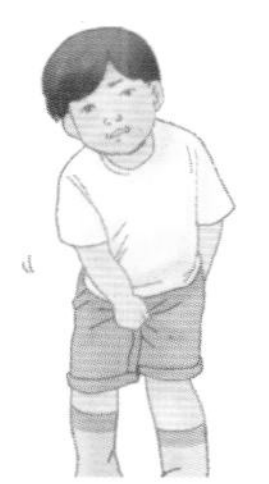 手撑胯部 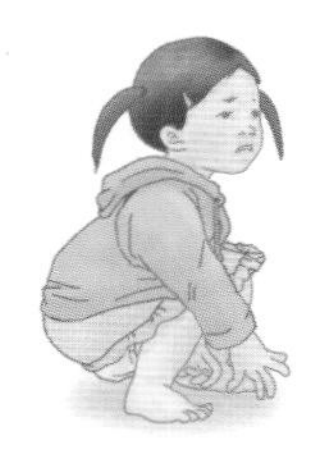 突然急速变得安静 ■图 2　排泄前伴随的征兆	
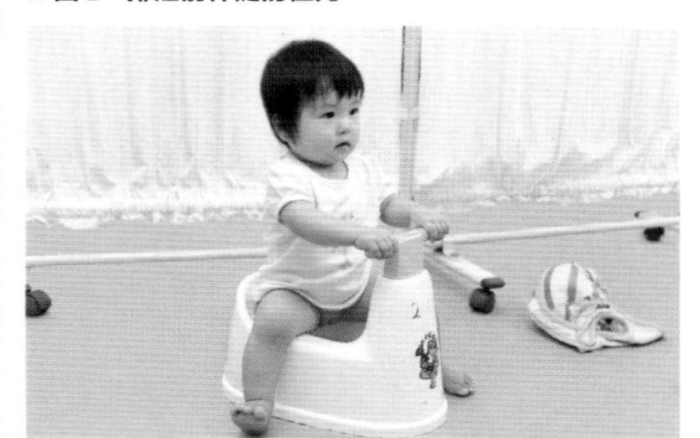 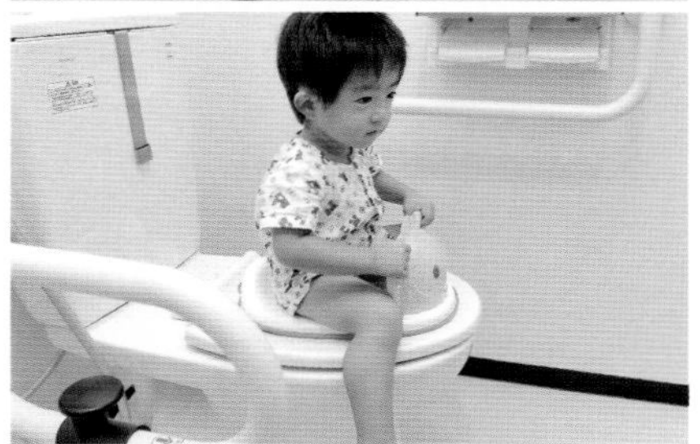	❹确认孩子是否坐在便盆或辅助坐便的中央。孩子坐在便器上时，护理员要看着，视线不能离开孩子 根据▶ 防止跌倒 防止事故要点▶ 要引导孩子坐好，以防翻倒
③用“嘘嘘”“嗯嗯”等声音帮助孩子排泄。看见排泄物后，要告诉孩子已经排泄出来了（❺❻） 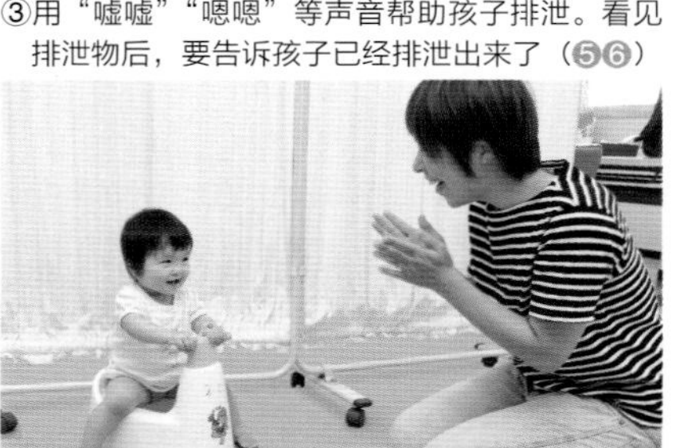	❺根据▶ 用拟声词使孩子领会排泄行动的语言表达 ❻一般坐在便器上 2~3 分钟后能完成排泄。完成排泄后，要表扬孩子，即使没有排泄出，也决不能叱责孩子 根据▶ 成功完成排泄的体验增加了孩子的自信，失败后叱责会使孩子感到自卑
④让孩子坐在便器上，身体前倾后擦拭阴部、臀部（❼❽）	❼便后，孩子自己尚不能擦拭阴部、臀部时，护理员有必要帮助孩子擦拭干净并综合孩子的发育能

<table>
<tr><th>要点</th><th>注意・根据</th></tr>
<tr><td>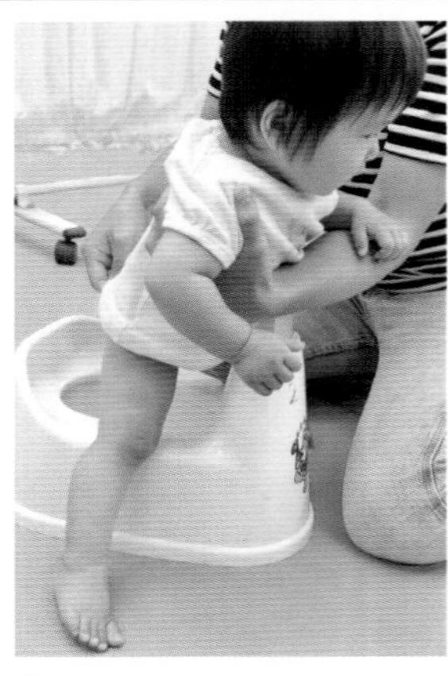
⑤确认排泄完擦拭清洁后，让孩子站起来，双脚站立在便盆两侧，整理好尿布、衣服
⑥洗手（❾）
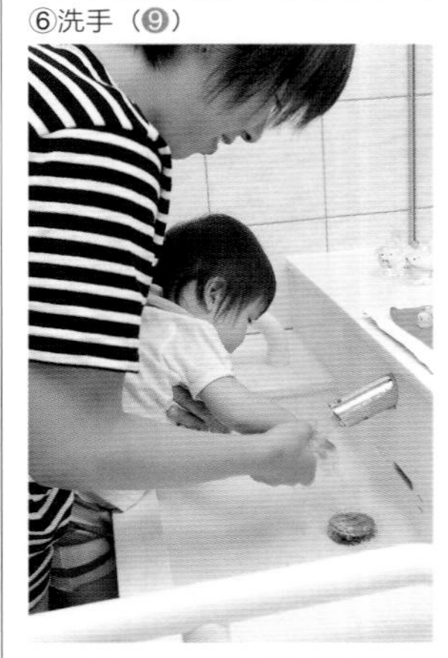</td><td>力，试着让孩子自己来完成便后自己的阴部、臀部的清洁
❽如果是女孩要教会她从前向后擦拭阴唇
根据▸ 如果从肛门部位向前擦拭尿道会导致尿路感染
防止事故要点▸ 预防尿路感染症

❾孩子 2 岁左右时可教其洗手
根据▸ 让孩子养成排泄后洗手的习惯</td></tr>
<tr><td>**3 最后收拾、记录**
①尿量测定时，用量筒计测或放入蓄尿袋
②收拾使用物品（❶❷）
・取出便盆的抽屉，将排泄物倒入污水槽
・清洗便盆的抽屉
・便盆和把手都要进行清洁和消毒

③用肥皂洗手
④记录
・时间
・尿、便的量和性状
・孩子如厕训练的反应</td><td>❶便盆、辅助坐便的整理按设施的标准预防策执行
根据▸ 防止感染
❷病房内使用便盆时，排泄后因有臭气，因此要换气</td></tr>
</table>

帮助家长对孩子进行如厕训练

孩子的如厕训练对家长来说有很大的压力和烦恼。如果该训练没有进展，家长会变得焦急、烦躁，孩子也感到有压力，讨厌排泄的消极情绪在孩子心中油然而生。因此，如果训练计划进展不顺，可短暂停止一段时间，减轻孩子精神负担。掌握好孩子要排泄时的特征并使家长对自己的孩子将来一定能独立上厕所有信心，要让家长以轻松的心态面对一切

■表 1　孩子排泄的特征

排尿特征	・孩子的肾功能未发育成熟，因此，尿稀、单位体重的尿量多 ・尿的浓缩力与成人相同水平是在 2 岁左右。此时已发育成成人水平，但膀胱容量小，日排尿次数多 ・尿量和排尿次数与日摄取水分量有关 ・新生儿期日尿量：20~70 ml/kg，幼儿：40~50 ml/kg ・新生儿期日排尿次数：15~20 次，幼儿：10 次
排尿功能的发育	・新生儿期神经系统尚未发育成熟，尿在膀胱中有积蓄时就反射排尿。出生 6 个月后，发育中的神经系统对排尿反射开始有所抑制，排尿次数减少 ・1 岁时，排尿前会哭，是排尿示意的征兆 ・幼儿期随着大脑皮层的发育，感觉有尿意后，能在短时间里对排尿抑制（憋尿） ・3 岁半能独立排尿
排便的特征	・便的特征与新生儿期所食母乳或配方奶、婴儿的断奶食品、幼儿的辅食等有关。随着所食食品的变化，排便的次数、便的性状会变化 ・食母乳时婴儿的便是水样或泥状的，比营养食品食后产生的便相比要软，排便次数也多（10 次/日） ・婴儿期的后半期，随着断奶食品的进食，产生的便变为固体形，当完全食用断奶食品时，排出的便是硬的，并稳定在 1 ~ 2 次的日排便次数
腹泻便秘	・婴儿期因受病毒、细菌的感染引起腹泻。腹泻会伴有脱水症和臀部皮肤炎症。要预防腹泻、脱水、臀部皮肤炎症 ・儿童的便秘多数是功能性便秘。受所食食物品种或生活习惯变化的影响（例：学童期忘了吃早餐或憋着不排便），受精神紧张的影响（例：幼儿期严格的如厕训练）
排便功能的发育	・新生儿期至授乳期，神经的发育尚未成熟，直肠内有便积蓄时，无反射控制地本能排便 ・幼儿期，大脑皮质神经随着大脑皮质的发育能感觉便意，有意识地能控制排便 ・4 岁左右能独立上厕所排便，4 岁半能使用手纸，以后能独立完成上厕所

●文献

1) 五十嵐隆編：これだけは知っておきたい小児ケア Q&A, pp. 16-17, 156-158, 総合医学社, 2007
2) 及川郁子監編著：健康な子どもの看護, pp. 174-177, メヂカルフレンド社, 2005
3) 岡崎美智子監：臨床看護技術, 母性・小児編—その手順と根拠, pp. 303-308, 312-315, メヂカルフレンド社, 1996
4) 木口チヨ, 小林八代枝編著：イラスト小児の生活援助—病院・家庭におけるケアの徹底図解 子どもにかかわるすべての人に, pp. 75-82, 文光堂, 2001
5) 今野美紀ほか編：小児看護技術—子どもと家族の力をひきだす技, pp. 196-197, 南江堂, 2009
6) 中野綾美編：小児の発達と看護, 小児看護学 第 2 版, pp. 99-102, メディカ出版, 2008
7) 中野綾美編：小児看護技術, 小児看護学, pp. 84-86, メディカ出版, 2007
8) 奈良間美保ほか：小児臨床看護各論 第 11 版, p. 93, 109, 111-112, 医学書院, 2007
9) 野中淳子監編：子どもの看護技術, pp. 159-163, へるす出版, 2007

3 活动

1 抱

山田知子

目的▸ 从诊察台安全地抱起孩子并移动到沐浴台。由抱开始与孩子的肌肤接触让孩子感受到贴身抚抱的安稳，通过身体的接触培养相互间的亲密度，促进孩子的身心发育

检查项目▸ 孩子的体格、孩子的发育状况 [颈部固定（颈部支撑头部的稳定性）、坐姿]、颈部是否发育迟滞或弯曲（角弓反张即颈部强直后倾）、肌肉紧张度是否低下或持续低下 [唐氏综合征（21 三体综合征）的孩子和脑损伤性麻痹]

适用条件▸ 所有的孩子。根据孩子的不同发育阶段选择纵向抱法和横向抱法

禁忌▸ 根据孩子的身体状况或治疗内容有必要保持安静时，可能会受到限制。因此，是否可抱孩子要与医生确认

防止事故要点▸ 防止孩子肢体被动处于不恰当位置引起髋关节脱位，防止压迫颈部、腹部引起呼吸困难，防止跌倒、抱姿错误

步骤

要点	注意・根据
1 评估和准备	
①确认孩子发育状态、体格、有无肌肉紧张、姿势有无异常，然后再考虑抱孩子的方法（❶）	❶根据▸ 孩子颈部发育尚未成熟，不能稳定支撑头部重量前要横向抱，颈部能稳定支撑头部重量后纵向抱。此时孩子也能坐稳，紧紧靠贴着护理员的衣服或身体时，会给孩子安全感，护理员就能稳当地抱好孩子
②为了安全地抱孩子，护理员要整理好仪表（❷）	❷抱孩子前护理员的指甲要剪短，手表、戒指要摘下，胸卡摘下，笔不能放在胸口袋
③洗手（❸）	❸洗手后，要双手热了之后才能抱孩子 根据▸ 手凉会让孩子感觉不适
2 抱姿	
[横抱]	
①站立于孩子的侧面，一只手垫于孩子颈后，轻轻向上托起，同时用另一只手将孩子的头部稍稍托起（❶） 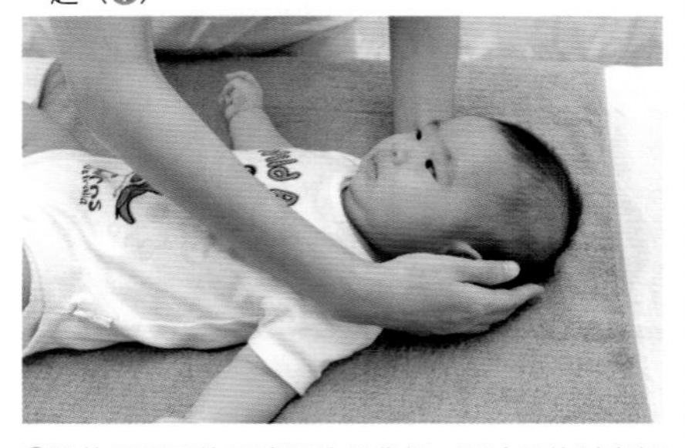	根据▸ 新生儿的头部重，颈部肌肉尚不能支撑头部重量
②将垫于颈后的手移至孩子背部，用该手的肘窝部垫在孩子颈后。此时，手掌托住孩子的臀部（❷）	技巧▸ 以非惯用手从颈部移至臀部并托住臀部，如果有危险发生时可用惯用手护住孩子

要点	注意・根据
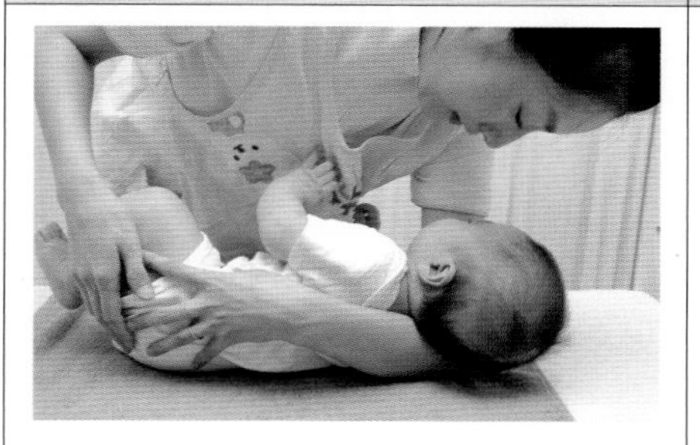 ③将托在头部的惯用手移至大腿处，从大腿中间垫入到臀部，展开手掌托住孩子的臀部（❸）	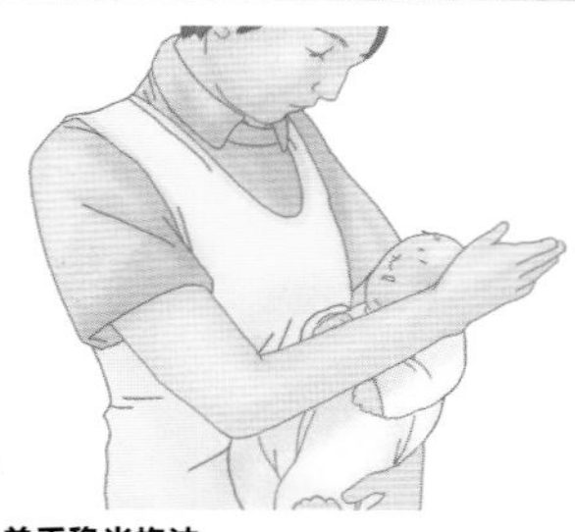 ■图 1　**单手稳当抱法** ❸孩子下肢自然地弯曲 根据▸ 股、膝关节的弯曲是自然的肢体位置 防止事故要点▸ 预防股关节脱臼 注意▸ 新生儿的股关节韧带尚处于脆弱状态，易脱臼。股、膝关节的弯曲是其自然状态，这一点护理员要明白 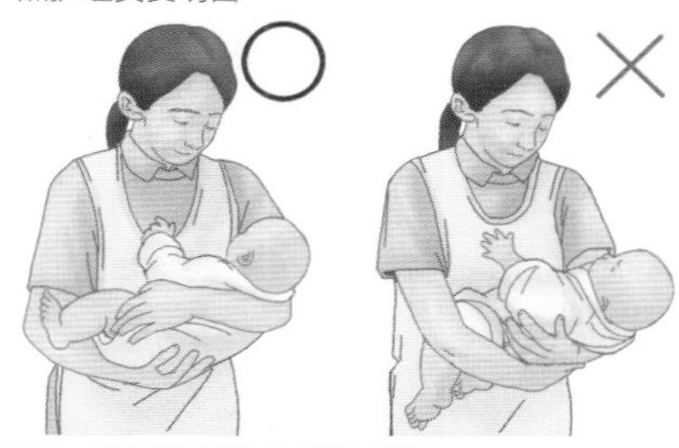 ■图 2　**横抱的正确抱法与错误抱法**
④护理员上身稍稍前倾，双臂抱起孩子，将孩子抬移到自己身边并使之贴紧自己（❹❺❻❼） 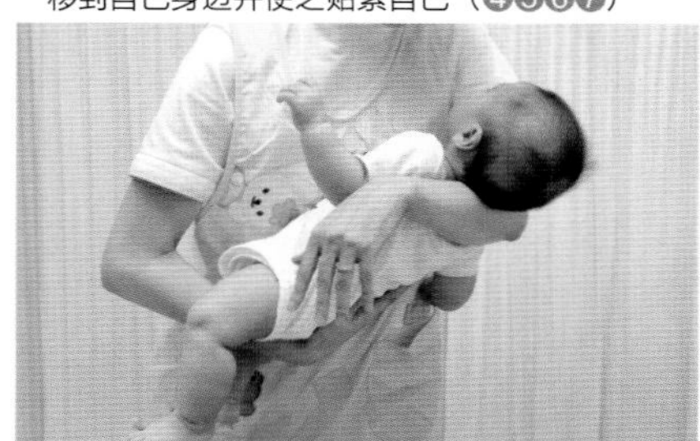	❹抱起孩子时，边对孩子柔声和气地说些什么，边慢慢地动作，以稳当为妥 根据▸ 新生儿被急速抱起时，会反射性地大动手脚 ❺根据▸ 孩子喜欢很稳当地被抱起，特别喜欢被紧紧地包在什么东西里面，如胳膊、衣服等，这会给其一种安全感。紧贴护理员，平稳地抱着，易使孩子安心 ❻护理员抱移孩子时，要注意防止正在输液管线被拔去 ❼孩子被水平抱起时，不要弯曲孩子的颈部和腹部，不要有使颈部处于强直后倾的动作 根据▸ 新生儿和婴幼儿期的孩子是腹式呼吸，颈部和腹部被弯曲的姿势会妨碍呼吸 注意▸ 在抱着的时候要注意孩子的状态，不要让其产生呼吸困难的现象 防止事故要点▸ 抱着时，不要有压迫呼吸的动作 技巧▸ 喂奶时，姿势不稳定易使孩子哭闹，可用毛巾等稳住孩子后，再喂奶

要点	注意·根据

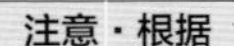

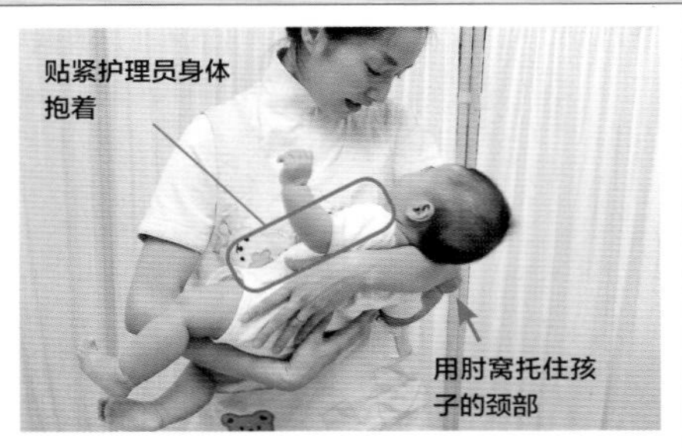

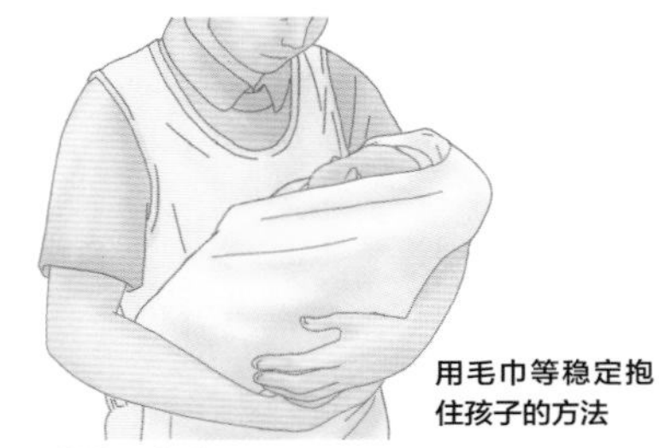

■图 3　抱姿不稳时

[纵向抱（竖抱）]

①护理员将双手从左右垫入孩子的颈后部、臀部轻轻向上托（ⓐ）

②颈后部的手托住颈部上抬，抱向护理员自己身体方向（ⓑ）

③双臂肘弯曲，将孩子完全抱向自己身体处（ⓒ）

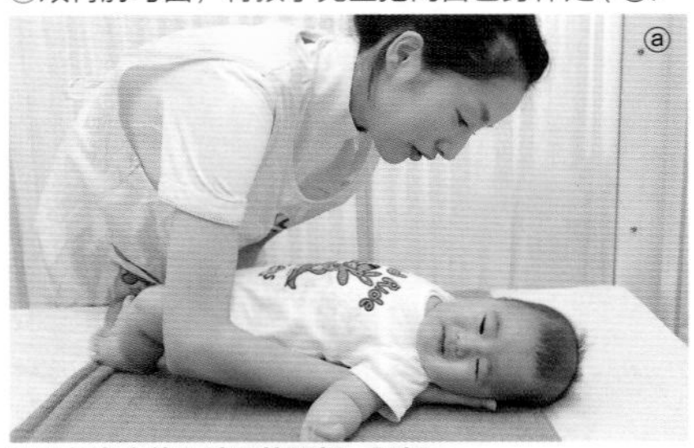

双手从左右垫入孩子的颈部、臀部

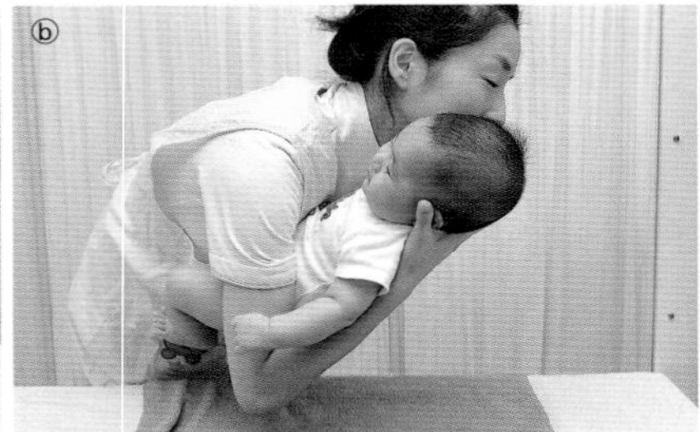

抬起双手托住孩子，抱向护理员自己身体方向

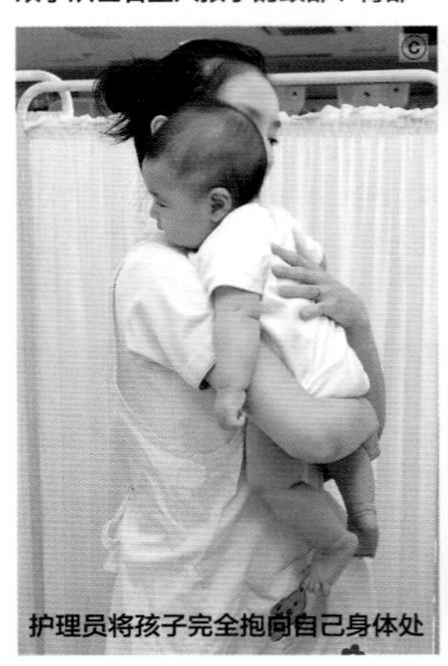

护理员将孩子完全抱向自己身体处

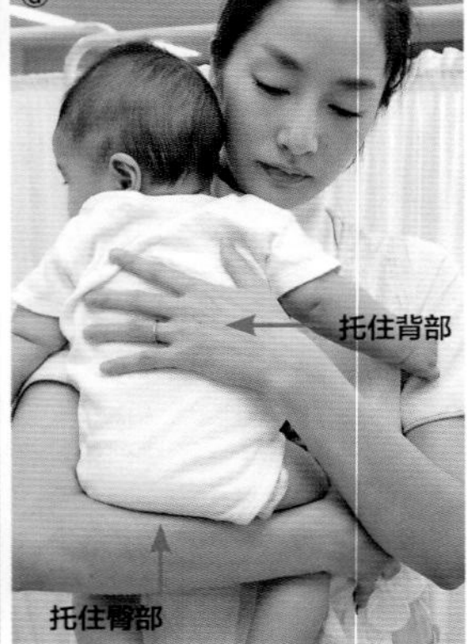

④用缓慢动作，让孩子紧贴护理员。与孩子头部呈相反向抱住孩子，一只手支托护住孩子背部，另一只手并护住孩子的臀部（❶❷，ⓓ）

❶颈部尚不能稳固支撑头重量的孩子，竖抱时，颈头部不能与护理员的头部呈同方向，而是要将孩子抱放在护理员的正前方，面面相对并用手掌稳固地支托住孩子的颈和头后部（图4）

要点	注意・根据
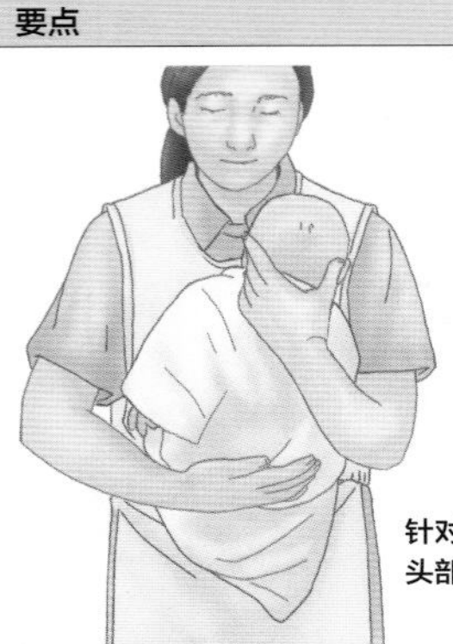 ■图 4　稳固地用手支托住孩子	❷在孩子心情不佳状态下让孩子入睡时，要注意防止孩子掉落下床 防止事故要点▸ 不明原因的孩子手脚突然急速动作时，护理员抱着孩子的平衡会被打破。这时要牢固地托护好孩子，不能让孩子从双臂中掉落下来
[让孩子由抱过渡到在床上安睡的方法] ①护理员身体前倾，缓慢地让孩子靠近床面，先将孩子的臀部安放在床上（❶） 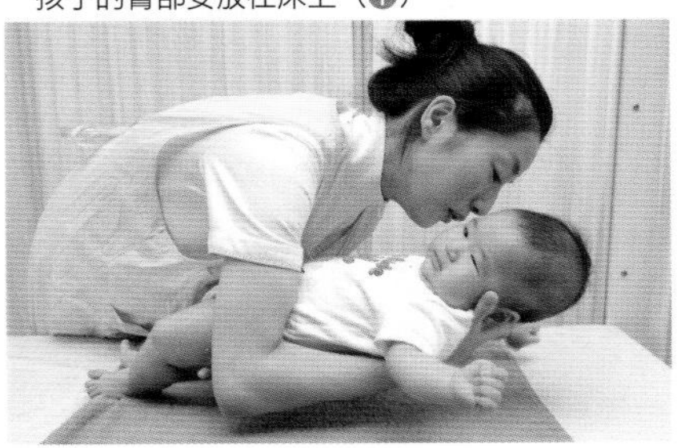	❶注意▸ 将孩子放回婴儿床上时，一定要确认床牌名字和孩子手牌名字一致 防止事故要点▸ 防止放错孩子的事故 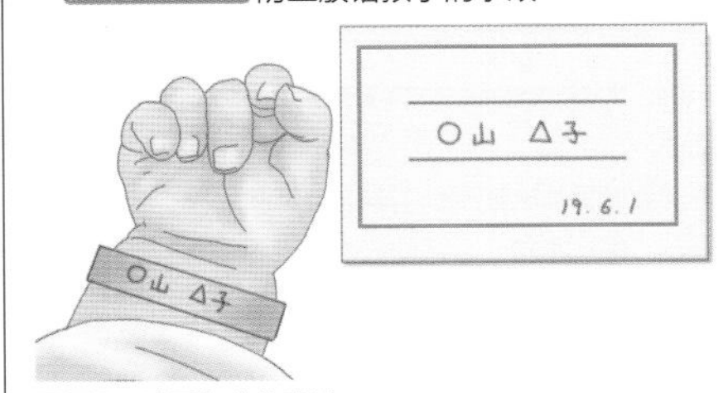 ■图 5　孩子名字的确认
②抽离支托臀部的手，双手支托住孩子的后颈部，按由躯体到头部（A → B → C）的顺序缓缓将孩子安放在床上安睡（❷） 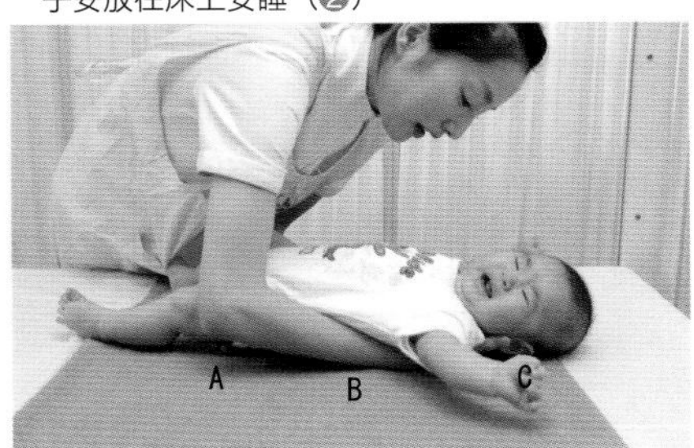 ③必要时，给孩子穿上衣服	❷将颈部尚未能支撑头部重量的孩子放回到床上时，一定要双手支托住后颈部，缓缓地放在床上

不同发育阶段与不同肌紧张度的抱法

■表 1　不同发育阶段的抱法

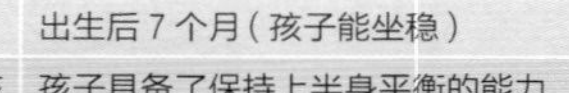

出生后	出生后 7 个月（孩子能坐稳）	1 岁前后
盘坐抱着孩子是一种低位、支撑孩子全身的抱姿。这种抱姿对父母而言，即使抱不习惯也安心	孩子具备了保持上半身平衡的能力	体重变重，能很好地保持自身平衡并能紧紧地抱住大人，是易抱着的年龄阶段
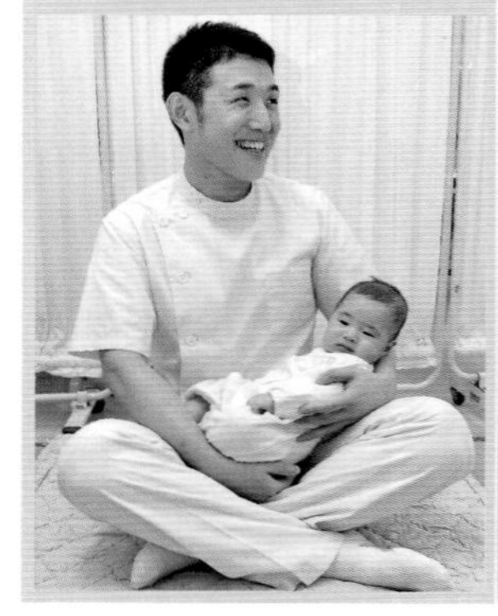	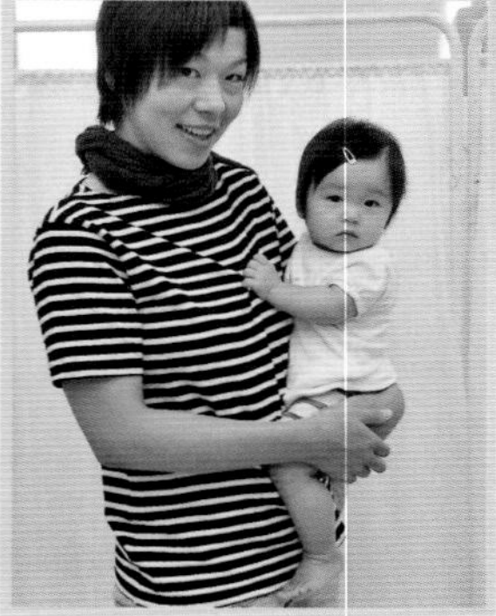	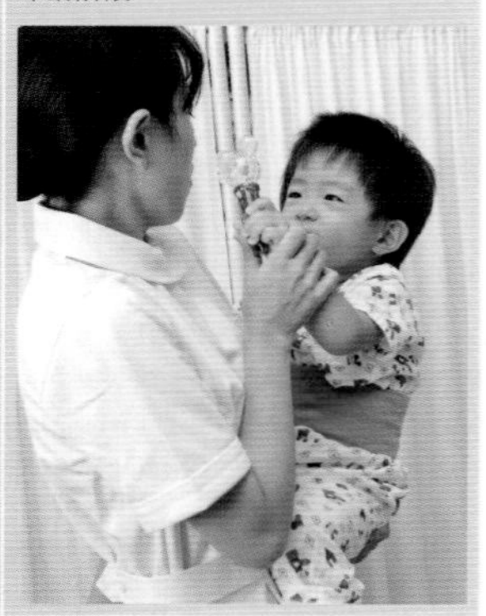

■表 2　肌紧张度弱的孩子和肌紧张度强的孩子的不同抱法

症状	要点
肌紧张度弱的患唐氏综合征的孩子	身体大多是呈伸展状态，要保持其是伸展状态抱着
脑损伤性麻痹强肌紧张的孩子	孩子头和两肩面向前方，脊椎弯曲。孩子被抱着的安稳状态是髋膝关节呈弯曲，孩子身体呈圆形，在护理员手臂中呈蜷缩状

●文献

1）及川郁子監編著：健康な子どもの看護，p. 154，メヂカルフレンド社，2005

2）及川郁子監：発達に障害がある子どもの看護，pp. 282-283，メヂカルフレンド社，2001

3）今野美紀ほか編：小児看護技術—子どもと家族の力をひきだす技，pp. 214-217，南江堂，2009

4）筒井真優美監：小児看護実習ガイド，p. 8，照林社，2007

5）奈良間美保ほか：小児臨床看護各論 第 11 版，pp. 381-382，医学書院，2007

6）平澤美惠子ほか監：写真でわかる母性看護技術，pp. 91-98，インターメディカ，2008

6）中野綾美編：小児看護技術，小児看護学 第 2 版，pp. 99-102，メディカ出版，2008

7）前川喜平総監：最新版育児大百科，p. 44，ベネッセコーポレーション，2001

8）山元恵子監：写真でわかる小児看護技術，pp. 44-45，インターメディカ，2006

9）横尾京子ほか編：母性看護技術，母性看護学，pp. 145-148，メディカ出版，2007

3 活动
2 移动❶婴儿背、抱带

山田知子

目的▸ 对孩子来讲，无论是抱或背都是和父母、护理员等愉快接触的过程。通过抱或背互相作用形成依恋。抱或背着的时候，孩子的视野更开阔，受周围环境的刺激也更多，增加了外界环境对孩子的刺激。抱或背对孩子来讲也是一种运动，能享受新鲜的空气和摇动的感觉，也能和大人一起亲密无间地进入有趣的景物世界，促进孩子智力和情感的发展。长时间抱孩子时可借助辅助用具。辅助用具的使用可在抱或背孩子的状态下支配自己的双手干其他事情。和孩子紧贴着能敏感地接到孩子发出的信号

检查项目▸ 孩子的体格、孩子的发育状况（颈部固定、坐姿）、颈部是否发育迟滞和弯曲（角弓反张即颈部强直性后倾）、肌紧张低下或持续低下 [患唐氏综合征（21 三体综合征）的孩子和脑损伤性麻痹的孩子]、有无输液或营养液的管线

适用条件▸ 所有孩子。辅助用具背带只适应适合使用背带的年龄

禁忌▸ 根据孩子的身体状况或治疗内容有必要保持安静时，可能会限制抱或背孩子。因此，是否可以抱或背孩子要与医生确认

防止事故要点▸ 防止跌落孩子

必要物品▸ 抱带（有时可抱背带兼用）、背带等（根据要求可选择适合的带子）

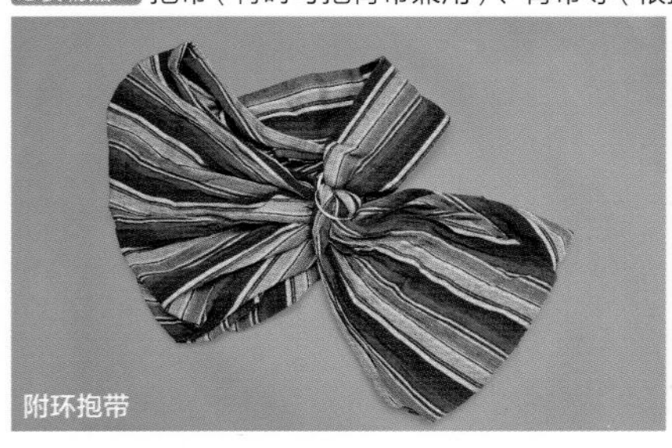
附环抱带

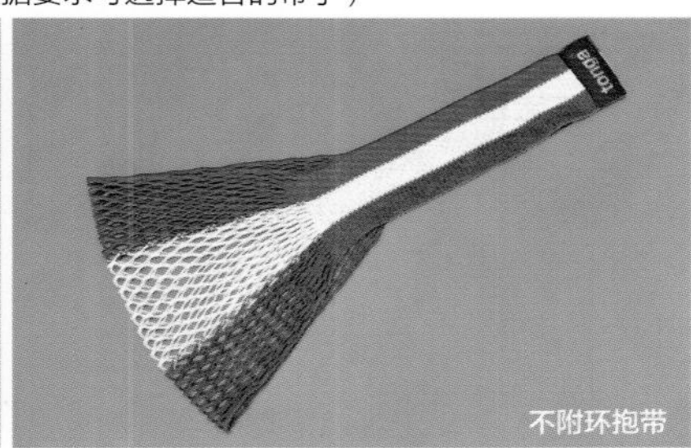

不附环抱带

■表 1　背带、抱带的种类和特点

背带	抱带
・出生后开始到 2~3 岁使用 ・根据孩子的发育状态用于各式各样的抱法 ・完全包裹孩子，互相拥抱，紧密度高 ・有环附着背带可调整抱的位置 ・没有附着环的背带使用便捷，体格有差异的孩子难共用	・抱带是出生后或颈部发育能支撑头重量、自己能坐稳的时期开始到 2~3 岁为止适用的类型 ・单一用途的抱带，具有轻、简便着装的特点 ・抱、背兼用的扣带，能根据孩子的发育特点适用各式各样的抱和背

＊这里介绍背带的使用方法和抱带的使用方法

婴儿背带的使用方法

步骤

要点	注意・根据
1 准备 ①评估孩子的体格、发育状况、身体状况、治疗状况，选择抱或背（❶）	❶抱法要按孩子的发育状况选择横抱还是纵抱，而背不能用于颈部尚不能支撑头重量的孩子 根据▸ 颈部发育完成前，孩子头部会晃动，有窒息和颈椎受冲击的危险

要点	注意・根据
■表 2　选择要点 ・要适应孩子的体格、月龄、发育状态 ・能分散孩子体重，大人肩部支撑着不疼痛的 ・孩子易出汗，选择通气性材质的扣带 ・选择操作简单方便使用的 ・不松垮、轻量、功能多等多种需求相结合的	
②确认用的辅助用具（抱扣带、背带）没有破损（❷）	❷确认辅助用具的安全性。使用抱带、背带时要很好地看完使用说明书后安全使用
③确认孩子排尿、排便，必要时换尿布（❸） ④洗手（❹）	❸ 根据▸ 确保孩子在被抱、背时能舒适地度过 ❹背、抱人员的头发不宜过长，洗手之前要整理好头发，不能使之触碰到孩子的脸部
2 背、抱 **[背]** ①背带固定在大人的腰上皮带处 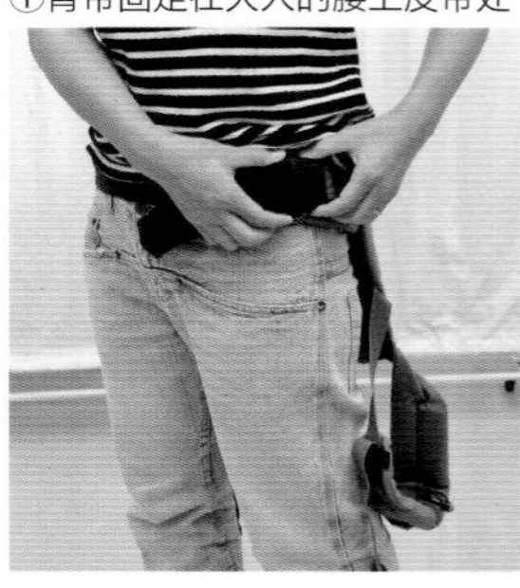	
②打开背带的挂肩部分，置于大人身体后并用双手保持打开状态，由护理员将孩子放入背扣带中（❶） 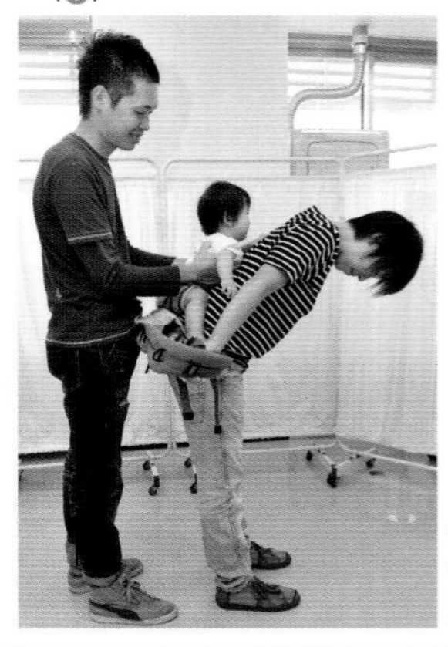 **将孩子放背后时，大人身体前倾，保持稳定**	❶ 注意▸ 在背后将孩子放入背带时，一定要有两人来实施，注意不要让孩子掉下来。确认孩子的手脚位置和姿势 技巧▸ 此时背的人上半身要稍稍前倾并保持站稳状态 注意▸ 背的人倾斜幅度过大，孩子会从其肩处掉落，要注意防止这种可能性

要点	注意・根据
③背带的挂肩带部穿在肩部，背上孩子（ⓐ） ④挂肩带在背的人员胸前固定扣住（❷，ⓑ）	❷确认带扣是否已经扣好 根据▸ 带扣如果松动会造成孩子掉落

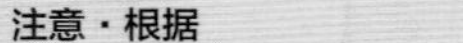

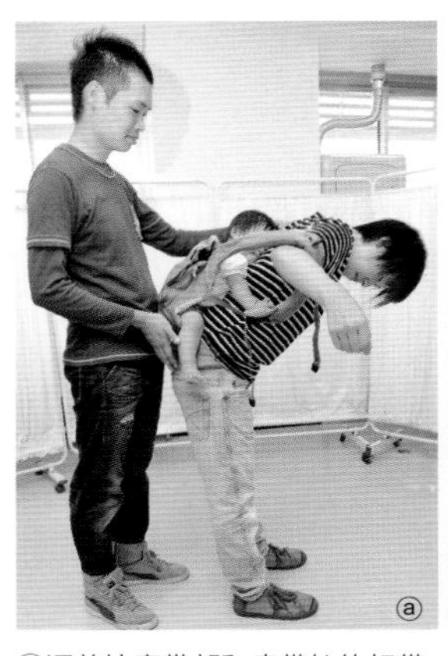

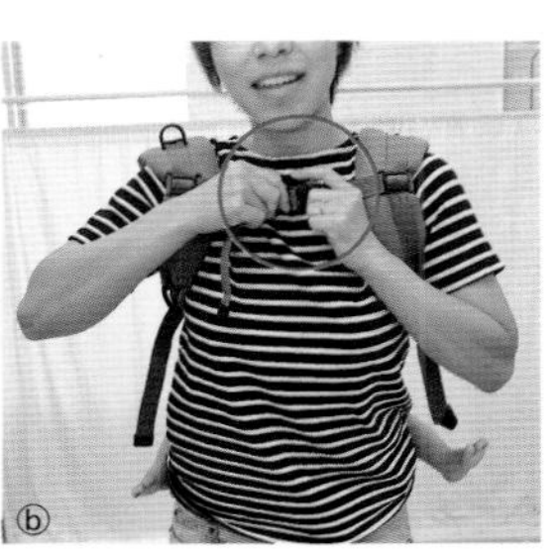

⑤调节挂肩带部和皮带处的扣带，使孩子紧贴大人的身体（❸❹）	❸技巧▸ 调紧背带 注意▸ 扣带过度调紧也会压迫孩子的脚、腹部，孩子的肌肤上会留下带痕 ❹注意▸ 避免喂奶后连续 2 小时以上背着孩子。长时间背着，孩子手脚活动受到限制，胸部也长时间受压。背的人员也因长时间负重而造成身体负担。背孩子时要确认孩子下巴在背者肩的上方，当背者向后看孩子时要和孩子的视线处于同一高度，这是孩子适宜的位置。背孩子时很难看见孩子的状态，背时要注意孩子状态，即使颈部发育成熟的孩子，在背后睡着了头部也会不稳定，故要注意
[抱] ①背带的挂肩部穿在肩上并确定挂肩带上孩子放置的位置 ②在平坦并安全的场所展开背带底座部分，将孩子仰躺放在上面	

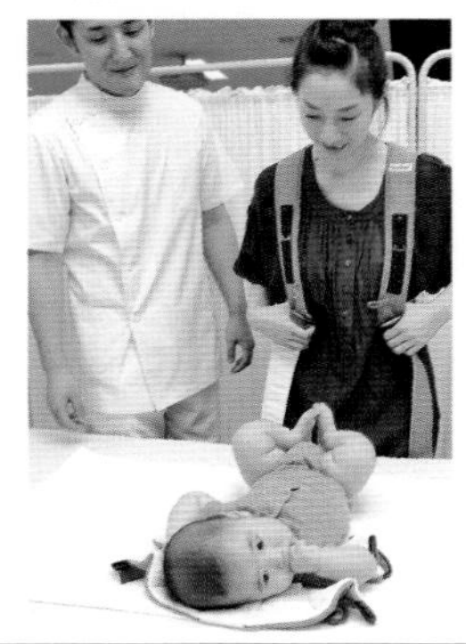

<table>
<tr><th>要点</th><th>注意・根据</th></tr>
<tr><td>③背带股带部分穿在孩子的股部并扣好扣带(❶❷)
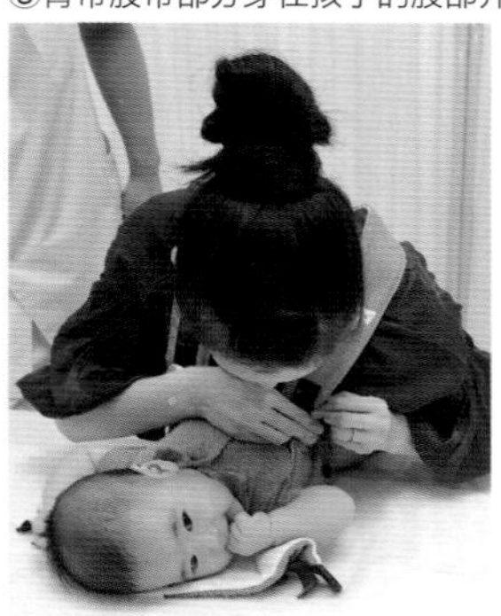</td><td>❶孩子的双脚能伸展活动，但其臀部能固定且被支撑住
❷确认带扣已经扣好
根据▸ 带扣松动会造成孩子掉落</td></tr>
<tr><td>④抱起孩子，调节肩部扣带、腰带，使孩子紧贴着抱者(❸)
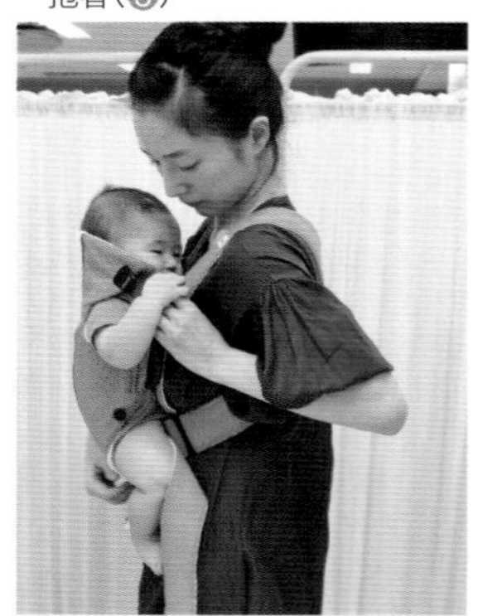</td><td>❸技巧▸ 调紧背扣带
注意▸ 过度调紧扣带，孩子的脚、腹部会受到压迫并留有痕迹</td></tr>
<tr><td>⑤确认孩子的手没有被夹住(❹)
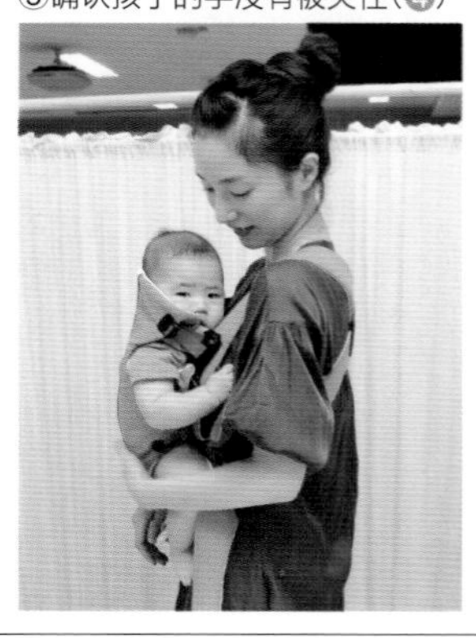</td><td>❹防止事故要点▸ 在背、抱时不能跑，不能向前弯身体，避免孩子跌落</td></tr>
</table>

抱带的使用方法（横抱）

步骤

要点	注意・根据
1 准备 按“用于背、抱孩子的背带”的准备内容准备	
2 抱 **[附环抱带]** ①抱带的尾部整理好后，穿过环（❶）	❶不适合新生儿使用 注意▸ 抱带的尾部过长有可能会被踩住或被门夹到，成为发生事故的原因，故要调节尾部的长度

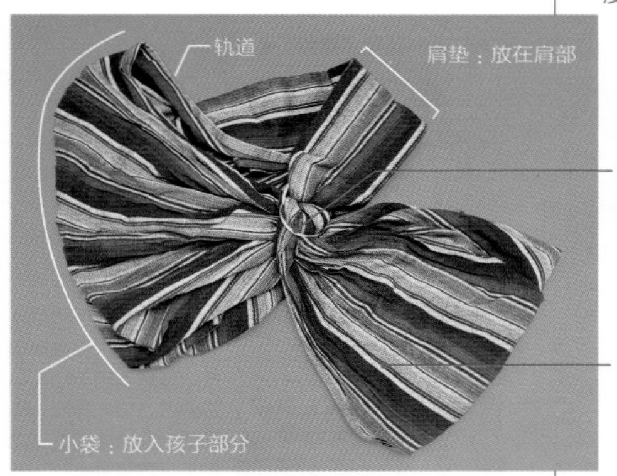

要点	注意・根据
②抱带由头部入，头穿过抱带，挂在肩上（❷） ③将孩子抱在没有环侧肩带的一侧 ④有环侧的手绕过抱带后支撑住孩子，引导孩子将其身体和脚放入小袋中，抽拉孩子头侧的轨道和小袋将孩子完全纳入抱带中	❷穿戴抱带的要点 ・环应处于孩子锁骨位置 ・整理背部松弛、扭曲的布 ・整理放入孩子的小袋，按孩子的体型调节小袋的大小 ・内侧的轨道应处于下胸围位置。小袋调整到孩子脐上高出 1~2 cm 技巧▸ 将孩子放入小袋时，大人身体要采取前倾姿势，用轨道支撑孩子的颈部，用有环侧的手扩展小袋后，将孩子安稳地放入小袋

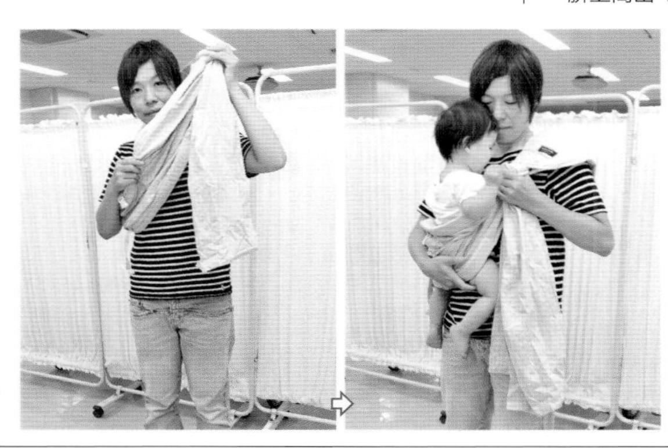

要点	注意・根据

[无环抱带]

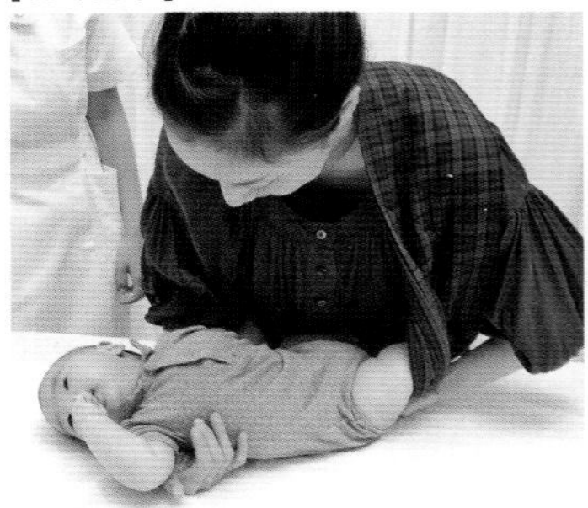

将抱带挂套在大人肩上

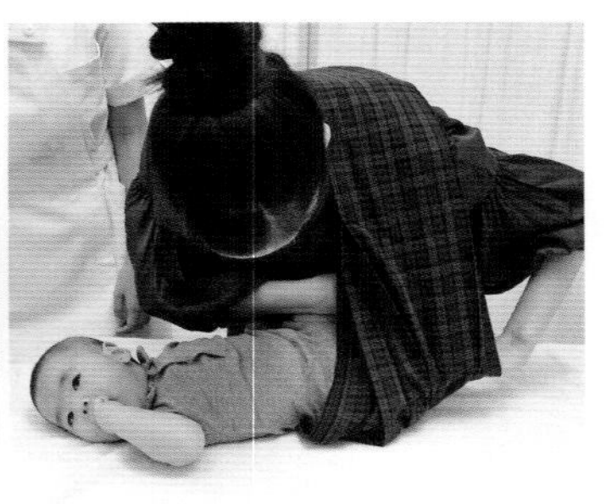

用一只手放入抱带下方托住孩子臀部

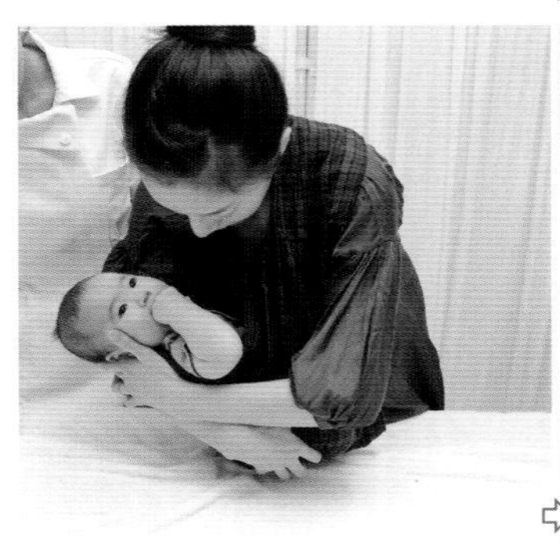

提拉抱带的布将孩子纳入袋中，抱起

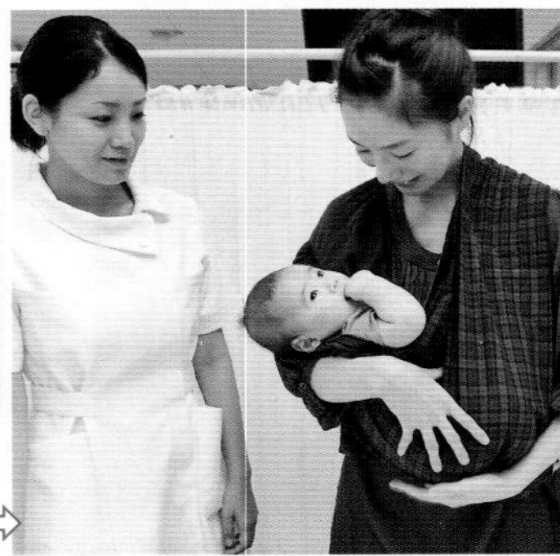

孩子的臀部置于最下并用手托撑住。在使用抱带中常常要用手托撑孩子的颈、背、臀部，修正抱带在这些部位支撑的点，这是要点

⑤确认孩子头部有无置于过低位置，拉下抱带的尾部调节，轨道部分不要有松弛（❸）

■表 3　抱带穿戴时的要点

- 肩垫有无蹭磨孩子的颈部
- 孩子背部上的布是否扭曲
- 环是否位于孩子的锁骨位置
- 支托孩子臀部的手和最下面孩子臀部的位置是否恰当，手是否能充分地支撑孩子的臀部
- 孩子的整个身体是否完全纳入了抱带的小袋中，孩子的姿势是否恰当
- 孩子的双脚是否自然地打开，呈 M 形，孩子的臀部重心是否已经得到支撑

❸在使用抱带时，要经常用手确认孩子的颈部、背部，注意孩子脊椎是否弯曲，孩子的姿势是否保持自然。特别是颈部尚未发育完成的孩子，其头部是否过度前倾

根据▸ 脊椎弯曲时其胸腹就会有压迫，影响孩子的呼吸。要确认小袋中孩子的姿势从头到腰是否笔直状态

注意▸ 因抱者经常触摸确认孩子的体部，孩子万一受到冲击，也能得到及时的保护

注意▸ 在使用抱带时不能深弯腰（孩子有跌落的危险），不举起孩子，穿戴抱带状态时不能在厨房等地使用明火（抱带尾部会引发火灾）

防止事故要点▸ 孩子不明原因的手脚大动，会在小袋内不稳定而跌落出来，所以要保持紧贴大人

借助辅助用具抱、背孩子的方法

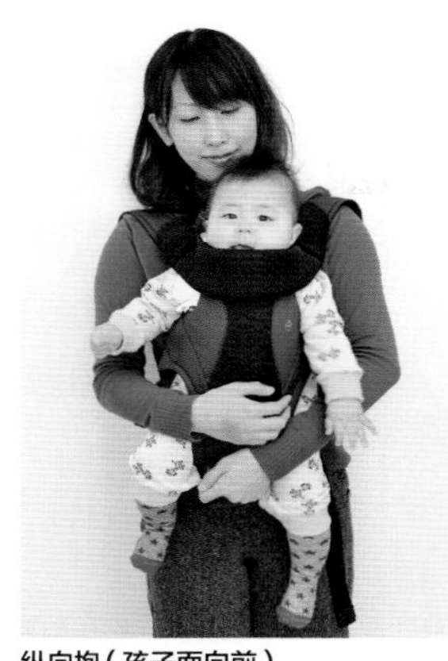
纵向抱（孩子面向前）

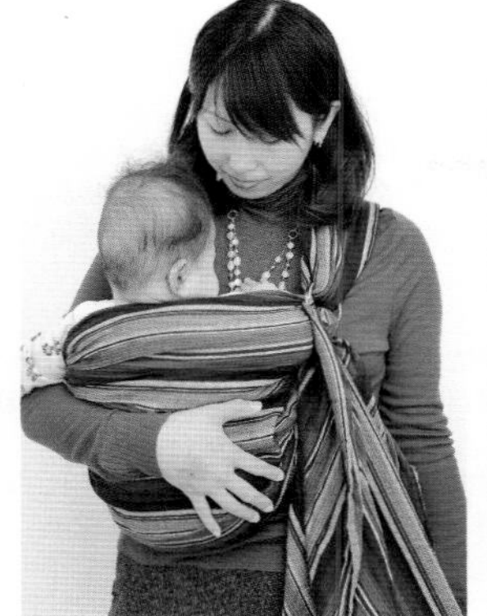
腰抱

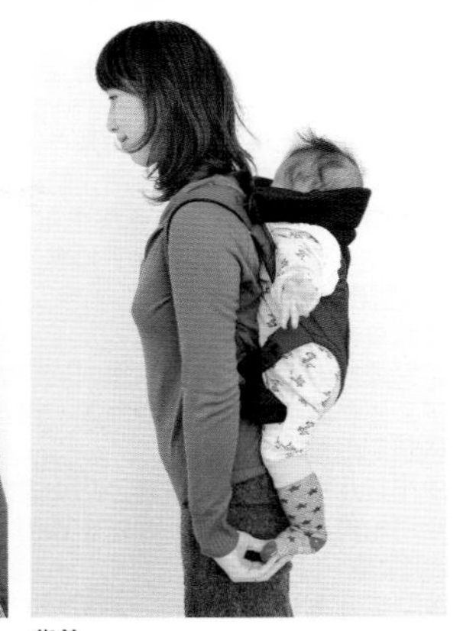
背着

●文献
1)及川郁子監編著：健康な子どもの看護，p.154，メヂカルフレンド社，2005
2)筒井真優美監：小児看護実習ガイド，pp.8-10，照林社，2007
3)前川喜平総監：最新版育児大百科，p.45，ベネッセコーポレーション，2001
4)山元恵子監：写真でわかる小児看護技術，pp.44-45，インターメディカ，2006
5)ベビースリング愛好会，http://babysling-user.net/ （2012/6/10 アクセス）
6)北極しろくま堂：スリングの使い方，http://www.babywearing.jp/netshop/sling/howto/ （2012/6/10 アクセス）

3 活动

3 移动❷婴儿车・轮椅・担架车

山田知子

目的▸ 借用婴儿车、轮椅、担架车来移动，孩子日常生活的行动范围就扩大了，其 QOL（社区生活质量）得到提高。护理员从旁协助，防止孩子在移动中跌倒、跌落，安全地移动到目的地

检查项目▸ 孩子的状况（有无疾患和医生要求的限制事项）、运动功能的状况（有无影响移动动作的障碍）、有无输液管线或留置在孩子体表的导管等插入物、是否使用氧气面罩

适用条件▸

・婴儿车适用于全体婴幼儿

・轮椅或担架车适用于因疾患或治疗的影响、治疗的限制，靠自身力量不能稳定地移动或不可能移动的孩子。还有因下肢运动功能障碍、用自身力量不能移动的孩子（扩大行动范围为使用目的）也适用

防止事故要点▸

・使用婴儿车时要防止跌落、防止误操作安全器具（带扣、制动器）、安装或折叠时防止受伤

・使用轮椅和担架车时，要防止跌倒、跌落、防止管线类卷入车轮

必要物品▸

・A 型婴儿车适用于颈部发育完成前的孩子，B 型婴儿车适用于颈部发育完成能稳固坐着的、出生 7 个月以后的孩子，是儿童座椅、婴儿车、婴儿提等多功能合一型的婴儿车。在理解其特点的基础之上选择适合孩子的车型（表 1）

・轮椅要选择适合孩子体格和即使孩子肌紧张也能坐的一款。轮椅的附属物品有室内拖鞋、（必要时）袜子、护膝毯、靠垫等

・担架车物品有枕、床单（浴巾）、毛巾等

■表 1　A 型和 B 型婴儿车的特征

A 型婴儿车	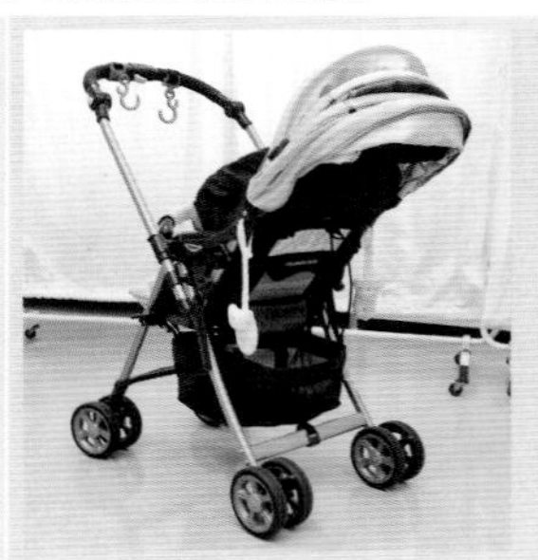	・适应年龄是颈部发育完成前的婴幼儿 ・能够躺。车内椅子能让婴儿仰躺而睡 ・和婴儿面对面时，婴儿能看见大人的脸而安心。如果婴儿对周围事物有兴趣，可改换成背面式控制婴儿车方向 ・推把的位置可以转换，以控制和婴儿能面对面的方向为主。车体和车轮大，车有一定重量 ・耐震、耐冲击，孩子坐在里面心情好
B 型婴儿车	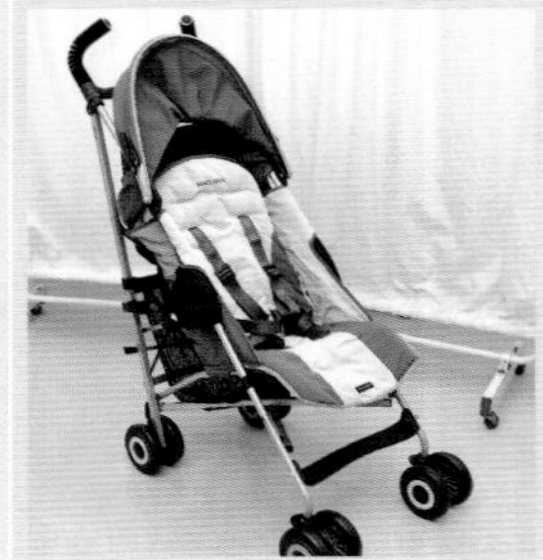	・适应年龄是颈部发育完成、能坐稳的 7 个月至 2 岁的婴幼儿 ・与 A 型车比，车轮小，易传播震动或冲击 ・是背面式车，轻量紧凑可折叠 ・是 A、B 两型功能都具有的多功能型婴儿车，根据婴儿的发育状况来使用

借助婴儿车移动

步骤	
要点	**注意·根据**
1 评估和准备 ①确认婴儿车是否适合孩子体格、是否与孩子的发育状况稳合（❶）	根据▸ 如果车与孩子体格不合，座位空间过于狭窄，孩子的姿势和股关节会受到压迫 防止事故要点▸ 与婴儿体格不合的婴儿车有使孩子跌落的危险
②检查婴儿车（❷）	❷查看螺钉螺帽是否松动、轮椅锁是否能正常工作、皮带或带扣有无故障 防止事故要点▸ 确认车的稳定性。在安装或折叠婴儿车时要注意不要夹伤手指
2 移动 ①打开车轮制动器（❶）	❶确认制动器是否锁住了车轮 注意▸ 如果不锁住车轮，孩子乘坐之际，车会有移动的危险
②孩子坐上婴儿车，系上安全带（❷） 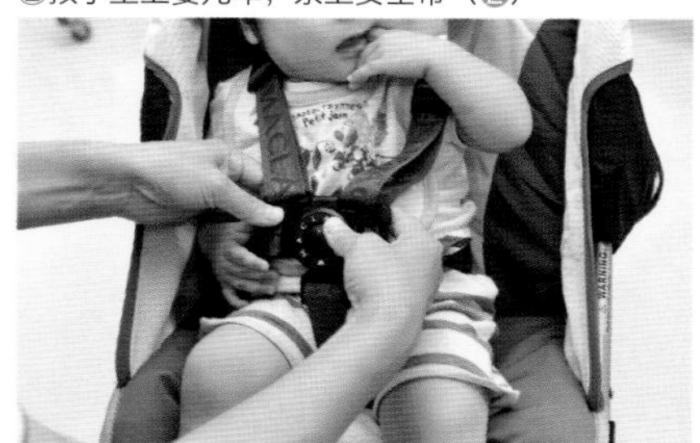 系好安全带	❷系上的安全带是否太松或太紧（以大人的手指能放入为适宜） 根据▸ 安全带过松，孩子会有挣脱站立起来而跌倒的可能性，过紧会压迫孩子的内脏器官 注意▸ 好动的孩子会挣脱股、腰间的安全带，故肩部也要系上安全带
③关闭制动器，使制动器处于休息状态，移动车（❸） 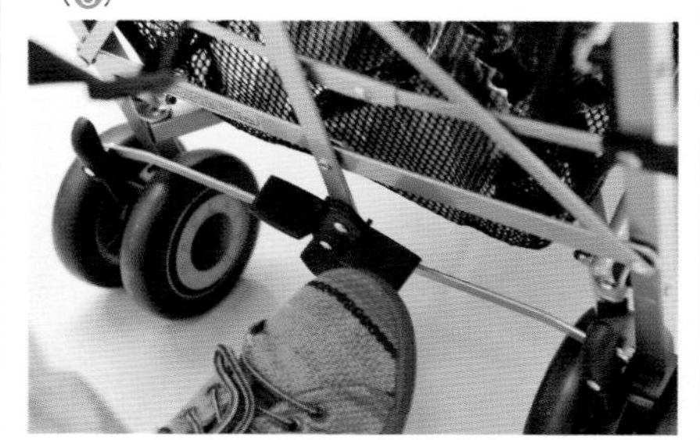 解除制动	❸移动中的注意事项 ・孩子坐在车中时护理员决不能离开 根据▸ 孩子想要在后面追护理员，因此会有站立跌倒的可能 ・夏季的白天受户外路面、阳光的照射的影响，婴儿车内的温度变高，因此，要避免长时间使用婴儿车，还要不时地给孩子补充水分 根据▸ 防脱水、防中暑 注意▸ 天气温度高时，要频繁地察看车内孩子的状态 ・路面凹凸或路面高低起伏较大时，车不能走，也不要走阶梯路 根据▸ 强震动会引起孩子脑血管损伤 ・要过有高低差的路时，护理员用脚踩住车底踏板，手抓住把手，将前轮抬起越过高低差段，后轮由把手上提越过。这种操作抬不起婴儿车时，要用手提帮助越过

要点	注意・根据
	・婴儿车把手上的 S 形钩不能挂重物 根据▶ 车重心会移至车后致车翻倒

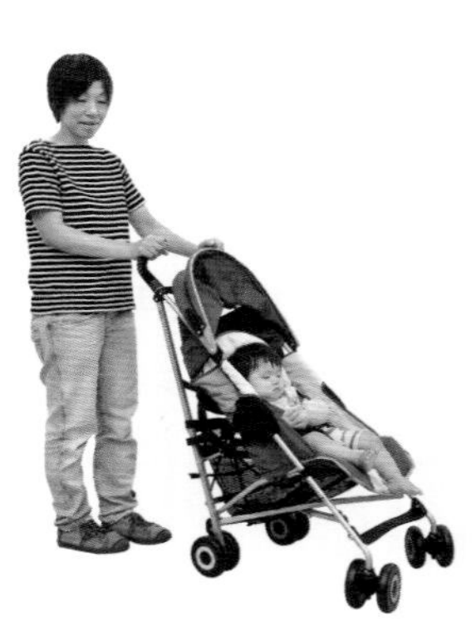

背面式车的移动

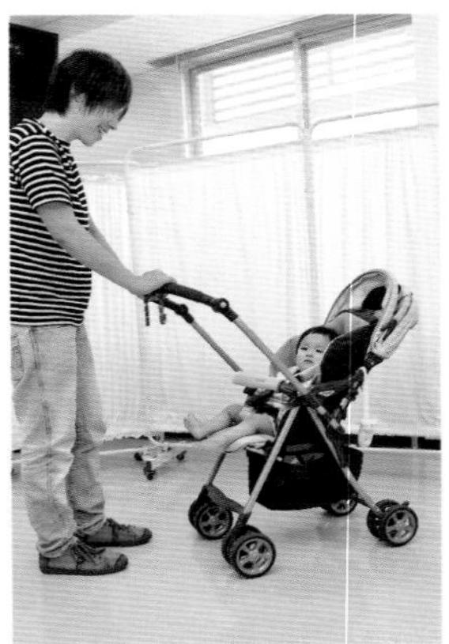

面对面式车的移动

④当孩子从车中下来时，一定要打开制动器，确认制动器处于工作状态时再让孩子下车。解开安全带，抱孩子下车

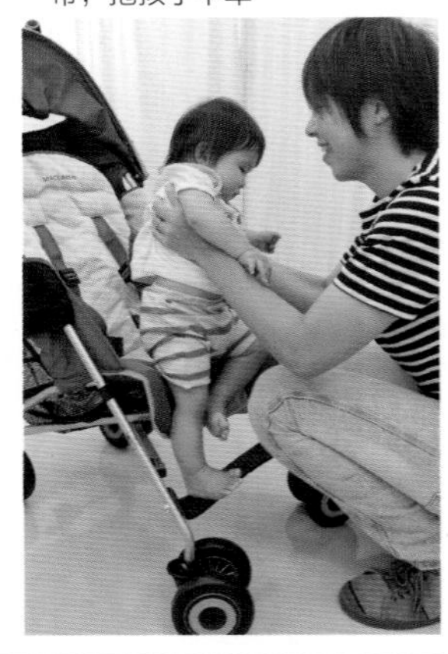

要点	注意・根据
3 记录 ①使用时间和使用中、使用后孩子状态（心情、水分摄取量、生命体征的变化等）的记录	

借助轮椅移动

步骤

要点	注意・根据
1 评估和准备	
①准备适合患者体格、适宜肌紧张患者的轮椅（❶）	根据▶ 轮椅与患者体格、肌紧张状态不合时，患者坐姿就会变形，造成身体负担，有从轮椅上跌落的危险
②检查轮椅（❷）	❷确认轮胎的气压，对轮胎的滚动操作、制动器和踏脚进行检查，确认能否安全使用轮椅
③察看患者的状态，确认患者使用的导管类器械。在轮椅上根据患者的情况安装氧气瓶和支架（❸）	❸确认输液管线和留置在患者体表的导管，确保在移乘、移送中不被碰掉，确认氧气瓶和 ME 器械（输液泵和监视器）在移送中的正确操作 注意▶ 确认氧气瓶中残量，避免出现移动中氧气量不足现象。确认输液泵是否已充好电 防止事故要点▶ 轮椅上装有氧气瓶和输液泵时，轮椅重心会后移、后倾。为防止其翻倒，要在椅前底座下放置沙袋平衡轮椅
④对患者和家长说明使用轮椅的目的，并将其移动到床侧（❹）	❹向患者说明，使其明白原委，取得患者协助
2 移动（抱患者乘坐轮椅的方法）	
①将轮椅与患者的床成 30° 放置，上抬踏板制动器（❶） 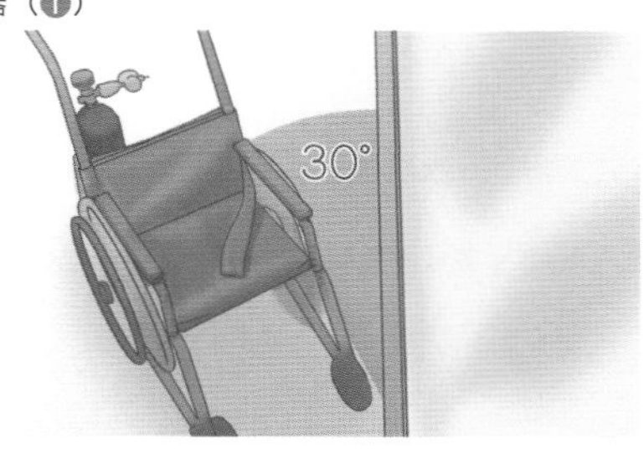	根据▶ 在空出护理员站立空间后，以最短距离将患者移至轮椅上 防止事故要点▶ 如果忘了打开制动器，在移乘过程中，轮椅会活动，患者会有跌倒的危险
②要用氧气呼吸时，面罩、软管与轮椅上的氧气瓶连接。要输液时，将输液瓶、输液泵放置在轮椅的支架上（❷） ・拆卸原有输液装置，输液线用钳夹关闭，拔除液泵电源，关闭停止开关	❷轮椅上的输液泵设置在低位并要固定不动。将输液装置的操作面面向护理员。液体自然下滴输给患者时，输液瓶在支架的位置要比患者心脏位置高 根据▶ 设置低位输液泵可使轮椅重心下降，轮椅移动中也容易确认输液泵的工作状态，但不能让患者触碰操作面。输液瓶放置过低时会引起液体逆流
・打开输液阀门，摘除输液管，将输液瓶移至轮椅支架上（❸）	❸输液管线会缠绕床框，易被踩踏，故在移乘患者之前，先将其拆除移至轮椅上

要点	注意·根据
・输液泵移至轮椅支架，重新组装好泵和输液管线，使之重新工作 ③让患者缓慢地坐到床端（❹） ④护理员单手从患者一侧腋窝插入至反侧腋窝抱住，另一只手抱住患者双膝，抱起患者转向轮椅面，让患者坐上轮椅（❺） 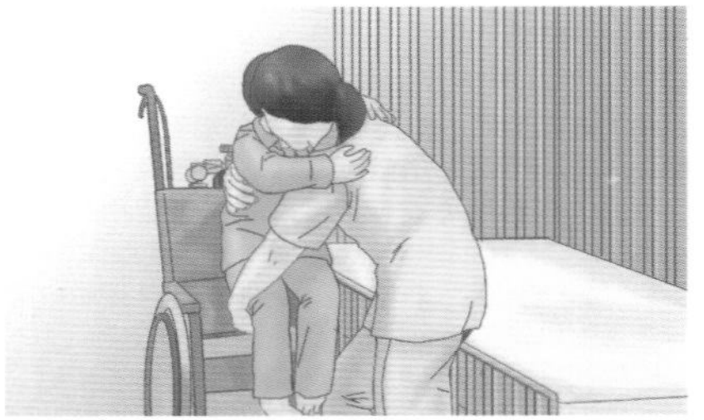 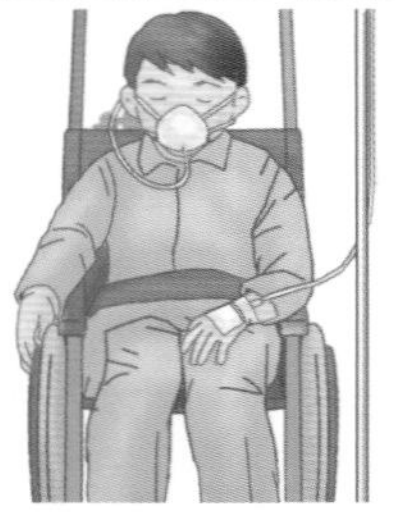	❹此时，要确认患者的脸色、是否晃动及是否头晕 ❺边观察患者状态边缓缓抱起患者 技巧▸ 患者手臂弯曲抱紧护理员斜颈部，双膝充分弯曲，降低其身体重心，减少护理员上抬患者的用力负担。护理员一脚靠床侧，另一脚则靠轮椅侧正对轮椅，这样抱起患者时，踏脚不改变也能转向轮椅面
⑤让患者深坐在轮椅上，双脚放于踏板上，腰间系上安全带（❻），必要时用靠垫保持姿势 ⑥氧气管和输液管由护理员整理好拿着，患者双膝收拢在轮椅座位内（❼），盖上护膝毯 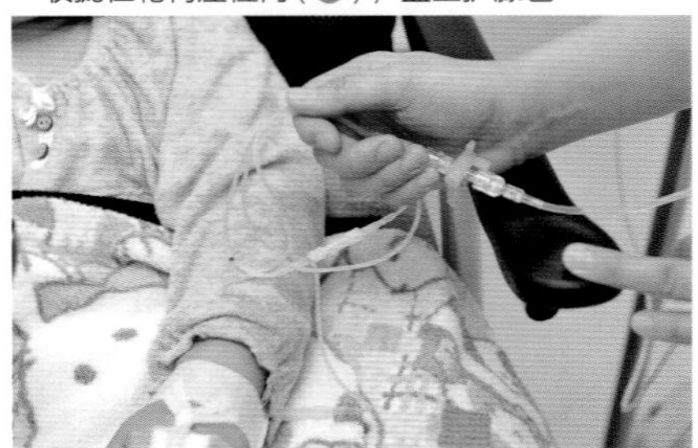	❻根据▸ 防止跌倒、跌落 ❼注意▸ 不要让导管线卷入车轮
⑦护理员在操作轮椅的同时要察看患者状态、监视器、输液下滴速度等（❽）	❽安全移动轮椅，为了不触碰壁、廊，操作要缓慢。在倾斜路上移动时，护理员要斜着前行来支撑轮椅；下坡式倾斜时，护理员要倒行移动来支撑轮

要点	注意・根据
	椅；过台阶时，使用倾斜杆或把手、小轮离地前移
3 记录 ①记录移动时间、移动中患者状态、生命体征变化、氧气饱和度、输液下滴状况等（❶）	❶如果生命体征有变化，要报告医生

借助担架车移动

步骤

要点	注意・根据
1 评估和准备 ①准备适合患者体格的担架车 ②检查担架车（❶） ③察看患者状态，确认患者使用的管线、插管、器械等，在担架车上根据需要安装氧气瓶、支架（❷） 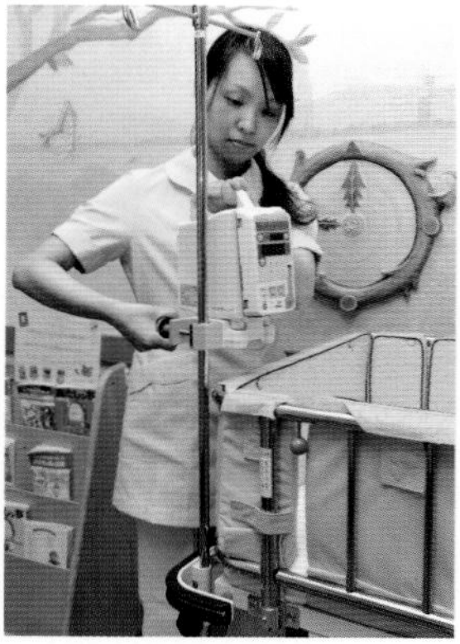 ④向患者和家长说明使用担架车的目的，并移至床侧（❸）	❶确认轮胎内压、车轮响声、小轮的灵活度，检查制动器和护栅等，确认能安全使用 ❷确认输液管线、患者体表留置的导管等，调整好导管位置使其在患者移乘、移送中不被碰掉，确认氧气瓶和 ME 器械在移送中的操作方法 注意▸ 防止在移送中出现氧气不足的现象，确认氧气瓶内氧气残量及输液泵充电是否完成 ❸向患者说明情况，取得患者协助
2 移动 ①担架车置于患者床前 45° 的位置，调至与床同高，开启制动器，放下护栅（❶）	❶调整担架车的状态，察看患者状态、有无护理员及床周边的空间 防止事故要点▸ 如果忘记打开制动器，制动器不处于工作状态时，移动患者到担架车过程中，患者可能会跌倒、跌落

要点	注意・根据
将担架车置于床斜前方 45° 的位置 担架车 患者床 45°	
②将患者抱入担架车后，马上升起担架车护栅（❷）	❷注意▸ 在移抱患者到担架车之际，要注意患者状态的变化，确保导管等物不被拔离（要保证必要人数的护理员，将孩子安全移至担架车），升起护栅，防止患者跌落
③将患者放置在担架车的中央安睡，盖上毛巾毯（❸） 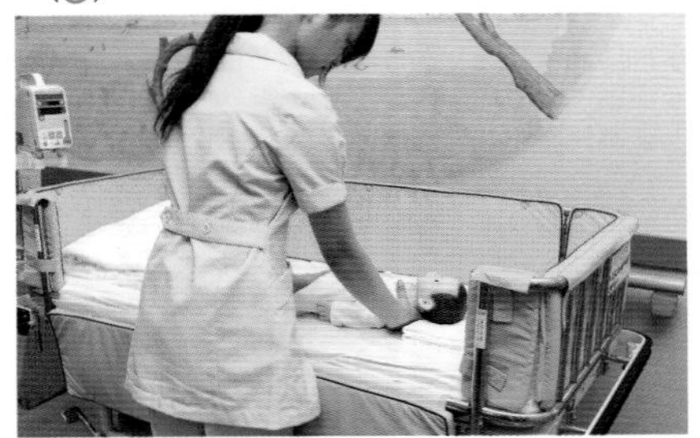	❸患者在不习惯的担架车上，会边哭边想站立起来。一般情况下，为了给患者检查或手术才会选择用担架车移行，为此移行之前可先给患者进行入睡或镇静处置。患者哭闹站立的动作会使其兴奋，为了确保患者处于安静状态，有必要在将患者移至担架中时保持其卧床、安静状态移送 技巧▸ 在担架车护栅内贴上患者喜欢的画或者图片，调整车护栅内环境，使患者在车护栅内能安心、安睡
④关闭制动器，2 个护理员移送担架车（❹❺） 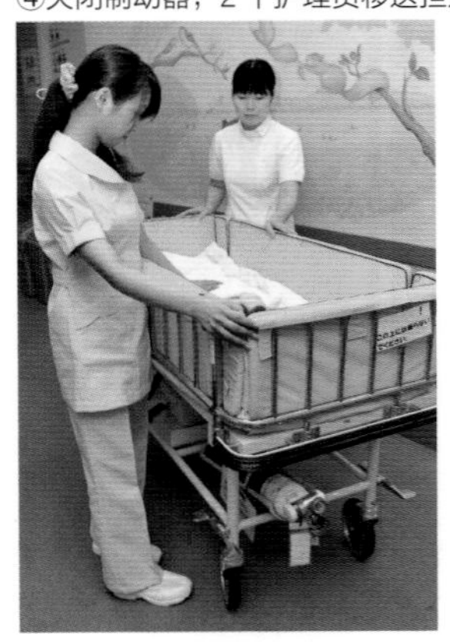	❹担架车移动时，一位护理员控制推行方向，一边注意前行方向的安全一边前进，另一护理员位于患者头侧，边推车边观察患者的状态 ❺通常控制前行的护理员在前，但在斜坡路上移动时，上坡时在患者头侧的护理员在前，一边推车一边看护患者，头部是处于最高位置，下坡时控车前行的护理员在前
3 记录 ①记录移动时间、患者状态、生命体征变化、氧气饱和度、输液下滴状况（❶）	❶生命体征有变化时，要报告医生

儿童用轮椅、担架车

[轮椅]

- 轮椅分儿童用和成人用。针对儿童患者有必要准备适合其体格及肌紧张的轮椅。除轮椅外还要准备室内拖鞋、袜子、护膝毯、靠垫
- 精神和身体残障儿童靠自身能力移动有困难时，不卧床的移动护理就变得重要了。轮椅要根据患者的状态配置头部保护辅助具及护住股、躯体的安全带

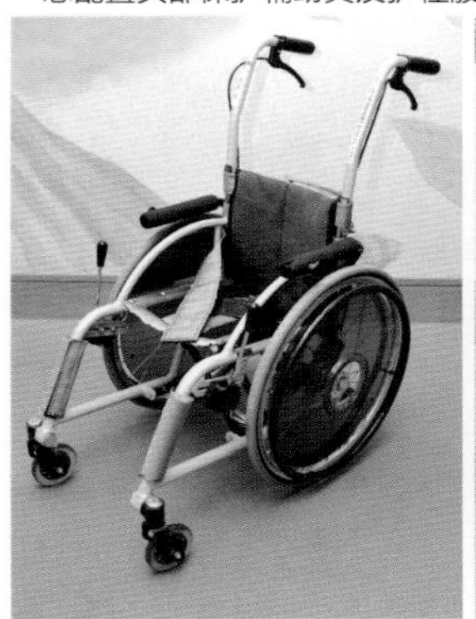

附有腰带的儿童轮椅

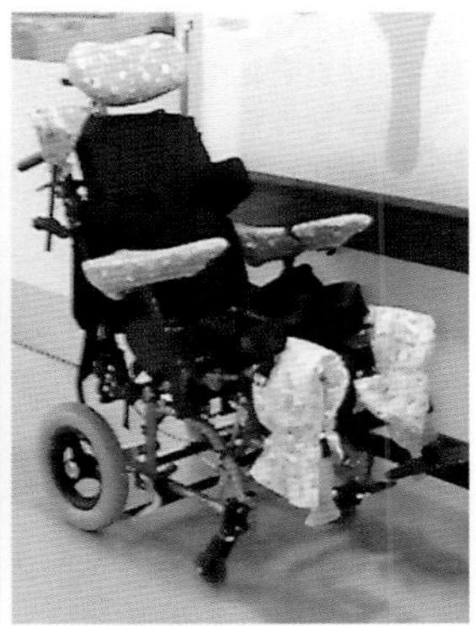

配合患者状态的轮椅

[担架车]

- 有与患者体格相适应的婴幼儿用担架车，车栅的四周都垫上垫块，防止患者跌落。担架车之外还要准备配套的枕头、床单（可用浴巾代替）、毛巾毯

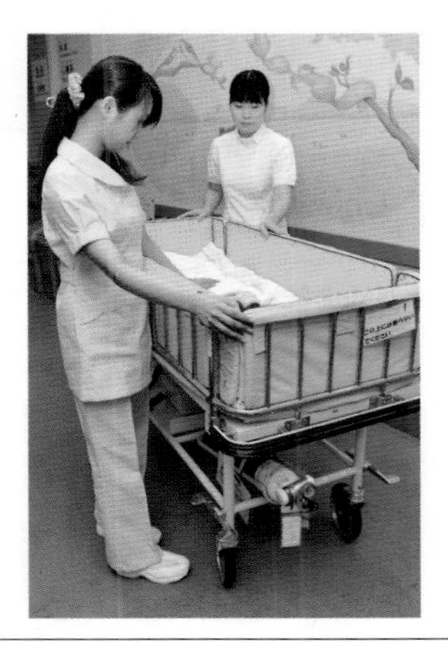

●**文献**

1） 石井範子ほか編：イラストでわかる基礎看護技術—ひとりで学べる方法とポイント, pp. 156-157, 162-169, 日本看護協会出版会，2002
2） 今野美紀ほか編：小児看護技術—こどもと家族の力をひきだす技，pp. 214-215，218-223，南江堂，2009
3） 筒井真優美監：小児看護実習ガイド，pp. 8-11，照林社，2007
4） 前川喜平総監：最新版育児大百科，p. 46，ベネッセコーポレーション，2001
5） 山元恵子監：写真でわかる小児看護技術，pp. 70-79，インターメディカ，2006

3 活动
4 固定（残障儿童）

大须贺美智

目的▸ 根据特定的目的，设置让残障儿感到安全舒适的姿势

检查项目▸ 残障儿的姿势、运动发育水平、关节可动范围、能否保持固定姿势、气管呼吸道是否畅通、呼吸状态、生命体征变化、脸色、肌紧张、表情、心情

适用条件▸ 为了达到某种目的，对自己改变姿势有困难的残障患者采用固定其姿势的方法。通过对患者设定特定的定位姿势而达到改善症状的目的

禁忌▸ 事先确认患者状况。不同患者其禁忌不同

防止事故要点▸ 防止窒息、误咽、骨折、褥疮，预测姿势的动向

必要物品▸ 针对患者设定的姿势所需的必要物品、靠垫、毛巾等、固定装置、轮椅监视器（必要时）

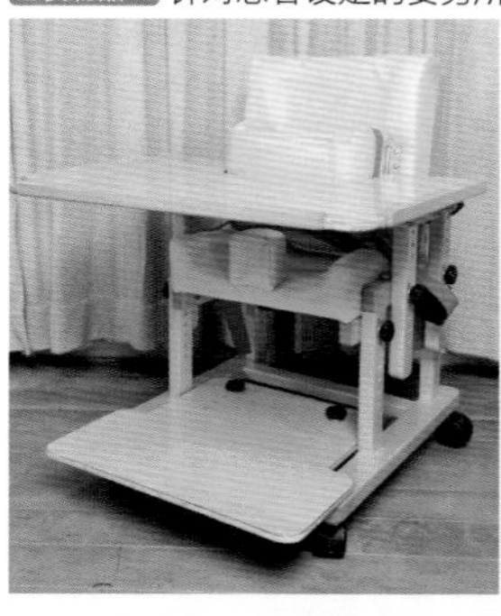

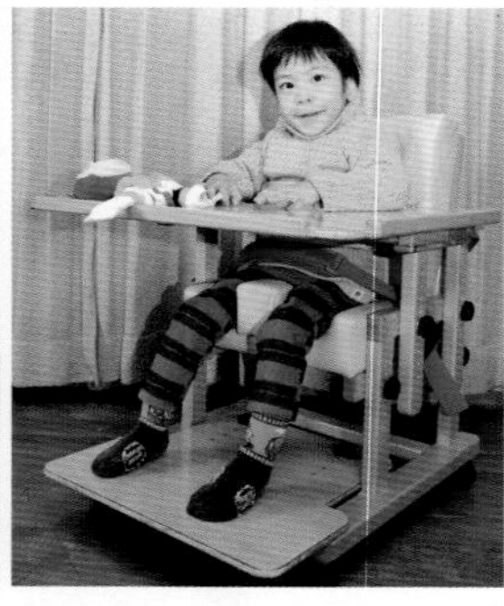

固定装置例（坐姿器）

步骤

要点	注意・根据
1 环境及使用物品的准备 ①根据患者的状态选择姿势并调整应对的环境（❶❷❸） 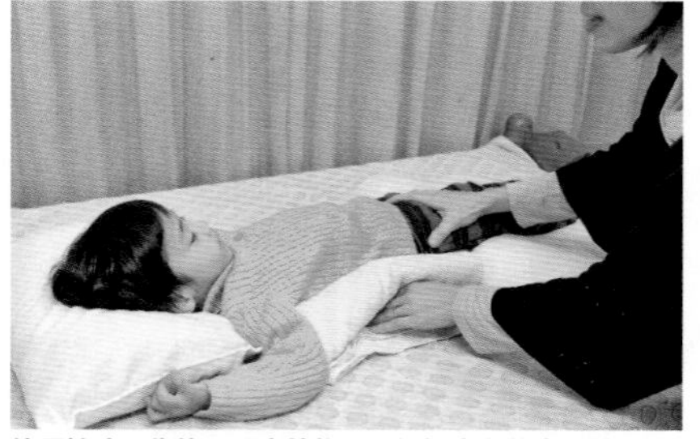 **使用枕头、靠垫、毛巾等物品，根据患者状态保持设置的姿势**	❶选择以用餐、睡眠、学习等为目的的对应姿势 ❷患者处于设置的姿势时，一定要能看见其脸部。可通过调整床、靠垫的方向来满足这一要求 ❸根据目的调整所需的环境 **注意▸** 因肌紧张发作，患者会有手脚突然张开，无法保持固定姿势。要预先把握好患者紧张模式、喜欢和讨厌的姿势、动作的程度等，周围不要放置危险物品，如果有先撤走

要点	注意・根据
根据目的选择姿势并保持该姿势	见表1
②备齐必要物品（❹）	❹准备与患者体格相适宜的、保持姿势用的靠垫和毛巾等

■表1　姿势及其主要特征

姿势	主要特征
仰卧位	下巴后缩舌根沉降，易紧张，易蓄积分泌物。背侧的胸廓活动低下，易引起胃食管反流，胸廓扁平
俯卧位	下巴后缩能避免舌根沉降，易由紧张变舒缓，分泌物不易积蓄在咽喉。背侧的胸廓活动扩大，不易引起胃食管反流而导致窒息，操作性强
侧卧位	能避免舌根沉降，易由紧张变舒缓，分泌物不易积蓄在咽喉。胸廓前后活动扩大，横向活动低下，操作性强
坐位	身体前倾时与俯卧位的效果同样，呼气时横膈膜活动扩大。如果身体向后靠，下巴后缩舌根沉降，喉头部狭窄，易误咽唾液，不易引起胃食管反流，操作性强，视线高

三浦清邦（日本小児神経学会社会活動委員会編）：呼吸管理，医療的ケア研修テキスト——重症児者の教育・福祉，社会生活の援助のために，p. 40，スライド22，p. 42，スライド24，クリエイツかもがわ，2006をもとに著者作成

2 患者的准备

要点	注意・根据
①告知患者要改变姿势（❶）	❶尽可能用简单易懂的语言告知患者如何准备，取得其协助
②擦去患者分泌物（❷）	❷确认患者有无分泌物的积蓄，必要时吸除 根据▶ 防止身体动作时刺激已有的分泌物被误咽
③确认患者是否排泄，必要时整理患者衣着（❸）	❸确认尿布状况。有排泄时换尿布，能自行排泄的患者，让其独立排泄完成后开始做准备 根据▶ 减少排泄物附着在尿布上的时间，缩短患者不适的时间，保持患者的安乐状态 注意▶ 调整衣物的纽扣、拉链等，不要压在患者身体下面

3 固定姿势的基本步骤

要点	注意・根据
①掌握患者肢体的可动区域和区域的中间位置（❶❷）（见下页图1）	❶如果要触碰患者的身体或移动患者身体时，要告知患者后，再实施 ❷掌握患者全身可动区域和区域中间位置，决不能不适当地驱使患者动作。要边注意患者的表情、紧张度边实施固定姿势 根据▶ 患者姿势固定时会因紧张而导致姿势变形。不同患者其舒适的姿势不同，避免不适当的动作，适度地让患者改变姿势

要点	注意・根据
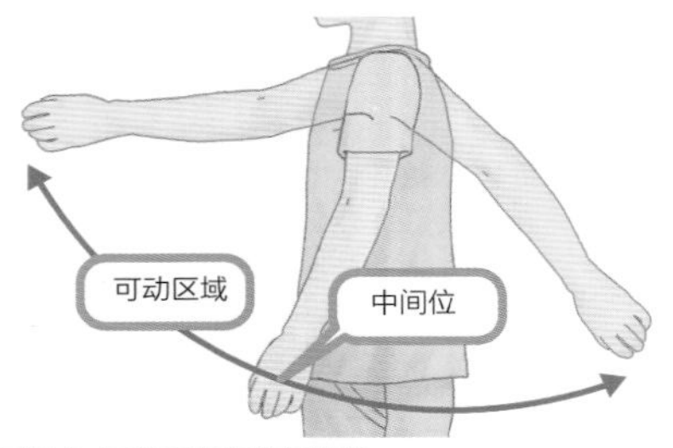 ■图 1　可动区域和中间位置 ②用靠垫和毛巾等保证患者的肢体处于中间位置（❸❹❺❻❼） 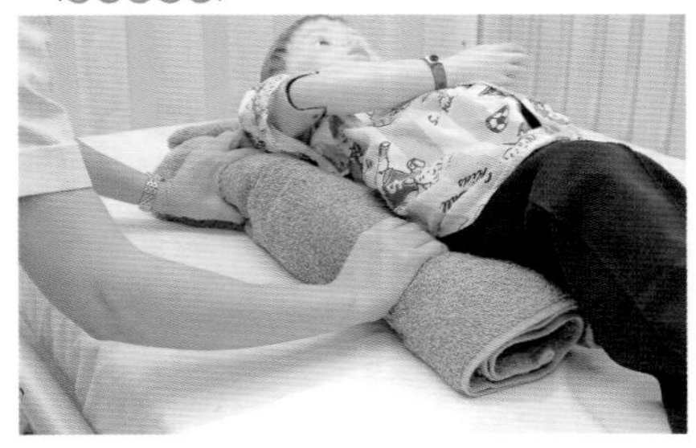	注意▸ 患者紧张时，为缓解紧张度采取不自然姿势易导致患者骨折，这点要充分注意 ❸头部、脸的朝向，四肢等按第 119 页所述之法掌握其中间位置，用靠垫、毛巾等支撑保持设定的姿势 ❹用手插入患者身体背部，确认患者身体下面无悬空部分和凸出部分 注意▸ 在患者姿势变形时，使用的物品会发生左右移动。确认患者身体部分是否压到这些移动的物品 ❺在患者身体背部悬空处垫入毛巾等 ❻有厚度的用品（浴巾卷成柱状）沿着患者身体边缘支撑身体 技巧▸ 患者身体下方铺上床单和被褥，用手插入患者身体背部检查支撑患者身体面的均匀度，可增加患者身体的稳定性 ❼避免患者身体一部分受压。身体尽可能广地靠在支持面上，使体压分散，达到标准时间时改变体位。患者感到不快、身体不适时，适宜做固定辅助 根据▸ 即使固定的姿势很舒适，长时间保持这一动作，也会感到痛苦
4 侧卧位 ①浅侧卧 ・浅侧卧（❶） 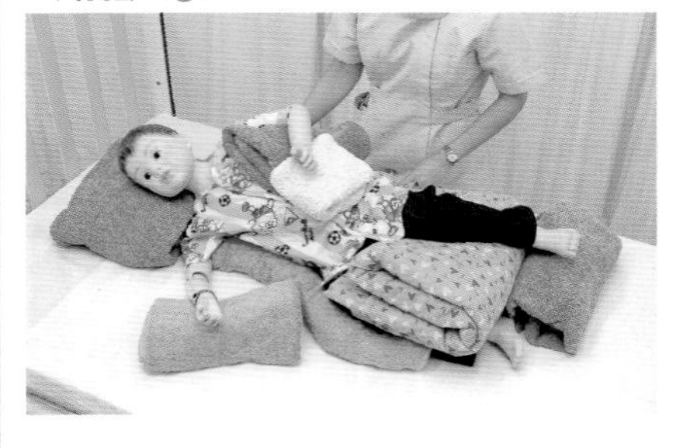	❶背部倚靠在靠垫上，和前述（第 119 页**3**固定姿势的基本步骤）步骤一样

要点	注意・根据
・深侧卧（❷） 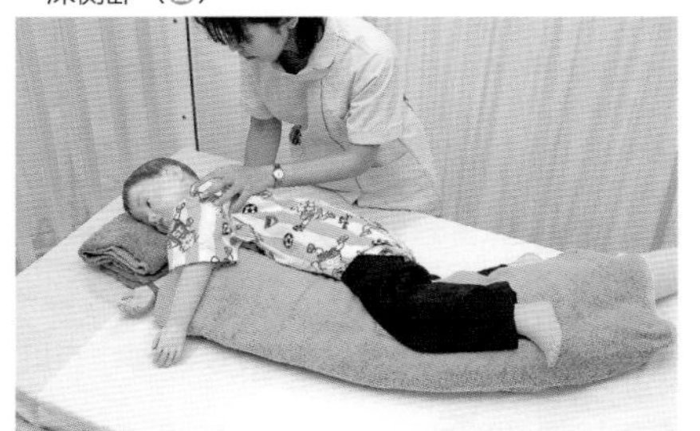 **患者抱着在身体下方的垫，保持深侧卧位**	❷抱住靠垫，紧靠住它 注意▸ 脸部朝下，不要堵塞住气道
②调节头部高度和脸部朝向（❸） 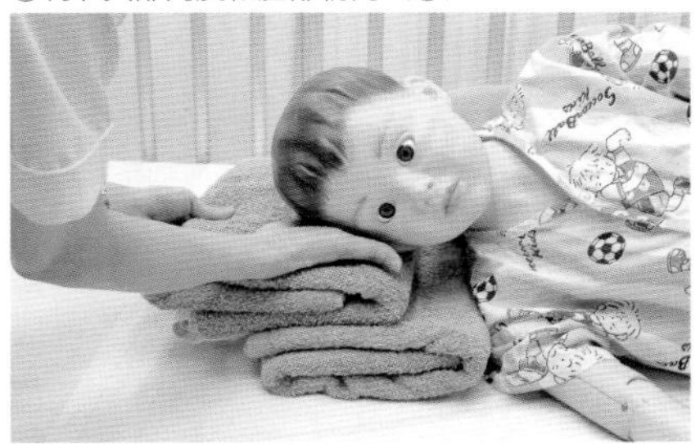 **用折叠的浴巾等调节头部高度和脸部朝向**	❸调节头部高度和脸部朝向，使其都置于中间位置 注意▸ 将头、脸部置于颈椎延长线位置的方法很多，若根据患者的舒适度来设置的话，头、脸部位置应高于颈椎延长线放置
5 俯卧位 ①患者向床的一侧移动，准备好靠垫等（❶❷❸） ②在床的中心面对有靠垫等物品的方向侧卧（❹）	❶尽可能有 2 位护理员来操作 ❷告诉患者要趴下后，患者移至床的一侧，准备好靠垫等 ❸确认生命体征变化后，在没有问题的状态下摘下能位移的器械。预测器械移动位置并将其拿在手中，缓慢移动至新位置。摘下的移位器械不能影响正常的输液，不能有拔出管线的情况 ❹患者面对靠垫方向侧卧，将靠垫移至患者身旁 防止事故要点▸ 移至患者身旁的靠垫等物不要堵住其口鼻

要点	注意・根据
③使患者处于俯卧位，调整好姿势（❺❻❼❽❾❿⓫⓬） 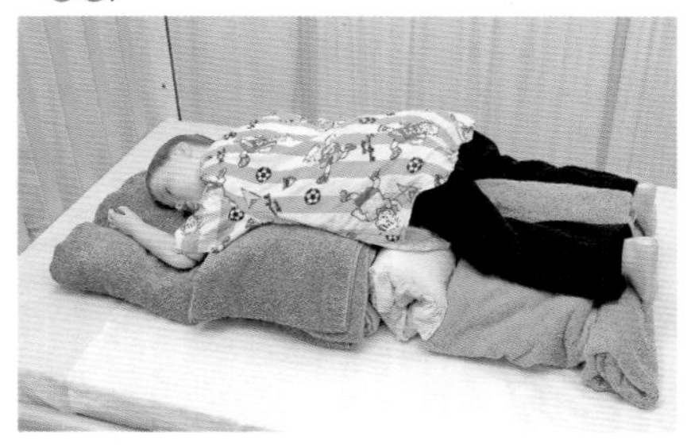	❺将患者的头部、身体支撑住，缓缓地将患者由侧卧变换到俯卧。确认患者呼吸状况 注意▸ 将枕头置于患者头部下方，为避免窒息，要用硬些的枕头 ❻摘下的器械再安装好，确认生命体征变化和器械的工作状态 ❼采用和前述（第 119 页 **3 固定姿势的基本步骤**）同样的步骤，保持良好的肢体位，用靠垫、毛巾消除间隙，调整垫入物 ❽确认输液管线、营养导管线的位置、长度，有扭曲的要调整好 注意▸ 确认患者身体下有无导管、输液管，有无触碰连接管线部分等 ❾确认患者的表情、是否紧张。如有不快的表情，应再度检查患者全身状况，排除原因 ❿整理好睡眠用品等 ⓫开始确认时间 注意▸ 不要延长患者定位姿势要保持的时间 ⓬护理员要能看见患者的脸部，适时地察看确认患者的表情和状态、生命体征的变化、分泌物排出状况等 注意▸ 特别注意患者因不习惯俯卧位姿势而产生的紧张感
6 坐位 ①要深坐座位上，双脚要全部踏住固定装置踏板（❶❷❸） 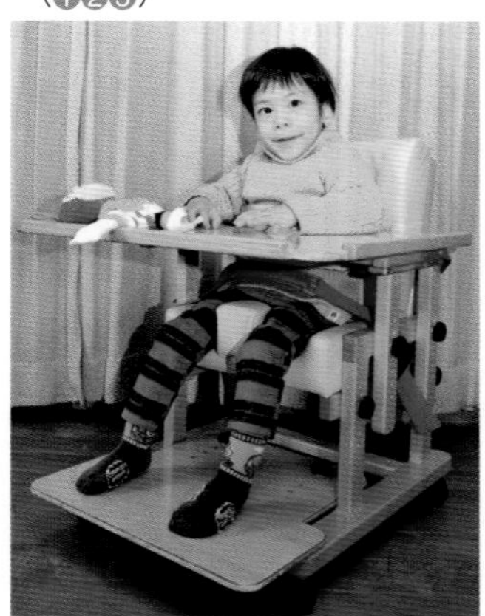 **要使患者深坐座面，能够保持股关节弯曲的程度。调节座面的高度，使患者双脚保持整体踏住固定装置脚踏板**	❶深坐座面，患者背、臀、大腿部与座面无间隙 根据▸ 因股关节弯曲，要防止肌紧张的同时也要防止身体滑向前方，还可以分散体压 ❷双脚底要能完全与踏板或地连接 根据▸ 保持良好肢体位，接触面大，能增加稳定性 ❸必要时可用靠垫等调整患者下肢位置 根据▸ 防止患者下肢向内收、向内转 注意▸ 患者姿势变形时，根据患者状况，不强行让患者采用固定坐姿。孩子有呼吸障碍时，采用固定坐姿，可较轻松地缓解症状。掌握好患者常态，避免过快地变化

<table>
<tr><th>要点</th><th>注意・根据</th></tr>
<tr><td>②坐位能保持固定后颈部（❹）</td><td>❹从颈部后面支撑后颈部（用靠垫、头靠垫等）
根据▸ 颈部未发育成熟时，患者不能自己用颈部支撑头部。肌紧张强时，角弓反张易引起全身紧张
防止事故要点▸ 颈部支撑不稳定时，误咽的风险增加</td></tr>
<tr><td>③必要时使用安全带（❺）
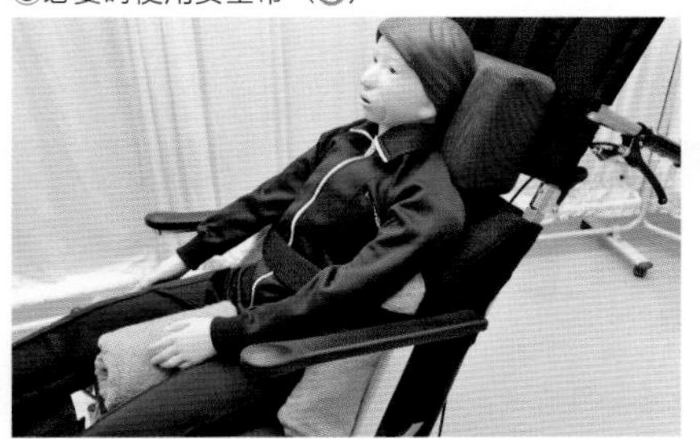</td><td>❺如果定位姿势不稳定，可用安全带来加固
根据▸ 麻痹。身体的活动会导致患者身体离开座椅而发生倾斜，姿势无法固定会有跌落的可能
防止事故要点▸ 一定确认使用安全带。根据患者的体格选择安全带</td></tr>
<tr><td>④必要时使用大桌子（❻）</td><td>❻使用大桌，能保持对患者上肢的支撑
根据▸ 能防止上肢因不稳定而倾斜。上肢有大桌的支撑能处于良好的肢体位，也能在桌上学习、玩耍</td></tr>
</table>

●文献

1）三浦清邦（日本小児神経学会社会活動委員会編）：呼吸管理．医療的ケア研修テキスト——重症児者の教育・福祉，社会生活の援助のために，p.40，42，クリエイツかもがわ，2006
2）江草安彦監：重症心身障害児通園マニュアル　第2版，医歯薬出版，2004
3）藤村宏：褥瘡予防のための意外と知らないポジショニングのコツ，看護学雑誌 74（9）：52-62，2010
4）小堀愛司：重症心身障害児の呼吸リハビリテーションとポジショニング——子どもの立場に立った理念と基本的考え方を中心に，小児看護 34（5）：607-613，2011

4 睡眠

山北奈央子

目的▸ 睡眠对人体所有器官有保护作用，可促进组织的修复和身体机能的恢复，是人体活动不可或缺的。患者住院后因环境发生了改变，睡眠习惯易出现改变。为患者能康复身体，有必要根据患者的状况对其进行睡眠协助

检查项目▸ 患者在家的睡眠状况、在家里睡眠前做的事（看读连环画、听摇篮曲等）、睡眠环境、患者喜欢的睡姿、就寝的习癖等与患者睡眠习惯相关之事

必要物品▸ （必要时）连环画、收音机、CD 等

步骤

要点	注意 · 根据
1 照顾患者的睡眠习惯 ①尽可能不破坏患者已有的睡眠习惯（❶❷） 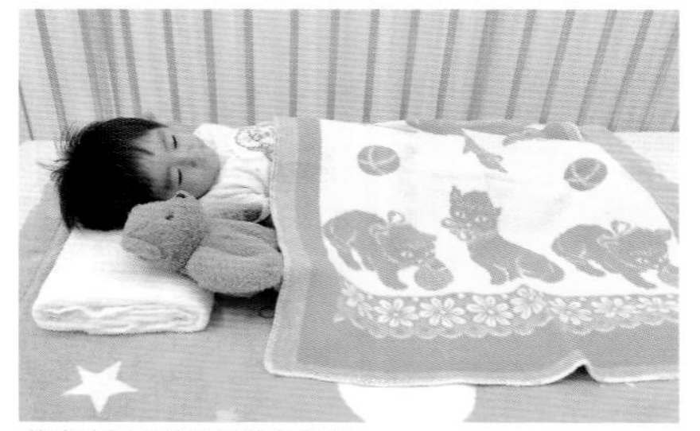 **将喜欢的毛绒玩具放在身旁**	❶掌握患者在家里详细的睡眠习惯，有好心情就能入睡 根据▸ 患者入院后处于与自己平时所处的不同环境中，感到不安而无法入睡。因此，有必要尽可能给患者营造与家里相近的环境 ❷刚出生的新生儿是不分昼夜睡眠的。随着年龄的增长睡眠会集中在夜里，白天醒的时间会长。1~2 岁的孩子白天会有一次睡眠，3~4 岁左右的孩子就很少在白天睡觉了 孩子一天的睡眠时间：新生儿期 20~22 小时、婴儿 16~20 小时、幼儿期 12~16 小时、学童期 10~12 小时。随着年龄的增长，睡眠时间减少 睡眠有快波睡眠和慢波睡眠。孩子随着中枢神经的发育成熟，不仅睡眠时间会变化，快波睡眠的比例也会减少
②就寝前完成刷牙、排尿（❸）	❸与睡眠相关的习惯在 4 岁开始养成，睡前会排尿，道晚安后就寝，起床后会问候 根据▸ 养成睡前习惯，每天能按生物时钟度过，到晚上也能按时入睡
2 准备好睡眠环境 ①引导患者收拾好玩具，关闭电视（❶）	❶尊重患者习惯于特定的毯子或毛巾、吮指等睡时习惯，可将患者喜欢的毛绒玩具放于其旁，给患者一个能安心睡眠的环境 根据▸ 引发患者兴趣的玩具或电视会刺激患者的交感神经而不能使患者进入睡眠状态
②关闭照明。如果患者害怕黑暗，可帮其准备好间接照明环境（❷）	❷深夜还处于照明下的患者，起床后其生理节奏会被打乱 根据▸ 睡眠不仅是身体的休息，大脑也会积极地休息

要点	注意 · 根据
③就寝前，患者有睡前习惯（看、读连环画，抚摸身体）时，要照顾其既有习惯，使患者安心入眠（❸） ④重症、心理残障等自己不能翻身的患者，可使用枕头等辅助物品，让其安心入眠 ⑤患者家长陪伴时，整理好家长的休息环境（❹）	・睡眠物质中的褪黑激素和光有很大关系，如果处在黑暗环境，能增加其分泌。褪黑激素在人体血液中分泌后能降低体温、减慢脉搏、降血压、诱发睡意 ・早上起床后，人体在阳光照射下，抑制褪黑激素物质的生成 ・睡眠的节奏根据生物钟和睡眠物质调节为白天醒，晚上睡。在睡眠中能分泌各种各样的成长激素，良好的睡眠也能提高机体的免疫力，这一切对儿童都是非常重要的 ❸也有患者要听轻音乐才能安心进入睡眠 注意▸ 要照顾到同室的患者和其家长，音乐音量要小 ❹根据▸ 患者夜晚哭泣时，其家长会担心同室的患者和家长不能休息
3 记录 ①患者就寝时间、睡眠状态、白天睡眠次数、时间、自己不能翻身的患者就寝时的体位等	

5 清洁

1 沐浴（新生儿・婴儿）

山北奈央子

目的▸ 新生儿和婴儿的皮肤表皮薄，体重比体表面积大，不感蒸发多。孩子阴部、臀部易受污染而发红、起尿布疹，所以保持清洁是必要的。沐浴同时也是察看孩子全身状态的最佳时机。为保持身体的清洁，应 1 日 1 次沐浴或隔天沐浴

检查项目▸ 体温、呼吸、脉搏、血压有无异常，喂奶时间、摄取量等

适用条件▸ 以新生儿和婴儿为主（要有医生许可）

禁忌▸ 可能出现状态恶化或异常的孩子，出生时体重偏低的孩子，刚吃饱的孩子

防止事故要点▸ 不适宜的水温会烫伤孩子，防止跌倒

必要物品▸ 婴儿浴盆或沐浴槽（热水温度 38~40℃）、沐浴水温（淋浴等的热水温度 41~42℃）、洗脸洗身体的纱布（①）、沐浴中披在身体上的浴巾（小毛巾）（②）、肥皂（不含香料、添加物少的）（③）、水温计（④）、替换的衣裤（衣服、尿布）、浴巾（⑤）、棉棒（⑥）、梳子（⑦）、刷子、体重计、覆盖输液时针刺部的纱布卷、塑料袋、胶带

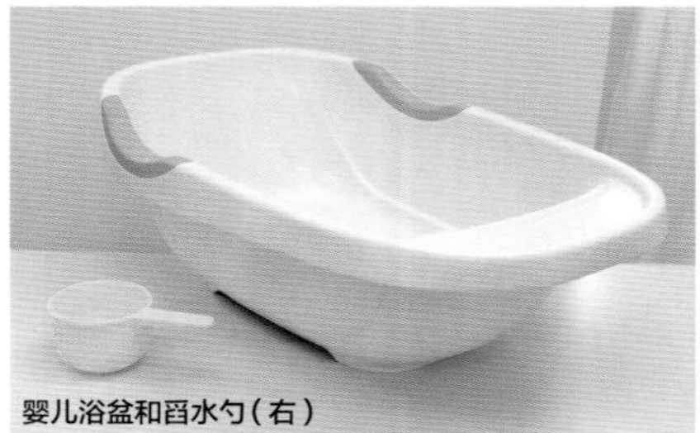
婴儿浴盆和舀水勺（右）

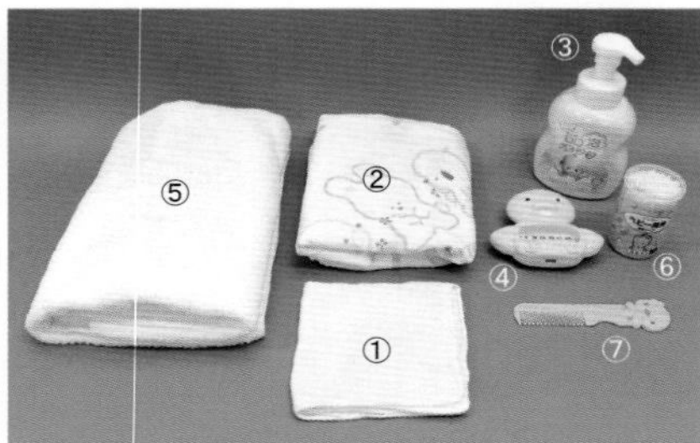

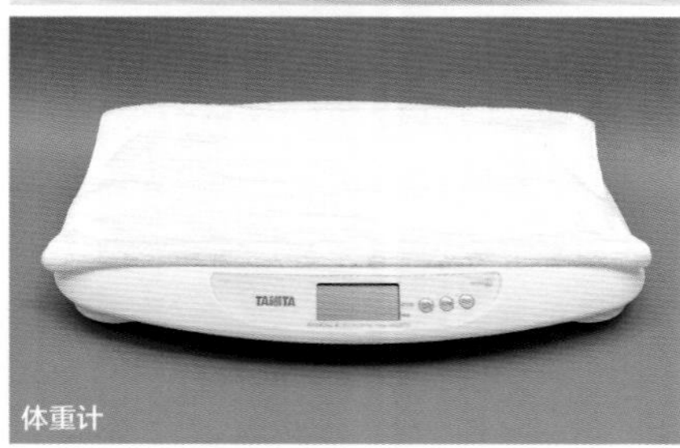

体重计

步骤

要点	注意・根据
1 评估孩子的状态 ①体温、呼吸、脉搏有无异常等，评估孩子的一般状态（❶❷）	❶沐浴前察看孩子的状态，确认能够沐浴 **根据▸** 沐浴非常消耗体力，因此沐浴会有状态恶化的可能，沐浴前要确认孩子状态是否稳定 ❷沐浴时间 10~15 分钟最佳。根据孩子的状态决定时间的长短 **根据▸** 患先天性疾患的孩子沐浴时会有身体负担，护理员要快速地为其沐浴

<table>
<tr><th>要点</th><th>注意·根据</th></tr>
<tr><td>②察看孩子全身的皮肤状态（❸）

③确认喂奶时间和摄取量（❹）</td><td>❸在孩子脱下衣服后，要察看其全身皮肤
根据▸ 阴部、臀部经常会因被污物污染而发红，易尿布疹
❹沐浴前，要确认之前的喂奶时间和摄取量。喂奶1~1.5小时前后是沐浴要避开的时间段
根据▸ 饱腹时，沐浴会诱发呕吐；空腹时，孩子会哭啼而增加身体负担</td></tr>
<tr><td>2 环境，使用物品的准备
①浴室环境准备（❶）
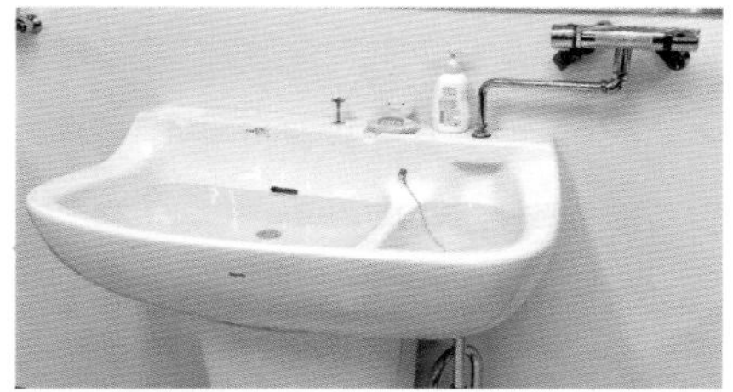
有淋浴的两槽式沐浴槽
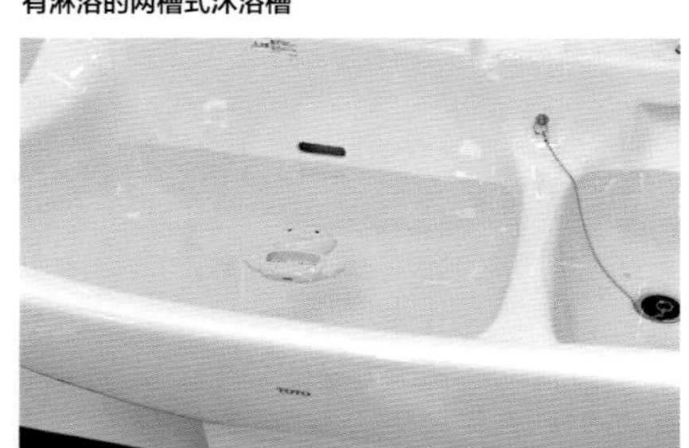
用温度计确认水温</td><td>❶浴室室温调整在25℃前后，沐浴槽（或婴儿浴盆）中放入的水温要在38~40℃，同时准备好淋浴热水，防止室温在20℃以下，防止有间隙风进入
根据▸ 孩子（特别是新生儿、婴儿）易因沐浴而感到冷，要充分的保温
技巧▸ 淋浴时热水会变冷，故准备时热水温度为41~43℃
注意▸ 防止事故要点▸ 防止热水烫伤，一定要确认热水温度</td></tr>
<tr><td>②准备必要物品（❷❸❹）
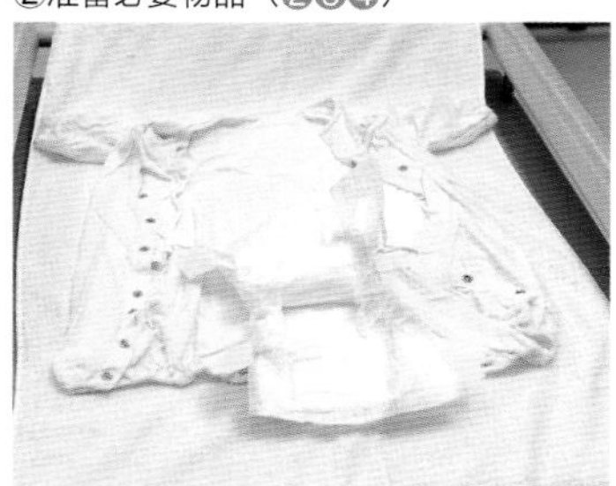
替换的衣服、尿布</td><td>❷准备好沐浴后马上要换的内衣、外衣。事先将内衣、外衣先套在一起放置，同时展开新尿布，将其置于内衣上面，浴巾也要铺展开
根据▸ 与❶相同
技巧▸ 更衣处狭窄时，在预先展开的套好的内外衣上叠放展开的浴巾。浴后用浴巾擦拭完婴儿皮肤后，去掉浴巾马上穿上内外衣
❸组装好测定体重的体重计
❹浴槽旁准备好肥皂、纱布
根据▸ 婴儿入浴槽后，再去取是不适宜的。故事前要准备好并放置在浴槽旁</td></tr>
</table>

<table>
<tr><th>要点</th><th>注意・根据</th></tr>
<tr><td>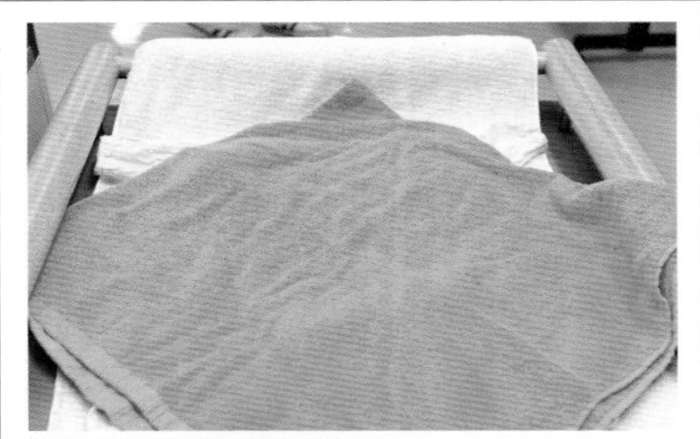
铺展开的浴巾置于替换衣物上面</td><td>注意▸ 保护好正在输液的患者的输入针孔部</td></tr>
<tr><td>3 实施沐浴
①用纱布沾取槽内温水擦洗婴儿的脸。擦拭顺序：内眼角→外眼角→面部→鼻下→口周围→耳朵（❶）。新生儿要在穿内衣的状态下擦拭
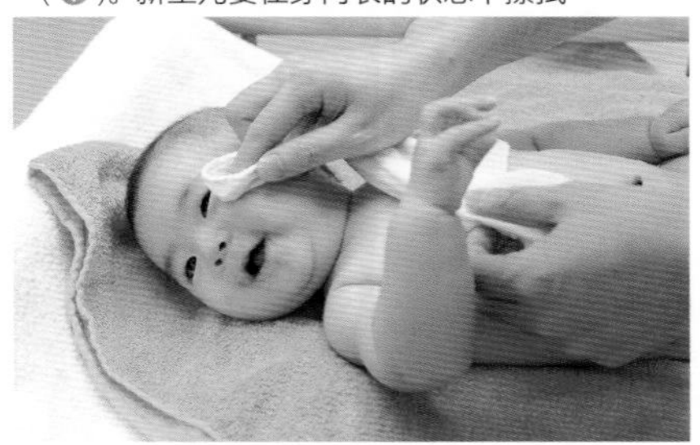</td><td>❶擦拭中要清洗纱布，保持纱布清洁或改换纱布擦拭面
根据▸ 入浴前，在稳定的场所擦拭婴儿脸部能擦得很干净
技巧▸ 眼的擦拭是从内眼角到外眼角，擦完一只眼后，要将纱布换面后再擦另一只眼。不要忘记擦拭耳后。擦拭顺序为①→②→③→④
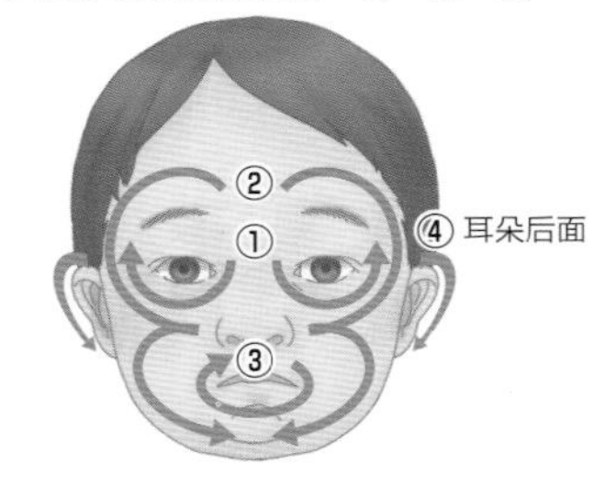
</td></tr>
<tr><td>②脱去衣物（新生儿），摘除尿布，观察全身皮肤状态，测定体重（❸❹）
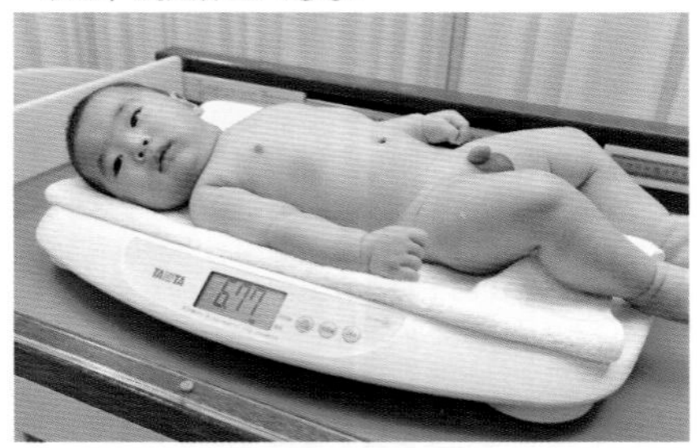</td><td>❷内衣从肘开始脱下，参照第 157 页“更衣”
根据▸ 防止脱臼
❸测定体重时，要确认刻度归零后再测。详细参照第 216 页“体重”
❹有排泄物时先将阴部、臀部用专用湿巾等清洁后再入浴</td></tr>
<tr><td>③体重测定后，用浴巾包裹好婴儿（❺）</td><td>❺婴儿的身体用浴巾（小毛巾）包住时，四肢不能很好伸展，要保持四肢良好的肢体位</td></tr>
<tr><td>④针对颈部尚未发育完成的婴儿，护理员要用双手托撑其颈部（❻）的同时，用一手的拇指和中指塞住婴儿的双耳，用惯用手托撑住婴儿的股到臀部</td><td>❻护理员手掌要保持托住婴儿颈部。出生 3 个月后，婴儿颈部才渐渐发育成熟
防止事故要点▸ 一定要支撑婴儿后颈部，保持不让婴儿跌落水中</td></tr>
</table>

要点	注意·根据
⑤将婴儿的脚缓慢放入浴槽，最后，全身浸入水中（❼❽） 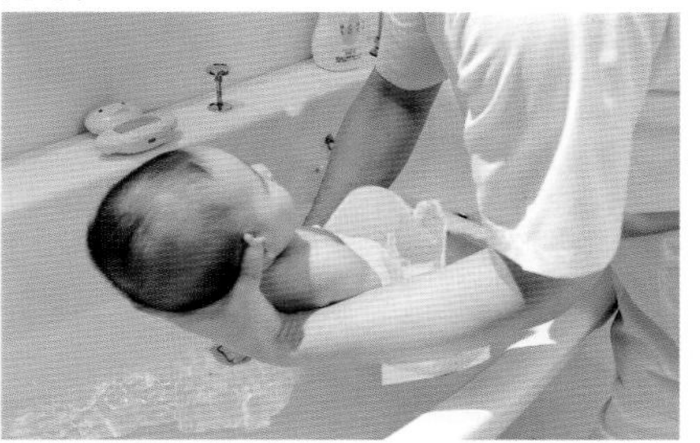 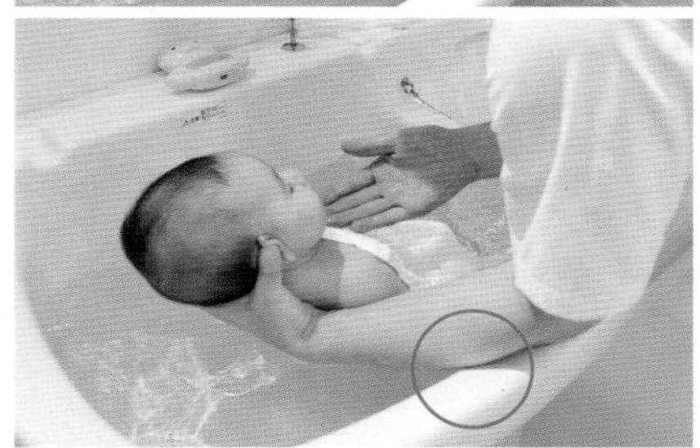 **支撑婴儿颈部的手腕前部靠在浴槽边缘，可保持其稳定支撑**	❼缓缓地将婴儿放入温水中，婴儿不会受惊而能安心接受沐浴。此时，让婴儿双脚触浴槽底部或侧面 根据▸ 婴儿双脚着槽底部能使其放心安静地进行沐浴 ❽温水湿润的沐浴布（小毛巾），紧贴着婴儿的身体 根据▸ 婴儿抓沐浴布会使其感到安心
⑥洗婴儿头部时，用纱布湿润头发后，用起泡的肥皂从头后部向头顶洗（❾） 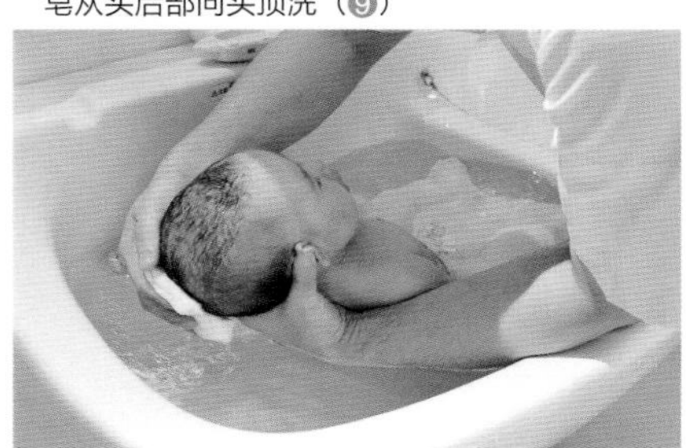	❾头发湿润之后，将纱布放在沐浴槽边框上，用惯用手使肥皂起泡（无论是固体或液体肥皂，手比纱布更易擦起泡） 根据▸ 新生儿的头部和脸部与非新生婴儿的头部和脸部比，新生儿的皮脂量多，能看出皮脂溢出。为保持前额到颈部的清洁，有必要认真地用起泡的肥皂清洗 技巧▸ 为不伤婴儿的头皮，护理员要用手指的腹部（中间部分）来洗婴儿的头皮，不可用指尖 注意▸ 肥皂泡不要洗到婴儿脸部，不要让其进入婴儿眼和耳内 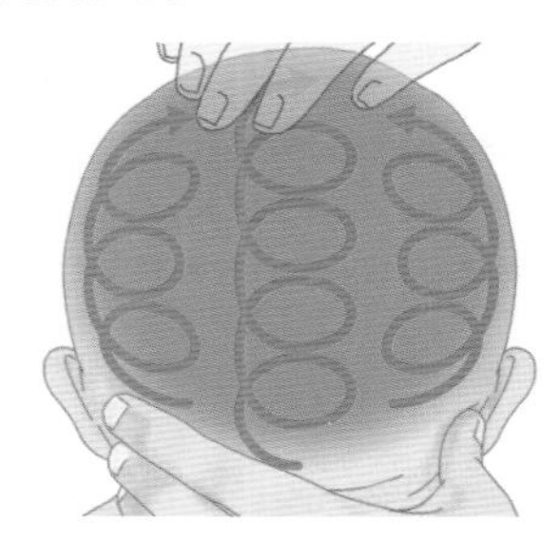

要点	注意・根据
⑦用纱布将留在头上的肥皂洗掉(⑩)	⑩用纱布沾上温水，将婴儿头发上的肥皂洗除，尽可能擦除头上水分 根据▶ 除去水分，防止体温下降 技巧▶ 用温水直接洗除头发上的肥皂时，肥皂水会流到婴儿的脸部从而进入耳内。用含温水纱布洗，就可避免上述情况的发生 注意▶ 肥皂成分残留在头部会引起瘙痒，要将肥皂冲净
⑧洗身体。摘除婴儿身上的沐浴布，用肥皂依次清洗颈部、胸、腹部、上肢、腋窝（⑪⑫⑬⑭⑮） 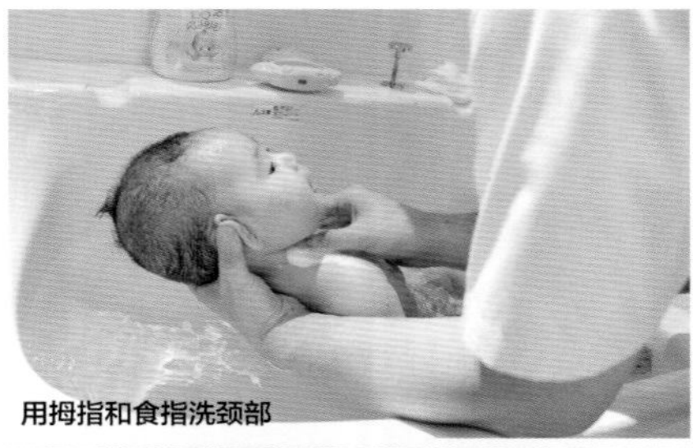 用拇指和食指洗颈部 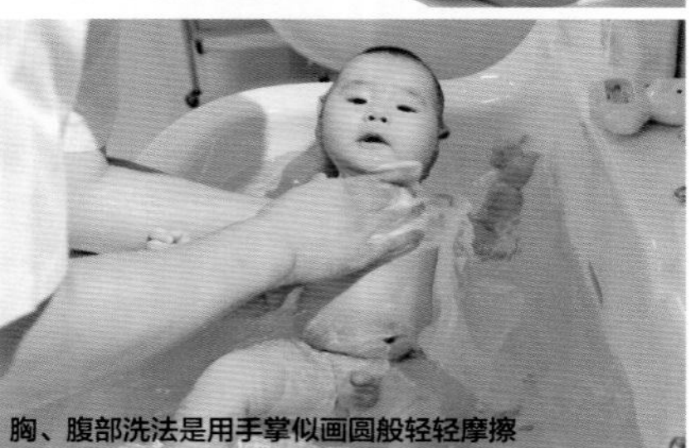 胸、腹部洗法是用手掌似画圆般轻轻摩擦 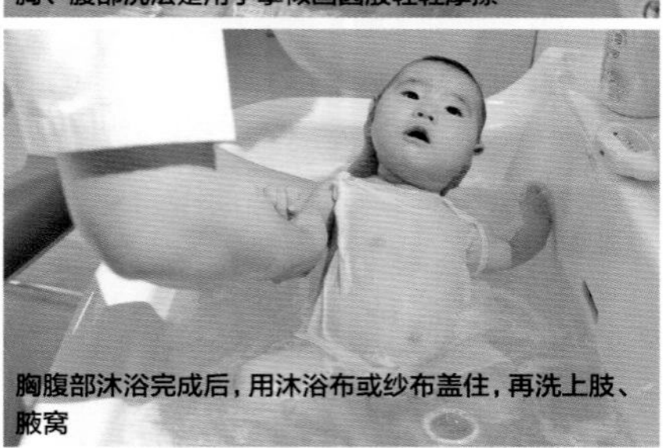 胸腹部沐浴完成后，用沐浴布或纱布盖住，再洗上肢、腋窝	⑪颈部的洗法是用手的拇指和食指的指腹部位，对婴儿的颈部轻轻摩擦清洗 ⑫胸、腹部洗法是用手掌似画圆般轻轻擦洗 ⑬沐浴时，婴儿握拳状态甚多。此时，一边和婴儿握手一边将食指插入婴儿手掌，然后用拇指轻轻掰开小手，洗手 ⑭洗上肢时，轻轻握住婴儿手腕处，边转边洗到肩部 ⑮腋窝的洗法与颈部相同，用食指指腹轻轻擦洗 根据▶ 皮肤皱褶处的分泌物、污染物易积蓄，易发红、糜烂等，要充分张开皮肤与皮肤的接触部分，将污物洗干净
⑨洗背时用惯用手支撑婴儿左腋窝，将婴儿的下巴搁在护理员惯用手的前手腕前端，手腕中后端支托婴儿胸部。婴儿俯卧后，清洗背和臀部（⑯⑰⑱⑲）	⑯用右手四指插入婴儿左腋窝，拇指部分支撑住左肩和左胸 ⑰婴儿的右臂下垫上护理员的右前臂，使婴儿俯卧位时，稳定婴儿上半身 根据▶ 婴儿的胸部与护理员右手掌紧紧贴住，保持其稳定状态

要点	注意·根据

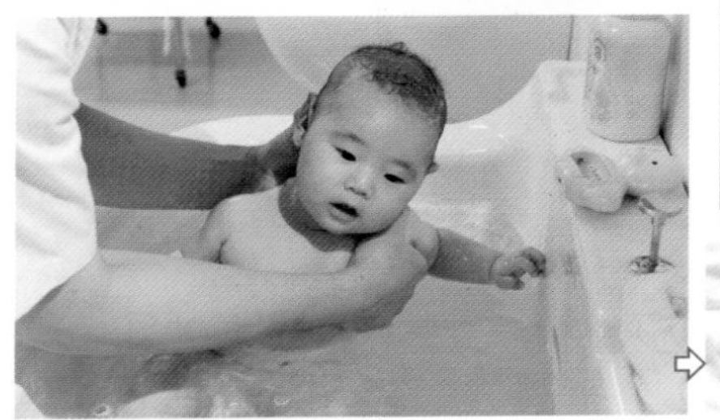

护理员右手支撑婴儿的左腋窝

⑱护理员的左手从婴儿背部撤离

根据▶ 在婴儿俯卧状态时撤手，婴儿会乱动。此时，因要使婴儿返回仰卧位，故将左手撤离

⑲注意不要使婴儿的口和脸触碰到洗浴水

技巧▶ 在洗臀部时，察看臀部的皮肤状态

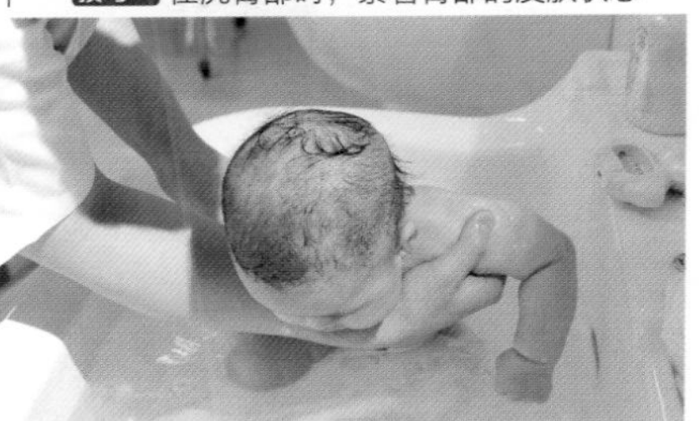

婴儿前胸垫靠住护理员右手腕，呈俯卧位洗

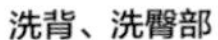

洗背、洗臀部

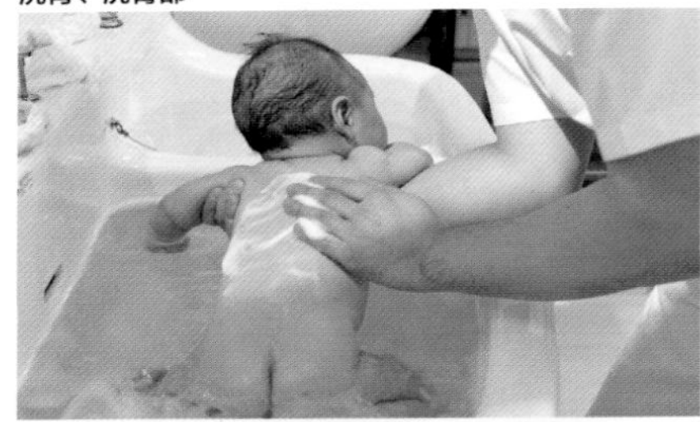

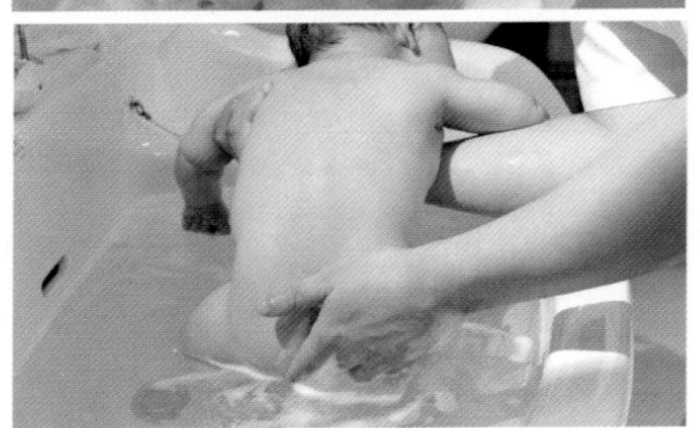

臀部清洗

⑩用左手的拇指、中指将婴儿的双耳塞住，同时左手拇、中指间是呈弧形托撑住婴头颈后部，缓缓将婴儿放回原位（⑳）

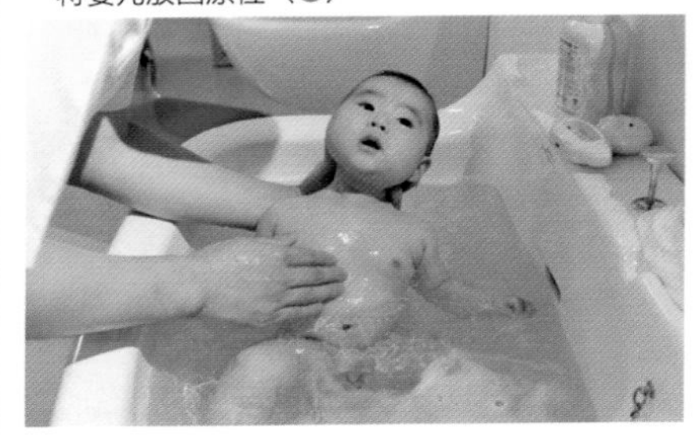

⑳婴儿呈仰卧状且体位稳定后，右手撤离

根据▶ 婴儿呈仰卧状，体位稳定后，右手撤离

技巧▶ 护理员手上有残肥皂水时，易使婴儿滑落至浴槽里。故护理员要先将手部肥皂水洗净后再将婴儿放回原位

要点	注意・根据
⑪洗下肢时，待肥皂起泡后洗脚，与上肢洗法相同。手轻轻地握住脚，回转洗至腹股沟处 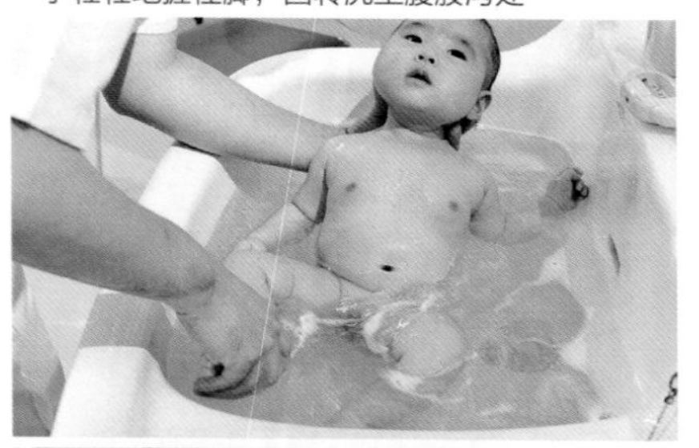 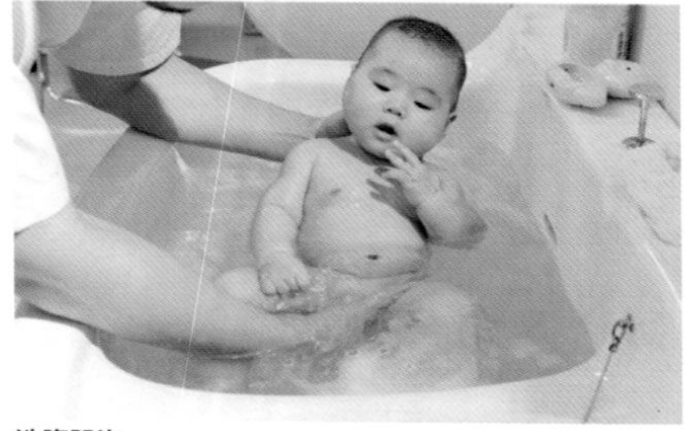	
洗腹股沟 ⑫待肥皂起泡后洗阴部（㉑㉒） 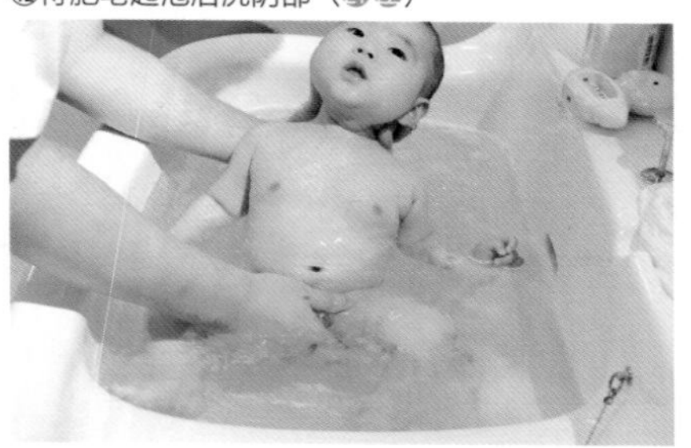	㉑洗阴部时按从尿道开始到肛门的顺序来洗，阴囊的里侧，两腹股沟等皮肤皱褶处要注意洗到 根据▶ 为防止感染，不要从肛门开始洗到尿道 ㉒女婴要从尿道开始向肛门方向，由前到后洗。男婴阴茎的端头最先洗净，洗阴囊与臀部时，要提起阴囊清洗 根据▶ 排泄物会附着在阴囊的里侧，因此要提起阴囊彻底洗净
⑬将婴儿放入浴槽待水至其肩部为止，温暖其身体（2~3 分钟） 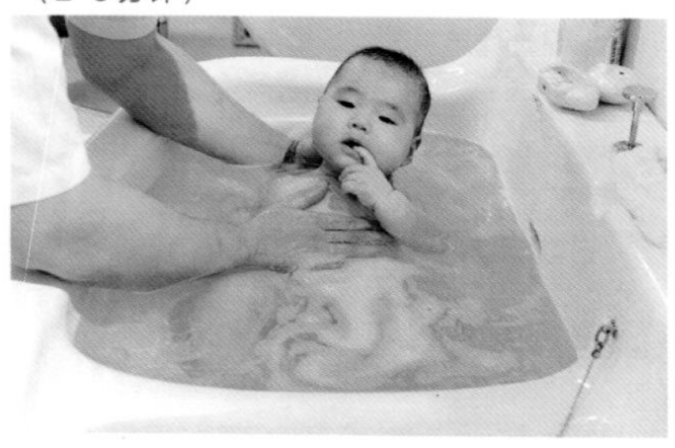	

要点	注意・根据
⑭从脚起，用温水给婴儿淋浴，婴儿出浴（㉓） 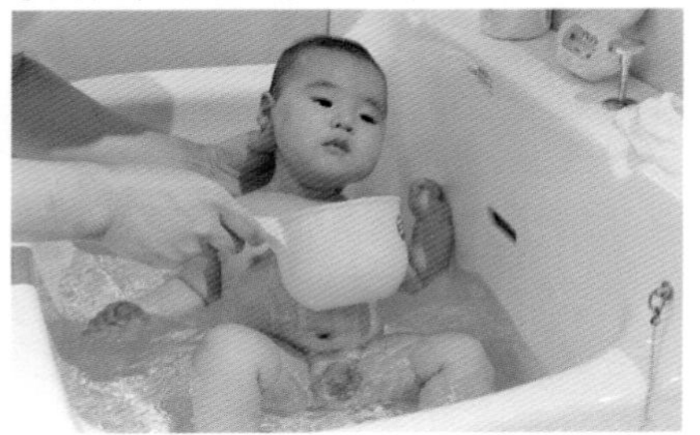	㉓确认淋浴水未变凉后，从脚起缓缓用温水淋婴儿半身 注意▸ 不要为了除去婴儿身上的温水而振抖婴儿身体 注意▸ 用两槽式沐浴槽洗浴时，不用淋温水而是将婴儿在沐浴完状态移至旁边的槽里，将婴儿身上的肥皂洗除后，抱出
4 沐浴后，换上内衣，整理外表 ①将婴儿放在准备好的浴巾上，用浴巾将水分轻沾去除（❶） 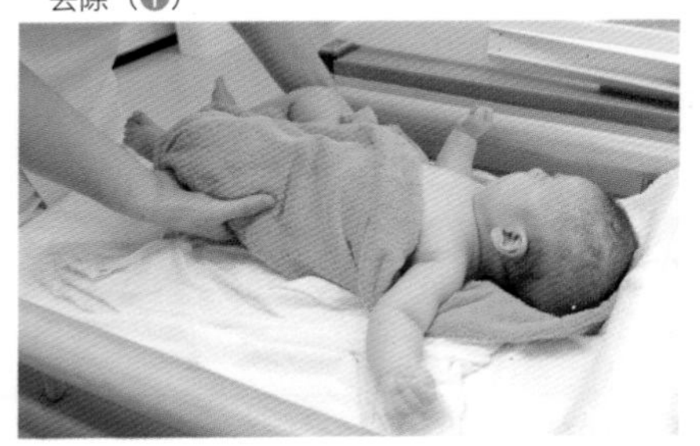	❶颈部、腋窝、肘、腹股沟、阴囊里侧等皮肤与皮肤互相覆盖处要注意擦拭 根据▸ 皮肤互相覆盖处的残留水分，是发红或疮等皮肤炎产生的原因 技巧▸ 婴儿的皮肤脆弱，不能用擦的方式，要用沾吸的方式将其体表水分去除 注意▸ 输液的患者沐浴时，要摘除保护输液部位的袋等
②将婴儿轻放于尿片（是新生儿时要处置好肚脐部）（❷❸❹），快速地穿好衣物 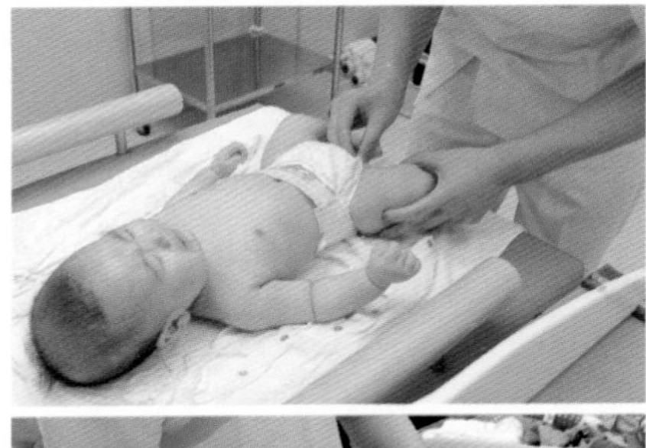 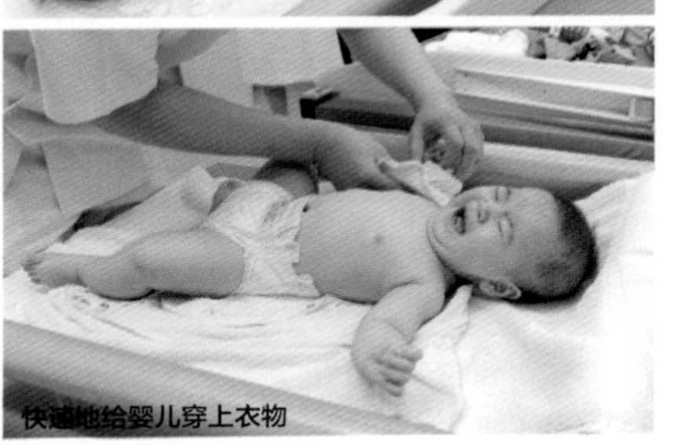 快速地给婴儿穿上衣物	❷在给婴儿穿内衣袖时，为了不使其小手拉扯内衣，将小手握拳，手臂处于双举过头状态穿袖（迎护理员面的手臂可先穿） ❸肚脐中有污物，处置时不要污染衣服。将婴儿轻放于尿布上 ❹脐处有残留物时，要察看其状态，用棉棒吸除多余水分，实施消毒干燥 根据▸ 脐带结扎后也有可能没有扎闭血管，要防止脐处感染

<table>
<tr><th>要点</th><th>注意・根据</th></tr>
<tr><td>③穿好尿布、内裤、外长裤，穿外衣前系好所有下身的系扣，整理好外衣（❺❻）
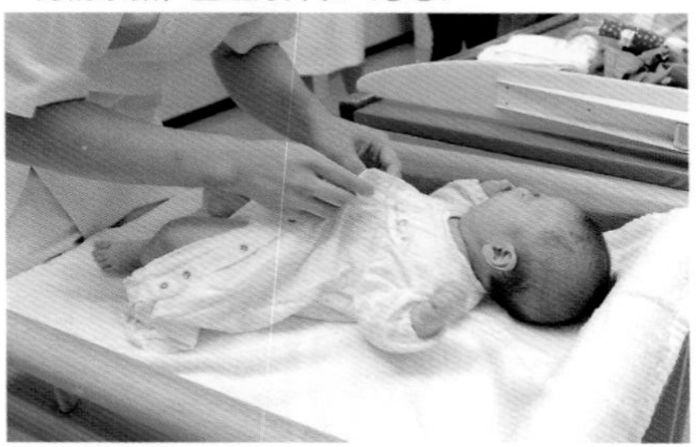</td><td>❺尿布系扣的松紧以能插入1~2 指程度为准
根据▸ 以不压迫腹部为目的
❻要整理背部折皱的衣服时，单手支撑臀部并托提，另一手将衣服向脚足方向下拉
根据▸ 要防止股关节脱臼</td></tr>
<tr><td>④用梳子整理头发（❼）
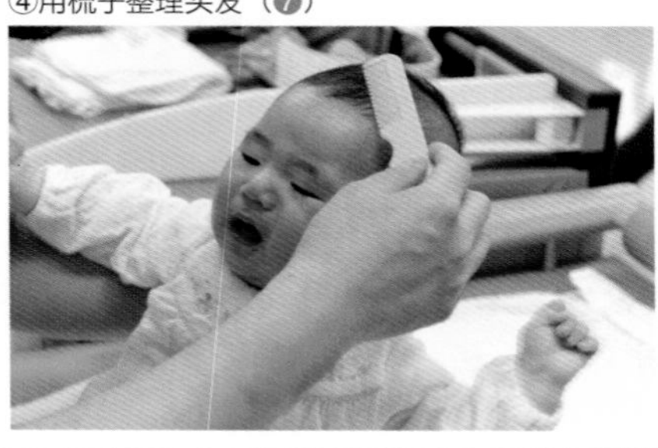</td><td>❼整理好婴儿仪容仪表，沐浴完毕</td></tr>
<tr><td>5 收拾、记录
①放掉浴槽中的水，清洁浴槽。收放好体重计等使用物品（❶）

②沐浴后，给婴儿补充水分（❷）

③记录体重、沐浴中婴儿的状态、观察的皮肤状况（❸）</td><td>❶按 CDC（美国疾病预防管理中心）的指南中记载的沐浴槽消毒要求，实施消毒
根据▸ 是预防感染的对策
❷给婴儿补充水分，喂奶或喝白开水
根据▸ 婴儿因淋浴丧失的水分需补充
注意▸ 婴儿易脱水
❸根据体重的增加量、摄入的奶量掌握婴儿的营养状态和生长情况</td></tr>
</table>

5 清洁
2 入浴

山北奈央子

目的▸ 儿童身体的新陈代谢是旺盛的，然而可预防新陈代谢物感染的免疫功能却尚未发育成熟，因此，有必要保持身体的清洁。为养成清洁的生活习惯，要让尚处在发育阶段的孩子积极地独立完成自身的清洁。对不能独立完成的孩子要给予适当的护理。入浴能提高孩子的新陈代谢，使其感到清爽和满足

检查项目▸ 体温、脉搏、呼吸、血压等生命体征变化，平时的入浴方法，孩子的生活节奏等

适用条件▸ 身体状态稳定，医生许可入浴的孩子（特别是能够保持站立的孩子）

禁忌▸ 能看出病态或病症恶化的孩子

防止事故要点▸ 防止设定不适宜的热水温度引起的烫伤、防止浴室内跌倒、防止输液部位感染和输液针被拔出

必要物品▸

- 婴儿入浴：婴儿浴盆（沐浴槽，使用时参照第 126 页“沐浴”）
- 儿童浴室入浴：浴巾、洗身体用毛巾、替换内衣、洗发帽（必要时用）、肥皂、洗发液、洗面器、热水温度计、护理员用塑料围裙、儿童喜欢的玩具（必要时）
- 外周静脉持续滴注（DIV）、中心静脉持续滴注（CV）的患者入浴：除上述物品外，还需塑料袋、包装薄膜（食品用也可）、胶带、纱布或毛巾
- 佩戴人工呼吸器的患者入浴：除上述儿童浴室入浴的物品外，还需呼吸囊一活瓣面罩、氧气泵（附近无配管时）、吸引器具、浴椅（必要时）、纱布、胶带、固定针头用细绳或带子、灭菌棉棒、生理盐水

在浴室入浴

步骤

要点	注意・根据
1 评估孩子的状态 ①体温、呼吸、脉搏有无异常等，评估孩子的状态（❶）	❶综合孩子的生长发育状态，商讨适合其入浴的环境、方法 注意▸ 根据状态的变化可由入浴更改为清洁擦拭或部分入浴
2 整备环境，准备必要物品 ①浴室环境的准备（❶） 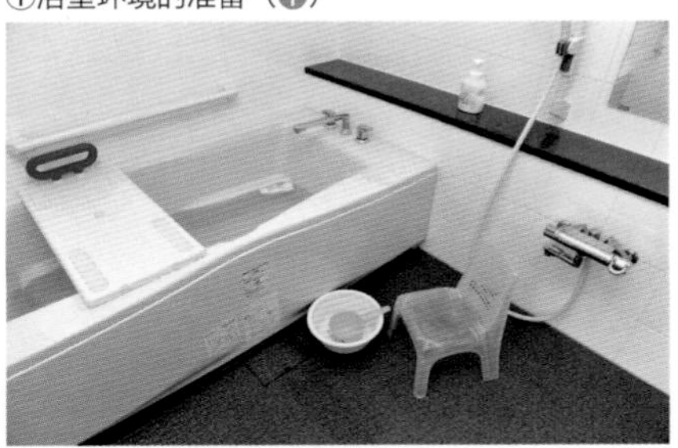	❶浴室内温度为 25℃ 左右，浴水温 38~40℃ 技巧▸ 浴室内寒冷时，在孩子进入前将淋浴热水打开，待热蒸汽使室内变暖和 注意▸ 开水时，若淋浴温度高出 40℃ 的设定，完毕后一定将设定调回，接下去用时不会有高出 40℃ 的热水先出来烫伤孩子 防止事故要点▸ 为避免热烫伤，浴水温度要保持设定在 40℃ 以下

<table>
<tr><th>要点</th><th>注意・根据</th></tr>
<tr><td>②准备和调整必要物品（❷❸）</td><td>❷幼儿后期或学龄期儿童都是孩子，以孩子为主体准备他们的必要物品。家长陪伴在场时，听取家长的陈述，在此基础上准备物品
根据▶ 处于发育阶段的孩子，要培养其独立完成的能力
技巧▶ 对洗头时因弄湿面部而感到厌烦的孩子，预先准备好擦脸的毛巾
技巧▶ 换衣服时，从上向下叠放内裤→内衣→外长裤。入浴完毕后易换
❸能自行排尿的孩子，入浴前要让其自行排尿
根据▶ 避免在浴中要去上厕所
注意▶ 浴室内非常容易打滑，要防止孩子的跌倒，要铺设浴室地垫等</td></tr>
<tr><td>3 入浴
①告诉孩子开始入浴
②孩子脱去外套，将洗发水、肥皂、毛巾等拿进浴室（❶❷）
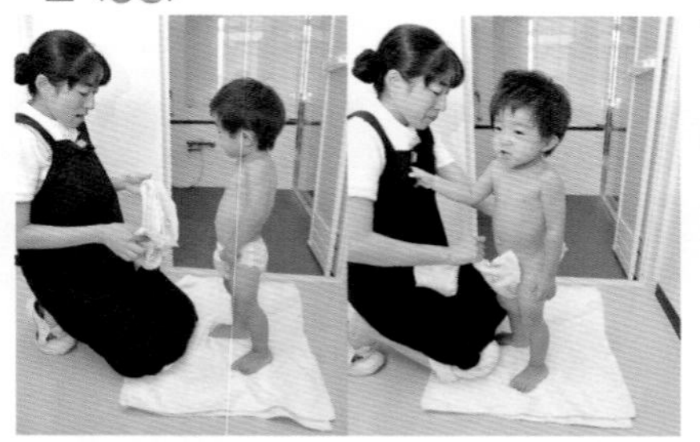</td><td>❶孩子自行能做的事，要让其自己去做。孩子无法独立完成时，实施护理
根据▶ 孩子 2 岁左右能自己脱去上衣,3 岁左右，手的细小运动已发育成熟，能解纽扣
技巧▶ 对孩子能自行做的事，用语言鼓励。孩子做好后对其表扬，让孩子更有自信
❷护理员可穿弄湿也无妨的外衣或戴上塑料围裙
根据▶ 淋浴时护理员衣物被弄湿的可能性高
技巧▶ 家长在旁时，可让家长进入浴室</td></tr>
<tr><td>③放温水至洗面器，洗脸（❸）
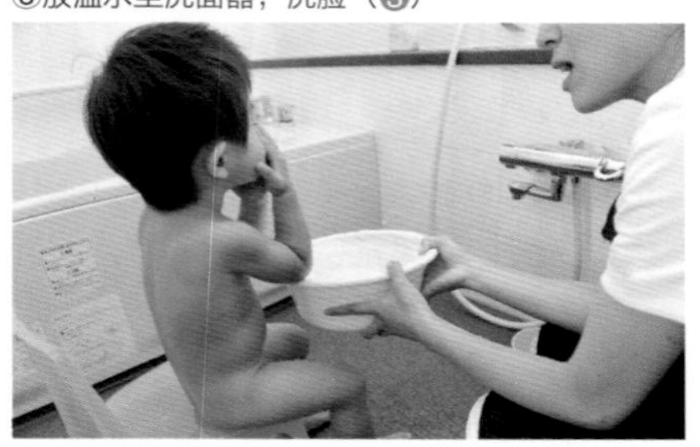</td><td>❸不能用洗面器洗脸的孩子，用小毛巾湿润后擦拭脸，自己能擦拭脸的孩子让其自己擦拭，没擦拭到的部位，护理员可帮助擦拭。一定要确认温水温度后再洗脸</td></tr>
<tr><td>④洗头
・坐着洗头时，头稍稍向上抬起，一边用手盖住头发发际，一边洗头，使头发湿润而不让水流到孩子脸部（❹❺）</td><td>❹洗头时，按从上到下的顺序清洗
根据▶ 为了使污水和肥皂水由上向下流走
❺尽可能和平时在家的洗头方法一样，坐着洗有困难的孩子，可让其横着身体，不弄湿脸部来洗头发</td></tr>
</table>

要点	注意・根据
・必要时，用洗发帽或干燥的毛巾遮盖脸部，阻挡浴水流向孩子的眼、耳 ・用手取洗发液，洗头。清洗时和温水湿润头发一样（❻） 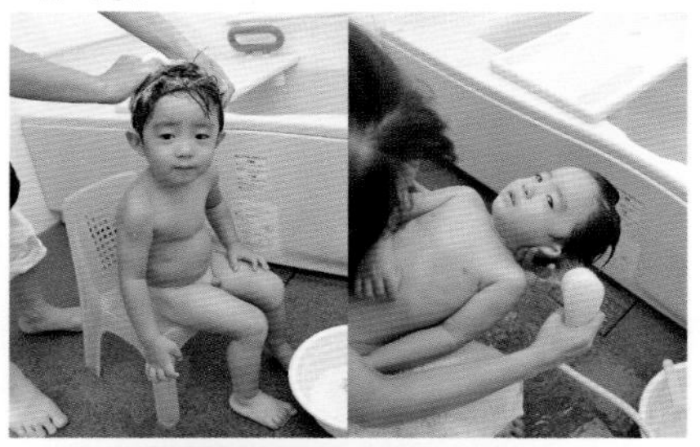 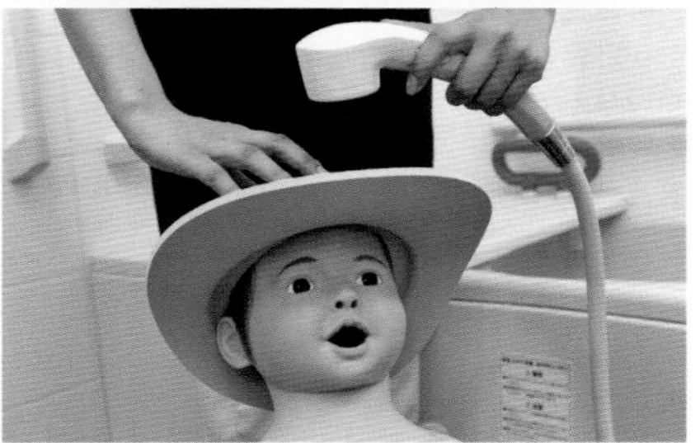 **使用洗发帽，可使温水流不到脸部**	根据▶ 污染的温水如果流入眼内会引发炎症。有些孩子非常讨厌洗头时弄湿脸部 技巧▶ 幼儿入浴时，可事先与家长确认在家入浴的方法，让孩子带上喜欢的玩具入浴，让孩子在入浴时有个好心情 ❻洗发时，孩子自己能洗的让其自己洗。发根、耳附近等，孩子没洗到的部位可帮助清洗
⑤洗身体时，要用能很好起泡的肥皂液洗。对颈部、腋窝、手足的指间、臀部、股间等难洗的部位要注意洗到。用淋浴将肥皂泡冲净（❼） 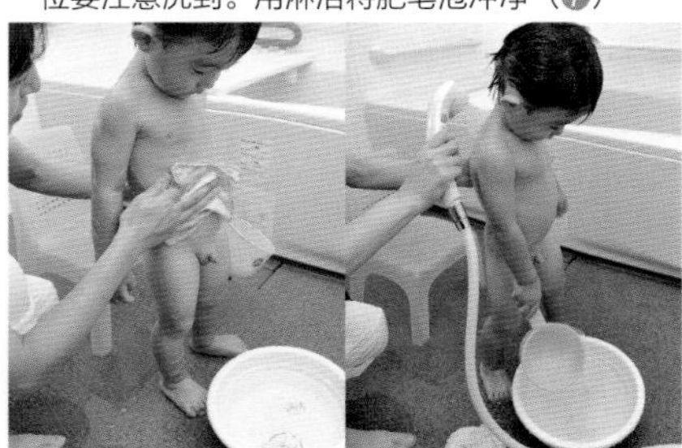	❼行事的主体是孩子，护理员主要是对孩子的行事进行帮助。难洗的部位孩子洗不到时，护理员可根据其动作状态进行帮助。要将肥皂水冲洗干净 根据▶ 皮肤敏感的孩子，有肥皂成分残存在皮肤上时，会患过敏性皮炎等炎症。故要将肥皂残留成分彻底清除 注意▶ 浴室地上有残留的肥皂成分，要防止孩子滑倒 防止事故要点▶ 防止在浴室跌倒 技巧▶ 不仅要将孩子身上的肥皂残留冲洗干净，还要把浴室地上的肥皂冲洗干净
⑥让孩子泡在浴槽中，温暖身体（❽）	❽为温暖孩子全身，要将孩子全身浸泡在温水中 技巧▶ 和孩子一起数数，边玩耍边让孩子浸泡在温水中（利用孩子感兴趣的事引导其浸泡在温水中）

要点	注意・根据 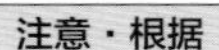
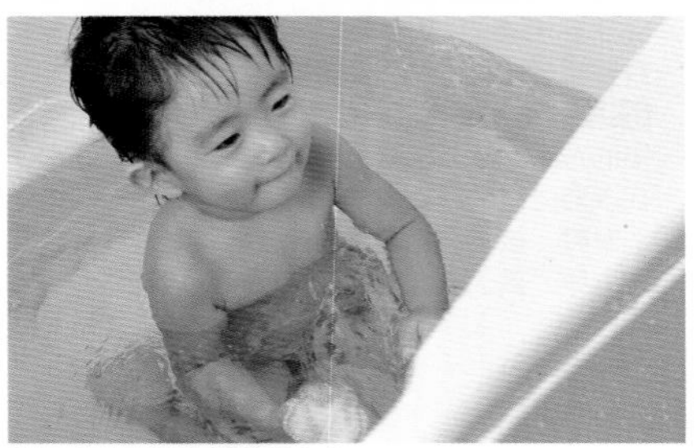 **孩子完全浸泡在浴槽温水中**	
4 入浴完后，更衣、整理孩子仪容仪表 ①用浴巾认真地擦干全身，更衣（❶） 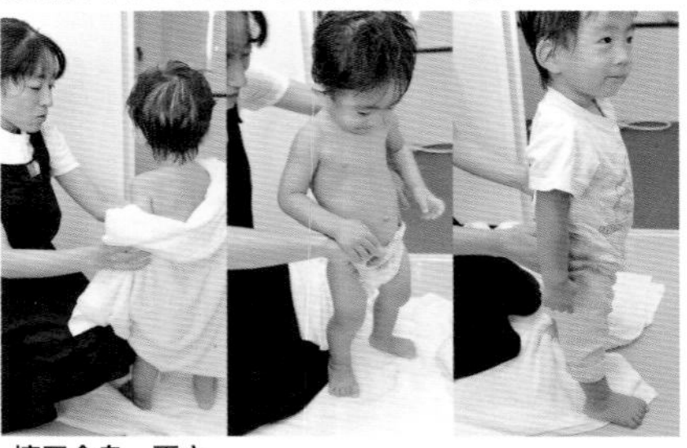 **擦干全身，更衣** ②头发用吹风机吹干。讨厌用吹风机的孩子，可用毛巾擦干头发上的水分（❷） 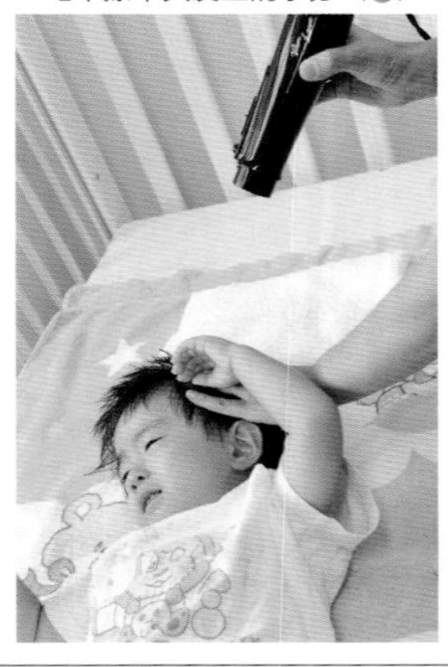 **吹风机要离孩子头部 15~20 cm**	❶孩子自己很难擦到背部，护理员可帮助其擦干背部 根据▸ 如果背部一直处于湿润状态，身体会变冷 技巧▸ 护理员擦孩子头部，孩子自己擦身体。护理员告诉孩子这样分工擦干水分，擦拭时间便可缩短，这样便能在孩子身上的温水变冷前擦干 技巧▸ 在易患过敏性皮炎等皮肤易干燥的孩子身体温暖时涂上保湿剂。保湿剂在温暖状态下易渗透入肤 ❷吹风机要离孩子头部 15~20 cm，快速地吹干头发上的水分 根据▸ 吹风机过近地靠向孩子头部，会烫伤孩子
5 收拾、记录 按第 126 页“沐浴”进行操作	

外周静脉持续滴注（DIV）或中心静脉持续滴注（CV）的患者入浴

步骤

要点	注意・根据
●脱衣前要实施 DIV、CV 针刺部的保护 ① DIV 时，针刺部和夹板用包装薄膜包裹其面，再在上面覆盖塑料袋，塑料袋多余部分用指尖折叠整理后，在其上方用胶带固定。塑料袋与皮肤的间隙处不能用胶带固定贴住（❶❷）	❶塑料袋和皮肤的间隙处不能用胶带来固定 根据▸ 不能让温水渗入间隙 ❷皮肤敏感的患者选用适当材质的胶带 注意▸ 为了防止患者入浴时因跌倒而导致输液管被拔出的事故，护理员不能离开入浴患者，要在旁边监护。事先将必要物品放置于恰当位置以便使用 防止事故要点▸ 防止在浴室内跌倒 注意▸ 在贴胶带时，不要过度卷贴
② CV 时，针刺部用纱布或毛巾盖上，再覆盖上塑料袋（❸）	❸塑料袋和皮肤的间隙不能用胶带固定 技巧▸ 输液管预先设定从下面伸出，那么即使上面有浴水也很难流入塑料袋内
③患者脱衣，拿着必要物品进入浴室（❹）	技巧▸ 脱衣后，入浴前先将输液管与替换衣服摆放好，在入浴完后能快速顺利地穿衣。能防止浴后温暖的身体因长时间连接输液管不能及时穿衣而变冷
④洗浴时，水不能碰到 DIV、CV 的针刺部（❺❻） 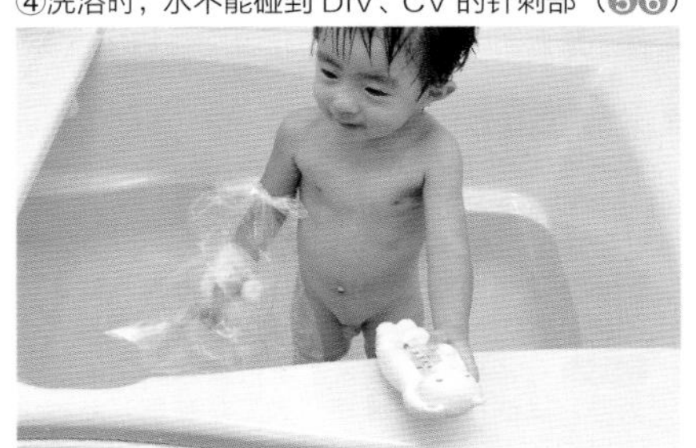	❺DIV 的患者，将插入 DIV 的手腕上举，针刺部就不会被湿润 技巧▸ 在患者入浴时，向患者发出握手邀请。握住患者插入 DIV 的手，以便将其手腕上举，浴水沾不到针刺部，消除患者痛苦 ❻CV 的患者，洗发时横抱，针刺部以上的部位可清洁擦拭。浴槽的水最高到患者腰部。入浴时针刺部不会沾到浴水 根据▸ 避免感染危险 注意▸ 不要润湿输液的针刺部、管线连接处 防止事故要点▸ 防止输液针刺部被浴水污染而感染
⑤入浴完后，擦去塑料袋上残留水分。在不损伤皮肤的前提下除去胶带	
⑥用浴巾认真地擦干患者身体，更衣学生（❼）（整理外表仪容，按第 126 页“沐浴”4 实施）	❼穿衣时，衣袖要穿过插有 DIV 的手腕 注意▸ 输液管在衣服内侧通过时，管线的连接处和三通活栓会直接与患者皮肤接触，有损伤皮肤的可能，因此事先要用纱布和胶带等罩住它们 注意▸ 针刺部消毒时，注意不要拔出针头
⑦夹板被沾湿时，应及时换夹板。针刺部被沾湿，要进行消毒，重新固定针刺部（❽）	

佩戴人工呼吸器的患者入浴

步骤

要点	注意・根据
①摘除人工呼吸器没问题的患者（包括气管切开的患者），短时间入浴，要调节浴槽中的温水量，使浴槽的水进不了气管切开处（❶❷❸） ②入浴中不能摘除人工呼吸器的患者，戴着呼吸器进入浴室，在婴儿浴盆中入浴。1 名护理员操控呼吸囊一活瓣面罩，另 1 名护理员清洗患者身体（❶❷❸）	❶入浴前认真地吸除患者的痰 根据▸ 入浴会增加湿度，易分泌痰 技巧▸ 呼吸器所对应的是患者的身体上部，浴水不易流入气管切口部，婴儿浴盆可连接管线，同时配备浴椅。使用这样的辅助具能使佩戴呼吸器的患者安全入浴 技巧▸ 一旦浴水进入气管切口部会引起肺炎。为了防止浴水的进入气管，可用毛巾围住切口，气管套管处用纱布罩住后贴上防水胶带等 注意▸ 为确保患者的安全，护理患者入浴人员配置以护理员 2 人和家长 2 人为佳。佩戴人工呼吸器入浴时，护理员一定要 2 人来实施护理 注意▸ 观察入浴患者的呼吸状态和有无发绀，肌紧张状态和有无痉挛 ❷固定气管套管的皮带挂套在颈部，会使颈后部皮肤变粗糙，边察看颈后部皮肤，边洗净颈后部，注意不要使气管切开部湿润 ❸要准备好随时吸引口腔分泌物 根据▸ 入浴后湿度增加，易产生分泌物
③入浴完成后，认真擦拭身体，更衣 ④气管切开的患者，入浴后摘除切口处的纱布，察看切口部状态，用生理盐水浸泡过的灭菌棉棒清洁切口处。用胶带固定嵌入切口部的干净灭菌纱布。固定套管的细绳或皮带被沾湿时，进行适当的更换（❹❺） ⑤确认患者的呼吸是否稳定	❹观察气管切口处是否有发红、出疹、出血、生出肉芽等情况，要保持切口部的清洁 ❺用手纸擦去人工鼻上的水滴 根据▸ 人工鼻处于湿润状态时会堵塞 技巧▸ 在更换气管切口纱布、固定套管时，颈部垫上肩枕，使其处于伸展状态时更容易操作 技巧▸ 可调松固定套管，以可放入 1 指的间隙为准，详细按第 308 页“人工呼吸器”所述之法操作

5 清洁
3 擦拭清洁

山北奈央子

目的▸ 不能入浴的患者可用擦拭来保持身体的清洁。身体清洁参照第 126 页“沐浴”这一节的方法进行操作。擦拭能促进血液循环，能查看全身皮肤的状态

检查项目▸ 体温、脉搏、呼吸、患者的生活节奏

适用条件▸ 因发热等原因无法沐浴的患者

禁忌▸ 发热时或患者有恶寒感时（手脚等末梢冷时），不强行实施擦拭，避免使患者身体产生负担

防止事故要点▸ 防止不适宜水温度的设定而烫伤、防止输液线被拔去事故

必要物品▸ 盆、肥皂和泡状擦拭剂（用肥皂时合用）、液体擦拭剂（用毛巾擦时用）、浴巾、小毛巾、阴部如臀部擦拭用毛巾（十字纱布或擦臀湿巾）、替换衣物、尿布、短裤、阴部清洗容器或 PET 瓶（可用洗剂容器代替）、一次性手套（必要时）、防水垫

步骤

要点	注意・根据
1 评估患者状态（❶） ①体温、呼吸、脉搏有无异常，评估孩子的一般状态（❶）	❶核对生命体征变化等 技巧▸ 擦拭清洁法最好在适宜时段实施。比如在发热患者体温下降后、午睡醒来之后等，在出汗后换衣服时进行擦拭易使患者有爽快感，患者身体的负担能最小化 注意▸ 在孩子发热时，要评估患者的状态，根据状态选择清洁护理方法
2 环境和使用物品的准备 ①调整房内环境（❶❷）	❶室温调节至 20~25℃，确认空调风没有直接吹向患者 根据▸ 患者脱衣后，也感觉不到冷。同时也要综合同室其他患者的状态，调节室温 ❷能自行排尿的患者，擦拭前完成排尿 技巧▸ 在准备擦拭用水前要使患者完成排尿，因为温水准备好再催促患者上厕所的话，温水会变冷
②必要物品的准备（❸） **[用肥皂擦拭时]**（❶❷）	❸准备替换的干净衣裤 ❶用于擦拭的水温度要在 55℃ 左右，而置于盆旁随时可倒入盆中的温水应保持在 75℃ 左右 根据▸ 盆与空气的接触面大，很快会变冷，故在其旁放置准备倒入的热水 技巧▸ 盆中温水尽可能少些，防止溢出 技巧▸ 要认真地擦净肥皂成分。要准备两盆水来擦净孩子身上的肥皂

要点	注意・根据
	❷在擦洗阴部用容器中倒入 38~40℃ 的温水来清洗 注意▸ 用肥皂擦洗后，最好用温水将孩子身上的肥皂成分清洗干净 防止事故要点▸ 防止热烫伤
[用毛巾擦拭时]（❶）	❶用热毛巾擦拭时，将必要的毛巾（脸、上半身、下半身、阴部，最少 4 条）湿润，拧干放入塑料袋中，用微波炉加热 3 分钟消毒 技巧▸ 冬季时期，温热后的毛巾在塑料袋外再用干燥的毛巾包好放置，内部的热毛巾就不易冷却掉 注意▸ 阴、臀部擦拭用毛巾与身体用毛巾要能区分开，也可使用一次性纱布（不灭菌也可）或擦臀湿巾
3 擦净 **[用肥皂擦拭]** ①脱衣前，先擦净患者的脸（❶） 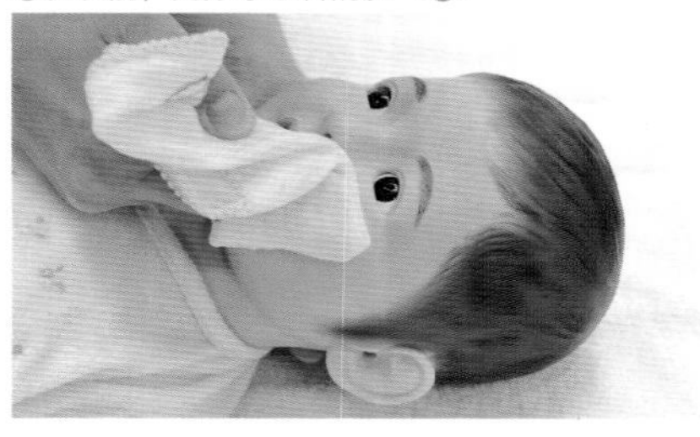	❶患者能坐时，让患者坐好。患者自己能擦净时，只帮助护理其擦不到的部分，其余让患者自己操作 根据▸ 是对患者自行操作的辅助 技巧▸ 若患者无法进行全身擦拭时，可采用今天擦上半身，明天擦下半身的方式分开擦净 注意▸ 肥皂擦拭时，肥皂成分有可能滴到被褥上，故擦拭前，最好能垫上防水垫或浴巾
②脱下上身衣物。在输液时，先将患者没输液针侧的手臂衣服脱下并用浴巾盖住裸露部分（❷）	❷根据▸ 脱衣后会感到冷，还有要照顾到患者的害羞感，用浴巾披盖上半身

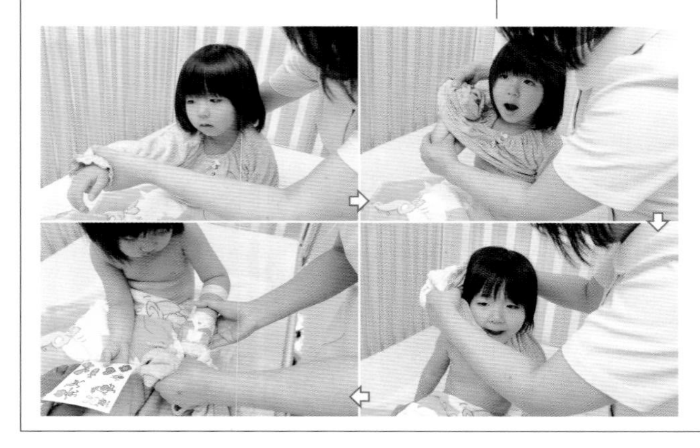

要点	注意・根据
③拧干湿毛巾，肥皂起泡（❸）	❸在 55℃ 左右的热水中用手将毛巾浸湿会太烫，可戴上一次性手套。护理员拧干毛巾后在自己手腕内侧确认毛巾的温度后给患者擦拭 根据▸ 因戴着手套，毛巾温度不能准确确认，所以在皮肤薄而敏感的前臂腕内侧确认毛巾温度 技巧▸ 如果毛巾温度与体温相同时，毛巾很快会变冷，故要用比体温稍热一点的热毛巾
④按颈→前胸部→背部→上肢的顺序擦拭。颈和腋窝、肘等皮肤皱褶部位要仔细擦拭，手和手指间要擦净（❹） 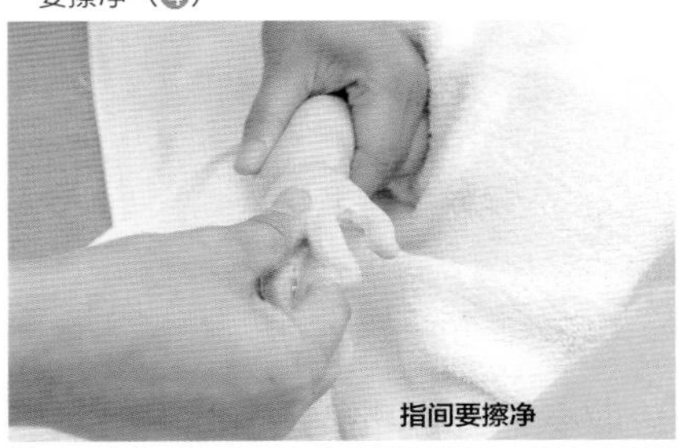 指间要擦净	❹患者自己擦拭前胸、上肢时，护理员可擦拭患者的背部等。实施分工可在短时间内完成擦拭 根据▸ 时间长了，水会变冷，身体也会感到冷，故要短时间操作 技巧▸ 用事先准备好的湿润毛巾擦去护理员手上沾有的肥皂泡或护理员将手在清水盆中清洗，除去沾有的肥皂，再用毛巾擦干 技巧▸ 快速地对患者的颈、前胸用涂有肥皂的毛巾擦拭，将肥皂泡擦净后，背、上肢等部位也要擦拭净。要根据患者的状态进行擦拭 注意▸ 在擦拭过程中要随时注意毛巾的温度
⑤用干净的毛巾在清水盆中湿润拧干，确认毛巾温度后将孩子身上肥皂泡擦除（❺）。上肢用毛巾包裹着，边转边擦 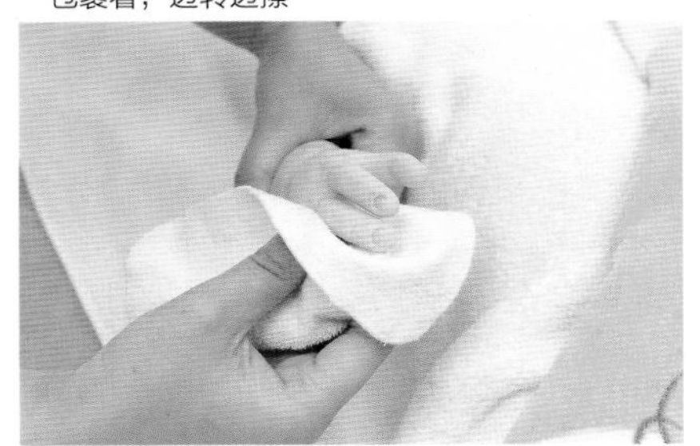	❺为了去除肥皂成分，至少要用清水擦洗 2 次，擦净部位要用浴巾擦除多余水分 根据▸ 有水分残留时，体表会因失去热量而感到寒冷 技巧▸ 用比体温热一点的热毛巾披盖在患者肩背上时，会使患者感到舒服，但毛巾变冷时会有冷的感觉。故要在毛巾变冷前用浴巾擦干患者身上水分 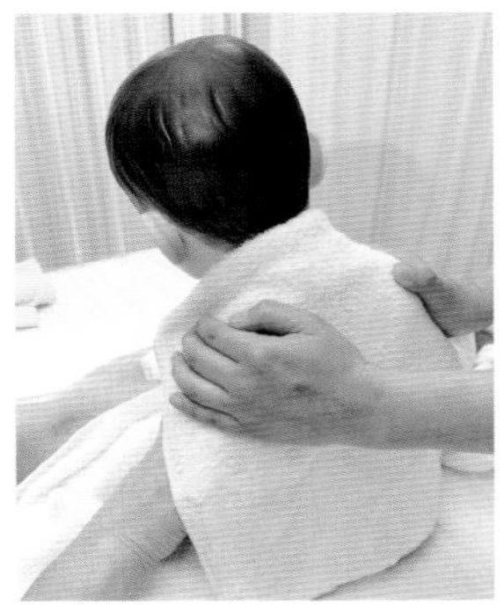

要点	注意・根据
⑥穿好上衣。正在输液时，输液管线要穿过衣袖（❻）	❻注意与脱衣时，相反操作 防止事故要点▸ 注意输液管线被拔出

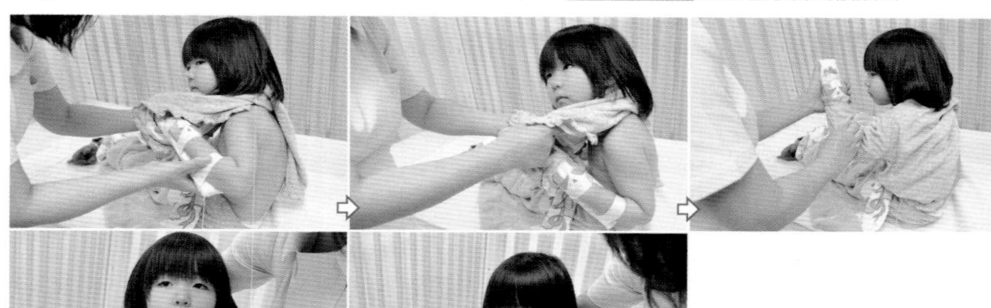

要点	注意・根据
⑦脱下下半身衣物，与擦净上肢一样用起泡的肥皂水擦洗脚趾、指间，用毛巾包住小腿，向大腿方向边转边擦，至少两次。用被温水湿润的毛巾擦净残留肥皂液，再用浴巾擦干多余水分（❼）	❼不解开尿布，先将下肢擦净 根据▸ 给婴儿进行擦拭时，解下尿布时会出现排泄。因此，直至最后擦拭阴部时，再解下尿布

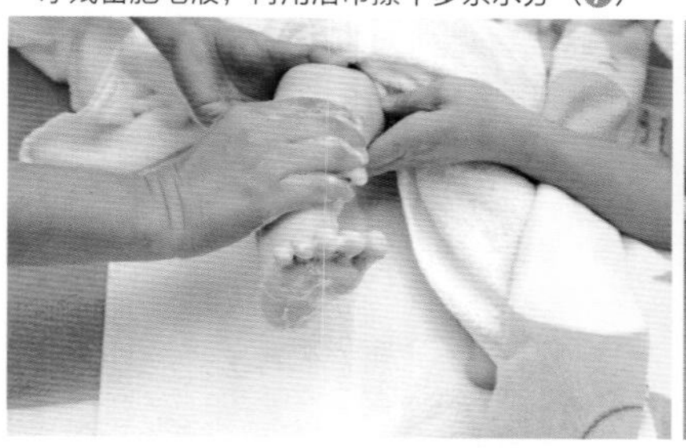

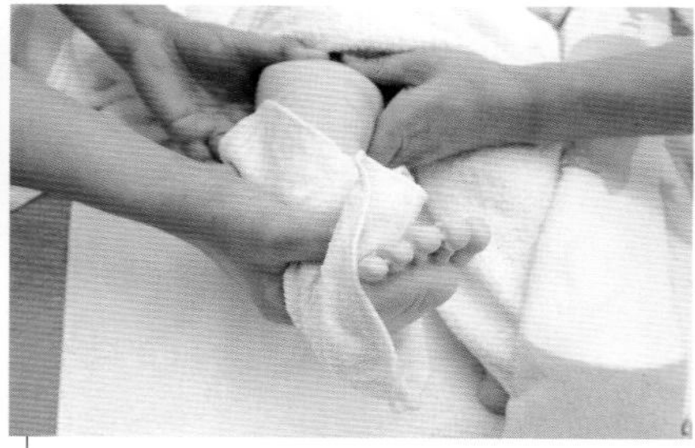

要点	注意・根据
⑧阴部擦拭参照第 153 页“臀部・阴部的清洗”，认真地擦去水分，换上干净衣物（❽） **[用毛巾擦拭时]** ①用热毛巾擦拭时，其顺序和肥皂擦拭的顺序一样（❶） ②擦拭时，随时注意毛巾的温度（冷热程度）	❽阴、臀部的皮肤敏感，使用尿布后，这些部位经常受尿便污染，一定要擦拭干净 ❶盆中倒入适量的液体擦拭剂，用于擦净 根据▸ 液体擦拭剂不能取代肥皂，它只是肥皂去污后，能起到保护皮肤作用的一种试剂 技巧▸ 患者手足部若无创伤，为提高清洁的爽快感，可进行手足浸浴 技巧▸ 患者皮肤干燥时，应在擦净后涂上保湿剂，在身体擦拭发热时，皮肤能更好地吸收保湿剂
4 收拾并记录 按第 126 页“沐浴”步骤进行操作	

5 清洁
4 洗发

山北奈央子

目的▸ 不能入浴的患者通过洗发能保持头部的清洁并能得到比按摩效果更舒服的感觉。除此之外，还能早发现头部异常

检查项目▸ 全身状态、颈部状态、生活节奏

适用条件▸ 不能入浴但状态稳定的患者

禁忌▸ 颈部有创伤的患者、状态恶化能看出异常的患者

防止事故要点▸ 防止患者从床上跌落、防止披肩压迫颈部、防止不适宜的温度设定造成烫伤

必要物品▸ 洗发车、披肩、洗发液、护发素（必要时）、小毛巾 3 条、浴巾 1 条、吹风机、梳子、耳塞或棉球（必要时）、棉棒

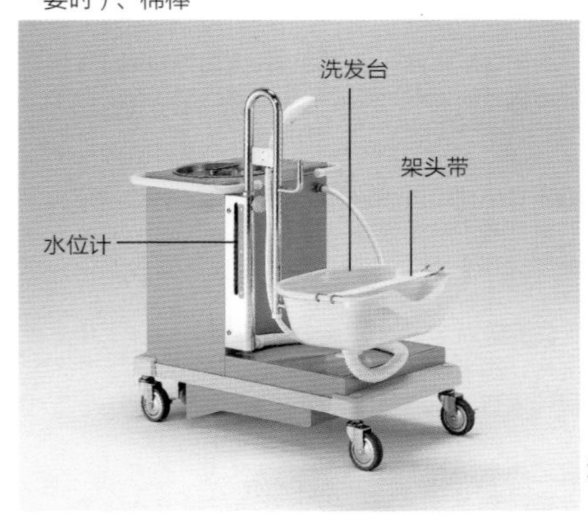

洗发车

步骤

要点	注意・根据
1 评估患者状态 参照第 126 页“沐浴”进行评估（❶）	注意▸ 在评估患者状态的基础上，判断其洗发的可行性 技巧▸ 能在擦拭前洗发更好。洗发时衣服可能沾湿，擦净后正好换去衣服
2 调整好环境和使用物品 ①调整洗发房间的环境（❶❷） ②准备必要物品并调整（❸❹❺）	❶将室温调节在 20~25℃，确认空调的风没有直接吹向患者 ❷能自己排尿的患者，让其事前完成排尿 ❸将洗车上的水温控制在 38℃ 左右，将洗发车和房内电源连接好，保持温度 ❹洗发前要梳理患者的头发 根据▸ 预先理开缠绕在一起的头发，洗时就易洗除头发的污垢和浮动的皮屑 ❺将洗发车上的洗发台根据患者的床高进行调整 技巧▸ 洗发台过低，会过分地加重护理员腰部的负担，不易操作。通过调整洗发台的高低减轻护理员腰部负担

要点	注意・根据
	注意▸ 床增高后要充分注意防止患者跌落 注意▸ 要确认洗发车制动器的工作状态 防止事故要点▸ 洗发中也要注意患者的身体位置，不要使之跌倒、滑落
③解开患者上衣第一颗纽扣，用毛巾绕颈围卷，再在颈部围上披肩（❻❼）	❻根据▸ 防止温水从颈部流入而弄湿衣服 技巧▸ 毛巾从披肩边缘露出时，温水会湿润毛巾，由毛巾再浸透到衣襟。因此，披肩要盖住整个毛巾，其边缘不能有毛巾露出 ❼若担心温水进入耳内，可用耳塞塞住 注意▸ 披肩要披卷得紧一点，但以不引起患者不适为准，不能过紧 防止事故要点▸ 披肩过紧地卷住颈肩部时，患者会有呼吸困难、身体动作很大而导致事故发生。披肩披卷好后，要确认患者是否能正常呼吸
3 洗发 ①调整患者体位将患者头部置于洗发位置（❶❷）	❶患者体位可适当调整，使其颈部不要过度弯曲，以患者不痛苦为准 ❷要让患者安心地将头部搁架在洗发台的架头带上，稳定头部 技巧▸ 洗发台与患者颈部接触的边缘上放上毛巾，患者颈部不易感到痛
②为防止洗发温水、洗发液溅入患者眼内，用小毛巾将患者双眼盖上（❸）	❸如果有干燥的毛巾可覆盖住患者脸部
③护理员用手阻断脸、耳与发际之间的部位，防止温水流向患者脸、耳，另一手用水湿润头部（❹） 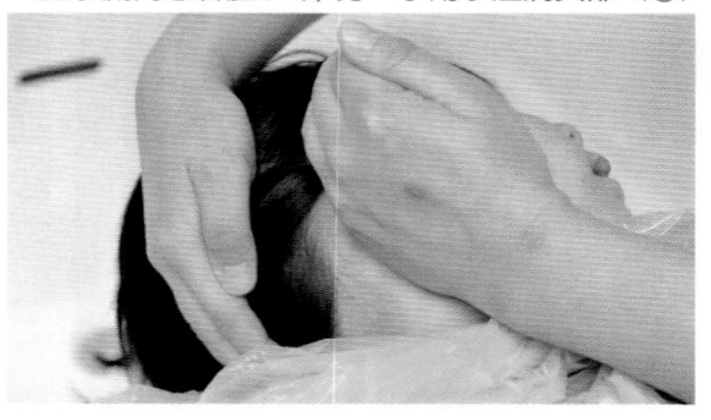	❹用热水润湿头部，认真地洗头发 根据▸ 最初洗时，大半污物可被流水除去。用少量的洗发液能在头发上洗擦出洗发泡 注意▸ 防止热烫伤，确定热水温度后再湿润洗发 防止事故要点▸ 防止热烫伤 注意▸ 洗发车上的水容量是固定的，要边洗边确认车中热水余量
④取适量洗发液在手掌中，待起泡后，用之洗患者头皮（❺❻❼）	❺护理员不能用手指甲给婴儿洗头，要用手指的腹部或手掌洗患者的头部 根据▸ 指甲会损伤患者头皮 ❻患者能协助时，可将其头部横向放置，患者头侧、头后部能清洗干净 ❼护理员要边洗发边与患者确认有无不适或痒的地方

要点	注意·根据
⑤头部的洗发液全部自然下落在洗台里后，护理员用手阻断发际与患者脸、耳间的流水，用热水彻底洗净（❽） ⑥必要时，要像上述⑤一样阻断流向脸、耳的冲洗水 ⑦冲洗完后，用盖在脸上的毛巾擦除耳中水分，轻轻擦拭头部，摘除披肩，患者起身（❾） ⑧用浴巾彻底擦干水分，用吹风机吹干头发 ⑨用棉棒除去耳中水	❽第一遍用洗发液洗时，基本上不起液泡，可用洗发液进行第二次清洗 注意▸ 有残留泡沫在头皮上时，会引起炎症，故要确定清洗干净 注意▸ 二次洗发且又冲洗时，洗发车内热水可能用完，要事先补充热水 ❾不能保持坐姿的患者，洗完后用毛巾包住头部后卧床 技巧▸ 婴儿洗发时，可将纸尿片等吸湿布铺在婴儿头下，边洗发边使纸尿布等吸收热水。采取此法时，要将热水装在 PET 等瓶中，少量多次地洗净婴儿的头发 技巧▸ 有时也有用抱球的方法来给婴儿洗发 ＊抱球法：护理员的左手（不是习惯用手）从婴儿右腋下通过托撑住婴儿头后部，像抱橄榄球一样将婴儿的全部身体挟抱在护理员的左肋 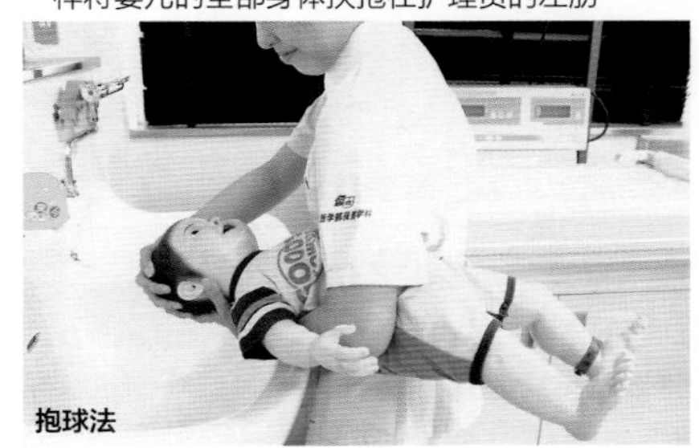 抱球法
4 收拾、记录 ①收拾洗发车等（❶） ②记录洗发过程中和结束后患者的全身状态、头皮状态、是否感到清爽等	❶使用物品按《公共卫生机构感控灭菌指南2008》（CDC 指南）记载方法进行消毒、收拾整理

5 清洁
5 口腔护理

山北奈央子

目的▸ 保持口腔内的清洁可以预防龋齿等。口腔卫生与预防疾病息息相关，因此孩子生长 6~7 个月后，应开始练习刷牙，养成良好的习惯。根据生长发育，促使孩子学会自行刷牙

检查项目▸ 口腔黏膜、齿肉的状态，乳牙的长出和恒牙替换，有无龋齿，舌的活动，口臭，孩子刷牙习惯状况等

适用条件▸ 不能自己独立刷牙的孩子

防止事故要点▸ 防止损伤口腔、防止误咽

必要物品▸

- 使用牙刷刷牙：牙刷、杯子、吸管或长嘴壶、漱口组合器具、毛巾
- 使用牙刷以外的物品刷牙：棉棒或海绵牙刷、纱布、压舌板（必要时）、一次性手套、注射器（洗净时用）、吸引器、吸引导管、舌刷（必要时）

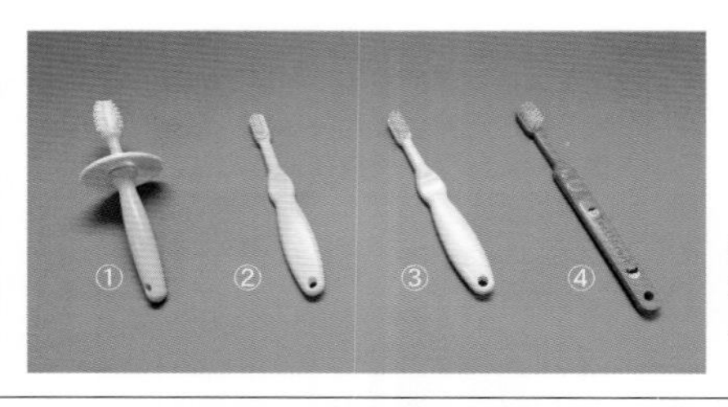

各种各样的牙刷（分别适用于不同的生长发育阶段）
① 7~8 个月使用的附防止刺喉环的牙刷，② 11 个月以上使用，③ 2 岁 6 个月起用，④幼儿用

步骤

要点	注意・根据
1 准备使用物品 ①根据孩子的状态准备必要物品（❶❷） 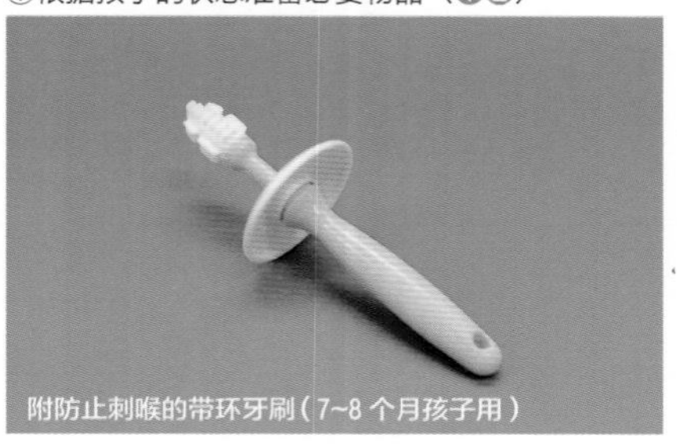 附防止刺喉的带环牙刷（7~8 个月孩子用）	❶综合考虑孩子的状态选择牙刷。选择牙刷的基本要求是牙刷刷部能刷到 1~2 岁孩子的 2 颗乳切齿，3 岁多的孩子能刷到 2 颗乳臼齿 **技巧▸** 牙刷的刷部与柄要直，柄要有弹性，选择不太硬的刷材。刷材过软，齿垢不能完全清除，过硬又会伤到齿肉 **注意▸** 牙膏要在膨胀后似蓬蓬松松的样子时开始刷牙。最近，很多牙膏都含木糖酸和氟，这些有使齿变强的作用，能有效地防止龋齿产生。使用起泡多的牙膏会使孩子专注起泡而不刷牙，所以也考虑使用低起泡的牙膏 ❷到幼儿为止，护理员一直帮助孩子护理口腔卫生，除了孩子用牙刷以外，护理员还应帮助孩子选择牙刷，牙刷柄可长些，刷部可小些 **根据▸** 选择这样的牙刷，护理员易握住，也易入孩子的口腔，孩子口内狭窄处也能刷到

要点	注意・根据
	注意▸ 要充分注意不能让孩子在刷牙时戳到喉咙 防止事故要点▸ 防止损伤口腔 技巧▸ 用附带防止刺喉环的牙刷刷牙 注意▸ 有出血风险高的口内炎症、口腔内干燥、痛感强烈时，停止使用牙刷，改用棉棒和纱布等清洁口腔。如果孩子仍有强烈刺激感，改用水、茶等漱口
2 刷牙 **[自己能刷牙的孩子]** ①站立或坐着，用杯漱口（❶） 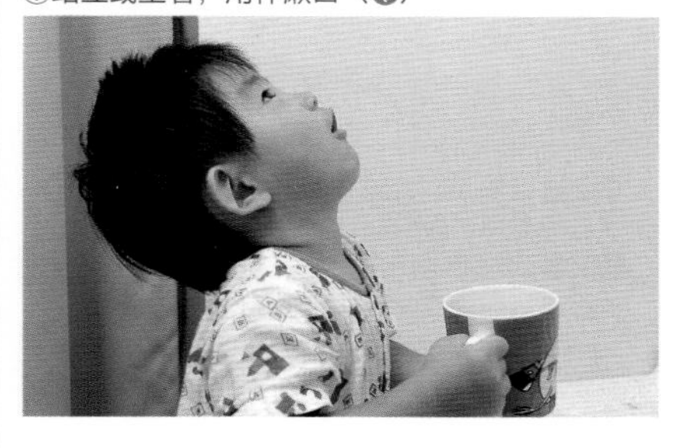 ②护理员做出刷牙的样子给孩子看，让孩子拿牙刷，像画圆一样磨刷牙齿（❷❸） 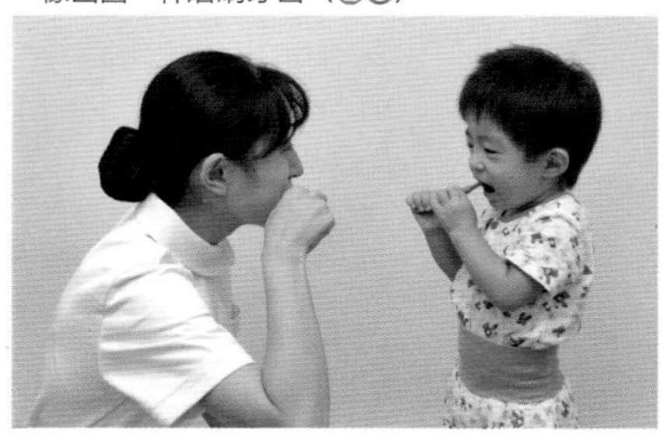	❶根据孩子的状态，容易操作的让孩子自己做。为了防止误咽，孩子应斜卧位或侧卧位漱口、刷牙 根据▸ 口腔漱口可以除去口腔内的食物残渣，提高口腔护理的效率。若孩子在口腔内处于干燥状态下进行刷牙，有可能会伤到口腔黏膜 技巧▸ 如果不能漱口，口中含的水喝下去也可。漱口练习可在 2 岁左右开始，到 3 岁左右便能熟练地操作了 技巧▸ 乳切齿生长 6~7 个月后，习惯在牙刷上磨刷较好。最初让孩子玩耍磨也可，只要轻轻地碰到磨牙，习惯牙刷触碰即可 注意▸ 在乳齿刚生长出时期，牙刷强烈磨刷、摁它会伴有疼痛感，孩子会讨厌刷牙。这一时期不要勉强孩子刷牙 ❷过 1 岁后，孩子慢慢能模仿周围人的动作，在孩子用不讨厌的方法刷牙时，护理员可对其进行护理帮助 根据▸ 只要孩子不讨厌刷牙，开始可以让其在容易做的前后牙部用力刷 技巧▸ 孩子们一起刷牙可有效地实施口腔护理 注意▸ 充分注意不能让牙刷刺到孩子喉咙深处 ❸学龄儿童握牙刷能像握笔一样，手部细巧运动已发育成熟，口腔牙齿的细小部污物也能刷除。护理员除给予必要的护理外可检查刷完的牙部 根据▸ 学龄童智商发育显著，理解力提高，协调性也有所提高。社会认识的不断丰富，可让其理解口腔护理的目的和必要性，自觉养成口腔卫生护理习惯

要点	注意・根据
③用杯子含水漱口。如果要在床上卧位刷牙，漱口后，可用斜卧位的姿势吐去漱口水（❹） 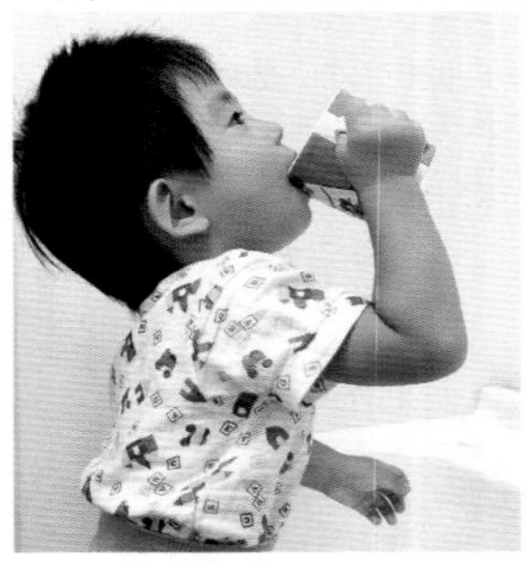	技巧▸ 用鼓励性语言表扬孩子，培养孩子刷牙习惯，对孩子在养成刷牙习惯的过程中给予帮助 ❹在床上卧位漱口的孩子漱完口后，使其稍稍横卧，护理员拿出漱口组合器具放置于孩子脸颊旁，让孩子缓缓吐出漱口水 技巧▸ 有时要将器具边缘直接放在孩子的脸颊处
④幼儿期的孩子刷牙方法并不完整，护理员可帮助其刷牙。帮助刷牙时，可让孩子坐护理员膝上或让其仰卧，保持能看见孩子口中的姿势（❺❻） 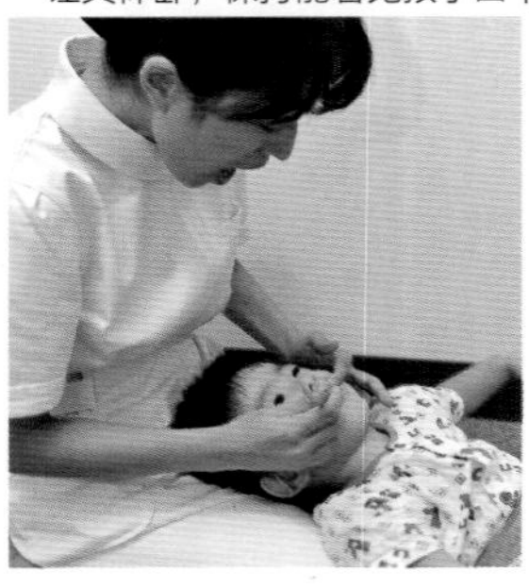	根据▸ 让孩子躺着刷牙，头部能处于稳定状态，也容易看见口腔内部，护理员能随时进行护理 技巧▸ 讨厌横躺刷牙的孩子可让其坐着，从肋处护理其刷牙或让其站立后从背后护理刷牙 注意▸ 与孩子面对面状态时，孩子头部不能保持稳定，也很难看清口腔上腭，因此，要回避此法 ❻使用牙膏时，因有泡而分不清刷到了何处，此时可用水漱口，去除泡沫后再刷
⑤护理员手持牙刷为孩子刷牙时，不能用手臂力量，要保持用手指的力（❼） 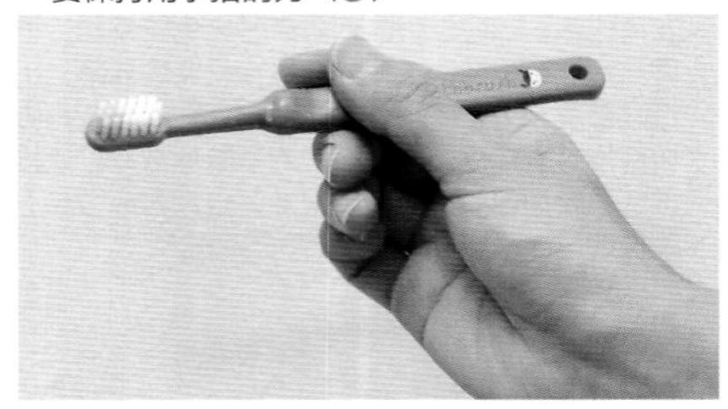	❼根据▸ 保持手指尖用力可控制力的加减，也易操作细微动作
⑥刷部要轻碰孩子的牙表面，细微往返地磨刷，最好一处可进行 10 次以上的磨刷（❽）	❽技巧▸ 前齿敏感时，要用特殊牙膏从不敏感的臼齿开始磨刷。顺序是下方的臼齿→上方的臼齿→下方的前齿→上方的前齿

要点	注意・根据
・臼齿的咬食面：用牙刷认真地刷落齿沟中残留食物（❾） 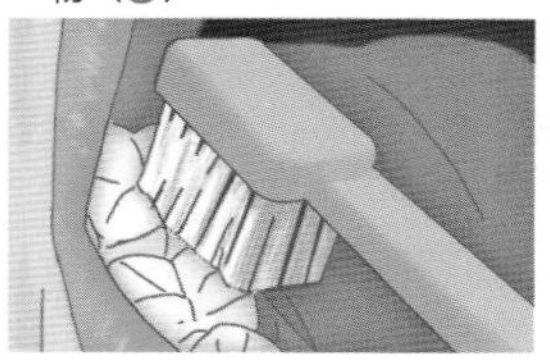	❾臼齿咬面上的齿沟、齿与齿之间（特别是前齿正面的间隙、两臼齿间的间隙），牙刷难刷到，易变为龋齿。要有意识地磨刷这些部位 根据▶ 臼齿咬食面的沟纹复杂而细 注意▶ 第一大臼齿生牙时往往被忽略，直到看见齿时才会被刷到
・臼齿内侧：用刷部的光滑面押住舌侧，刷部磨刷臼齿内侧（❿） 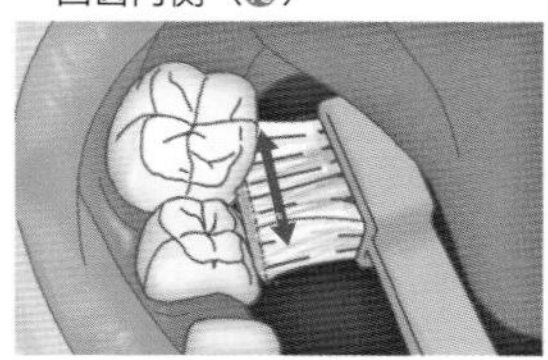	❿刷臼齿表面时，牙刷要与臼齿呈 45° 倾斜，齿与齿的内侧间隙也要磨刷 根据▶ 齿与齿肉间易积蓄齿垢，除去齿垢可预防龋齿、龋齿炎 注意▶ 强烈刺激齿肉会有伤而产生痛感，从而使其讨厌刷牙。刷洗时注意刷部不要触碰齿肉 技巧▶ 刷牙前，先将牙刷在杯中用水洗一下，洗落牙刷上的污染物
・臼齿外侧：让孩子张大嘴，刷部不完全伸入口中，将嘴的横侧打开磨刷 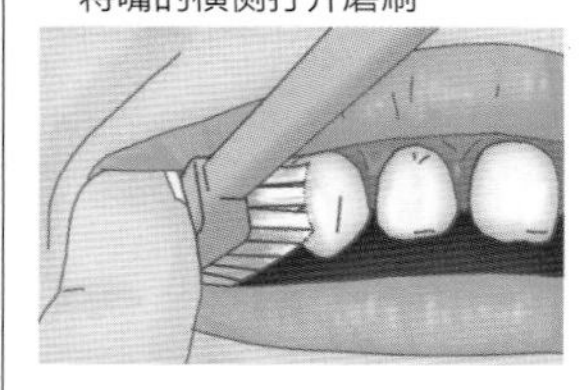	
・前齿外侧：牙刷与前齿成直角微微横向磨刷（⓫） 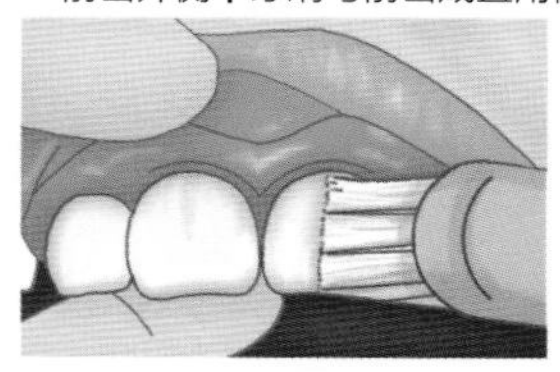	⓫ 刷前齿时，牙刷与齿呈直角，微微横向磨刷
・前齿内侧：牙刷竖向，上下轻轻磨刷（⓬） 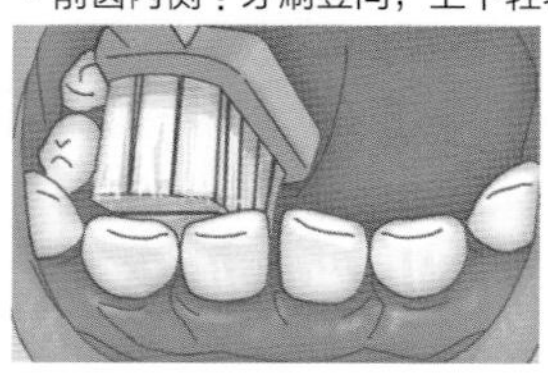	⓬ 刷前齿里侧时，牙刷要竖向上下轻轻磨刷

要点	注意・根据
⑦刷完牙后漱口。必要时，口唇用凡士林等进行保湿 ⑧洗牙刷，干燥牙刷	
[自己不能刷牙的孩子] ①调整患者体位，将其调整至坐或斜卧位（❶）。将毛巾垫放于患者脸部下方胸前，防止衣服被污染 ②不能使用牙刷刷牙的患者，按前述刷牙的方法，磨刷牙齿（❷） ③针对不能使用牙刷刷牙的患者，护理员将水或漱口液倒入杯中，用棉棒（或海绵牙刷）沾取液体擦拭牙齿 ④用棉棒在口腔内擦拭，适当地更换污染的棉棒（❸） ⑤擦净后，漱口 **用注射器将漱口水注入孩子口中**	❶技巧▸ 重症心理残障儿可能会因刷牙的刺激引起全身紧张。调整患者至舒适的姿势，缓解紧张度 防止事故要点▸ 为防止误咽发生，要抬高患者上身体位，要准备好随时吸引口腔内物质 ❷患者不能漱口时，用注射器少量多次将水注入口腔，洗刷牙后吸除，重复洗刷直至刷净。为防止误咽要及时吸除洗完的水 注意▸ 要注意吸引压力不能损伤口腔黏膜 技巧▸ 用口呼吸及药物的副作用都能使口腔唾液分泌减少，随着唾液减少口腔自净作用变弱。舌苔是由食物残渣形成，其依附在舌上是产生细菌的由来，也是产生口臭、龋齿的根本原因。有必要使用舌刷除去舌苔污物，但严禁过度清除 根据▸ 因疾患等没有进餐的患者，口腔唾液分泌会减少。由此，口腔自净能力下降，细菌易繁殖，产生龋齿的可能性增加，也存在由龋齿导致全身性感染的可能性。所以，不用口进食的患者的口腔护理也是重要的
3 记录 ①记录刷牙后的口腔黏膜、齿肉状态（有无溃疡、出血）、齿的状态（乳齿、恒齿的生长和替换、有无龋齿）（❶） ②确认是否除去了齿垢和舌苔，口腔是否得到清洁护理，并记录 ③确认并记录患者自行口腔护理的能力进展状况（❷）	❶记录孩子在出乳牙、乳齿与恒齿替换时期的齿萌生长状况 ❷为使孩子自行实施口腔护理，要使孩子理解口腔护理的必要性

5 清洁
6 臀部·阴部的清洗

山北奈央子

目的▶ 婴幼儿不能独立排泄，在有疾患用药时引起的腹泻使阴部和臀部的皮肤易产生炎症，因此有必要对臀部和阴部进行适当清洗

检查项目▶ 阴部、臀部的皮肤状态，全身状态（脸色、心情、疼痛感、瘙痒感、不适感等）

适用条件▶ 因腹泻可能引起阴部、臀部皮肤炎症的孩子或已经有皮肤炎症的患者，使用尿布的孩子，长时间不能入浴的患者等

防止事故要点▶ 防止尿路感染症、防止皮肤炎症

必要物品▶ 盆（臀部浴时）、肥皂、纱布、舀水勺、阴部洗净用瓶、浴巾、防水垫、尿布、一次性手套、替换衣裤、吹风机（必要时）、软膏类

步骤

要点	注意·根据
1 评估孩子的状态 ①根据孩子的状态选择臀部或阴部清洗（❶）	❶因疾患和用药而引起多频的腹泻，使患者臀部、阴部的皮肤易患上皮肤炎症。此状况应实施臀部、阴部清洗
2 调整环境，准备使用物品 ①调整臀部或阴部清洗房间内的环境。房间的环境参照第 141 页“擦拭清洁” ②准备必要物品，铺设防水垫（❶） ・清洗臀部：准备适宜患者清洗臀部的盆，为防止感染，在盆内先铺垫好塑料布后，倒入热水（❷❸❹） **铺垫塑料布，预防感染**	❶铺设好防水垫，准备好替换装并将浴巾铺展开 ❷准备好盆。盆的大小要适合患者臀部的大小 ❸用水温度要在 38℃ 左右，用水量是盆的容量的 60%~70% **根据▶** 患者的下半身要浸入盆热水中，以盆中热水不溢出为准 ❹淋浴时用水会变冷，故要准备好 40℃ 左右的用水
・清洗阴部：准备好洗用瓶（❺）	❺阴部洗净用瓶装水温要在 38℃ 左右，装入瓶准备好 **注意▶** 实施臀部清洗和阴部清洗的护理员事前洗手
3 实施臀部、阴部护理 **[臀部清洗]** ①脱去下半身裤（尿布、短裤），上半身衣服向上卷起，防止被弄湿（❶）	❶整理好准备的衣服，在防水垫上放好清洗臀部用盆

要点	注意・根据
	技巧▶ 尿布内有污染时，用事先准备好的臀部专用湿巾清理排泄物
②患者的臀部、阴部浸入温度适宜的温水中（❷❸） 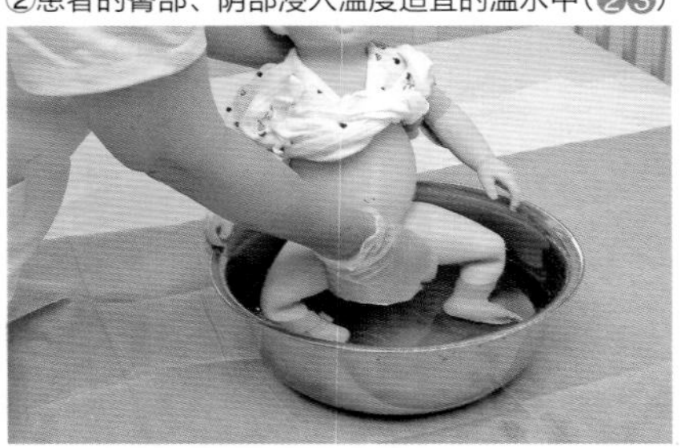	❷实施前先戴好一次性手套 根据▶ 预防感染 ❸如果足背侧有输液时，要将其保护起来，不能弄湿输液部位 技巧▶ 婴幼患者的护理时，护理员 1 人支撑孩子是不够的，家长参加或 2 名护理员操作才能保证安全 注意▶ 患者臀部清洗前一定要确认用水温度
③用湿润的纱布沾取起泡的肥皂水按阴部到臀部的方向洗。如果不起泡要用手使肥皂起泡	
④臀部、阴部稍稍抬起，使之高出盆中水面，冲洗臀部、阴部（❹） 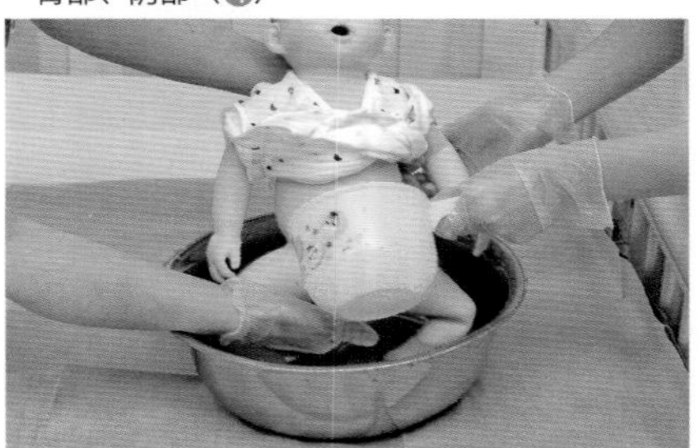 **冲洗前面阴部** 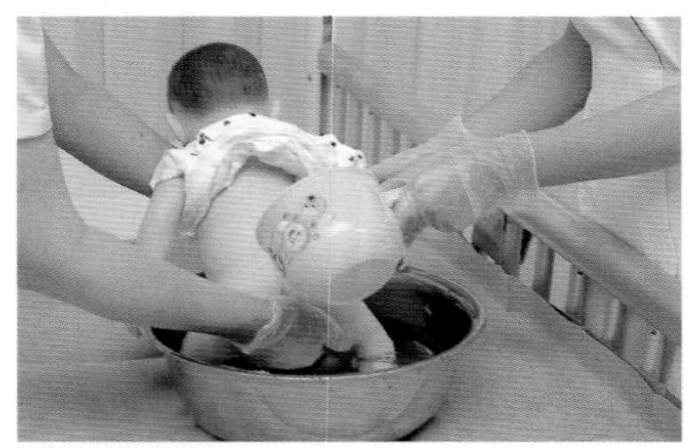 **冲洗后面臀部**	❹淋浴水不要弄湿被褥，要缓慢冲洗 注意▶ 用热水冲洗前，一定要确认冲洗水的温度
⑤让孩子躺在准备好的、铺展开的浴巾上，认真沾去水分，皮肤干燥后，穿上下身衣物（❺❻）	❺患者躺在浴巾上后，护理员摘除手套 ❻去除水分时不要擦而要轻轻沾干水分

<table>
<tr><th>要点</th><th>注意・根据</th></tr>
<tr><td>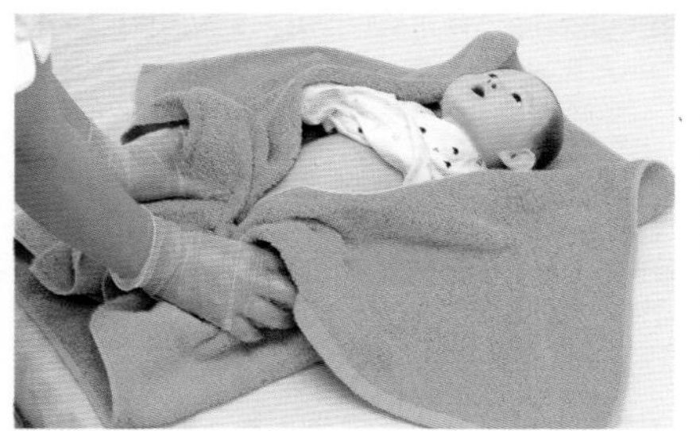
轻轻沾干水分</td><td>根据▶ 擦可能会引起皮肤炎或使现有状态恶化</td></tr>
<tr><td>[阴部清洗]
①脱去患者下身穿着，将上身衣服上卷防止弄湿（❶）
②新尿布铺在臀部下方（❷❸）
③用装有热水的阴部洗用瓶冲洗阴部（❹）
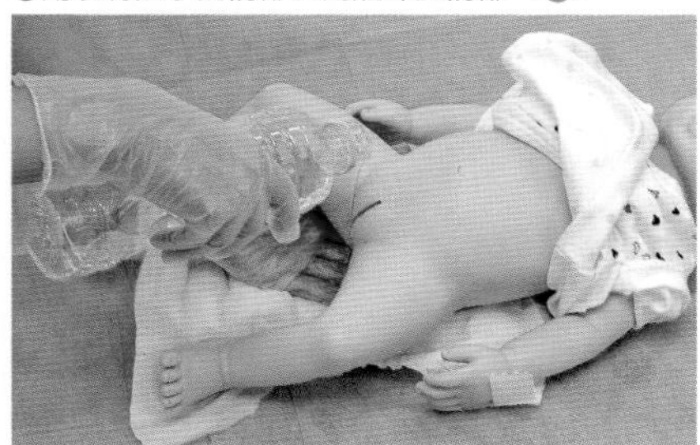
④肥皂起泡后，用湿润的纱布按下述方法操作（❺）
・女孩：打开阴唇，由尿道向肛门方向清洗
・男孩：先洗阴茎，再洗阴囊，阴囊里侧也要认真清洗（❻）
⑤洗除泡液，注意不要弄湿上衣（❼）</td><td>❶技巧▶ 洗阴部时，要先铺好防水垫。不要弄湿上衣，腹部盖上毛巾更好
❷要戴上手套
根据▶ 预防感染
❸如果尿布没有被污染也可继续使用。如有排泄物，要换新尿布
❹不要用大量地热水冲洗
根据▶ 腹部上衣会弄湿，注意不要弄湿这些部位
注意▶ 清洗前一定要确认热水温度
技巧▶ 没有阴部洗净用瓶时用洗剂瓶或 PET 瓶代替
❺纱布被污染时，要及时更换纱布
注意▶ 为防止尿路感染，被污染的纱布不要再用来清洗阴部
防止事故要点▶ 为防止尿路感染要注意洗法，不能使用污染的纱布
❻阴囊的里侧等皮肤与皮肤互相交叠处易残留皂液，要提起阴囊冲洗掉残留物
根据▶ 残留物质是引起皮肤炎症的原因
❼臀部的洗法是让其横向躺着来洗或稍稍抬起臀部洗
注意▶ 上抬臀部洗时，注意不要让热水流向背部</td></tr>
</table>

要点	注意・根据
⑥用新纱布或毛巾认真地吸干水分（❽）	❽除去水分时，不用擦的方法吸水，采用轻沾的吸水方式 根据▸ 擦会引起皮肤炎症或使现有状态恶化等 防止事故要点▸ 在已患尿布皮肤炎的状况下，要认真地沾干水分，不能引起新的皮肤炎。在确认皮肤干燥后穿戴尿布
⑦皮肤完全干燥后，换新尿布，穿上衣裤（❾❿）	❾换好新尿布后，护理员摘除手套 ❿确认衣服有无弄湿，有弄湿时，换衣
4 收拾、记录	
①收拾盆、舀水勺、阴部洗净用瓶等（❶）	❶使用物品按《公共卫生机构感控灭菌指南2008》(CDC 指南) 记载的方法进行消毒、整理
②观察臀部与阴部洗净后孩子的状态（❷）	❷记录臀部、阴部的皮肤状态及清洗时的状态等

6 更衣

山田知子

目的▶ 替换被汗、皮脂、排泄物等污染的衣服，保持皮肤清洁。根据气温选择适宜的衣服能保持人体的正常体温。衣服能保护皮肤，抵御外界的物理性刺激和异物的侵袭。幼儿期的孩子其穿脱衣服是需要帮助的

检查项目▶ 确认以下项目，把握换衣的时机，选择合适的衣服

- 衣服脏的程度
- 孩子的体格、运动的发育状况、活动性（安静度）
- 孩子的身体状况：有无发热，出汗的程度，有无呕吐、腹泻、出血等情况
- 治疗和医疗处理状况：持续输液和下肢牵引等

适用条件▶ 婴儿新陈代谢旺盛，像用食时因身体机能发育不成熟而将餐食泼洒在衣服上弄脏衣物这样的事情很多。重要的是要及时更换衣服保持清洁。新生儿、婴儿的衣物穿脱需要全面护理，幼儿是衣物穿脱行动自立的时期，对其进行必要的帮助即可

防止事故要点▶ 防止孩子从床上跌落，输液中更换衣物防止输液管线被拔去事故

必要物品▶ 衣物具有保温性、吸湿性、通气性的优点，选用对皮肤刺激少的面料做衣物，同时，还要考虑到孩子处于发育阶段要选择穿脱简单的衣物，此外，确保安全性也是选衣物的重要条件

新生儿・婴儿的更衣

步骤

要点	注意・根据
1 评估及准备 ①洗手（❶）	❶冬季手会冷，护理员要让自己的手变暖后再实施护理换衣
②评估孩子身体状况，判断适宜的更衣时机（❷），选择贴合的衣服（❸）	❷是否发热、出汗，衣服是否被呕吐、腹泻、出血等 所污染，是否在输液中等 ❸确认衣服的尺寸是否适合孩子的体格 根据▶ 过大会脱落，而太小过紧会妨碍孩子的呼吸、运动及手足的活动
③调整换衣场所的温度，空调风不要吹到孩子（❹）	❹根据▶ 防止孩子裸露之际体温下降
④准备好替换衣物、尿布等必要物品，将它们展开放置（❺），冬季的衣服要加热后放置 将替换衣物展开横放于孩子旁	❺在平整的场所将新衣展开，检查衣袖部是否通畅，内衣和婴儿服的袖先套叠好以便穿着 根据▶ 确保安全 防止事故要点▶ 更换衣物的场所要安全，防止孩子跌倒、跌落

要点	注意・根据 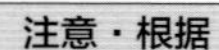
2 换衣 ①脱衣（❶） ・解下细绳、纽扣，衣服向两侧打开 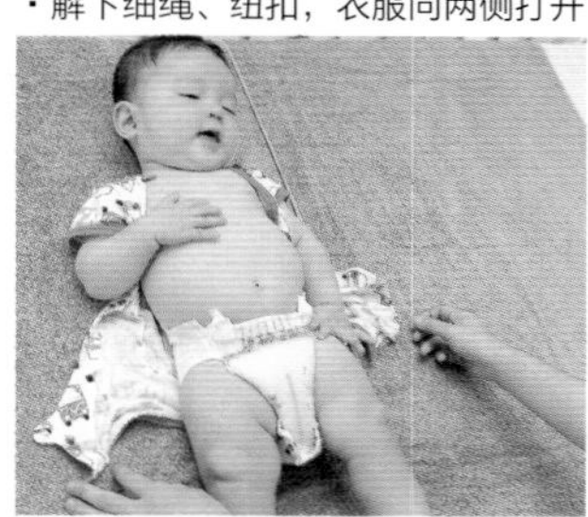	❶边和蔼地告诉孩子要换衣服了，边实施换衣。此时也能察看全身状态 注意▸ 孩子皮下脂肪少，皮肤容易损伤。衣物上的橡皮筋过紧会在皮肤上留下痕迹。察看皮肤是否发疹等
・护理员单手支托孩子的肩关节和腕，用另一手抓住袖口，将孩子的手腕从袖中拔出。相反的手腕也同样操作（❷） 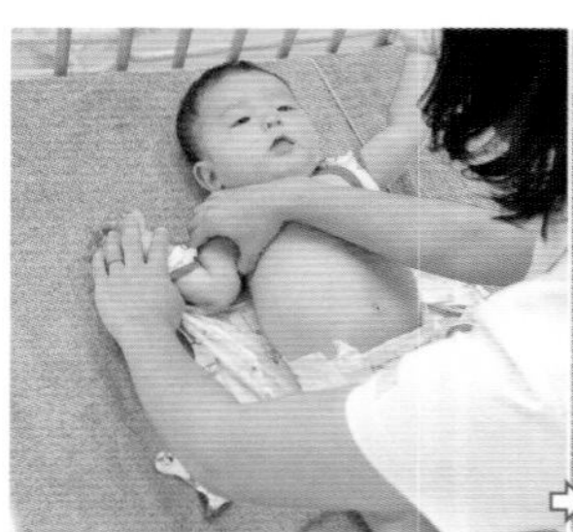	❷在保护好肩关节的前提下缓慢实施换衣，不能不恰当地拉拽孩子手腕 根据▸ 不合理地拉拽腕关节，孩子会痛 技巧▸ 扯动衣服脱下袖部
・解除尿布（❸）	❸尿布有污染时，察看排泄物
②穿干净衣服 ・将孩子抱放在展开的干净衣服上（❹） 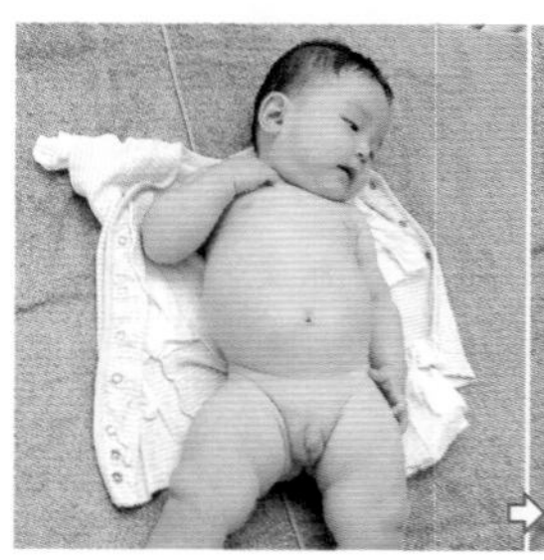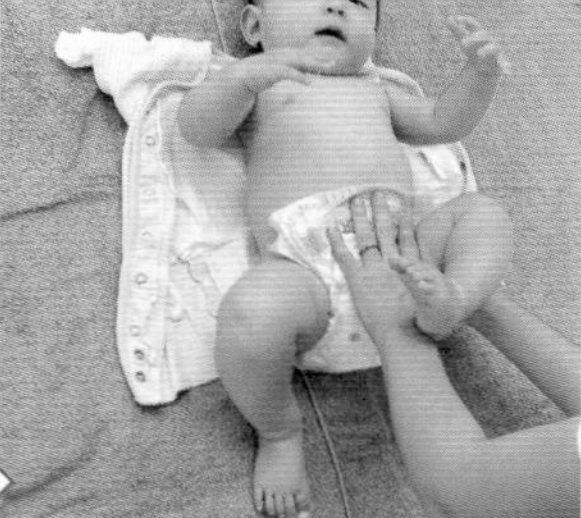	❹躺下时，臀部先下放
・穿衣袖（❺）	❺穿袖时，护理员可用手轻轻握住迎上来的小手和手腕，轻柔地穿入袖口。相反的手腕同样操作 技巧▸ 为了使孩子的手指不拉扯到衣袖而穿不好袖，护理员要握住婴儿捏拳的小手穿过袖部

要点	注意・根据
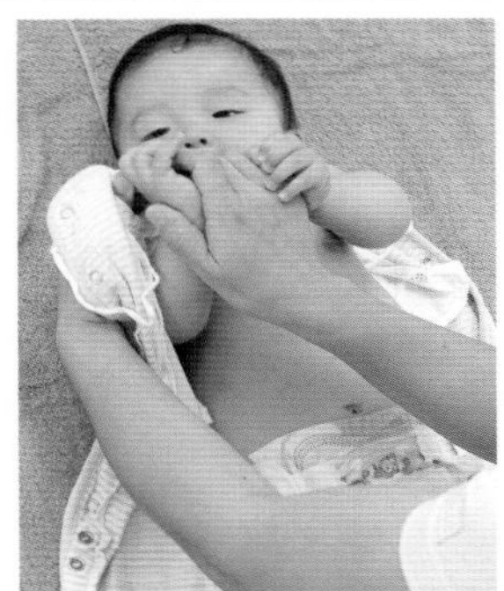 将迎上来的小手穿入袖中	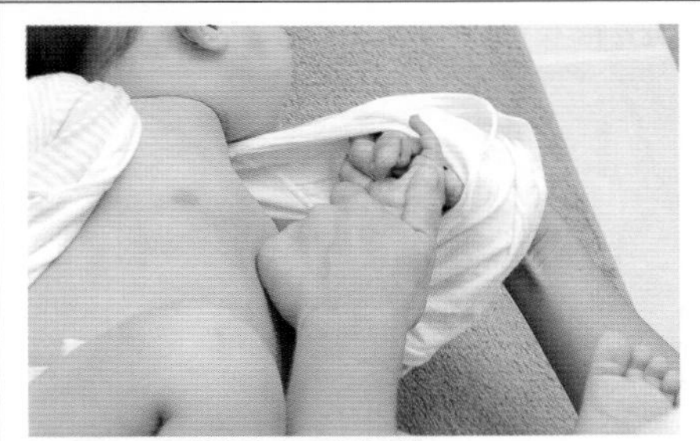 护理员握住捏着拳的小手穿过衣袖
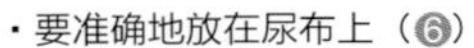 ・要准确地放在尿布上（⑥） ・单手轻轻抬起臀部，用另一手整理好孩子身下的内衣，拉平婴儿服皱叠的部分（⑦） 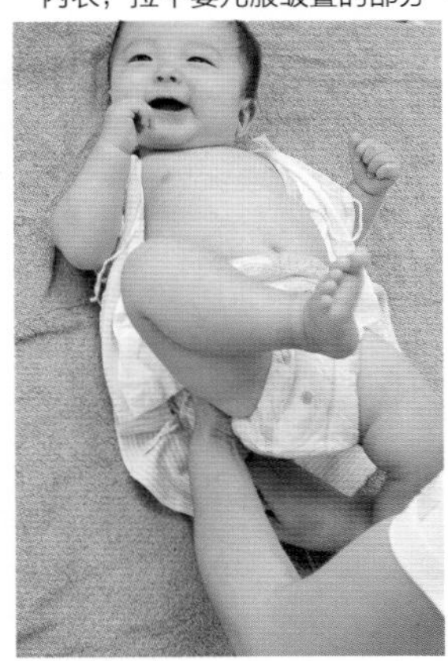	⑥穿戴尿布时不要妨碍孩子的腹式呼吸 ⑦根据▸ 衣物的皱叠处会压迫孩子的皮肤
・内衣的前左右部重叠，将细绳系好（⑧） 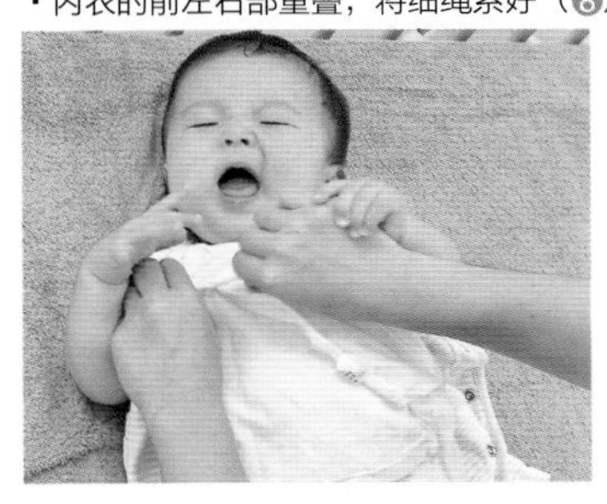	⑧衣服的门襟处应是交叠状态 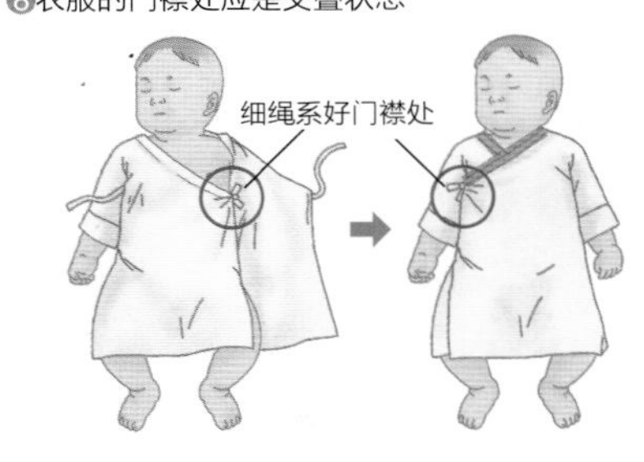

要点	注意・根据
・整理好婴儿服的前门襟，有纽扣的扣好纽扣 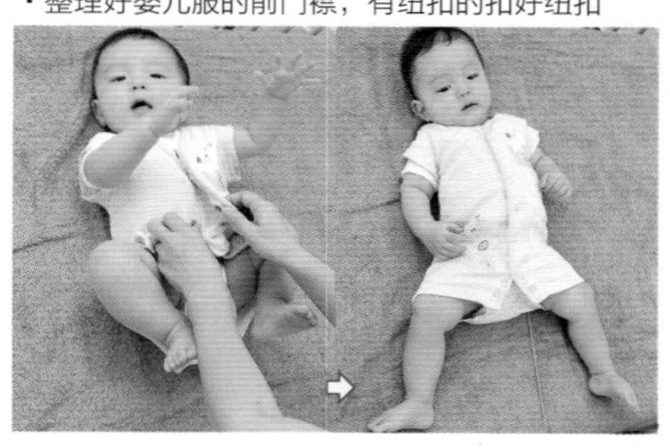	■表 1　关于穿多少衣服 ・调整体温功能尚未发育的新生儿：在室内要比大人多穿一件衣服 ・6 个月左右的孩子体温调整功能已发育：和大人同样或比大人少穿一件 ・孩子在半爬半走阶段：因运动量和热量的增加，比大人少穿一件 ＊不要过多穿着 ■表 2　确认过多或过少穿衣的要点 ・脸部发热 ・手插入颈后和背中，如有微微出汗，说明穿着过多 ・婴儿的手足因散热而变得冷，手足冷时可加厚衣着

幼儿的更衣

通过自己穿脱衣服，让幼儿学会扣纽扣，同时训练了扣纽扣手的细微动作。这些认知和运动在幼儿发育中趋向完善。换衣过程中的一切认知与动作，都与自我能力的发育成长息息相关

步骤

要点	注意・根据
1 评估和准备 ①洗手 ②评估孩子的身体状况、判断换衣的时机（❶）、选择适合的衣服（❷） ③调整换衣场所的温度、湿度且空调风不能吹到孩子	❶孩子入睡前，需要换上睡衣。入浴或擦拭后，换干净衣服 ❷选择衣服时，要考虑孩子的意愿 根据▸ 随着年龄的增长，孩子的喜好变得清晰。在尊重孩子的主体性的同时，也要培养孩子根据气温、活动内容来选择穿衣服的判断力
2 更衣 ①根据孩子的年龄及其自行穿脱衣能力状况，边用语言引导孩子边让孩子完成自己能完成的穿衣部分，帮助孩子完成他无法独立完成的部分，促使换衣时间缩短（❶） 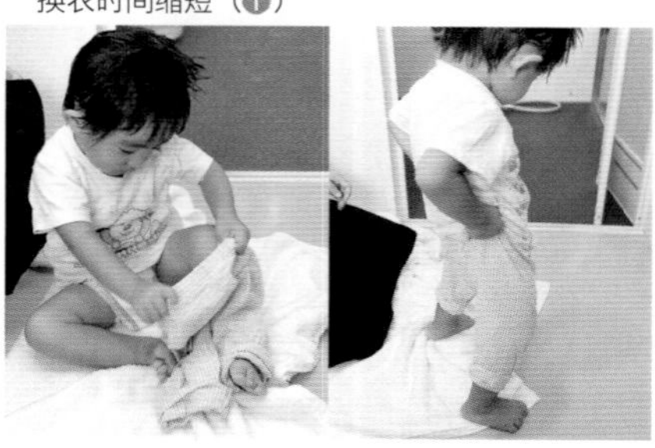	❶尊重孩子想独立完成的心情，决不催促孩子。对孩子自己能做之事进行帮助，熟练穿上时要赞扬其“很好” 根据▸ 孩子感受到成功的体验和赞扬后，能提高其成就感和自信心

要点	注意・根据

■表 3　幼儿能自行穿脱衣的过程

- 1 岁半左右开始对衣服的穿脱表示出兴趣，自己会穿脱二指手套、袜子、帽子等
- 2 岁左右想要自己一个人脱衣，也渐渐会解开衣扣
- 2 岁半左右可独立完成穿上衣，但扣衣扣较难，会有上衣的两门襟前后搞错、衣扣上下扣错的情况
- 4 岁左右能正确扣好衣扣，此时也能顺利穿脱衣服，并且手能正确地穿上衣袖
- 6 岁左右身上衣都能独自完成穿脱

6 更衣

输液时的更衣

- 输液时，更衣要从未输液侧脱衣，从输液侧先穿衣（边确认输液针、连接部的安全，边将输液包随手臂穿过衣袖管），这是基本原则。婴幼儿输液侧很难顺利地穿过衣袖，且婴幼儿尚不会与护理员协调穿袖，故给要输液的婴幼儿换输液衣（见第 162 页）。穿衣时输液管不从袖口导出，而是由颈部或衣下摆导出。此时，有必要注意衣服内导管不能弯曲，皮肤不能受压
- 导管的连接部拆下换衣会有受污染或有空气混入的可能，也易导致整体输液管的松动，患者输液多数使用输液泵，但也会有忘记再启动泵等医疗事故的发生，所以应避免拆管换衣

针对孩子不同发育阶段选择不同的衣物

[婴儿的衣服] 短内衣、长内衣（套头式）、婴儿服、襁褓、必要的背心

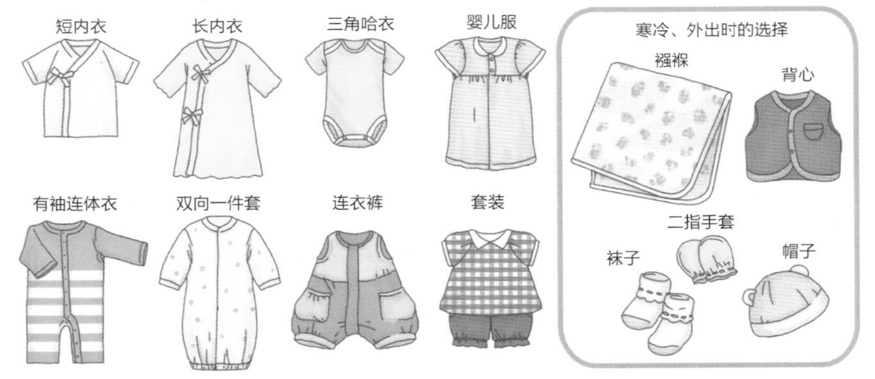

根据气温变化，短内衣、长内衣、婴儿服组合在一起穿。天气寒冷时，可以穿上背心，裹上襁褓。外出时，戴上帽子、穿袜

- 新生儿期至能自己翻身阶段：颈部发育成熟后，可穿套头式内衣。这个时期可穿方便换尿布的双向一件套，婴儿服也可
- 能坐至半爬半走时期：适合穿有袖连体衣、连衣裤。套装是上下分开的，穿着时注意不要露出腹部，可选择可用扣子扣住上下衣的套装。针对因疾患排泄次数多的患者，适宜穿着上下分开的套装
- 二指手套、袜子：注意紧固用的橡皮带和碎线头
- 围嘴儿：多在婴儿出生 3~4 个月开始使用围嘴儿。因为担心会缠绞住颈部，新生儿不能使用

[幼儿的衣服] 下衣、上衣、长裤、裙子、尿布、短裤，必要时袜子、鞋、帽子

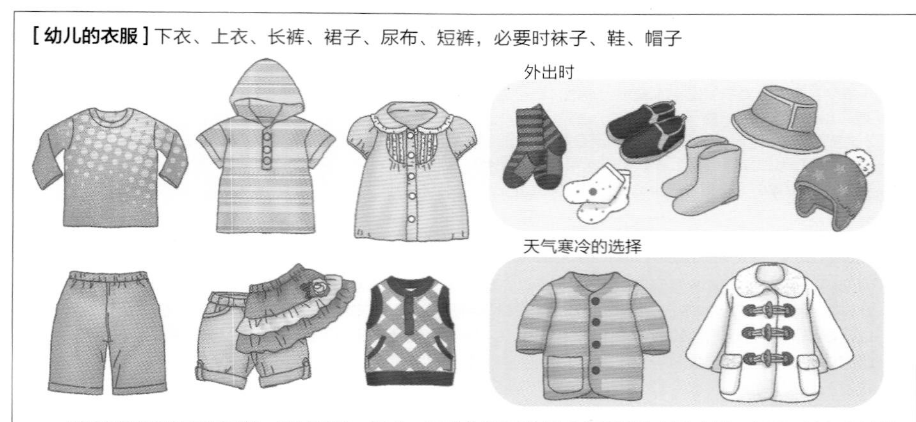

自己能够脱穿衣物需要一段时间的。因此，可先为孩子准备易穿易脱的衣服（例：衣颈、袖部宽松的套穿式的上衣、纽扣扣眼大的衣服），还有孩子喜欢的颜色和款式的衣服

・上衣：袖长会妨碍手部活动，洗手时也会弄湿袖口，因此，上衣袖不要太长。动作时只要不露出腹部就可以，裤子要用纽扣系住
・裤子：太长时易踩踏裤脚，会有跌倒的危险
・鞋：合脚、质轻柔软、穿脱简单的即可。到 2 岁左右可穿平底鞋。为防止事故，住院时穿平底鞋比穿拖鞋好
・袜子：除防冷之外尽可能不穿袜子。住院患者会下床走到走廊，为防止脚足受伤，穿袜子为好
・帽子：夏季外出可戴宽帽檐的帽子，冬季适合毛织帽

[输液中或下肢牵引时穿的衣服] 根据疾患状况及治疗状况，以安全第一为目标，准备输液时的上衣和下肢牵引时的裤子等

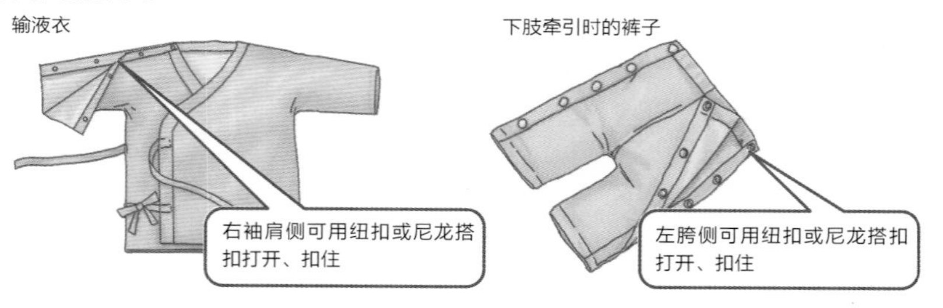

●文献

1）五十嵐隆編：これだけは知っておきたい小児ケア Q&A，pp.18-19，総合医学社，2007
2）及川郁子監編著：健康な子どもの看護，pp.147-149,169,184，メヂカルフレンド社，2005
3）今野美紀ほか編：小児看護技術—こどもと家族の力をひきだす技，pp.182-183,194-195，南江堂，2009
4）中野綾美編：小児看護技術，小児看護学，pp.111-115，メディカ出版，2007
5）奈良間美保ほか：小児臨床看護各論　第 11 版，p.94,113，医学書院，2007
6）平澤美恵子ほか監：写真でわかる母性看護技術，pp.82-86，インターメディカ，2008
7）横尾京子ほか編：母性看護技術，母性看護学，pp.138-141，メディカ出版，2007

第3章

体能评估

1　生命体征测定

1　儿童的生命体征测定

古田惠香

目的

- 生命体征也就是生命特征的意思。客观地掌握孩子的状态，能及早发现异常，是早期应对处理的重要观察项目
- 具体的生命体征是指呼吸、脉搏、心跳、体温、血压、意识水平是否在各发育阶段正常值范围。儿童因为幼弱，对这些体征异常暗示的症状和带来的不适感难以明确地表述，从而导致症状的急速变化
- 综上所述，儿童的生命体征测定要适时适当地实施。能根据体征的显示值范围，发育阶段的特性及儿童当时的状态，迅速做出评估

测定生命体征

- 生命体征在哭泣、活动时很容易受影响。因此，原则上要在孩子安静时进行测定
- 在触碰孩子之前，观察其意识、清醒度、呼吸。然后伴随触碰刺激测定心跳、脉搏、体温、血压
- 测定完后要表扬、安慰孩子，以便能在下次测定中得到孩子的协助

1. 新生儿［出生时体重低、高危新生儿］

- 要事先对保育器内测定器具加温，使之对测定对象的刺激最小化
- 生命体征的测定原则上要在孩子安静时进行。因测定时会伴有刺激性（听诊、体温测定、血压测定等）故选择在新生儿深睡眠状态时进行。如果测定途中新生儿被惊醒处于不安静状态，必要时可在再次深睡后追加测定
- 新生儿身体处于包裹状态时，情绪能处于稳定并能维持这一状态。此时，实施测定的话，能在短时间内测出相对准确的测定值
- 测定完后，将新生儿置于原位，稳定包裹状态

2. 婴儿

- 婴儿在出生 6~7 个月后想要了解人。与人分离时，他不安的心情会增强，会表现出担心的情绪。因其对陌生的护理员、测定器具会产生害怕心理，而其语言发育功能尚未成熟，只能用哭啼表现害怕。所以测定时，双亲尽可能不要离开孩子，双亲可抱着孩子或在孩子能看见双亲时实施测定
- 可考虑在孩子睡着时测定其生命体征值，必要时向其双亲说明，取得理解。测定时，要轻而柔和地使用听诊器、体温计，不要弄醒孩子

3. 幼儿

- 幼儿期孩子虽能理解简单的语言但语言表达能力尚不成熟，随着孩子成长，要逐渐形成以其为主体的治疗方法，确定治疗相关事宜。用短而具体的语言向孩子说明情况。由于孩子尚处于语言不能充分表达阶段，如果孩子害怕、担心或不安时还是会用哭泣来表现
- 边让幼儿玩喜欢的玩具、看画本边测定。如果孩子还是处于持续不安的状态，可像婴儿那样让双亲抱着或让双亲在测定场所旁

4. 学龄童

- 此期孩子的语言理解度提高，根据其发育阶段，用简单易懂的语言对其说明并取得孩子的协助。随着孩子的生长发育让其参加治疗的商讨，能促使其理解测定的必要性，安心使用测定器具并可告知其生命体征测定的结果和意义
- 此期，害羞感也增强，要在测定时考虑其个人隐私

必要物品▸ 听诊器（新生儿、婴儿、儿童用）、秒表、消毒棉、血压计（水银血压计、电子血压计）、腋窝体温计（电子体温计、水银体温计）、润滑油、耳式体温计、直肠体温计（电子体温计、水银体温计）、脉搏血氧仪、血压计袖带、比例尺表（JCS、GCS）、荧光笔、笔记用具、笔记用纸

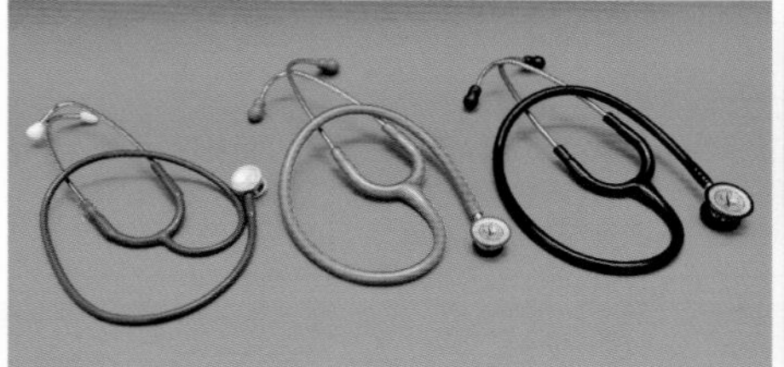

听诊器（左起：新生儿用、婴儿用、儿童用）

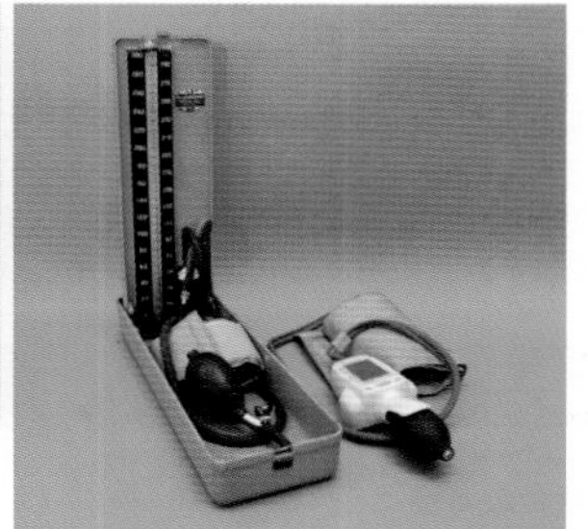

血压计（左：水银、右：电子）

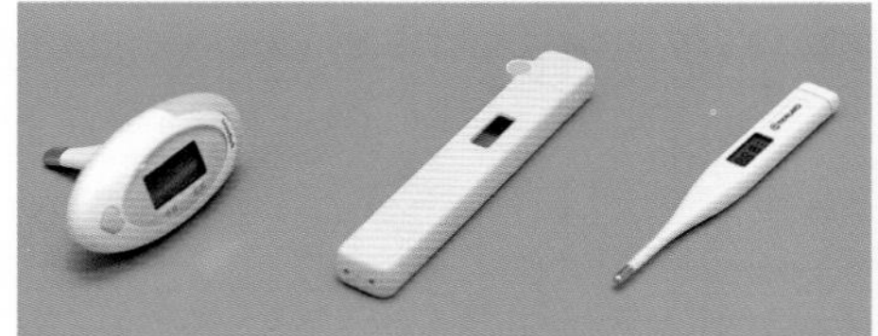

腋窝体温计（左起：新生儿用、婴儿用、儿童用）

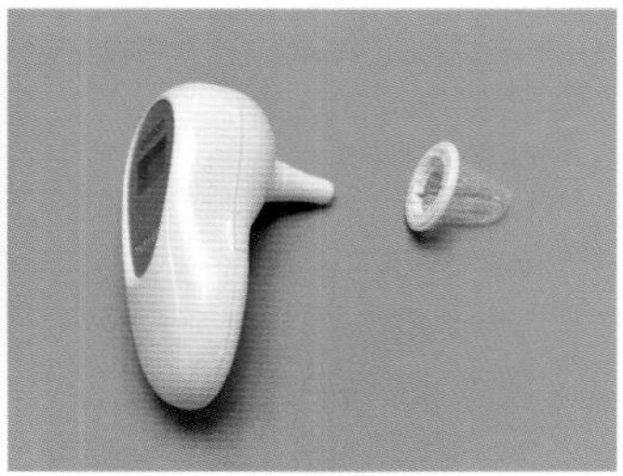

耳式体温计（右：探针罩）

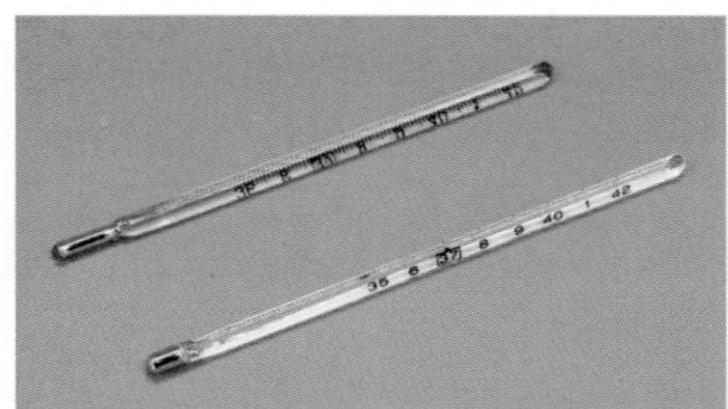

直肠体温计

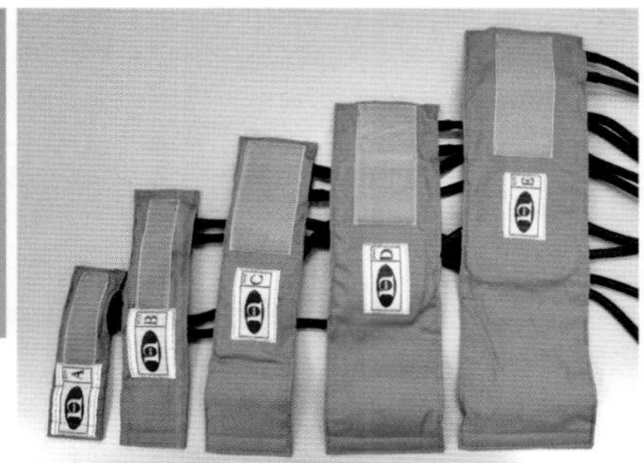

宽度不同的各种水银血压计袖带

1 生命体征测定
2 呼吸

古田惠香 · 神道那实

目的▸
· 把握孩子的呼吸状态，了解孩子对于肺部呼吸适应的状态（新生儿）
· 呼吸状态的恶化将危及孩子的生命，应努力把握孩子的全身状态情况以便能在第一时间发现异常

检查项目▸ 呼吸数、呼吸的深度、呼吸的节奏、胸廓的动作、有无呼吸系统的疾患、表情、皮肤的颜色

必要物品▸ 听诊器（新生儿用、婴儿用、儿童用）、秒表、笔记用纸、消毒棉等

新生儿 · 婴儿

古田惠香

新生儿 · 婴儿的呼吸特征

新生儿 · 婴儿，①胸廓柔软、呼吸肌弱，②一般是横膈膜、运动的腹式呼吸，③上气道狭窄。以上是其特征。如果有什么原因致使呼吸不能顺畅进行时，会出现表 1 的异常呼吸现象。这种异常呼吸是想将氧气供应调整为正常状态和换气正常的一种保护反应。但长时间这样呼吸，呼吸肌会疲劳而变成呼吸不全。新生儿和婴儿尚不能用语言诉说自己的呼吸困难，因此，护理员只能通过观察其表情和姿势，适时用适当的方法辅助其正常呼吸

■表 1　新生儿婴儿的异常呼吸

种类	特征	根据
多呼吸	呼吸次数每分钟 60 次以上	补充缺少的换气量，呼吸次数增加
鼻翼呼吸	吸气时鼻翼翕动，鼻腔扩大	气道抵抗减少，通气量增加
呻吟	呼气时有呻吟一样的声音	呼吸终了时，正压增加。防止肺泡虚脱
三凹征	吸气时肋间隙、锁骨上窝、胸骨上窝、剑突出现明显吸气凹陷	肺的依从性下降（难鼓起），上气道狭窄时，为了使肺泡鼓膨起来，需要很大的负压，因此吸气时胸壁凹陷
异常的腹式呼吸	呼吸时胸和腹部的动作相逆	通常横膈膜下降时，胸腔扩张同时引起胸、腹部膨起来。而肺的依从性下降时，横膈膜下降后腹部鼓起，胸廓却不鼓起
喘鸣	能听见异常的呼吸音。如“啾啾”“噜噜”	因上下气道不完全狭窄

新生儿

新生儿的呼吸特征

尽管新生儿的氧气需求量是成人的 2 倍，但肺表面积与体重比的换气能力与成人是相同的。也就是说按成人的氧气需求量来工作时，新生儿只用半边的肺来呼吸。还有新生儿的呼吸调节功能未成熟，通常因低氧血症而使呼吸处于被动促进。特别是早产儿，呈现呼吸中枢受抑制的无呼吸状态

■表 2　新生儿呼吸特征

· 肺的呼吸面积小（成人的 1／2）
· 呼吸调整功能未成熟，易引起无呼吸
· 横膈膜优势呼吸
· 强制经鼻呼吸

进一步说，横膈膜（腹式）呼吸时腹部膨满，会妨碍横膈膜的动作，呼吸也易受影响。强制经鼻呼吸与经口呼吸比气道阻抗高，鼻腔容易产生分泌物而导致气道狭窄，从这样的解剖学、生理学陈述的特征来判断，新生儿容易陷入呼吸不全的状态中

■表 3　新生儿期特有的正常和异常呼吸

正常呼吸	异常呼吸
呼吸次数：40~50 次/分 呼吸节奏：规则、不规则、周期性呼吸 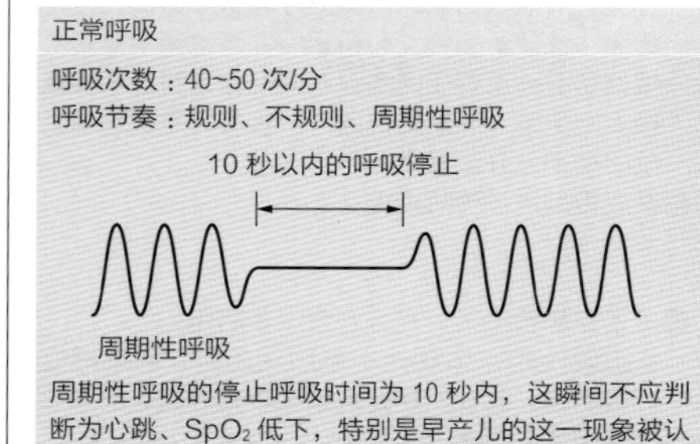 周期性呼吸的停止呼吸时间为 10 秒内，这瞬间不应判断为心跳、SpO_2 低下，特别是早产儿的这一现象被认为是新生儿特有的呼吸节奏，但要观察是否向无呼吸方向发作	呼吸次数多：60 次/分以上 无呼吸：连续 20 秒以上呼吸停止或在 20 秒以内发绀伴随迟脉（心跳数 100 次/分以下） · 中枢性无呼吸：脑干部的呼吸中枢未成熟 · 闭塞性无呼吸：分泌物的残留，气道有病变引起狭窄 · 症状性无呼吸：因疾病呼吸中枢受到抑制

步骤

要点	注意・根据
1 调整环境，准备使用物品 ①掌握孩子胎儿期及出生时的状况以及其呼吸状态（❶）	❶出生后是马上向肺呼吸移行的阶段，此期易引起各种各样的呼吸障碍。要从胎儿期、出生时的信息，预测可能发生的呼吸状态变化，有必要实施精确的观察与护理

■表 4　新生儿期代表性的呼吸疾患

疾患名	病态	特征
呼吸窘迫综合征（RDS）	肺表面活性物质产生不足	在胚胎形成后第 22 ~ 24 周开始产生肺表面活性物质。在第 34 周前，尚分泌不充分。34 周前出生的早产儿易发此征。母体若有糖尿病，会阻止胎儿产生肺表面活性物质，34 周过后出生也可能有此征
新生儿瞬间呼吸急促（TTN）	肺水吸收障碍	肺水是胎儿期在肺泡内充满液体，因为产道对胸腔有压迫及出生后自然呼吸的需要，吸收肺水是必要的。但在阵痛来前的剖腹产早产儿其促进肺水吸收的时机和顺序得不到充分的运作而导致呼吸障碍
胎粪吸入综合征（MAS）	胎盘功能不全，吸入染有胎粪的羊水	因胎儿功能不全产生喘息呼吸，同时，肛门括约肌松弛，胎便排出，胎儿吸入染有胎粪的羊水而发病。此征早产儿不会发生。因为即使早产儿缺氧也不产生喘息呼吸，排便反射是在 36 周以后才有。足月儿和过期产儿会发此病

要点	注意・根据
②确认测定器具是否已放置在孩子床的周围，不足时补充好使用物品 ③把握孩子觉醒状态，判断呼吸测定的时机（❷） ④在与家长会面时，说明相关的测定	❷应参照布雷泽尔顿新生儿行为评价量表，避免在的深睡眠时进行测量（参照第 204 页表 1） 根据▸ 睡眠能促进小儿成长，也能提高免疫力，不妨碍深睡眠是重要的

要点	注意・根据
	技巧▶ 不触碰处于深睡眠和浅睡眠阶段的孩子。要观察其呼吸状态并记录好。在其觉醒时，实施触碰并观察。处于 State5、6 睡眠阶段的孩子在觉醒时难以把握其正确的呼吸状态。将其身体包裹，使孩子感到安心稳定后，开始测定。如果根据状况一定要在深睡眠时进行介入时，不要直接实施测定，而是用说话声、包裹等方式让睡眠阶段稍稍上升后再介入
⑤洗手(❸)	❸彻底贯彻执行预防措施

2 测定呼吸

①在不触碰孩子的前提下(❶)，观察鼻翼呼吸、呻吟、胸腔的凹陷、胸腔的上下运动与腹部动作的关联、其左右有无差别、呼吸次数和节奏、皮肤的颜色、表情等(❷)

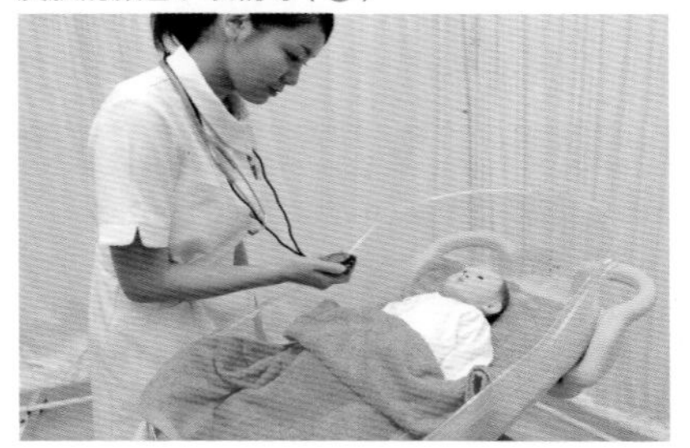

❶孩子安静状态下，充分观察以备后用

根据▶ 哭啼、体动处于激烈状态时，很难把握呼吸状态。此外，还要观察比较安静时与哭啼后的呼吸状态变化

❷西尔弗曼测定是通过呼吸的 5 个关键征状来评估孩子的呼吸状况的。随着时间的推移，孩子的呼吸状态的数值也会变化。体重正常儿童得分 2 分以上，被认为是呼吸异常

■表 5　西尔弗曼得分

征状	得分		
	0	1	2
胸腔和腹腔的动作	同时上升	吸气时胸部上升迟	胸、腹动作相近
肋间隙凹陷	无	轻度	显著
剑突吸气下凹	无	轻度	显著
鼻翼呼吸	无	轻度	显著
呻吟	无	轻度	显著

＊呼吸时腹壁和胸壁

合计点数	0 ~ 1 分	2 ~ 4 分	5 分以上
判定	正常	呼吸窘迫	生命垂危

注意▶ 喘息呼吸(持续重度缺氧，高碳酸气体血症后，可见不规则吸气)时，不能进行有效换气护理应迅速地进行人工呼吸护理(用呼吸囊 – 活瓣面罩或气管插管)，辅助呼吸

要点	注意・根据
②有监视器时，核对机器上呼吸数与观察的数据，察看监视器上经皮性氧饱和度值（❸）	❸根据▶ 监视器上的呼吸数是通过阻抗方式查出的从胸廓外吸气、呼气时空气量的变化伴随的电流抵抗差来表示呼吸数的，会有误差。与实际测出的呼吸数相异时，通过改变电极装置部位，使监视器上表示的呼吸数与实测数相同
③如孩子穿的是浴衣型睡衣，安静而轻轻地解开后，观察胸部、腹部动作	
④如果听诊器的听筒凉，可用手将其擦热或设法加温后使用（❹）	❹听诊时，要边看孩子的表情边操作。另外，听筒部件预先在保育器内加温，听筒冷会给孩子不快感，会导失孩子热能
⑤用听诊器听肺音（❺） 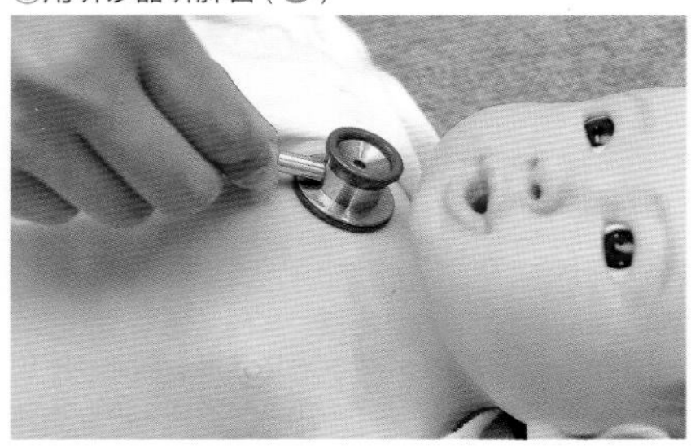	❺肺部听诊时，早产儿体格小，只确认两上肺、下肺 4 处的呼吸即可。如果是身体大、发育成熟儿的听诊部位是上叶和中叶（仅指右肺），下叶左右对称听诊，背部上叶、下叶左右对称听诊 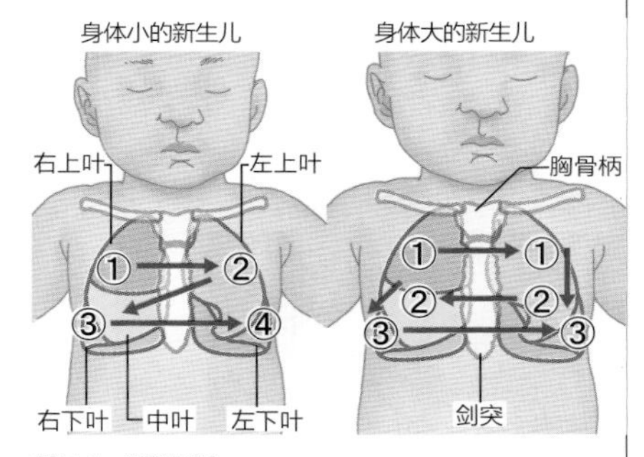 ■图 1　肺部听诊
⑥确认心音、肠蠕动音，整理好衣服（❻）	❻在孩子没有负担的前提下，进一步观察、整理 紧急处置▶ 出现心跳不满 80 次/分的迟脉伴有频繁的无呼吸发作（脑血流减少造成）、无呼吸的恶化（感染症等有合并的可能）等症状时应向医生报告
⑦收拾使用物品（❼）	❼用消毒棉擦拭听诊器
3 记录并报告	
①正确记录观察的内容（❶）	❶关于呼吸以外的项目也要一并观察，并记录成任何人都易理解的文案
②整理观察的内容，对这些情况做出评估，将全部内容进行汇报（❷）	❷将观察的内容、现在孩子发生的一切及今后方向的评估做成报告

婴儿

步骤

要点	注意・根据
1 调整环境，准备使用物品 ①把握孩子到目前为止的呼吸状态（❶） ②确认测定用具是否放置在孩子床的周围，不足物品要补充准备好 ③判断应该测定呼吸的时机（❷） ④向孩子家长、孩子说明测定内容 ⑤洗手	❶把握呼吸状态和喂奶，腹胀、体温、哭啼等影响呼吸的因素，也包括关联事项和经过 根据▸ 是改善呼吸状态，防止恶化的重要信息。另外婴儿的呼吸变化是急速进行的，会影响至动态循环。应预防之后的不良可能。在适当时期呼吸补充治疗时也需要注意呼吸状态的变化 ❷在不妨碍睡眠的前提下，轻碰孩子，掌握呼吸状态 根据▸ 在保证孩子的睡眠时间的同时，正确掌握呼吸状态
2 测定呼吸 ①不触碰孩子，观察鼻翼呼吸、呻吟、呼吸数、呼吸节奏、皮肤颜色、表情、心情等（❶） 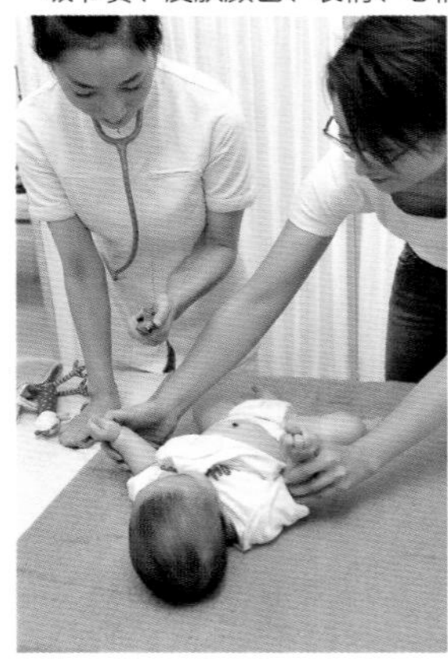 ②有监视器时，观察机器上呼吸数与实测有无相异，观察 SpO_2 值	❶把握好孩子的表情、心情，实施测定 根据▸ 孩子尚不能用语言表达苦痛，因此，不仅要观察呼吸状态、表情，也要看懂孩子的心情，读出其呼吸困难想说的语言 （表 6 见下） * 婴儿的胸腔是圆筒形的，肋骨的走向近乎水平，胸骨的位置高，肋间肌难以有上提肋骨的效果。按横膈膜是衡量腹式呼吸的中心 紧急处置▸ 有喘息呼吸时，能捕捉到孩子自发的呼吸停止。此时，要实施人工换气（呼吸囊－活瓣面罩）并立即报告医生 注意▸ 不安、痛、体温上升、代谢性酸中毒等能增加呼吸数。要考量到这些关联因素进行呼吸测定

■表 6　婴儿呼吸数的基准值

月龄	呼吸数（次/分）
0 ~ 3 个月	35 ~ 55
3 ~ 6 个月	30 ~ 45
6 ~ 12 个月	25 ~ 40

要点	注意·根据
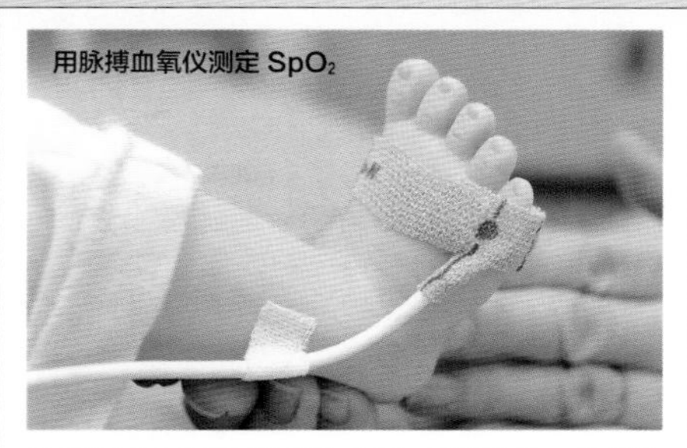	
③安静地脱去孩子的部分衣服，观察胸腔、腹部的动作（❷）	❷在脱衣时要注意室温、空调的对流空气流向 根据▶ 婴儿体温易变得过低，尚不能用语言描述“寒冷”这一感受，因此，要细心地照顾
④听诊器的听筒冷时，用手搓热后操作（❸）	❸根据▶ 听筒冷时，孩子会感到不快并且突然受凉会吃一惊。冰凉会使孩子的呼吸数增加
⑤听肺音（❹） 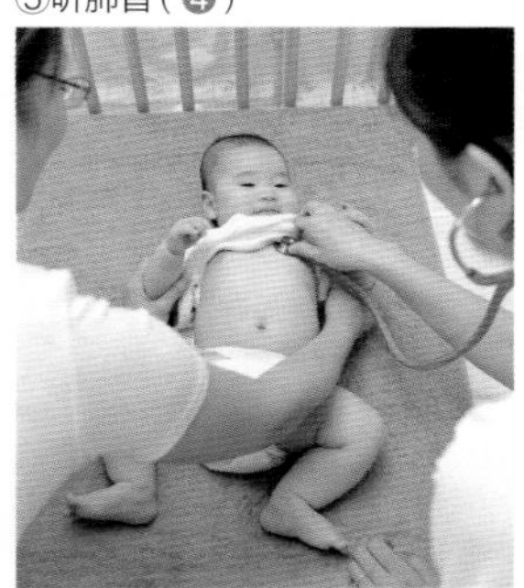	❹根据孩子的胸腔大小来听诊。右肺部上叶、中叶、下叶，左肺部上叶、下叶。以解剖学的构造为依据，实施听诊 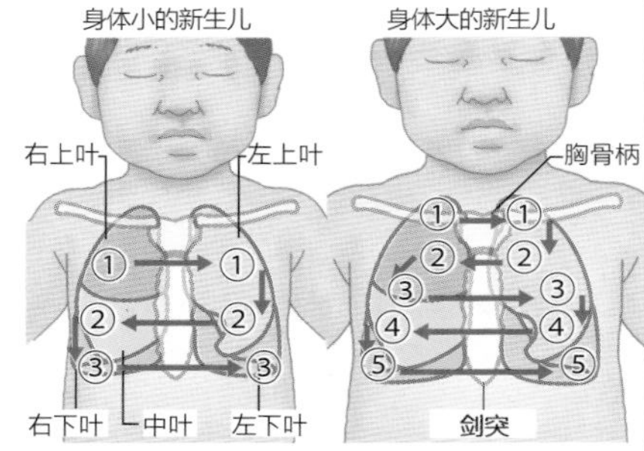 ■图 2　肺部听诊 技巧▶ 不要给孩子不快感，要正确、迅速、认真地测定，要给孩子安心感，如有家长在场，可让家长抱着孩子，总之，要让孩子安心、安静
⑥确认心音、肠蠕动音，整理好衣服（❺）	❺测完后，要边整理孩子衣物边告诉孩子，由于其的配合，测定结束
⑦收拾使用物品（❻）	❻听诊器用消毒棉擦拭、收拾
3 记录、报告 ①将观察到的内容正确记录下（❶）	❶要观察呼吸以外的项目，综合在一起，记录成任何人都易看懂的记录
②整理观察内容，综合信息做出评估，做出报告（❷）	❷从观察到孩子的状态内容到现在孩子有何发生及今后的发展趋向，总体评估，做成报告

幼儿・学童

神道那实

到了幼儿期，未成熟的上气道已有改善。新生儿、婴儿易见的异常呼吸渐渐地减少了，但是存在循环系统、呼吸系统疾患、感染症等引起的异常呼吸，可见观察是重要的。关于异常呼吸用第 166 页的表 1 加此页的表 7 共同说明

表 7 幼儿・学龄童的异常呼吸

异常呼吸	特征	依据
坐起呼吸	为改善呼吸困难要坐着呼吸	下半身静脉血回流心脏减少可减轻肺瘀血，但肺活量增加而使呼吸异常
呼吸时下巴向下	吸气时下巴向下动作	呼吸辅助肌、胸锁乳突肌的动作可辅助肋呼吸，增加换气量。胸锁乳突肌的动作会伴随下巴向下动作

步骤

要点	注意・根据
1 调整环境，准备使用物品	
①把握影响呼吸状态的因素（❶❷）	❶把握孩子有无呼吸系统、循环系统等基础疾病 根据▸ 如果孩子有影响呼吸状态的疾病，可以判断出日常或突发的异常呼吸，对评估有作用 ❷把握发热、腹胀等症状 根据▸ 要事先了解孩子的全身状态，以便能预测呼吸状态的变化，要注意孩子呼吸时的细微变化
②准备与孩子年龄、体格相适宜的测定用具（❸）	❸孩子有可能对听诊器有恐惧时，可将听诊器套上些吉祥物等 根据▸ 孩子持有不安、恐惧心理，而心理犹豫状态会影响呼吸状态
③通过呼吸测定判断可能有的状况（❹）	❹确认孩子用餐、入浴、运动、哭啼等是否成为影响呼吸状态的因素 根据▸ 测定要在安静时实施，这是原则。测定时机的不同会有将原本正常的呼吸状态被评估为异常的可能
④洗手（❺）	❺按标准预防策略实施操作 根据▸ 预防医疗护理员接触到感染病
2 向孩子、家长说明 ①用听诊器听音的说明易理解，可采用回避的说明方式来向孩子解释呼吸数测定（❶❷） 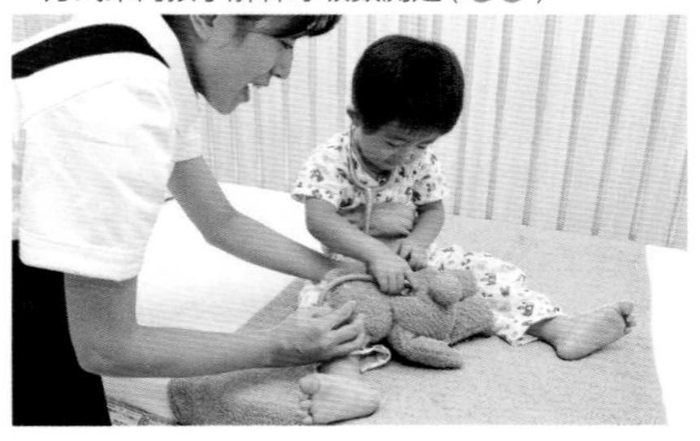	❶一边给孩子看听诊器，一边根据孩子的理解能力向其说明 根据▸ 孩子的恐惧和不安感会影响呼吸状态，为了正确测定要向孩子说明，使其得到安心感。在孩子理解、明白后也可能协助测定 ❷关于呼吸数测定，在向孩子说明时，要将呼吸数测定说明成“呼吸几次呢？”将意识转向呼吸说明，淡化次数概念 根据▸ 避免孩子听到测定次数后，产生紧张感，从而导致产生呼吸停止或不规则呼吸

要点	注意·根据

3 测定呼吸、观察呼吸状态

①根据发育阶段对胸、腹的动作进行观察，测定呼吸数。胸腹部的动作难以观察时，可用手轻轻触碰，使胸、腹部有所动作（❶）

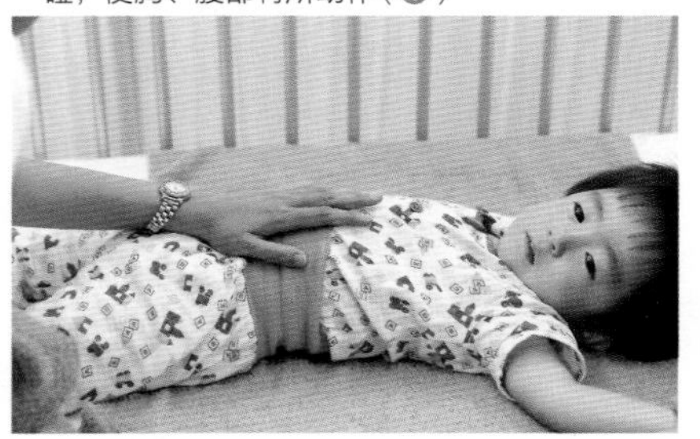

❶幼儿期的孩子要观察胸、腹部活动，学童期的孩子只观察胸部活动

根据▶ 随着孩子的成长，肋骨倾斜，肋间肌、胸肌等发育状态需要观察确认。幼儿期的胸腹式呼吸在学童期向胸式呼吸转变

技巧▶ 最好的方法是不使孩子有在测定的意识，和孩子一起看书、触碰听诊器，在玩耍中完成心跳测定、体温测定。在测定这两项的同时完成呼吸数的测定

■表 8　幼儿·学童的呼吸形式和呼吸数的基准值

发育阶段	呼吸形式	呼吸数（次/分）
幼儿期	胸腹式	20 ~ 30
学童期·青春期	胸式	15 ~ 25

②观察呼吸韵律深度、胸廓的对称活动、呼吸是否急促、是否发绀、有无痛苦的表情、有无喘鸣、有无咳嗽、孩子的心情、体位等（❷❸）

❷把握呼吸状态的同时观察孩子的表情、心情

根据▶ 幼儿期的语言表达尚不成熟，尚不能贴切地用语言表达自己的呼吸状态变化，害怕其诉说痛苦后要接受检查，因此，有些孩子宁愿忍着。所以，单纯的呼吸状态观察是不够的，对孩子的表情、心情等也要观察，读出其呼吸困难的痛苦是重要的

❸确认有无坐起呼吸现象

根据▶ 呼吸困难的应对方法是会无意识中坐起来（坐起呼吸）

紧急处置▶ 呈现呼吸急促或经皮血氧饱和度 SpO_2 值在 95% 以下，疑似为呼吸障碍或循环系统障碍时，给其吸氧补充的同时，应将其全身状态立即报告医生，此时的孩子易产生急变，要迅速应对处理

③有监视器时，确认器上的呼吸数与实测有无相异，观察经皮血氧饱和度 SpO_2 数值

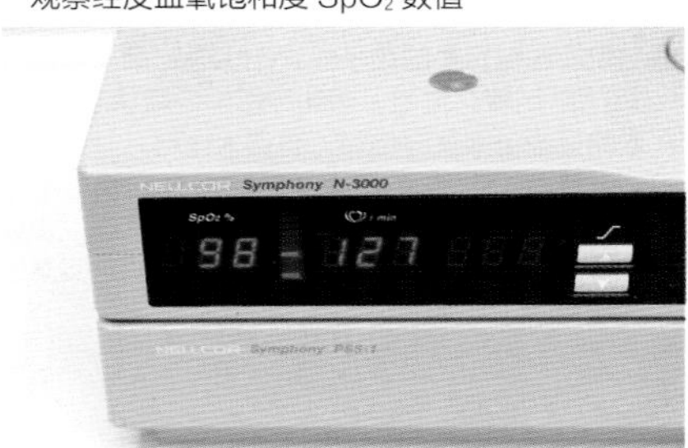

SpO_2 的观察

要点	注意・根据
④听诊器听筒如果是冷的，要用手将其搓热（❹）	❹根据▸ 将冷的听诊器听筒放在孩子肌肤上，孩子会受惊而增加当时的呼吸数，还有可能引起孩子的不适
⑤解开胸部衣物，听肺音（❺❻❼❽） 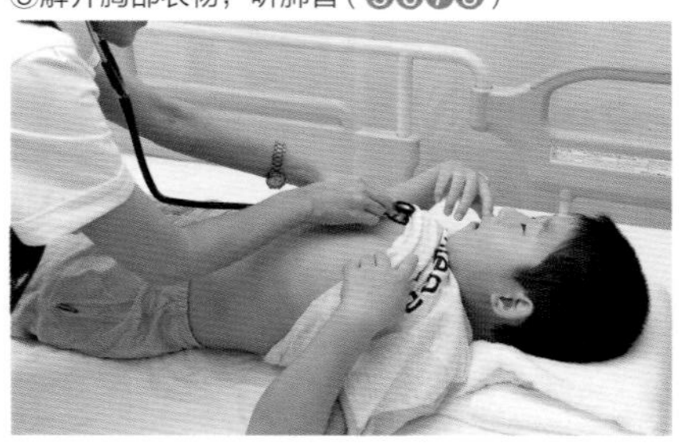	❺听诊部位按婴儿身体的大小进行诊疗（参照第 171 页） ❻孩子自己能解开或上卷衣物时，让其自己动手原本就是以孩子为主体，应让其参与其中 根据▸ 尊重孩子主体性，培养其对事的积极性，让测定顺利完成 ❼根据孩子胸腔的大小，从上叶向下叶、从左侧到右侧完成听诊 根据▸ 左右轮换听诊能判断出左右有无差异 ❽需听诊的肺叶处至少要听 1 次呼吸以上的时间 根据▸ 呼吸障碍时，呼气和吸气都有可能异常 技巧▸ 迅速、正确地实施测定，为使孩子安心受测，可让孩子坐在家长膝上，家长抱住孩子等，协助测定。如果有可能，要向孩子说明要慢慢地深呼吸，取得其协助 紧急处置▸ 呼吸音减弱、左右音差、副杂音被听诊出等，这些可能是支气管狭窄或闭塞。此时，要进行吸氧或吸引分泌物的评估，同时报告医生
⑥观察有无腹胀、发热等全身的状态（❾）	❾收集影响孩子呼吸状态的信息 根据▸ 呼吸状态会根据各种各样的因素变化，所以有必要汇总这样的信息进行评估
⑦测定结束后，告诉孩子并整理其衣类（❿）	❿要赞扬孩子的协助 根据▸ 孩子有协助完成的成就感时，对下次的测定会持有自信。同时，对促进发育也有很大帮助
⑧收拾使用物品（⓫）	⓫消毒棉擦拭听诊器，收拾 根据▸ 防止测定用器接触到感染，起预防感染作用
4 记录、报告 ①测定结果及观察事项，正确地记录测定时的状况（❶）	❶测定前和测定中的孩子的状态也要记录 根据▸ 用餐、排泄、活动等影响呼吸状态的因素的记录备案在评估时，有很大作用
②综合测定结果及观察事项，评估、报告（❷）	❷根据▸ 呼吸状态受各种各样的因素影响，不能仅凭测定结果正常或异常来判断呼吸状态，也要综合相关的状态信息进行评估，做出切合实际的护理判断

1 生命体征测定
3 心跳·脉搏

古田惠香·神道那实

目的▸ 综合心跳韵律、节奏、其他所见进行评估，把握循环系统的状态

脉搏与心跳的不同：血液随着心脏的跳动流向全身动脉，这时有血液的波动传给动脉末端就是脉搏。心跳数是指心脏跳动的次数，而脉搏数是指血液波动的次数。心跳输出的血量少时，动脉高度狭窄或闭塞，血液波动会传不到末端，心跳数与脉搏数会变得不同

检查项目▸ 循环系统疾病、动脉末端的冷感、浮肿、节奏不齐、脸色、肤色

必要物品▸ 听诊器（新生儿用、婴儿用、小儿用）、秒表、记录用纸

■表1　听诊器的特征和使用方法

听诊器的种类	特征	使用方法
膜型	适宜听取高分贝	轻压使用
铃型	适用于听取低分贝的声音	如果轻压与皮肤接触难以听取低音，要与皮肤柔和地紧密接触

新生儿

古田惠香

新生儿的循环特征

- 出生后，孩子的循环系统由胎儿循环动态转变为新生儿循环（①肺动脉扩张，②卵圆孔封闭，③动脉管封闭，④静脉管封闭，⑤脐带动脉封闭，⑥胎盘循环消失）。变化后，肺血管阻力变大，啼哭等刺激易使肺高压而引起卵圆孔和动脉管水平血液的左右分流。另一方面在动脉管动态变化期间，先天性心脏疾病等的肺动脉的状态是仍然保持封闭，甚至恶化
- 在这样的转换变动期中，测定心跳是必要的，护理员要将“有危险”牢记在头脑中。新生儿的桡骨动脉脉搏也有难触摸到的。除了没有听诊器的情况外，基本上心跳数是以听诊到的结果为准
- 出生后，若遇紧急情况，可通过脐带测算脉搏数

步骤

要点	注意·根据
1 调整环境，准备使用物品 ①把握孩子到目前为止的心跳数、有无心杂音等（❶） ②将测定用具准备好放在孩子床的周围，如还有不足物品，应补充准备好	❶心跳数的变动与觉醒程度、体温等影响因素相关。把握心杂音的种类、音高的程度、心尖跳动的有无及过程 根据▸ 新生儿期是通过增加舒张末期压来增加心驱出血量的。因孩子维持心脏输出血量的能力尚不足够，只能增加心跳数来增加心脏输出血量。超声波既能检查心脏，也可反映心脏功能，因此，用它对心杂音进行分析，就能够判断出患先天性心脏疾病的可能性。为了在适当的时期开始合适的治疗，应对孩子进行评估、测定。此时，重要的是要了解到现在为止，孩子所有的测定值的经过和结果

要点	注意・根据
③把握孩子的觉醒状态、判断实施听诊的时机（❷） ④在与家长会面时说明相关的测定	❷避开孩子深睡时，特别是要避开处于布雷泽尔顿区分的深睡眠时进行测定 根据▸ 睡眠能使孩子提高免疫、促进成长不能妨碍对孩子有益之事 技巧▸ 在听诊呼吸音之际，若孩子没有什么负担产生，可继续测定心跳
⑤洗手（❸）	❸预防感染。彻底执行标准预防策略
2 测定心跳、脉搏 ①在孩子穿浴衣型睡衣睡着时，安静地解开睡衣，观察心尖有无跳动及全身肤色（❶）	❶把握安静时的循环状态 根据▸ 为了把握活动时的心中心跳变化，安静时状态的把握是重要的。啼哭后等有疲劳之态、全身皮肤色会恶化、心尖跳动增强。通过把握安静的循环状态来预测心功能不全的发展趋向

■表 2　新生儿心跳数的基准值

月龄	心跳数（次/分）
新生儿	120~160

足月儿深睡时，心跳 100 次/分以下的情况也不少见。迟脉确认孩子的肤色、呼吸模式、尿量

要点	注意・根据
②听筒冷时，用手搓温热听筒（❷）	❷听诊器触放到皮肤时，要边看孩子表情边轻柔地进行。另听诊器听筒冷时，孩子会感不适，因传导而使孩子丧失热能。预先要将听诊器的听筒部分放在保育器内温热

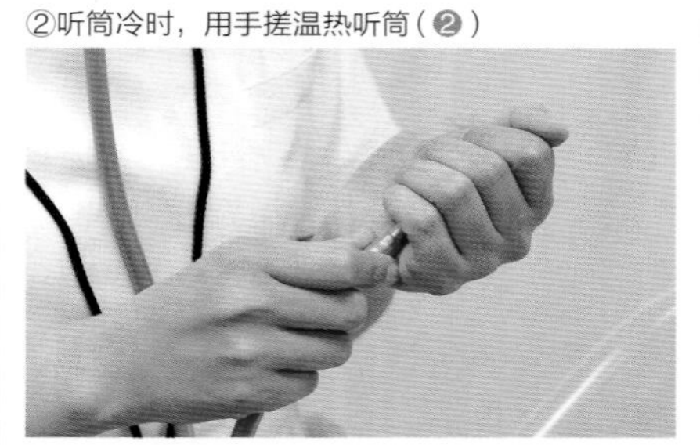

要点	注意・根据
③用听诊器听取心跳数、心跳的规律、有无心杂音及程度、部位（通常也听取呼吸音）（❸❹❺❻）	❸心音的听诊按顺序①胸骨右缘上部，②胸骨左缘上部，③胸骨左缘下部，④心尖（见第 177 页的图1）。在动脉管开放时，胸骨左缘上部能听到心杂音。心杂音的音量变化，可按度分类（见第 177 页表 3），易客观地把握 ❹基本上心跳数是在心尖部听取 15~30 秒，如节奏异常时要测定 1 分钟

要点	注意·根据

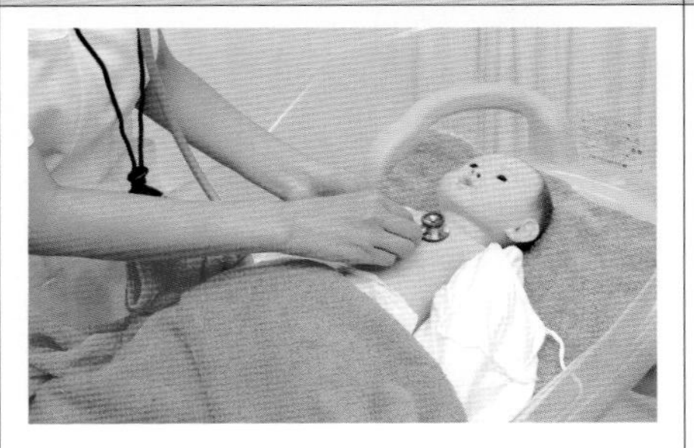

表3 心杂音的音量（按度分类）

第1度	细心听诊时，能听得见极弱杂音
第2度	听诊器放到该部位时，马上能听到弱杂音
第3度	能清楚听到听取部位的震颤不伴随杂音
第4度	能清楚听到听取部位的震颤伴随杂音
第5度	听诊器放在胸腔上能听到杂音
第6度	听诊器从胸腔撤离也能听到杂音

❺如果孩子没有处于安心状态，就不能准确测定，也易给循环功能不全的孩子增加负担

技巧▸ 为孩子考虑准备好能安心测定的环境，用包裹孩子身体的方法使孩子安心，压力最小化

❻能听诊到心杂音时，要观察最强音量的杂音点与收缩期、舒张期的关系

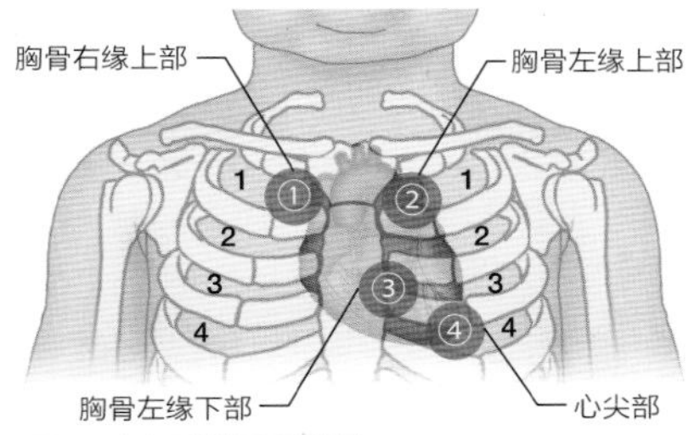

图1 心音听诊位置和顺序

④观察末端的冷感、有无浮肿及程度等、有无循环功能不全症状及程度（❼）

❼不仅仅测定心跳数、听诊心跳音，还要检查是否有循环功能不全症状。如果有就要将心跳数、心音和循环功能不全症状综合在一起，掌握好它们

紧急处置▸ 脉搏过快可能是上室心动过速、脉律不齐或心率低而出现心脏不能充分向全身供血、静脉血回流异常等情况，有心肌缺血的可能。此状态下应立即报告医生

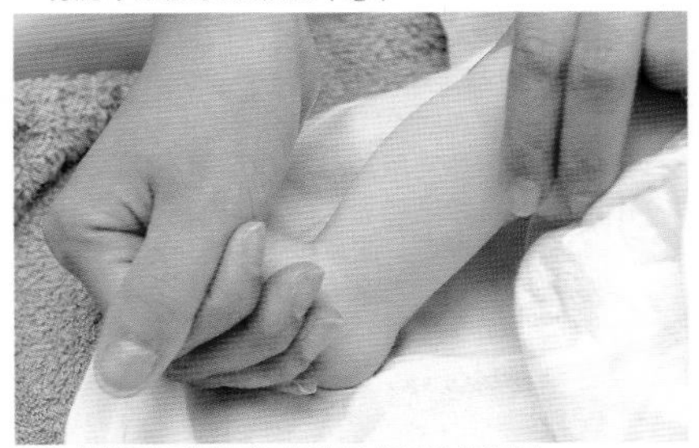

观察末端是否有冷感及循环功能不全的征候

⑤测定结束后，整理衣物

3 记录，报告

①正确记录观察的内容（❶）

❶心跳以外的项目也要综合观察，记录成他人易理解的文案

②整理观察内容（包括根据信息所评估的内容）做成报告（❷）

❷体温上升、疼痛等异常情况也会使脉搏数上升。所以，要综合孩子的状况进行评估、报告

婴儿

古田惠香

步骤

<table>
<tr><th>要点</th><th>注意·根据</th></tr>
<tr><td>

1 调整环境，准备使用物品

①把握孩子到目前为止的心跳数、心杂音的有无及测定的过程（❶）
②确认测定用具是否已准备好放置在孩子床的周围，物品不足给予补充
③把握孩子的觉醒状态，判断实施听诊的时机（❷）
④与家长会面时，说明相关的测定
⑤洗手

</td><td>

❶根据▶ 预先知道经过的话，一边测定一边能评估这一测值的意义，也能实施进一步的观察
❷安静时、睡眠时是测定的最佳时机。测定时希望孩子是安心状态受测。为了确保测定值，可让孩子先睡眠，再进行测定

</td></tr>
<tr><td>

2 测定心跳、脉搏（❶）

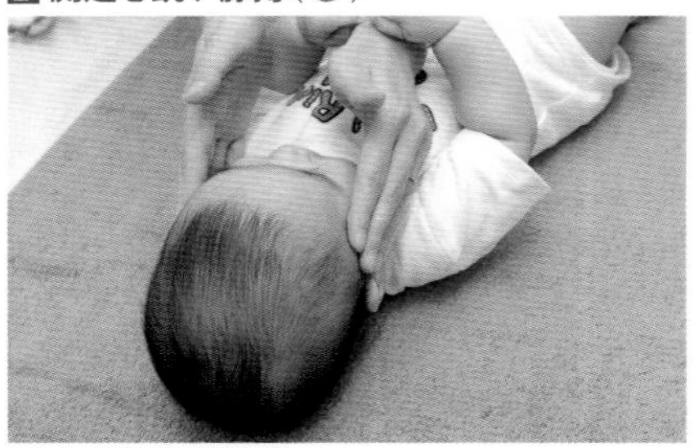

浅侧头动脉的脉搏测定

①边柔和地和孩子说话边解开孩子的衣物，观察有无心尖跳动、全身皮肤色（❷）
②听诊器的听筒冷的话，用手擦热后再使用（❸）
③听诊器听取心跳数、心跳规则性、有无心杂音和程度（通常一并听取呼吸音）（❹）

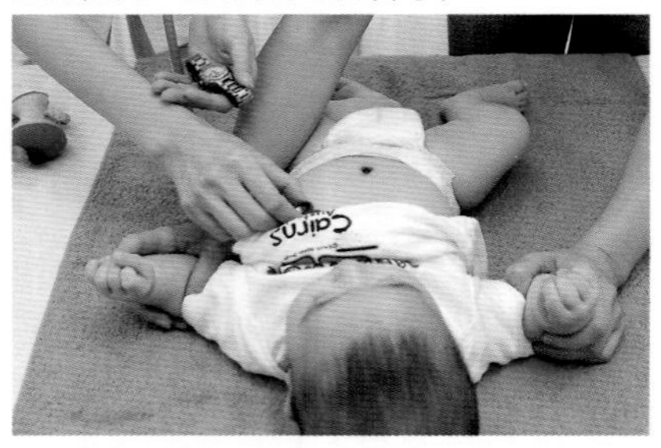

④观察末端的冷感、有无浮肿、有无循环功能不全及其程度（❺）

</td><td>

❶婴儿的桡骨动脉也有可能难以触摸到。一般测定心跳、脉搏会触摸浅侧头动脉、总颈动脉、上臂动脉、大腿动脉等。特别是在急救措施中的心跳确认，以触摸上臂动脉为宜

■表 4　婴儿心跳数的基准值

月龄	心跳数（次/分）
0~3 个月	100~150
3~6 个月	90~120
6~12 个月	80~120

月龄小的婴儿心输出量少、心率高

❷首先，视诊
根据▶ 为把握孩子心率安静和活动时的变化，在孩子安稳状态时，实施视诊
❸听筒冷时要擦热使用。避免冷听筒使孩子不适、受惊而使心跳数增加
❹听诊时要轻柔操作，注意孩子表情。家长在场时可让家长抱着孩子听诊，有减轻孩子不安的作用
❺不仅仅听取心跳数、心跳音，要综合把握循环功能是否不健全。末端冷感强烈时，心脏的负荷加

</td></tr>
</table>

要点	注意・根据
	重，可用足袋等进行保温。毛细血管再充满的时间是末端的循环功能不全的评价指标。具体是测定足底、手掌。方法是用拇指压迫后，解除压迫，其肤色恢复的时间。正常时，2 秒以内充满可完成，但新生儿期的早期，这样的评价比较困难 拇指压迫　压迫解除 ■图 2　毛细血管再充满时间的测定
⑤测定结束后要告诉孩子，并整理其衣物（❻）	❻测定结束，告知协助测定的孩子，并表扬，整理其衣物 紧急处置▸ 迟脉、脉频持续是因为有异常。迟脉是房室传导阻滞，易产生心脏疾病，脑炎等颅内压亢进时也会迟脉。此时，要立即报告医生。同时，对其他生命体征、肤色、表情等做出评估，对原因进行推测
3 记录、报告 ①正确记录观察内容（❶） ②观察内容包括到目前为止的所有信息，做出的评估内容后一并报告（❷）	❶要综合心跳以外观察到的项目，记录成他人易理解的文案 ❷体温上升、疼痛等压力存在时，也会使脉搏数上升，故要综合孩子状况做出评估报告

幼儿・学童

神道那实

步骤

要点	注意・根据
1 调整环境，准备使用物品 ①把握影响孩子心跳、脉搏的因素（❶❷）	❶把握孩子有无循环系统的基础疾病 根据▸ 把握孩子日常状态，在评估时会有作用。另外如果孩子有基础性疾病时，测定等要花费一定时间，不能使孩子哭啼（不加重其心脏负担） ❷把握发热等现有症状 根据▸ 对影响心跳、脉搏的症状事前了解，能对测定值做出切合实际的评估

要点	注意・根据
②准备适合孩子年龄、体格的测定用具（❸） ③评估适用孩子的测定方法（听诊法、触诊法）（❹） ④判断测定心跳、脉搏的可能状况（❺） ⑤洗手（❻）	❸如果孩子害怕听诊器，可将用吉祥物饰品装饰听诊器 根据▸ 如果孩子有害怕、不安的心理会增加心跳、脉搏数，测不到正确数值 ❹测定的方法要考虑到孩子的年龄、性格、有无可能身体动作，对测定方法做出评估 根据▸ 孩子所处的发育阶段和性格不同，对孩子触诊 1 分钟有时也是困难的，要选择正确的测定方法，如听诊法进行测定。另外有循环系统的疾病，手术、脑外科手术后时，要同时测定心跳数和末端动脉脉搏，进行必要的对比 ❺确认没有受到用餐、入浴、运动、啼哭等因素对心跳、脉搏的影响 根据▸ 在安静时实施测定是原则。因测定时机的不同，存在着本来正常状态，测定评估后被错认为是异常状态的可能性 ❻执行标准预防策略 根据▸ 防止医护人员的手因护理受到感染
2 向孩子和家长说明 ①向他们说明针对孩子的发育阶段、性格选定的测定方法，并用易懂语言说明必要性（❶❷） ②向家长说明，在有必要时，要将孩子抱在膝上，取得家长的协助（❸）	❶听诊时，可用“听一下胸音可以吗？”的语言对孩子说。触诊时用可“握一下手”等语言跟孩子交流。根据孩子的理解能力，实施测前说明 根据▸ 如果孩子有害怕、不安感，心跳、脉搏数会增加。测前进行说明使其安心是很有必要的，这样可以得到孩子的理解和协助测定 ❷对幼儿期孩子就测定方法进行说明。对学童既说明测定法也说明关于测定的必要性 根据▸ 学童，特别是学童后期，抽象思维能力已发育，能理解必要性后，可协助测定 技巧▸ 让幼儿、学童期孩子触摸听诊器，给孩子看、用听诊器。对人形模具的听诊测定，能帮助孩子理解 ❸幼儿前期的孩子需要家长配合 根据▸ 基于基本的信赖需求，家长在旁时孩子能安心、迅速、正确地完成测定
3 测定心跳、脉搏 **［听诊法］** ①脱去胸部衣物。孩子自己能脱时，向其说明让孩子自己脱（❶）。另外，请求家长待在测定场所协助（❷）	❶促使孩子参加测定操作 根据▸ 尊重孩子主体性，使孩子有能做的感受，也促进其发育

要点	注意・根据

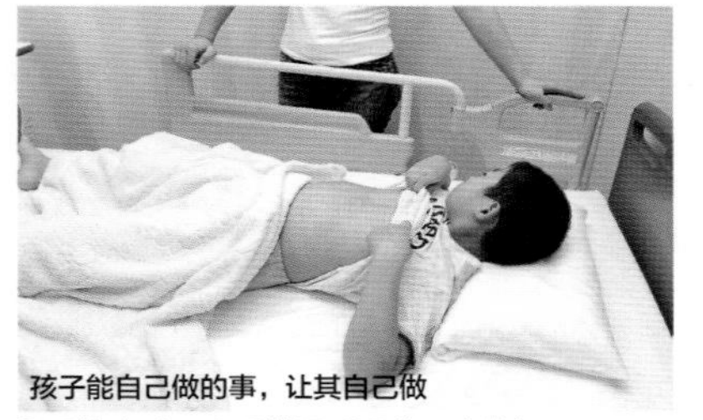
孩子能自己做的事，让其自己做

❷根据▶ 家长，特别是双亲参加，孩子能安心受测

②听筒冷时，用手搓温暖后使用(❸)

❸根据▶ 将冷听筒放在孩子的肌肤上，孩子会受惊，心跳数也会增加

③将听诊器触放在心尖部，测定 1 分钟的心跳数(❹❺)

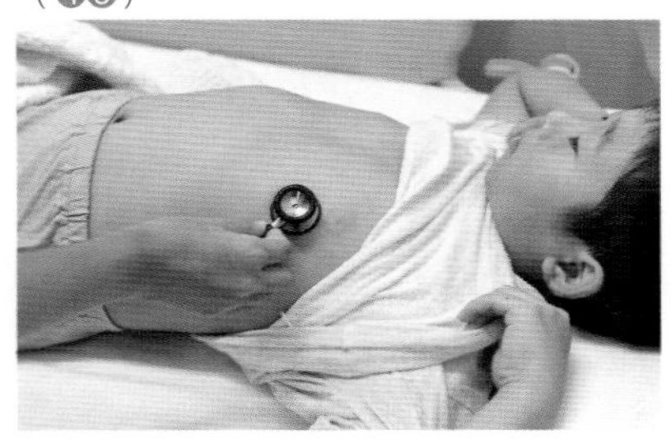

❹测定时，给孩子看连环画、玩玩具分散其注意力并快速进行测定

根据▶ 幼儿期孩子要保持 1 分钟一动不动是困难的，所以可边玩边测

❺测定心跳时 1~2 岁在第 4 肋间的锁骨中线左侧起测，7~8 岁以后在第 5 肋间的锁骨中线上听诊(图 2)

根据▶ 心脏随着胸部的发育由水平位改变为垂直位

■表 5　幼儿、学童心跳、脉搏数基准值

发育阶段	心跳、脉搏数(次/分)
幼儿	90~120
学童、青春期	70~100

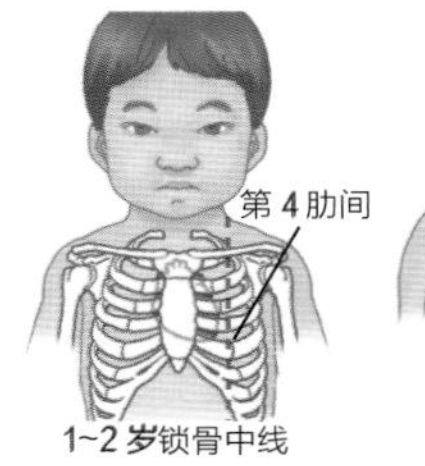

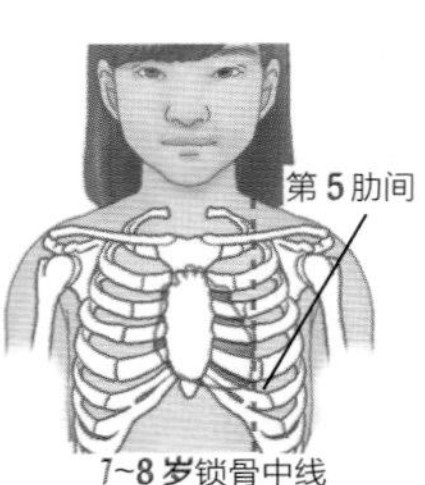

■图 2　儿童心脏位置

④在测定心跳数的同时，要听诊有无心律不齐、杂音等(❻❼)

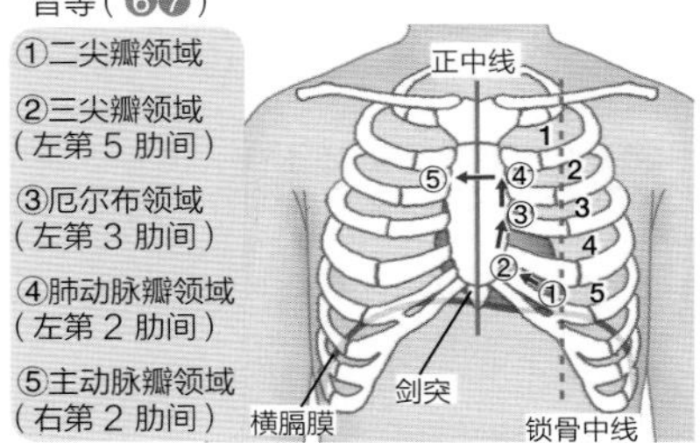

■图 3　心音听诊位置和顺序

❻心律不齐时，要听诊与之关联的呼吸周期

根据▶ 吸气时心跳数增加，呼气时减少的呼吸性窦性心律不齐对儿童来说是正常的

❼有心杂音时，要明确最强点的位置(图 3)

根据▶ 儿童会有功能性(无害性)心杂音。听诊到的有可能是良性的心杂音，根据最强点的位置，能区分杂音种类

要点	注意・根据
⑤有必要测定脉搏时实施触诊法（❽）	❽比较心跳数和脉搏数 根据▶ 患心脏疾病或术后等末端循环功能可能有障碍时，应对心跳和脉搏都测定并进行必要的评估
[触诊法] ①护理员用手的第二到第四根手指并指轻触测定部位的动脉上（主要是桡骨动脉），测 1 分钟的脉搏数（❶） 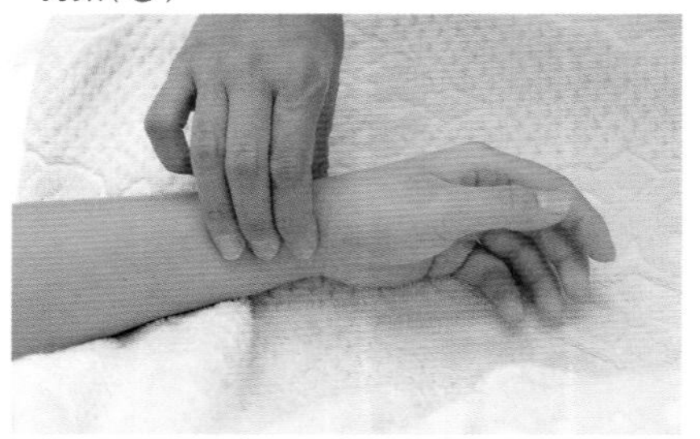 ②在测定脉搏数的同时，确认紧张度、节奏有无不齐、左右差等	❶动脉不能强力压迫 根据▶ 强力压迫时，孩子会有跳动的感觉，还会使脉搏紧张。弱而轻的触脉会触不到脉搏跳动 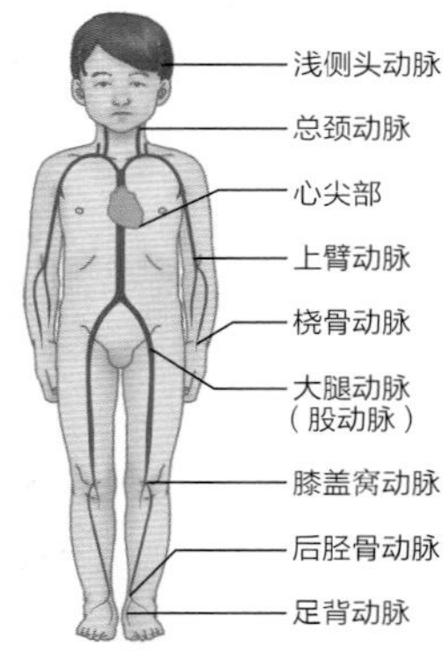 **图 4　脉搏测定部位** 紧急处置▶ 迟脉、脉频、脉不齐整等异常被发现时，要评估它们的原因和全身状态并立即报告医生
4 观察其他状态 ①确认末端的冷感、观察有无浮肿及其程度等，对循环动态相关的全身状态实施观察（❶❷）	❶观察影响血液循环的因素 根据▶ 可以通过观察全身的情况进行综合评估 ❷观察肤色、气血，观察是否出现恶心 根据▶ 当心律不齐时，血液就无法充分循环，因此就会出现肤色差、喜怒无常、呕吐等症状
5 测定结束后，要告知孩子和家长 ①用简单易懂的语言告诉孩子测定完了，并表扬孩子（❶） ②整理好孩子的衣物	❶要向家长表扬孩子的努力、配合 根据▶ 孩子受到表扬会感到高兴，会有接受下次测定的意愿和自信
6 记录，报告 ①记录测定值、观察事项及孩子的状况（❶） ②将测定值、观察事项综合起来做出评估并报告	❶在测定时，孩子身体、心理的状况也一并观察记录 根据▶ 孩子的测定值易受环境、用食、活动、入浴等影响。在评估时这些都是必要的评估依据

1 生命体征测定
4 体温

古田惠香 · 神道那实

目的▸
· 把握孩子的体温，将环境温度设定为孩子适宜的温度
· 将体温测定值和其他状态相结合，推定孩子是否患病
· 掌握发热的类型及患病程度，从而把握治疗效果

检查项目▸ 基础疾病、室温、湿度、用餐（喂奶）和啼哭等是否是影响体温的因素

禁忌▸ 患腹泻、肠炎、直肠、肛门手术（直肠用体温计），外耳炎、中耳炎等耳疾病综合征（耳式体温计）的患者

必要物品▸ 体温计（可选择下列体温计，有时并用）、记录用纸、消毒棉
· 直肠体温计（电子体温计、水银体温计）、润滑油
· 腋窝体温计（电子体温计、水银体温计）
· 耳式体温计

■表 1　体温计的种类和特征

种类	水银体温计	电子体温计	耳式体温计（红外线式鼓膜体温计）
特征	精度高 利用温度上升水银体积膨胀的原理 测定时间 10 分钟	45 秒到 1 分钟的测定时间，但其显示要在 10 分钟后	通过感知鼓膜释放出的红外线测定体温 外耳道插入 因耳垢或插入方法不同，有可能测不出正确值
部位	腋窝部：上臂内侧插入时体温计要贴紧侧胸部的皮肤，这是易反映身体中心体温的部位 直肠温：反映深部体温，身体温度会因便或胀气发生测值误差，还会让患者产生不快感，除去在给新生儿手术以外很少使用		鼓膜温：反映内颈动脉血液温度

注：因水银有毒性，近些年已不使用水银体温计

新生儿

古田惠香

步骤

要点	注意 · 根据
1 调整环境 准备使用物品 ①了解孩子的体温情况、测温部位、室温、湿度、保育器的温度及加湿设定、床的位置等（❶） ②确认测定用具是否已准备好并放置在孩子床的周围，补充不足物品	❶给孩子提供适宜的环境温度，把握环境温度及湿度的设定、空调气体对流等，根据孩子的体温，调整环境 根据▸ 须特别注意的是早产儿。早产儿不仅产热能力低，而且皮肤、皮下脂肪也薄，体表面积与容积比大，易失热。早产儿体温较低，且易受环境温度影响。环境温度过高时，孩子体温也会上升。体温不稳定对孩子的身体状态也有不利的影响。为此，要掌握体温管理方法，有必要继续实施尽可能细致的体温管理
③把握孩子的觉醒状态，判断实施体温测定的时机（❷）	❷避免在孩子处于 State1 的深睡眠时进行体温测定 根据▸ 睡眠能促进孩子成长，提高孩子免疫力，因此应尽量不妨碍孩子的深睡眠（参照第 204 页“意识”）

要点	注意・根据
④与家长会面时，说明测定情况（❸）	❸向家长说明体温变动的经过，加温、加湿状况和体温测定的必要性
⑤洗手（❹）	❹彻底执行标准预防策略，防止感染

2 体温测定

[直肠体温计]

①告诉孩子测体温，解开尿布（❶）

❶告诉孩子要测温，不要让孩子感到突然、吃惊，然后触碰孩子

②触摸孩子的身体，确认体温（❷）

❷不局限于测量测定值，一定要实施触诊，对躯体和末端的温度用护理员的手进行确认

③将涂有润滑油的直肠体温计插入肛门（❸❹）

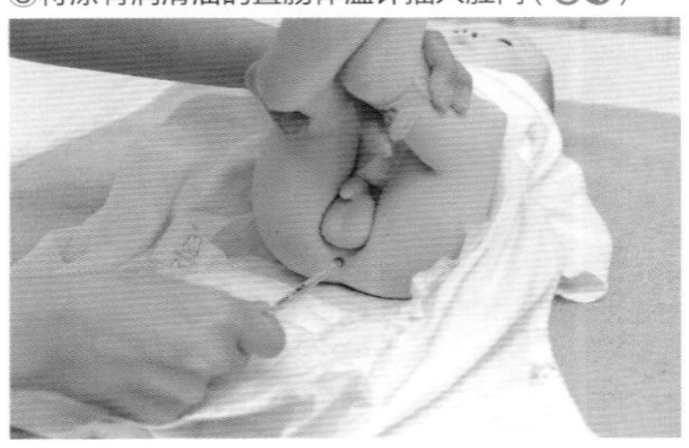

❸注意孩子的表情，轻柔地将体温计插入其肛门 1 cm 处

❹为了使孩子能协助测温，用声音、包裹等方法辅助测温。如果孩子讨厌直肠体温计的插入，无法处于安心状态，可商讨用其他的体温测定方法

根据▶ 啼哭、闹腾会使孩子体温上升，不能正确测得体温。体温计插入时，孩子闹腾会非常危险

■表 2　新生儿期、婴儿期的体温

新生儿期	腋窝温：36.5~37℃ 直肠温比腋窝温高出 0.5℃
婴儿期	体温比新生儿期要低一点，接近成人的体温

孩子的日常体温，是判断体温异常的基准

④测定结束前不要改变插入的深度（❺）

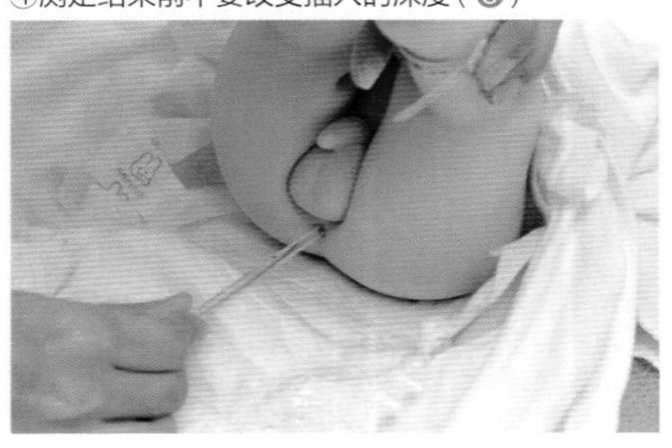

❺因插入肛门深度的不同，测量值会有变化，要统一插入的深度

注意▶ 插入过深，会损伤黏膜，特别是身体运动剧烈的孩子，要注意不宜插入过深

禁忌▶ 测定中绝对不能离开孩子

⑤测定后，体温计用酒精棉擦拭、收拾（❻）

❻根据▶ 直肠体温计有受大肠菌等病原菌污染的可能，因此，要用消毒棉擦拭后放入盒内

⑥穿好尿布，整理衣类

⑦向家长传达测定值（❼）

❼向家长传达测定值及数值意义的判断

根据▶ 家长是孩子治疗的参与者，孩子的信息要与家长共同享有

[腋窝体温计]

①用声音与孩子打招呼

要点	注意・根据
②将腋窝体温计与孩子的腋窝中线呈 45°，插入腋窝，上臂内侧与侧胸部夹紧（❶） 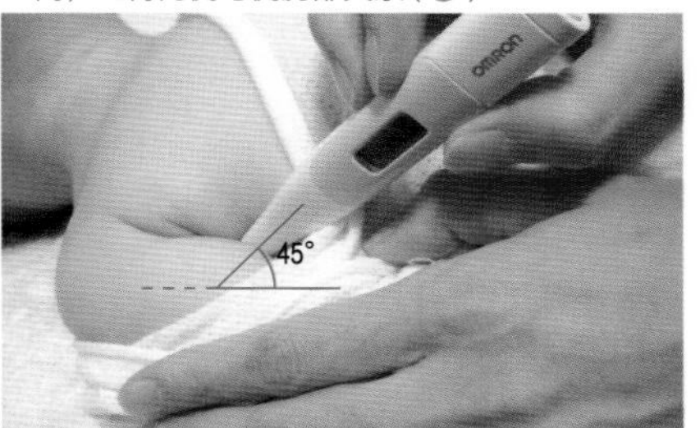 	❶体型较瘦的孩子腋窝较难呈紧贴状态，可在离中央稍前部位轻度插入，保持紧贴状态，不要偏离，牢固地支撑住上臂 注意▸ 如果有麻痹现象，选择健康一侧测量。麻痹会使新陈代谢低下，体温测值偏低
③测定完成前要保持体温计与肌肤紧密相连（❷） ④测定完成后，整理孩子衣物 ⑤向家长传达测定值（❸）	❷根据▸ 紧贴状态能反映身体中心的体温 ❸将测定值传达给家长，告诉数值含意 根据▸ 家长是孩子治疗的参与者，应共享孩子的情况信息 紧急处置▸ 孩子体温偏低或偏高时，可调整环境温度。但体温偏低或偏高有可能是感染症等疾病引起的症状。新生儿和婴儿的感染症表现出之后，会向败血症、脑膜炎发展。因为有不良症状的可能性，所以应立即报告医生
3 记录、报告 ①正确记录观察内容（❶） ②将整理观察的内容和根据信息做出评估的内容一起做成报告（❷）	❶测定时间、心跳数、孩子的觉醒状态、活动、温度、环境等影响体温的因素，综合一起记录 ❷综合各种因素，评估所测体温值对孩子的影响，通过调整环境是否可以应对不良的影响以及对孩子可能有的疾病进行推测，并将其整理、报告

婴儿

古田惠香

步骤

要点	注意・根据
1 调整环境，准备使用物品 ①把握孩子当下的体温、室温、空调设定温度等事项（❶） ②讨论适宜孩子使用的体温计（❷）	❶婴儿的皮下脂肪附有体温调节功能，它会随环境温度的变化而变化。在把握环境温度的基础上对体温做出评估 ❷耳式体温计对中耳炎等患耳部疾病的孩子不能使用。要确认有无这类疾患，讨论使用体温计的种类

要点	注意・根据
③确认测定用具是否已准备好，然后将其放置在孩子床的周围	
④把握孩子的觉醒状态，判断实施体温测定的时机（❸）	❸如果没有紧急情况，可根据孩子的生活节奏来测定体温。家长在场能正确测定体温，因此可在家长、孩子均无负担时实施测定。进食、啼哭、入浴后，体温会上升，测定要回避这类时间段
⑤向家长说明测定相关事宜（❹）	❹使家长理解测定的必要性，使其持有参加治疗的意识
⑥洗手（❺）	❺彻底执行标准预防策略，防止感染
2 体温测定 **［腋窝体温计］**	
①告诉孩子测量体温（❶）	❶能使孩子安心
②家长在场时，和家长一起测定孩子体温（❷）	❷家长参与体温测定，使孩子容易理解测定的必要性 技巧▸ 如果孩子不能安心接受测量，可以让家长将孩子抱坐膝上接受测量，要在安定状态下测定
③将腋窝体温计和腋窝中线呈45°插入腋窝，上臂内侧与侧胸部要紧密相贴（❸❹） 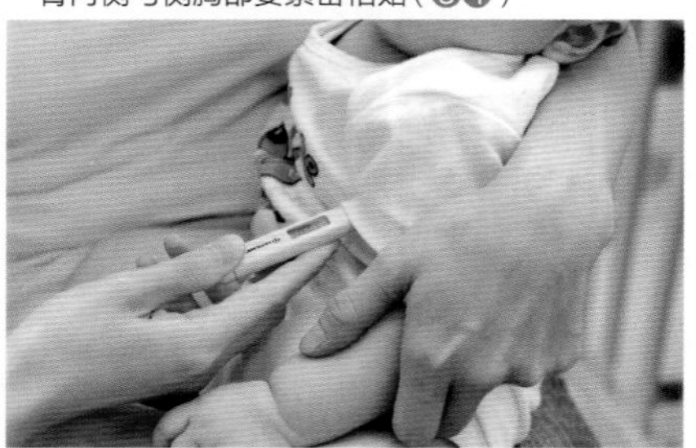	❸体型偏瘦的孩子腋窝紧密性会差一点，体温计可在中央前一点插入腋窝，贴紧。不要偏离，牢固地支撑住上臂 ❹测定体温时，原则上是仰卧位或坐姿。然而，也有不得已采用侧卧位测定体温的 根据▸ 侧卧位时测定体温，由于压反射使身体下侧的血流减少，体温稍稍偏低，上侧的血管扩张，体温稍偏高。测温的原则是取高体温
④要保持温度计的状态，到测定完成为止，保持紧贴（❺❻）	❺根据▸ 夹紧状态下能反映身体中心体温 ❻腋窝测温不行时换用耳式体温计测定 根据▸ 耳温计短时间内能测定。根据孩子的状况，体温测定方式可变更
⑤测定结束时要告诉孩子，表扬其协助完成（❼）	❼以后的体温测定，要向孩子也能参与的方向发展
⑥整理孩子衣物	
⑦将测定值告诉家长（❽）	❽测定值及值的含义要告之家长 根据▸ 家长是孩子治疗的参与者，孩子的信息应共享
［耳式体温计］	
①告诉孩子测定体温（❶）	❶使孩子安心，接受测定

要点	注意・根据
②在耳温计前端套上探针罩（❷） 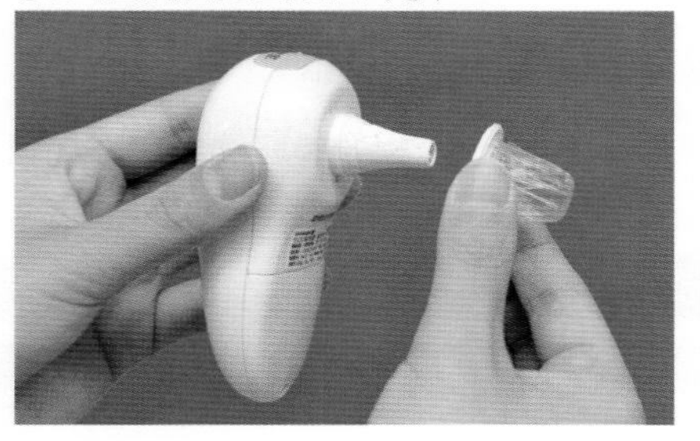	❷探针罩是为了保护探针（入耳部分），确保精度而使用的
③放入电池 ④家长在场时，和家长一起测定孩子的体温（❸）	❸如果家长在场，能使孩子易理解测温的必要性 技巧▸ 孩子不安心时，可让家长将孩子抱于膝上，待孩子安定后，测温
⑤探针插入耳内时，沿鼓膜方向尽可能插深（❹） 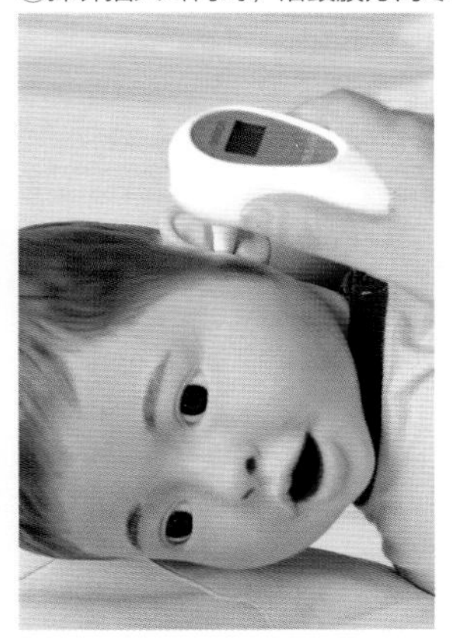	❹传感器不碰鼓膜，碰的是外耳道时所得测值是不正确的 技巧▸ 将耳轻轻向后拉，使外耳道呈一直线，测定耳温
⑥打开测定开关钮（❺） ⑦确认测定值	❺测定时间为 1 秒，但孩子在测定中不能动 注意▸ 不能在孩子 1 人时使用，一定要有大人在场 紧急处置▸ 发热伴随呼吸困难加重、意识障碍等症状增强时，立即报告医生
⑧将测定值告诉家长（❻） ⑨摘下探针，收拾	❻测值及值的含意告诉家长 根据▸ 家长是孩子治疗的参与者，应共享孩子的情况

要点	注意・根据
3 记录、报告 ①正确记录观察内容（❶） ②整理观察内容包括根据信息做出的评估内容一并报告（❷）	❶记载测定时间、心跳数、孩子觉醒状态、活动、温度、环境等影响体温的因素 ❷体温测值对孩子是好是坏，如果是坏的话，调节环境是否能够改变这一结果。还要考虑是否有疾病等，做出评估后，报告

幼儿・学童

神道那实

步骤

要点	注意・根据
1 调整环境，准备使用物品 ①把握孩子病史、平均体温、发热类型（❶） ②评估适合孩子的测定用具和测定部位（❷） ③准备测定用具，确认孩子能接受测定的状况（❸） ④洗手（❹）	❶事前把握孩子的个体性和平均体温，以备后用 根据▶ 根据事前把握的信息，测定后马上能进行评估，能一次完成全部情况的收集、备案 ❷对孩子的发育阶段和性格也要评估 根据▶ 要孩子在测定中保持一动不动是困难的。在评估孩子的发育阶段和性格的基础上选择恰当的测定用具和测定部位是必要的 注意▶ 有麻痹现象时，选择健康侧测定 根据▶ 麻痹侧的代谢会低下，测得的体温值易偏低 ❸确认孩子对体温测定的身体的心理状况 根据▶ 进食、入浴、活动、啼哭等因素会影响体温的变化，要得到正确体温测值，有必要斟酌测定的时机 ❹按标准预防策执行 根据▶ 防止医护人员接触感染
2 向孩子和家长说明 ①用简单易懂的语言，告诉孩子测定体温（❶❷） 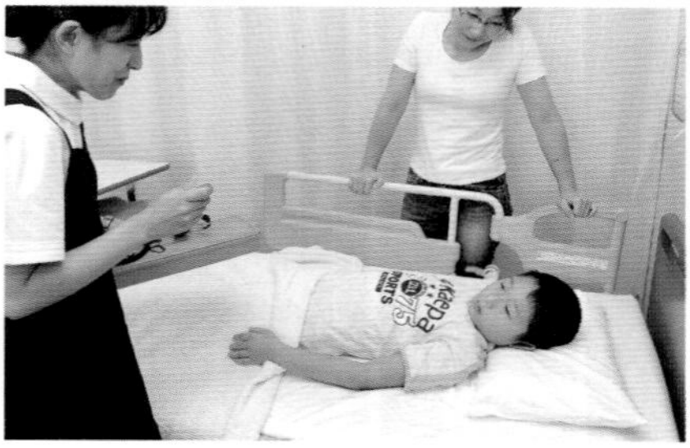	❶告诉孩子测温不可怕，也不痛苦，希望孩子保持不动状态 根据▶ 向孩子说明情况，在孩子理解后，就可能协助测定 ❷根据年龄用浅显易懂的话向其说明 根据▶ 孩子理解和同意时，能顺利进行测定并能测出准确值

要点	注意・根据
②告诉家长要测定体温，请家长给予协助（❸）	❸因孩子信赖家长，所以要取得孩子家长的协助 根据▶ 孩子有家长，特别是双亲在旁时，能安心接受测定 技巧▶ 家长可将孩子抱坐于膝，这样能使孩子的臂保持一定的状态，孩子能安心受测
3 体温测定 **[腋窝体温计]** ①确认腋窝有无汗等受湿情况，如有要轻压吸干（❶） 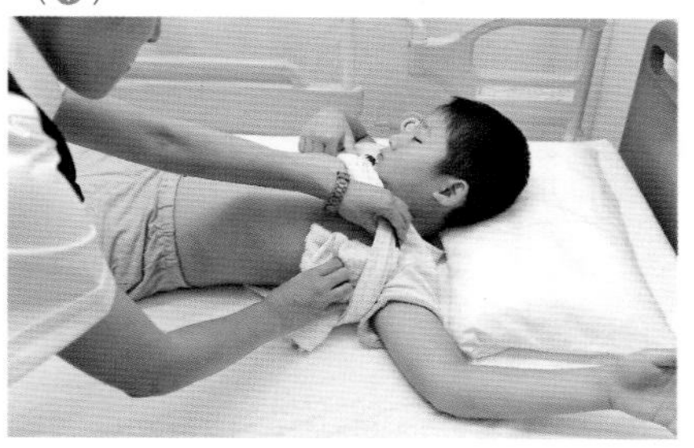	❶一定在确认干燥后进行测定 根据▶ 儿童新陈代谢快、发汗多，在受湿状态下测定得不到准确值
②腋窝体温计沿腋窝中线呈 30°~45° 插入（❷） 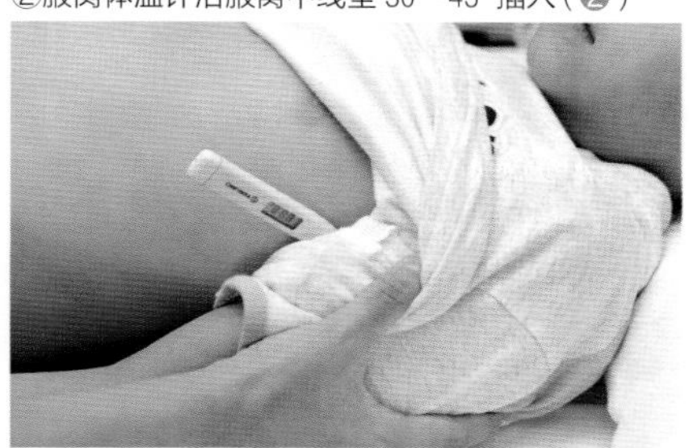	❷注意插入角度。孩子着圆领服时，不能从圆领口放入体温计，而是要将衣服下摆卷起，从腋下放入体温计 根据▶ 圆领口处放入，不能以正确的角度插入，从而难以测得准确值
③测定侧的上臂内侧和侧胸部要紧贴，上肢要保持这一状态。孩子自己能保持这一状态时，让其自己完成，不能独立完成时家长或护理员要给予协助（❸） 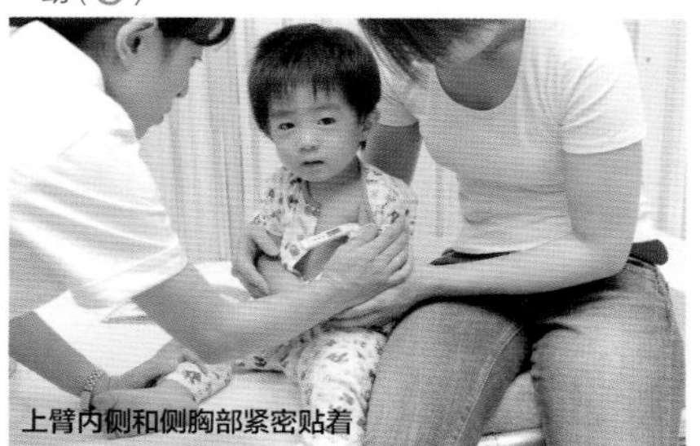 上臂内侧和侧胸部紧密贴着	❸测定中要注意插入角度，不要偏离 根据▶ 插入角度偏离时，测不到准确值，有必要再测定 技巧▶ 尊重孩子想要的自己测量的姿势，容易得到其协助，还可边看绘本边接受测定，让其转移注意力，也有安心受测的效果

要点 ／ **注意・根据**

④测定结束，将体温计从孩子腋窝下取出，读取数值（❹）

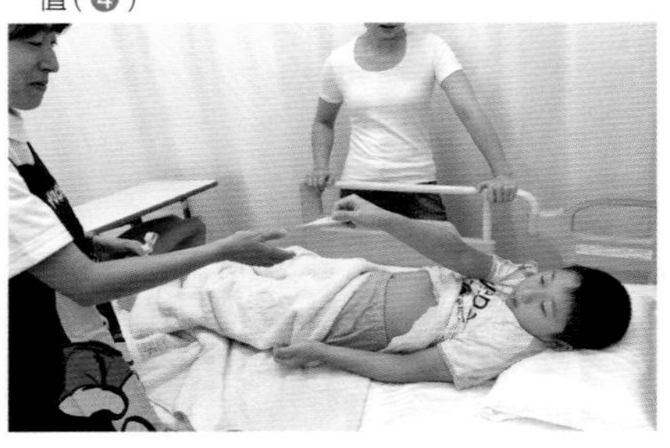

❹如果孩子能读数字，让孩子读取数值

根据▸ 处于幼儿后期和学童期的孩子应能读数字。让孩子参与测温过程中，自身也会感到高兴

紧急处置▸ 体温过高或过低时，检查原因的同时用热敷或冷敷对应。在有急速体温变动时，迅速报告医生，注意全身状态的急变

■表 3　幼儿・学童腋窝温的基值

发育阶段	腋窝温（℃）
幼儿	36.3 ~ 37.0
学童	36.3 ~ 36.9

⑤观察影响测定值的相关因素（❺❻）

❺观察环境温

根据▸ 儿童的体温易受室温、衣物等影响

❻观察与体温关联的感染症等

根据▸ 儿童在患感染症时，并不一定出现高体温现象，要通过各种各样的视点观察

［耳式体温计］

参考第 186 页［耳式体温计］项

4 告诉孩子和家长测定结束

①用简单易懂的语言告诉孩子测定结束，并表扬其积极配合的行为（❶）

❶要将孩子的努力和积极的配合向家长传达并表扬孩子

根据▸ 受表扬的孩子会感到高兴，对下一次的测定会充满信心，也有意愿去接受测定

②整理孩子衣物

③告诉家长测定值（❷）

❷为缓解家长的不安，尽可能将孩子的信息传达给家长

根据▸ 家长知道测值后会安心，也会根据测值注意观察孩子的状态

④体温计用酒精棉擦拭后，放入盒子（❸）

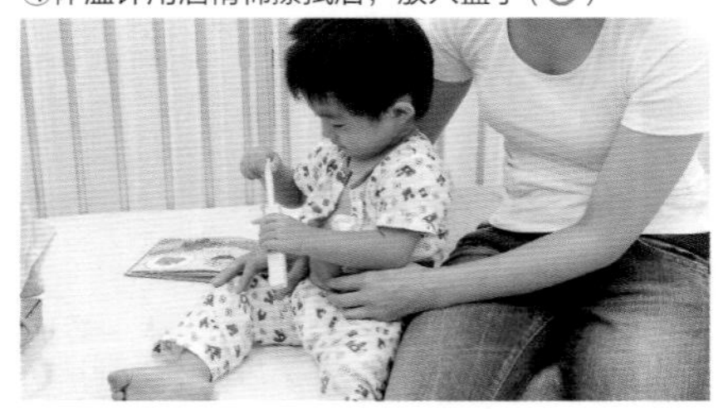

❸如果孩子希望自己将体温计放入盒内，可让孩子放

根据▸ 儿童想自己来操作放回体温计时，应尊重孩子的意愿，这样能促进其发育成长

5 记录、报告

①测定值、观察事项和孩子的状态一起记录（❶）

❶记载测定时间、心跳数、活动、环境等影响体温的因素

②综合测定值、观察事项进行评估，报告（❷）

❷比较测定值和孩子的平均体温以及此年龄的正常值，进行评估。还要综合发热类型及其他的症状进行评估

1 生命体征测定
5 血压

古田惠香・神道那实

目的▸ 把握心血管功能，循环系统的动态，把握紧急性高危病态

检查项目▸ 循环系统疾病、肾病、治疗药物种类、有无出血倾向

■表1　血压计的种类和选择标准

种类	电子血压计(示波法)	水银血压计	弹簧表式血压计
特征	・卷上袖带，打开开关能自动测定，操作简便 ・测定不需要听诊器。示波法是感知血压传出的振动，用数值表示 ・通过血管振动引起空气的变化原理	・用水银柱血压计来测定是基本的方法 ・用听诊器听取控制音来测定血压 ・读取水银柱高也就是血压计上的刻度，便是血压值 ・不安静的孩子，会碰倒器材，容易碰伤	・与水银血压计一样，听诊器听取控制音测血压。紧凑旋转式刻度的多，易读取数值 ・不能保持安静的孩子也能安全使用。携带方便，在急救现场或家中使用 ・测定时使用弹簧，根据弹簧的优劣测量值有大幅偏差
对象	新生儿、婴儿(有必要多次测定)	婴儿期以后：能用听诊器听取血压跳动的孩子 和超声波血流计(用超声波听取血流音)并用时：新生儿、婴儿皆可使用	

■表2　对应年龄使用袖带的宽和长的标准

年龄	宽	长
新生儿～未满3个月	3 cm	15 cm
3个月～未满3岁	5 cm	20 cm
3岁～未满6岁	7 cm	20 cm
6岁～未满9岁	9 cm	25 cm
9岁以上	12~14 cm	30 cm

新生儿

古田惠香

步骤(电子血压计测定)

要点	注意・根据
1 调整环境，准备使用物品	
①确认使用物品是否能正常工作(❶)	❶①确认袖带有无破损，②袖带与导管连接部是否牢固连接，③导管有无裂痕，④机体与导管的连接处是否安好，有无漏气
②把握孩子到目前为止的血压值、测定部位(❷)	❷根据▸ 测定值会因测定部位的不同有相异的数值。通过测定判断血压测定值是否准确
③把握孩子觉醒状态、判断测定血压的时机(❸)	❸测定血压与测定其他生命体征不同，测定部位因扎紧状态而有不快感，要在孩子安静或睡眠时等孩子安心状态下测定。如果不紧急，应回避在孩子深睡眠状态时介入测定

要点 | **注意・根据**

技巧▸ 孩子不安心时不能准确测定血压。应排除孩子空腹等有生理欲求而感不快的时间段的测定，可包裹孩子的身体，使其安心下来之后测定血压

④与家长会面时说明相关测定（❹）

❹新生儿用袖带非常小，家长很难分辨出孩子臂上卷的东西是袖带，因此会有对护理员的行为不理解的可能。在测定血压前要将具体方法告之家长，包括测定值的意义一起说明

⑤洗手（❺）

❺执行标准预防策，防止感染

2 测定血压

①床有上升可能时，抬升过程中尽可能使床处于水平状态（❶）

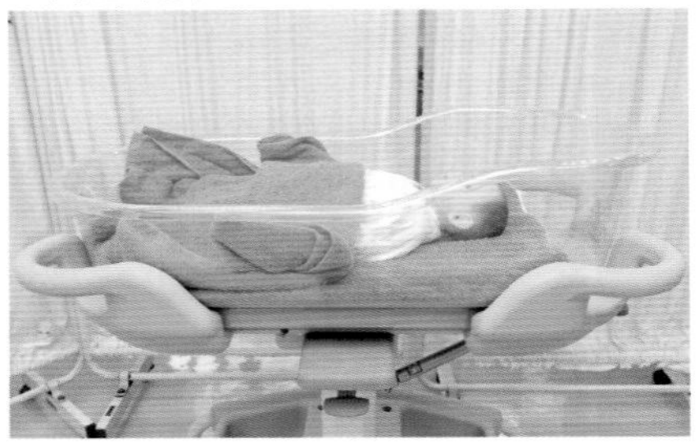

❶测定部位（卷上袖带部位）必须与孩子的心脏同高。特别是在下肢的测定时，床要保持水平

根据▸ 测定部位比心脏低时，测出血压会偏高，反之血压测值会偏低

注意▸ 每次测定部位尽可能相同，能容易掌握变化。新生儿皮肤嫩弱，多次加压会给同一处皮肤带来损伤，所以要根据皮肤的状态，选择测定部位

■表 3　新生儿的血压基准值

月龄	收缩压/扩张压（mmHg）
早产儿	因周数、体重、日龄的不同而异 ＊急性期治疗的低血压基准比平均血压在胎周数低
足月儿	50~80/30~50（平均血压 40~60）

②动脉处卷上恰当宽度袖带（❷❸❹）

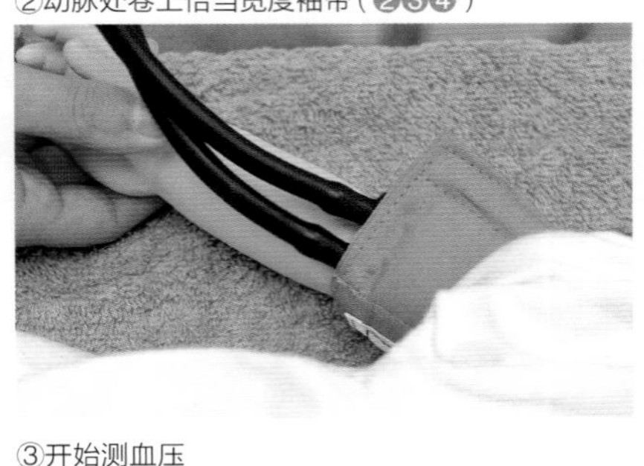

❷确认孩子衣着是否压住测定部的中枢侧，如有压紧要脱去衣服

根据▸ 衣服等紧压测定部位，该部位会因驱血而导致低血压

❸在卷袖带时，要将袖带中的空气排出后操作

❹袖带要能有微动的程度卷在臂上，要保持不太松也不太紧的状态，要能充入平均气压，保持直卷

根据▸ 袖带的卷法会产生血压测值的误差，过松，收缩压/扩张压都会偏高，过紧两者值都会偏低

③开始测血压

要点	注意・根据
④把握血压的测定值，判断测值的准确性，必要时再测定	
⑤摘除袖带（❺）	❺原则上，袖带在完成测定后马上摘除，尽可能缩短孩子处于卷着手臂状态的时间 根据▸ 袖带缠着手臂的状态会让孩子不适，还有可能损伤孩子的皮肤
⑥将测值告之家长，整理孩子衣物（❻）	❻将测值和值的意义告诉家长 根据▸ 家长是孩子治疗的参与者，应共享孩子的信息
⑦收拾使用物品（❼）	❼将袖带内的空气彻底排放后，收藏放好。袖带要整理放置在孩子触碰不到的位置 紧急处置▸ 早产儿急诊时，多采用观察血液的流动来测定血压。脉压（收缩压与扩张压的差）的增大是动脉导管未闭的外化表现。通常表现为收缩压与扩张压的比例由 3 ： 2 变为 2 ： 1。平均血压指标低下时，要确认心杂音、把握排出尿量，立即报告医生
3 记录、报告	
①正确记录观察内容（❶）	❶记录测定部位、测定时的状况
②将整理观察的内容包括根据信息所做出评估的内容一起报告（❷）	❷读取血压的变化，评估后做出报告

婴儿

古田惠香

步骤（上肢的手动测定）

要点	注意・根据
1 调整环境，准备使用物品	
①确认使用物品能否正常工作（❶）	❶确认袖带送气时是否漏气
②把握孩子到目前为止的血压值、测定部位（❷）	❷根据▸ 血压测定部位的不同会产生测值的差异。测定时要边测定边判断所显示的血压是否与孩子相符合，把握住通常的血压范围，能避免不合理的加压
③向孩子和家长说明测定事宜（❸❹）	❸血压测定与其他生命体征测定不同的是手臂上紧缠的袖带会给受测者带来不适。孩子尚处于不能充分理解语言阶段，要用简单易懂的话安抚孩子并让家长抱着孩子，使其安心受测。要让家长理解孩子测定血压的必要性，做好治疗的准备 ❹在孩子安静时，能测定正确值。所以，可能在安静、睡眠时等孩子安心状态下测定。为了确保孩

要点	注意・根据
④洗手（❺）	子睡眠优先，要花时间等待，择机介入测定 ❺彻底执行标准预防策略，防止感染

2 测定血压

［触诊法］（❶）

❶不能听取血管音时，用触诊法测定血压。针对婴儿实施触诊法测定是常有之事

■表 4　婴儿的血压基准值

月龄	收缩压/扩张压 mmHg
0~3 个月	65~85/ 45~55
3~6 个月	70~90 /50~65
6~12 个月	80~100/ 55~65

月龄越小血管越富有弹性，血管抵抗少，血压低下

要点	注意・根据
①厚的衣服会压迫测定部位。要确认裹着手臂的袖口是否过紧，必要时可脱去测定侧的衣物（❷❸）	❷根据▸ 衣物等在测定部位压迫该部位而使该部位的血管有驱血、血压变低的现象 注意▸ 麻痹侧血流量少，测不到准确值，要在健康侧实施测定 ❸为了不使孩子产生不安情绪，要用声音告诉孩子开始测定了 技巧▸ 害怕测定、不安定的孩子，要抱着待其安定后测定
②血压计要放置在不会对孩子造成危险、能稳定放置的场所（❹）	❹注意▸ 水银血压计要放在稳定的场所，确保其不要倒下。孩子在测定中会急动、闹腾，血压计在不稳定场所被拖倒后，有碰伤孩子的危险。所以，血压计宜放在孩子足侧稳定处，不宜在孩子头侧放置
③用宽度适合孩子上臂或前臂部的袖带，在适宜部位卷上（❺❻）	❺袖带的宽以能覆盖 2/3 的上臂为宜 根据▸ 袖带过宽时，会引起血压低值，而过窄血压值会高 ❻袖带包卷部位要与心脏同高 根据▸ 包裹的测定部位比心脏低时血压值会偏高，反之血压值会偏低 注意▸ 在上臂测定时，要将袖带橡皮胶囊的中央部位正好卷在能触到上臂动脉的部位上。因为测定时，动脉如不受到完整加压，会测不到准确的血压值
④确认袖带包卷部位一侧的桡骨动脉或上臂动脉末端的搏动	
⑤边触动脉边以 1 秒内加 10 mmHg 的速度加压（❼）	❼婴期儿血压低，脉搏也不易触到，要缓缓地加压，确切地把握好动脉搏动

要点	注意・根据
⑥动脉搏动消失后再加 10~20 mmHg 压力（❽） ⑦以 1 秒 2~3 mmHg 的速度放压	❽为了完全关闭动脉，加高压 10~20 mmHg 注意▸ 不要过高地加压而使孩子感到痛苦，要适当地加压
⑧再次触到脉搏搏动点时的水银柱值为收缩压（❾）	❾触诊法不能测定扩张压，要把握扩张压值时用听诊法。触诊法附有收缩压的基准，容易得到准确数值
⑨测定完成之后，告诉孩子并表扬其协助得很好（❿）	❿为让其对下次的测定持有信心，要鼓励孩子。防止孩子不接受下次的测定
⑩将测值告诉家长，整理孩子的衣物（⓫）	⓫告诉家长测值及含义 根据▸ 家长和孩子都是参与者理应共享信息
⑪收拾使用物品（⓬）	⓬排放袖带气囊中的空气，要彻底清除
[听诊法] ①厚的衣服会压迫测定部位，所以要确认袖口是否过紧，必要时应脱去测定侧的衣物（❶❷）	❶ 根据▸ 衣物等压迫测定部位会产生驱血现象使血压变低 ❷为了防止孩子产生不安，要告诉孩子测量血压了 技巧▸ 对害怕、不安的孩子测量前可先抱着，待安定后再测
②血压计要放置在倒下也不会对孩子造成危险的稳定场所（❸）	❸ 注意▸ 水银血压计要放在不易弄倒的场所。孩子在测定中会有急动、闹腾现象，场所不稳定，血压计会被拖倒而有触碰孩子身体的危险。所以，血压计不宜放在孩子头侧，应放在其足侧稳定的场所
③用适合宽幅的袖带，在孩子上臂或前臂的适当部位卷上（❹❺） 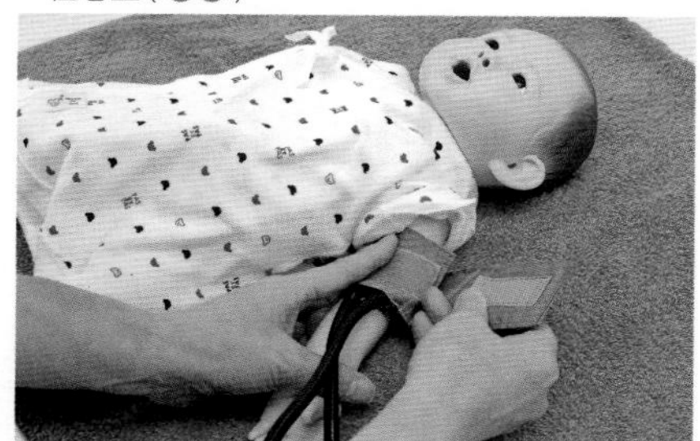 ④确认袖带橡皮囊卷在上臂动脉的搏动处	❹袖带的选用宽度以能覆盖孩子上臂 2/3 为宜 根据▸ 袖带尺寸过大过小都会引起侧压值偏低、偏高，都得不到正确值 ❺袖带包卷部位要与孩子心脏处于同高位置 根据▸ 包卷测定部位的位置低于或高于心脏位置会有测值偏高、偏低现象 注意▸ 测定上臂时，能触到上臂动脉的部位要与袖带橡皮囊中央部位重叠包卷。测定时，触到上臂动脉的部位方能完全确切地受加压，就能获得准确的值，否则难以测得准确值

要点	注意・根据
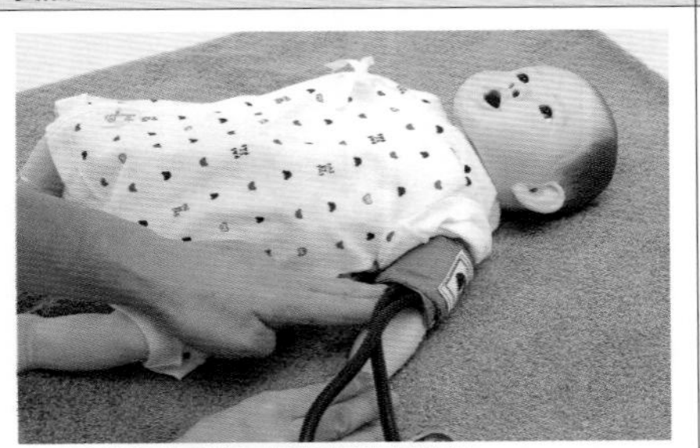 确认袖带橡皮囊卷在上臂动脉的搏动处 ⑤将听诊器放在触到搏动的部位 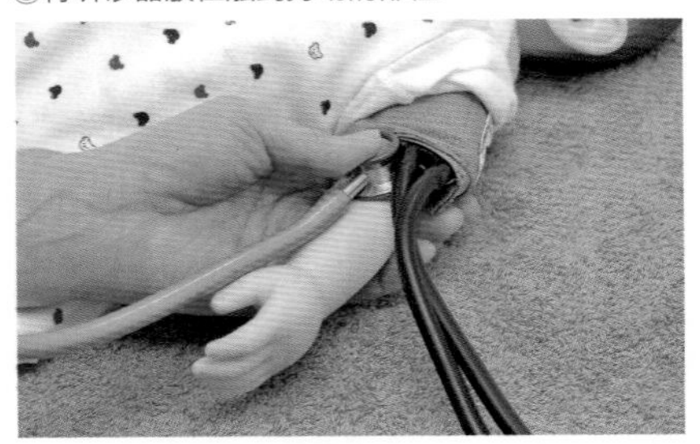	
⑥在孩子平时收缩压值之上，再加 10~20 mmHg 的压力(❻) ⑦以每秒 2~3 mmHg 的速度放压 ⑧听到搏动的脉搏点为收缩压，听不到的点为扩张压	❻为了完全关闭动脉，加高压 10~20 mmHg 注意▸ 不要过高地加压而使孩子感到痛苦，要适当地加压
⑨告诉孩子测定完了，表扬孩子积极协助测定(❼) ⑩告诉家长测定值，整理孩子衣物(❽) ⑪收拾使用物品(❾)	❼为对下次的测定持有信心，要鼓励孩子，防止孩子不接受下次的测量 ❽告诉家长所测值及含义 根据▸ 家长和孩子都是参与者，理应共享信息 ❾排放袖带气囊中的空气，要彻底清除 紧急处置▸ 急速的血压降低，表现出休克症状。要观察频脉、皮肤苍白、冷汗、浅表呼吸、活力的降低、意识障碍、尿量减少等症状，并立即报告医生
3 记录、报告 ①正确记录观察内容(❶) ②整理观察内容包括由信息做出的评估内容，报告(❷)	❶记录测定时孩子的体位、测定部位及状况 ❷如果与上次测定时的状况、体位有不同时，要推测影响测值的因素，并进行评估，报告

步骤	
要点	**注意·根据**
1 调整环境，准备使用物品 ①把握孩子的现实病史、平时的血压、影响血压变动的因素（❶❷）	❶在把握孩子的年龄、标准血压值之外，还要把握孩子平常的血压值，备用 根据▸ 测压值之际，通常要在孩子收缩压之上加压 15~20 mmHg。因此，有必要把握孩子的平常血压值，否则，加压压力会过度推高，增加孩子不必要的受压痛苦，也会因加压不足导致再次测定 ❷确认孩子循环系统的疾病、肾病、治疗药物 根据▸ 循环系统疾病、肾病会使孩子的血压偏离其年龄的标准值。肾病的副肾皮质类固醇药的使用会使血压值上升
②选择适合孩子的袖带及适宜的测定部位。袖带以能覆盖孩子上臂、大腿、小腿的 2/3 为宜（❸❹❺）	❸通常多数在上臂测定血压。如果外周静脉持续滴注和石膏固定四肢等时不选择上臂测压 根据▸ 输液时和四肢用石膏固定时选择上臂测定不仅不能正确获得血压值，还会使输液速度改变，增加孩子的害怕心理 ❹如果可能，测定部位由孩子自己选择 根据▸ 让孩子选择测定肢侧，会使其认识到自己受到尊重，从而会积极参加治疗 ❺袖带要根据孩子的年龄、体型进行选择。每次测定时，袖带的宽幅一定要相同 根据▸ 使用不适当的袖带会有测不到准确血压值的可能。针对测定部位而言，袖带宽度过度狭窄血压值会偏高，过宽时血压值会偏低 注意▸ 有麻痹时，麻痹侧的血流量少，会测不到准确的血压值，要在健康侧测定 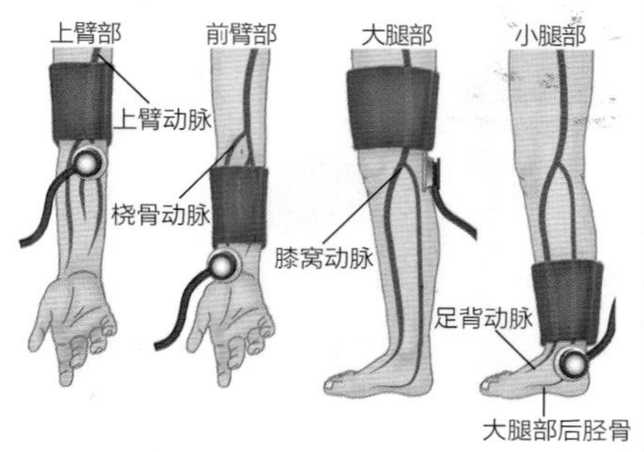 ■图 1　血压测定部位

要点	注意・根据
③确认使用物品能否正常工作（❻） 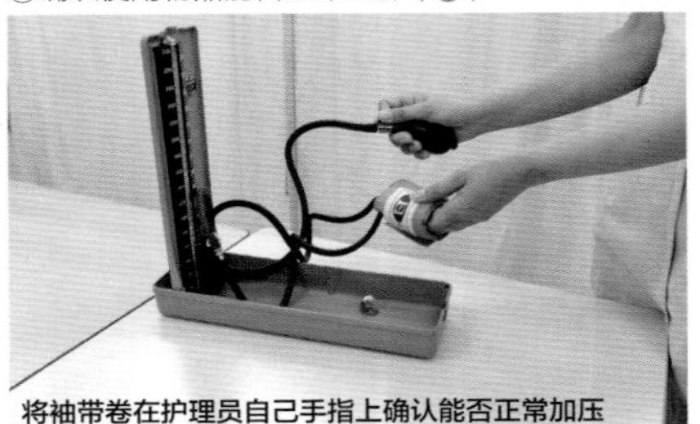 将袖带卷在护理员自己手指上确认能否正常加压	❻在前往孩子床侧前，先要确认袖带的橡皮囊是否漏气 根据▸ 孩子的心情容易变化，所以在孩子床侧测定前的准备时间应尽可能短些。在床侧花很多准备时间时，孩子会玩耍，没有接受测定的心情而导致不能测定
④判断测定血压时可能出现的状况（❼）	❼孩子安静睡眠时是测定的最佳时间段 根据▸ 用餐后、入浴后、啼哭时、正在玩耍时测定血压是不准确的
⑤洗手（❽）	❽按标准预防策略执行 根据▸ 护理员的手及医疗器具可能引发接触感染，洗手是为了预防感染
2 向孩子、家长说明情况 ①用简单易懂的语言告诉孩子测定血压。可向处于学童后期、具有一定理解能力的孩子说明测定的目的（❶❷❸❹❺） 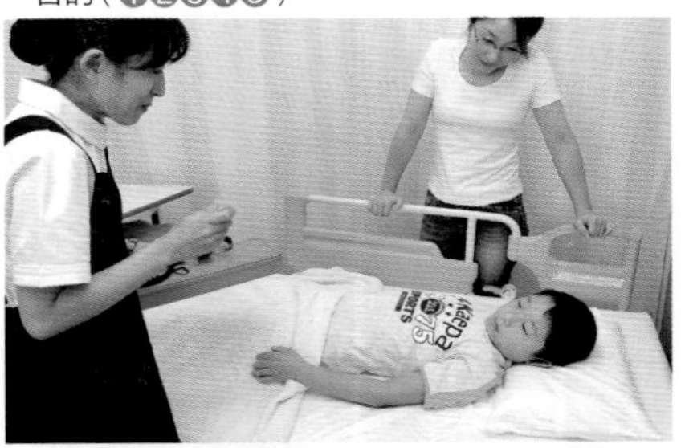 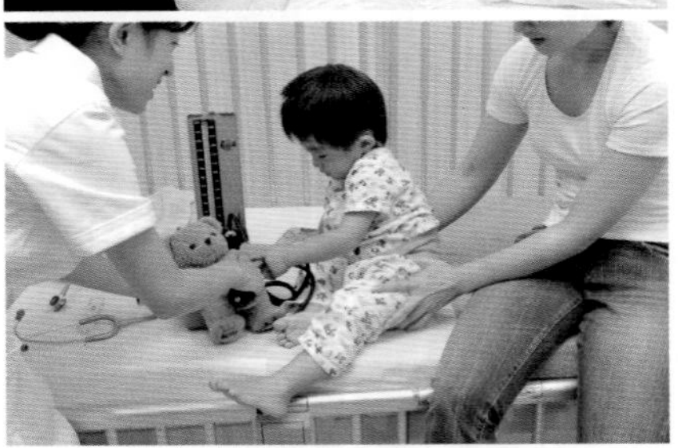 **给孩子看血压计，让其触摸，可促使其理解。在孩子喜欢的人形玩具上卷上袖带模仿测定给孩子演示，这样也有一定效果**	❶为减轻孩子对测血压的害怕程度和不安感，向孩子说明血压的测定 根据▸ 孩子因感冒或健康检查等原因会有很多机会在医院接触到听诊器。就血压计而言，因孩子接触机会少，易产生害怕和不安情绪。因此，根据不同发育阶段的孩子有必要进行不同的说明 ❷对幼儿期的孩子可用简单易懂的语言、象声词等进行说明 根据▸ 按发育阶段、性格，进行不同程度的说明，使孩子能理解，可能获得孩子的配合、协助 ❸给幼儿期、学龄前期的孩子看血压计，让其触摸仪器有助于孩子理解测定 根据▸ 幼儿、学童前期的孩子思考特点是具体化的，不单纯用语言说明。将实物血压计给孩子看是促使其理解的好方法 ❹护理幼儿期孩子的护理员和家长可将袖带卷在孩子喜欢的人形玩具上操作测定血压给其看，理解效果会更佳 根据▸ 孩子处于幼儿期时，该期是对装扮游戏持有兴趣阶段，边玩边测定血压使孩子有快乐感，减轻了孩子的不安，也可能会得到孩子协助配合 ❺对学童后期的孩子应向其说明测压的目的、血压计的构造等 根据▸ 学童后期抽象思维已经发育，会对血压

要点	注意・根据
②通知家长、孩子要测定血压，请家长在必要时给予协助（❻）	计的构造等表示出关心。给孩子提供其关心的、想知道的信息，能得到孩子的协助、配合 ❻孩子在幼儿期里时，可让家长将孩子抱坐于膝上，测定上肢部位时，支托好孩子上肢 根据▸ 没有习惯测量的孩子对护理员的触碰有害怕和不安感，而家长在侧能使孩子安心受测
3 测定血压 **［触诊法］**（❶） ①调整衣服不要压迫血压测定部位。衣服厚、袖口过紧时脱去测定部位的衣物（❷❸） 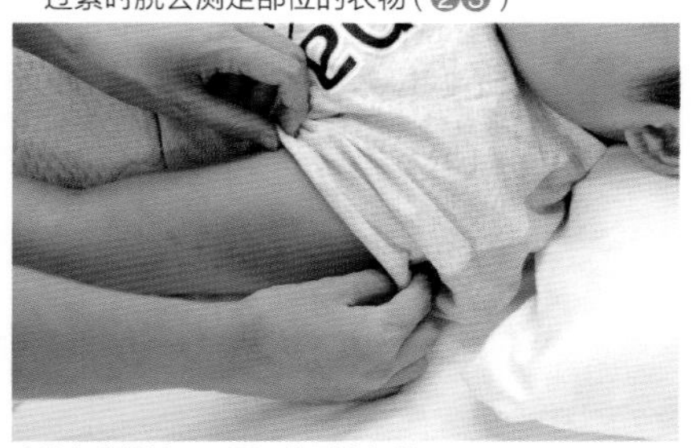 **确认上卷的袖口不要压迫测定部位**	❶不能听取血管音时，用触诊法测定血压 ❷根据▸ 衣服等压迫测定部位时，测定部位会产生驱血现象，血流量减少，血压变低 ❸对于自己给出测定部位的孩子，护理员要用语言告之，让其自己操作。有些孩子会讨厌护理员的触碰，可让家长协助 根据▸ 幼儿期的孩子有很强的自己做的意愿要尊重孩子的自主性和其想法，对迅速、准确测定有益 技巧▸ 害怕、不安的孩子和不能保持不动的孩子，可让家长抱着坐于膝上受测
②血压计放置场所要安全，并要与测定部位处于同高位置。孩子仰卧位测压时，血压计要放在即使倒下也不对孩子产生危险的位置（❹） 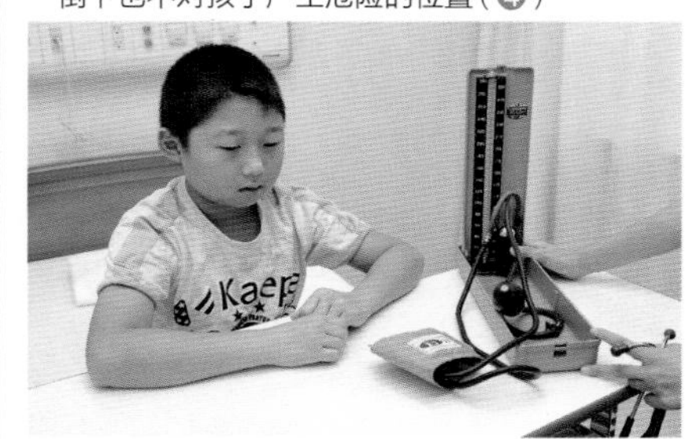 **孩子坐着时，血压计要放置在危及不到孩子安全的场所**	❹桌上放置的血压计容易倒下，要放在安稳的场所。放置场所要考虑到万一倒下也不会伤及孩子之处 根据▸ 孩子在测定中会突然动或闹腾，由此会弄倒血压计而碰伤孩子，特别是磕碰孩子的头部等会导致重大事故 注意▸ 特别是幼儿前期的孩子，会对血压计产生兴趣，要注意在测定中孩子会触碰、拉血压计
③将袖带卷在测定部位上。松紧度以能放入 1~2 指为准，离手臂关节处的袖带边缘保持离臂关节 1~2 cm 以上（❺❻）	❺可对孩子进行易懂的讲解，边说明边实施操作 根据▸ 边一个个说明边一个个实施地推进，孩子会感到安心 ❻血压测定部位与心脏高度要同高 根据▸ 测定部位比心脏高度低时，血压测值会偏高，反之偏低

要点	注意・根据
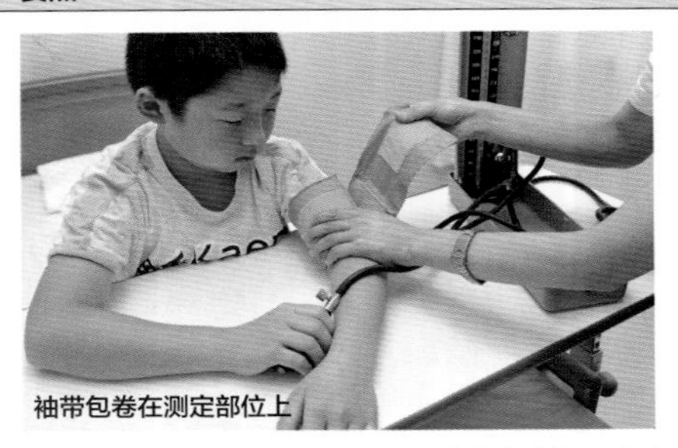 袖带包卷在测定部位上	注意▸ 动脉脉搏部位要放在袖带橡皮囊部的中央，使其在测定时受到加压，不然可能会测不到正确的血压值
④在上肢进行测定时，要确认上臂动脉或桡骨动脉的脉搏。在下肢测定时，要确认膝窝动脉、足背动脉、后胫骨动脉的脉搏（⑦） 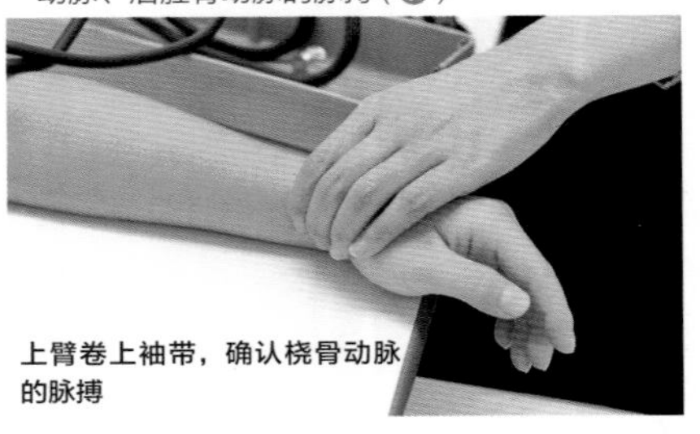 上臂卷上袖带，确认桡骨动脉的脉搏	⑦要向孩子和家长说明，取得协助 根据▸ 如果身体在活动，可能难以触摸到脉搏的搏动，有必要使孩子、家长理解，取得他们协助
⑤在支托住孩子测定部位的同时，加压。在不同年龄的基准值或孩子通常收缩压值的基础之上加 15~20 mmHg 的压力（⑧） 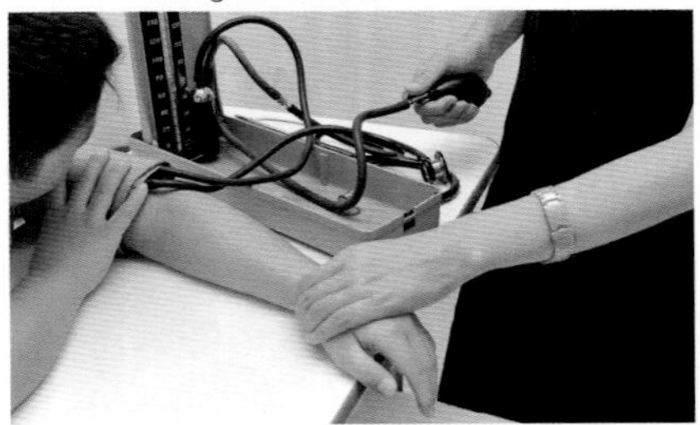	⑧不要过度地加压，也不要加压不足。因此，事前要把握孩子不同年龄的标准值（表 5）或孩子日常的血压值 根据▸ 过度加压，孩子会因不快而痛苦。如加压不足，必须再测定，这会给孩子添加负担 注意▸ 有出血倾向的孩子受到过度加压会出现出血斑，必须注意 **■表 5　幼儿・学童血压的标准值** 发育阶段 ｜ 收缩压／扩张压（mmHg） 幼儿 ｜ 90~100／60~65 学童 ｜ 100~110／60~70
⑥松开加压器，缓慢释放压力，以 2 mmHg/s 的速度渐渐减压（⑨） ⑦边减压边再次触摸到最初确认的脉搏搏动时点，此时的血压计压力值就是孩子的收缩压值（⑩⑪）	⑨缓慢松开加压器，缓释压力 根据▸ 急速松开加压器会使测值不正确 ⑩集中精神（注意力），再次触摸搏动的脉搏 根据▸ 年龄越小的孩子越难触摸到再度搏动的脉搏，身体活动等也会导致触摸不到再度搏动的脉搏。所以，要集中注意力触摸 ⑪触诊法不能测定扩张压
⑧收缩压值测得后，快速松开加压器放压（⑫）	⑫应使孩子的受压时间最小化 根据▸ 长时间受压，孩子会不快，也会痛 注意▸ 有出血倾向的孩子，长时间受压会出现出血斑

要点	注意・根据
⑨边为孩子整理衣服边告诉孩子测定结束，并表扬孩子（⑬） 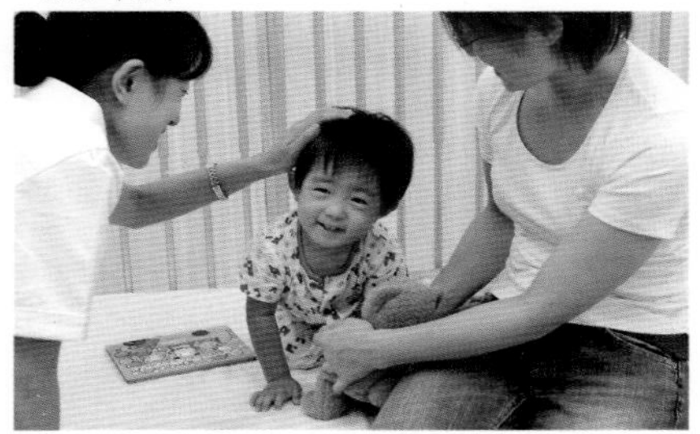	⑬要说些使孩子高兴，增加其自信的话 根据▸ 孩子受表扬会感高兴，会在下次测定时，积极地参与，协助配合
⑩将测定结果告诉家长（⑭）	⑭对能理解的学童、家长告之测定值和数值意义 根据▸ 家长会为孩子的健康状况担心，有必要将孩子正确的信息告诉家长。学童在知道信息后，能进行自我管理，培养学童自我管理能力的发展 注意▸ 很多家长对孩子的健康状态是敏感的，所以在说明时要注意不要增加家长的不安
⑪收拾使用物品（⑮⑯）	⑮袖带的橡皮囊中的空气要彻底排放 ⑯桌上放置型血压计在最后收拾整理时，注意不要夹到孩子的手 根据▸ 幼儿期的孩子会有兴趣自己收拾血压计，此时，要注意不能让血压计夹住孩子的手 紧急处置▸ 如果孩子有血压急速下降情况时，要确认其意识状态、观察全身状态并报告医生
[听诊法] ①调整衣物时，不要让衣物压迫测定部位。衣物厚、袖口过紧时，要脱去测定部位的衣物（❶❷）	❶根据▸ 衣物等压迫测定部位时，测定部位会产生驱血现象，血流量减少，血压变低 ❷对于自己给出测定部位的孩子，护理员要用语言告之，让其自己操作。有些孩子会讨厌护理员的触碰，可让家长协助 根据▸ 幼儿期的孩子有很强的自己做的意愿要尊重孩子的自主性和想法，如此，有益于迅速、正确测定血压 技巧▸ 感到害怕和不安的孩子、不能保持不动的孩子，可让家长抱着坐于膝上受测
②血压计要放置在安全且要同测定部位同高的场所。仰卧位测定时血压计不能放在孩子的头侧，要放在孩子的足侧（❸）	❸桌上放置型血压计容易倒下，要放在安稳的场所。放置场所要考虑到万一倒下也不能危及孩子 根据▸ 孩子在测定中会突然动、闹腾。由此会弄倒血压计而磕碰孩子，特别是磕碰孩子的头部等会导致重大事故，要注意这种可能性

要点	注意・根据
③在测定部位卷好袖带。卷的松紧度以能放入 1~2 指为准，离手臂关节处的袖带边缘保持离臂关节 1~2 cm 以上（❹❺）	注意▸ 特别是幼儿前期的孩子对血压计会有兴趣。注意在测定中孩子会触碰、拉拽血压计 ❹对孩子说简明易懂的话，边说明边实施操作 根据▸ 边一个个说明边一个个实施地推进，孩子会感到安心 ❺测定部位与心脏高度要同高 根据▸ 测定部位比心脏高度低时，血压测值会偏高，反之偏低 注意▸ 动脉搏动部位要放在袖带橡皮囊部的中央，使其在测定时完全受到加压，不然可能会测不到正确的血压值
④在上肢进行测定血压时，要确认上臂动脉或桡骨动脉的脉搏。在下肢测定时，要确认膝窝动脉、足背动脉、后胫骨动脉的脉搏，将听诊器放于其上（❻） 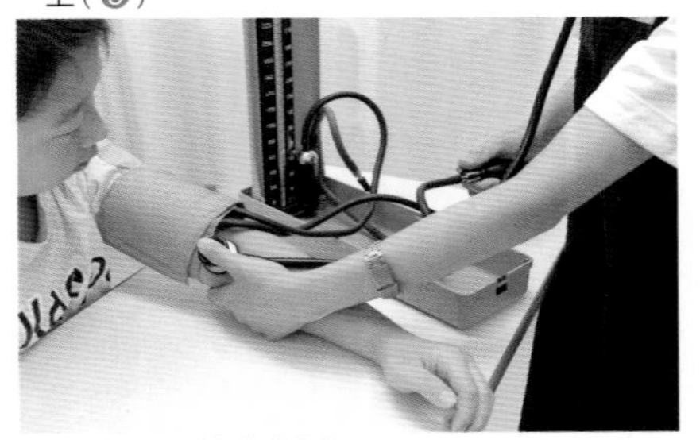 **听诊器放于要测定的动脉上**	❻向孩子和家长说明，取得协助 根据▸ 如果身体在活动时可能难以触摸到脉搏的搏动，有必要使孩子、家长理解，取得协助
⑤在不同年龄的基准值或孩子日常收缩压值的基础之上加 15~20 mmHg 的压力（❼）	❼不要过度加压，也不要加压不足。事前要把握孩子不同年龄的标准值或孩子的日常血压值 根据▸ 过度加压时，孩子会感到痛苦。若加压不足，必须再测定，这会给孩子增加负担 注意▸ 有出血倾向的孩子受到过度加压会出现出血斑 技巧▸ 将听诊器听筒放于脉搏搏动处，同时与测定部位袖带包裹在一起，如此，便可确保在测定中孩子即使有身体动作，听诊器也不易偏离脉搏搏动部位，方便测定搏动
⑥松开加压器，缓慢释放压力，以 2 mmHg/s 的速度渐渐减压（❽）	❽将加压器缓慢松开 根据▸ 急速松开加压器，测值会变得不正确，导致测压失败
⑦随着减压，当听到脉搏搏跳音点（收缩压值）和消失搏跳音点（扩张压值）（❾）	❾要集中注意力听取搏动的脉搏 根据▸ 孩子年龄越小，身体活动越活跃，越不易听到搏动。所以要集中注意力测定
⑧扩张压测定后，快速松开加压器放压（❿）	❿使孩子受压时间最小化 根据▸ 长时间受压会给孩子带来不快和痛感

要点	注意・根据
⑨边为孩子整理衣服边告诉孩子测定结束，并表扬孩子（⓫） ⑩告诉孩子的家长测定结果（⓬） ⑪收拾使用物品（⓭⓮）	注意▶ 有出血倾向的孩子，长时间受压会出现血斑 ⓫要说些使孩子高兴，增加其自信的话 根据▶ 孩子受表扬会感高兴，会在下次测定时，积极地参与，协助配合 ⓬对能理解的学童、家长告之测定值和数值意义 根据▶ 家长会为孩子的健康状况担心，有必要将孩子正确的信息告诉家长。学童在知道信息后，能进行自我管理 注意▶ 很多家长对孩子的健康状态是敏感的，所以在说明时要注意不要增加家长的不安 ⓭袖带的橡皮囊处的空气要彻底放除 ⓮桌上放置型血压计在最后收拾整理时，注意不要夹到孩子的手 根据▶ 幼儿期的孩子会有兴趣自己收拾血压计，此时，要注意不能让血压计夹住孩子的手 紧急处置▶ 如果孩子有血压急速下降的情况，要确认其意识状态、观察全身状态并报告医生
4 观察全身状态 ①观察影响血压值因素（❶）	❶测压值比正常值高时，要确认测前的孩子的活动情况，观察孩子有无头痛、恶心等症状 根据▶ 影响血压值有各种各样的因素。在与正常值相异时，有必要评估有无病因
5 记录、报告 ①将测定值和观察事项与孩子的状况记录下来（❶） ②综合测定值和观察事项进行评估，报告（❷）	❶记录测定时孩子的体位、测定部位、测前孩子的活动状况等 根据▶ 血压值会受各种各样因素影响。应正确记录评估需要的信息并备案 ❷在和孩子年龄的标准值、正常值比较的同时，根据孩子的全身状态，综合评估 根据▶ 血压值受各种各样的因素影响，应考虑各种因素做出评估，不是仅按值的高低来判断值的恰当性

1 生命体征测定
6 意识

古田惠香 · 田崎步

目的▸ 对孩子的意识水平进行评估，把握其意识水平低下的原因及应对策略
检查项目▸ 呼吸、体温、血压等生命体征，有无痉挛、瞳孔大小度、有无对光反射
必要物品▸ 比例尺表、记录用纸和用具、笔形电筒

新生儿 · 婴儿

古田惠香

- 意识概念的含义广泛，这里仅指客观的、观察可能的“觉醒”和主观的“认知”

新生儿期

- 新生儿期要把握孩子的“认知”是困难的，主要以把握“觉醒水平”为主。一般是根据布雷泽尔顿（Blaszelton）的“新生儿行为评价量表”中的睡眠 – 觉醒状态分类表（表 1）来判断觉醒水平
- 睡眠 – 觉醒模式不是出生后才有的状态，是在受孕后有周数的胎儿时期，便有的状态
- 是睡眠还是意识障碍的判别要看是处于 State3 以上，还是以下。要看出生时有无血液缺氧征相关情况，有无并存病、使用的镇静药、肌肉松弛药、头部超声波和脑电图的检查等综合判断

■表 1　布雷泽尔顿的睡眠 – 觉醒状态分类

觉醒水平	新生儿的状态
State1	深睡眠，规则呼吸，无自发运动
State2	浅睡眠，闭眼，有点自发运动
State3	打盹儿，开眼或闭眼
State4	觉醒，开眼，有点自发运动
State5	完全觉醒，活泼的自发运动
State6	啼哭

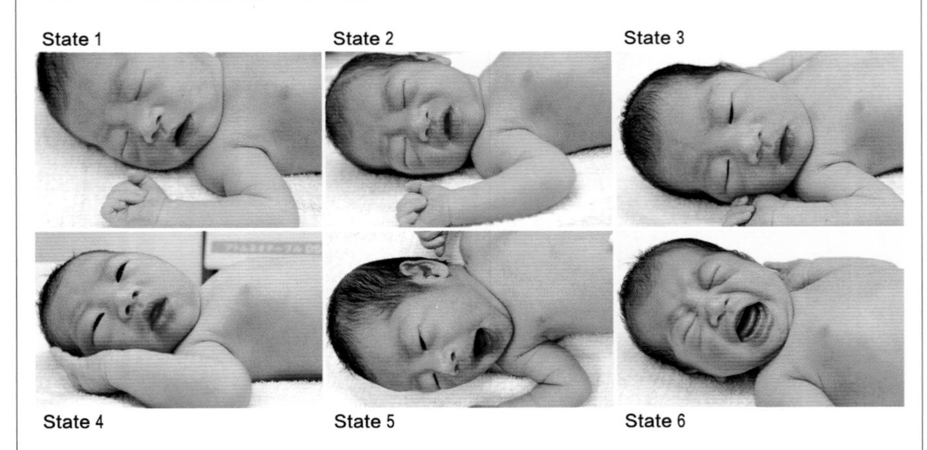

婴儿

- 婴儿期尚不能用语言表达“认识内容”，客观的做出评价是困难的
- 将成人用日本昏迷标准 Japan coma scale [JCS，主要在日本使用（3-3-9 度）方式]（表 2）和格拉斯哥昏迷指数 Glasgow coma scale（GCS，主要在国际上使用）（表 3）修正为适用于婴儿的评分表

■表 2 3-3-9 度方式分类（意识水平数字化，Japan coma scale ,JCS）

	幼儿以上	婴儿
给刺激也不觉醒（3 位数表示）		
300	对刺痛无反应	对刺痛无反应
200	对刺痛有些手足动作，皱眉	同左
100	对刺痛有推开作动	同左
给刺激时处于觉醒（用 2 位数表示），停止刺激马上进入睡眠状态		
30	给痛刺激并反复呼叫时，勉强睁开眼	同左
20	能对应简单的命令（例：握手）	大声呼叫时睁开眼，目向前方
10	闭着眼运动（右手能握，放开等），语言混乱	看到食物时有想进食的意愿
不给刺痛也处于觉醒状态（用 1 位数表示）		
3	说不出自己的名字，出生年月	不和母亲的视线相遇
2	有定向力障碍	哄也不笑，但视线能一致
1	意识不是特别清晰	哄时笑，但不充分，笑不出声
0	意识清晰	意识清晰

■表 3 修正的格拉斯哥昏迷指数（GCS）

		5 岁以上	未满 5 岁
睁眼反应	4	自然睁眼	
	3	呼唤时睁眼	
	2	给刺痛时睁眼	
	1	无反应	
语言反应	5	可正常交谈	喃语，词语
	4	可应答，但会出现答非所问的情况	心情不好时会哭泣
	3	只能说出单字	会因痛哭泣
	2	只能发出声音	在痛苦中呻吟
	1	无反应	
肢体运动	6	可依指令动作	正常自发运动
	5	对疼痛刺激有定位反应（9 个月以上）	
	4	对疼痛刺激有屈曲反应	
	3	对疼痛刺激有反应，肢体会弯曲（去皮质强直）	
	2	对疼痛刺激有反应，肢体会伸展（去脑强直）	
	1	无反应	

注：为避免脊髓反射，要在颈部以上部位实施给痛刺激
Kirkham FJ：Arch Dis Child,2001,85:303

新生儿

步骤	
要点	**注意・根据**
1 判断孩子觉醒水平（❶） ①把握孩子觉醒的过程（❷） ②是否睁开眼睛 ③如果没有开眼时，确认呼吸状态是否规则，有无自发动作 ④用觉醒水平数值表示（❸） ⑤判断是否适宜实施护理	❶在触碰孩子前，一定要判断觉醒水平 根据▸ 原则上，要确保孩子入睡的时间，入睡时不刺激孩子。所以，在孩子处于 State3 以上状态时适宜介入护理 ❷根据▸ 判断新生儿是睡眠状态还是意识障碍状态时，觉醒时间不作为判断指标。所以，觉醒时间段停止评估，应在入睡或意识障碍时继续评估 ❸根据▸ 觉醒水平数字化之后，任何人都能用相同的尺度标准把握觉醒状态，也容易抓住变化现象

婴儿

步骤	
要点	**注意・根据**
1 准备 ①把握孩子意识状态变化的诱因及意识状态变化（❶） ②要将在评估觉醒水平时，孩子需要接受刺激（反复用声音、用疼痛刺激等）的目的告诉家长（❷） ③洗手（❸）	❶如果知道引发意识状态变化的诱因时，要留意意识状态的变化。在已经确定意识状态变化时，要把握诱因及变化经过 根据▸ 意识障碍可能会引起生命危险，早期把握意识的变化，可在适当时期实施必要的治疗 ❷根据▸ 意识水平低下状态进一步表现出生命危险状态情况有很多，此时，要考虑到家长的心理危机状态。护理员对孩子要做的、是怎样考虑的都应告诉家长，使家长能感到安心，也能参与、支持 ❸彻底执行标准预防策略，防止感染
2 评估意识水平（没有反应时，按陈述的顺序把握意识水平）（❶） **[JCS]** ①把握孩子的觉醒状态（❷❸）	❶把握在没有给孩子刺激时孩子觉醒状态。然后，根据孩子的反应增强刺激强度，把握刺激的反应 ❷给刺激前，不仅要观察孩子的呼吸状态（呼吸数、呼吸模式、胸廓的动作等），如果装有监视器还要把握心跳数和 SpO_2 ❸如果孩子是觉醒的，要确认孩子被哄时是否会笑，检查视线是否能与母亲相遇。如果哄能笑出声，说明正常，如果笑不出声便是 JCS 的状态。没有觉醒时，按下页述 JCS 步骤操作

要点	注意・根据
②用普通的声音呼叫孩子（❹❺）	❹在孩子脸旁呼叫 ❺如果停止呼叫孩子便入睡，那就是 2 位数的 JCS 状态，反复呼叫无反应时是 3 位数的 JCS 状态
③反复呼叫	
④一边给痛刺激一边呼叫（❻） 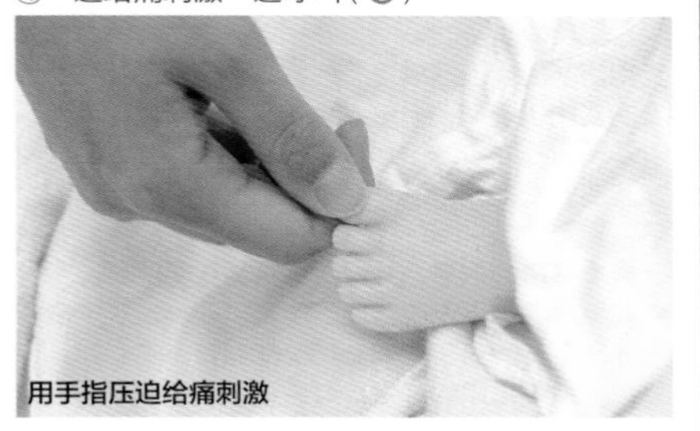 用手指压迫给痛刺激	❻用手指压迫给痛的刺激，刺激孩子
⑤把握孩子对痛的反应	
⑥用数字表示意识水平（❼）	❼根据▸ 意识水平用数字表示，任何人都能用相同的尺度来衡量孩子的意识状态，也容易抓住变化现象 注意▸ 根据孩子的个体差异，也存在实际状态比表中描述的好的现象
⑦向家长说明评估结果和经过（❽）	❽根据▸ 为支持家长参加孩子的治疗，应与家长共享孩子的信息，正确地共同把握孩子的状态
⑧听取家长的想法，必要时，请医生说明（❾）	❾孩子的意识水平没有改善且有恶化倾向时，家长会非常不安。为了让家长正确把握孩子状态，不要增加家长无用的不安。根据家长所理解的状况，医生和护理员在适宜时可对其说明
[GCS] ①不刺激孩子，观察孩子（❶） ・孩子的觉醒状态如何，是否开眼 ・孩子是否能发出声音 ・有无自发动作	❶刺激前，不能单纯观察孩子的觉醒状态，也要观察呼吸状态（呼吸数、呼吸模式、胸廓的动作等），有监视器时要把握心跳数和 SpO_2
②观察呼叫孩子（❷） ・呼叫时孩子是否睁眼	❷靠近孩子脸旁，呼叫孩子
③观察触碰孩子 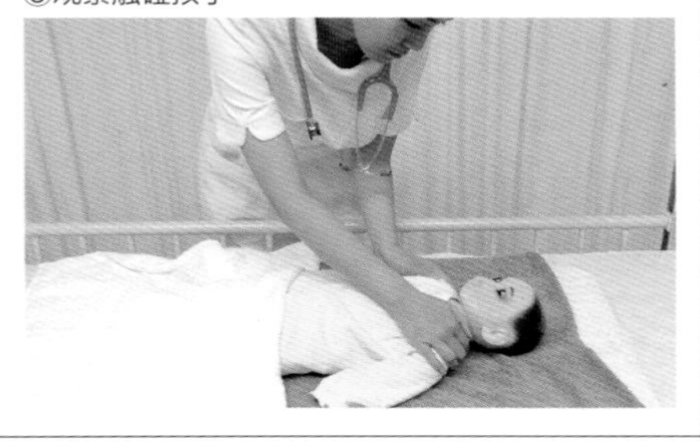	

要点	注意・根据
・触碰时是否有逃避反应 ④观察痛刺激的反应 ・啼哭、呻吟中确认有无逃避反应 ・四肢异常的弯曲反应，伸展反应 ・受痛的刺激时是否有反应 ⑤意识水平数字化表示（❸）	❸根据▶ 将意识水平用数字表示，使任何人都能用相同的尺度把握孩子的状态，也容易抓住状态的变化 注意▶ 根据孩子的个体差异，有状态比表中描述的好的现象
⑥向家长说明意识水平地评估和经过（❹）	❹根据▶ 为支持家长参加孩子的治疗，要与家长共享孩子的信息，共同正确把握孩子的状态
⑦倾听家长的想法，必要时由医生向家长说明（❺）	❺如果意识水平无改善或趋向恶化时，家长会变得非常不安。为了使家长正确把握孩子的状态，不扩大家长无用的不安，可根据家长理解的状况，由医生、护理员适当地对家长进行说明
3 记录、报告 ①正确记录把握的意识水平（❶）	❶记录运用意识障碍的水平分类表的评价及评价时其他生命体征的观察
②整理观察的内容并根据信息做出的评估内容，报告（❷）	❷包括意识水平地变化，对孩子的变化、今后要怎样注意护理、护理中必要的事项等做出评价报告

幼儿・学童　　田崎步

步骤

要点	注意・根据
1 确认意识水平（JCS） ①用打招呼或声音等视觉、听觉刺激孩子，看其反应（❶） 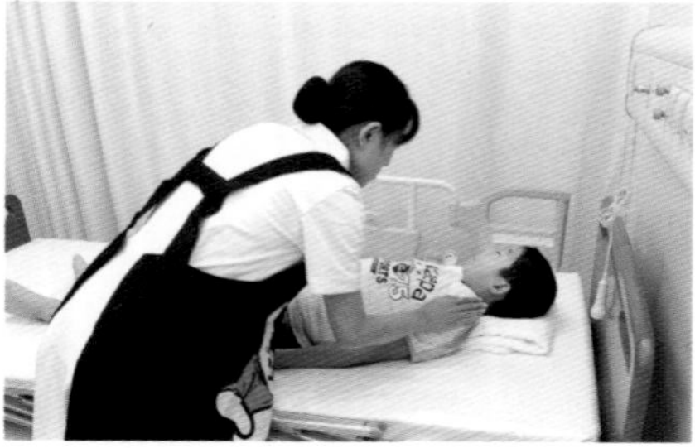	❶用声音吸引孩子，注意是否和平常的样子不同，还要注意是否存在痉挛、头痛、呕吐等伴随症状

要点	注意·根据
②视觉、听觉的刺激没反应时，如果此时孩子眼也处于没睁开状态，可摇动身体等，稍增加刺激看其反应 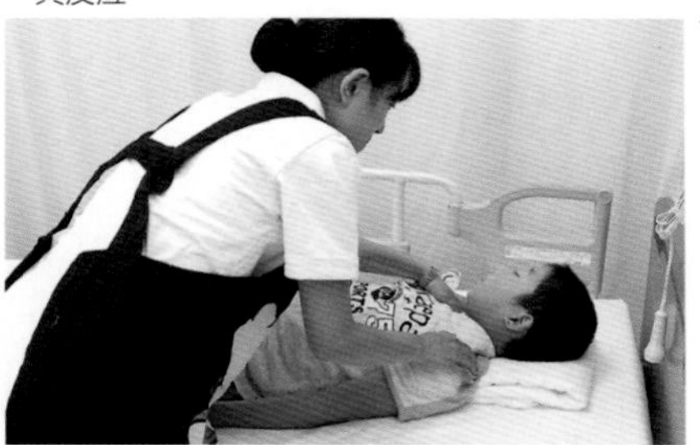	
③如果没有反应，给痛刺激，看反应（❷） 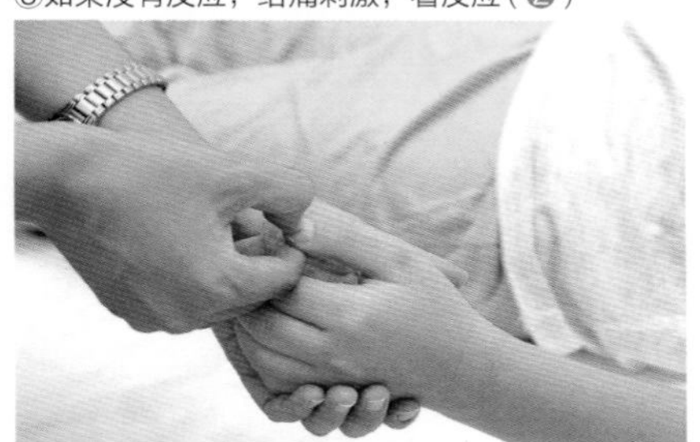 **用手指压迫给痛刺激，看孩子反应**	❷注意不要损伤皮肤，使皮下出血。另有麻痹状态时，注意麻痹侧的反应
④用意识水平数字表示（❸）	❸意识水平数字化，能使任何人都能用相同的尺度把握孩子的意识状态，也容易抓住变化状态 注意▸ 孩子体质不同，其状态也可能会比数字化表中描述的状态好一些
2 把握呼吸、脉搏、体温、血压，观察全身状态 ①看出有意识障碍时，查找其原因（❶❷）	❶在观察呼吸、脉搏等生命体征和全身状态的同时要收集孩子的既往病史、发症时的状况信息，对诊断会有帮助 ❷意识障碍的原因一般有外伤、血管障碍、感染症、脑肿瘤、缺氧症、代谢障碍、中毒和药物等因素。要把握全身状态以便能迅速、正确的处置

要点	注意・根据

■表 4　生命体征变化和意识障碍的原因

	征状	能判断的病症，疾病
呼吸	模式 ・链斯托克斯呼吸 ・库斯莫尔呼吸 ・失调性 ・低换气	・大脑半球深部、桥上部障碍 ・糖尿病、尿毒症（代谢性酸中毒） ・延髓障碍 ・慢性呼吸不全，神经肌肉疾病
	呼吸异常	喘息、气胸、肺萎缩（SpO_2 低下）
	气味 ・酒精气味 ・丙酮气味 ・氨气味 ・尿气味	・酒精中毒 ・糖尿病性昏睡 ・肝性昏睡 ・尿毒症
脉搏	迟脉	・颅内压增高（脑出血、脑梗死、脑肿瘤） ・亚当斯・斯托克斯发作 ・甲状腺功能低下
	脉频	脑循环不全 休克症状
	脉不整齐	心房颤动→脑栓塞
血压	高血压	颅内压增高（脑出血、脑梗死、肿瘤）
	低血压	心肌梗死，休克症状（出血、过敏症）药物中毒
体温	高体温	髓膜炎 肺炎 脑干（发热中枢）障碍 中暑
	低体温	黏液性水肿 巴比妥类药中毒
皮肤	外伤	颈部、胸部、腹部等
	发绀	休克状态 末梢循环不全

3 观察瞳孔

①在均等亮度下，观察孩子的左右瞳孔（❶）

❶瞳孔的大小和有无对光反射的状况，对检查脑干病变有用
・正常：直径 3~4 mm（左右相同）
・缩瞳：2 mm 以下　　散瞳：5 mm 以上

②使用笔形电筒，迅速向瞳孔照入电光（❷）

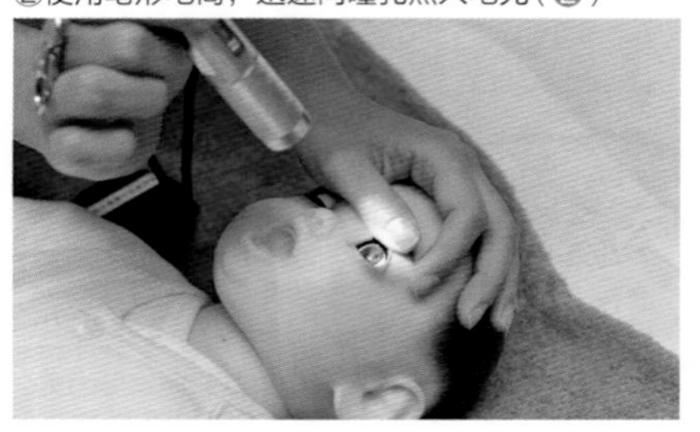

❷事前先要确认笔形电筒光源有无异常，然后再检查瞳孔的对光反射

4 记录、报告

①正确记录测定值（❶）

②整理观察到的内容并根据信息做出评估内容，向医生报告（❷）

❶综合记录测定时孩子的体位、测定部位状况等

❷如果与前次测定状况、体位相异时，要评估影响测定值的因素和读取测定值的方式，并将评估做成报告

2 测量身体

1 身高

新家一辉

目的▸ 评估身体骨骼、肌肉的发育状态，评估身体的平衡性和营养状态。早期发现疾病和异常时，可依此判定治疗的效果，算出体表面积后能决定药物的给予量

检查项目▸ 颈部关节可动范围、下肢关节可动范围、生命体征、服装等

适用条件▸ 所有儿童

防止事故要点▸ 防止从测身高计上跌落

必要物品▸

· 新生儿和婴儿专用身高计、床单（浴巾）

· 幼儿和学童用身高计

新生儿和婴儿用身高计

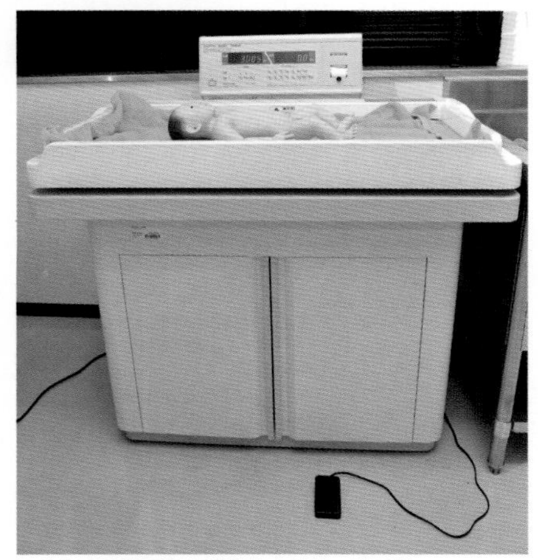

新生儿和婴儿用设定型数字身高计・体重计

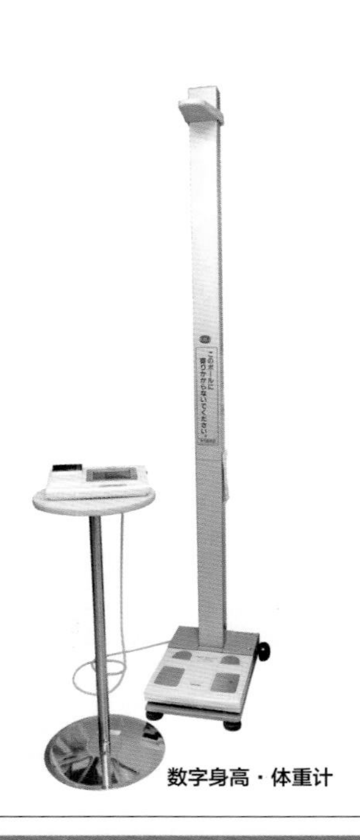

数字身高・体重计

新生儿・婴儿

步骤

要点	注意・根据
1 调整环境，准备使用物品 ①调节室温，以 25℃ 为基准（❶）	❶要保持适合的室温 **根据▸** 如果身高计是冷的，室内又寒冷会使孩子肌紧张、挛缩，产生不适感，可能测不到准确值
②检查身高计，身高计要放置在稳定的场所（❷）	❷数字身高计要水平设置，接通电源，确认能否正确显示数字

要点	注意・根据
③身高计上铺上床单（浴巾）（❸） 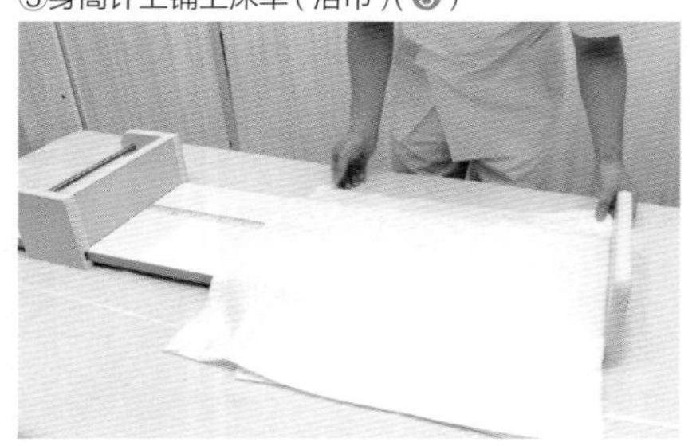	❸根据▸ 身高计是孩子们共用器具，要保持清洁，铺上床单（浴巾）
2 和孩子一起做测量准备 ①向孩子和家长做计测前的说明 ②让孩子在身高计上保持仰卧位（❶）	❶颈部尚未发育成熟的孩子，要支撑住其颈部的同时从臀部开始着放于身高计上 技巧▸ 数字身高计计测时，先插上电源确认数值零位之后，移抱孩子 防止事故要点▸ 防止孩子跌落
3 身高测量 ①护理员 2 人或请家长协助（❶） ② 1 名护理员或家长支撑保护孩子头部，将孩子头部顶住身高计的固定板，固定头部（❷） 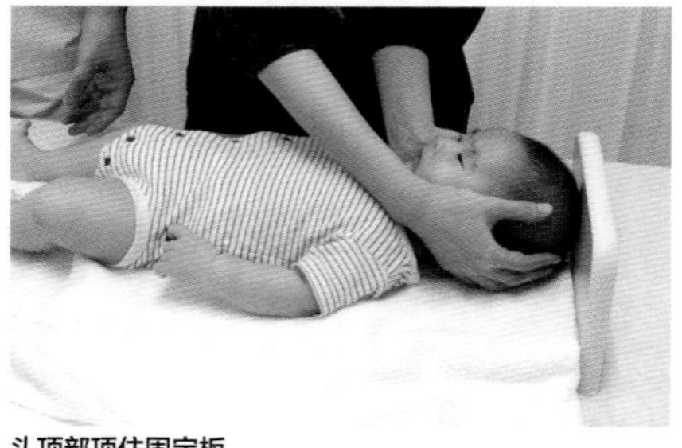 **头顶部顶住固定板** ③将孩子身体与固定板（或移动板）垂直交叉固定（❸❹）	❶根据▸ 孩子不会一动不动地受测，测定中要固定其头部和足底，所以，2 名测计人员是必要的 技巧▸ 和家长一起测计时，请家长协助固定孩子的头部 防止事故要点▸ 注意防止跌落 ❷技巧▸ 孩子耳、眼的连线要与计测台成垂直相交状态，然后固定 ❸技巧▸ 确认髂嵴最高点连线与固定板（或移动板）是否平行 ❹技巧▸ 用孩子喜欢的玩具来分散其注意力

要点	注意・根据
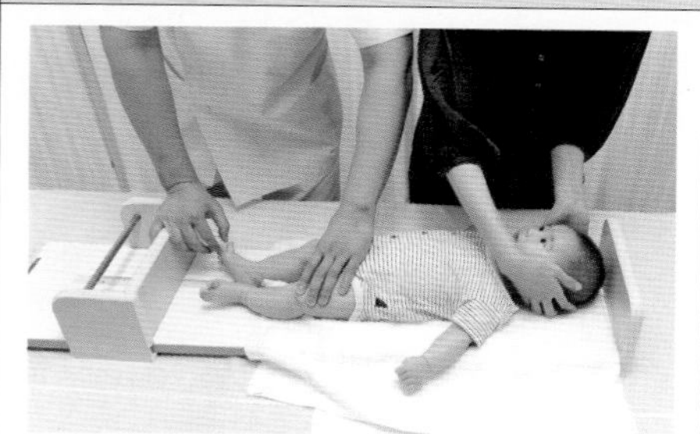 **身体与固定板或移动板垂直，髂嵴连线与固定板平行后固定** ④另一护理员让孩子伸展膝关节，足底和移动板成直角并触到移动板（❺） 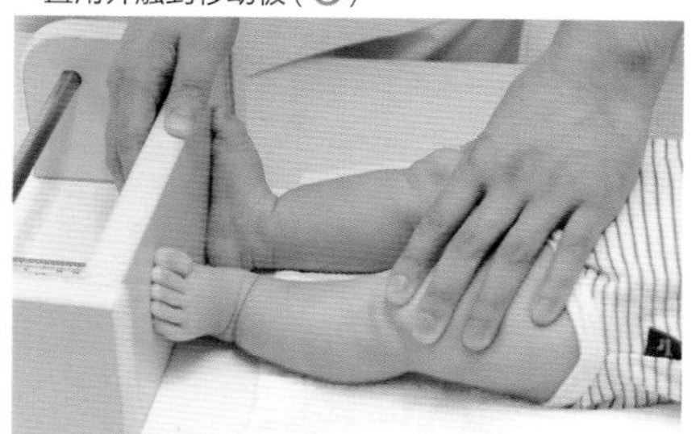 **足底与移动板成直角** ⑤计测后，将孩子从身高计上抱下来并整理衣服	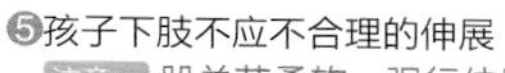 ❺孩子下肢不应不合理的伸展 注意▸ 股关节柔软，强行伸展下肢会脱臼 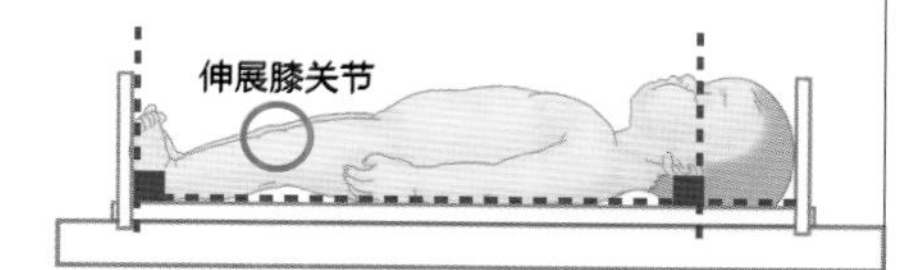
4 记录 ①读取小数点后位的刻度（❶） 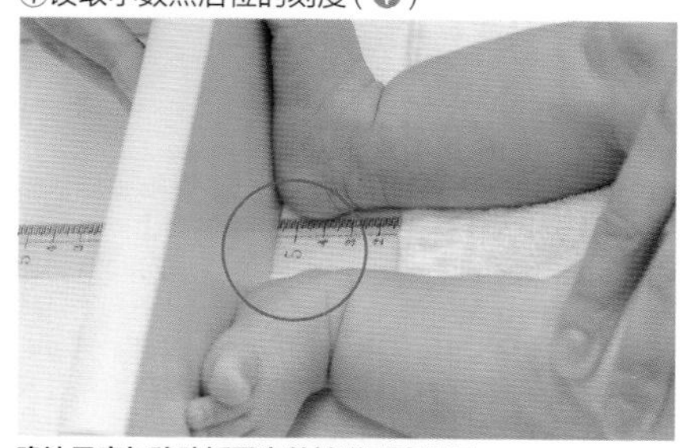 **确认足底与移动板垂直并触碰到移动板** ②记录（单位 cm）（❷）	❶与前次测值比较，相差大时，确认测定条件是否相同，评价再次测定的必要性 ❷在发育成长显著时期，参考第 226 页和第 228 页记载的资料 1 和资料 3，确认孩子的发育状态

幼儿・学童

步骤	
要点	**注意・根据**
1 调整环境，准备使用物品 ①调节室温以 25℃ 为基准（❶） ②检查身高计（❷） 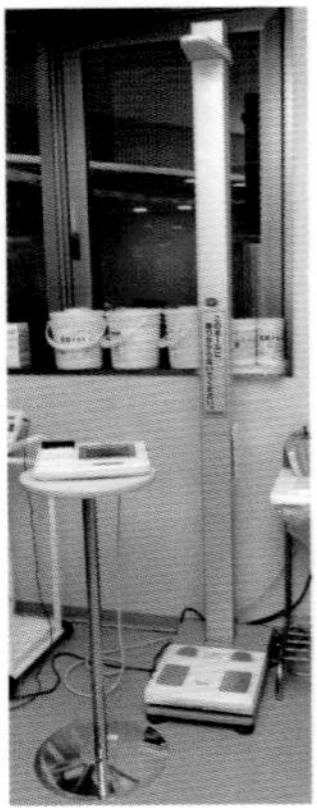	❶要保持适合的室温 根据▸ 如果身高计是冷的，室内又寒冷会使孩子肌紧张、挛缩，产生不快感，可能测不到准确值 ❷数字身高计要水平放置，接通电源，确认能否正常显示数字
2 和孩子一起做计测的准备 ①向孩子和家长做检查的事前说明（❶❷）	❶了解上次计测的身高 ❷技巧▸ 立位测定和第一次用身高计测定时，可让孩子看身高计实物，护理员变为测定范本，测定给孩子看，能减轻孩子的不安
3 身高测量 ①脱去孩子的鞋和袜，让其站上身高计脚踏板（❶） ②身高计的尺柱与孩子背部成直角（❷）	❶技巧▸ 数字身高计测量时，先接通电源确认数值归零位后，再让孩子移动到身高计上 ❷根据▸ 孩子胸、腹部突出身体有横向倾斜时就不能正确计测 技巧▸ 足尖呈 30° ~40° 打开状态，臀部、背部、头后部都应接触到柱尺，眼和耳的连线应与柱尺垂直相交，然后固定头部 技巧▸ 身高在一天内是有变动的，时间不同时，测定会有变化，所以测定时间要一定

要点	注意・根据
4 记录 ①读取小数点后 1 位数字(❶) ②记录(单位 cm)(❷)	❶确认与前次测定值的差，如果相差很大要评估再测定的必要性 ❷确认生长发育状态(参考第 226 页和第 228 页的资料 1 和资料 4)

无法站立测高的孩子的测量方法(石原计测法)

股关节脱臼、脊柱弯曲、身体拘挛等孩子计测身高时，运用石原计测法，测定下列各点的长度，然后合计起来

①头顶(正中线的最高交点)
②乳突(外耳的后下方能视诊、触诊部)
③股骨大转子(大腿外侧部最突出部位)
④膝关节外侧中央点
⑤外踝关节外侧
⑥足底部(脚跟)

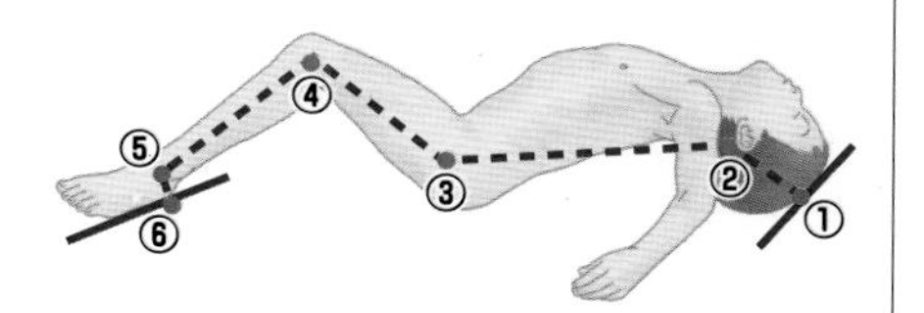

2 身体计测
2 体重

新家一辉

目的▸ 评估发育和营养状态，早期发现疾病和异常时，可依此判定治疗效果。把握浮肿和脱水的经过，算出体重或体表面积后决定药物给予量

检查项目▸ 关节可动范围、下肢关节可动范围、生命体征、服装等

适用条件▸ 所有儿童

防止事故要点▸ 防止从体重计上跌落

必要物品▸

- 新生儿和婴儿专用体重计、床单（浴巾）
- 幼儿和学童用体重计（和成人用相同）

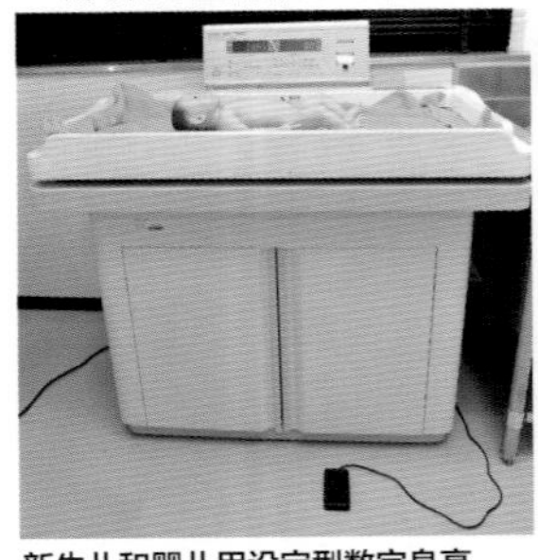

新生儿和婴儿用设定型数字身高・体重计

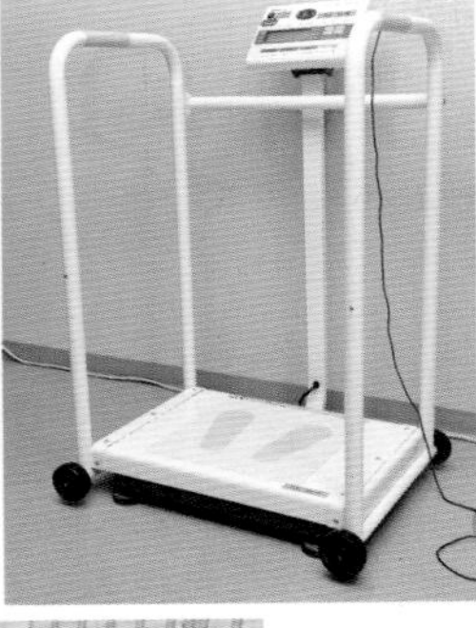

有手扶的体重计

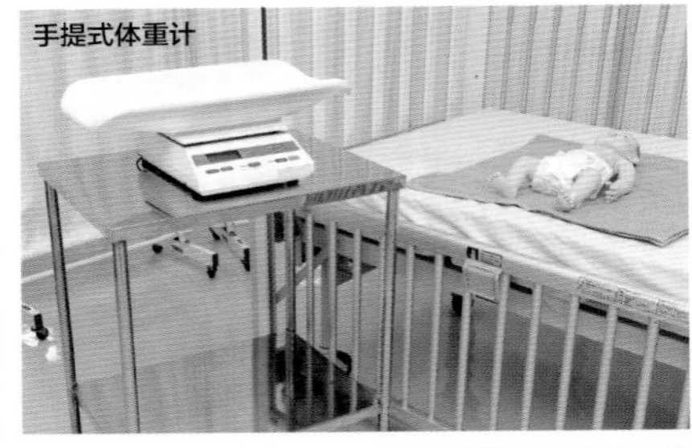

手提式体重计

新生儿・婴儿

步骤	
要点	**注意・根据**
1 调整环境，准备使用物品 ①调节室温，以 25℃ 为基准（❶）	❶保持适宜的室温 **根据▸** 体重计冷，室内也寒冷会使孩子肌肉紧张、挛缩，有不适感，有可能不能安静地进行测值
②检查体重计，设定好体重计（❷）	❷水平放置体重计，接通数字体重计电源，确认体重计能否正确显示数字 **根据▸** 为测得正确值

要点	注意・根据
③体重计上铺上床单（浴巾）（❸） 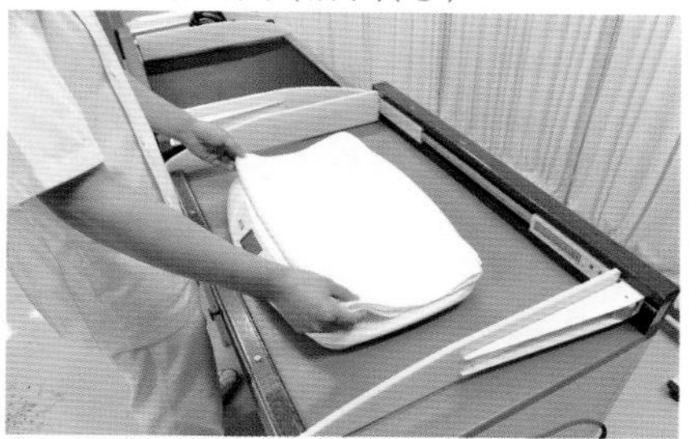	❸避免体重计过冷。此外体重计是孩子们的共用器具，要保持清洁，铺上床单或浴巾
2 和孩子一起准备计测 ①计测前向孩子和家长说明 ②脱去孩子的衣服（❶❷）	❶从医疗记录或母子手册中确认孩子最近的体重 ❷称重时，基本上是裸体的。如果穿着尿布称重时，要确认尿布内没有尿、便后再计测，计测后减去尿布重量。打石膏或带着输液夹板称重时，事先称计相同东西的重量，待体重计测后，减去该物重量
3 体重测量 ①接通数字体重计电源，确认归零。如果体重计是模拟称体重的场合，把刻度调至零位 ②让孩子仰卧位于体重计或坐在体重计上（❶） 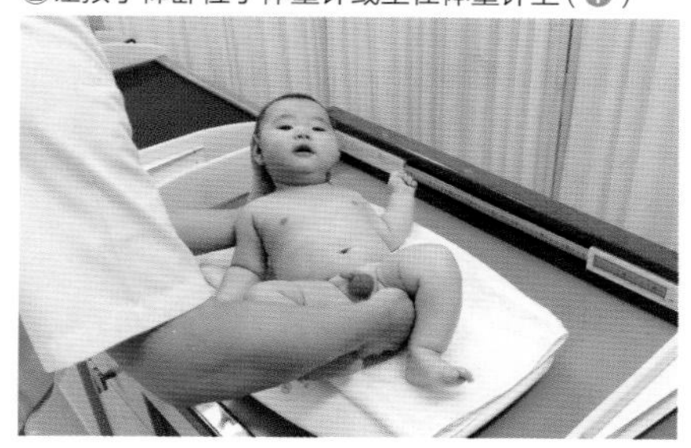 ③测量结束后，将孩子由体重计上移下，穿上衣服	❶颈部尚未发育的孩子要支撑住颈部，先将臀部轻放于体重计上 注意▶ 计测时，当护理员将手撤离时，要注意防止孩子从体重计上跌落 防止事故要点▶ 测定中，为防止孩子因体动从体重计上跌落，视线不能离开孩子
4 记录 ①读取刻度数，记录（以 g 或 kg 记数）（❶❷）	❶比较上次的测定值，差很大时再次测定 注意▶ 孩子会因进食、摄取水分状况、排泄、入浴、运动等使体重有明显的变动。所以，要在测定时间和测定条件适宜时测定。孩子每日会增加体重。腹泻和脱水时，以每日测定为好

要点	注意・根据
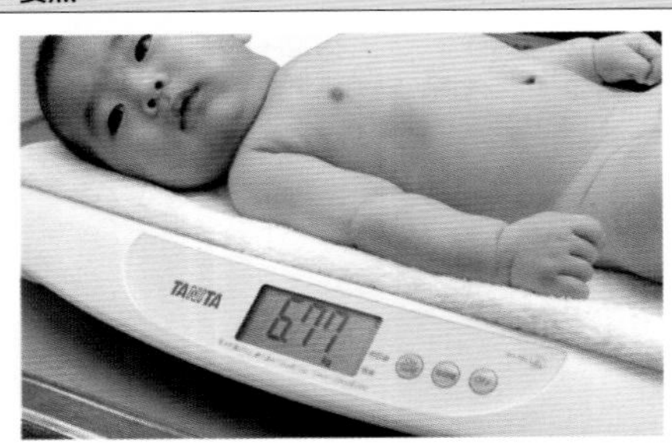 	❷确认孩子发育状况，参考第 227 ~ 228 页记载的资料 2 和资料 3

■表 1　儿童体重增加量

年龄	体重增加量	
1~3 个月	25~30 g/日	
3~6 个月	20~25 g/日	
6~9 个月	15~20 g/日	
9~12 个月	7~10 g/日	
1~2 岁	7 g/日	1 500~3 000g/ 年
2~5 岁	4~5 g/日	
学童期前半	3 000 g/年左右	
学童期后半 ~ 青春期	平均 4 000~5 000 g/年	

幼儿・学童

步骤

要点	注意・根据
1 调整环境，准备使用物品 ①调节室温一般以 25℃ 为准（❶） ②检查、设置体重计（❷❸） 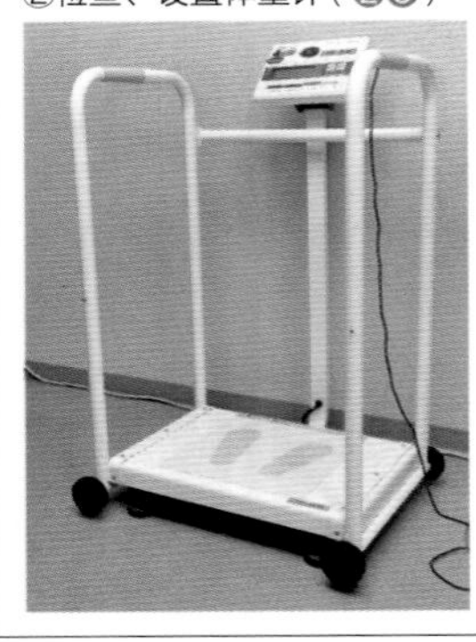	❶保持适宜的室温 根据▸ 体重计冷，室内也寒冷时，孩子肌肉会紧张、挛缩、有不快感，有可能测不到准确值 ❷能站立稳定的幼儿、学童用一般体重计计测 ❸确认体重计刻度归零，体重计要放置水平位，否则得不到正确值
2 孩子一起做测量准备 ①测量之前向家长和孩子说明（❶❷） ②脱去孩子衣服，下身只穿 1 条裤（❸）	❶确认最近孩子的体重 ❷技巧▸ 要促使孩子对自己体重感兴趣，可边对孩子说其重量边操作 ❸严格管理体重时，应在测量后，减去下身裤子重量

要点	注意・根据
	注意▸ 要考虑孩子的害羞感，要用帘子或屏风遮挡周围，使周围人看不见孩子计测
3 体重测量 ①接通数字体重计电源，若是模拟称重状态时，要将刻度归零 ②让孩子站在体重计的中央位置 ③计测结束后，使孩子移下体重计，穿好衣服（❶）	❶要让孩子安全离开体重计，必要时用手搀扶协助离开
4 记录 ①读取刻度数，记录小数点后 1 位的刻度（❶❷）	❶与前次比较测值，有很大差别时，再测定 注意▸ 进食，摄取的水分、排泄、入浴、运动等会使孩子体重有明显的变动，测定要在时间和条件适宜时实施 ❷参考第 227 ～ 228 页的资料 2 和资料 4 ，把握孩子的发育状况

其他测量方法

婴儿体动强，要其保持同一体位困难时，护理员可抱孩子计测体重，然后减去护理员体重即可

身体尚在成长的孩子如果站立有困难时，用升降式体重计或带有伸张器的体重计计测体重

身体发育状况的评价

用身高、体重等的基准值和百分位数等进行评价，也有用身体和体重发育平衡指数等来评价的方法

●卡普指数：

婴儿和幼儿的发育营养状态、肥胖程度的评价指数

· 计算公式：体重 (g) ／身高 (cm) ^{2} × 10

· 评价标准：22 以上：太胖，19~22: 优良有肥胖倾向，15~19: 正常，13~15: 瘦，10~13: 营养不良，10 以下：消耗症

●劳雷尔指数：

是学童发育营养状态、肥胖程度的评价指数

· 计算公式：体重 (g) ／身长 (cm) ^{3} × 10^4

· 评价标准：160 以上：太胖，140~160: 有肥胖倾向，120~140: 标准，100~120: 瘦，不到 100: 过瘦

●肥胖度：

和指数比，肥胖度不太受年龄的影响，儿童的健康检查等才是肥胖度筛选的指标

· 计算公式：100 × ［实测体重（kg）－ 标准体重（kg）］/ 标准体重 (kg) × 100

· 评价标准：+50% 以上：高度肥胖，+30% 至 +50%: 中等肥胖，+20% 至 +30%: 轻度肥胖，± 20%: 标准

2-3 身体计测 头围・前囟

新家一辉

头围

目的▸ 评价新生儿、婴儿头盖发育状态。能及早发现头围异常所带来的疾病（脑积水、小头症、脑肿瘤等），同时也能判定治疗的效果

检查项目▸ 有无影响头围的疾患、前囟的膨胀、凹陷

适用条件▸ 新生儿、婴儿特别是有脑积水、小头症、脑肿瘤等头围变化疾病的孩子

防止事故要点▸ 防止从计测台和椅子上跌落

必要物品▸ 量度皮尺

步骤

要点	注意・根据
1 孩子的准备 ①让孩子呈仰卧位或让家长抱坐于膝上，能保持坐位的孩子让其坐在椅子上 ②向孩子和家长做测量前说明（❶❷）	❶孩子会因不知要做什么而感不安，所以要用简单易懂的语言向孩子说明 根据▸ 不增加孩子的不安感 ❷将婴幼儿喜欢的玩具给孩子玩耍，让孩子分散注意力
2 测量 ①调整孩子的姿势，将量度皮尺沿孩子头围四周贴紧，测量（❶❷） 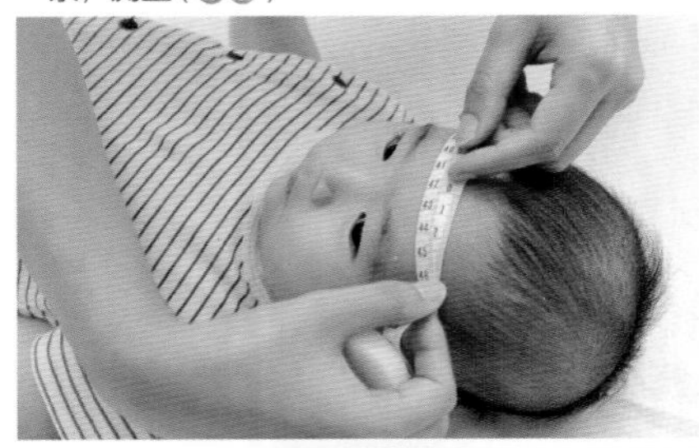 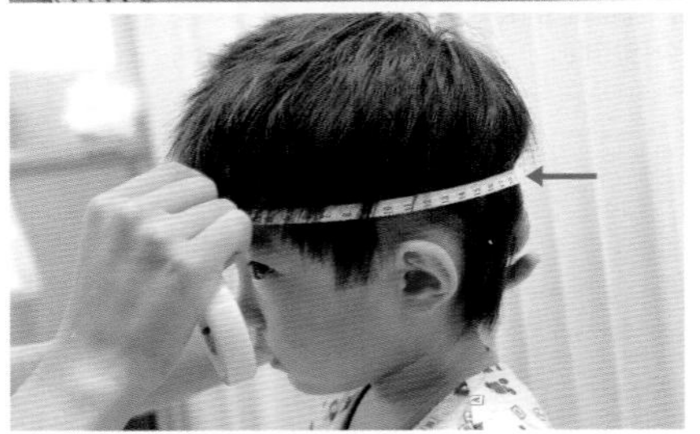 **量度尺围绕头后的枕骨结节测量**	❶枕骨结节（头后最突出的部分）和额角（眉间中心、眼眶上缘）要被量度尺绕卷 技巧▸ 处于仰卧位的新生儿测量时，护理员单手将孩子后颈部支撑住并抬起头部，另一手用量度皮尺绕卷头部 注意▸ 体动剧烈时需要 2 位护理员进行测量，其中 1 位轻轻控制孩子的体动 防止事故要点▸ 注意跌落 ❷用轻柔的声音呼唤孩子，在安抚孩子的同时进行测量 技巧▸ 家长抱着孩子进行测量。通过家长的协助更有效果

要点	注意・根据
3 记录 ①读取小数点后 1 位数字，记录（单位 cm）（❶❷）	❶在测量时，要观察头形。婴儿前囟的大小和膨胀度。如果和前次测值有明显的差异，再测量 注意▸ 量度皮尺不要发生自拧、弯曲，也不要过度紧贴孩子的头围 技巧▸ 测定值会根据卷尺绕头部的位置不同而变化，反复计测时重要的是要在头围相同位置进行计测，在正确测值计测中可在皮肤上用笔等印画上所测位置的标记 ❷评价孩子的发育状态可参考第 229 页资料 5 的记载

前囟

目的▸ 评价新生儿婴儿头盖发育状态，尽早发现头围异常所带来的疾病（脑积水、小头症、脑肿瘤），判定治疗效果

检查项目▸ 有无头部疾患、前囟的膨胀或凹陷

适用条件▸ 新生儿婴儿特别是有脑积水、小头症、脑肿瘤等头围变化疾病的孩子

必要物品▸ 游标卡尺和量度皮尺、直尺

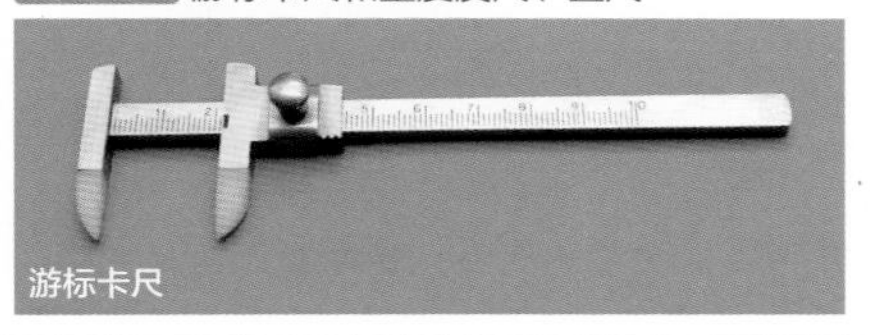

游标卡尺

步骤

要点	注意・根据
1 孩子的准备 ①让新生儿、婴儿仰卧位，家长抱着坐膝上也可 ②向孩子、家长做测量前说明（❶） ③触诊前囟骨边缘（❷）	❶用和蔼的声音呼唤孩子，一边安抚孩子，一边实施测量，也可请家长协助 ❷用食指、中指触诊 技巧▸ 用食指、中指的指腹部位，不加压力触诊。掌握前囟状态，是平坦还是膨胀或凹陷

要点	注意・根据
2 测量 ①用游标卡尺（量度皮尺或直尺）分别测量出菱形两对边垂直线的长度（❶） 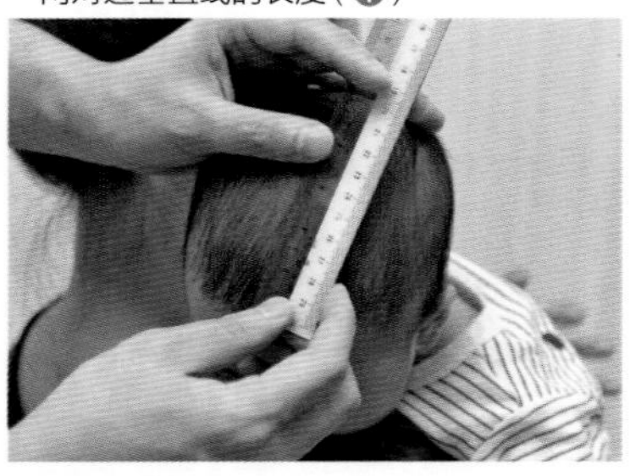	❶根据▸ 前囟在出生后 9~10 个月渐渐变大，之后则缩小，到 18 个月左右闭合。后囟通常在出生后马上闭合 注意▸ 前囟有膨胀时，可能是髓膜炎等引起颅内压增高和脑积水。前囟凹陷时，可能是脱水症。出生后 14~18 个月前囟闭合，这个时期过后，没有完成闭合时，有必要进行检查 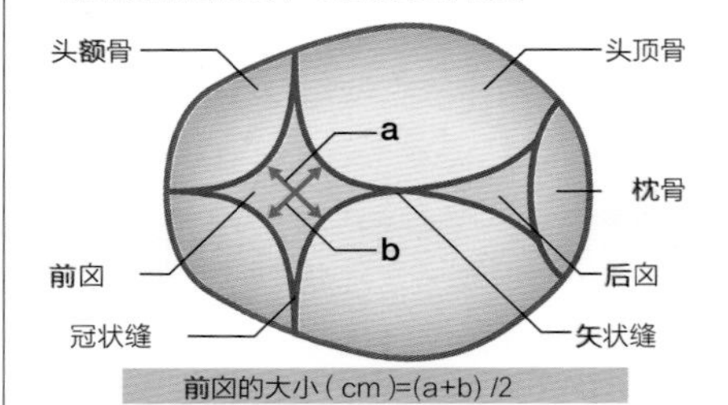 前囟的大小（cm）=(a+b) /2
3 记录 ①读取刻度上小数点后 1 位的刻度数，记录（单位 cm）（❶）	❶针对有脑积水、小头症、脑肿瘤等病症的孩子，要定期测定前囟大小 注意▸ 与前次测值有明显差异时，要分析是否颅内压增高或脱水，及时报告医生

■表 1　不同月龄段前囟的大小

月龄	1~3 个月	7~9 个月	9~11 个月
前囟的大小（cm）	2.5	3.6	3.2

2 身体计测
4 胸围・腹围

新家一辉

胸围

目的▸ 把握呼吸系统、循环系统的发育状态，与头围对比，评估发育状态
检查项目▸ 头围测量值、有无影响胸围的疾病
适用条件▸ 所有孩子
防止事故要点▸ 防止孩子从测量台上跌落
必要物品▸ 量度皮尺、婴幼儿用床或处理台

步骤

要点	注意・根据
1 调整环境，准备使用物品 ①室温调节至 25℃ 左右（❶） ②准备屏风或遮帘（❷） ③需要孩子仰卧位测量时，处理台上铺上床单 ④事前向孩子和家长说明情况（❸）	❶保持室内适宜的温度 根据▸ 室温过低会使孩子肌紧张，挛缩，测不到准确值 ❷要露出上半身测量，须尊重个人隐私 根据▸ 考虑孩子会害羞 ❸取得上次测量数据，尽可能把握上次胸围值，以便运用
2 孩子的准备 ①脱去上半身衣服，使之呈裸露状态（❶） ②能站立的孩子保持站立，婴儿要仰卧位测定（❷） ③两上肢自然伸展，量度皮尺要能通过两肋	❶对有害羞感的孩子，事先穿上前开襟衣服等，测量时，尽可能少露出皮肤 ❷防止事故要点▸ 注意跌落
3 胸围测定 ①将量度皮尺绕过背部的肩胛骨部位，正胸面要绕在乳头部位上，水平卷绕。测定要在呼气完成后、呼吸气中间时间实施（❶❷） 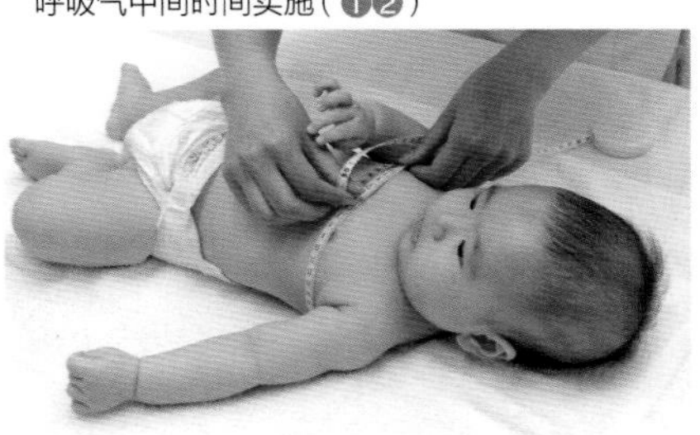	❶婴儿仰卧于床，绕卷量度皮尺，绕卷后要与床面呈垂直状态 ❷反复测定时，在呼气完成或呼吸气间，随便哪一个时机测定。每次都要在相同时机计测 技巧▸ 量度皮尺要紧贴住皮肤，不能离开皮肤，但也不能过紧嵌入皮肤 技巧▸ 孩子按护理员要求呼吸时，要慢慢地呼吸，在呼气结束时读取测值 技巧▸ 乳房隆起的女孩，量度尺不能放在乳头位置，要以通过背部、肩胛骨下为基准，在正胸水平部位绕卷 注意▸ 量度皮尺不能扭曲、弯曲。另外，孩子哭泣会测不到正确值，最好能取得家长协助

要点	注意・根据
背部肩胛骨下绕圈测量 ②测定结束，穿上衣服，去除屏风或遮帘（❸）	❸量度皮尺也会损伤皮肤。孩子仰卧位时，不要抽拔皮尺，要在孩子身体慢慢起来后，取走皮尺
4 记录 ①读取刻度数，保留小数点后 1 位，记录（单位 cm）（❶❷）	❶如果数值与前次值有明显差异时，再次计测 ❷确认孩子的发育状态，参考第 230 页资料 6

腹围

目的▸ 评价发育和营养状态，把握腹水、浮肿、腹部肿瘤等的程度和过程，判定治疗效果
检查项目▸ 有无腹水、浮肿，腹部肿瘤
适用条件▸ 所有孩子
防止事故要点▸ 防止孩子从测量台上跌落
必要物品▸ 量度皮尺、床或处理台

步骤

要点	注意・根据
1 调整环境，准备使用物品 ①室温调至 25℃左右（❶） ②必要时准备屏风或遮帘（❷） ③处理台上铺上床单（❸） ④测量前向孩子、家长说明	❶保持室内适宜的室温 根据▸ 室温过低会使孩子肌紧张、挛缩而测不到正确值 ❷根据▸ 考虑孩子的害羞感 ❸根据▸ 新生儿、婴儿、学童仰卧位测定时，可避免冰冷的处理台
2 孩子的准备 ①定期测定时，测定时刻一定要固定（❶❷）	❶在具备测定条件的情况下，正确把握每日的变化值 根据▸ 营养、摄取水分状态、排便状况、入浴、运动等会使孩子在 1 日内的腹围值有很大的变动 ❷掌握标准值和孩子最近的测值，以便使用

要点	注意・根据
②脱去孩子上半身衣服，裸露上半身或将孩子上半身衣服上卷，露出腹部。婴儿要脱去衣服（❸） ③让孩子仰卧位，伸展双膝（❹）	❸害羞感强的孩子可裸露出尽可能小的部分受测，穿尿布时要摘除尿布 ❹防止事故要点▸ 注意跌落
3 测定 ①量度皮尺在脐的上面通过，与床面成垂直卷绕测量（❶） ②呼气时测定 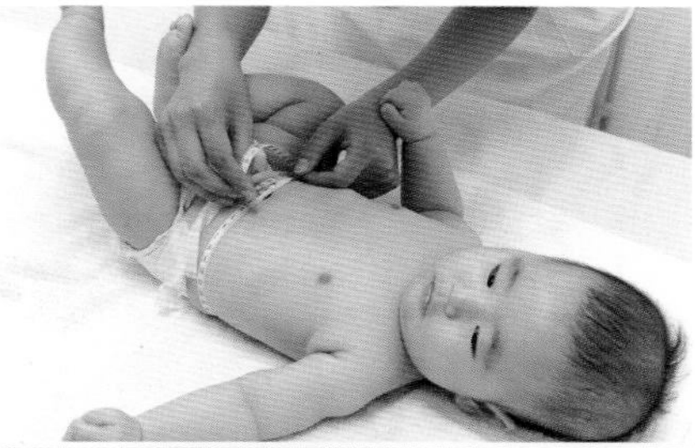 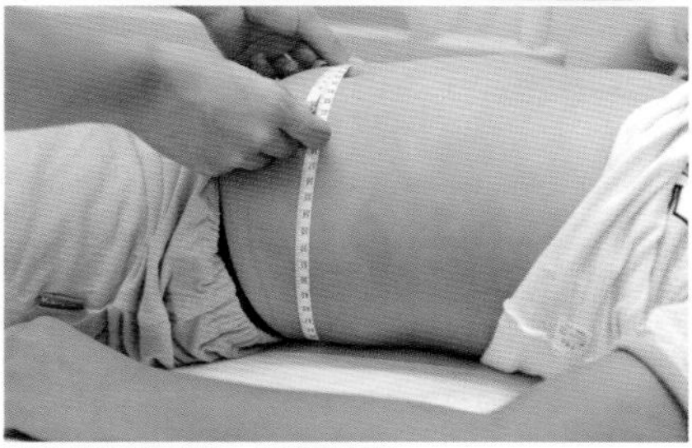 **量度皮尺通过脐上，与床面垂直** ③测定结束，穿衣，撤去屏风或遮帘（❷）	❶当量度皮尺通过脐的测值不是最大值时，有必要在最大值的腹围位置也实施测定 注意▸ 如果孩子身体动而使量度皮尺绕圈不正确，应请家长协助支撑好孩子头部 技巧▸ 根据绕圈的位置测定值会有变动，所以反复测定时，重要的是绕圈位置要相同。为正确测值，有必要在测定部位做上标记 ❷量度皮尺有可能会损伤皮肤，不要在孩子仰卧位状态抽拉皮尺，要在孩子起身后，取走皮尺
4 记录 ①读取刻度数，保留小数点后 1 位，记录（单位 cm）（❶）	❶和前次测值相异，并且差值明显时，要再次测定

婴幼儿身体发育的相关资料

■资料 1　身高发育的百分比值（依据婴幼儿身体发育调查结果）（2010 年）　　　　（cm）

年・月・日龄	男性							女性						
	百分比值							百分比值						
	3.0	10.0	25.0	50.0 中央值	75.0	90.0	97.0	3.0	10.0	25.0	50.0 中央值	75.0	90.0	97.0
出生时	44.0	46.0	47.4	49.0	50.2	51.5	52.6	44.0	45.5	47.0	48.5	50.0	51.0	52.0
30日	48.7	50.4	51.9	53.5	55.0	56.3	57.4	48.1	49.7	51.1	52.7	54.1	55.3	56.4
0 年1～2月未满	50.9	52.5	54.0	55.6	57.1	58.4	59.6	50.0	51.6	53.1	54.6	56.1	57.3	58.4
2～3	54.5	56.1	57.5	59.1	60.6	62.0	63.2	53.3	54.9	56.4	57.9	59.4	60.6	61.7
3～4	57.5	59.0	60.4	62.0	63.5	64.8	66.1	56.0	57.6	59.1	60.7	62.1	63.4	64.5
4～5	59.9	61.3	62.8	64.3	65.8	67.2	68.5	58.2	59.9	61.4	63.0	64.4	65.7	66.8
5～6	61.9	63.3	64.7	66.2	67.7	69.1	70.4	60.1	61.8	63.3	64.9	66.3	67.6	68.7
6～7	63.6	64.9	66.3	67.9	69.4	70.8	72.1	61.7	63.4	64.9	66.5	68.0	69.2	70.4
7～8	65.0	66.4	67.8	69.3	70.9	72.2	73.6	63.1	64.8	66.3	67.9	69.4	70.7	71.9
8～9	66.3	67.7	69.0	70.6	72.2	73.6	75.0	64.4	66.0	67.6	69.2	70.7	72.0	73.2
9～10	67.4	68.8	70.2	71.8	73.3	74.8	76.2	65.5	67.1	68.7	70.4	71.9	73.2	74.5
10～11	68.4	69.8	71.2	72.8	74.4	75.9	77.4	66.5	68.1	69.7	71.4	73.0	74.3	75.6
11～12	69.4	70.8	72.2	73.8	75.5	77.0	78.5	67.4	69.1	70.7	72.4	74.0	75.4	76.7
1年0～1月未满	70.3	71.7	73.2	74.8	76.5	78.0	79.6	68.3	70.0	71.7	73.4	75.0	76.4	77.8
1～2	71.2	72.7	74.1	75.8	77.5	79.1	80.6	69.3	71.0	72.6	74.4	76.0	77.5	78.9
2～3	72.1	73.6	75.1	76.8	78.5	80.1	81.7	70.2	71.9	73.6	75.3	77.0	78.5	79.9
3～4	73.0	74.5	76.0	77.7	79.5	81.1	82.8	71.1	72.9	74.5	76.3	78.0	79.6	81.0
4～5	73.9	75.4	77.0	78.7	80.5	82.2	83.8	72.1	73.8	75.5	77.3	79.0	80.6	82.1
5～6	74.8	76.3	77.9	79.7	81.5	83.2	84.8	73.0	74.7	76.4	78.2	80.0	81.6	83.2
6～7	75.6	77.2	78.8	80.6	82.5	84.2	85.9	73.9	75.6	77.3	79.2	81.0	82.7	84.2
7～8	76.5	78.1	79.7	81.5	83.4	85.1	86.9	74.8	76.5	78.2	80.1	82.0	83.7	85.3
8～9	77.3	78.9	80.6	82.4	84.4	86.1	87.9	75.7	77.4	79.2	81.1	83.0	84.7	86.3
9～10	78.1	79.8	81.4	83.3	85.3	87.1	88.8	76.6	78.3	80.0	82.0	83.9	85.6	87.4
10～11	78.9	80.6	82.3	84.2	86.2	88.0	89.8	77.5	79.2	80.9	82.9	84.8	86.6	88.4
11～12	79.7	81.4	83.1	85.1	87.1	88.9	90.7	78.3	80.0	81.8	83.8	85.7	87.6	89.4
2年0～6月未满	81.1	82.9	84.6	86.7	88.7	90.6	92.5	79.8	81.5	83.3	85.3	87.4	89.3	91.2
6～12	85.2	87.0	89.0	91.1	93.3	95.4	97.4	84.1	85.8	87.7	89.8	92.0	94.1	96.3
3年0～6月未满	88.8	90.7	92.8	95.1	97.4	99.6	101.8	87.7	89.6	91.5	93.8	96.2	98.4	100.6
6～12	92.0	94.1	96.2	98.6	101.1	103.4	105.8	90.9	92.9	95.0	97.4	99.9	102.2	104.5
4年0～6月未满	95.0	97.1	99.3	101.8	104.5	107.0	109.5	93.8	96.0	98.3	100.8	103.4	105.7	108.1
6～12	97.8	100.0	102.3	104.9	107.7	110.3	113.0	96.5	99.0	101.4	104.1	106.7	109.1	111.4
5年0～6月未满	100.5	102.8	105.2	108.0	111.0	113.7	116.5	99.1	101.8	104.5	107.3	110.1	112.5	114.8
6～12	103.3	105.8	108.4	111.3	114.3	117.1	119.9	101.6	104.7	107.6	110.6	113.4	115.9	118.2
6年0～6月未满	106.2	109.0	111.8	114.9	118.0	120.8	123.6	104.2	107.6	110.8	114.0	116.9	119.4	121.7

卫生劳动部平等就业，儿童家庭局《平成 22 年婴幼儿身体发育调查报告书》（2011）

■资料 2　体重发育的百分比值（依据婴幼儿身体发育调查结果）（2010 年） （kg）

年・月・日龄	男性							女性						
	百分比值							百分比值						
	3,0	10,0	25,0	50,0 中央值	75,0	90,0	97,0	3,0	10,0	25,0	50,0 中央值	75,0	90,0	97,0
出生时	2.10	2.45	2.72	3.00	3.27	3.50	3.76	2.13	2.41	2.66	2.94	3.18	3.41	3.67
1日	2.06	2.39	2.62	2.89	3.14	3.38	3.63	2.07	2.34	2.56	2.81	3.06	3.28	3.53
2日	2.01	2.33	2.57	2.84	3.09	3.33	3.56	2.04	2.29	2.51	2.76	2.99	3.22	3.46
3日	2.00	2.33	2.58	2.84	3.10	3.35	3.59	2.03	2.28	2.51	2.76	3.00	3.23	3.47
4日	2.03	2.36	2.60	2.88	3.14	3.38	3.62	2.05	2.31	2.54	2.79	3.04	3.26	3.50
5日	2.04	2.35	2.62	2.90	3.17	3.42	3.65	2.03	2.31	2.54	2.81	3.06	3.28	3.54
30日	3.00	3.37	3.74	4.13	4.51	4.85	5.17	2.90	3.22	3.54	3.89	4.23	4.54	4.84
0年1～2月未满	3.53	3.94	4.35	4.79	5.22	5.59	5.96	3.39	3.73	4.08	4.47	4.86	5.20	5.54
2～3	4.41	4.88	5.34	5.84	6.33	6.76	7.18	4.19	4.58	4.97	5.42	5.86	6.27	6.67
3～4	5.12	5.61	6.10	6.63	7.16	7.62	8.07	4.84	5.25	5.67	6.15	6.64	7.08	7.53
4～5	5.67	6.17	6.67	7.22	7.76	8.25	8.72	5.35	5.77	6.21	6.71	7.23	7.70	8.18
5～6	6.10	6.60	7.10	7.66	8.21	8.71	9.20	5.74	6.17	6.62	7.14	7.67	8.17	8.67
6～7	6.44	6.94	7.44	8.00	8.56	9.07	9.57	6.06	6.49	6.95	7.47	8.02	8.53	9.05
7～8	6.73	7.21	7.71	8.27	8.84	9.36	9.87	6.32	6.75	7.21	7.75	8.31	8.83	9.37
8～9	6.96	7.44	7.94	8.50	9.08	9.61	10.14	6.53	6.97	7.43	7.97	8.54	9.08	9.63
9～10	7.16	7.64	8.13	8.70	9.29	9.83	10.37	6.71	7.15	7.62	8.17	8.74	9.29	9.85
10～11	7.34	7.81	8.31	8.88	9.48	10.03	10.59	6.86	7.31	7.78	8.34	8.93	9.49	10.06
11～12	7.51	7.98	8.48	9.06	9.67	10.23	10.82	7.02	7.46	7.95	8.51	9.11	9.68	10.27
1年0～1月未满	7.68	8.15	8.65	9.24	9.86	10.44	11.04	7.16	7.62	8.11	8.68	9.29	9.87	10.48
1～2	7.85	8.32	8.83	9.42	10.05	10.65	11.28	7.31	7.77	8.27	8.85	9.47	10.07	10.69
2～3	8.02	8.49	9.00	9.60	10.25	10.86	11.51	7.46	7.93	8.43	9.03	9.66	10.27	10.90
3～4	8.19	8.67	9.18	9.79	10.44	11.08	11.75	7.61	8.08	8.60	9.20	9.85	10.47	11.12
4～5	8.36	8.84	9.35	9.97	10.64	11.29	11.98	7.75	8.24	8.76	9.38	10.04	10.67	11.33
5～6	8.53	9.01	9.53	10.16	10.84	11.51	12.23	7.90	8.39	8.93	9.55	10.23	10.87	11.55
6～7	8.70	9.18	9.71	10.35	11.04	11.73	12.47	8.05	8.55	9.09	9.73	10.42	11.08	11.77
7～8	8.86	9.35	9.89	10.53	11.25	11.95	12.71	8.20	8.71	9.26	9.91	10.61	11.28	11.99
8～9	9.03	9.52	10.06	10.72	11.45	12.17	12.96	8.34	8.86	9.43	10.09	10.81	11.49	12.21
9～10	9.19	9.69	10.24	10.91	11.65	12.39	13.20	8.49	9.02	9.59	10.27	11.00	11.70	12.44
10～11	9.36	9.86	10.41	11.09	11.85	12.61	13.45	8.64	9.18	9.76	10.46	11.20	11.92	12.67
11～12	9.52	10.03	10.59	11.28	12.06	12.83	13.69	8.78	9.34	9.93	10.64	11.40	12.13	12.90
2年0～6月未满	10.06	10.60	11.19	11.93	12.76	13.61	14.55	9.30	9.89	10.53	11.29	12.11	12.90	13.73
6～12	10.94	11.51	12.17	12.99	13.93	14.90	16.01	10.18	10.85	11.56	12.43	13.36	14.27	15.23
3年0～6月未满	11.72	12.35	13.07	13.99	15.04	16.15	17.43	11.04	11.76	12.56	13.53	14.59	15.64	16.76
6～12	12.42	13.10	13.89	14.90	16.08	17.34	18.82	11.83	12.61	13.49	14.56	15.75	16.95	18.27
4年0～6月未满	13.07	13.80	14.65	15.76	17.08	18.51	20.24	12.56	13.39	14.33	15.51	16.84	18.21	19.73
6～12	13.71	14.50	15.42	16.62	18.09	19.71	21.72	13.27	14.15	15.15	16.41	17.89	19.43	21.20
5年0～6月未满	14.37	15.23	16.24	17.56	19.17	20.95	23.15	14.01	14.92	15.97	17.32	18.93	20.65	22.69
6～12	15.03	16.02	17.17	18.63	20.36	22.19	24.33	14.81	15.75	16.84	18.27	20.00	21.91	24.22
6年0～6月未满	15.55	16.84	18.24	19.91	21.70	23.43	25.25	15.71	16.68	17.81	19.31	21.15	23.21	25.77

卫生劳动部平等就业，儿童家庭局《平成 22 年婴幼儿身体发育调查报告书》（2011）

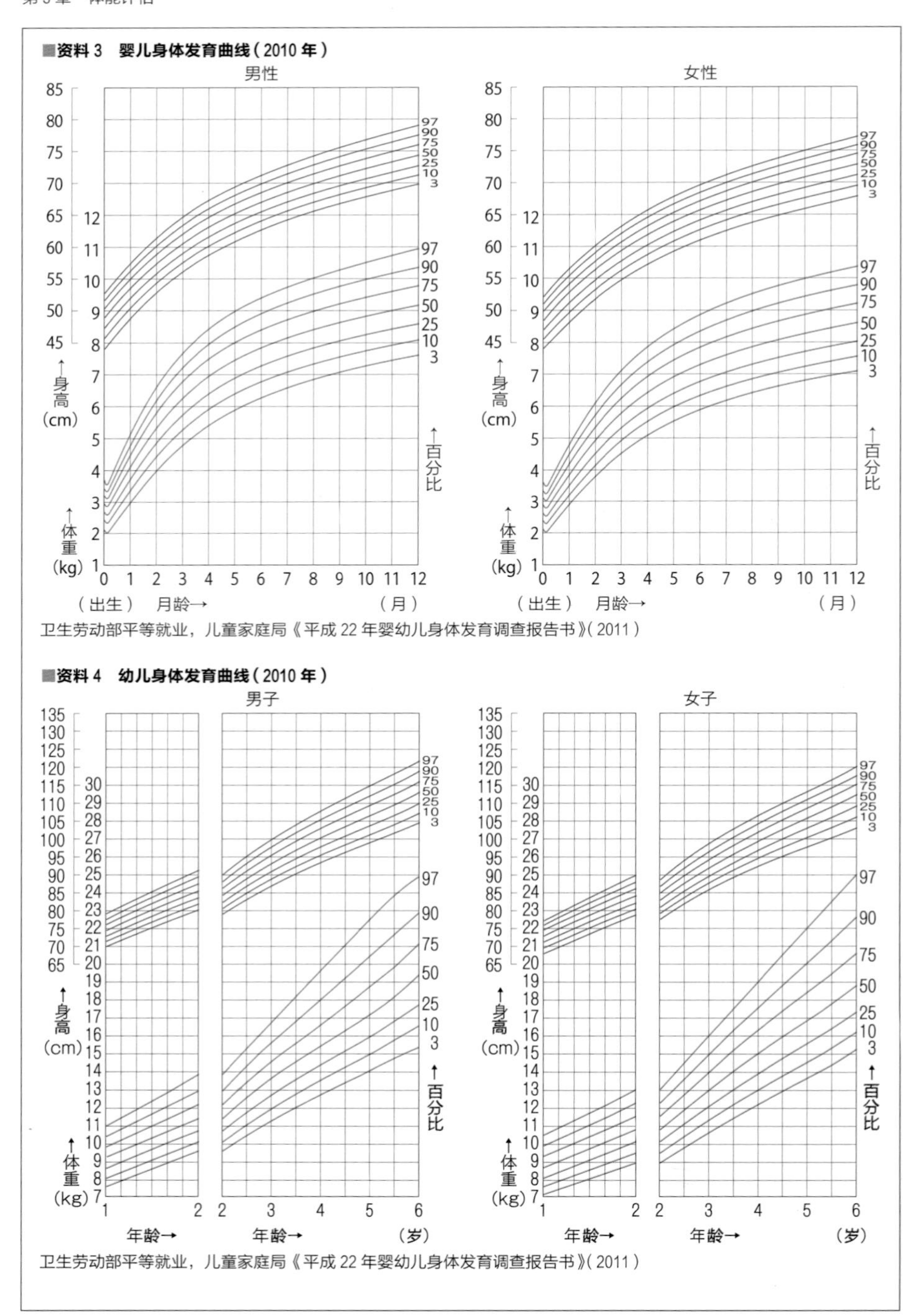

■资料3　婴儿身体发育曲线（2010年）

卫生劳动部平等就业，儿童家庭局《平成22年婴幼儿身体发育调查报告书》（2011）

■资料4　幼儿身体发育曲线（2010年）

卫生劳动部平等就业，儿童家庭局《平成22年婴幼儿身体发育调查报告书》（2011）

■资料5　头围发育的百分比值（依据婴幼儿身体发育调查结果）（2010 年）　（cm）

年·月·日龄	男性							女性						
	百分比值							百分比值						
	3.0	10.0	25.0	50.0 中央值	75.0	90.0	97.0	3.0	10.0	25.0	50.0 中央值	75.0	90.0	97.0
出生时	30.5	31.5	32.5	33.5	34.5	35.0	36.0	30.5	31.2	32.0	33.0	34.0	34.5	35.5
30日	33.8	34.7	35.7	36.7	37.6	38.3	39.1	33.1	34.1	34.9	35.9	36.7	37.5	38.2
0年1～2月未满	35.1	36.1	37.0	38.0	38.9	39.6	40.4	34.3	35.2	36.1	37.0	37.9	38.7	39.4
2～3	37.1	38.1	39.0	39.9	40.9	41.6	42.4	36.2	37.1	38.0	38.9	39.7	40.5	41.2
3～4	38.6	39.5	40.4	41.4	42.2	43.0	43.7	37.5	38.4	39.3	40.2	41.1	41.8	42.5
4～5	39.7	40.6	41.4	42.3	43.2	44.0	44.7	38.5	39.4	40.3	41.2	42.0	42.7	43.4
5～6	40.4	41.3	42.1	43.0	43.9	44.7	45.4	39.3	40.1	41.0	41.9	42.7	43.4	44.1
6～7	41.0	41.9	42.7	43.6	44.5	45.2	45.9	39.9	40.7	41.6	42.4	43.3	44.0	44.7
7～8	41.6	42.4	43.3	44.2	45.0	45.8	46.5	40.4	41.3	42.1	43.0	43.8	44.5	45.2
8～9	42.1	42.9	43.8	44.6	45.5	46.3	47.0	40.9	41.8	42.6	43.5	44.3	45.0	45.7
9～10	42.5	43.4	44.2	45.1	46.0	46.7	47.5	41.4	42.2	43.1	43.9	44.8	45.5	46.2
10～11	42.9	43.7	44.6	45.5	46.4	47.2	47.9	41.7	42.6	43.5	44.3	45.2	45.9	46.6
11～12	43.2	44.1	44.9	45.9	46.8	47.5	48.3	42.1	43.0	43.8	44.7	45.6	46.3	47.0
1年0～1月未满	43.5	44.4	45.3	46.2	47.1	47.9	48.7	42.4	43.3	44.2	45.1	45.9	46.7	47.4
1～2	43.8	44.7	45.6	46.5	47.4	48.2	49.0	42.7	43.6	44.5	45.4	46.2	47.0	47.7
2～3	44.1	45.0	45.8	46.8	47.7	48.5	49.3	43.0	43.9	44.7	45.6	46.5	47.3	48.0
3～4	44.3	45.2	46.1	47.0	48.0	48.8	49.6	43.2	44.1	45.0	45.9	46.8	47.6	48.3
4～5	44.5	45.4	46.3	47.2	48.2	49.0	49.9	43.4	44.3	45.2	46.1	47.0	47.8	48.6
5～6	44.7	45.6	46.5	47.4	48.4	49.2	50.1	43.6	44.5	45.4	46.3	47.2	48.0	48.8
6～7	44.9	45.8	46.6	47.6	48.6	49.4	50.3	43.8	44.7	45.5	46.5	47.4	48.2	49.0
7～8	45.0	45.9	46.8	47.8	48.7	49.6	50.5	44.0	44.8	45.7	46.6	47.6	48.4	49.1
8～9	45.2	46.1	46.9	47.9	48.9	49.8	50.6	44.1	45.0	45.8	46.8	47.7	48.5	49.3
9～10	45.3	46.2	47.1	48.1	49.0	49.9	50.8	44.3	45.1	46.0	46.9	47.8	48.7	49.5
10～11	45.4	46.3	47.2	48.2	49.2	50.0	50.9	44.4	45.2	46.1	47.0	48.0	48.8	49.6
11～12	45.5	46.4	47.3	48.3	49.3	50.2	51.1	44.5	45.4	46.2	47.2	48.1	48.9	49.7
2年0～6月未满	45.9	46.8	47.7	48.7	49.7	50.6	51.5	44.9	45.7	46.6	47.5	48.5	49.3	50.2
6～12	46.5	47.4	48.3	49.2	50.2	51.1	52.0	45.5	46.3	47.2	48.2	49.1	50.0	50.8
3年0～6月未满	47.0	47.9	48.7	49.7	50.7	51.6	52.5	46.0	46.9	47.7	48.7	49.7	50.5	51.4
6～12	47.4	48.3	49.1	50.1	51.1	52.0	52.9	46.5	47.4	48.2	49.2	50.2	51.0	51.9
4年0～6月未满	47.8	48.6	49.5	50.5	51.4	52.3	53.2	47.0	47.8	48.7	49.6	50.6	51.5	52.3
6～12	48.1	49.0	49.8	50.8	51.7	52.6	53.5	47.4	48.2	49.1	50.0	51.0	51.9	52.7
5年0～6月未满	48.4	49.2	50.1	51.0	52.0	52.9	53.8	47.7	48.6	49.4	50.4	51.4	52.2	53.1
6～12	48.6	49.5	50.3	51.3	52.3	53.3	54.2	48.1	48.9	49.7	50.7	51.6	52.5	53.4
6年0～6月未满	48.8	49.7	50.6	51.6	52.7	53.7	54.7	48.3	49.1	50.0	50.9	51.9	52.8	53.7

卫生劳动部平等就业，儿童家庭局《平成 22 年婴幼儿身体发育调查报告书》（2011）

■资料6　胸围发育的百分比值（依据婴幼儿身体发育调查结果）（2010 年）　　（cm）

年·月·日龄	男性							女性						
	百分比值							百分比值						
	3.0	10.0	25.0	50.0 中央值	75.0	90.0	97.0	3.0	10.0	25.0	50.0 中央值	75.0	90.0	97.0
出生时	27.7	29.3	30.5	32.0	33.0	34.0	35.0	27.9	29.2	30.4	31.6	32.7	33.6	34.5
30日	31.8	33.2	34.5	35.8	37.1	38.2	39.3	31.4	32.7	33.9	35.1	36.3	37.4	38.4
0 年1～2月未满	33.5	34.8	36.1	37.5	38.9	40.0	41.1	32.9	34.1	35.3	36.6	37.9	39.0	40.0
2～3	36.0	37.4	38.7	40.1	41.5	42.7	43.8	35.1	36.4	37.6	38.9	40.2	41.4	42.5
3～4	37.8	39.1	40.4	41.8	43.2	44.5	45.7	36.8	38.0	39.2	40.5	41.9	43.0	44.2
4～5	39.0	40.3	41.5	42.9	44.3	45.6	46.8	37.9	39.1	40.3	41.6	43.0	44.2	45.4
5～6	39.8	41.0	42.2	43.6	45.0	46.3	47.6	38.7	39.9	41.0	42.4	43.7	44.9	46.2
6～7	40.4	41.6	42.8	44.1	45.5	46.8	48.1	39.3	40.4	41.6	42.9	44.3	45.5	46.8
7～8	41.0	42.1	43.2	44.6	46.0	47.2	48.6	39.8	40.9	42.1	43.4	44.7	46.0	47.2
8～9	41.4	42.5	43.6	44.9	46.3	47.6	48.9	40.2	41.3	42.4	43.7	45.1	46.3	47.6
9～10	41.8	42.8	44.0	45.3	46.6	47.9	49.3	40.6	41.6	42.7	44.0	45.4	46.6	48.0
10～11	42.1	43.1	44.2	45.5	46.9	48.2	49.6	40.9	41.9	43.0	44.3	45.6	46.9	48.2
11～12	42.4	43.4	44.5	45.8	47.2	48.5	49.8	41.1	42.2	43.3	44.5	45.9	47.2	48.5
1年0～1月未满	42.7	43.7	44.8	46.1	47.4	48.7	50.1	41.4	42.4	43.5	44.8	46.1	47.4	48.7
1～2	42.9	43.9	45.0	46.3	47.7	49.0	50.3	41.6	42.6	43.7	45.0	46.3	47.6	49.0
2～3	43.2	44.2	45.3	46.5	47.9	49.2	50.6	41.9	42.9	44.0	45.2	46.6	47.9	49.2
3～4	43.5	44.4	45.5	46.8	48.1	49.5	50.8	42.1	43.1	44.2	45.5	46.8	48.1	49.4
4～5	43.7	44.7	45.8	47.0	48.4	49.7	51.1	42.3	43.3	44.4	45.7	47.0	48.3	49.7
5～6	43.9	44.9	46.0	47.2	48.6	49.9	51.3	42.6	43.6	44.7	45.9	47.3	48.6	49.9
6～7	44.2	45.2	46.2	47.5	48.8	50.2	51.5	42.8	43.8	44.9	46.2	47.5	48.8	50.1
7～8	44.4	45.4	46.4	47.7	49.1	50.4	51.8	43.0	44.0	45.1	46.4	47.7	49.0	50.4
8～9	44.6	45.6	46.7	47.9	49.3	50.6	52.0	43.2	44.2	45.3	46.6	48.0	49.3	50.6
9～10	44.8	45.8	46.9	48.1	49.5	50.8	52.2	43.4	44.4	45.5	46.8	48.2	49.5	50.8
10～11	45.0	46.0	47.1	48.3	49.7	51.0	52.4	43.6	44.6	45.7	47.0	48.4	49.7	51.1
11～12	45.2	46.2	47.3	48.6	49.9	51.2	52.7	43.8	44.8	45.9	47.2	48.6	49.9	51.3
2年0～6月未满	45.9	46.9	47.9	49.2	50.6	52.0	53.4	44.4	45.5	46.6	47.9	49.3	50.6	52.0
6～12	46.8	47.8	48.9	50.3	51.7	53.1	54.6	45.3	46.4	47.6	48.9	50.4	51.8	53.3
3年0～6月未满	47.6	48.7	49.8	51.2	52.7	54.2	55.8	46.0	47.2	48.4	49.8	51.4	52.9	54.5
6～12	48.3	49.4	50.6	52.0	53.6	55.3	57.1	46.7	47.9	49.2	50.7	52.4	54.0	55.8
4年0～6月未满	49.0	50.1	51.4	52.9	54.6	56.4	58.4	47.5	48.7	50.0	51.6	53.4	55.2	57.2
6～12	49.7	50.9	52.2	53.8	55.7	57.6	59.8	48.3	49.6	50.9	52.6	54.6	56.5	58.8
5年0～6月未满	50.3	51.6	53.0	54.8	56.8	58.8	61.2	49.2	50.4	51.8	53.6	55.7	57.8	60.4
6～12	50.9	52.3	53.8	55.7	57.9	60.0	62.5	49.9	51.2	52.6	54.5	56.6	59.0	61.8
6年0～6月未满	51.5	53.0	54.7	56.7	58.9	61.2	63.6	50.4	51.7	53.2	55.1	57.4	59.8	62.8

卫生劳动部平等就业，儿童家庭局《平成 22 年婴幼儿身体发育调查报告书》（2011）

■资料7　**身体测量中间值（0~6岁）（2010年）**

年・月・日龄	男性				女性			
	身高（cm）	体重（kg）	头围（cm）	胸围（cm）	身高（cm）	体重（kg）	头围（cm）	胸围（cm）
出生时	49.0	3.00	33.5	32.0	48.5	2.94	33.0	31.6
30日	53.5	4.13	36.7	35.8	52.7	3.89	35.9	35.1
0年1～2月未满	55.6	4.79	38.0	37.5	54.6	4.47	37.0	36.6
2～3	59.1	5.84	39.9	40.1	57.9	5.42	38.9	38.9
3～4	62.0	6.63	41.4	41.8	60.7	6.15	40.2	40.5
4～5	64.3	7.22	42.3	42.9	63.0	6.71	41.2	41.6
5～6	66.2	7.66	43.0	43.6	64.9	7.14	41.9	42.4
6～7	67.9	8.00	43.6	44.1	66.5	7.47	42.4	42.9
7～8	69.3	8.27	44.2	44.6	67.9	7.75	43.0	43.4
8～9	70.6	8.50	44.6	44.9	69.2	7.97	43.5	43.7
9～10	71.8	8.70	45.1	45.3	70.4	8.17	43.9	44.0
10～11	72.8	8.88	45.5	45.5	71.4	8.34	44.3	44.3
11～12	73.8	9.06	45.9	45.8	72.4	8.51	44.7	44.5
1年0～1月未满	74.8	9.24	46.2	46.1	73.4	8.68	45.1	44.8
1～2	75.8	9.42	46.5	46.3	74.4	8.85	45.4	45.0
2～3	76.8	9.60	46.8	46.5	75.3	9.03	45.6	45.2
3～4	77.7	9.79	47.0	46.8	76.3	9.20	45.9	45.5
4～5	78.7	9.97	47.2	47.0	77.3	9.38	46.1	45.7
5～6	79.7	10.16	47.4	47.2	78.2	9.55	46.3	45.9
6～7	80.6	10.35	47.6	47.5	79.2	9.73	46.5	46.2
7～8	81.5	10.53	47.8	47.7	80.1	9.91	46.6	46.4
8～9	82.4	10.72	47.9	47.9	81.1	10.09	46.8	46.6
9～10	83.3	10.91	48.1	48.1	82.0	10.27	46.9	46.8
10～11	84.2	11.09	48.2	48.3	82.9	10.46	47.0	47.0
11～12	85.1	11.28	48.3	48.6	83.8	10.64	47.2	47.2
2年0～6月未满	86.7	11.93	48.7	49.2	85.3	11.29	47.5	47.9
6～12	91.1	12.99	49.2	50.3	89.8	12.43	48.2	48.9
3年0～6月未满	95.1	13.99	49.7	51.2	93.8	13.53	48.7	49.8
6～12	98.6	14.90	50.1	52.0	97.4	14.56	49.2	50.7
4年0～6月未满	101.8	15.76	50.5	52.9	100.8	15.51	49.6	51.6
6～12	104.9	16.62	50.8	53.8	104.1	16.41	50.0	52.6
5年0～6月未满	108.0	17.56	51.0	54.8	107.3	17.32	50.4	53.6
6～12	111.3	18.63	51.3	55.7	110.6	18.27	50.7	54.5
6年0～6月未满	114.9	19.91	51.6	56.7	114.0	19.31	50.9	55.1

卫生劳动部平等就业，儿童家庭局《平成22年婴幼儿身体发育调查报告书》（2011）

■资料8　身体测量平均值（6～17 岁）（2010 年）

年龄（岁）	男性			女性		
	身高（cm）	体重（kg）	坐高（cm）	身高（cm）	体重（kg）	坐高（cm）
6	116.7	21.4	64.9	115.8	21.0	64.5
7	122.5	24.0	67.6	121.7	23.5	67.3
8	128.2	27.2	70.3	127.4	26.5	70.0
9	133.5	30.5	72.7	133.5	30.0	72.7
10	138.8	34.1	74.9	140.2	34.1	75.9
11	145.0	38.4	77.6	146.8	39.0	79.2
12	152.4	44.1	81.3	151.9	43.8	82.1
13	159.7	49.2	85.0	155.0	47.3	83.8
14	165.1	54.4	88.1	156.5	50.0	84.8
15	168.2	59.5	90.3	157.1	51.6	85.3
16	169.9	61.5	91.3	157.7	52.7	85.6
17	170.7	63.1	91.9	158.0	52.9	85.8

摘自文化科学部《平成 22 年度学校保健统计调查报告》中全日本平均值

3 生理功能检查

1 心电图

森园子

目的▸ 能获得心率的变化和是否存在心律不齐的信息

检查项目▸ 有无心脏病史、有无基础疾病、孩子身体的大小、电极接触部位皮肤状态

适用条件▸ 心律不齐、有必要获得心率情况的孩子和术后急性期重症时持续要监控的孩子

防止事故要点▸ 因电极经常要在皮肤的同一部位贴连，要防止损伤这一部位的皮肤。防止心电图仪器的引线卷缠身体肢体，产生血行障碍。禁止连接电极时并用 MRI（磁共振成像）

必要物品▸ 心电图监视器、儿童用电极和引线（和电极连成一体）、浴巾、热毛巾

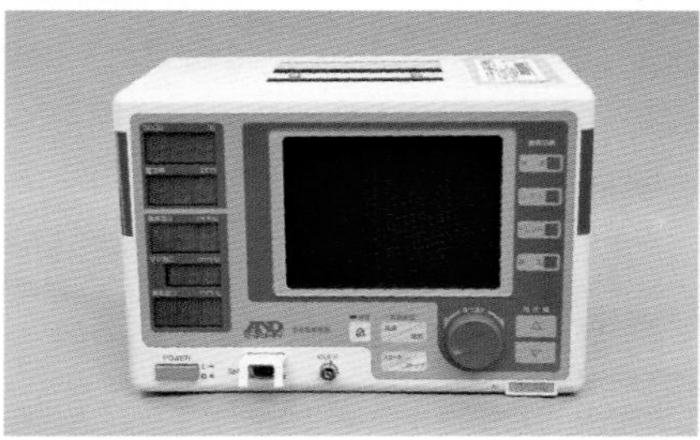

心电图监视仪

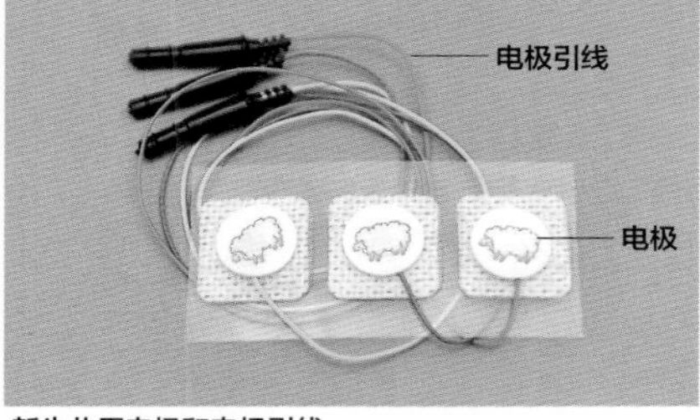

新生儿用电极和电极引线

心电图电话监测

步骤

要点	注意・根据
1 调整环境，准备使用物品 ①调整病房的环境（❶❷）	❶将病房调整至能消除孩子紧张情绪，可安静下来的生活环境 根据▸ 孩子啼哭、紧张时，肌电图会混入正确心电图中，正确的心电图就获取不到了。因此，要创造轻松的环境，以利心电图的检测 技巧▸ 用孩子喜欢的音乐、DVD、玩具、画本来放松 ❷室温设定在 24℃ 左右 根据▸ 贴连电极时，孩子前胸是裸露的，易感寒冷，此时易出现肌电图混入
②准备齐必要物品（❸❹❺❻❼）	❸检查准备好的使用物品 ❹确认插头是否完整插入插座，接通心电图仪器，确认工作状态 ❺带轮心电图仪器要确认轮子是否锁上 根据▸ 当不小心碰或倚靠到没锁的带轮心电图仪器会发生事故，心电图仪器会有移动的危险

要点	注意・根据
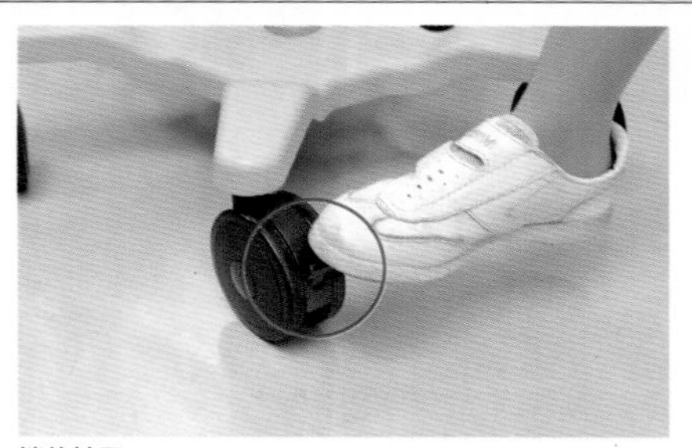 锁住轮子	❻准备儿童用电极 根据▸ 孩子的体表面积小，应根据孩子的体格，选择使用的电极。电极连贴时，相互之间不要靠近 注意▸ 针对孩子过敏性皮肤（变异性皮肤炎等），要选择适宜黏着剂的电极 ❼确认心电图仪器周围没有强磁波的电器 根据▸ 其他电器会发出噪声，交流会有障碍
2 孩子的准备 ①向孩子和家长进行检测说明（❶❷） ②使孩子露出前胸（❸❹） 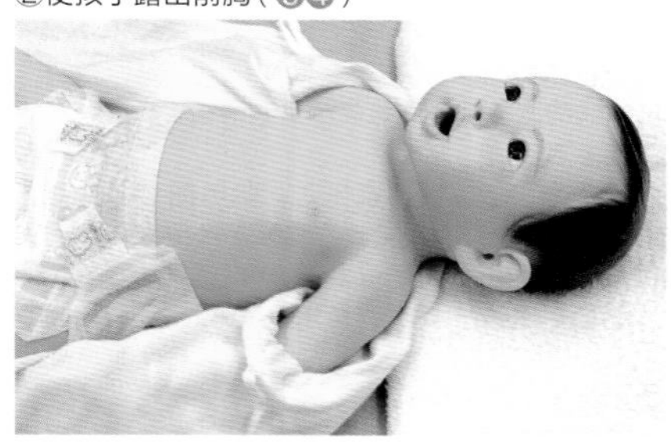	❶向家长说明心电图检测的目的、时间、方法等，取得家长的理解。对处于发育阶段的孩子，根据其理解度来进行说明 根据▸ 减轻孩子和家长的不安，同时取得检测的配合和协助 技巧▸ 将实际使用的电极等给孩子看，边让孩子触碰边向其说明，能减轻幼儿期、学童期孩子的恐惧感 注意▸ 收集孩子的心理状态和有无皮肤过敏等信息 ❷要向幼儿、学童说明，测前要完成尿排 ❸让孩子仰卧，露出胸部 根据▸ 仰卧位能使身体休息，保持安静 ❹连贴电极的部位用纱布轻轻擦拭 根据▸ 皮脂或污染物附在连贴的皮肤部位上时，会降低电极与皮肤的密着性，基线和模糊的波形容易混入心电图里，应除去皮脂或污染物
3 连贴电极 ①确认电极连贴部位，连贴（❶❷❸） ・3 点导联法：右锁骨下是负（－）电极（红），左前腋的最下肋骨是正（＋）电极（绿），左锁骨下窝接地电极（黄）。按上法连贴，相当于 12 导联心电图第 Ⅱ 导联（最常运用的方法）	❶确认电极的连贴部位皮肤有无损伤 根据▸ 儿童用电极是有胶状物组成，是为了减少孩子的皮肤负担刺激。但即使这样，长时间的贴附于皮肤，也会引起发红、发疹 ❷确认电极部位后，连贴电极，连接引线。将毛巾等遮盖好孩子裸露部 根据▸ 使孩子前胸露出部位最小化，努力保温 注意▸ 引线不要缠绕孩子的肢体，要用胶带固定好引线

要点	注意・根据
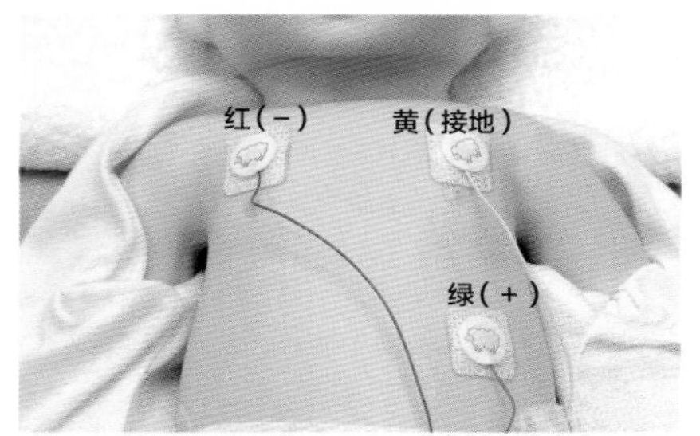 3 点导联的电极连贴部位	防止事故要点▸ 引线缠绕孩子身体时，会引起血行障碍，要防止缠绕发生 ❸如果连续监视心电图时，每日换一次电极连贴的部位 根据▸ 电极长时间在同一部位接触皮肤时会引起皮肤发红、发疹 防止事故要点▸ 电极连贴部位在一定的时间后变换贴位，避免引起皮肤损伤
②确认心电图监视波形的显现，观察孩子的样子(❹)	❹确认监视器的画面上，沿基线是否显示波形，确认有无混入肌电图，周围有无噪声。为正确取得心电图波形，如有必要可修正电极连贴部位 根据▸ 没有很好的显示波形时，要先确认是体动、肌紧张还是电极连贴部位之因，然后修正 注意▸ 儿童随着成长伴有心理变化，可在心电图中看出。诊断标准和成人不同
③记录心电图波形(❺)	❺在心电图检查中，身体不要动，保持放松状态 技巧▸ 为缓解孩子的紧张可让其横坐着看书 防止事故要点▸ 孩子身体连接着电极状态时，不能进行 MRI 的检查。因为 MRI 磁力的影响，局部会有发热效应，会导致热烧伤孩子
4 摘除电极，收拾 ①告诉孩子测定结束，收拾使用物品(❶❷❸) 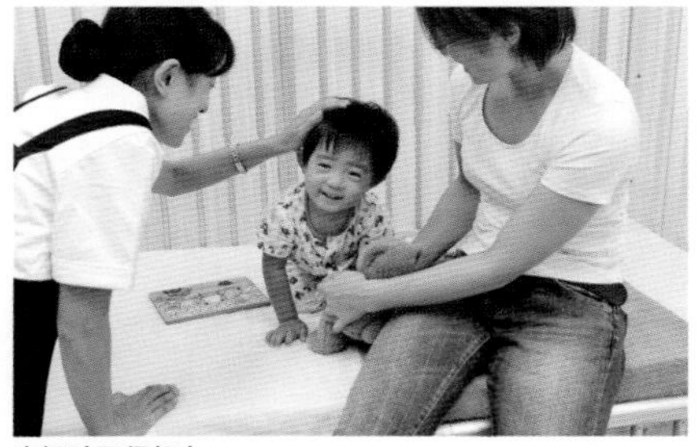 表扬孩子很努力	❶告诉孩子和家长测定结束。认真地轻轻剥离电极，如有电极胶状物残留，用温热毛巾认真擦除 根据▸ 胶状物残留在皮肤上会引起皮肤损伤 ❷穿衣，表扬孩子很努力 根据▸ 表扬孩子使其会有成功的体验 ❸将检查结果传达给医生

心电图波形

●儿童心电图特征

儿童心电图特征，可举出下例

①心跳数多

②右心室优位，右轴优位倾向

③ QRS 波高

④胸部接受阴性 T 波诱导
⑤窦性心律失常多
⑥根据年龄、成长而有所不同

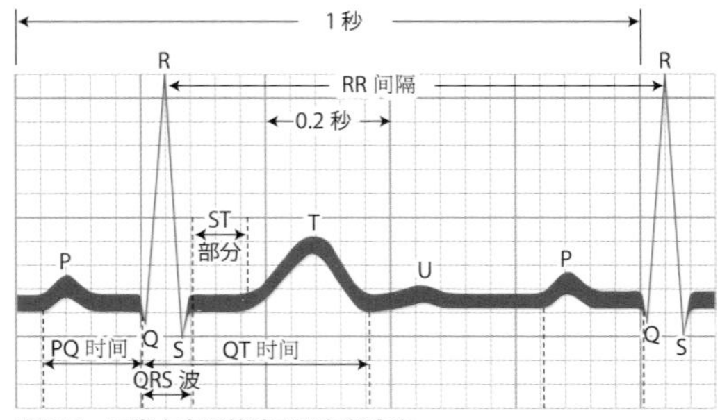

图 1　正常心电图的波形和各部含义

波形	含义
P 波	心房兴奋
QRS 波	在心室被脱离极化而兴奋
T 波	表示心肌的再分极化
U 波	是 T 波的后续波，波平缓，有时不明显
PQ 时间	是 P 波开始到 QRS 波开始的时间间隔
QT 时间	QRS 波开始到 T 波终了的时间间隔
ST 部分	QRS 波终了到 T 波开始的部分
RR 间隔	QRS 波和 QRS 波之间的间隔

心电图的人为性错误

基线不稳、肌电图混入、交流障碍等人为错误

●基线不稳

体动、呼吸时基线有变动、电极接触不良等原因

●对应处理：将皮肤擦肩擦净，重新贴好电极

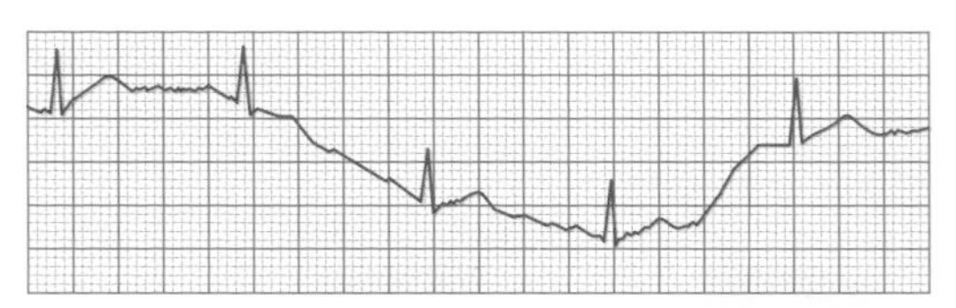

●肌电图的混入

紧张、恶寒、震颤、体动等原因

●对应处理：让孩子处在轻松的环境，和蔼地与其说话，用毛毯等保暖

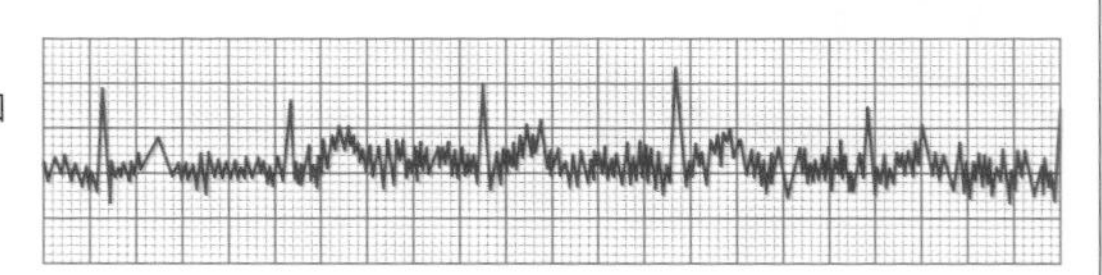

●交流障碍

心电图仪器周围有电气器械，容易有交流障碍。还有电极和皮肤引线、心电图监视器、接地等连接部接触不良的原因

●对应处理：确认接地电极是否干燥，要确凿地贴肤。确认是否接触不良，切断不用的电气电源

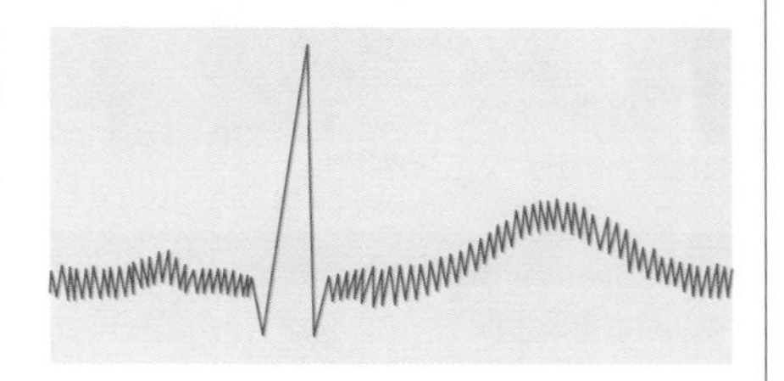

12 导联心电图和其他心电图

●12 导联心电图

用心电图仪器，通过对四肢和胸部的电极连通能获得 12 导联类心电图，可从不同的角度观察心脏的电活动，能帮助诊断心律失常和心肌肥大等

■电极的连接方法

●四肢导联（右手腕、左手腕、左脚腕）

第Ⅰ导联：右手→左手

第Ⅱ导联：右手→左足

第Ⅲ导联：左手→左足

avR：（左手＋左足）→右手

avF：（右手＋左足）→左手

avL：（右手＋左手）→左足

●胸部导联

V1：第 4 肋间胸骨右缘

V2：第 4 肋间胸骨左缘

V3：V2 和 V4 的中间点

V4：第 5 肋间锁骨中线

V5：和 V4 同高左腋前线

V6：和 V4 同高左腋中线

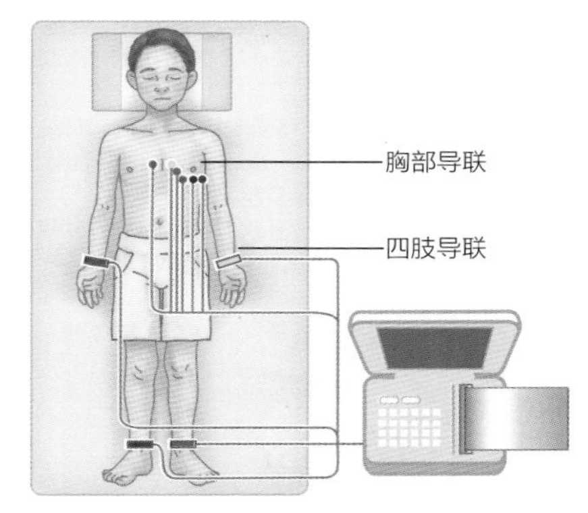

●其他

仅凭在安静时短时间测得前述的 12 导联心电图来评价心律失常、心肌缺血等疾病是不够的。为了诊断这些疾病还要实施动态心电图（24 小时心电图）和运动负荷心电图。运动负荷心电图有跑步机和测力计法等是心电图的主要测试阶段，要求孩子应到一定年龄后方能实施（即学童以上年龄）。对有心脏疾病又受学校生活管理限制的孩子，这些检查可在校实施

■运动负荷心电图

通过运动，血压和心跳数会上升，这时观察心电图的变化和疾病症状

●检查要点：婴幼儿测试运动负荷心电图很难，一般对学童以上年龄者测试为多。向孩子清晰地说明检查中，若感觉不适，不要忍耐，要马上告之医生

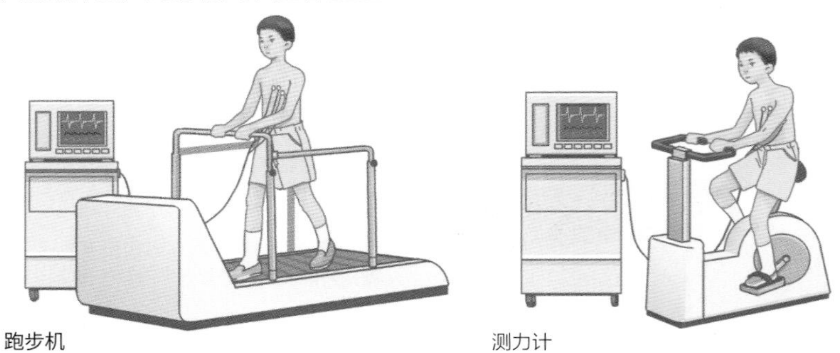

跑步机　　测力计

■动态心电图

让孩子携带小型携带式心电图记录装置，24 小时记录心电图。用于诊断不知何时会发生，也不能推测的心律失常及发现在日常生活中与之相关联的症状

●检查要点：连接电极前，先除去皮肤上的污染和皮脂。孩子皮肤嫩，不要过度擦拭。在使用中要注意孩子触碰电极，不能让其剥落电极

3 生理功能检查
2 动脉血氧饱和度（SpO_2・SaO_2）

森园子

目的▸ 把握全身的循环动态，早发现，预防低氧血症

・SpO_2（经皮血氧饱和度）：通过皮肤得到的血氧饱和度

・SaO_2（动脉血氧饱和度）：采动脉血后，得到的动脉血氧饱和度（动脉血由医生执行采血，护理员协助）

＊ SpO_2 和 SaO_2 的值相近

检查项目▸ 孩子的呼吸状态、有无发绀、孩子的体动、连接处皮肤的状态

适用条件▸ 要把握手术后呼吸、循环状态、有必要持续用监视器的孩子

禁忌▸ 在有皮肤损伤部位连接装置

防止事故要点▸ 防止在同一部位多次连接引起的皮肤损伤、热烫伤（或低温灼伤）、血流障碍

必要物品▸ 脉冲血氧计主机（同时也能读取心跳数）、不同种类的传感器（也有传感器和主机一体的类型），胶带（必要时）

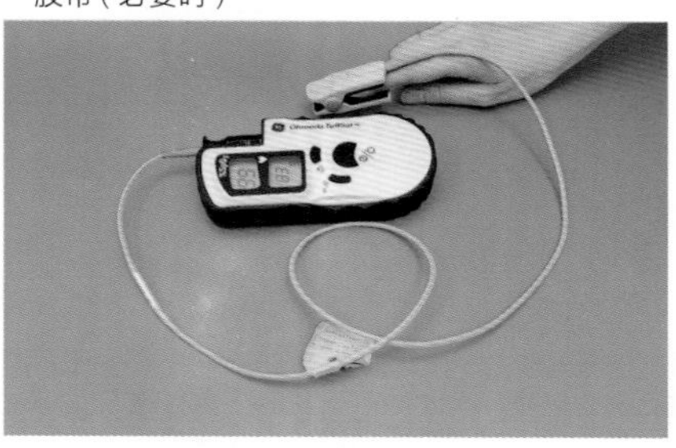

可携带脉冲血氧计

步骤

要点	注意・根据
1 准备使用物品 ①备好必要物品（❶） ②检查使用器械（❷❸❹❺❻） 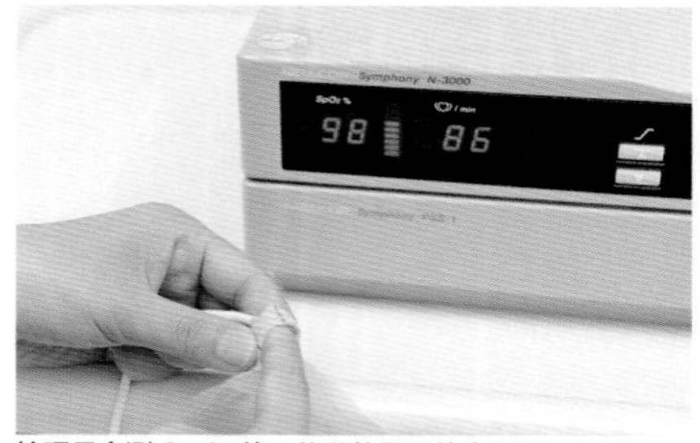 护理员自测 SpO_2 值，仪器的显示值为 96% ~ 98%	❶根据目的选择脉冲血氧计 根据▸ 有各种各样的机型，一次测定可用携带式的，需要移动测定可用搬运用型的，连续使用测定可用持续监视用的脉冲血氧计 ❷如果脉冲血氧计有适配器具时，要确认它们的连接。连接脉冲血氧计与传感器，通入电源 ❸确认脉冲血氧计的正常工作，护理员可给自己测试，确认仪器的正常工作状态在 96% ~ 98%（标准值） 根据▸ 脉冲血氧计有充电式和电池式。充电式要保持能使用而经常充电放置，日常还应维护器械 ❹搬运用，持续监视用脉冲血氧计不要放置在摇晃处使用 根据▸ 被孩子触碰到会有危险，孩子会拉拽器械从而使之下落

要点	注意・根据
	❺按孩子的体格和用途，准备必要的传感器 根据▸ 传感器是测定手指、脚趾和脚背的，与体格和用途不合时就不能测到准确值 ❻传感器的传感部分有无污染、有无破损要进行确认（也有与主机上附有传感部分的） 根据▸ 传感器部受污或破损就测不到正确值
2 做好孩子的准备 ①实施检查的事前说明（❶）	❶向孩子和家长说明 SpO_2 的测定、脉冲血氧计的使用、传感器的使用，还有器械和孩子相连的方法，测定期间器械和孩子相连接的弊害和预防弊害方法的说明 根据▸ 虽然脉冲血氧计是非侵害的装置，但初次受测时，孩子和家长会有不安和害怕，要根据孩子的发育程度和理解度进行说明 注意▸ 要确认孩子有无皮肤过敏
②让孩子仰卧位或坐位，露出连接器械的部位（❷）	❷让孩子保持一个舒适的姿势受测，如果感到害怕，家长也可抱着孩子。按孩子发育的程度，用和蔼的话语、玩具等缓解其害怕的情绪 根据▸ 孩子啼哭等体动多时，传感器不能很好的工作，正确值就测定不到
3 脉冲血氧计的连接 ①决定连接部位（❶❷❸）	❶连接传感器前确认皮肤的状态 根据▸ 传感器的长时间压迫，会使皮肤有发红、形成水疱、热烫伤的危险 ❷连接部位的发光部和受光的厚度为 10 ~ 15 cm（值根据器械不同会有不同，有必要确认） 注意▸ 发光部与受光部相距太远时，传感器不能很好地发挥功能，测不到正确值 ❸持续监视时，根据孩子的生活要修正为适宜孩子的连接。学童和幼儿的场合，尽可能将器械不与孩子习惯用手相连 根据▸ 连接不要妨碍孩子活动、用餐、玩耍、移动等
②连接传感器（❹❺❻）	❹传感器的发光部和受光部（传感）要夹住传感器 注意▸ 发光部和受光部不能面对面状态设置时也不能测得正确值

要点	注意・根据
［传感器套脚］ 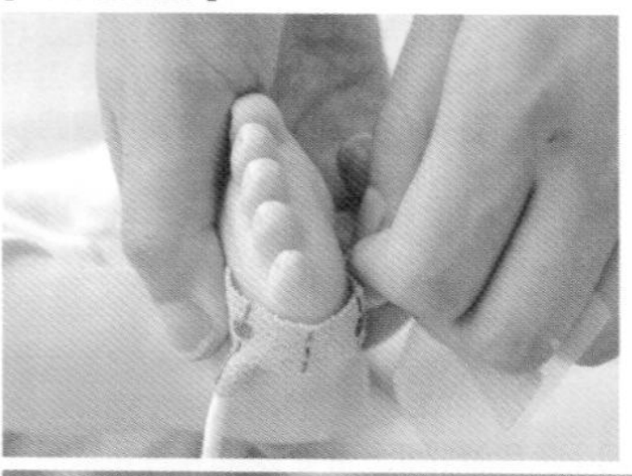 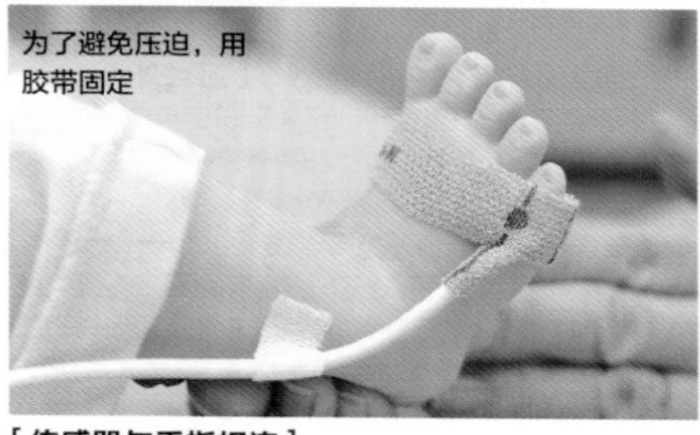 **［传感器与手指相连］** 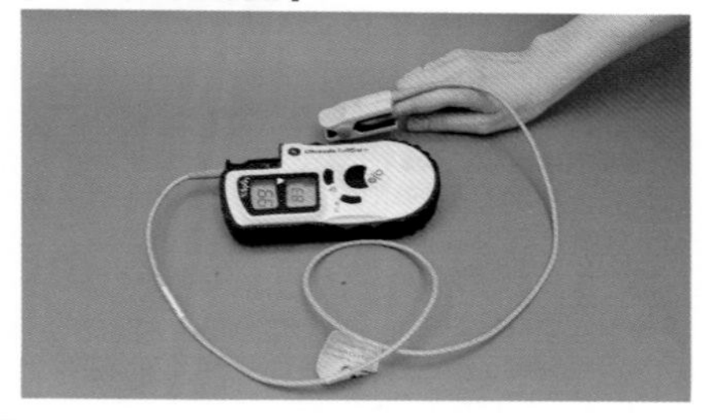	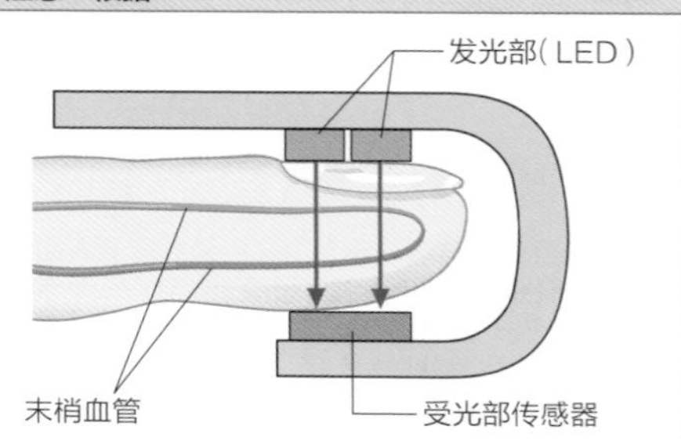 **图 1　脉冲血氧计** ❺传感器不能接受其他光的影响 根据▶ 传感器通过光感读取数值，其他光如果进行干涉就测定不了正确值 注意▶ 如果拉伸传感器会增加压迫力，是引起血流障碍、皮肤损伤的原因 防止事故要点▶ 为防止产生血流障碍、损伤皮肤，传感器不能被拉伸，也不要旋卷传感器 ❻持续监视时，为了避免压迫皮肤，用胶带固定传感器，增加固定强度 注意▶ 因孩子会有体动，传感器容易脱落，连接部有活动时会测不到准确值
4 测定 ① SpO_2 值的读取（❶❷） 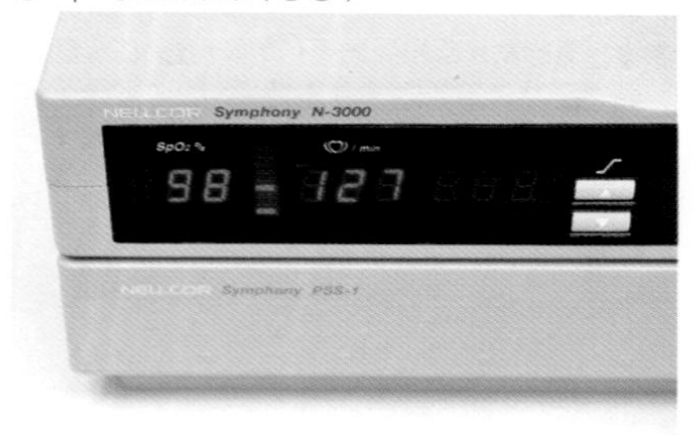 ②持续监视时，至少要在 8 个小时时，摘下传感器，察看皮肤（❸❹）	❶为把握正确值，一次测定时最少要观察 1 分钟，读值 根据▶ 传感器读取数值需要时间。SpO_2 的正确值显示要在开启后迟 2 秒后出现。器械的种类、连接部位、孩子的体动都会影响显示的时间，它们的不同，显示的时间也会有变化 ❷确认实测的心跳数值与脉冲血氧计上的心跳数是否相等 根据▶ 脉冲血氧计是通过感知动脉血的脉波测定脉搏数来显示心跳数的。该值与实测心跳数相等时，可提高对 SpO_2 值的信赖性 ❸在观察的间隙可改变传感器的装着部位，如果有基础疾病、末梢循环有障碍、浮肿以及在皮肤脆弱时，根据孩子状况要在 1 ～ 3 个小时时，频繁地观察，必要时要改变装着部位

要点	注意・根据
	注意▶ 因传感器的压迫，传感器发光，孩子的皮肤会发红、形成水疱、坏死、热烫伤等危险。如果患有基础疾病，即使在短时间内受测，也会引起皮肤的损伤 防止事故要点▶ 皮肤损伤、热烫伤等一定要避免。所以，每隔一定的时间要变更连接部位 ❹持续监视时，传感器的着装部位要认真地清洁 根据▶ 该部位易出汗，要适宜地进行擦拭和手浴、足浴，保持清洁 注意▶ 要选择适合孩子皮肤状态的胶带
5 收拾，评价读取的结果并记录 ①收拾使用物品(❶❷)	❶脉冲血氧计的监测测定结束时，要告诉孩子和家长。切断电源，摘除传感器 ❷一次性使用探头要废弃，再使用的物品要用酒精棉擦拭，收拾
②向孩子、家长简单明了地说明读取值(❸)	❸评价家长的状态，安抚不安的家长，缓解其紧张情绪

判定动脉血氧饱和度

经皮血氧饱和度(SpO_2)和动脉血氧分压(PaO_2)是成正比的，但不是直线关系，是左图所示的曲线关系。PaO_2 在 60 mmHg 以下时，称作呼吸不全，此时的 SpO_2 是 90%

使用脉冲血氧计，测到的脉搏搏动(脉搏)数不正确时，所测得的 SpO_2 值也是不正确的。此时，要注意孩子的体动等

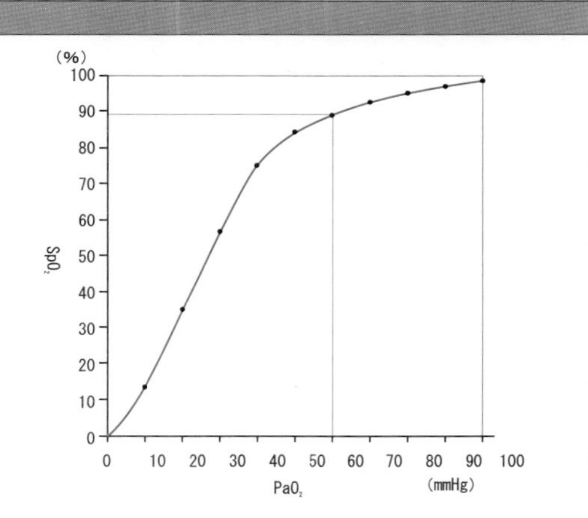

SpO_2 和 PaO_2 大致相对应

PaO_2(mmHg)	20	30	40	50	60	70	80	90	100
SpO_2(%)	35	57	75	84	89	93	95	97	98

注：该曲线受温度、pH 等影响。上记为 37℃，pH 为 7.40

■图 2 经皮血氧饱和度(SpO_2)和动脉血氧分压(PaO_2)

3 生理功能检查
3 脑电波（EEG）

森园子

目的▸ 将大脑神经细胞（群）的电生理活动导出，并记录。疾病不同，会出现不同的特征的波形，是痉挛性疾病、急性脑炎，脑瘤、先天性代谢异常等疾病原因检索、诊断的依据

检查项目▸ 入眠中的呼吸状态、头部皮肤状态、有无痉挛发作

适用条件▸ 痉挛发作等疑似脑神经疾病的孩子和头部有外伤的孩子等

禁忌▸ 患重症心脏疾病、急性脑血管疾病的孩子，孩子有呼吸不全等趋向于呼吸急促问题

防止事故要点▸ 防止由床上跌落、防止药物影响跌倒

必要物品▸ 脑波计、孩子平时入睡时使用的物品（毛绒玩具、安抚奶嘴、八音盒、音乐等）、电极用油、睡眠导入药（必要时）、酒精棉、洗发物品

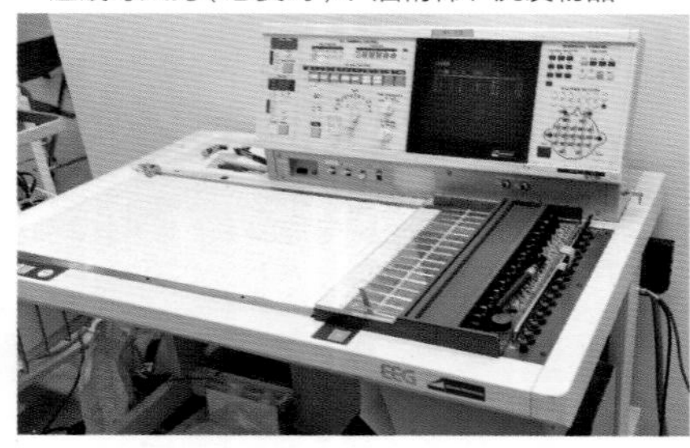

脑波计

步骤

要点	注意・根据
1 做好准备 ①向孩子和家长做检查的事前说明（❶❷）	❶向孩子、家长说明检查的目的、时间、方法等，使他们了解。对孩子应按其发育程度进行简单易懂的说明。在检查中实施过渡换气（呼吸急促激活法）和光刺激（光激活方法）时，可能诱发意识消失、痉挛发作。事前要先向家长说明，也要告之对这些可能，医生已经准备好了应对措施 根据▸ 缓解孩子、家长的不安，同时取得他们的协助 注意▸ 检查时间长，检查前应上厕所。婴儿等有尿布的，应先换尿布。这些也要在事前向孩子、家长说明 ❷实施接受外来电波检测事前说明，事前要告知家长记住，孩子当日检查时尽可能入眠（脑波检查在睡眠时实施） 根据▸ 脑波检查通常有觉醒脑波、睡眠脑波的测定。睡眠脑波测定时，孩子处于入眠状态为宜 技巧▸ 幼儿受检时，前日就寝时间可晚点，可调节喂奶时间，让孩子受检时间内入眠。应在取得家长协助后实施

要点	注意・根据
2 调整环境，准备使用物品 ①调整和创造能使孩子安心的环境（❶❷）	❶室温设定在 24℃ 左右为宜，调整好环境。使孩子不分散注意力，有个安心、安静入眠的环境 根据▶ 为测定入眠时孩子的脑电波，给孩子一个安心的环境 ❷在必要时，用孩子平时喜爱的绒毛玩具、八音盒、音乐、橡皮奶嘴等哄孩子入眠 根据▶ 与平时环境稍有相近，孩子也会感到安心
②孩子入睡困难时可给予睡眠导入药（❸❹❺）	❸有疾病、障碍的孩子其生活环境的调节是困难的，可使用睡眠导入药，在检查 30 分钟前使用。检查中，无法入眠且有体动时，要与医生确认睡眠导入药处方，按确认的处方使用 根据▶ 有疾病、障碍的婴儿调节入眠时间、喂奶时间比较难。检查中不能入眠的可能性高且不能入眠有体动时，要延长检查时间，孩子家长也会感到痛苦 ❹睡眠导入药使用时，家长要陪伴孩子在安静环境中直到孩子安心入眠为止。有必要戴上脉冲血氧计后，将孩子移至检查室 根据▶ 给孩子、家长提供一个安心度过的安静的环境，孩子能很快安心入眠 ❺使用时睡眠导入药，要注意孩子在检查中的呼吸状态，脉冲血氧计的值 注意▶ 睡眠导入药的副作用是有可能抑制呼吸，有动脉血氧饱和度低下的危险。如果有由舌根沉降等呼吸道狭窄情况发生时，将枕头插垫入肩膀，确保呼吸顺畅
3 脑电波检查 ①决定电极贴附部位 ②用酒精棉擦去孩子头部和发根的皮脂和皮肤的污物（❶） 酒精棉擦拭	➡检查是以检查技师为主，必要时，给予相对应的辅助 ❶根据▶ 检查中，电极不能摘下，故要保持电极的清洁 技巧▶ 在母亲的协助下，孩子会减轻不安感的例子很多

要点	注意・根据
③涂上电极用油，装上电极 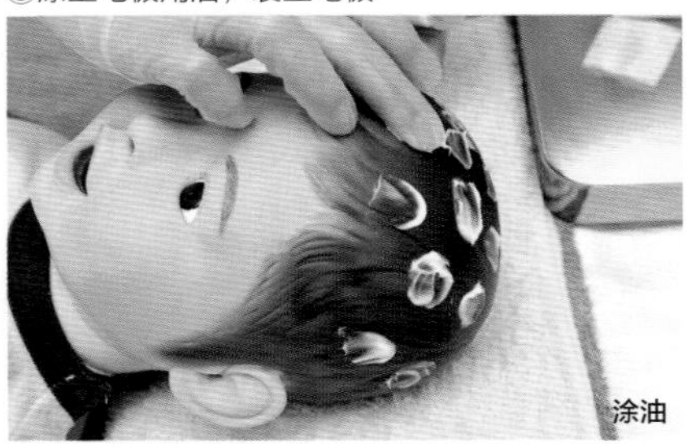 	
④固定电极（❷） 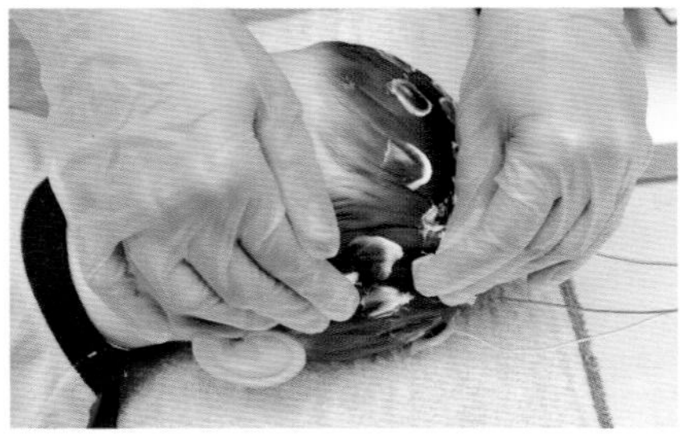	❷电极的固定不稳时，用外科用胶带固定 注意▸ 电极不能放置在皮肤有损伤或有炎症的部位 防止事故要点▸ 注意孩子入眠翻身从床上跌落。使用睡眠导入药时，检查结束后还会残剩些药物作用，要注意跌倒。根据情况可让家长陪伴在侧
⑤开始检查（❸）	❸确认脑电波的记录，注意检查中孩子的状态 注意▸ 要预防孩子跌落
4 检查结束后，整理孩子仪表仪容，收拾 ①向家长传达检查结束的信息（❶❷） 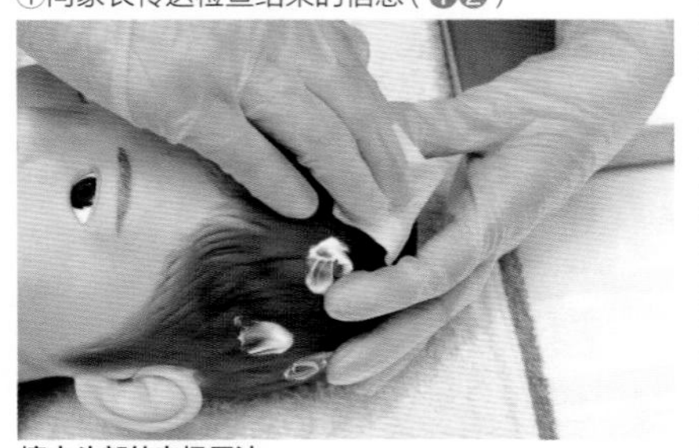 **擦去头部的电极用油**	❶向孩子、家长传达检查结束的信息。孩子头部的油可用酒精棉柔和擦去 根据▸ 油残留于头皮，孩子会有不适感，是引起皮肤炎症的原因 ❷表扬孩子 根据▸ 孩子受到表扬会与成功的体验相连
②观察孩子的觉醒状况（❸❹）	❸使用睡眠导入药的孩子，检查结束时，会有不觉醒的现象，需要 1 ~ 3 个小时来觉醒。在孩子完全觉醒前，需要向在医院的家长说明，并采取必要的应对。给孩子戴上脉冲血氧计，如有变化家长应马上向医护人员传达

要点	注意・根据
	注意▶ 因睡眠导入药，孩子会有检查结束后也不马上觉醒的状态，还有呼吸可能受抑制，故对孩子要适宜观察 ❹确认孩子觉醒后摘除脉冲血氧计。告诉家长检查全部结束，结果由医生在一天之后告之 注意▶ 告诉家长，睡眠导入药会有部分残留在孩子身体中，暂时会有身体摇晃。为防止孩子跌倒，要寸步不离守护孩子，待充分恢复后方可解除
③沾有油的电极按所定方法洗净，收拾(❺)	❺电极上的油不洗净，油会结块，导致电极劣化 注意▶ 断线、劣化的电极作为医疗废弃物处理

判定

●儿童期脑电波特征

儿童期脑电波特征：儿童的脑电波周数小，随着年龄增长而增大。新生儿期～幼儿期，可以看出随着孩子成长，振幅增大；学童期以后，振幅比幼儿期要小；10 ～ 20 岁时与成人脑波相近

●儿童正常脑波

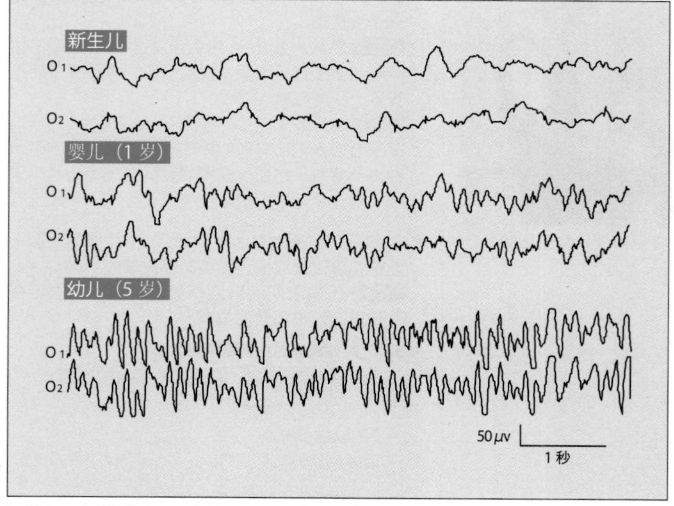

江部充，本間伊佐子：図解脳波**テキスト**　第 2 版，p.72，文光堂，1989

●儿童正常脑电波的判定标准

1）能够看出对应年龄的基础波浪频率、部位的组织化，稳定的模式等
2）左右基本上对称，局部会有异常表现
3）没有显示异常的波纹（棘波等）
4）对各种刺激反应正常

4 影像检查

1 X 线检查

新家一辉

目的▸ 针对看不见的人体脏器，利用 X 线穿透性的差异而摄取的浓淡不一的影像，由此可诊断疾病的有无，判定治疗的效果，确认插入各种导管的位置

检查项目▸ 病史、基础疾病、生命体征等

适用条件▸ 喘鸣、咳嗽等呼吸症状、心脏等的循环系统症状、消化系统症状、头颈部、关节、四肢、脊椎软部组织等的检查

防止事故要点▸ 防止护理员暴露在 X 线下、防止孩子跌倒

必要物品▸ 防护衣（防护具）、防护手套

步骤

要点	注意・根据
1 孩子的准备	
①检查的准备，参考第 13 页“准备”（❶） 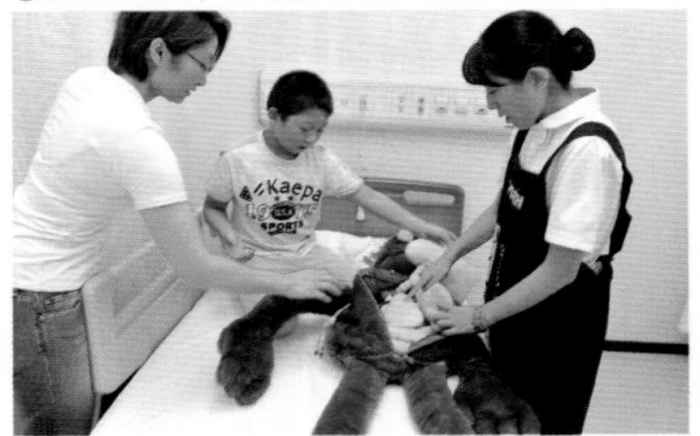	❶用简单易懂的话语，认真地向孩子和家长说明检查之事，并取得同意 根据▸ 孩子和家长是检查的主体，要使主体处于受检状态 技巧▸ 事前一起去 X 线检查室，就检查室、器械等对孩子进行说明，模拟摄影，减轻孩子的不安感，获得自信 注意▸ 有很多家长会对暴露在 X 线下感到不安。孩子与成人相比对放射线的感受性高，要向家长说明已将孩子检查时需要暴露的范围设定为少于成人的安全范围，使家长了解检查的必要性
②检查时要确认孩子的衣服没有金属制纽扣等，让孩子准备好检查（❷）	❷ X 线照射范围内有金属制品会成像（障碍阴影），而得不到正确成像，障碍阴影见表 1 技巧▸ 在输液或装有监视器时，可将其固定在不与摄影部位重叠的位置

■表 1　X 线检查时主要障碍阴影

· 市场上销售的橡皮膏、湿敷药类、碘系的湿敷药、药膏
· 一次性取暖袋
· 长发或捆绑的头发
· 发夹、梳子类、耳环、项链等装饰物
· 便和尿。在对腹部和腰部造影时，原则上要事先完成排便、排尿
· 硫酸钡。在做胃镜检查时，在消化管内会残存一些钡

要点	注意・根据
2 摄影 ①让孩子摆好姿势（❶） ②保持孩子在摄影中要摆的姿势以便摄影，要考虑安全和舒适因素（❷） ③开始摄影	❶孩子从检查台下来时，需要护理 防止事故要点▸ 防止跌倒、跌落 ❷必要时，护理员穿上防护衣待在检查室，支撑孩子的身体，鼓励孩子 根据▸ 为摄得正确的像，控制孩子的动作，需要在短时间很好地配合摄影 技巧▸ 为使孩子分散注意力，可在视频显示器上播放儿童动画 注意▸ 摄影时，如果孩子啼哭、体动就不能充分地吸气 注意▸ 家长如果要待在X线装置旁时，要向家长说明手机、便携式音乐播放器、游戏机。遥控玩具等发射电波的器械禁止在旁使用，因为电磁波会影响到X线检查 防止事故要点▸ 护理员要避免不必要的辐射
3 检查结束，记录 ①通过孩子的协助，检查安全地结束，要向家长传达并表扬孩子的努力（❶） ②尊重孩子的主体性，护理员和摄影X线的技师都要尊重这一主体，记录孩子的状态（❷❸）	❶表扬孩子，使孩子有自信 ❷根据孩子的状态，确认生命体征有无变化 ❸告诉家长检查结果，医生再次向家长、孩子说明情况

●文献
1）平田美佳，染谷奈々子編：ナースのための早引き子どもの看護 与薬・検査・処置ハンドブック，ナツメ社，2009
2）立入弘，稲邑清也監：診療放射線技術 上巻　改訂第10版，南江堂，2001
3）山田勝彦編著：診療放射線技師国家試験対策全科　改訂9版，金芳堂，2008

4 影像检查
2 CT 检查

新家一辉

目的▸ 通过利用电脑和 X 线得到身体断面的影像来检查、诊断有无疾病，用于判断治疗效果

检查项目▸ 病史、基础疾病、生命体征、有无药物过敏、有无使用过造影剂

适用条件▸ 脑（脑出血、脑梗死、脑动脉瘤、脑肿瘤等）、颈部（肿瘤、炎症、淋巴结转移、甲状腺等）、胸部（肺癌、肺炎、纵隔肿瘤、动脉瘤等）、腹部（肝脏、胆囊、胰腺、肾、肠肿瘤、炎症、结石等）、造影 CT 检查（血管病变、肿瘤、炎症）

禁忌▸ 佩戴心脏起搏器、植入式心脏除颤器、人工心脏瓣膜的患者禁止做 CT 检查，对造影剂过敏、处于支气管哮喘和甲状腺功能亢进治疗中的患者也禁止做 CT 检查

防止事故要点▸ 防止跌倒、跌落，防止护理员不必要的暴露

必要物品▸ 防护衣（防护具）、防护手套、造影剂、检查服、镇静剂、造影剂副作用出现时对应物品、儿童用紧急对应物品（急救药品、插管用具、氧气吸入装置、吸引装置、心电图装置）

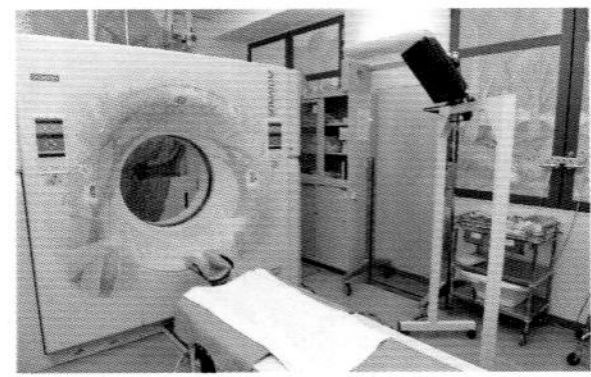
CT 装置

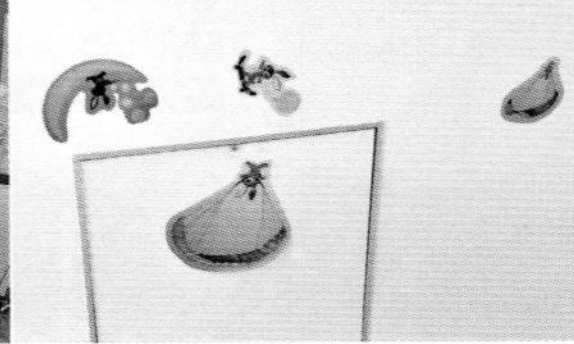
天顶板上的装饰

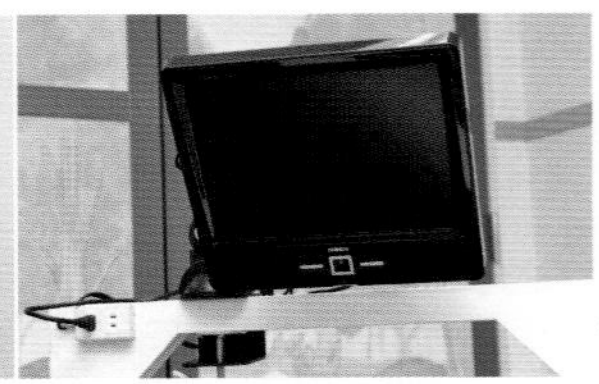
分散注意力的录像放映设备

步骤

要点	注意・根据
1 检查前的准备 ①调节检查室的室温（❶） ②检查使用器械 ③检查准备参考第 13 页“准备”（❷）	❶调节室温使孩子体温不下降，保持体温 ❷用简单易懂的话，认真地向孩子和家长说明检查，取得孩子和家长的同意 根据▸ 孩子和家长是主体，要使他们处于检查状态 注意▸ 很多家长因孩子被暴露在射线下而感到不安。要充分地向家长说明儿童与成人相比，放射线感受性高。给孩子检查时设定的线量，已设置成比成人的安全量还要少很多的线量，让家长理解放射线量是检查的必要线量 技巧▸ 事前与孩子、家长一起访问造影场所，对检查室、器械进行说明，进行模拟造影，减轻孩子的不安和害怕，增加其自信
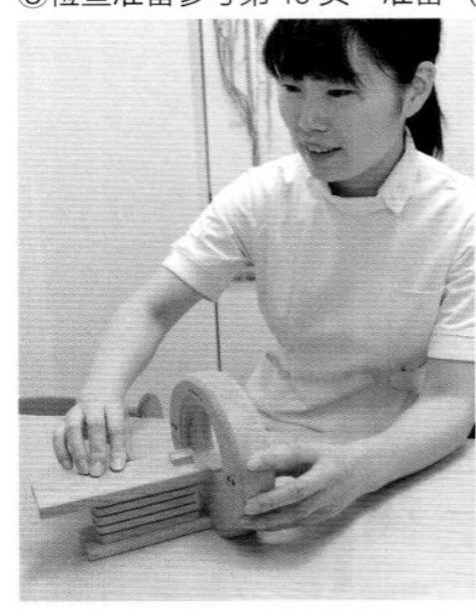 **使用 CT 模型等向孩子进行简单明了的说明**	
④使用造影剂时，要先对孩子的全身状态进行评估（❸❹）	❸把握孩子过去使用造影剂时，有无出现副作用，有无使用治疗支气管哮喘、过敏疾病了解孩子肾功能、糖尿病的药物。把握孩子的甲亢功能和循环功能

要点	注意·根据
	❹造影剂的副作用见表 1，现在使用的造影剂的副作用极小，但偶尔会导致病危的症状

■表 1　造影剂的副作用

含碘造影剂的副作用	·过敏反应，造影剂中的化学毒性，打乱了血液中阴离子的平衡，同时会出现精神焦虑 ·5% 以下症状是热感、荨麻疹、恶心等 ·如果呼吸困难、脸面浮肿、血压降低时，有可能会出现休克
因气体（空气、氧气、二氧化碳）产生的副作用	·消化道的空气过量压迫其他脏器，消化道穿孔 ·空气进入静脉引起肺栓塞症
消化道造影剂的副作用	·硫酸钡在结肠内凝血而造成便秘和梗阻 ·疑似患闭塞性疾病和消化道有可能穿孔的孩子，应使用水溶性造影剂。但水溶性造影剂是阴离子性高渗透压造影剂，易引起黏膜上皮障碍，婴幼儿会产生脱水状况，不是安全性高的造影剂

要点	注意·根据
	注意▸ 有药物过敏史或哮喘的孩子，因造影剂引发速发型过敏反应综合征导致休克，故要注意观察
⑤如果孩子衣服有金属纽扣时，应换上检查服后受检（❺） ⑥必要时，要通过静脉输入造影剂和镇静剂，所以要确保静脉能给药（❻）	❺在扫描范围中有金属制品会引起障碍阴影而得不到正确影像 ❻要在易入眠的环境，边观察孩子呼吸状态及全身状态下边输入镇静药
2 CT 摄影 ①护理员引导孩子到检查台，让孩子仰卧于检查台（❶） ②扣上防止跌落的安全带，保持摄影体位（❷） 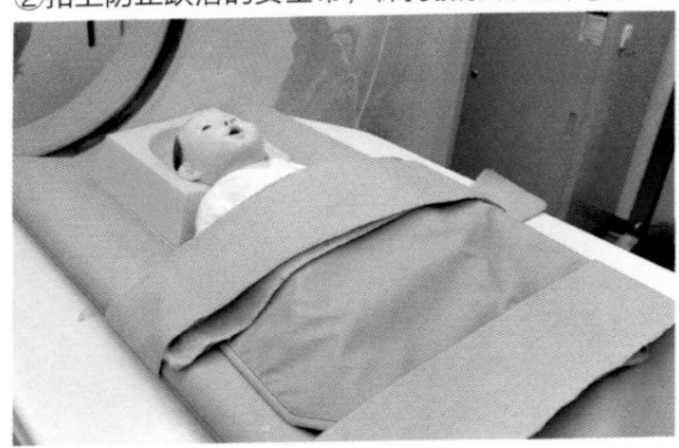	❶孩子由检查台上下时要有护理介入 防止事故要点▸ 防止跌落、跌倒 ❷摄影中，如果孩子身体活动会得不到正确影像 注意▸ 在输液时，要注意管线类，不要拉、拽管线类
③护理员在移动检查台至操作室时，要观察孩子，根据孩子的状态通过麦克风和孩子说话（❸）	❸必要时，护理员穿着防护衣留在检查室，用声音安抚孩子，触碰孩子的身体，使孩子安心并鼓励孩子

要点	注意・根据
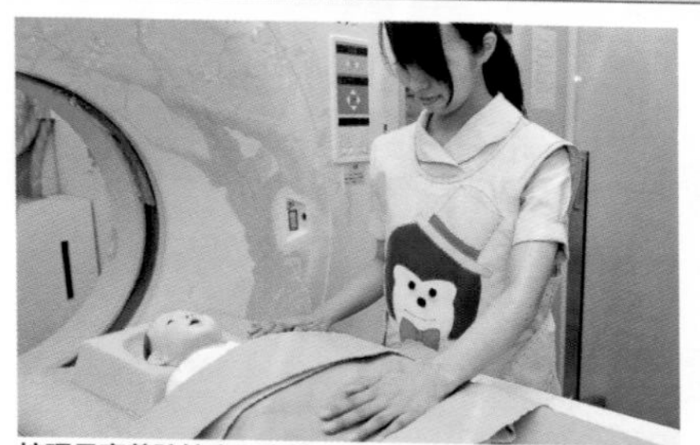 **护理员穿着防护衣留在检查室，用声音安抚孩子，触碰孩子的身体，使孩子安心并鼓励孩子** ④开始摄影	根据▶ 如果孩子因不安而哭泣、体动时，护理员要在其旁用声音安抚孩子，控制在摄影中孩子的体动 防止事故要点▶ 避免护理员不必要地暴露在放射线下 技巧▶ 检查前进行说明，多少会减轻孩子的不安和害怕。为防止检查开始时，孩子紧张、受惊，要边注意孩子的言行边适宜地向孩子解释检查过程 注意▶ 在使用镇静剂时，要边观察孩子的全身状态边注射
3 检查结束，记录 ①在使用镇静剂时，要观察孩子的呼吸状态及全身状态，直至孩子觉醒为止 ②告诉孩子，因其努力协助，检查安全结束，同时也告诉家长并表扬孩子（❶❷） ③在场的医护人员要在尊重孩子的主体性下，完成检查、记录孩子的状态（❸）	❶表扬孩子，使其有自信 ❷告诉家长和孩子，医生会将检查结果再次向他们说明 ❸ 根据▶ 对包括孩子的反应在内的所有过程做出评估，记录好评估结果，作为下次检查的参考

●文献

1）藤田真代：年齢ごとのプレパレーション 5 歳 4 カ月：CT・MRI の検査説明ー木製模型を用いて，小児看護 31（5）：656-657，2008

2）平田美佳，染谷奈々子編：ナースのための早引き子どもの看護 与薬・検査・処置ハンドブック，ナツメ社，2009

3）立入弘，稲邑清也監：診療放射線技術 上巻　改訂第 10 版，南江堂，2001

4）山田勝彦編著：診療放射線技師国家試験対策全科　改訂 9 版，金芳堂，2008

4 影像检查
3 MRI（磁共振成像）检查

新家一辉

目的▸ 利用强磁力和电波，获得身体的断层影像，判断有无疾病和治疗效果

检查项目▸ 既往病史、手术史、基础疾病、生命体征、有无使用造影剂经验

适用条件▸ 脑（脑梗死、脑肿瘤、外伤、炎症、脑动脉瘤、血管病变等）、脊椎（椎间盘突出、外伤、骨折等）、脊髓（肿瘤、炎症等）、颈部（肿瘤、炎症、甲状腺等）、胸部（肺癌、肺炎、纵隔肿瘤、动脉瘤等）、腹部（肝脏、胆囊、胰腺、肾脏和副肾的肿瘤、结石等）、骨盆（子宫、卵巢、膀胱、前列腺等）、骨（关节、软组织肿瘤、骨髓等）。MRA：磁共振血管造影是对脑（脑动脉瘤，动、静脉病变，血管狭窄等）、颈部和四肢血管的检查

禁忌▸ 佩戴心脏起搏器、植入式心脏除颤器、人工心脏瓣膜，脑动脉术后体内装有磁性体金属夹子的孩子，有人工关节置换手术史至今体内有金属、对造影剂过敏、在支气管哮喘的治疗中、有幽闭恐惧症的孩子不适用

防止事故要点▸ 防止跌倒、跌落，禁止将金属制品带入 MRI 检查室

必要物品▸ MRI 专用医疗器具、检查服、应急物品（非磁性）（急救药品、插管用具、氧气吸入装置、吸引装置、心电图装置）、造影剂、镇静剂、耳塞

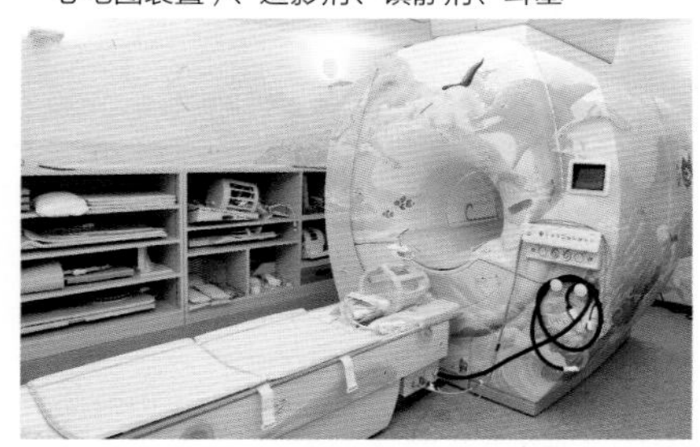

MRI 装置（儿童用）

步骤

要点	注意・根据
1 检查的准备	
①调节检查室的室温（❶）	❶调节室温使孩子体温不下降，保持体温
②检查使用器械	
③针对要受检而做的准备按第 13 页的准备程序操作（❷） 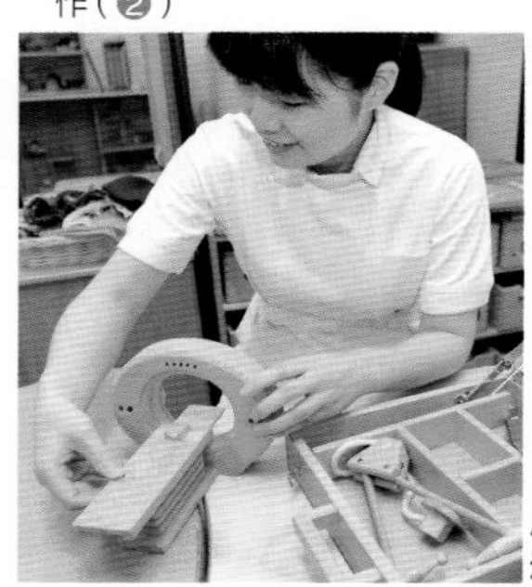 **用 MRI 的模型等进行说明**	❷用简单易懂的话，认真地向孩子和家长说明检查，取得同意 **根据▸** 孩子和家长是主体，要使他们处于检查状态 **技巧▸** 事前与孩子、家长一起去检查室，对检查室、器械进行说明并进行模拟摄影，减轻孩子的不安和害怕，增加其自信 **注意▸** 向家长说明 MRI 检查没有放射线暴照，使其安心。因装置在构造上空间狭窄，身体进入狭窄空间在心理上易有压迫感。摄影时噪声大，且时间比 CT 检查的长，这对孩子来讲是很痛苦的检查，应考虑应对策略

要点	注意・根据
④使用造影剂时，要对孩子的身体侧面进行评估（❸❹） ⑤如有金属纽扣时，更换检查服（❺） 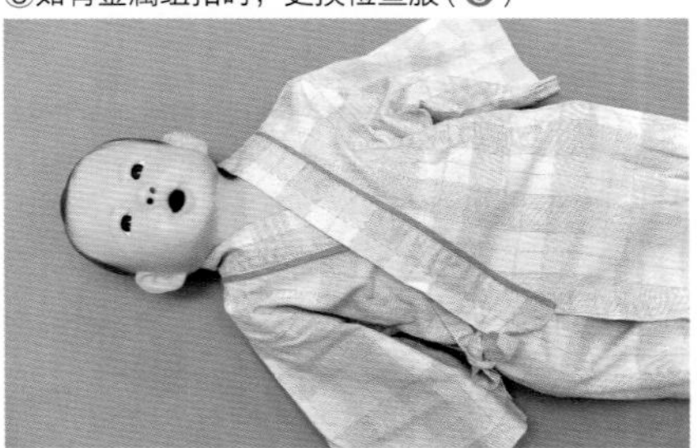 ⑥必要时，可通过静脉注射造影剂和镇静剂，所以要确保静脉状态安好（❻）	❸了解孩子过去使用造影剂时有无出现副作用，把握孩子有无支气管哮喘、过敏疾病、肾功能的状态 ❹现在使用的造影剂的副作用极小，但偶尔会导致的病危症状 注意▸ 对有哮喘和过敏史的孩子来说，造影剂会引发速发型过敏反应综合征而导致休克，故要注意观察 ❺不要将金属制品带入检查室 根据▸ 将金属制品带入检查室时，MRI 装置内的强力磁石会被吸引而发展成重大事故 注意▸ 并不只限在检查中，检查室内常常有磁场产生，因此，衣服以外的输液台、监视器、担架车、轮椅、氧气泵等医疗器械必须是 MRI 检查室的专用，对技师、医生关联的环境要进行调整 注意▸ 护理员在检查中如发现异常应及时应对，应对前，应将贴身金属类物摘除 ❻在使用镇静剂时，应在考虑易入眠的环境同时观察孩子的呼吸状态和全身状态 防止事故要点▸ 金属制品不要带入 MRI 检查室
2 成像 ①护理员引导孩子到检查台，让孩子仰卧于检查台（❶） ②扣上防止跌落的安全带，保持摄影体位（❷） ③机械音很大，必要时给孩子带上耳塞（❸） ④在护理员移动检查台至操作室时，要观察孩子，根据孩子的状态可通过麦克风和孩子说话（❹）	❶孩子由检查台上下时要有护理介入 防止事故要点▸ 防止跌落、跌倒 ❷摄影中如果身体活动会得不到正确影像 ❸机械的噪声会使孩子害怕，设法使检查顺利地进行 ❹必要时，护理员穿着防护衣留在摄影室，用声音安抚孩子，触碰孩子的身体，使孩子安心并鼓励孩子 根据▸ 如果孩子因不安而哭泣、体动时，护理员应在其侧用声音进行安抚，同时把控在摄影中孩子的体动 技巧▸ 检查前进行说明，会减轻孩子的不安和害怕。为防止检查开始时孩子紧张、受惊，要边注意孩子的言行边适宜地向孩子解释检查过程 注意▸ 在使用镇静剂时，要边观察孩子的全身状态边注射

要点	注意・根据
⑤摄影开始	
3 检查结束，记录 ①在使用镇静剂时，要观察孩子的呼吸状态及全身状态，直至孩子觉醒 ②告诉孩子，因其努力协助，检查安全结束，也告诉家长并表扬孩子（❶❷） ③在场的医护人员要在尊重孩子的主体性下，完成检查，记录孩子的状态	❶表扬孩子，使其有自信 ❷告诉家长和孩子，医生会将检查结果再次向他们说明

●文献

1）藤田真代：年齢ごとのプレパレーション 5歳4カ月：CT・MRIの検査説明—木製模型を用いて，小児看護 31（5）：656-657，2008

2）平田美佳，染谷奈々子編：ナースのための早引き子どもの看護 与薬・検査・処置ハンドブック，ナツメ社，2009

3）立入弘，稲邑清也監：診療放射線技術 上巻 改訂第10版，南江堂，2001

4）山田勝彦編著：診療放射線技師国家試験対策全科 改訂9版，金芳堂，2008

5 身体指标检查

1 静脉采血

赤川里美

目的▸ 从血液检查数据中把握孩子的健康状态和病态

检查项目▸ 孩子的名字、检查目的、采血量、基础疾病（特别是血液疾病、有无感染症）

禁忌▸ 如果有心脏疾患如肺动脉高压、因啼哭而引起无氧发作、麻痹侧、淋巴浮肿侧等时不进行检查

防止事故要点▸ 防止误认孩子、拿错检查体、防止针刺事故

必要物品▸ 注射针或翼状针、注射器、检体容器或真空采血管、检体标签、驱血带、肘枕、消毒用酒精棉、一次性手套、创可贴、针废置容器、固定用浴巾（必要时）等

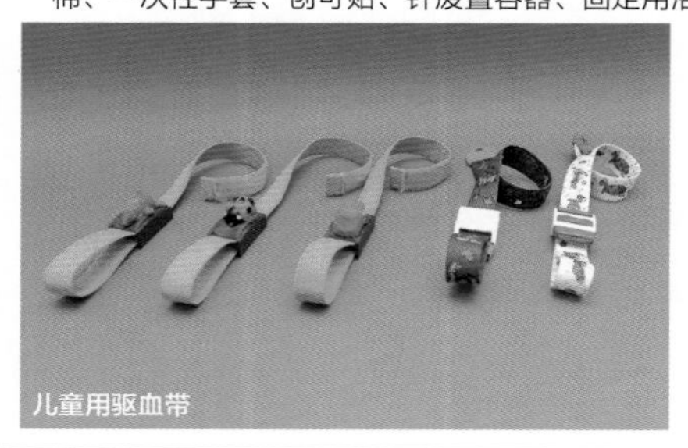

儿童用驱血带

步骤

要点	注意・根据
1 调整环境，准备使用物品	
①调整采血室环境（❶❷）	❶尽可能调整采血室环境，给孩子能轻松休息的环境 根据▸ 孩子讨厌采血，希望能愉快地度过这一时段。另外，因紧张和闹腾，血管呈收缩状态，所以应尽可能给孩子轻松的环境 ❷确保固定和快速分注（需将血液分别注入不同的检体容器）的人数，充分设置护理人员需要的面积场所 根据▸ 孩子卧位或被抱的姿势较多在设有担架车、床的空位面积的同时应考虑留出其两侧可进入人的面积
②洗手，备好必要物品（❸❹❺）	❸确认检体的种类和采血量。1 个病人对应 1 个托盘。检查容器应遵循 1 病人 1 托盘放置 根据▸ 确认孩子的名字，了解采血的目的，防止取错检体 注意▸ 儿童血管细，真空采血管的压力会使之虚脱，用注射器采血比真空采血多。采血量错误后，要重新纠正采血很难，因此，应确认采血量后采血。另外，儿童的采血量尽量少

要点	注意・根据
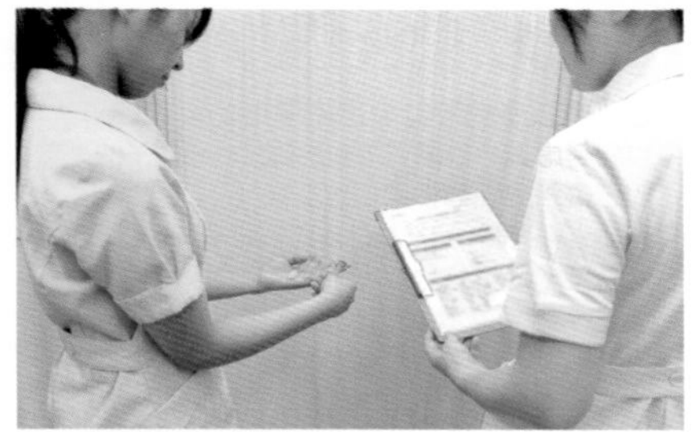 确认检体的种类、采血量、检体容器	❹准备好肘枕、驱血带、酒精棉、创可贴等，做到能随时取到 根据▶ 孩子在处于采血体位时，因取使用物品而让孩子等待会增加孩子的不安和痛苦，所以要快速地取到必需用品 技巧▶ 物品的放置以保证孩子的安全为前提，以采血者的顺手运作、推进的线路来考虑配置物品 ❺确认检体标签上的孩子名字，贴于检体容器
2 孩子的准备 ①向孩子和家长说明检查（❶❷） 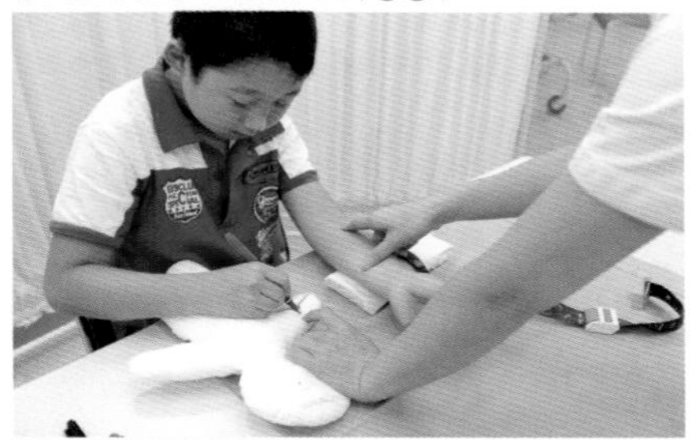 根据发育阶段实施准备工作	❶说明检查的目的、方法等，根据孩子的生长发育阶段对应实施准备 根据▶ 家长的动摇会影响孩子，因此，必须取得家长的理解，获得家长的协助。对孩子不应说“不痛”等，应考虑和孩子一起渡过这一关，缓解孩子的不安情绪 ❷要很好的说明，检查前应让孩子排尿 根据▶ 孩子哭泣时会有腹压而导致小便失禁。另若有尿意感而一直忍耐会感到痛苦
②决定采血的体位、部位（❸❹） 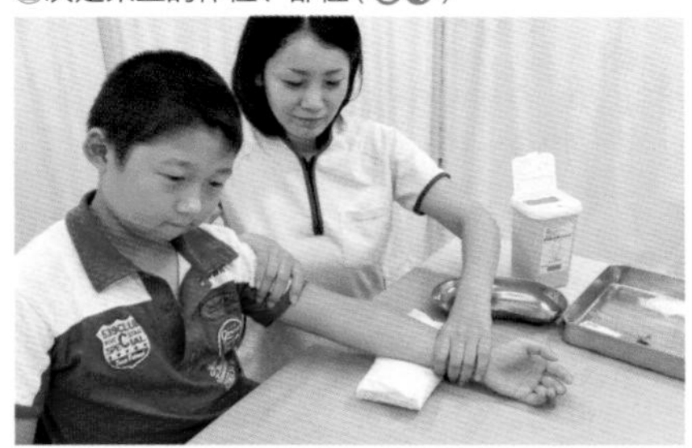	❸确认孩子的名字后，进入处理室，再次确认孩子的接受状态、血管的状态，决定采用怎样的体位来采血 根据▶ 即使检查前判定孩子可接受检测，但孩子来到现场后，会产生恐慌而与事前判断相异 技巧▶ 要判断家长能否抱着孩子受检，能否在必要时控制住孩子乱动受检。医务人员在判断有必要固定时，要向孩子、家长说明，取得协助 防止事故要点▶ 让孩子或家长说出名字，核对检体标签的名字，防止误认孩子，取错检体 ❹确认有无对酒精过敏，过敏时更换准备好的洗必泰溶液（葡萄糖酸氯己定）
3 采血 ①采血者准备采血（❶）	❶采血者洗手或用干燥性手指消毒药消毒，带上清洁的一次性手套 根据▶ 预防感染，防止针刺事故

要点	注意・根据
②让孩子摆好采血体位，缠好驱血带，触知静脉（❷❸） 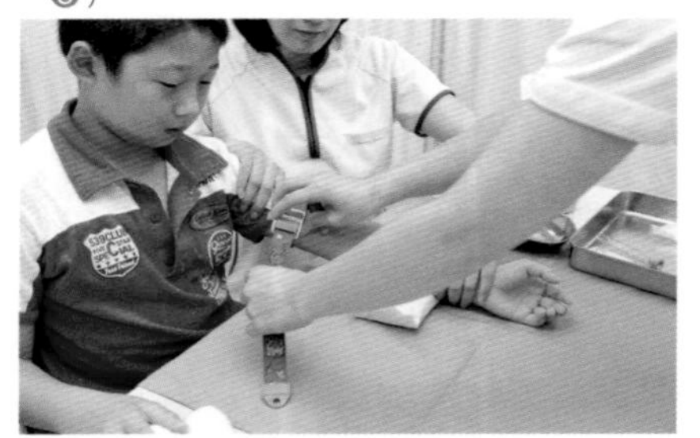 缠好驱血带，固定 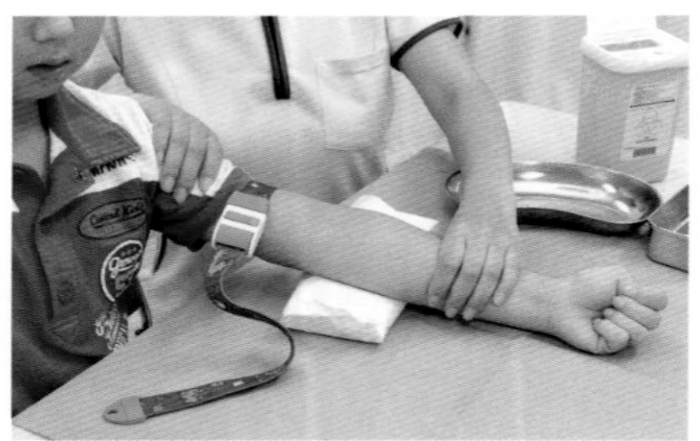 大拇指在中握拳	❷护理员帮助孩子固定采血部位，控制孩子的上下关节不动 根据▸ 孩子有可能会用不采血的手进行干扰，也要考虑其会闹腾，护理员要控制好孩子的关节，固定孩子的姿势，用语言安抚 ❸采血者触知静脉，选择血管。肘窝的静脉无法采血时再选择手背静脉进行采血 技巧▸ 如果静脉触知有难度时，解除驱血带，温暖手臂，按摩后再度卷上驱血带 注意▸ 长时间驱血会得不到正确的检查数据，从体躯干到末梢，从桡侧到尺侧会感强烈痛，儿童会有不自主的肘弯曲，不仅触不到静脉，也要考虑孩子的痛苦和安全。综合考虑这些因素后选择采血部位 注意▸ 血凝固检查会受驱血的影响，采血选择外颈静脉时能检查到正确值。但外颈静脉采血应由医生执行，不必驱血
③消毒穿刺部位，穿刺（❹❺） 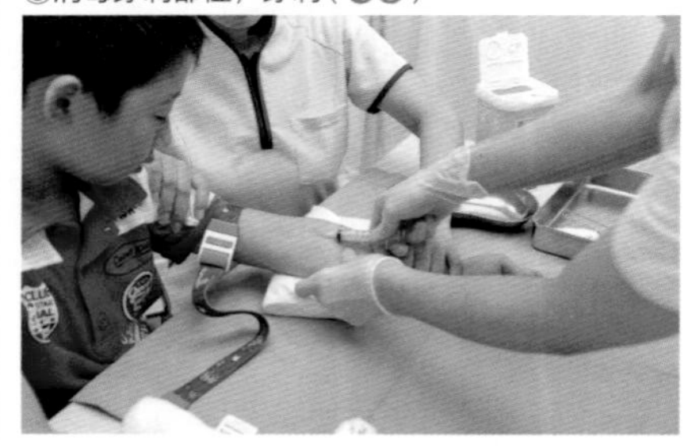	❹采血的穿刺部位用酒精消毒、干燥 根据▸ 酒精在没有干燥状态下针刺时，会增加痛度 ❺刺入时，要告诉孩子之后刺。穿刺部位的皮肤应呈伸展状态，针呈 15° ~30° 角刺入 禁忌▸ 刺入后，针头不能左右振摇，会损伤神经 技巧▸ 婴幼儿刺入时，可用玩具等转移其注意力
④采取血液（❻） 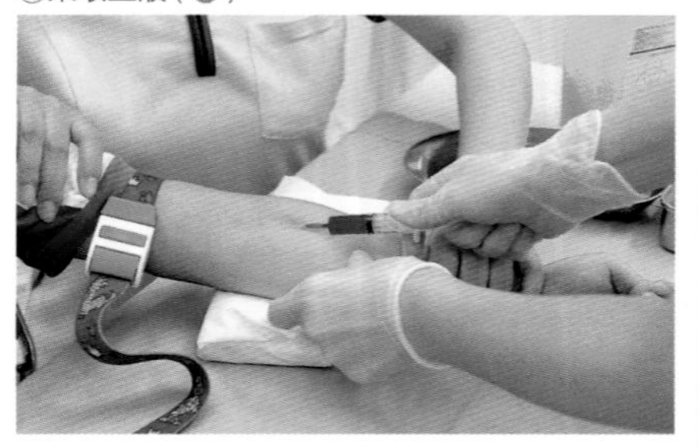	❻确认血液回流后，注射器的内筒慢慢回抽。要抽取少量分量时，适时交换注射器，出血量不好时，可松缓驱血状态 根据▸ 过度过强地抽血会导致血管虚脱，应缓慢抽取 注意▸ 如果不是少量分量抽取时，针筒内血也会凝固致不能检查血象和血凝等，可在凝固前加入抗凝血剂。当驱血过度后，解除驱血带过度揉、按摩时有可能会导致假性高钾血症

<table>
<tr><th>要点</th><th>注意・根据</th></tr>
<tr><td>⑤抽取到足量的血液后，摘除驱血带，拔去针头（❼）
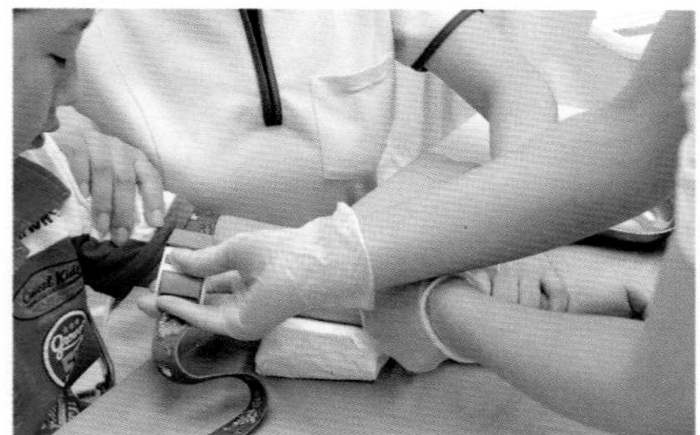
摘除驱血带
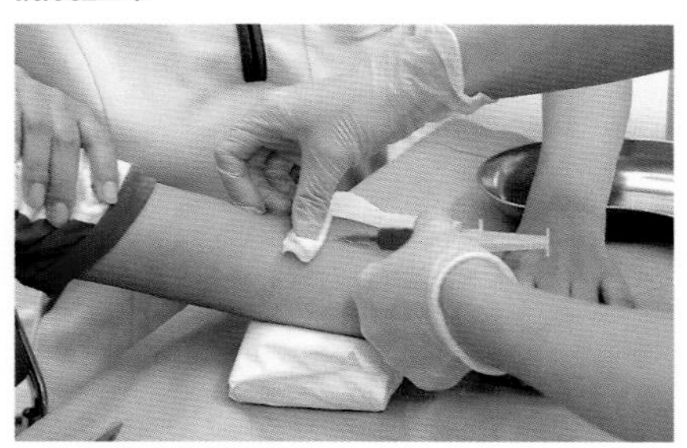
用酒精棉轻按住拔出针头处</td><td>❼摘除驱血带后，用拧干的酒精棉轻按住刺入部。拔针与轻按压迫要同时进行。处理好使用的针头
根据▸ 酒精棉没有拧干时，会阻碍血液凝固，妨碍止血
防止事故要点▸ 使用完的针头不能引发针刺事故。用完后，迅速地将其废弃在专用针弃容器</td></tr>
<tr><td>⑥止血，贴上创可贴（❽❾）</td><td>❽用酒精棉压迫穿刺部位 3 ~ 5 分钟后，贴上创可贴
❾表扬孩子
根据▸ 孩子能接受采血，下次采血的心情会变得比较轻松。有必要告诉孩子和家长不要让采血处受外伤</td></tr>
<tr><td>4 血样的处理，收拾
①血样处置（❶）

②向检体室提交血样（❷）
③使用物品按所定方法处理，收拾
④记录</td><td>❶采取的血样按斯皮茨分注
注意▸ 用注射器分注真空采血管时，为防止针刺事故，希望用附安全设施的针
注意▸ 血样需要用冰冷却。要注意血氨浓度等在采血后马上进行分析获取
❷正确记录检体容器的孩子名字，并再度确认名字</td></tr>
</table>

其他采血方法

●用翼状针采血法

· 优点是孩子在活动时也能顺利地采血

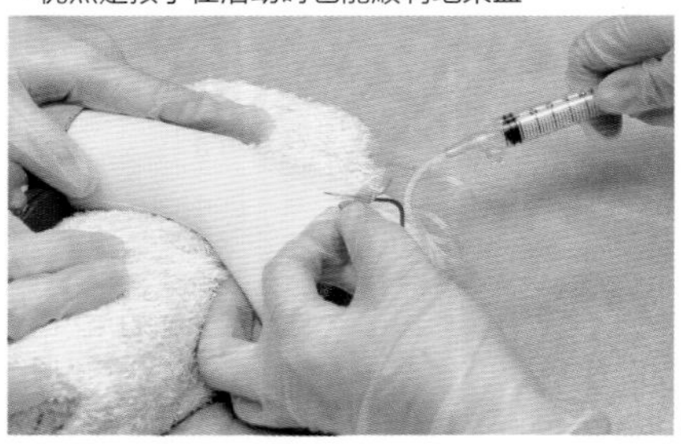

翼状针采血

●真空采血管采血法

· 优点：能预防分注时的针刺事故和血液的暴露
· 缺点：恐怕会有因真空采血管内负压引起血管虚脱
· 方法
①在翼状针上安装钩的适配器柄
②穿刺时，将柄插入真空采血管采血

●自然下滴采血法

· 优点：新生儿等用注射器的不用抽取也能采血
· 缺点：微量采血管的盖子打开状态，真空采血管直接接受滴血，血液暴露的危险高。自然下滴需要时间，有在采血途中血液凝固的可能
· 方法
①采血部位要牢固地固定
②留出待穿刺的血管部位
③用采血管接住滴出的血液

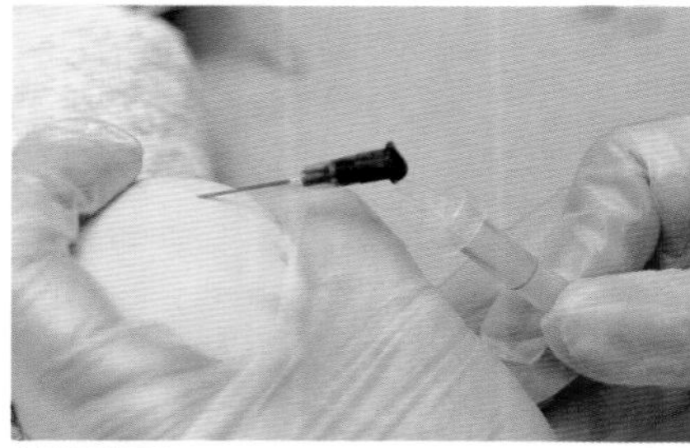

自然下滴采血

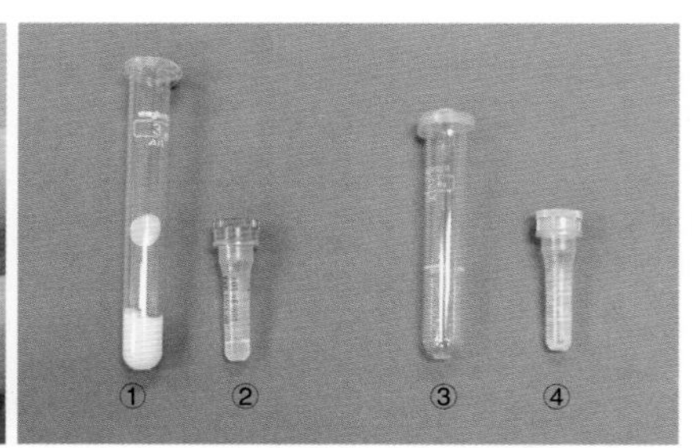

采血管：①②自然下滴采血（①通常的采血管，②微量采血管），③④血清用采血管（③通常的采血管，④微量采血管）

5 身体指标检查
2 采尿

赤川里美

目的▸ 把握健康状态，把握肾和泌尿系统的状态
检查项目▸ 尿的贮留状态，独立排泄的状况及检查项目
防止事故要点▸ 防止误认孩子、取错检体，防止尿道探针不洁操作而感染
必要物品▸
一般采尿法
· 能独立自行排尿的用采尿纸杯
· 不能独立排尿的要有擦臀擦、采尿袋、辅助用固定胶带
无菌采尿法
· 能独立排尿的用采尿用灭菌纸杯和尿道口擦净用棉布
· 不能独立排尿的要有采尿袋（男孩用、女孩用）、辅助用固定胶带、尿道擦净用棉布
· 导尿：导尿用酮（聚维酮碘）、尿道探针、润滑剂、采尿用灭菌纸杯、一次性手套

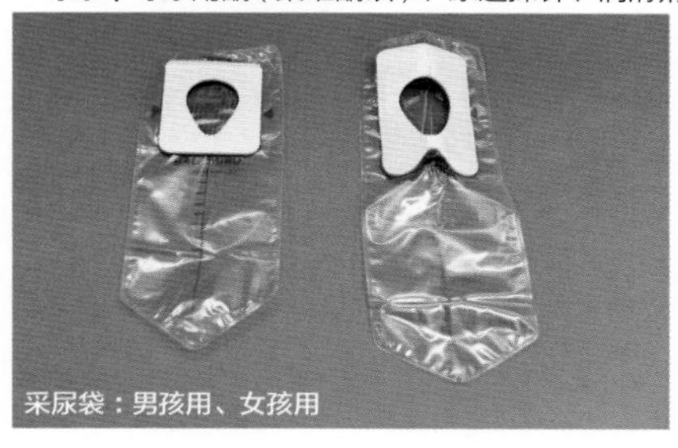
采尿袋：男孩用、女孩用

步骤

要点	注意·根据
1 使用物品的准备 ①确认检查项目（❶）	❶确认采用一般采尿法还是灭菌采尿法
②确认排泄状况（❷❸❹） 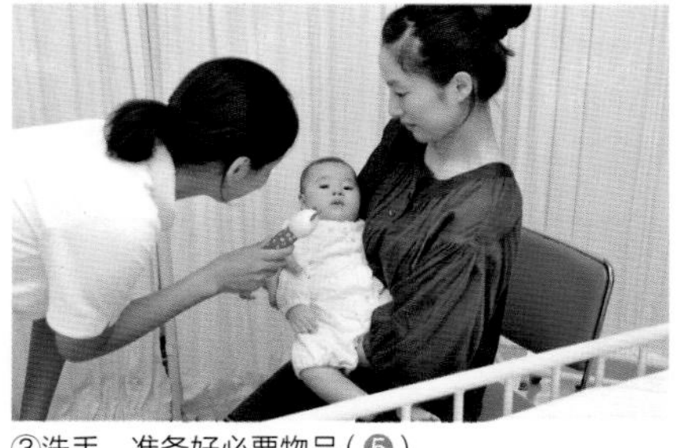	❷确认能否独立自行排泄 根据▸ 采尿方法以能否独立排泄而异，所以要确认能否独立排泄 ❸确认最终排尿时间，预测尿样可能采用的时间。当采尿袋贴附身上时，不要长时间贴附采尿 根据▸ 采尿袋用的胶带长时间贴附皮肤会使皮肤有所负担，应避免长时间贴附皮肤 ❹确认喂奶、玩耍、睡眠的状况 根据▸ 在玩耍等活动时间带贴附采尿袋，采尿往往会落空，多数不能采尿。入睡前，婴儿在喂奶后是采尿的最佳时机
③洗手，准备好必要物品（❺）	❺在采尿前，将名字记录在纸杯上 根据▸ 防止取错检体 防止事故要点▸ 确认孩子的名字与纸杯上的名字一致，防止误认孩子，取错检体

要点	注意・根据
2 孩子的准备 ①向孩子、家长说明检查（❶）	❶说明检查的目的，采尿的方法 根据▸ 婴幼儿对采尿袋贴附采尿会害怕和不安，尽可能为其准备轻松而能采尿的环境 注意▸ 在采尿袋贴附时，身体过度活动会不易采取到尿。即使有尿排出但因不注意坐在尿袋上会使采尿袋漏尿等。这些要向家长说明并告诉家长要频繁地检查尿袋
②贴附采尿袋时，要确认阴部的皮肤状态（❷）	❷当皮肤干燥时，采尿袋贴附性会变得不好，应确认皮肤状态 注意▸ 在采尿时，要顾及孩子的感受和个人隐私问题
3 采尿 **［能自行排泄时］** ①当有尿意感时要说明 ②根据排泄状况，实施采尿（❶❷❸）	❶将纸杯给孩子，告之进行采尿。当孩子自己不会采尿时，护理员帮助其采尿 技巧▸ 当坐在便器上用纸杯采尿有难度时，可以让孩子坐在尿盆上使其排尿 ❷如果是尿盆时，可先在其内铺上塑料袋采尿 ❸无菌采尿时，尿道口周围要用棉布擦净，用灭菌纸杯采取尿液 根据▸ 皮肤周围常有菌混入，特别是女孩，要说明不仅尿道口要擦净，其周围也要擦净
［不能自行排泄时］ ①擦净阴部	
②贴附采尿袋，必要时用胶带固定（❶❷❸）	❶无菌采尿时，用棉布擦净尿道口到贴附采尿袋部位的皮肤 根据▸ 如果不擦净尿道到采尿袋贴附的皮肤，会有常在菌混入尿液中

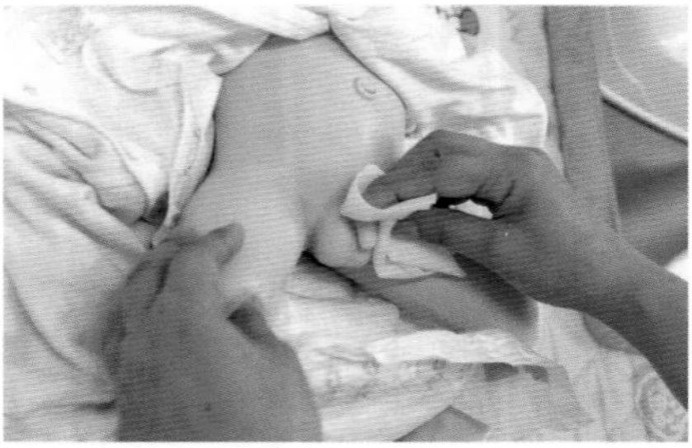

要点	注意・根据
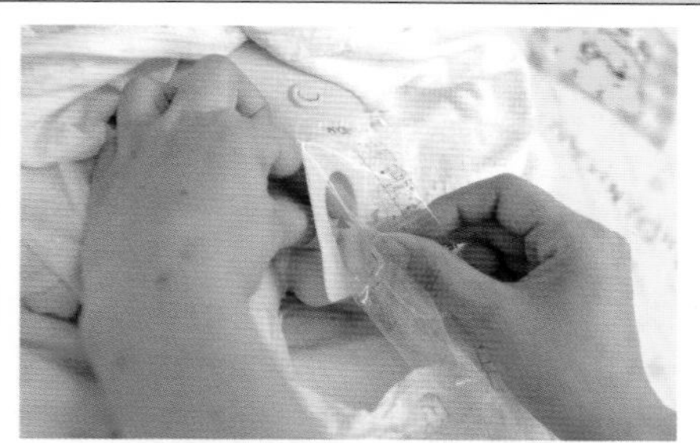 男孩要将阴茎的根部放入尿袋入口的下缘，贴附固定 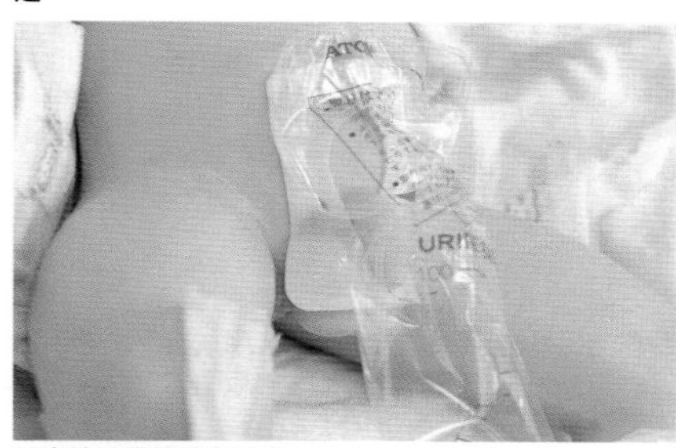 阴囊处于袋外固定贴附 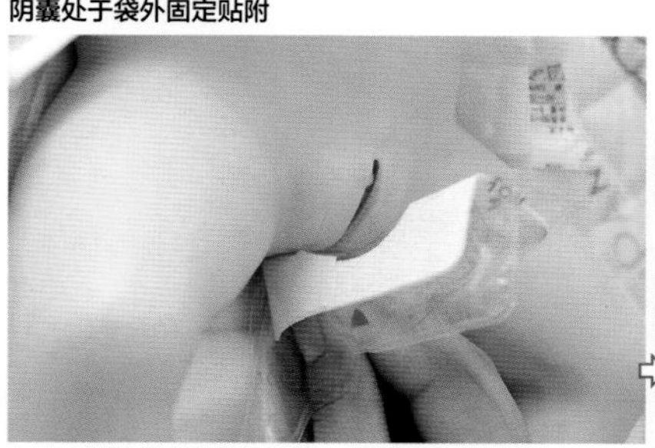 女孩会阴处与袋的下缘相接，贴附面弯曲而贴 ③在采尿袋外，套上尿布，穿上衣裤 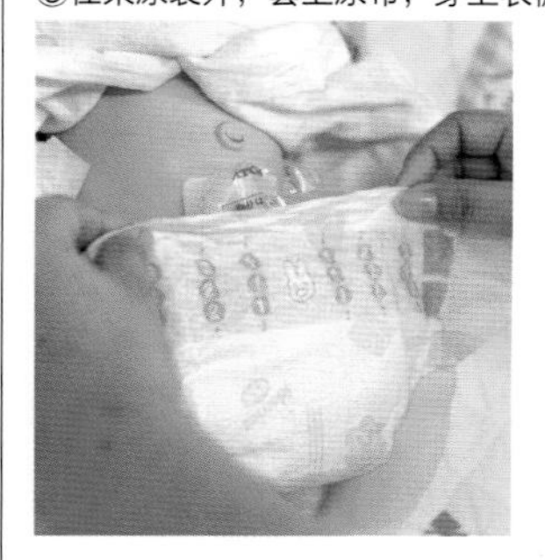	・男孩：阴茎的根底部要放入袋入口的下缘后贴附尿袋 根据▸ 阴茎不放入尿袋入口下缘，袋与阴囊的间隙，易漏尿 ・女孩：会阴部要与袋的下缘相接，贴附面要弯折而贴 根据▸ 要保持无间隙的贴附，否则，尿会沿着会阴沟槽漏出 技巧▸ 采尿袋的内部相互紧贴时，尿液不易进入。因此，要引入些外界的空气将尿袋两面的面撑开一些。但如果空气下降至袋底，那么上中部袋面还是密着紧贴，接尿的空间仍然没有，因此，要将袋的下缘向前折弯些，使空气留在袋的上中部 ❷需要增加固定时，要向家长说明。剥下贴附，再贴会使孩子痛苦。在家长的理解下，用胶带辅助固定 根据▸ 看到贴袋时孩子的痛苦和害怕表情，很多家长都会拒绝增加胶带辅助固定 ❸采尿袋里的尿液会随着孩子移动而出现泄漏，因此，护理员要多频次观察采尿袋，检查采尿袋中的尿量是否达到检查时所需量。如果尿量不够，要适当增加尿量 注意▸ 在用采尿袋时，如果多次纠正采尿袋，孩子精神上、皮肤也深受负担。此时，可改变导尿法来减轻孩子的痛苦 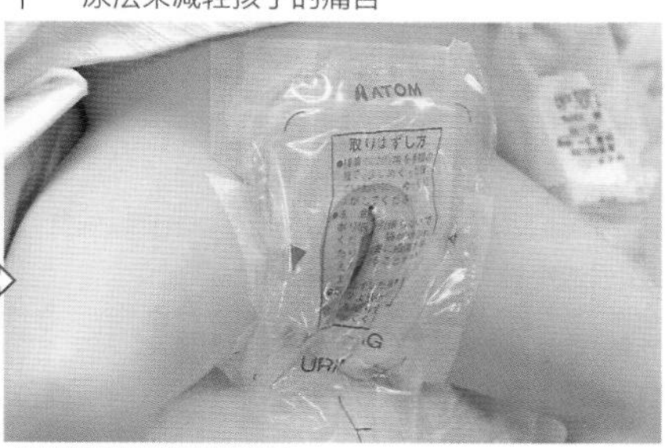 臀部侧用胶带辅助固定

要点	注意・根据
④确认已采尿样 ⑤摘下采尿袋（❹❺）	❹在剥下采尿袋与皮肤黏着面时，要缓慢下剥，不要伤到皮肤 ❺尿样采到了，要告诉孩子并表扬孩子的努力 根据▸ 通过告之孩子，使其减轻对采尿的恐惧和厌恶感，持有能够受检的自信，不会对下次的检查产生抵触情绪
［导尿采尿］ ①尿道消毒（❶） 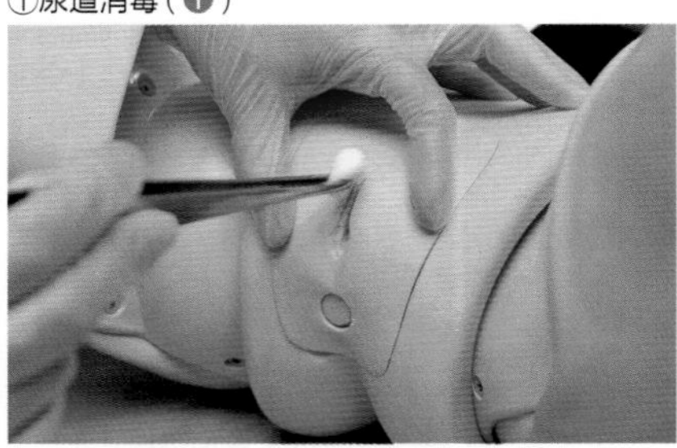	❶戴好一次性手套，用聚维酮碘消毒尿道口 · 男孩：露出龟头时，对其尿道口中心进行消毒 · 女孩：要外翻外阴部，消毒尿道口中心 注意▸ 当露出龟头时，护理员的手马上撤走，龟头外包皮会返回，使龟头缩回原位。当外翻外阴部的手撤离时，消毒的部位因外阴部返回而又变得不清洁。故要保持消毒状态，手不能撤离，同时要注意婴幼儿的闹腾
②插入尿道探针，采尿（❷） 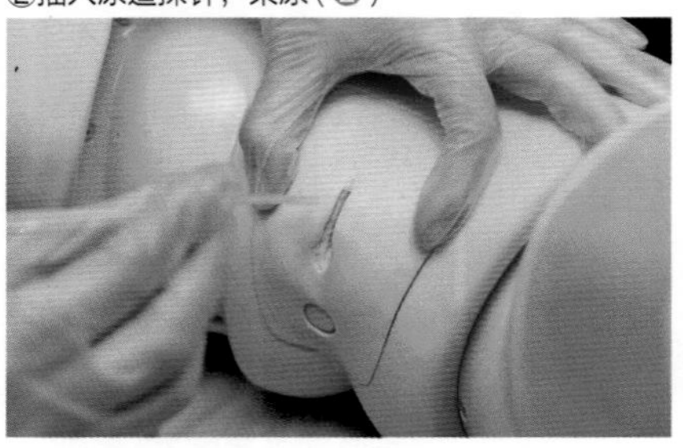	❷尿道探针的头部涂上润滑剂，用戴着一次性手套的手或用镊子将尿道探针插入尿道口，在尿流出时用灭菌纸杯采尿 防止事故要点▸ 要清洁操作插入尿道探针，以防引起尿路感染
③拔出尿道探针（❸）	❸当采尿结束后，缓慢拔出尿道探针
4 处理尿样 ①将检体移至容器（❶❷） ②整理好孩子的衣服 ③将采到的尿提交于检查室 ④记录	❶一般的采尿不灭菌，而无菌采尿时将尿移至灭菌容器，注意根据检查项目不同，采尿量有所不同 技巧▸ 将采尿袋中的尿移出时，使用注射器来移出，容易操作 ❷确认检体容器上的孩子名字是否正确

5 身体指标检查
3 采便

赤川里美

目的▸ 把握健康状态，把握肠的状态、消化系统疾病和感染症的诊断及治疗效果的判定

检查项目▸ 便的贮留状态，自行排便的检查项目

防止事故要点▸ 防止误认孩子、取错检体，防止感染

必要物品▸ 便盆或便携式厕所（能自行排泄时）、塑料袋、采便用木勺子或棉棒（棉签）、一次性压舌器、吸管等、一次性手套、一次性塑料围裙、检体容器（附容器的棉签、粪便检查容器、灭菌容器）

■表1 检体容器例

附容器棉签	放在柱状盒子中防止干燥，如不放盒子可加少量的生理盐水防止干燥
粪便检查容器	在有一定程度的便量场合使用，因没有灭菌不能培养检查
灭菌容器	用于棉棒检体不能查检的病毒检查

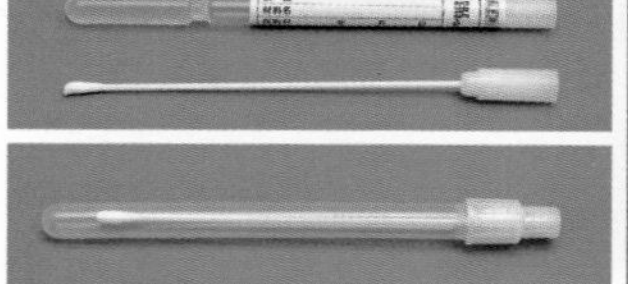

附容器棉签的检体容器

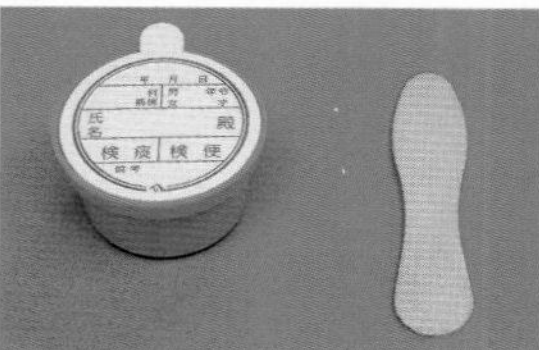

粪便检查容器、采便木勺子

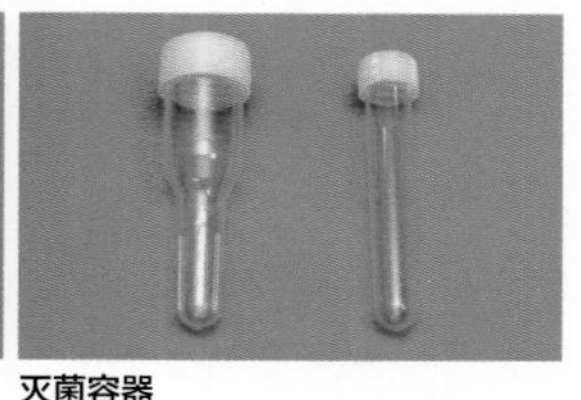

灭菌容器

步骤

要点	注意·根据
1 确认检查目的、方法	
①确认检查目的（❶）	❶根据不同的检查项目采取的方法有所不同，所以，要确认检查目的 根据▸ 一般细菌的检查用棉棒采取涂抹检查即可。梭状芽孢杆菌或粪便隐血检查等不能用棉棒检体检查
②确认孩子的排泄状况（❷）	❷确认自行排便的状况、便的贮留状况。如果看样子要排便时，马上准备好采便。如便贮留没有时，看时机准备。一般细菌检查与贮留状态不相关，用棉棒就能检查 注意▸ 水冲厕所的便基本上不采取，此便中会含有水分中的氯元素而影响检查。如不能自行独立排便时，可在尿布上采便。能自行排便时在便盆或便携式厕所中采便
③洗手，准备好必要物品（❸）	❸检体容器上记入孩子名字 防止事故要点▸ 为防止误认孩子、取错检体，要确认检体容器上的名字与孩子的名字保持一致

要点	注意・根据
2 孩子的准备 ①向孩子和家长说明检查（❶）	❶向孩子、家长说明检查目的、采便的方法 根据▸ 获得采便的协助，避免错误的采便方法 注意▸ 年龄大的孩子会有害羞的意识，在事前检查说明时，可商讨怎样采便，根据孩子的意思约定采便
3 采便 **[附容器棉签]** ①准备棉签（❶） ②戴一次性手套 ③将孩子置于采便的体位（❷） 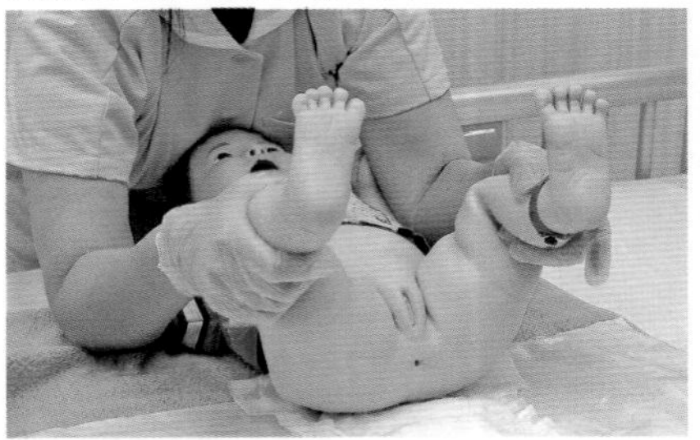 ④采便（❸❹） 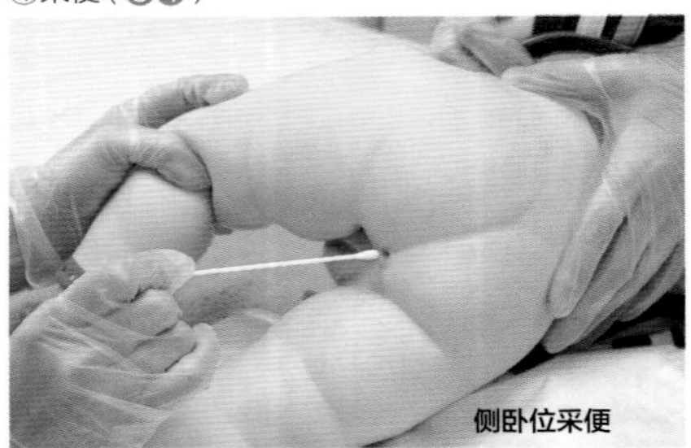 侧卧位采便 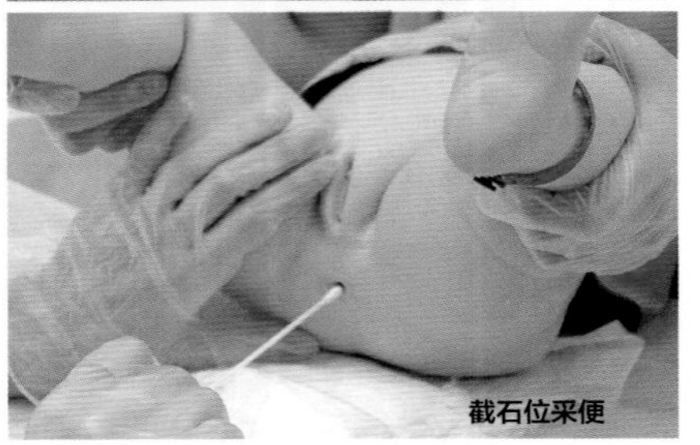 截石位采便	❶附容器的棉签有放在容器中的，也有没放入容器的。细菌在干燥时会死亡。所以，没有放入容器的棉签要滴上 2 ～ 3 滴生理盐水，预防干燥 ❷应露出肛门采便，婴幼儿应截石位采便，大于婴幼儿年龄的孩子用侧卧位采便。如果不易释放时可抱住膝采便 根据▸ 露出肛门可安全采便，年龄大的孩子会有害羞感，要在保护个人隐私的环境中实施 ❸拿住棉签的盖子部分，缓慢地将棉签头插入肛门 根据▸ 强行插入肛门会损伤黏膜。当无法插入时，可在棉签头用生理盐水润湿后再试 技巧▸ 大口喘息、唱歌时能使肛门放松，变得容易插入棉签 注意▸ 不要触碰棉签头 ❹确认有少量便在棉签上时，将棉签放入容器盖好盖

要点	注意・根据
⑤采便后，摘除一次性手套，整理好孩子衣服	
[自然排便] ①准备好排便（❶） 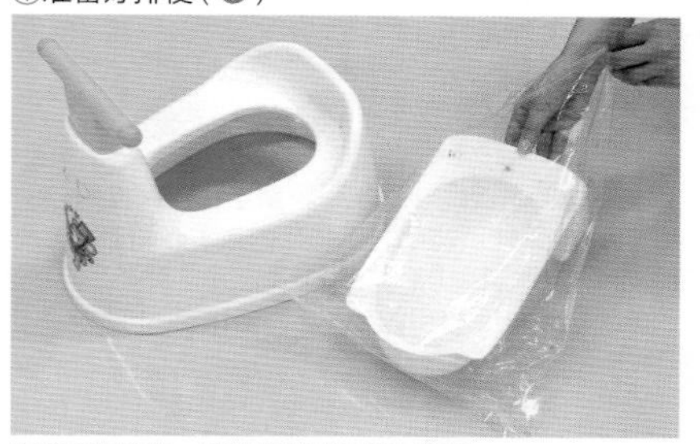 **便盆会有污染，应将塑料袋套置于便盆** 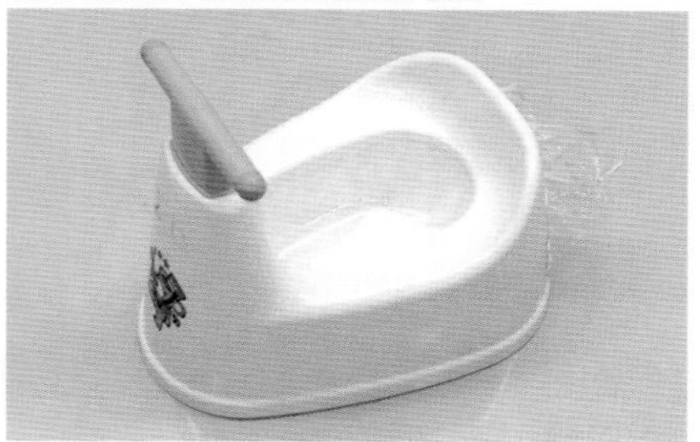 **组装好便盆** ②整理好孩子衣服	❶能自行排便时，将便排在厕所或套有塑料袋的便盆中。如果便在尿布上，可采取尿布上的便 技巧▸ 如果是水样便被纸尿布所吸收状态时，可将棉花放于肛门处。1 次排便量少时，可在棉花与尿布间垫上塑料薄膜，尽可能让棉花多吸收便 注意▸ 在垫上棉花后，水样便长时间置于棉花上，会引起肛门四周皮肤的斑疹。应多次短时检查棉花吸便状态，及时拿下有便棉花。此外，尿布吸收的水样去除不了，会增大漏出的可能。为了不使四周因漏便被污染，在孩子行动范围内可铺上一次性布垫 注意▸ 孩子腹泻时，要考虑有感染症的可能性，检体要谨慎放置、检查 防止事故要点▸ 触到便时，按标准预防策略，预防感染
4 处理检体 ①将检体移至容器（❶❷❸❹❺） ②向检查室提交采便（❻） ③记录	❶移便时要戴好一次性塑料围裙、一次性手套 根据▸ 因可能会有病毒混入便内，为预防感染，防护是必要的 ❷固体便移便时，用木勺子或一次性舌压器移入容器 ❸水样便用吸管移行 ❹从尿布上采到的水样便不能使用时，可拧垫上的棉花，取便汁 注意▸ 检查项目不同，便的必要量不同 ❺检体使用后，必须用肥皂，流水洗手 ❻确认检体容器上的名字是否正确

5 身体指标检查
4 骨髓穿刺

赤川里美

目的▸ 采取诊断造血系统疾病必要骨髓，判定有无肿瘤的侵袭，进行细菌学检查

检查项目▸ 既往病史、基础疾病、生命特征、有无对麻醉药等的过敏症

适用条件▸ 血液、造血系统有疾病的孩子

禁忌▸ 血友病等凝血因子异常、有出血性倾向的孩子不宜进行

防止事故要点▸ 防止误认孩子、取错检体、防止感染

必要物品▸ 腰枕、骨髓穿刺针（①）、灭菌纱布（②）、注射器、穿孔薄材（③）、灭菌手套、聚维酮碘浸润的棉棒（④）、硫代硫酸钠、棉球，创可贴（⑤）、灭菌床单、处置时用防水垫、肝素（必要时）、局部麻醉药、镇静剂（入眠处置的必要时用）、镊子、脓盆、枕子或沙袋（必要时）

· 入眠时穿刺实施的必要物品：心电图监视器、血压计、脉冲血氧计、吸引器（紧急时备用）

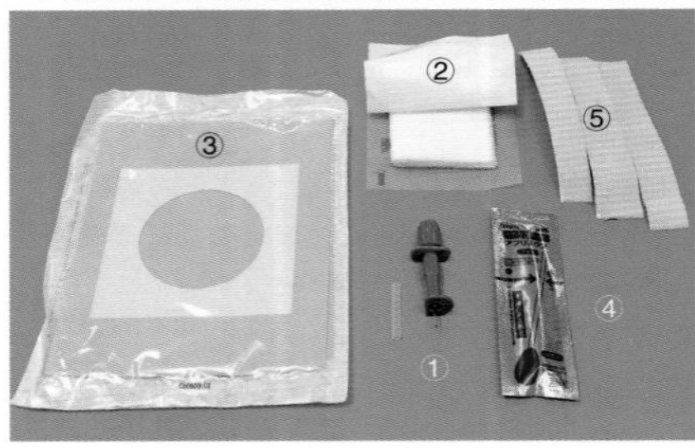

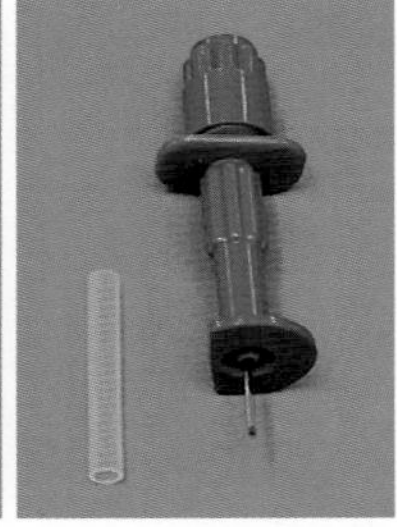

骨髓穿刺针

步骤

要点	注意・根据
1 让孩子的准备	
①说明检查目的、意义、步骤，减轻孩子的不安（❶）	❶用孩子理解的语言让孩子准备，努力减轻孩子的不安 根据▸ 穿刺会伴有强烈的痛，髂骨穿刺时，要采用腹卧位。孩子对要干什么完全不知道，诸多的因素增加了孩子的不安感，强烈的不安使孩子检查时有体动，入眠处置时的药物效果不明显 注意▸ 事前，应向孩子和家长充分地说明检查会伴有痛。如果有体验的孩子，回想起前次的检查会更加不安和害怕。因此，要说明检查的必要性，做好检查的准备
②控制孩子的用餐（❷）	❷检查前，要控制用餐 根据▸ 在检查时，注射镇静剂做入眠处置会诱发呕吐，要告诉家长，检查前 2 ~ 3 小时孩子不要饮食
③检查前让孩子完成排尿（❸）	❸根据▸ 如果尿贮留会压迫腹部，检查后也可能无法马上活动，所以检查前要排尿

要点	注意・根据
2 做好穿刺的准备 ①准备必要物品（❶）	❶准备好必要物品，所有操作都要无菌操作 根据▸ 预防感染 注意▸ 如果等孩子进入检查室后，开始准备，孩子会在检查室长时间等，会增加孩子的不安。过早地准备好也会使清洁的环境有可能受污染。应根据孩子的状况和执行检查的医技人员的状况来准备
②引导孩子前往检查室（❷❸）	❷和孩子、家长确认名字，防止误认孩子 防止事故要点▸ 确认孩子名字，核对检查内容，防止误认孩子 ❸在检查开始前应该给孩子看些书画，不要让孩子感到不安 注意▸ 如果陪伴的家长对检查感到不安会使孩子也不安，要使家长理解检查，促使家长轻松地接受自己孩子受检
③必要时，在医生的帮助下让孩子进入睡眠状态操作监视器监视（❹）	❹根据▸ 穿刺时的体动，有可能会伤到身体，很危险 注意▸ 入眠处置时，心电图、脉冲血氧计、血压计都应接上后实施睡眠导入。入眠中监视器监控，如有异常能及早发现。如果用镇静剂能看出呼吸抑制、血压变动。应向孩子和家长说明使用监视器的必要性，消除不安
④保持检查体位，固定（❺❻） 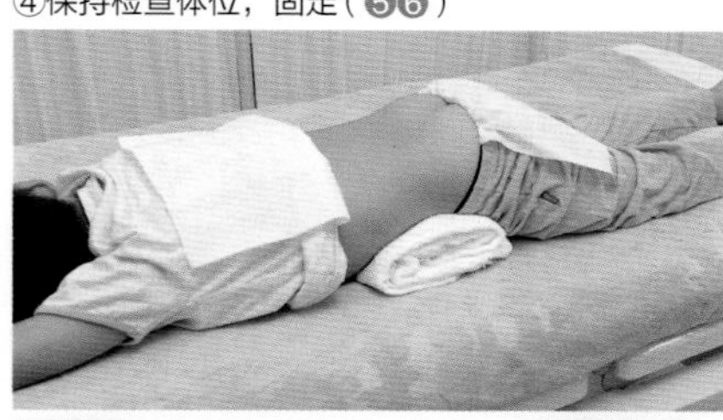 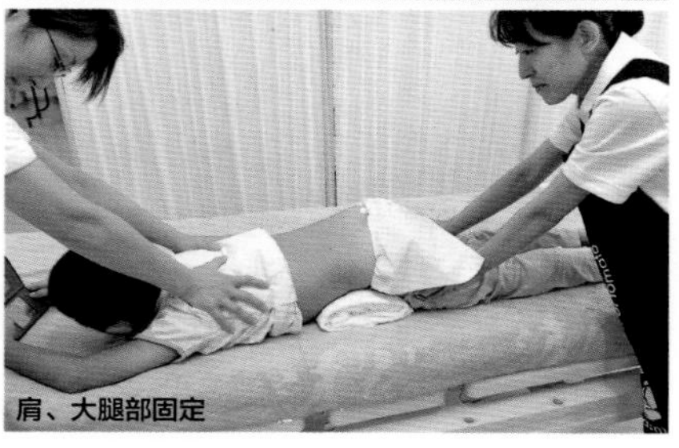 肩、大腿部固定	❺髂骨下放入枕，使孩子腹卧位，卷脱衣服，使髂骨露出为止。为防止出血等污染，使用防水垫将衣服垫遮盖住 根据▸ 不放入枕，髂骨刺会受压迫。髂骨过高时，胸部会上浮而不稳定，故要保持恰当的高度 注意▸ 孩子会有害羞感，要防止过度的暴露，也避免孩子受寒 ❻必要时，固定肩、大腿 根据▸ 穿刺时体动会有危险。要用话语激励孩子，打消因固定使孩子产生的害怕心理

要点	注意・根据
3 髂骨穿刺 ①穿刺部位消毒，罩上穿孔薄材（❶） 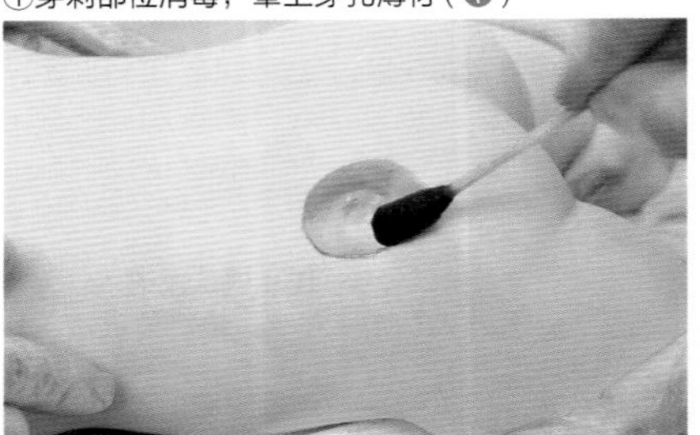 **用聚维酮碘浸润的棉棒对穿刺部位消毒** 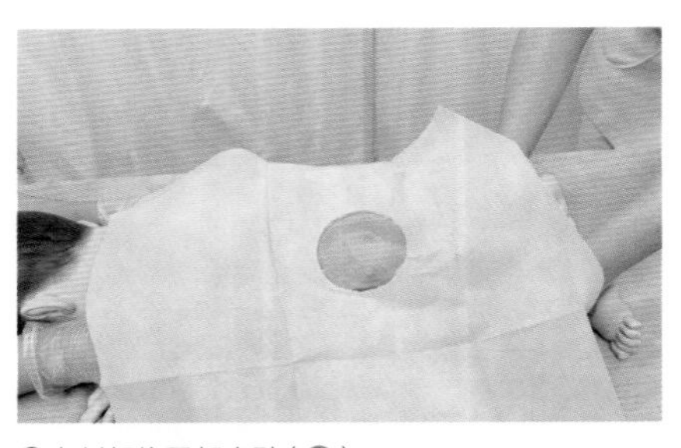	❶确认穿刺位置，罩上穿孔薄材，这是必要的无菌操作，穿刺医生戴上灭菌手套由穿刺部位中心内向外侧用聚维酮碘实施 3 次消毒 根据▸ 预防感染 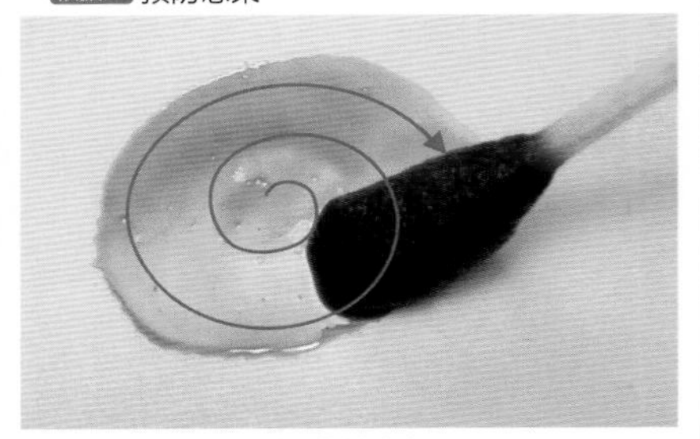 **消毒方向：由内侧向外侧旋转消毒**
②穿刺部位局部麻醉（❷） 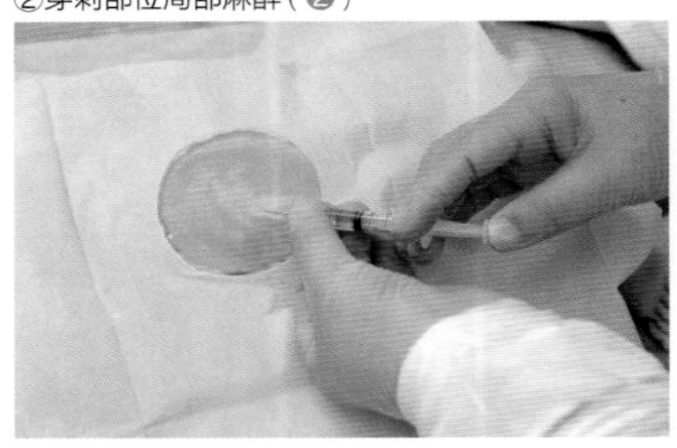	❷在觉醒下实施时，穿刺部位注射局麻药，稍过片刻，确认局麻效果 根据▸ 骨髓穿刺针刺入时，有强烈疼痛，要对孩子进行充分麻醉 注意▸ 固定者不要触碰穿孔薄材 防止事故要点▸ 要确认执行无菌操作，减低感染风险
③医生用骨髓穿刺针刺入（❸❹）	❸固定好不要使孩子体动 ❹医生将骨髓穿刺针筒拔出，用注射器接续，抽取骨髓液 技巧▸ 穿刺时和吸取时都有强烈的痛感，护理员要用话语鼓励孩子，向其说明还有多少时间就检查结束了，使孩子痛苦最小化 注意▸ 穿刺中要观察孩子全身状态，不能忽略。痛和压迫及镇静剂会易引起呕吐等异常

要点	注意・根据
④拔针、止血（❺❻❼） 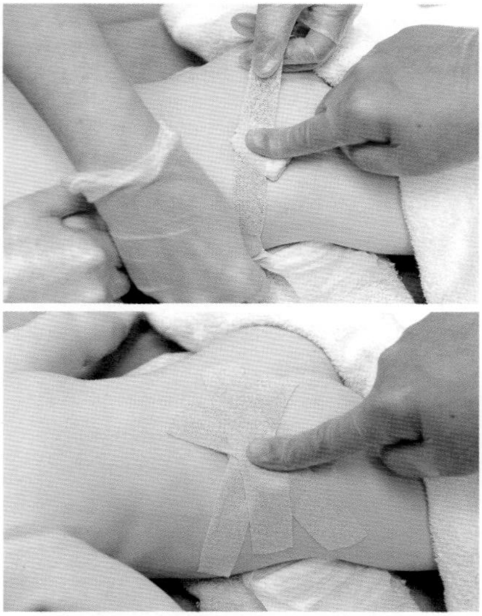 **止血效果不好时，将灭菌纱布做成枕型置于穿刺部，用创可贴压迫止血**	❺医生拔出穿刺针，用灭菌纱布压迫止血 注意▶ 造血系统有疾病的孩子止血效果不好，事前应确认采血数据并放置好，随时准备运用 ❻确认止血后，再度用聚维酮碘消毒。穿刺部周围的出血和消毒用聚维酮碘，用硫代硫酸钠擦除，贴上创可贴 根据▶ 为了不引起穿刺部位的感染，应认真消毒 注意▶ 聚维酮碘对皮肤有刺激性，会有痒的情况，穿刺部周围可用硫代硫酸钠或微温水擦拭干净 技巧▶ 不能自行排便、腹泻重时，有可能会污染创可贴，用防水敷料覆盖后贴上创可贴为好 ❼止血效果不好时，用腰枕压迫止血。腰枕在腹卧位的髂骨下，将腹卧位改为仰卧位压迫止血即可。确认止血后，撤去腰枕 注意▶ 避免检查当日入浴，创可贴要贴至第 2 天
⑤告诉孩子和家长，检查结束。整理孩子衣服，返回病房（❽）	❽告诉孩子检查完成并表扬孩子 根据▶ 使孩子持有能够接受检查的信心，下次检查易顺利进行
4 处理检体，收拾 ①处理检体 ②向检查室提交检体（❶） ③使用物品按所定方法处理，收拾 ④记录	❶确认检体容器上记入的名字与孩子名字的一致性 防止事故要点▶ 防止取错检体
5 观察孩子状态 ①观察回病房的孩子的状态（❶）	❶回病房后，确认穿刺部的止血状况，观察生命体征状态 根据▶ 止血效果不好时，会有可能再出血。有入眠处置时，要确认觉醒状态和呼吸状态，有无恶心等，尽可能在早期发现异常

5 身体指标检查
5 腰椎穿刺

赤川里美

目的▸ 诊断中枢神经系统的感染症及炎症性脱髓鞘病、神经末梢炎等的疾病及判定治疗效果，髓腔内药物治疗等

检查项目▸ 既往病史、基础疾病、生命体征，有无对麻醉药的过敏症

适用条件▸ 脑脊髓液的性状检查、脑脊髓液压和脑血管障碍、脑膜炎等

禁忌▸ 颅内压亢进，有出血性倾向的孩子不宜进行

防止事故要点▸ 防止误认孩子、取错检体，防止感染、跌落

必要物品▸ 穿刺针（①②）、聚维酮碘浸润的棉棒（③）、棉球、灭菌玻璃管、灭菌手套、一次性手套、创可贴（④）、灭菌纱布（⑤）、髓液压测定用玻璃棒（必要时）、延长导管、局麻药、镇静剂（入眠处置时）、镊子、床单

· 入眠状态下实施检查时的必要物品：心电图监视器、脉冲血氧计、呼吸囊－活瓣面罩、吸引器（紧急时备用）

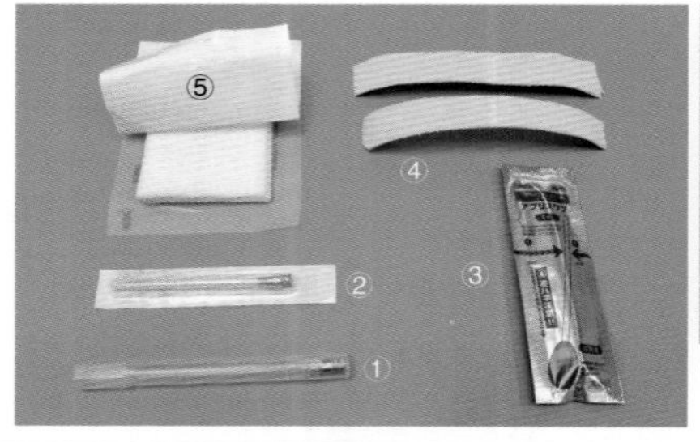

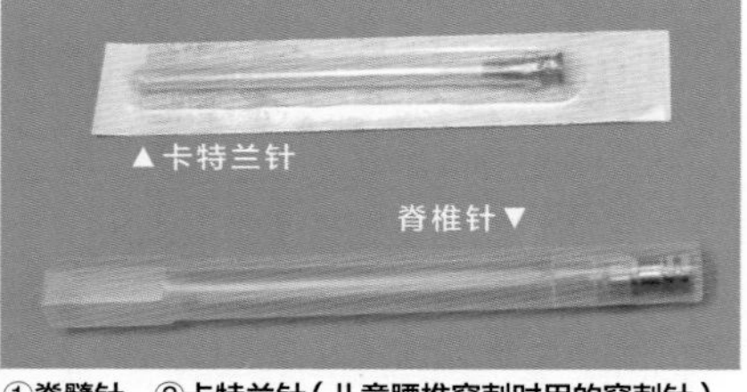

①脊髓针，②卡特兰针（儿童腰椎穿刺时用的穿刺针）

步骤

要点	注意・根据
1 孩子的准备 ①向孩子说明检查的目的、意义、步骤，减轻孩子的不安（❶）	❶用孩子懂得的语言帮助孩子准备，努力减轻孩子的不安 根据▸ 检查会伴随强烈的痛，孩子对要做什么不清楚时，会增加孩子的不安。检查时，孩子因强烈的不安，身体会动，入眠处置时，药效也会难以奏效 注意▸ 尽管有痛伴随，但检查时有必要保持受检姿势。事前要向孩子、家长充分说明
②控制用餐（❷）	❷检查前控制用餐 根据▸ 孩子自身或入眠处置会诱发呕吐，告诉家长检查前 2 ～ 3 小时要禁止饮食
③检查前完成排尿（❸）	❸根据▸ 检查后有必要卧床 1 ～ 2 小时，事前应完成排尿
2 准备穿刺事项 ①必要物品的准备（❶）	❶髓腔内要注射时，准备好注射药物，所有过程都应无菌操作

要点	注意·根据
	根据▸ 因穿刺会逆向性引起髓腔内感染，所以，所有操作为无菌作业 注意▸ 如果孩子长时间等在检查室，会增加孩子的不安。过早地准备好会使清洁的环境有可能受污染。应根据孩子的状况和执行检查的医技人员的状况来准备 防止事故要点▸ 确实地执行无菌操作，降低感染的风险
②引导孩子到检查室（❷❸）	❷和孩子、家长确认名字，核对手中的病历等确认一致性 防止事故要点▸ 确认孩子名字、核对检查内容，防止误认孩子 ❸让孩子排尿完成后，引导入检查室 注意▸ 如果陪伴的家长对检查感到不安会使孩子也不安。要使家长理解检查，促使家长轻松地接受自己孩子受检
③必要时使孩子入眠。由医生帮助执行入眠处置，用监视器观察（❹）	❹根据▸ 穿刺时的体动，有可能会伤到身体 注意▸ 入眠处置时，心电图、脉冲血氧计、血压计都应接上后实施入眠处置，入眠中用监视器监控，如有异常能及早发现。如果用镇静剂能看出呼吸抑制，血压变动，应向孩子和家长说明使用监视器的必要性，消除不安
④将孩子置于检查体位，固定（❺❻❼） 骨背与髂骨连线垂直，固定 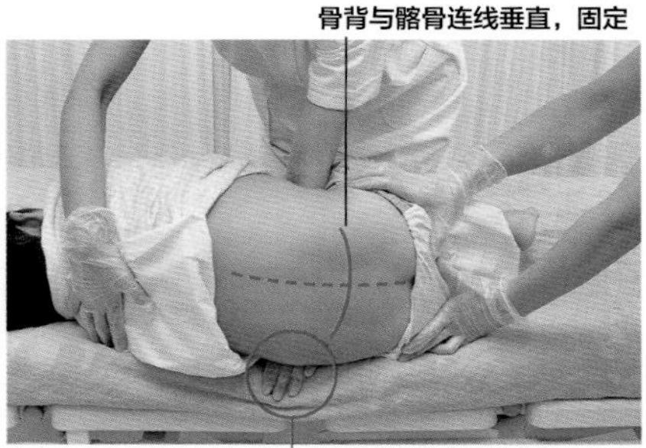 护理员的手垫入床的边缘	❺帮助体位固定的人员要戴好一次性手套 根据▸ 戴上手套防止髓液污染 ❻清洁范围要大些，在消毒液不碰沾到衣服的前提下，对上半身、半个背部、下半身臀部的一半进行消毒 注意▸ 检查露出部分要考虑孩子的害羞感，必要以外的露出会使孩子受寒 ❼一般医生右手为惯用手，应让孩子左侧卧位。为了使腰椎棘突间隔扩展、能穿刺，应让孩子头部与膝部靠近，背部呈弓形姿势并固定 根据▸ 针对右手是惯用手的医生，孩子左侧卧位时，刺入角度与椎骨角度相适宜，易穿刺。为了穿刺于腰椎棘间，一定要使孩子背呈弓形 注意▸ 脊椎和髂骨连线要呈垂直状态，如果不保持垂直状态，针就不能刺入髓腔。为此，固定体位是非常重要的。另外，要注意孩子的颈部过度的前弯曲是否引起呼吸困难，不能忽略观察孩子的状态

要点	注意・根据
髂骨最高点 髂骨上棘连线 第 4 腰椎（L4） **■图 1　腰椎穿刺部位**	技巧▸ 护理员可待在床上用自己的双足固定孩子的脚，用单手臂从孩子的腹部下伸到孩子的背后固定背，使背不翻转。为采取到清洁的髓液，孩子呈弓形固定姿势，要正好在床侧端保持，可通过伸向腹部在孩子背后固定的手，将孩子躯体移至其背侧，正好在床侧端上方，然后固定。护理员另一手支撑孩子的肩部，如果孩子偏瘦，腰部可用浴巾夹垫等方法，使背中线脊椎呈直线并保持 防止事故要点▸ 体动会使孩子有跌落的可能，护理员要牢固地固定好孩子
3 腰椎穿刺 ①确认穿刺部位，用聚维酮碘消毒（❶） 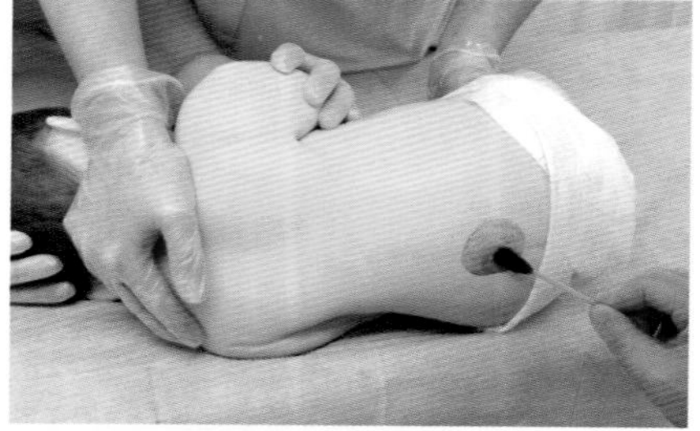 **用聚维酮碘浸润的棉棒对穿刺部位消毒**	❶儿童在第 4 腰椎以下脊椎间穿刺，确认穿刺位置，从穿刺部位中心由内向外侧用聚维酮碘实施 3 次消毒 根据▸ 儿童神经根的位置低下，在第 4 腰椎以下穿刺 防止事故要点▸ 实施无菌操作，降低感染风险
②准备穿刺（❷❸） ③穿刺部位实施局麻（❹） ④穿刺，采取髓液（❺❻） 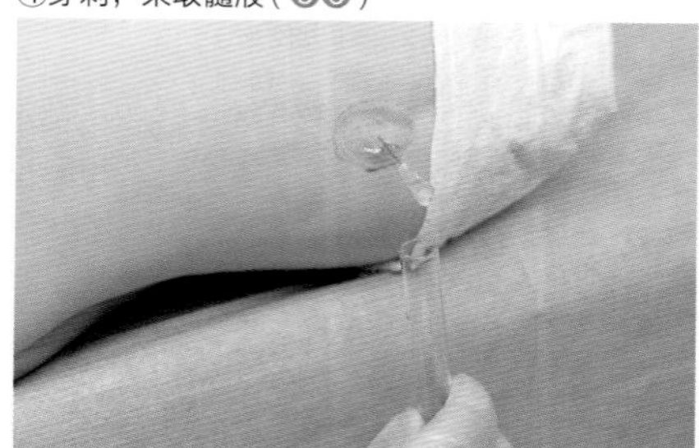 **用灭菌玻璃管抽取髓液**	❷医生洗手或用干燥性手指消毒剂消毒后，戴上灭菌手套 根据▸ 预防感染 ❸髓腔内要注射时，准备好注射液 ❹医生对穿刺部位注入局麻药，确认麻醉作用的开始点 ❺医生用穿刺针穿刺，用灭菌玻璃管抽取流出的髓液 注意▸ 灭菌玻璃管的管内侧是灭菌的，外侧壁没有灭菌，外壁不要触碰穿刺针 注意▸ 在抽取髓液的过程中，要持续观察孩子的脸色，呼吸状态有无变化，确认孩子下肢是否有麻痹 ❻抽取检查的必要量髓液后，实施髓液压的测定或髓腔内注射

要点	注意・根据
⑤根据目的测定髓液压（❼）、髓腔内注射（❽）等（❾）	❼髓液压测定时，医生将针上附有的三通活栓连接测定用玻璃棒或延长导管，测定髓液压 ❽髓腔内注射时，医生先将注射药注入延长导管，后将延长导管（注有药液）与穿刺针连接，确认髓液逆流后，注入药液 ❾护理员要注意孩子对下肢的疼痛度和麻痹感的诉说，要鼓励孩子保持不动并用外力固定体位 注意▶ 注射器推压时，有可能会使连接部脱落，应锁住注射器连接部。体位固定人员不要过度靠近注射器，以免注射器脱落时有药液外泄而沾碰到药液
⑥拔针，确认止血，贴上创可贴（❿） 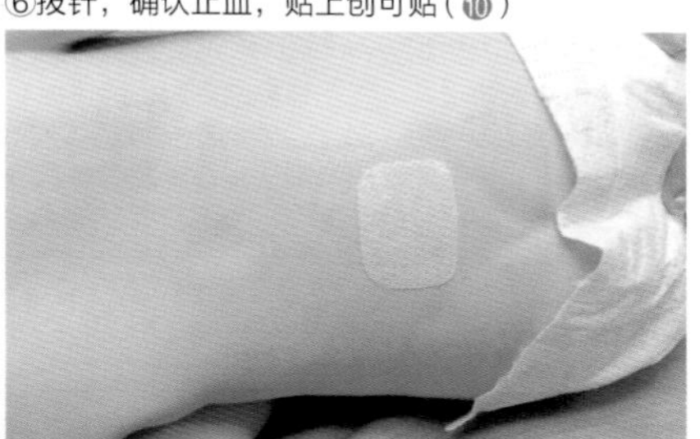 **确认止血后，用聚维酮碘消毒，用硫代硫酸钠或微温水擦除聚维酮碘，贴上创可贴**	❿护理员用灭菌纱布压迫刺入部，确认髓液不流出和止血。用聚维酮碘消毒，周围用硫代硫酸钠配剂消毒药擦净后贴上创可贴 根据▶ 穿刺部位不能感染，要认真消毒 注意▶ 聚维酮碘对皮肤有刺激，可能会痒，周围改用硫代硫酸钠或微温水擦净 注意▶ 避免检查当日入浴，创可贴要贴至第2天
⑦告诉孩子、家长检查结束，整理好孩子衣服，保持安静卧床状态，回病房（⓫⓬） 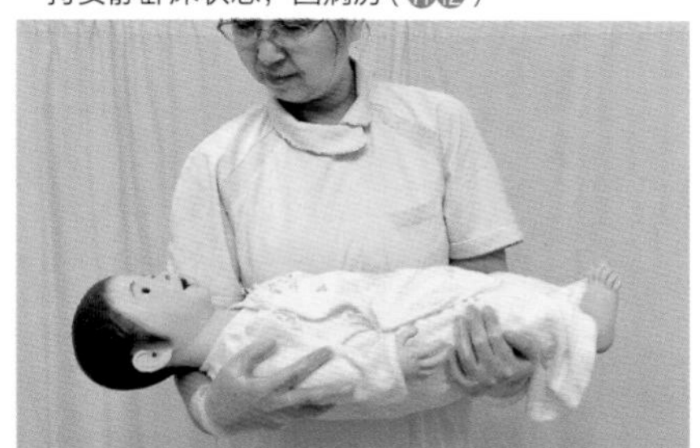 **尽可能使孩子保持水平位置，安静卧床状态，回病房**	⓫告诉孩子检查结束并表扬孩子 根据▶ 使孩子持有自己能接受检查的自信，推进下次检查顺利进行 ⓬移送孩子时，尽可能保持水平位置，注意头部不要高位 根据▶ 髓液压的变化可能会使孩子出现头痛、恶心、呕吐等症状
4 处理检体，收拾 ①处理检体 ②向检查室提交检体（❶） ③使用物品按所定方法处理，收拾	❶确认检体容器上的孩子名字是否正确

要点	注意・根据
④记录	防止事故要点▸ 防止取错检体
5 观察孩子 ①回病房后，观察孩子（❶）	❶回病房后，确认穿刺部位的止血状况，观察孩子的生命体征，为避免穿刺后 1 ~ 2 小时颅内压急速变低，头部要保持水平，安静卧床。安静卧床中如果有尿意，可卧床状态下排尿，事前准备好卧床排尿器 根据▸ 髓液压的变化会有头痛、恶心、呕吐等症状入眠处置，要确认觉醒状态、呼吸状态、有无恶心。有异常时，做到努力在早期发现 注意▸ 穿刺部位会有强烈痛，有时会有 1 周程度持续痛，会增加孩子的不安感，要预先向孩子、家长说明这一现象。使用镇静剂等时，尽可能不影响 ADL。穿刺后，孩子会暂时有持续的头痛、恶心，可能是髓液漏出的缘故，在穿刺部位自然堵塞为止，保持安静卧床

6 食物负荷试验

山北奈央子

目的▸ 确定过敏食物后，在医学监测环境下，判断过敏食物是否能吃、能吃多少等，是为了确认患者对食物的耐受性进行的试验

检查项目▸ 孩子的全身状态，全身皮肤的状态、内服药的状况、摄取负荷食品时过敏出现的状况等

适用条件▸

· 为确定食物过敏进行诊断
· 多数呈阳性食物过敏的孩子能摄食最小必要量时（尽管检出 IgE 抗体，但并不是所有过敏都是经口摄食而产生反应）
· 判定耐受性
· 幼儿、学童主观诉说的症状（自己感到的症状）时

禁忌▸ 因食物引起过敏性的孩子、血中 IgE 抗体值高的孩子、有明显过敏症状的孩子

防止事故要点▸ 防止错误的负荷食品、孩子由床跌落

必要物品▸ 保冷容器、注射器、定时器、移液管、秤、匙、食用保鲜膜、签条、负载食品（也有患者自带）、装食品容器、杯（必要时）、监视器（紧急用）

步骤

要点	注意・根据
1 调整环境，准备使用物品	➡这里对当日入院进行食物负荷试验进行陈述。食物负荷试验于 2006 年 4 月在日本医院开始实施，2008 年 4 月相关的食物负荷试验开始在其他国家开展，在设施符合标准的情况下，不满 9 岁的患者每年 2 次更加保险
①调整床周边环境，准备好必要物品 ②迎接孩子和家长（❶） 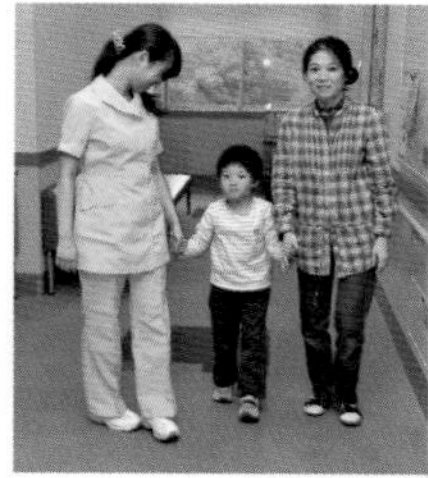 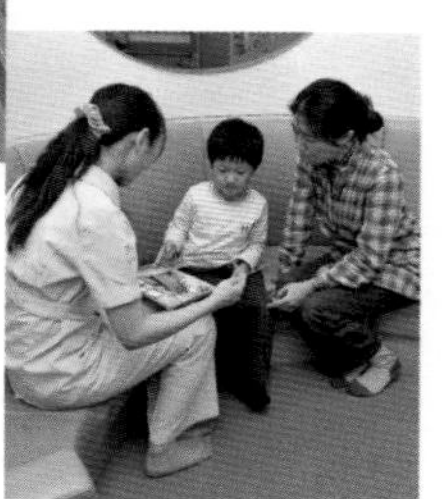	❶对孩子的状态进行检查后，带入病房楼 根据▸ 病楼有易受感染的孩子，故对空气感染而导致的水痘、麻疹或感冒要检查核对。这对预防感染是重要的 注意▸ 状态不好时（感冒、腹泻、疲劳等）易出现过敏症状，不进行试验。在能充分控制过敏症状，能判定是食物负荷试验出现的症状时，实施试验。抗过敏药等内服药有使过敏症状不易出现的药物，原则上中止服用。注意感冒药中含有抗过敏成分等 ➡食物负载试验①开放法（食用方和给予方都知道食物内容）。②单线隐蔽法（食用方不知食物内容，给予方知道食物内容）。③双线隐蔽法（吃方和使其吃方都不知道食物内容）。在日常生活中，看见食物才吃，所以，一般用开放法来进行试验

要点	注意・根据
③将孩子和家长领入病楼，测定孩子的生命体征，确认全身状态，医生诊看后，开始食物负荷试验（❷❸） 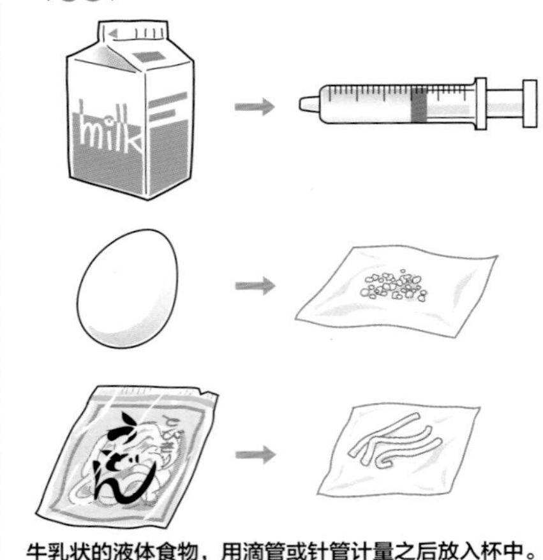 **牛乳状的液体食物，用滴管或针管计量之后放入杯中。固体状食物，计量后置于保鲜膜内**	❷负荷试验前确认孩子的全身状态（包括皮肤状态）。负荷试验开始后，在确认有过敏症状时，可从状态的变化中知道。为监视过敏症状的出现，在床侧放置监视器 ❸根据医生的指令计量负荷食品，固体食品用薄膜包裹，牛奶样的液体少量时，除移液管之外，可用注射器计量后，放入杯中。将数量记录在签条上备案，将负荷食品放入有保冷剂的容器中 注意▸ 防止事故要点▸ 为防止弄错负荷食品，容器要有被检者看得懂的标记 技巧▸ 负荷试验中因负荷量是渐渐增加的，孩子即使有饿感也不能吃负荷食品以外的食物，事前应向其和家长说明。饮料可喝平时喝过没有过敏反应的 根据▸ 如果满腹，便吃不下负荷食物，过敏症状出现时是哪种食品引起的就无法查清
2 开始食物负荷试验 ①根据医生的指示，首先微量摄入（❶） 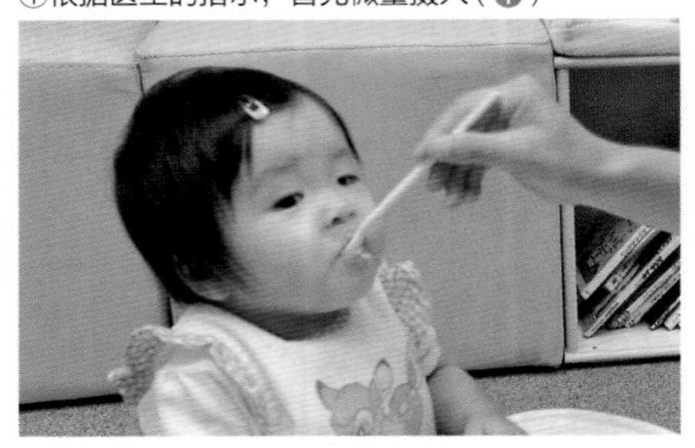	❶注意▸ 不一定以微量摄入开始。可以 1 g 量开始摄入。根据孩子不同，开始量和最终量可不同 防止事故要点▸ 在摄取食品开始之际，可将决定的负荷食品准备好，放置在床边，防止反复操作而取错 防止事故要点▸ 注意孩子不要从床上跌落
②摄入后经过 15 ～ 30 分钟的观察，医生诊看后，确认无过敏症状，再继续摄入反复操作（❷）	❷负荷食品依下一页的例，渐渐增量 根据▸ 突然大量摄入可能会引起过敏 技巧▸ 幼儿做负荷试验时，对吃负荷食品的经验几乎没有，可能会因连续吃相同的食物而拒绝。将确认无过敏症状的食品混在一起喂食，有必要将试验继续下去

要点	注意・根据
[例] 煮熟和蛋白（用紫菜包卷）(❸) 微量 ➡ 1g ➡ 5g ➡ 10g ➡ 剩量全部 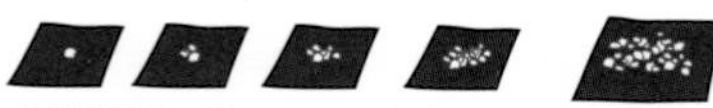 从微量开始，以15～30分钟为间隔一边增量一边确认症状	❸蛋白负荷试验时用紫菜包卷，牛奶负荷试验时加入调味等
③最后，摄取量后连续观察15～30分钟，60分钟后，由医生诊看，确认无过敏症状时，用过敏对应的午餐（❹） 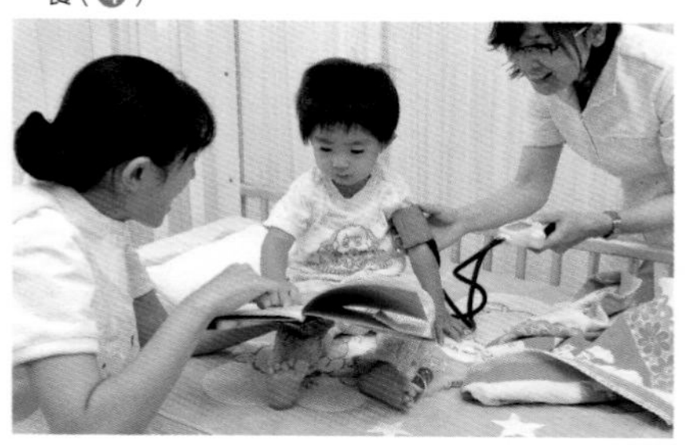	❹摄取食品后，按表1的陈述确认过敏症状和生命体征的变化，马上接受医生的诊察，必要时按医生的指示用药和实施监视器管理。在确认是过敏症状时，马上中止食物负荷试验 注意▶ 瞬间型过敏的最频繁症状是皮肤症状（发红、出疹、瘙痒、荨麻疹等），过敏性休克（虚脱状态、意识障碍、血压低下）的例子也多，应注意 ■表1　主要过敏症状（见下表）

■表1　主要过敏症状

皮肤黏膜症状	荨麻疹、发红、出疹、瘙痒、眼球结膜充血、眼睑浮肿、嘴唇舌的不协调、喉浮肿、喉痒、表面变得粗涩
消化系统症状	腹痛、恶心、呕吐、腹泻、便血等
呼吸系统症状	打喷嚏、流鼻涕、鼻腔阻塞、咳嗽、喘鸣、呼吸困难
全身性症状	过敏等

要点	注意・根据
④午餐后，确认有无过敏症状，由医生判定负荷试验的阴阳性，判定后，办理出院手续（❺❻）	❺负荷试验后，也有可能出现延迟型过敏症状。要告诉家长，回家后，要注意深度观察是否出现过敏症状 ❻根据医生的指示，去除过敏食物改替代食品并告知其注意事项 技巧▶ 有延迟型过敏症状的孩子实施负载试验后可在医院住一天 注意▶ 为了减轻家长对孩子食物过敏的不安，要向家长推荐替代食品，平衡摄取，指导其家庭用餐时的注意点
3 记录，收拾 ①记录孩子全身状态、负荷试验的经过（❶） ②收拾使用物品	❶记载过敏原因的食物同时记载症状 根据▶ 经过连续观察，可比对症状是否比以前有所改善等，正确的记录是和治疗息息相关的

第4章

辅助治疗技术

1 固定・抑制

田崎步

目的▸ 为了安全地实施处置、检查、治疗等，要限制身体的一部分或全身的运动

检查项目▸ 抑制的效果、有无循环障碍（压迫、痛、内出血）、皮肤的状态（色、温度、出汗、有无擦伤）、呼吸状态、生命体征变化、孩子的精神状态

适用条件▸ 下列场合在没有其他方法的时候，实施必要的最小限度的固定

- 侵入性检查、治疗、手术中有必要固定全身或局部时
- 有创伤，手术伤口保护困难时
- 意识障碍和意识不稳定伴随谵妄等兴奋的精神症状，预测有危险时
- 因急性精神病，推测有自伤或生命危险时

防止事故要点▸ 防止呼吸障碍、循环障碍，防止关节受到限制

必要物品▸ 马甲式约束带、约束带（四肢用、肘关节用）、浴巾、线等

步骤

要点	注意・根据
1 使用物品的准备 ①根据目的准备好必要物品（❶）	❶根据最小限度的必要控制，针对目的选择使用物品和限制部位 根据▸ 不能阻挡、损害孩子的生成发育
②事前，向孩子和家长说明（❷）	❷要向孩子家长明确说明目的和方法，取得同意 根据▸ 尽管在治疗上是必要的，但对孩子来说会有身体、精神上的痛苦
2 控制 **［用浴巾抑制孩子身体］** ①在床上铺开浴巾，让孩子躺在浴巾上（❶）	❶根据孩子的身体大小，选择恰当的浴巾 根据▸ 儿童的体动活泼，如果手从浴巾中伸出就不能充分抑制
②浴巾的左端牢固地覆卷孩子的右上肢，右端牢固地覆卷左上肢（❷）	❷根据▸ 如果肩部覆卷不牢固，孩子的手会伸出，达不到抑制的效果 注意▸ 要观察呼吸状态，确认颈部和胸部是否受到压迫 注意▸ 避免不必要的部分抑制。例：如果主要是抑制上肢时，下肢就应保持自由状态，孩子的紧张度也会降低，达到抑制的效果

要点	注意・根据
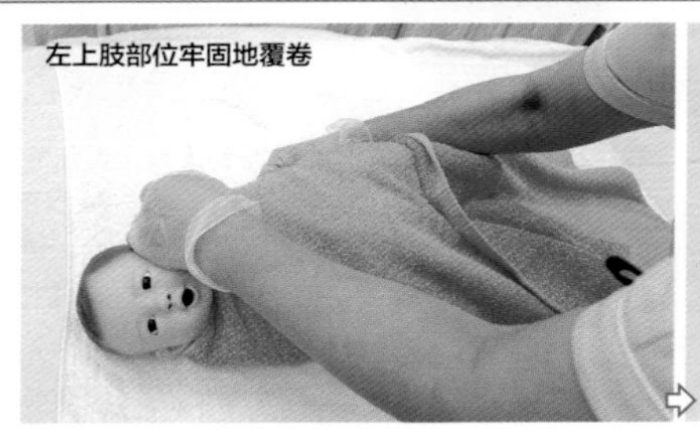 	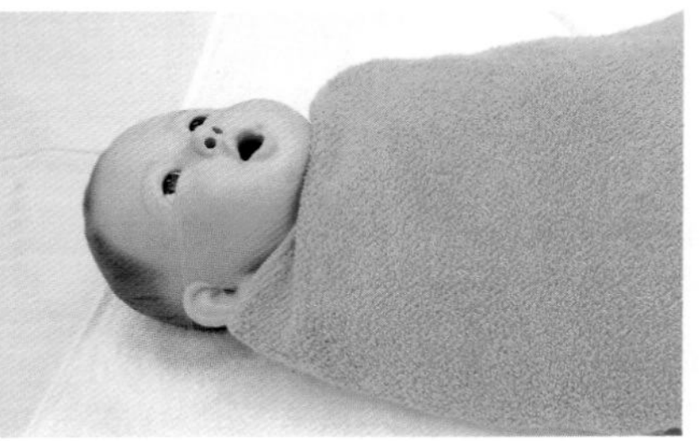
[用马甲式约束带抑制孩子身体] ①选择与孩子体格适合的尺寸（❶）	❶根据▸ 不合孩子身体大小时，不能充分地约束而有压迫现象
②将线牢固地与床框连接，固定住马甲（❷） 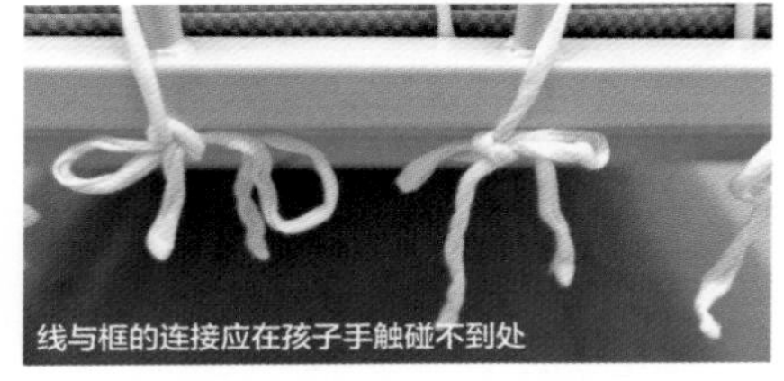 	❷根据▸ 在不能充分固定时，可将线连接在床栅上 注意▸ 要观察呼吸状态，确认颈部、胸部有无受压迫
③让孩子穿着马甲睡躺，用黏性胶带将肩和马甲前门襟的打结线固定住（❸） 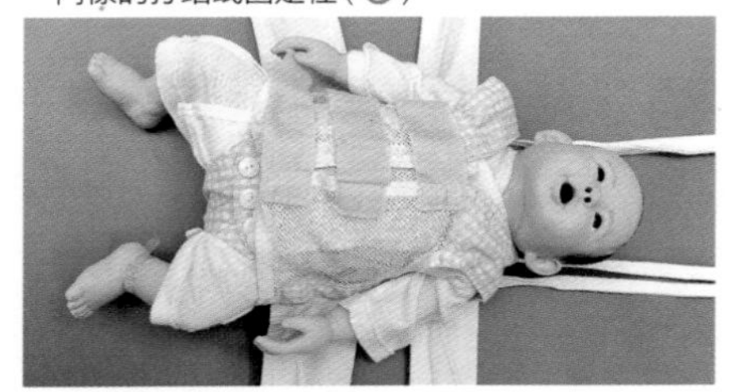	❸背部易出汗，可在背部垫上毛巾，必要时换掉马甲式约束带
[用肘关节约束带抑制上肢] ①肘关节约束带的芯是厚布制成的，与粘贴带一起组合成约束带（❶） ②根据孩子的体格选择适合尺寸 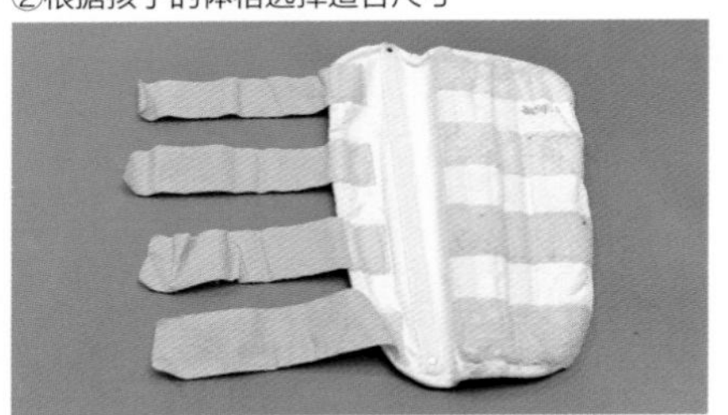	❶为了让手触碰不到脸部，防止孩子用手拔去气管导管、营养插管和触碰手术后的口唇，腭裂部等，通过抑制肘关节的弯曲，达到目的

要点	注意・根据
③将约束带的中央在肘关节处包卷住，固定（❷）	❷要将肘关节卷于控制带的中央 注意▸ 一定要露出手指，可观察末梢循环的状态，注意不要过紧地包卷 技巧▸ 约束带的边缘不要摩擦到皮肤，可在约束带里侧卷上毛巾
［用约束带抑制上肢］ ①选择与孩子体格相适合的尺寸 ②将约束带直接卷在手腕上，带线在床框上打结固定（❶） 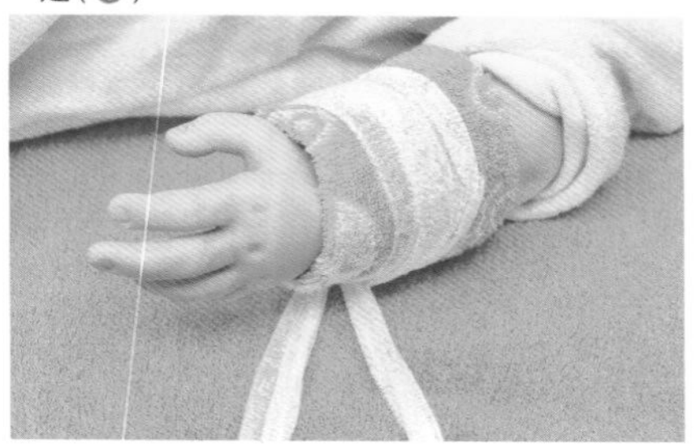	❶给固定手腕留一点可动的空间，以上肢触碰不到患部位置为准，进行固定 注意▸ 不要过紧地卷约束带，要防止因摩擦而伤皮肤 注意▸ 要考虑在抑制过程中，让孩子在可控的范围空间里玩耍。如看连环画、欣赏 DVD 等，或与孩子充分地交谈，给予精神上的安慰
3 观察，记录 ①控制中要充分观察，遵从医生的检查，以便在适宜时解除抑制（❶） ②观察抑制效果，有无循环障碍（压迫、痛、内出血）、皮肤的状态（色、温度、出汗、有无擦伤）、呼吸状态、生命体征、孩子的精神状态。有异常时，报告医生取得指示（❷）	❶抑制对孩子来讲是很痛苦的，通过连续观察尽可能尽早地解除抑制 ❷防止事故要点▸ 儿童体动活泼，不要因儿童抵抗抑制引起呼吸障碍和循环障碍、关节拘缩，也要注意手指末梢的变冷及肤色

儿童的权利保障

在日本护理协会《儿童护理领域的护理业务标准》（1999 年）中明示，在接受治疗的权利中要保障儿童不受抑制和拘束。不得不抑制时有进一步的说明，即要保持在最小限度。护理人员要对抑制儿童的体动的必要性进行商讨，不得不实施时，要观察抑制的效果和生命体征，安全并且最小限度实施是重点

在护理儿童领域中应特别留意儿童的权利和必要的护理行为（摘录）

［抑制和拘束］

①不是要抑制或拘束儿童，而是儿童应得到安全治疗和受护理的权利

②为了儿童的安全，在不得不抑制儿童身体体动等，实施拘束时，应针对儿童的理解能力，充分地向其说明或向家长充分说明，实施拘束应是最小限度的。针对儿童的状态应努力，积极地解除抑制措施

2 呼吸·循环管理

1 吸引

石井真

目的▸ 除去分泌物，提高换气能力，防止发生因分泌物导致的窒息
检查项目▸ 吸除前后的呼吸音、经皮动脉血氧饱和度、痰的量和性状
适用条件▸ 哮喘和支气管炎导致气管内分泌物多而咳出困难时
禁忌▸ 婴儿在喂奶后，禁止马上进行吸除
防止事故要点▸ 要注意防止由被污染的导管导致的感染，防止由不恰当的吸引压和操作引起黏膜损伤
必要物品▸ 吸引器、吸引导管或封闭式吸引导管、蒸馏水、灭菌手套、听诊器、脉冲血氧计、一次性手套、塑料围裙、呼吸囊－活瓣面罩（气管内吸引）、酒精棉、灭菌纱布

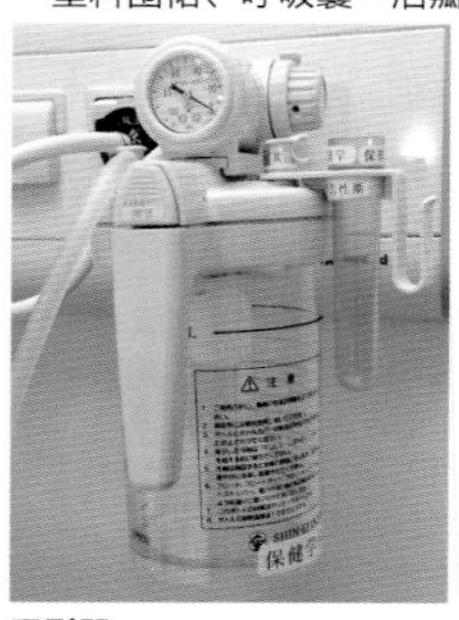

吸引器

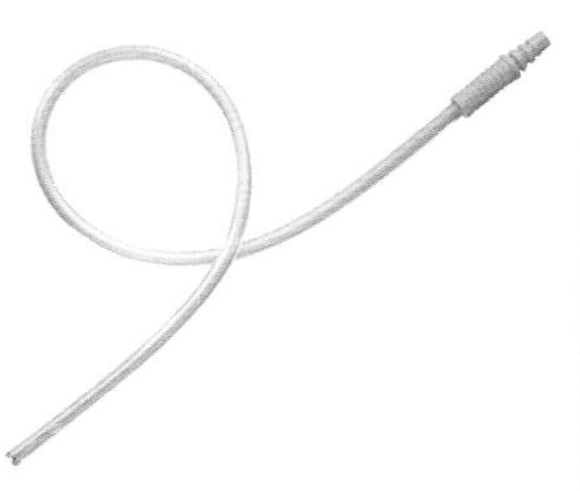

吸引导管
［图片提供：泰尔茂株式会社］

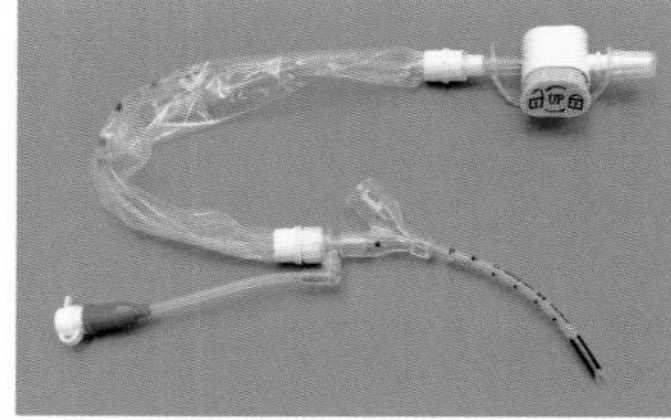

封闭式吸引导管

口腔·鼻腔·咽内部吸引

步骤	
要点	**注意·根据**
1 调整环境，准备使用物品 ①确认孩子的呼吸状态（❶❷）	❶呼吸是否痛苦，可用听诊器在胸部听肺音，评估痰的贮留程度和部位 根据▸ 吸除是让孩子感到痛苦的处置，要评估孩子的呼吸状态，判断吸引的必要性 ❷用手温暖听诊器听筒后，再放于孩子皮肤上听诊 根据▸ 听诊器冷会使孩子受惊
②准备好必要物品（❸❹❺）	❸准备使用物品，根据孩子的年龄和状态选择对应的吸引导管（参照表 1） ❹分泌物多、黏稠度高时，吸引压要高，有出血倾向时吸引压要设定低一些 根据▸ 不恰当的吸引压和不适宜的导管，有可能会损伤黏膜 ❺使用封闭式吸引导管时，用人工呼吸器连接后可吸引

要点	注意・根据

■表 1　口腔・鼻腔・咽部内吸引压、吸引导管尺寸、插入长度（Fr: 法国尺寸，1Fr=1/3 mm）

区分	吸引导管尺寸	吸引压*1	导管插入长度*2
新生儿	6 ~ 7Fr	90 mmHg 左右（12 kPa）	8 ~ 10 cm
婴幼儿	7 ~ 10Fr	100 ~ 200 mmHg（13 ~ 26 kPa）	10 ~ 14 cm
学童	10 ~ 12Fr	200 ~ 300 mmHg（26 ~ 40 kPa）	14 ~ 16 cm

＊1　安全的吸引压可随吸引导管的种类和分泌物状态改变

＊2　以口角到耳的长度为标准

2 向孩子、家长说明处置

①事前，向孩子和家长说明处置（❶❷）

❶针对孩子发育、理解能力，用易懂的语言说明实施吸引的方法。告诉孩子需要其协助（要努力保持不动，咳出痰来）

根据▸ 3 岁以上的孩子能理解实施的吸引。幼儿后期的孩子在实施口腔、鼻腔吸引综合在一起进行，能有效地配合吸引出分泌物

❷对婴儿、幼儿前期的孩子要准备最小限度的抑制

根据▸ 如果孩子闹腾就不能有效地吸引，多次重复操作会产生更多的痛苦，应有效地一次性吸除分泌物

注意▸ 吸引中孩子闹腾会损伤口腔、鼻腔黏膜，必须考虑孩子安全

3 吸引

①操作员带上一次性手套和塑料围裙（❶）

❶根据▸ 为预防感染，需穿戴上一次性手套、塑料围裙

防止事故要点▸ 为防止受到分泌物污染，穿戴好一次性手套和塑料围裙

②取出吸引导管（❷）

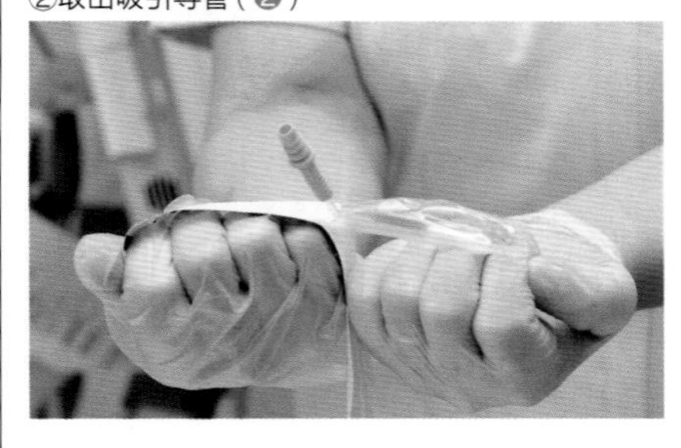

❷吸引导管袋的连接侧实施封闭

根据▸ 触碰到插入处时不会受到污染

要点	注意・根据
③连接吸引导管与吸引器的导管（❸） 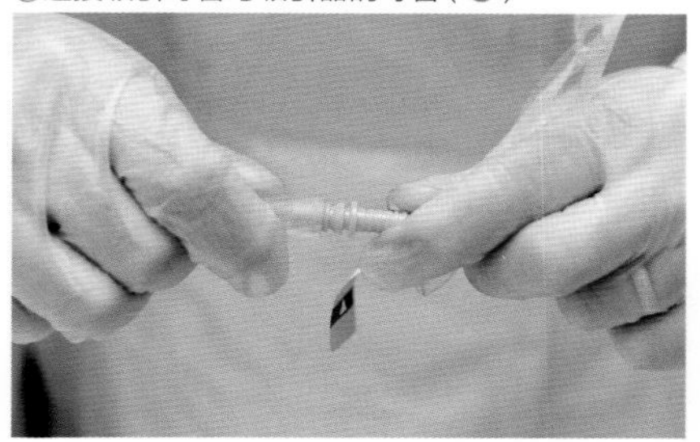	❸牢固地连接好接续处 根据▸ 连接处如有松动，吸引时会脱落 注意▸ 导管不能插越过咽部，事前要测定好插入长度 技巧▸ 用插入导管测出孩子鼻口到耳的长度，这一长度就是插入的深度 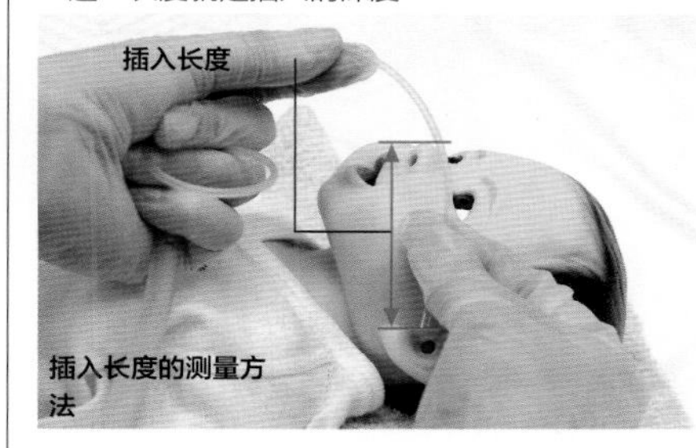
④将吸引导管弯折，确认吸引压是否上升，调节适宜的吸引压（❹） 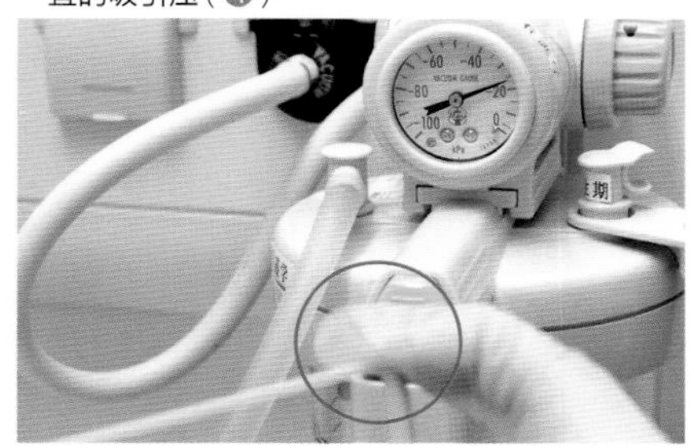 ⑤将吸引导管的端头放入水中，确认压力的有无，湿润的导管端也易插入 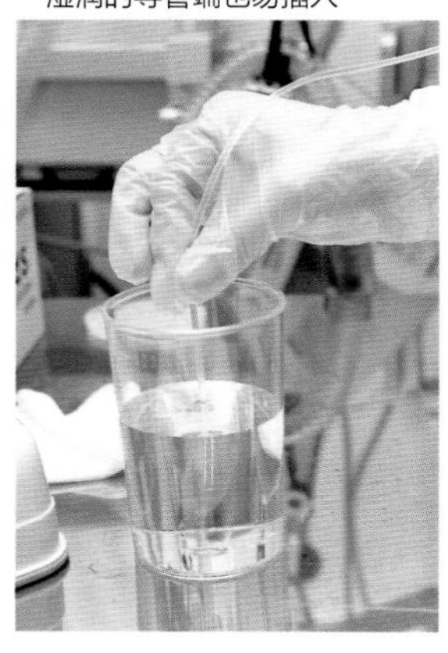	❹根据▸ 不恰当的吸引压和导管会有损伤鼻黏膜的可能 防止事故要点▸ 选择适合孩子的吸引压和导管，避免因不谨慎损伤黏膜

<table>
<tr><th>要点</th><th>注意・根据</th></tr>
<tr><td>⑥用习惯手拿着导管，用另一手的大拇指弯压导管，在不加压的状态下将导管插入鼻腔（口腔）（❺）
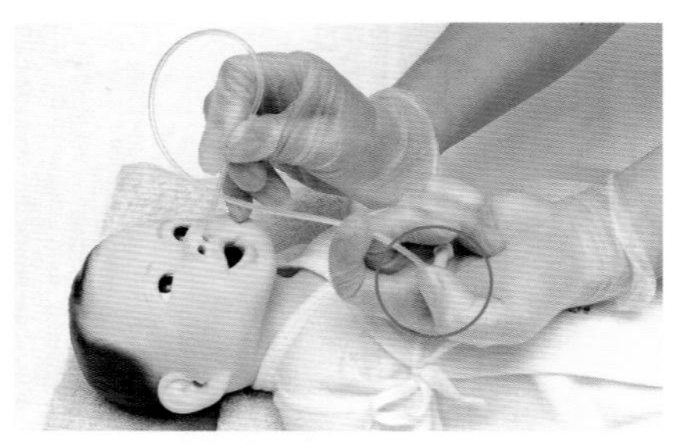</td><td>❺口腔、鼻腔吸引时，插入的导管不要超过咽部
根据▸ 如果要超过咽部入气管，吸引必须是无菌操作
注意▸ 如果在吸引压加压的状态插入导管，导管会贴吸在鼻腔壁上，插入不到深处</td></tr>
<tr><td>⑦插入导管后，放开大拇指弯压的导管，加吸引压。然后，慢慢地将导管转动着拔出来，吸引分泌物（10 秒以内）（❻）
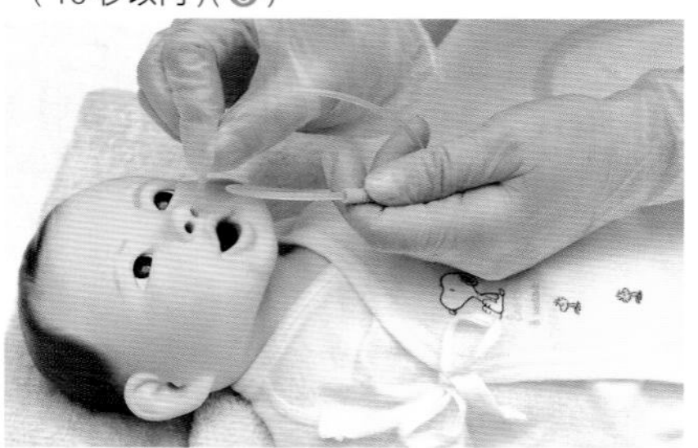
⑧观察被吸出的分泌物的性状和量，用酒精棉或灭菌纱布擦除
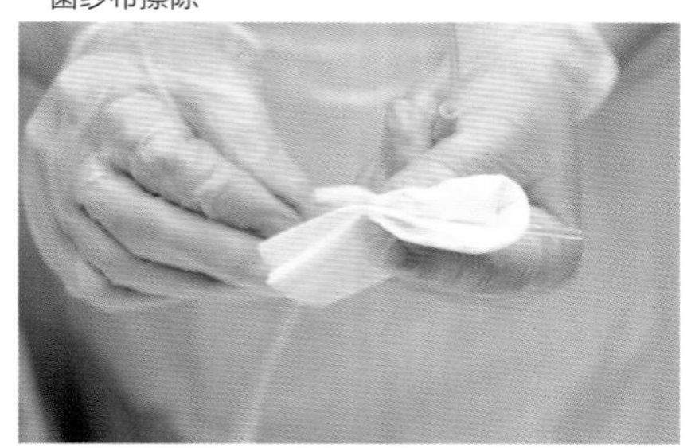</td><td>❻对于多次吸引有出血风险的孩子，尽可能实施一次性迅速吸引
根据▸ 多次吸引时，对吸引的过敏会增强，可能诱发气道的挛缩</td></tr>
<tr><td>⑨确认孩子的呼吸状态（❼）
⑩告诉孩子处置结束，表扬孩子（❽）</td><td>❼把握比较吸引分泌物前后换气的改善程度，观察吸引后的呼吸次数、节奏等
❽根据▸ 增强孩子对下次吸引处置的信心</td></tr>
<tr><td>4 收拾
①结束后将吸引导管和手套废弃于指定容器。导管</td><td></td></tr>
</table>

要点	注意・根据
要再利用时，外侧用酒精棉擦拭后，内部用流水洗 ②记录	

气管内吸引

步骤

要点	注意・根据
1 调整环境，准备使用物品 ①确认孩子的呼吸状态（❶） ②准备好必要物品（❷❸）	❶检查呼吸是否痛苦，可用听诊器在胸部听肺音，评估痰的贮留程度和部位 根据▸ 吸除是让孩子感到痛苦的处置方式，要评估孩子的呼吸状态，判断吸引的必要性 ❷准备使用物品。准备恰当尺寸的吸引导管，将脉冲血氧计置于准备为孩子计测的位置 根据▸ 吸引中会有无呼吸状态，可能会影响呼吸状态 **■表 2　气管导管和吸引导管的标准（Fr: 法国尺寸，1Fr=1/3 mm）** 气管导管内径 (mm)：吸引导管尺寸（Fr） 2.5：6 3.0：6.5 3.5～4.0：8 4.5～5.5：10 6.0　以上：12 ❸分泌物多、黏稠度高时，吸引压要高。有出血性倾向时，要设定较低的吸引压 根据▸ 没能选择恰当的吸引压和吸引导管，会有损伤黏膜的可能
2 向孩子说明 ①事前，向孩子和家长说明吸引（❶）	❶根据孩子发育阶段的理解能力，用易懂语言说明气管内吸引实施的方法 根据▸ 因吸引时会伴有痛苦，应用孩子能明白的语言向其说明，取得孩子的配合。另外，家长的不安会使孩子也产生不安，故要家长理解这是对孩子的必要处置 注意▸ 吸引中孩子闹腾会伤到气道黏膜，要以孩子安全第一来考虑
3 吸引 **［开放式吸引的场合］** ①洗手	

要点	注意・根据
②打开灭过菌的插入吸引导管接续口侧到 3 cm 程度，保持不触碰周围放置（❶） ③调整吸引压（参照表 3） ④插导管的手戴上灭菌手套，另一手持吸引导管的接续部，取出吸引导管	❶打开吸引导管袋的接续侧

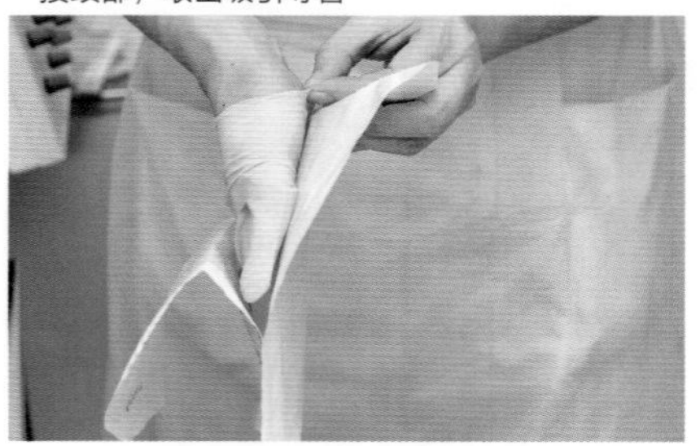

■表 3　吸引压的标准

	mmHg	kPa
新生儿	60～80	8～10
儿童	80～120	10～16
成人	120～150	16～20

＊吸引压根据痰的黏稠性和量进行调节

⑤牢固连接吸引导管与吸引器头的接续器（❷）

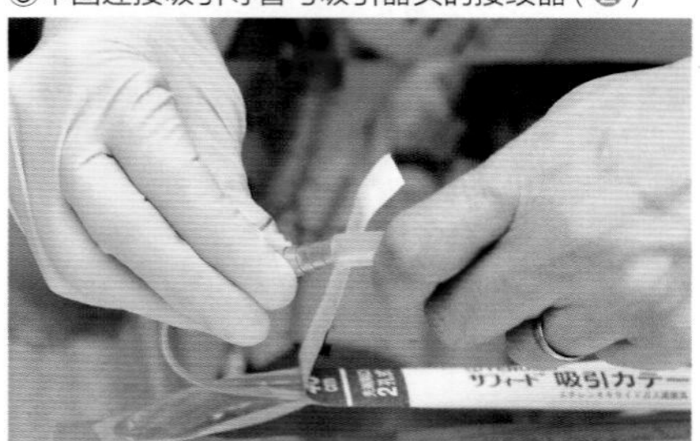

❷取吸引导管的手不是无菌的，戴灭菌手套的手不要触碰吸引导管的连接部，呼吸器的回路等可放在灭菌手套袋纸的内表面向上的纸上

防止事故要点▸ 彻底执行无菌操作，努力预防感染

⑥在不加吸引压的状态下，插入导管。导管头端插入至气管，以不碰到气管分叉部为止（❸❹）

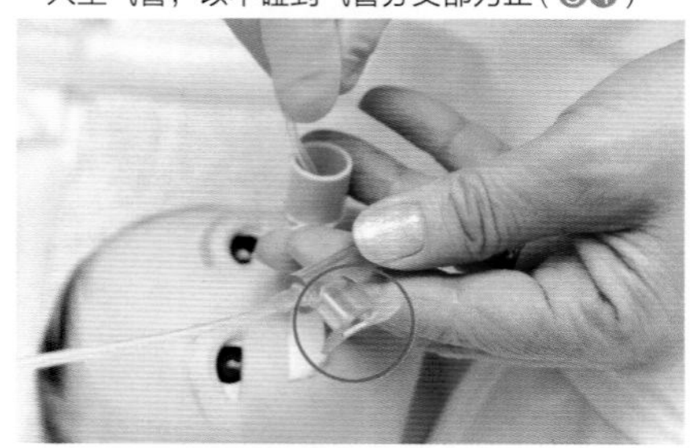

如果这部分打开，吸入压将无法吸入

❸插入的导管在插管的气管导管前端长出 1 cm。事前，应测定插入的深度

根据▸ 插入过深会碰到气管分叉口部（在第 4 肋间）的气管壁

防止事故要点▸ 不正确的导管操作会损伤黏膜

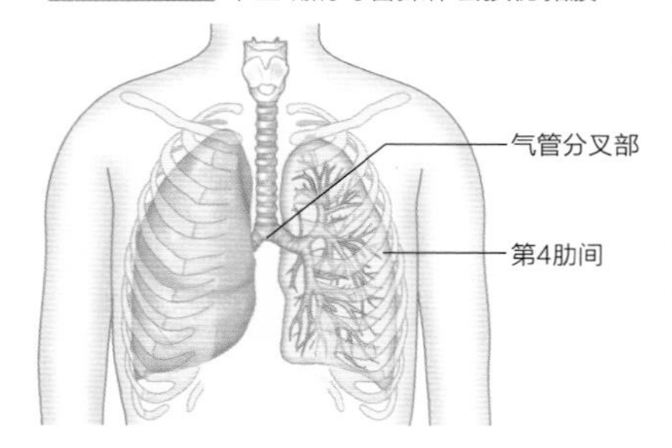

要点	注意・根据
	❹不要捅刺到气管分叉口的黏膜 根据▸ 因导管的刺激会形成肉芽形，使导管插入困难，有出血的可能性
⑦加吸引压，通过手指与导管的摩擦缓慢地转动回抽拔出。吸引分泌物（10 秒以内）（❺） 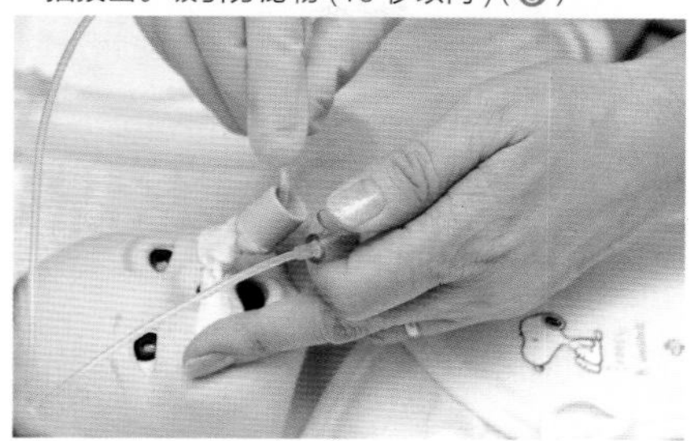	❺一次吸引操作要在 10 秒以内 根据▸ 为防止低氧状态和肺虚脱
⑧确认吸引出来的痰的量和性状，将吸引导管卷好，卷时要防止痰飞出 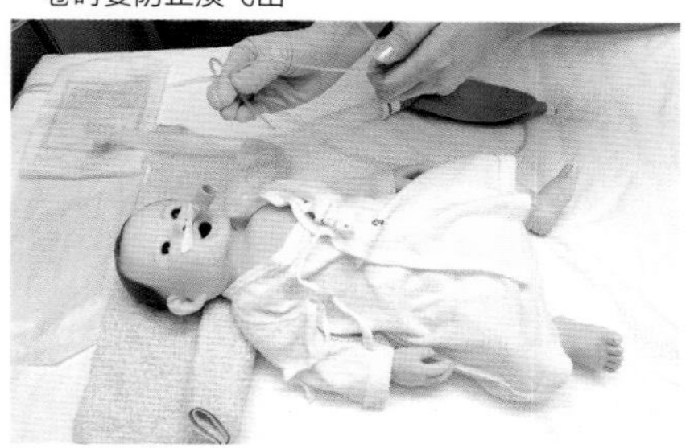	
⑨确认孩子的呼吸状态（❻）	❻装着人工呼吸器吸引时会出现无呼吸状态。如果判断吸引会引起很大的负担，可实施换气和输入氧气 根据▸ 防止低氧状态和肺泡虚脱
⑩告诉孩子处置结束并表扬孩子 **［封闭式吸引］**（❶❷）	❶事前，将人工呼吸器的回路与封闭式吸引导管连接，在不拆除人工呼吸器的状态下进行气管内吸引 ❷与开放式吸引比较：①气管内感染的风险低，②吸引中也能维持换气、输氧等优点 防止事故要点▸ 吸引后一定要锁住控制阀，防止不再需要的吸引，引发事故

<table>
<tr><th>要点</th><th>注意・根据</th></tr>
<tr><td>①封闭式吸引导管与气管连接
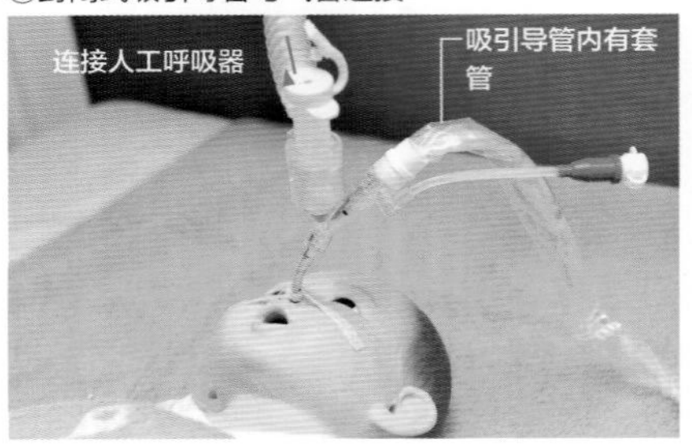

②不加吸引压的状态下，插入有套管的吸引导管（插入方法与开放式同样）
③打开吸引控制阀，加吸引压，缓缓拔出来吸引分泌物
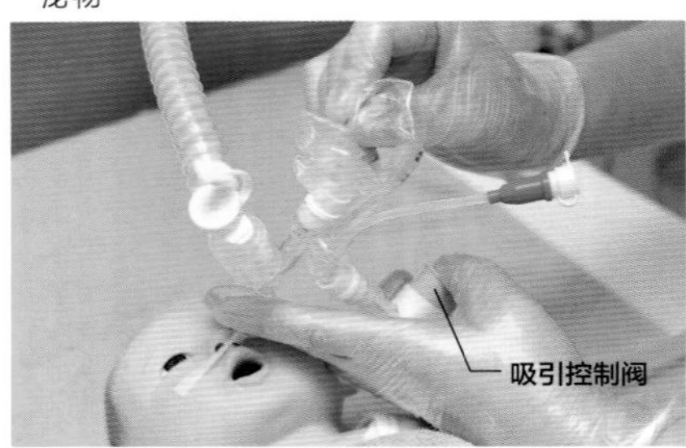
</td><td>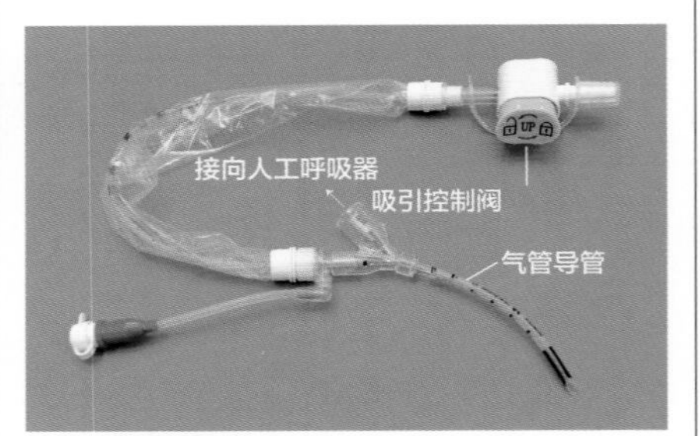

封闭式吸引导管</td></tr>
<tr><td>**4 收拾并记录**
①吸引后，将吸引导管、手套卷成球状废弃于指定容器
②吸引用连接导管用水冲洗内部
③记录</td><td></td></tr>
</table>

●文献

1）今野美紀，二宮啓子編：小児看護技術—子どもと家族の力を引き出す技，pp.138-147，南江堂，2009
2）山元恵子監：图片でわかる小児看護技術，pp.151-157，インターメディカ，2006
3）田中正和，中嶋玲子：吸引，小児看護臨時増刊 22（9）：1188-1192，1999
4）野中淳子監編：子どもの看護技術　改訂版，pp.35-38，へるす出版，2007
5）猪又克子，清水芳監：臨床看護技術パーフェクトナビ，pp.230-237，学習研究社，2008

2 呼吸·循环管理

2 吸入

石井真

目的▸ 喷雾药剂的吸入，能促进气道内分泌物的排除，能直接作用于支气管和肺部的病变，控制炎症，改善浮肿，扩张支气管，改善换气

检查项目▸ 吸入前后的呼吸状态、吸入前后的经皮血氧饱和度（SpO_2）

适用条件▸ 支气管哮喘发作时、慢性闭塞性肺疾病、急性支气管扩张症加重时、气道内分泌物贮留和排出困难时

防止事故要点▸ 防止误认孩子和药物，配错药物

必要物品▸

喷雾式雾化器：压缩器、连接导管（①）、吸入瓶（②）、面罩（婴儿、幼儿前期用喷嘴）（③）、指示条、药剂（④）、注入用注射器（⑤）、一次性手套、听诊器、脉冲血氧计、附有卡通人物的面罩或喷嘴（⑥）、压力定量气雾吸入器（pMDI）:pMDI、吸入辅助工具（面罩、喷嘴、吸入调整容器）、指示条、药剂

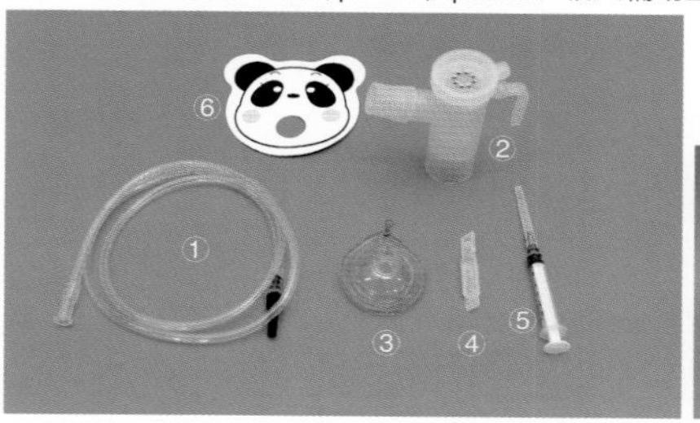

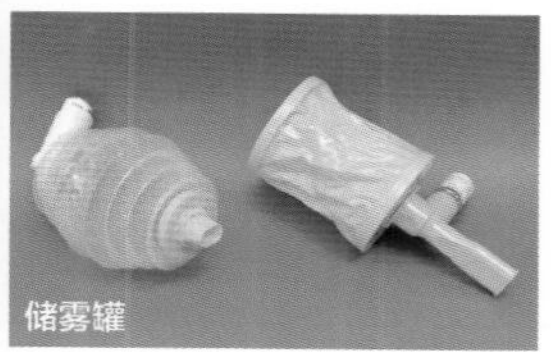
储雾罐

吸入法

在有效吸入时，选择与病情相适合的喷雾器。喷雾发生的粒子（气溶胶）如果细小，那么药剂可到达肺泡，但过度细小时，粗支气管吸附不到，有必要评估炎症等病情发生部位

提高效率，既要考虑器材的因素也要考虑孩子的因素

肺内药剂到达量＝用药剂量 × 喷雾的性能（粒子侧的因素）× 面罩到口的距离 × 呼吸模式（生物体侧的因素）

■表1　吸入方法和特征

分类	长处	短处	细分类	长处	短处
喷雾	不用学习吸入技术 能确实地吸入 能微量调整	吸入装置大且价值高 花时间 有电源 有噪声	喷雾式	历史悠久 耐用性好	噪声 型体较大 要交流电源（多数）
			超声波式	能大量喷雾 安静	药物会变性 水分过量 不适用少量喷雾 多数要用交流电源
			网孔式	安静 小型 干电池可驱动	耐用性评价不好

（表 1 的接续）

分类	长处	短处	细分类	长处	短处
压力定量气雾吸入器（MDI）	小型轻量 易携带 无特殊装置 能短时间吸入 药物种类多 无噪声 无电源要求	要学习吸入技术 有不能吸入的场合 不可微量调整	加压式（pMDI）	不用吸气流量 不用添加乙醇溶解液混合	吸气和释药是同时进行的（用调整容器可有一定程度改善） 要有喷射剂 该悬浮液要很好地振摇混合 氟利昂气体根据国际规定放弃使用
			干粉式（DPI）	不和吸气同时进行 易用手操作 不用喷射剂 不用混合	一定限度的吸入 低年龄、残障者不可使用

栗原和幸（大関武彦ほか編）：今日の小児治療指針　第 14 版，p.74．表 2－8，医学書院，2006

■表 2　气溶胶粒子的大小和沉降部位

沉降部位	粒子的大小
鼻・口腔	10 μm
咽部・气管	5 ～ 10 μm
支气管	2 ～ 5 μm
细支气管・肺泡	0.5 ～ 2 μm

梅村美代志：系統看護学講座 専門Ⅱ 成人看護学［2］，呼吸器　第 13 版，p.240，図 6-5，医学書院，2011 より抜粋

喷雾式雾化器

步骤

要点	注意・根据
1 调整环境，准备使用物品 ①与孩子、家长确认实施吸入的时间段（❶） ②确认呼吸状态，用听诊器听诊胸部（❷） ③确认指示条，用注射器正确吸取指示药剂放入吸入瓶（❸❹）	❶避免在用餐前吸入。易导致食欲不振、恶心呕吐 ❷正确把握孩子的状态 根据▸ 为了应对在吸入中或结束后有状态变化的情况 ❸目的不同，使用药剂会有不同，也有支气管扩张药和抗过敏药混合使用的，多数的指示药剂量是微量的，要正确准备 ❹要核对孩子自身的名字或家长的名字，与指示条所写的孩子名或家长名应一致 防止事故要点▸ 不确认孩子名字准备药剂，会有误认孩子的危险，还要确认指示剂的药和配药

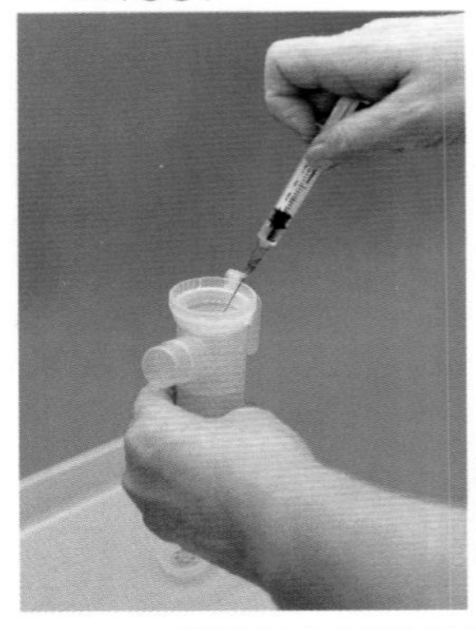

用注射器正确吸取所需药剂注入吸入瓶

要点	注意・根据
④根据孩子的发育状况选择面罩或喷嘴（❺）	❺在能用喷嘴但讨厌吸入时，可用面罩替换 根据▶ 孩子用喷嘴时，会塞住舌，要用鼻来呼吸
2 向孩子说明情况 ①事前向孩子和家长说明情况（❶） ②根据孩子的状况将实际的吸入器和喷雾状态给孩子看，使孩子有吸入处置的印象（❷） 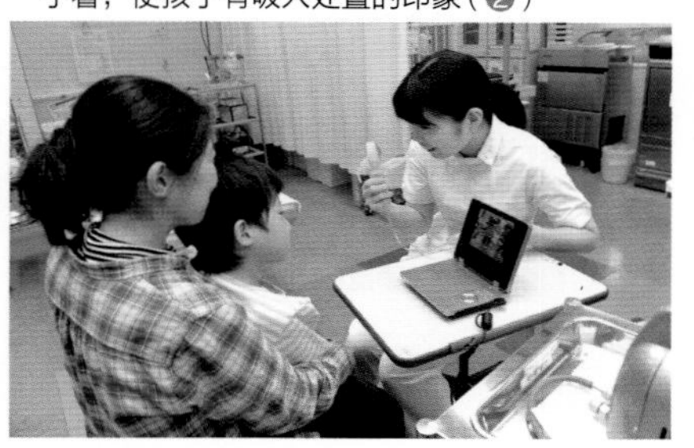	❶用易懂的语言认真地说明 根据▶ 要有效地吸入需要孩子的配合，为减轻处置中孩子的不安，家长的协助也是不可缺的 ❷在得到孩子理解后，能促进孩子主体参与，在可能时，练习腹式呼吸
3 实施吸入 ①连接导管与吸入瓶（❶） 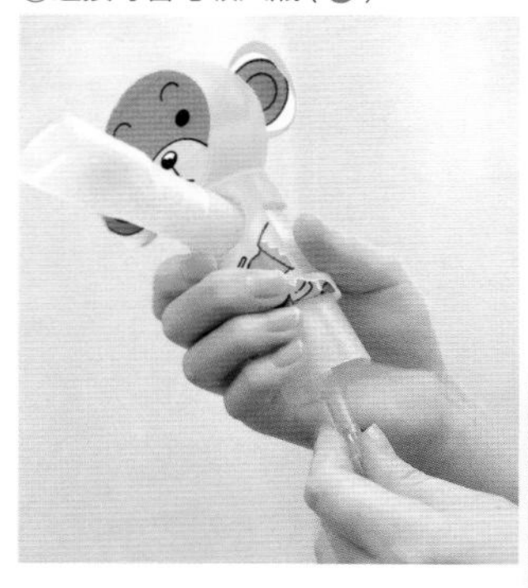 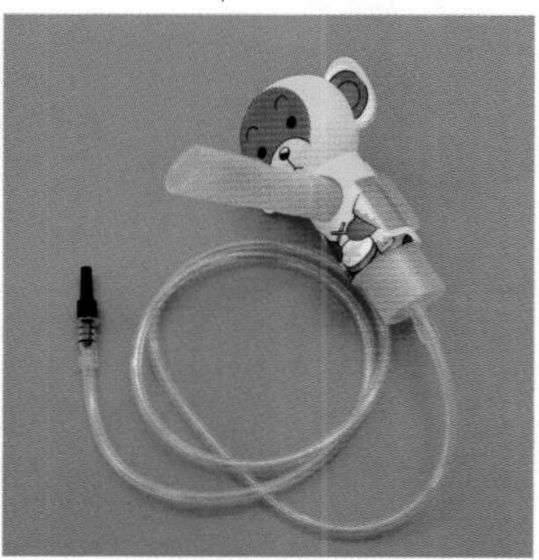	❶应在吸入瓶上装饰上卡通人物 根据▶ 缓解恐惧感
②接通吸入器电源，确认药剂喷雾状态（❷）	❷孩子来接通电源也可 根据▶ 促进主体参与

要点	注意・根据
③要用牙齿将吸入用喷嘴牢牢地咬住，嘴唇闭住，开始吸入 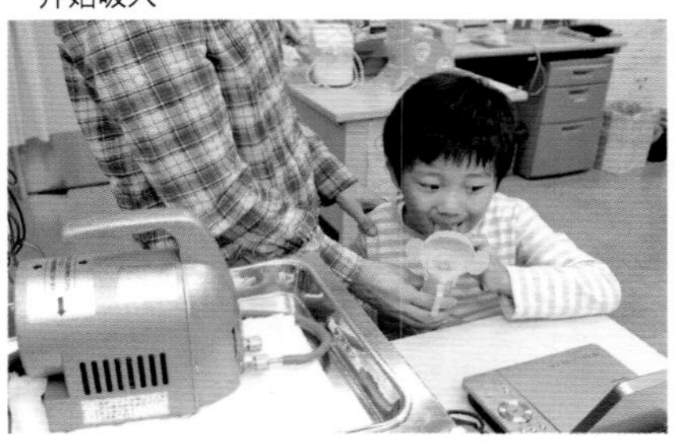	
④在用面罩时嘴和鼻都会被覆盖住，孩子若十分讨厌时，面罩可不直接罩在脸上，尽可能将面罩和脸保持近距离（❸❹） 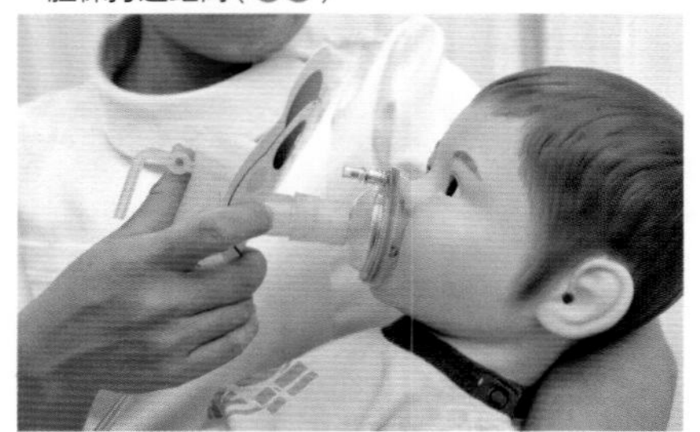 **面罩将嘴、鼻覆盖住吸入** 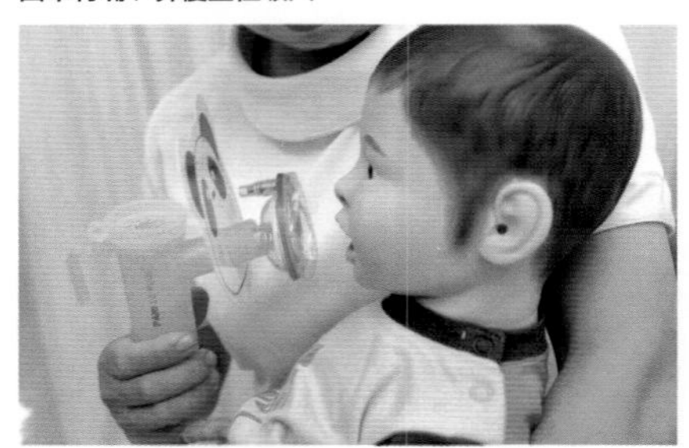 **面罩近距离对着孩子脸部**	❸在使用面罩上装着孩子喜欢的卡通人物 根据▸ 缓解孩子的恐惧感 ❹对象为婴儿时，可抱着边看电视、录像边实施。也可抱着边看连环画边实施。尽可能不哭状态下吸入 根据▸ 如果哭，药剂会被吸入胃中，达不到吸入的效果
⑤孩子用腹部呼吸（❺） ⑥吸入中有痰时，要中断吸入，排痰（❻❼）	❺根据▸ 用腹式呼吸，药剂可充分吸入 ❻确认雾状药剂的雾化与呼吸同步调动作 根据▸ 有完全没能吸入的时候 ❼喷雾的药剂会有刺激引发咳嗽时，要中断雾化。如果在咳嗽期间雾化，就不能充分地吸入

要点	注意・根据
⑦看不到药剂喷雾时，一旦停止吸入器工作，吸入瓶壁面上附着的药剂会落下。尽可能不关闭吸入器，将瓶壁面的附着药剂也吸入（❽） ⑧吸入结束时，确认呼吸状态，必要时实施吸引（❾） ⑨告诉孩子吸入结束，表扬孩子（❿）	注意▶ 在吸入期间，注意深度观察生命体征、脸色，有无咳嗽、恶心等 ❽雾化的药剂粒子质量大时，会附在瓶壁上和无法吸入，有些吸入器具不能将瓶壁上的药物吸入，也可等 5 ~ 10 分钟再次吸入，然后停止 ❾吸入类固醇药后，要漱口。漱口有困难的婴幼儿，吸入后给其饮水 根据▶ 吸入的类固醇药残留在口腔内其副作用会引起口腔炎等 注意▶ 为了不引发类固醇药的副作用，一定要漱口，并定期观察口腔内部 ❿根据▶ 使孩子持有自信，以便下次吸入顺利进行
4 收拾 ①喷嘴、面罩在用清水洗净之后，用米尔顿消毒液消毒后，放置在固定场所保管 ②记录	

压力定量气雾吸入器（pMDI）

步骤

要点	注意・根据
1 说明使用方法 ①指导压力定量气雾吸入器的使用（❶） pMDI 有喷嘴的调整吸入容器	❶根据▶ pMDI 是不要电源可携带的吸入器，孩子和家长外出时，应按照使用说明来使用
2 吸入 ①药容器要充分振摇 ②连接好器具，确认换气阀是否能正常工作（❶）	❶注意不要摩擦吸入调整器 根据▶ 摩擦会生静电，会使药剂吸附在容器壁上 注意▶ 减少沉降在口腔黏膜的药剂

■表 3 根据年龄选择吸入器具

年龄	适合的器具
不满 4 岁	pMDI+ 有面罩的吸入调整器
4 ~ 6 岁	pMDI+ 有喷嘴的吸入调整器
6 岁以上	DPI 干粉吸入剂或吸气同步调型定量喷雾式吸入器，pMDI+ 有喷嘴时吸入调整器

要点	注意・根据
③确认吸入调整器的喷嘴是否被牢固地咬住，换气阀是否随呼吸而动（❷） 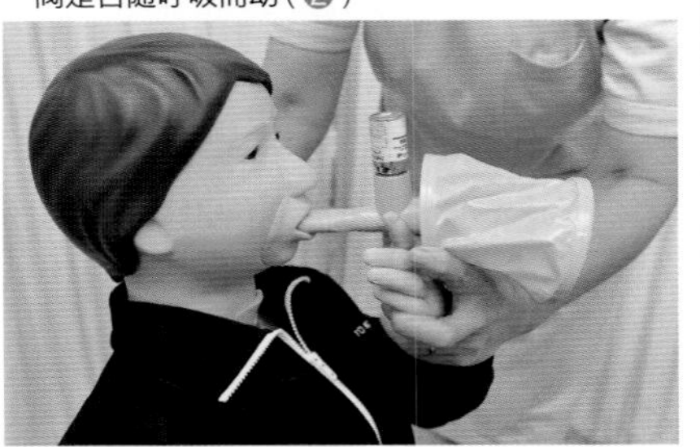 **牢固地咬住喷嘴**	❷根据▶ 如果不紧密时，换气阀不能动作
④按医生的药剂指示量一次雾化后，确认 3 ～ 4 次呼吸（❸❹）	❸到一定的年龄孩子能够屏住呼吸，在呼气时咬住喷嘴，再慢慢吸气后屏气，尽可能长时间屏住呼吸 ❹孩子因讨厌而哭泣时可使用香草香精，使喷雾附上香气等，使孩子不讨厌
⑤吸入类固醇药时，吸入后漱口（❺）	❺根据▶ 口腔内不要残留药剂 注意▶ 吸入类固醇药后，为防止在口腔发生其副作用，一定要让孩子漱口
3 收拾 ①结束后，调整容器用中性洗剂稀释，洗净。自然干燥（❶） ②记录	❶洗剂会残留在调整容器中，清洗后要干燥 根据▶ 如果是无灰尘的干燥状态，就能减少容器壁面上吸附的药剂量

●文献

1）西牟田俊之，西間三馨，森川昭廣監：小児気管支喘息治療・管理ガイドライン 2008，pp.146-159，協和企画，2008
2）今野美紀，二宮啓子編著：小児看護技術—子どもと家族の力を引き出す技，pp.133-137，南江堂，2009
3）山元恵子監：图片でわかる小児看護技術，pp.146-150，インターメディカ，2006
4）日本小児アレルギー学会監：家族と専門医が一緒に作った小児ぜんそくハンドブック 2008，pp.50-53，協和企画，2008
5）鈴木靖子，繁野晶子：ネブライザー，小児看護臨時増刊 22（9）：1193-1199，1999
6）土居悟編著：小児呼吸器の看護マニュアル，pp.50-54，メディカ出版，2006

2 呼吸·循环管理
3 肺理学疗法

石井真

目的▸ 促进气道分泌物的排泄，开放外周气道来改善气体的交换，预防肺萎缩
检查项目▸ 胸部 X 线图片，通过触、听、诊把握全身状态和呼吸状态
适用条件▸ 痰多时、自己咳痰困难时、在 X 线图片上认为是肺萎缩时等
禁忌▸ 血液循环动态不稳定的状态、气胸、肺出血、肺栓塞、脑水肿、休克等情况出现时，婴儿在喂奶后不能挤压时
防止事故要点▸ 体位排痰中防止跌倒、跌落、在挤压处置中不应过度压迫
必要物品▸ 枕、缓冲垫、毛巾、听诊器、脉冲血氧计

■表 1　帮助排痰方法

方法	说明
胸廓压迫法（挤压）	从外部压迫肺部，挤出呼气。侵入性少，排痰效果高
振动法（振动）	配合呼气，手放在胸部振动，在呼气时振动 也有用电子按摩器的 幼儿后期以上年龄孩子也可使用阿克培拉排痰器

体位排痰

步骤

要点	注意·根据
1 评估孩子的呼吸状态 ①为把握孩子的状态，收集孩子的状况（生命体征、呼吸的努力状态，呼吸的困难状况、有无发绀、有无喘鸣，SpO_2 值、血液 CO_2 值、胸部 X 线图片）（❶） ②依据听诊、胸部 X 线图片、胸部 CT 结果等，评估孩子贮留痰的状况 ③确认排痰的有效体位（❷❸）	❶注意▸ 孩子的状态（发热、呼吸困难）与常态不一样时，要与医生商量 ❷沿着支气管的走向，排痰部位基本上是最高位置。在实施排痰体位时，应降低排痰部位的高度。然而，有报告说，头部处低位时，发育未成熟的婴儿其贲门括约肌收缩不力而导致胃食管逆流，对急慢性呼吸不全的孩子也没有效 ❸为了排痰，在体位排痰的同时要挤压和吸引并用。参照第 283 页的吸引方法 根据▸ ①排痰体位→②促使痰移动手法→③咳嗽和吸引接续进行，排痰更为有效 注意▸ 为了不诱发恶心、呕吐，要避免用餐后马上实施
2 排痰 ①向孩子说明，改变孩子的体位（❶）	❶尽可能用孩子能理解的语言向孩子说明，取得其协助 根据▸ 提高孩子的主体性 技巧▸ 为保持体位而又不产生负担，可用缓冲垫、毛巾下辅助，减轻孩子的痛苦，稳定体位

要点	注意・根据
②要考虑将推测的痰的贮留的部位置于上体位（❷） ③如果一侧的肺有障碍时，所采取的体位要使有障碍侧的肺处于上方（❸） ④在体位排痰中要把握 SpO_2 值的变动和呼吸状态，适时吸引和挤压	防止事故要点▶ 防止在体位排痰中的跌倒和跌落。用枕、缓冲垫使体位保持稳定，视线不要离开孩子 ❷注意不要弯曲氧气导管和输液管线 ❸肺部患侧在体位上方时肺部血流减少，在下侧的健康侧换气，血流能够改善
3 排痰后，恢复体位 ①促进排痰（❶） ②恢复自由体位 ③观察呼吸状态，确认体位排痰的效果（❷）	❶孩子能自己咳嗽排痰时，要让其咳出痰来。不能自己排痰时，用吸引促进痰的排出 ❷听诊后，确认气道仍存在分泌物时，再次试着体位排痰
4 收拾并记录 ①收拾处理使用过的物品，记录	

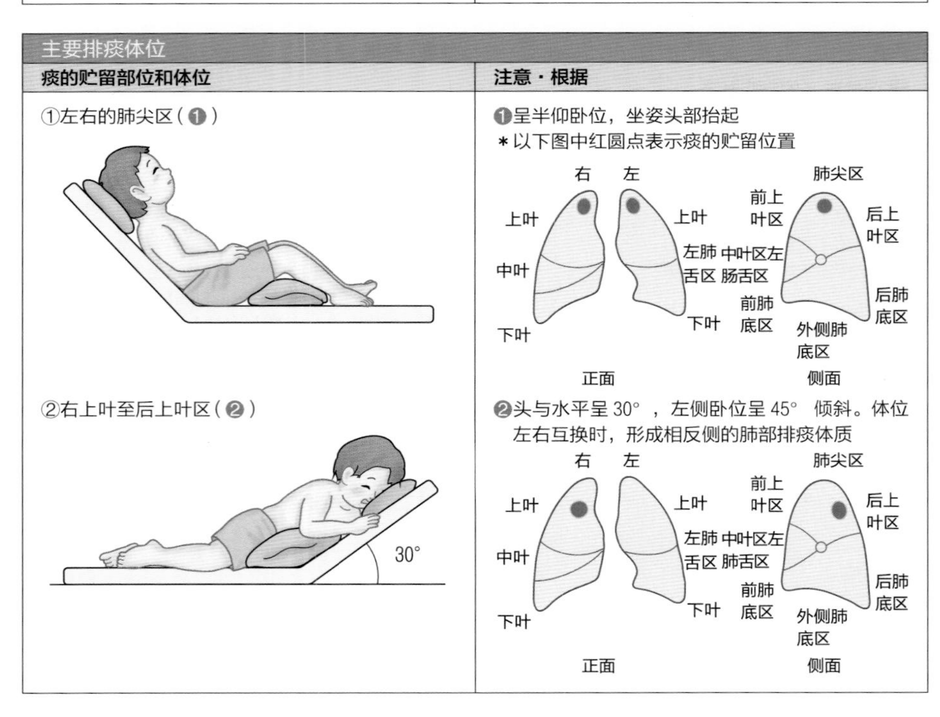

主要排痰体位

痰的贮留部位和体位	注意・根据
①左右的肺尖区（❶）	❶呈半仰卧位，坐姿头部抬起 ＊以下图中红圆点表示痰的贮留位置
②右上叶至后上叶区（❷）	❷头与水平呈 30°，左侧卧位呈 45° 倾斜。体位左右互换时，形成相反侧的肺部排痰体质

痰的贮留部位和体位	注意・根据
③右上叶至后上叶区（❸）	❸头与水平呈 30°，左侧卧位呈 45° 倾斜。体位左右互换时，形成相反侧的肺部排痰体位
④右、左上叶至前上叶区（❹）	❹仰卧位
⑤右中叶至外侧及内侧中叶区（❺）	❺头与水平呈 15°，右侧倾斜 45°。体位左右互换时，形成相反侧的肺部排痰体位 注意▸ 判断有脑内出血和呕吐的危险时，要避免头低，挤压并用
⑥右及、下叶至上、下叶区（❻）	❻腹卧位 注意▸ 腹卧位时，特别是婴儿会有一定的危险性，一定在护理员的观察下实施

③右上叶至后上叶区（❸）

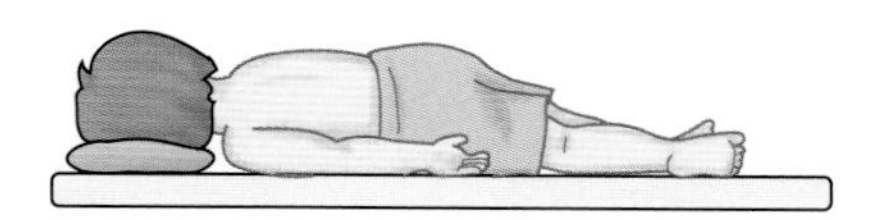

❸头与水平呈 30°，左侧卧位呈 45° 倾斜。体位左右互换时，形成相反侧的肺部排痰体位

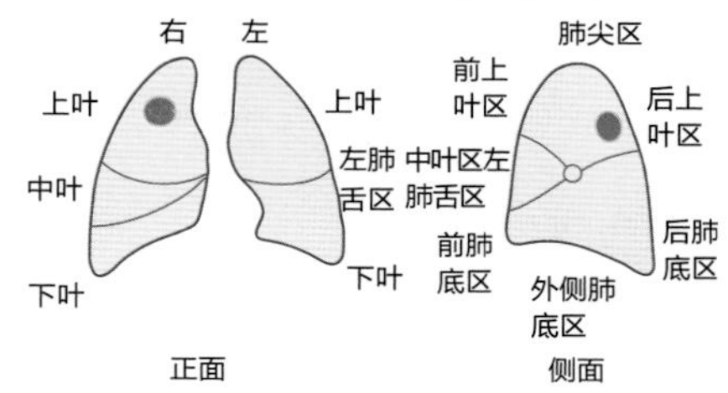

④右、左上叶至前上叶区（❹）

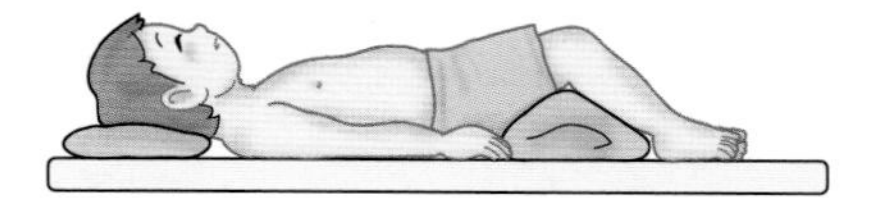

❹仰卧位

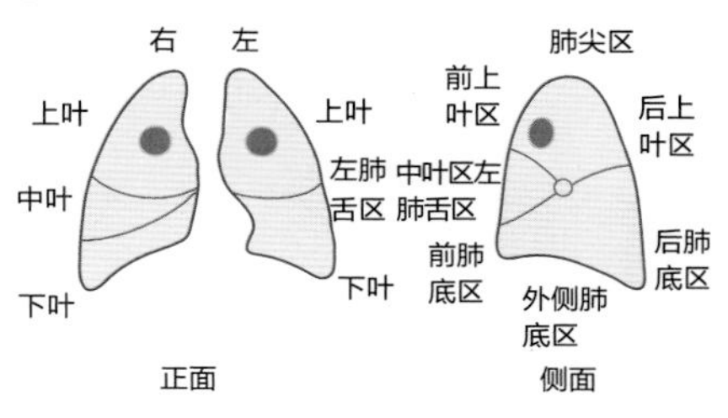

⑤右中叶至外侧及内侧中叶区（❺）

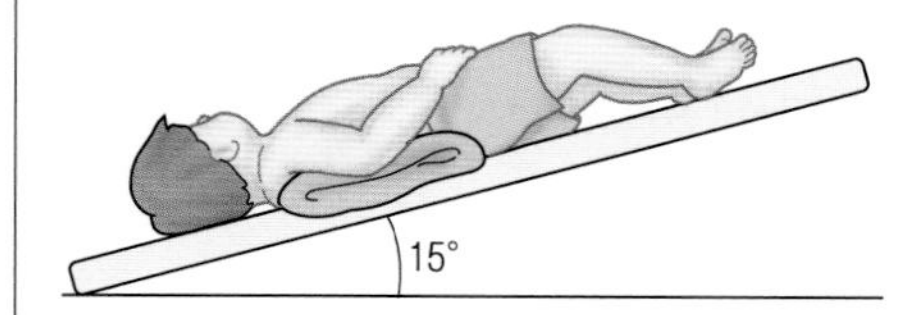

❺头与水平呈 15°，右侧倾斜 45°。体位左右互换时，形成相反侧的肺部排痰体位

注意▸ 判断有脑内出血和呕吐的危险时，要避免头低，挤压并用

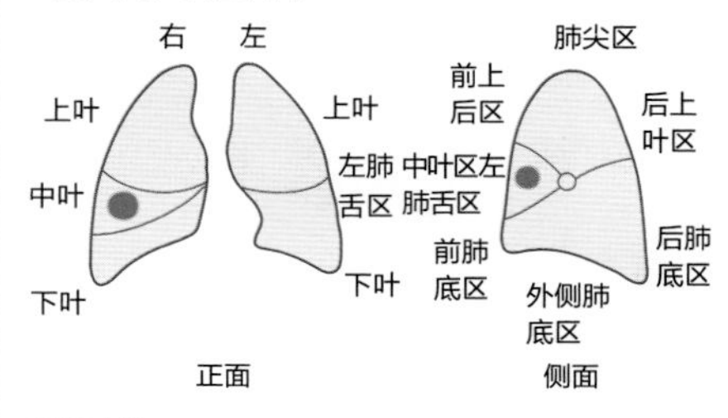

⑥右及、下叶至上、下叶区（❻）

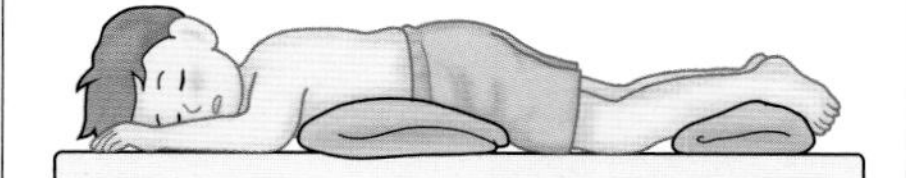

❻腹卧位

注意▸ 腹卧位时，特别是婴儿会有一定的危险性，一定在护理员的观察下实施

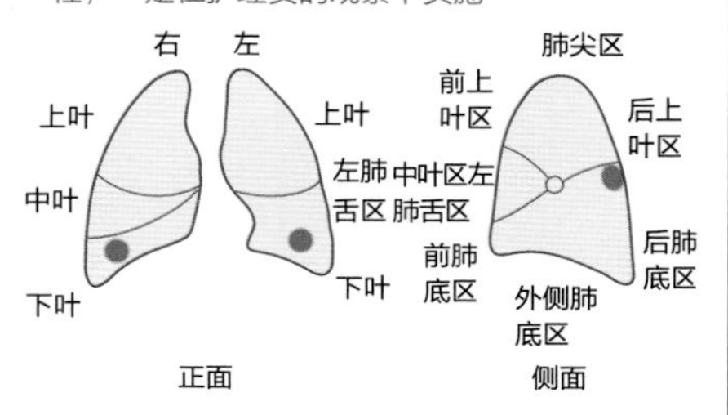

痰的贮留部位和体位	注意・根据
⑦左、右下叶至内侧肺底区（❼）	❼仰卧位，头与水平呈 30°
⑧左下叶至外侧肺底区（❽）	❽头与水平呈 30°，右侧卧位倾斜 45° 体位左右互换时，形成相反侧的肺部排痰体位 注意▶ 判断有脑出血、呕吐等危险时，应避免低头，挤压并用
⑨右、左下叶至后肺底区（❾）	❾腹卧位，头与水平呈 30° 注意▶ 腹卧位时，特别是婴儿有一定危险性时，一定在护理员的观察下实施 注意▶ 判断有脑内出血和呕吐等危险时，要避免低头，挤压并用

挤压

步骤	
要点	**注意・根据**
1 确认呼吸状态 ①用听诊器听取肺音，评估吸出痰的性状，体位排痰的效果，呼吸状态（❶）	❶加湿可使痰的黏稠度下降，排痰体位可将痰从外围移向中枢支气管的中心，通过挤压等的帮助能促使排痰。这一过程是环环相扣的，有必要评估体位和加湿是否充分 注意▸ 如果孩子发热、呼吸困难等与常态有异时，应与医生商量是否实施挤压
2 挤压 **［坐位］** ①护理员用手掌包盖住孩子的胸廓，双手掌夹住胸廓前面和背面 ②让孩子慢呼吸几次，确认与呼吸相吻合的胸廓运动（❶） ③合着呼吸的节奏，双掌顺着呼吸时肌肉运动的方向，在胸廓的前面和背面挤压（❷❸） **［卧位］** ①护理员的中指尖置于孩子的锁骨附近，手掌置于孩子胸廓处 ②在此状态下，通过孩子的几次呼吸，确认胸廓的动作	❶在确认运动时，双掌不使力，不要妨碍胸廓的自由运动 ❷避免超过孩子自身胸廓动作的极限压迫 根据▸ 过度的压迫会使肋骨骨折，有肺虚脱的危险 ❸手掌整体的压迫力保持一定 根据▸ 压迫力不一定，孩子会有疼痛 技巧▸ 呼气开始压迫就开始，呼气结束时，收住压迫 技巧▸ 对学童期以上的孩子可告诉其“在吐气时，边看自己的肚脐边吐气”，吐气效果好 注意▸ 吸气时不能压迫

<table>
<tr><th>要点</th><th>注意・根据</th></tr>
<tr><td>③合着呼吸的呼出节奏，呼气时肌肉运动的方向，手掌压胸廓（❶❷❸）
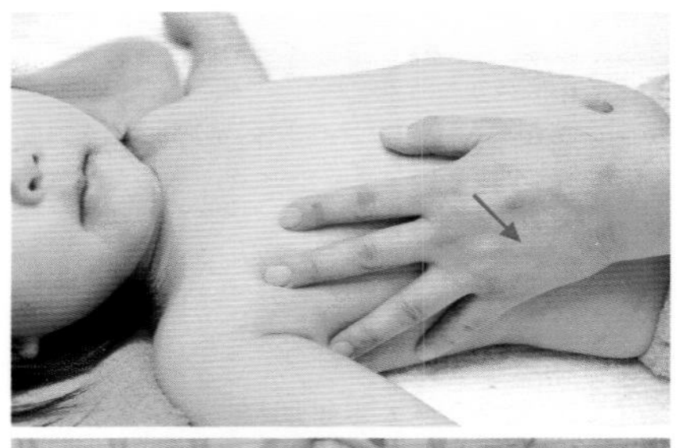
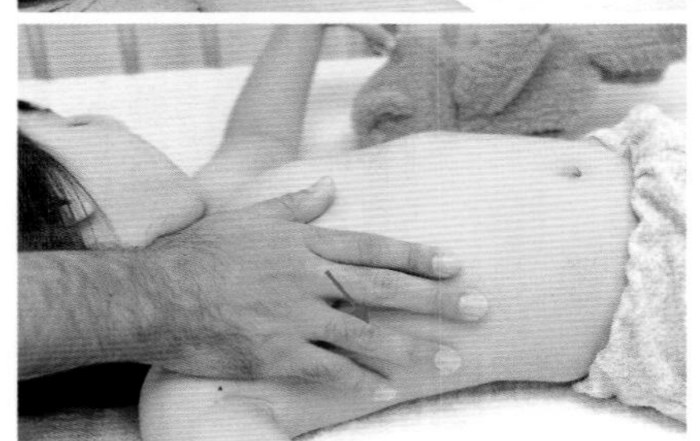</td><td>❶避免左右两肺同时压迫，要一边接着一边实施挤压
根据▶ 即使挤压手法熟练也不能同时挤压两肺，特别是婴幼儿，存在肺虚脱的风险。同时挤压两肺，肺虚脱时呼吸状态会急速恶化，会出现呼吸休克
注意▶ 在挤压中护理员的身体重心不要压在孩子身上，否则会妨碍孩子的呼吸运动
❷在孩子呼气切换到吸气时，解除挤压的压迫
技巧▶ 护理员能完全合着孩子的呼气与吸气的节奏挤压时，可顺利地实施挤压，加之用“呼～”这样的拟声词来辅助更好
❸婴幼儿的呼气不规则，难以明白时不应挤压。将手放在病变侧即可，这样也能刺激胸廓肌肉</td></tr>
<tr><td>3 排痰后，恢复体位
①促使排痰（❶）
②恢复自由体位

③观察呼吸状态，确认挤压的效果（❷）</td><td>❶通过咳嗽能自己排痰时，只要促使孩子咳出痰即可。不能自己排痰时，可合并用吸引来促进痰的咳出
❷通过听诊，如果确认气道分泌物还存在，再次试着实施挤压</td></tr>
<tr><td>4 收拾
①有使用物品时，收拾并记录</td><td></td></tr>
</table>

●文献

1）野中淳子監編：子どもの看護技術　改訂版，p.40，へるす出版，2007
2）今野美紀，二宮啓子編：小児看護技術—子どもと家族の力を引き出す技，pp.208-210，南江堂，2009
3）宮川哲夫：効果的な排痰法，月刊ナーシング 25（11）：48-52，2005
4）俵祐一，神津玲，朝井政治：体位排痰法—呼吸障害治療と合併症予防の対策として，月刊ナーシング 23（9）：40-47，2003
5）土居悟編著：小児呼吸器の看護マニュアル，pp.178-197，メディカ出版，2006
6）稲員恵美：乳児・小児の排痰手技と姿勢管理，理学療法学 29（8）：314-321，2002
7）浦里博史：呼吸器ケアのピットフォール，呼吸器ケア 3（8）：790-795，2005

2 呼吸·循环管理
4 氧气疗法

石井真

目的▸ 向人体组织增加氧气的供应量，达到改善低氧状态的目的

检查项目▸ 经皮血氧饱和度（SpO_2）、呼吸状态

适用条件▸ SpO_2 值在 95% 以下的低氧血症、贫血和先天性心脏疾病输出血量低下状态、败血症和发热等代谢亢进状态

禁忌▸ 呼吸系统疾患和心脏疾患因高浓度氧的吸入而恶化，要遵从医生的诊断

防止事故要点▸ 防止连接错氧气流量计、防止不适宜的氧气浓度

必要物品▸

- 脉冲血氧计
- 外科用插管和面罩：氧气导管、氧气流量计、加湿器和连接器、固定胶带、氧气插管、氧气面罩
- 氧气箱：氧气导管、氧气流量计、加湿器和连接器、毛巾、冰、排水管、水桶、橡胶垫即防水垫、氧气浓度计
- 氧气帐篷：氧气帐篷床、塑料罩、冰、排水管、水桶、沙袋、浴巾、橡胶垫即防水垫、氧气流量计

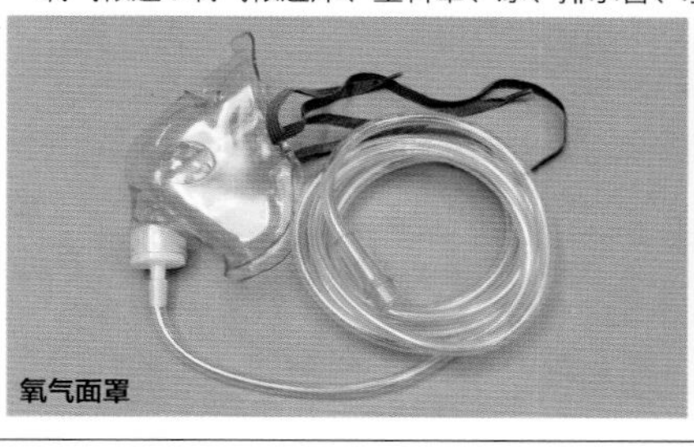
氧气面罩

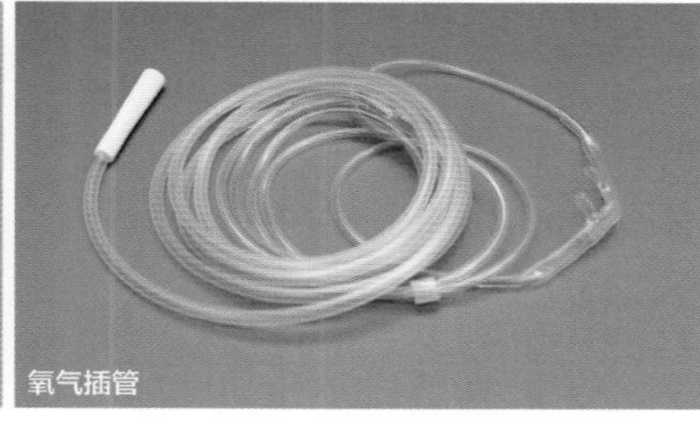
氧气插管

氧气疗法的种类

■表 1　给氧方法的特征和吸入氧气浓度

区分	氧气插管	单纯的面罩	氧气箱	氧气帐篷
使用法	插管插入两侧鼻孔，后给氧	能覆盖鼻和口，给氧	孩子的头部全体处于箱内后给氧	孩子上半身或全身用塑料帐篷覆盖，将氧气投入帐篷中
100% 氧气流量（L/分）→氧气浓度（%）	1 L/分 →24% 2 →28 3 →32 4 →36 5 →40 6 →44	5~6 L/分 →40% 6~7 →50 7~8 →60	6~15 L/分	
优点	· 不干扰排痰和口服，使用方法简单 · 视野广阔，适宜幼儿后期，学童期孩子使用 · 无压迫感 · 适宜长时间使用	· 使用方便 · 与氧气插管比，对鼻、口腔黏膜的损伤少 · 能供给较高浓度氧气	· 能提供高浓度的氧气，易调节，氧气浓度易保持稳定 · 适宜体动少的婴幼儿	· 适合要长期在氧气中度过的孩子 · 适用于戴面罩困难的婴幼儿

（表 1　接续）

区分	氧气插管	单纯的面罩	氧气箱	氧气帐篷
缺点	· 6 L/分以上给予时，鼻腔会有干燥的感觉，因有异样感而不适 · 用口呼吸时就没有效果 · 会产生鼻黏膜糜烂	· 不易口服、排痰、会话 · 体动时，易被碰掉 · 鼻、口的覆盖易让人感到压迫感 · 如果氧气流量少，随着呼出气体增多，有 CO_2 积蓄危险 · 有的面罩会发出异味	· 体动剧烈时不适宜 · 有强闭塞感 · 因间隙小，随着呼气会有 CO_2 蓄积危险 · 箱内温度易上升，要调节温度	· 随着帐篷的开闭，氧气会漏出，不能保持一定浓度的氧气 · 易有强的闭塞感 · 体温管理难

步骤

要点	注意 · 根据
1 对孩子进行评估	
①把握孩子的状态，收集孩子的情况（生命体征、呼吸状态、有无呼吸困难、有无发绀、有无喘鸣，SpO_2 值、血液中 CO_2 值、胸部 X 线图片）（❶）	❶如果口腔、鼻腔内贮留有分泌物，有效的氧气疗法就不能实施，因此实施前要确认
②根据情况评估孩子的低氧状况（❷）	❷给氧后，观察 SpO_2 值的变动、孩子的呼吸状态的变化，把握持续的状况
③向孩子、家长说明氧气疗法（❸）	❸使孩子和家长理解氧气疗法的必要性 根据▸ 因为孩子年龄小，对面罩、导管的异样感强烈，自己会摘除 注意▸ 要说明在氧气疗法过程中，孩子附近严禁用火
2 准备好必要物品	
①将加湿器和连接器从袋中取出，连接好加湿器和连接器，再接上氧气流量计（❶）	❶用氧气导管时，如果手术马上进行氧气疗法，应保持在 3 L/ 分流量状态下后需进行加湿操作 根据▸ 低流量也是天然的加湿器，鼻腔内的湿润能通过低流量的加湿作用来取得。另外加湿器内有被细菌污染的风险，对术后也不利
②安装氧气流量计中央配管的插口，在确认氧气插口后将插口旋转插入（❷）	❷通常，中央配管插口用于氧气吸引和压缩气体的接通，孔数与位置都是定好的。在插旋安装时有“咔嚓”的声音，说明已插入好了。不要过松也不要摇晃 根据▸ 防止氧气的漏出 防止事故要点▸ 确认氧气流量计没有连接错误，一旦连接错误会发生医疗事故
③摘下加湿器盖子，连接氧气导管（❸）	❸对体动激烈的孩子，为防止其拔出导管，要用胶带固定导管

要点	注意・根据
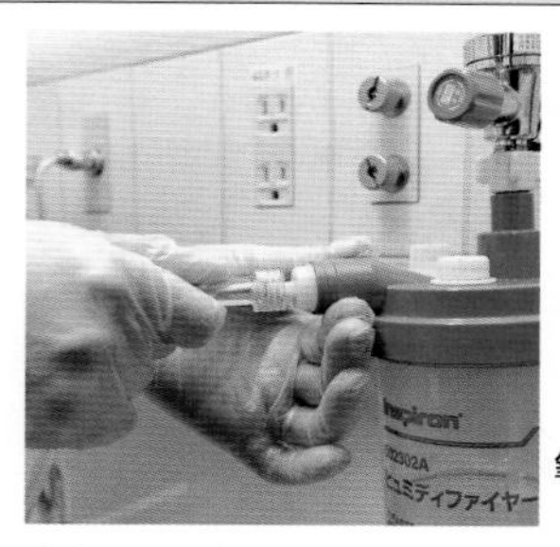 氧气导管的连接	
④旋开氧气流量计开关，氧气流量计上的白色浮球会显示流量，打开指示量（❹） 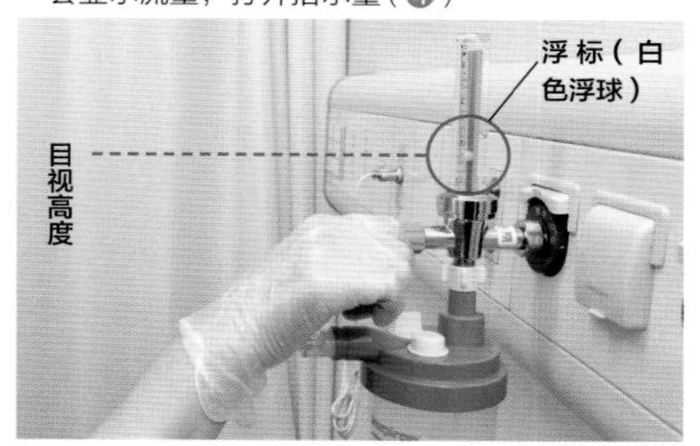 	❹调节氧气流量时，视线与浮球刻度要直视合在一起 根据▸ 斜视刻度时，所读读数不正确
3 氧气疗法 **[氧气插管]** ①氧气导管与孩子连接 ②导管头比孩子鼻孔长度长时，切短（❶） ③导管头插入鼻腔，导管的延伸管可在下巴下或从头顶部整理后，用胶带固定（❷）	❶导管由下至上插入两鼻腔 ❷用胶带固定时，不要引起皮肤损伤
[氧气面罩] ①根据孩子脸的大小，选择面罩尺寸 ②面罩的橡皮绳围绕头后，挂在双耳上，必要时用胶带固定（❶） 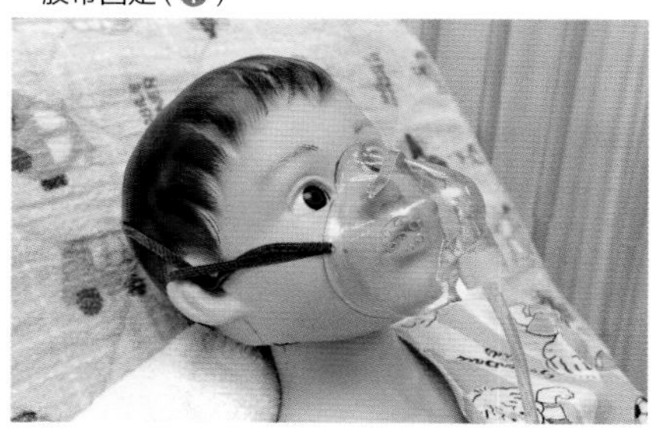	❶面罩橡皮胶绳不要过紧，注意胶绳与皮肤相接触时不要损伤皮肤

要点	注意・根据
[氧气箱、氧气帐篷] ①孩子的头侧铺上防水垫或橡胶垫，并在其上铺上浴巾，设置氧气箱或氧气帐篷（❶） 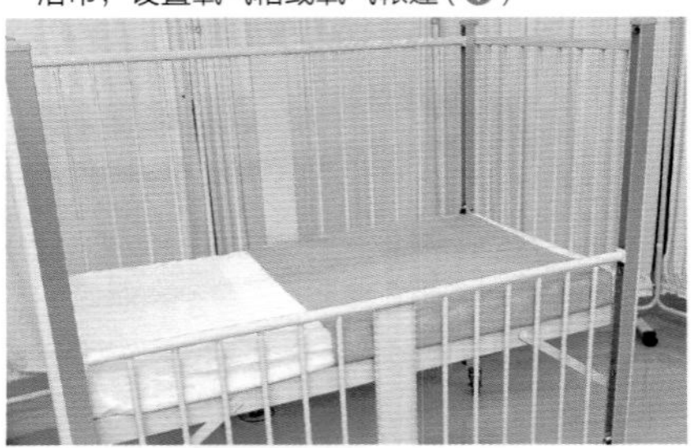 在孩子的头侧铺上防水垫 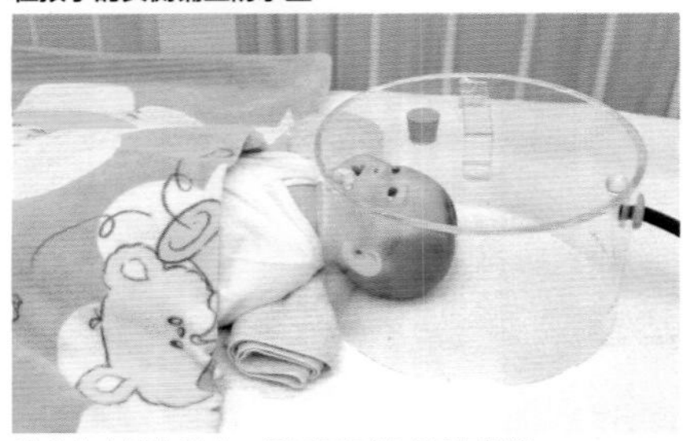 防水垫上铺上浴巾，设置氧气箱或氧气帐篷	❶加湿会使氧气帐篷、氧气箱中有雾状水汽，垫子和浴巾可能受到湿润，可替换垫子和浴巾 注意▸ 因加湿和出汗，箱内湿度会高，要注意是否有发霉情况 技巧▸ 防止氧气帐篷的侧面、顶侧和垫衔接处漏氧
②在使用氧气帐篷或氧气箱时，冰室中放置 6 ~ 8 成的冰，排水管的一端放入水桶（❷） 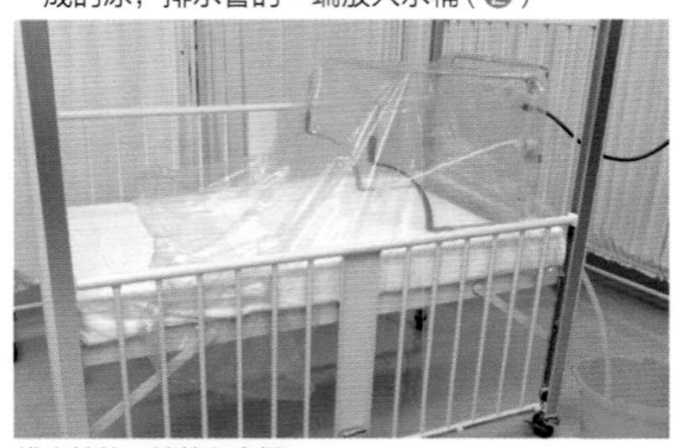 排水管的一端放入水桶 ③给氧气流量计、加湿器接上中央配管，连接氧气导管 ④打开氧气流量计的阀门，在确认氧气浓度计到达指示的浓度后，让孩子入内（❸）	❷氧气帐篷、氧气箱内温度易上升，要用冰来调节温度 注意▸ 要定期排水，不要积蓄 注意▸ 氧气帐篷、氧气箱内温度易上升，长时间使用时，要注意其内部的温度管理 ❸在孩子进入之际，将设定的浓度稍提高些 根据▸ 孩子进入时会有氧气漏出而使浓度下降

要点	注意・根据
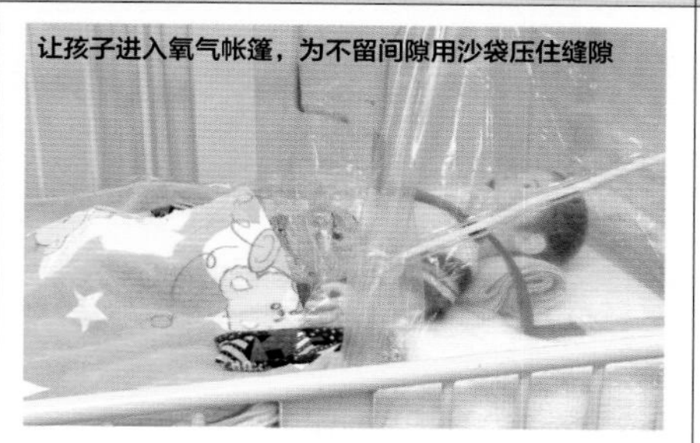 ⑤经过 1 ~ 2 小时后，确认氧气浓度是否保持着指示的浓度，适时调节氧气浓度（❹） 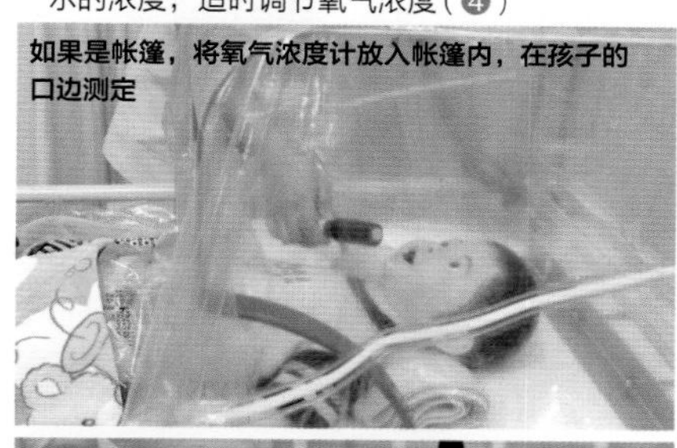 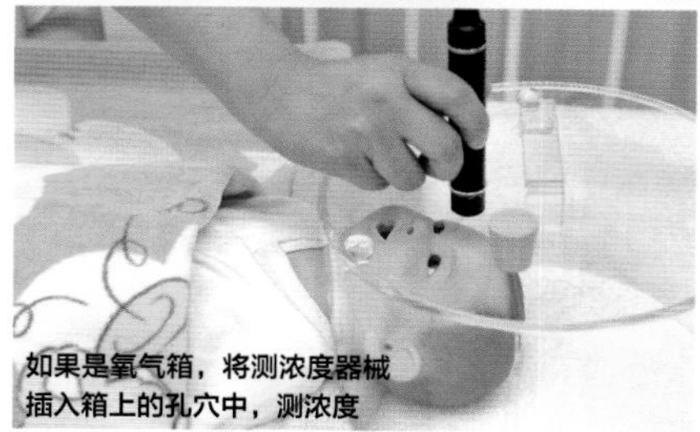 ⑥替换毛巾和衣物	❹防止事故要点▸ 要保持一定氧气浓度是困难的。不能有氧气漏出，就要在帐篷的周端用沙袋压住，氧气箱的缝隙用毛巾夹包，防止漏氧 注意▸ 氧气帐篷和氧气箱内的湿度高也易使细菌繁殖，要预防感染 注意▸ 关在氧气帐篷和氧气箱内的孩子与周围隔离，会产生孤独、寂寞感，护理员要积极地关心孩子，可使其看连环画等
4 观察在氧气疗法中的孩子 ①观察呼吸状态（呼吸数、呼吸音、有无喘鸣、有无努力呼吸、痰的量及性状、生命体征、经皮血氧饱和度值）（❶） ②确认氧气输送的通路（有无松动、脱落、闭塞） ③确认器械（确认设定的流量，加湿时的蒸馏水）	❶定期确认氧气浓度维持状况的同时，一定要观察孩子的呼吸状态

●文献
1）猪又克子，清水芳監：臨床看護技術パーフェクトナビ，pp.176-184，学習研究社，2008
2）野中淳子監編：子どもの看護技術，pp.35-45，へるす出版，2007
3）山元恵子監：图片でわかる小児看護技術，pp.131-136，インターメディカ，2006
4）今野美紀，二宮啓子編：小児看護技術—子どもと家族の力を引き出す技，pp.148-153，南江堂，2009

2 呼吸·循环管理
5 人工呼吸器

石井真

目的▸ 维持恰当的换气量，改善体内含氧量，减轻患者自主呼吸工作量，多用于急救苏醒

检查项目▸ 经皮血氧饱和度（SpO_2）、呼吸状态、全身状态、呼吸器回路、回路内压、换气量、换气次数、氧气浓度、警报管理模块（加温加湿器）内的灭菌处理、确认设定的湿度

适用条件▸ 没有明确的使用呼吸器标准。①不恰当的肺泡换气（无呼吸、$PaCO_2$360 mmHg 以上的低换气状态、肺活量减少等），②动脉血中的血氧不充分（SpO_2 值在 85% ~ 90% 之间甚至低于 85%，吸入氧气也无改善），③换气模式（努力呼吸而疲劳、有多呼吸增加倾向、呼吸抑制等）的条件，这些是适应使用人工呼吸器的情况

防止事故要点▸ 防止回路连接不良，防止除水装置的连接不良，防止忘记设定警报

必要物品▸ 人工呼吸器、氧气、压缩空气、气管导管含气管插管物件、呼吸囊－活瓣面罩、氧气瓶、吸引器、吸引导管、听诊器、心跳监视仪、脉冲血氧计等

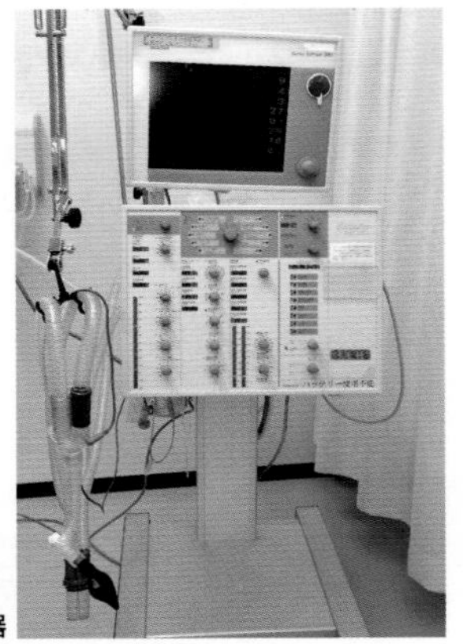

人工呼吸器

人工呼吸器的构成和特征

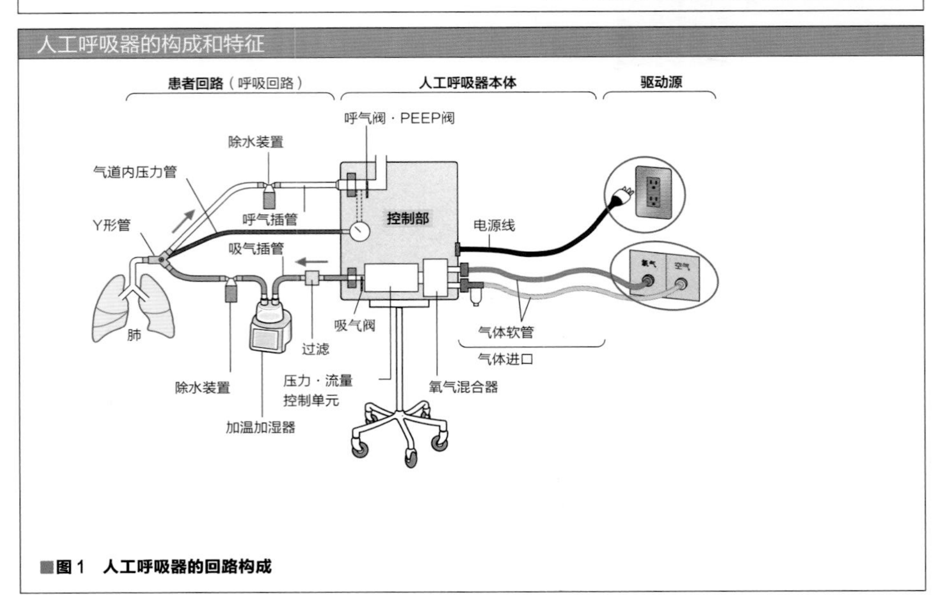

■图 1　人工呼吸器的回路构成

■**儿童人工呼吸器的特征和注意点**

● **气管插管**

· 儿童声门下腔（环状软骨部）狭窄，气管插管通常选用不用套囊的细小管

[注意点]

①因插管细小，痰多且黏稠度高时易堵塞

②因没有套管，不稳定

● **呼吸器的回路**

· 儿童用成人用回路不能有效换气，应用细小回路

[注意点]

①如果回路内有冷凝现象易引起堵塞，有必要频繁用水除去

②回路易折、弯曲

③重且缺乏柔软性的回路易使气管插管偏离位置，可能会导致拔管等问题

● **换气方式**

· 儿童使用时易发生泄漏现象。由于一次换气量相对少，有呼吸回路的扩张和回路内压缩气体体积的问题，定量式设定不能在实际换气中得到充分换气。为了能够有充分的换气量，基本上是以最高气道内压、吸气时间和换气次数为基数设定定压式压力值 + 时间循环方式（一定时间的连续流的拦截）来操作

[注意点]

①随着呼吸器械种类的不同，换气方式也相异，生产厂家的使用说明也有不同

● **其他**

①患者难理解状况，医护人员难得到协助

②易引起肺功能障碍和肺炎

③多数先天性心脏疾病和神经肌肉疾病等基础疾病患者会受到影响

人工呼吸器原理

人工呼吸器的呼气和吸气回路是分开的，各有吸气阀和呼气阀。吸气时吸气阀开，呼气阀关，送入吸气气体，孩子的气道加正压，肺膨胀（胸部抬升）。呼气时，呼气阀开，向大气排出气体，肺收缩（胸部下降）

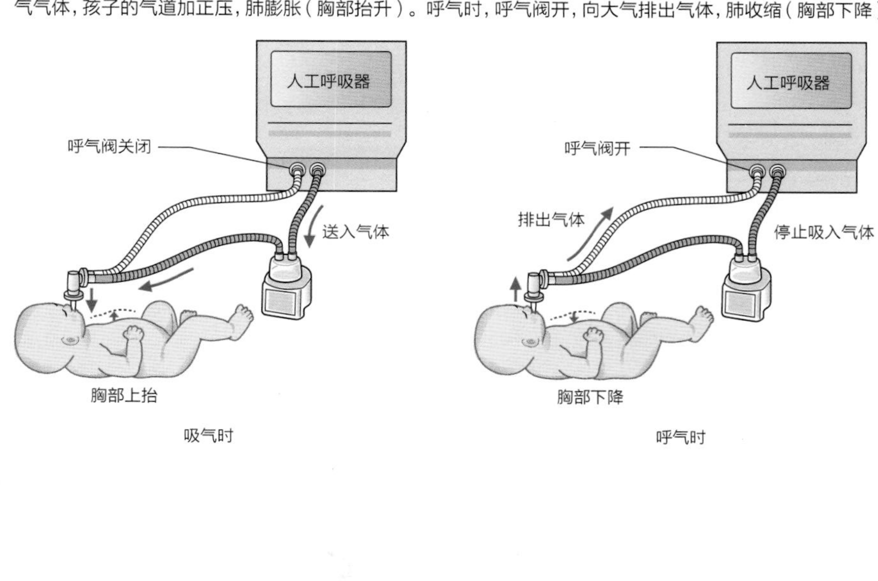

步骤（使用前检查和使用中检查）

要点	注意・根据
1 人工呼吸器的使用前检查 ①压缩空气和氧气接口的管道是否有裂开或破损，连接处有无漏气（❶） ②加温加湿器有无破损或裂痕，灭菌水是否在适宜的水平线上（❷） 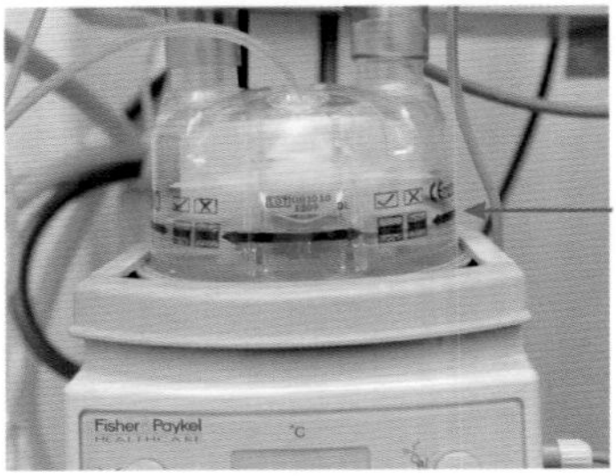 灭菌水的规定量线 ③确认电源线无破损及使用特殊电源插口（❸） ④确认呼吸回路的破损和裂痕除水装置有无密封好 ⑤人工呼吸器上各种开关有无破损和松动。确认启动、设定、警报等是否正常	❶在与压缩空气和氧气管线连接时，旋转接口有“咔嚓”声时，表明组合好了 注意▸ 人工呼吸器因生产商或产品种类不同，换气方法、回路的组合、检查要点会有所不同。在临床技术员的参与下慎重实施人工呼吸器的操作 ❷确认加温加湿器中灭菌水是否超过规定量线 根据▸ 超过规定量线时，加温加湿效率会很差 注意▸ 加温加湿效率低可能引发孩子的肺并发症，注意不要超线 ❸根据▸ 不与常用电源连接，因为停电时人工呼吸器也会停止工作。特殊电源（不停电电源）等设备没有时，要使用可充电式内藏电池型人工呼吸器 注意▸ 为紧急应对，床的一侧一定备好呼吸囊－活瓣面罩 注意▸ 警报一定要开 防止事故要点▸ 如果错误地在警报关闭状态下操作，会有事故隐患 防止事故要点▸ 要注意在连接电路时，有无漏电
2 观察人工呼吸器使用中的孩子，确认器械工作 ①确认全身状态（生命体征、表情、脸色、体动、四肢动、口动、肤色、黏膜状况、水分的吸收、排出）（❶）	❶管理人工呼吸器时，要抑制孩子的兴奋，缓解孩子不安的情绪。为与人工呼吸器保持同步调，可用镇静剂，但须评估孩子的状态

要点	注意·根据
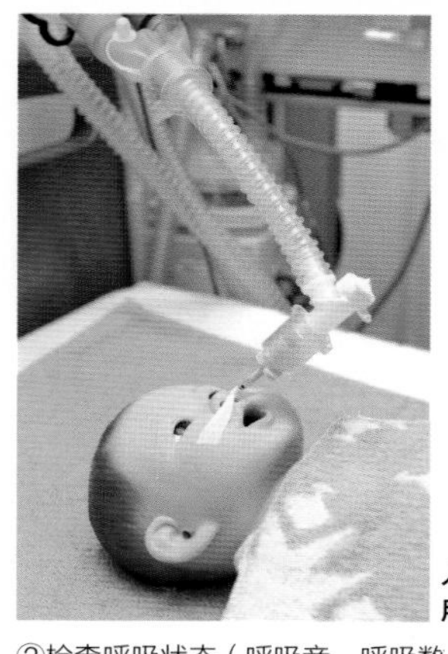 人工呼吸器使用中	
②检查呼吸状态（呼吸音、呼吸数、胸廓动作、经皮血氧饱和度值、呼吸困难度、有套囊时套囊压力）（❷❸❹❺） 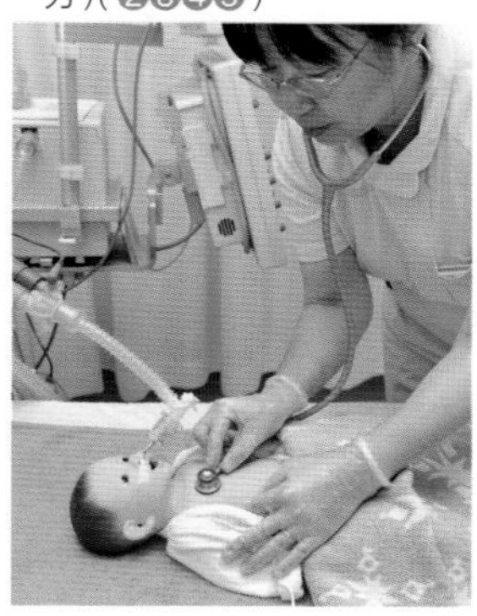	❷儿童气管插管基本上是无套囊的导管 根据▶ 如果和成人相同使用有套囊的插管，环状软骨周围受压迫易引起浮肿或狭窄的风险 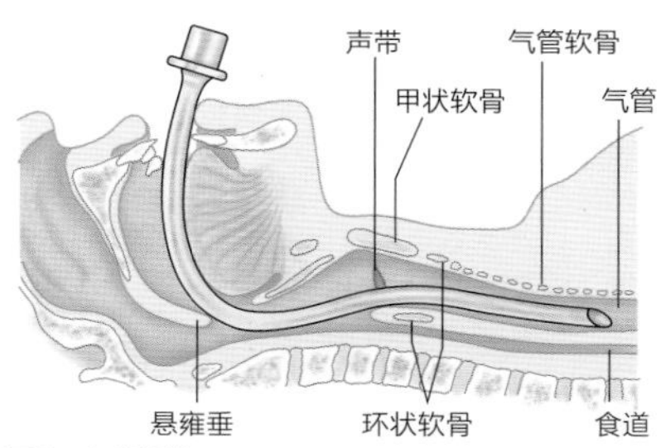 ■图 2　气管插管 ❸如果有多处漏气，可用套囊固定导管。此时套囊套压应管理在 30 cmH_2O 以下 ❹如果不能处于充分的镇静状态，自发呼吸和人工呼吸就不能同步调，不能处于有效的换气状态而导致呼吸困难。分析其原因，除没能充分地镇静之外，分泌物的贮留、导管位置的偏离、回路内有冷凝现象也是原因 注意▶ 预防回路内冷凝和口腔内细菌侵入气管，因为这是人工呼吸器与肺炎相关联的原因 ❺移动、回路交换、体位变换、升高床、擦拭、吸引、口腔护理等都会伴随呼吸状态的恶化。有必要在护理后观察和确认状态

要点	注意・根据
③确认人工呼吸器本体（回路压力、换气量、换气次数、氧气浓度、警报设定、灭菌、水的水位、温度设定） ④人工呼吸器警报鸣响时的对应（❻）	❻人工呼吸器的警报鸣响了，应根据原因迅速对照表 1。不能处理时，用手上呼吸囊－活瓣面罩来应对。确保换气，同时呼叫医生 根据▶ 与查明原因比，给孩子戴上换气罩换气更应优先

■表 1　人工呼吸器的警报种类和应对

警报	应对
气道内压下限	回路的各种连接的脱落和松动时要及时修正，有回路破损时要替换，确认除水器和加湿器都有无密封好，气管插管的套囊压是否有漏气
气道内压上限	有气道内分泌物时，吸引
PEEP、CPAP 压下限	回路受塞和堆积时对应处理。不明原因时用手来换气。如果是患者肺部问题，改变设定
呼吸次数上限	针对呼吸次数上升原因，对应处理。有必要限制呼吸负荷，可商讨镇静剂的增量，变更呼吸器的设定
无呼吸	追查原因并迅速应对。患者呼吸次数减少时，除去呼吸抑制的原因（镇静剂等的药物减量）或增加人工呼吸器的支持

要点	注意・根据
・首先确认能看见的孩子状态 ・确认人工呼吸器的回路（回路有无脱落、水有无积蓄、有无弯折等） ・如果仍然持续警报，一旦摘除回路，要用呼吸囊－活瓣面罩用手操作换气。撤除的人工呼吸器与模型肺连接（❼） 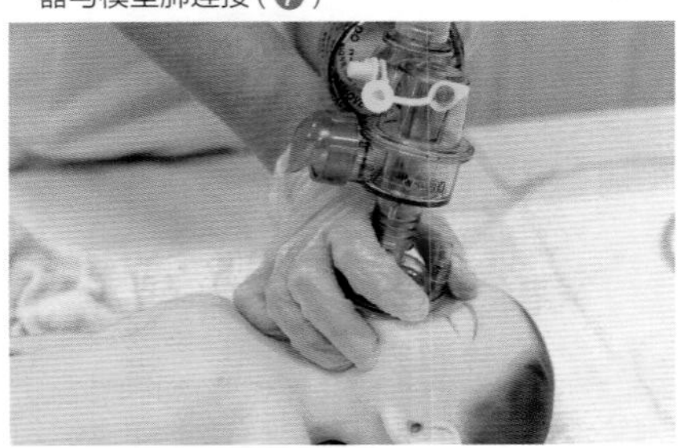 用呼吸囊－活瓣面罩确保换气	❼将回路从孩子处摘除后，一定与模型肺连接 根据▶ 不与模型肺部件连接，机器会持续警报 注意▶ 回路从孩子处摘除，一定要切断电源。再度将回路接到孩子处时，忘记打开电源开关，会导致重大事故 防止事故要点▶ 根据孩子的状态，变更警报设定。不能因为警报连续响而变更警报的设定

要点	注意・根据
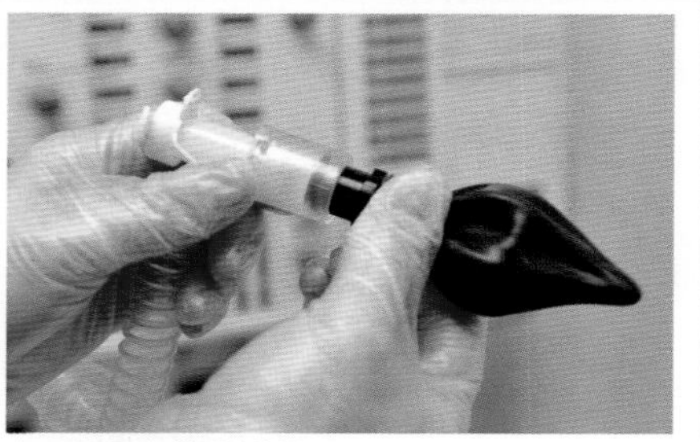 **人工呼吸器与模型肺连接** · 对孩子的经皮血氧饱和度值、心跳数、血压进行检查 · 孩子如有异常，叫医生并紧急应对 · 无异常时，对器械的报警原因进行排查 ⑤呼吸器回路、监视仪器的线是否破损、回路的螺丝有无松动，体位变换时回路有无折、压迫，回路中有无异常贮留水、除水装置低于孩子的位置，其方向是否正确（❽❾）	❽儿童用回路细小，回路内因冷凝易引起堵塞，应频繁用水除去 ❾ 根据▸ 除水装置比孩子高时，其中的水有可能流向气管 防止事故要点▸ 除水装置连接不良时易漏水，会使孩子陷入低血氧状态
3 记录 ①记录人工呼吸中孩子的全身状态、呼吸状态、人工呼吸器主体工作状态等	

●文献
1）土居悟編著：小児呼吸器の看護マニュアル，pp.200-216，メディカ出版，2006
2）猪又克子，清水芳監：臨床看護技術パーフェクトナビ，pp.240-245，学習研究社，2008
3）北村征治ほか：集中治療における鎮静，鎮痛，筋弛緩，小児内科増刊 32：41-47，2000
4）野中淳子監編：子どもの看護技術，pp.254-260，へるす出版，2007

2 呼吸·循环管理
6 敷法

石井真

目的▸
· 温敷法：能缓解因体温上升伴随的恶寒所带来的不适感，低体温时使皮肤温上升
· 冷敷法：能缓解发热时高体温带来的不适感，使体温下降

检查项目▸ 生命体征（体温）、末梢部位有无冷感、心情、脸色、有无发绀

适用条件▸ 高体温、低体温伴有心情不快

禁忌▸ 有炎症或出血性倾向时不用温敷法

防止事故要点▸ 长时间温敷时要防止低温烫伤、脱水、热抑郁，长时间冷敷时要防止冻伤、低体温

必要物品▸ 温敷法：电热垫、电热毯、热水袋、布袋、暖贴等。冷敷法用冰囊、保冷剂、冰枕、退热贴等

* 温敷法的低温烫伤和冷敷法会阻碍生物体防御反应的体温上升，因此，一般不用

温敷法

步骤

要点	注意·根据
1 必要物品的准备，孩子状态的评估 ①检查必要物品的准备（❶） ②孩子状态的评估（❷）	❶确认热水袋盖子是否盖紧，因热水袋的材质不同传导热会不同，应根据材质准备热水的温度 ❷观察孩子有无恶寒打战和脸色，听孩子和家长的诉说
2 实施温敷法 ①使用电热垫、电热毯时，接通电源，调节温度。使用热水袋时，盖紧盖子，确认无漏（❶） ②热水袋套上适宜的布袋，稍离孩子身体处放置（❷❸） 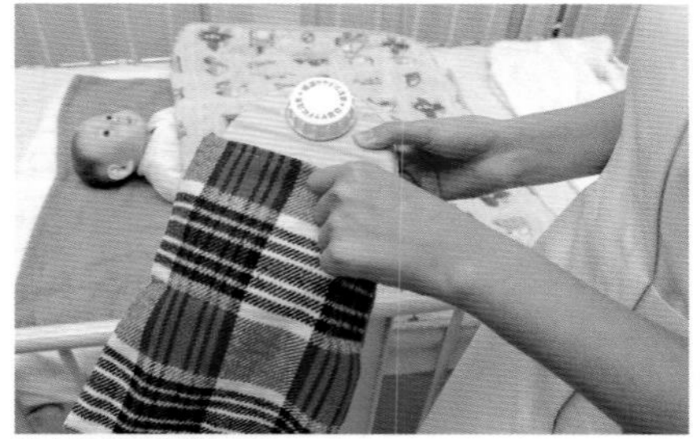 **热水袋套上布袋**	❶将适量的热水装入热水袋 根据▸ 热水袋中热水过少易变冷 ❷布袋有一定的厚度时，能保持热度，过薄的布袋会使袋外表过热，易引起热烫伤 ❸电热垫、热水袋要在离孩子身体 10 cm 以上处放置 根据▸ 婴幼儿在 40℃ 上下的长时间温热刺激下，细胞组织的蛋白质变性，有温热烫伤的危险。一定要在距孩子身体有一定距离处使用 防止事故要点▸ 电暖炉或热水袋等长时间贴身使用时，有对身体造成低温烫伤的危险。因此，使用时要让它们离身体有一定距离 防止事故要点▸ 孩子入眠后，也会有大幅度的身体体动，热水袋尽管放置在离其 10 cm 以上的位置也会有热烫伤的可能。从避免风险的角度出发，热水袋的外套布袋要设置二层布。多次确认热水袋与孩子的位置等，预防热烫伤

要点	注意・根据
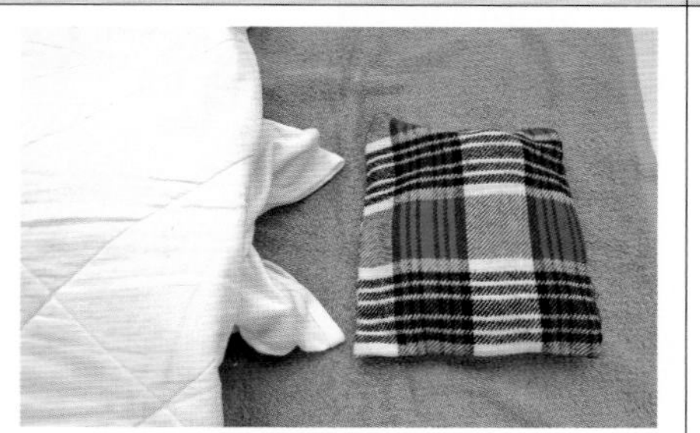 热水袋离开孩子的身体处放置 ③观察孩子的皮肤温，有无发红、热感、冷感、发绀。确认孩子的心情	注意▸ 使用电热毯时，由于是全身保温，易引起脱水，热抑郁，因此要边使用边注意这些现象
3 收拾，记录 ①使用物品按所规定方法收拾，记录	

冷敷法

步骤	
要点	**注意・根据**
1 必要物品的准备，孩子状态的评估 ①检查准备的必要物品（❶） 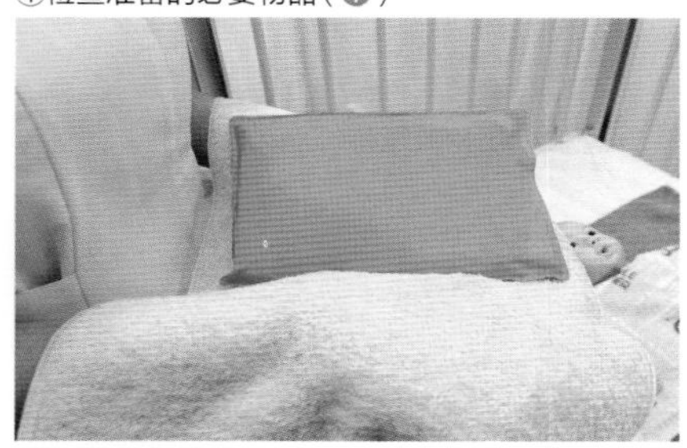 用毛巾包住冰枕 ②听孩子的诉说。孩子因发热而心情不好时实施冷敷法会全身发冷，此时不能实施冷敷法（❷❸）	❶冰囊和冰枕袋使用前，确认没有主体破损或包裹器具的破损等，确认没有漏水 ❷确认孩子脸色，听取孩子和家长的诉说，测定体温 ❸根据▸ 发热是生物体排除细菌和病毒的防御反应。在确认恶寒、末梢部冷感后，可考虑体温会在其后上升。这一阶段实施冷敷法会阻碍生物体的防御反应，因此此时，不适宜冷敷

要点	注意・根据
2 实施冷敷法 ①如果发热 39℃ 以上，想尽快使体温降下时，应在颈部、腹股沟、腋窝处放置用布袋套住的保冷剂（❶） 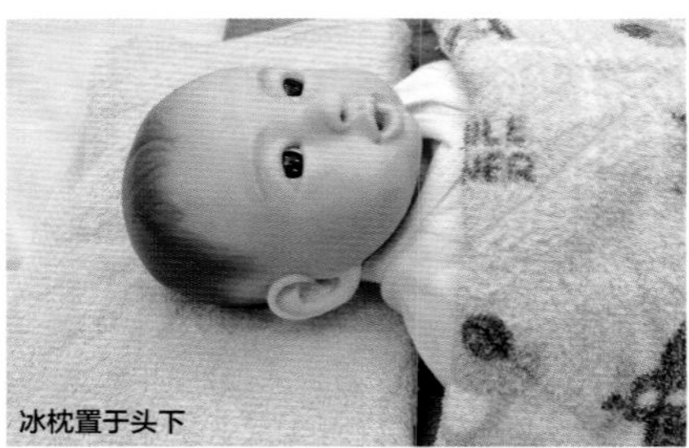 冰枕置于头下 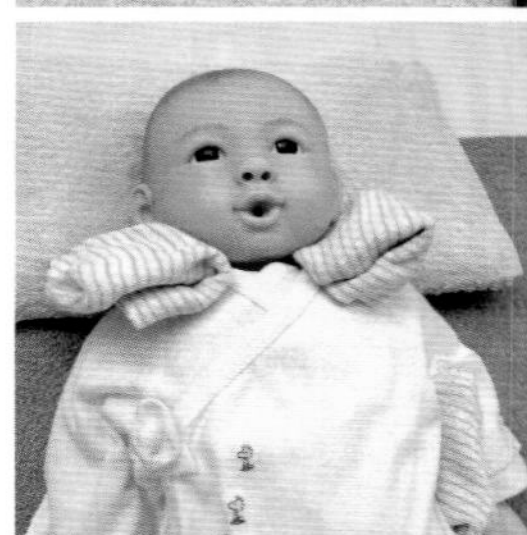 袋装保冷剂放置在两侧颈部，一侧腋窝处（要测体温，所以腋窝只放一侧） 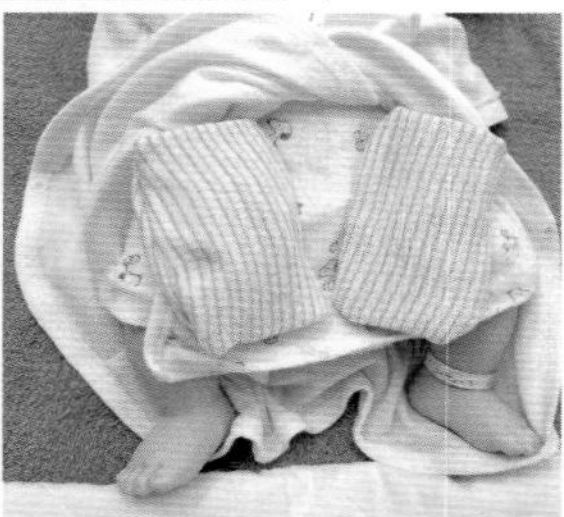 袋装保冷剂放在腹股沟处 ②观察皮肤温，有无发红、热感、冷感、发组	❶ 根据▸ 对体表近的动脉实施冷敷法有效 注意▸ 能看出体温急速变动时，要频繁地观察孩子，有状态变化时要对应处理 防止事故要点▸ 长时间冷敷法有冻伤和低体温的风险
3 收拾 ①按所定方法收拾使用物品，记录	

●文献

1）野中淳子監編：子どもの看護技術，pp.180-184，へるす出版，2007

2）大島千佳，有田広美，藤本悦子：体温調節の仕組みについて，罨法を見直す①，月刊ナーシング 28（1）：68-73，2008

3 保育器的管理
1 封闭式保育器

古田惠香

新生儿体温调节的特征

恒定的体温是因产热和失热的平衡的表现。人通过基础代谢和随意运动由振动产热或不振动产生热维持体温。新生儿胎周数短，随意运动少并且不能振动产热，只能依赖褐色脂肪细胞分解的非振动产热

早产儿的皮下脂肪少，褐色脂肪细胞贫乏，不能充分非振动产热。进一步分析后发现，早产儿在短暂的胎周期里角质层薄，不感蒸发时易失热。通常收缩血管时，血管因不充分运动而使失热增多。所以，为了抑制失热，有效的加温和护理好失热路径是必要的

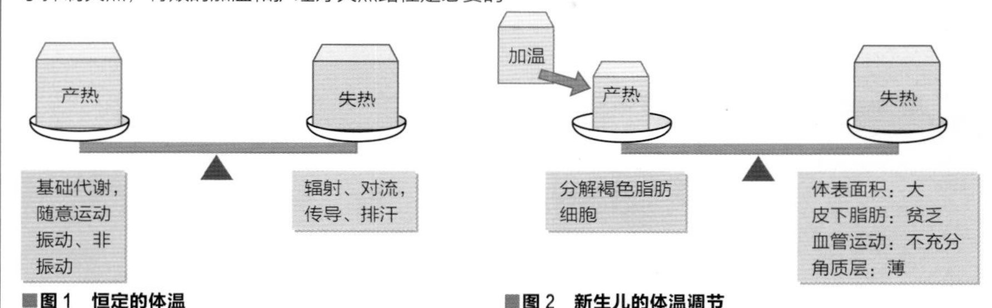

■图 1　**恒定的体温**

■图 2　**新生儿的体温调节**

目的▸ 能维持适合的环境温度、能加湿、供氧等同时能保温

检查项目▸ 器内温度、器内湿度、器内氧气浓度、体温（护理控制）、各项目的设定值和实测值

适用条件▸ 皮肤尚未发育成熟，不感蒸发多的新生儿（超低出生体重儿和低出生体重儿）

防止事故要点▸ 要使用特殊电源，防止因保育器的污染而感染。使用加湿槽时防止热烫伤，防止从保育器上跌落

必要物品▸ 封闭式保育器、床单、定位用垫子或亚麻布、除压垫（必要时）

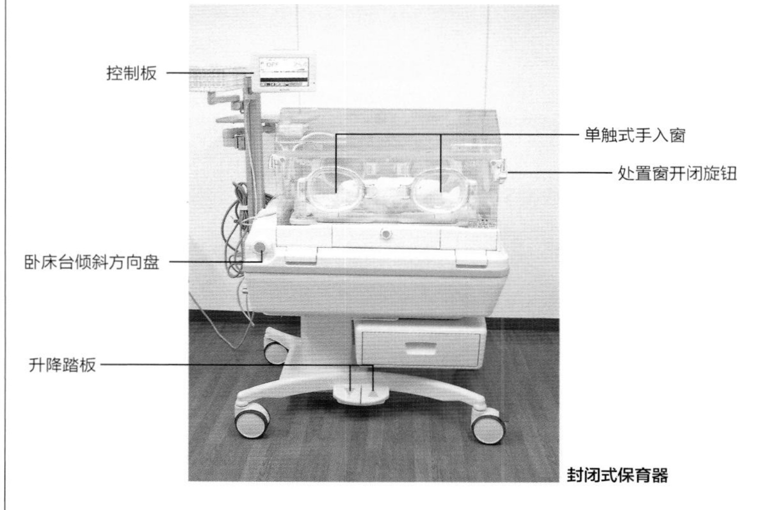

封闭式保育器

步骤	
要点	**注意・根据**
1 封闭式保育器的安全确认 ①插入特殊电源插座，通电（❶）	❶保育器有接地线（漏电时接入地面），是三线插头，所以一定要插入三孔插座 根据▸ 特殊电源是在有灾害时医院自家发电装置能供电的系统 防止事故要点▸ 作为日常的预防对策，使用特殊用电源
②确认电源接通时，无警报鸣响，鼓风机的声音大小等无异常 ③确认开关，单手触入窗，检查锁定状态时是否有松动，有无破损 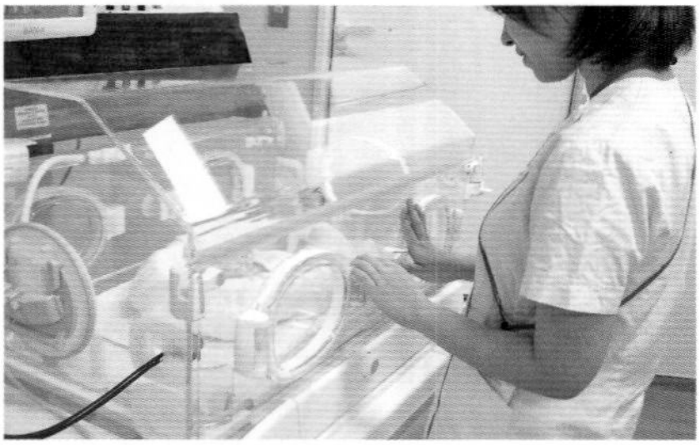 **确认锁定状态下是否松动，有无破损**	
④孩子休息时，护理员要确认保育器的固定状态、稳定性以及保育器倾斜时连锁的状态（❷）	❷使用前一定确认正常功能的运动，检查有无破损 根据▸ 保育器使用频繁，要保持其不受感染，应定期换器内物品，洗净、消毒 注意▸ 洗净、消毒时，要拆下构件品进行洗净，如果洗后没有正确组装好，会有危险。头脑中要有这一概念，要进行正确组装的确认 防止事故要点▸ 保育器高温、高湿使用，易被污染。为预防感染要注意保育器的清洁
⑤保育器耐压管上的管口，与氧气口相接的中央配管口是否有适度的氧气流流向保育器（❸）	❸必要时，按指示的氧气浓度供氧，一定要在准备阶段确认
2 根据胎周数、日龄、体重设定适应孩子的器内温度、湿度、氧气浓度 ①温度设定（❶）	❶按胎周数、日龄、体重考虑设定温度

要点	注意·根据
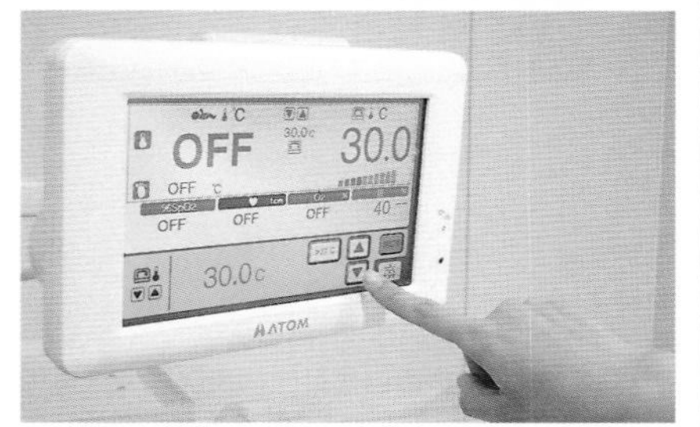 在控制盘上设定温度	**■表 1　保育器内的温度标准** （见下表） 内田美恵子（我部山キヨ子ほか編）；助産学講座 8 助産診断・技術学 Ⅱ　第 4 版，p.125，表 2－6，医学書院，2007 注意▸ 保育器内的温度、湿度的设定是根据孩子的发育阶段加上保育器放置房间的室温、湿度决定的。在室温低的房间，失热快，设定温度要高。对皮肤未成熟的早产儿加湿是必要的，此时，如果房间湿度低，手伸入保育器的窗口，打开时会降低器内湿度，故有必要注意房间的温度和湿度
②温度的设定（❷）	❷在加湿槽内放灭菌蒸馏水，固定在保育器内 根据▸ 加湿会通过防止排汗来防止失热（排汗是体表水分的散泄失热） 防止事故要点▸ 在换蒸馏水时，加湿槽及其中的蒸馏水是高温的，交换时要注意热烫伤
③校正氧气浓度（❸）	❸使氧气浓度计的传感器稳定，用校正开关或键钮使空气中的氧气浓度稳定在 21% 技巧▸ 正确测定氧气浓度时，一定要校正
④氧气浓度、温度、湿度设定后，使用保育器（❹）	❹预测孩子放入保育器的时间，并准备 技巧▸ 紧急入院的孩子在准备时，如果想急速提升器内湿度，可使用温热的灭菌蒸馏水短时间达到设定湿度
3 封闭式保育器的温度管理 ①选择伺服控制（❶）或手动控制（❷）	❶伺服控制时，装着的温控传感器是最重要的 根据▸ 不能测到正确的体温，就不能正常控制器内温度，可能变为低温体或高温体。对发热性疾病来说，因器内温度自动下降，孩子体温也下降，有疾病被忽略的可能性。所以要注意器内温度的变化

■表 1　保育器内的温度标准

日龄	出生体重		
	1 000 g 未满	1 000 ～ 1 500 g	1 500 ～ 2 000 g
0	36	35 ± 0.5	34 ± 0.5
10	36	34.5 ± 0.5	33.5 ± 0.5
20	35.5 ± 0.5	34 ± 0.5	33.5 ± 0.5
30	35 ± 0.5	34 ± 0.5	33 ± 0.5
40	33.5 ± 0.5	33.5 ± 0.5	

要点	注意・根据
■表 2　伺服控制和手动控制 伺服控制：孩子体温目标值的设定，设定体温会使器内温自动得以控制 手动控制：设定器内温度，根据传感器模块使器内温达到设定温，自动得以控制	❷手动控制时，孩子的体温有变动时，针对体温的目标值进行体温测定并对器内温度进行微调
②不要在妨碍器内对流的位置放置不必要的物品（❸） ③器内温度高无法维持体温时，可使用保温罩（❹） 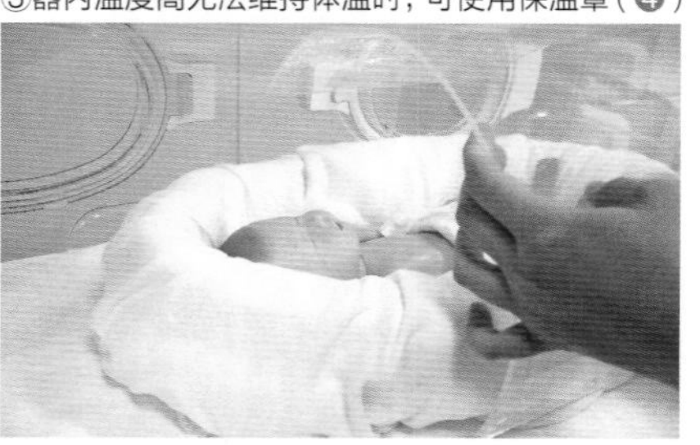	❸根据▸ 封闭式保育器通过对流而加温，应不妨碍空气对流 ❹使用保温罩可防止因辐射而失热 根据▸ 辐射是热量由高温固体表面移向低温固体表面，与它们之间存在的气体无关，是通过远红外线传播。单层壁式保育器因房间室温和空调的对流等，保育器壁变冷，孩子的体温也会由高向低变化。此时，保温罩的使用可使保育器成为双层壁式，能防止因辐射而失热
④光线疗法中，要确认光线疗法器械的冷却扇正常工作。器内温上升，孩子的体温也上升时，要调整器内的湿度和房间的温度。如果器内还是升温并致孩子体温上升时，可在卧床台下等处放置制冷剂，以达到降低器内温度的效果（❺） 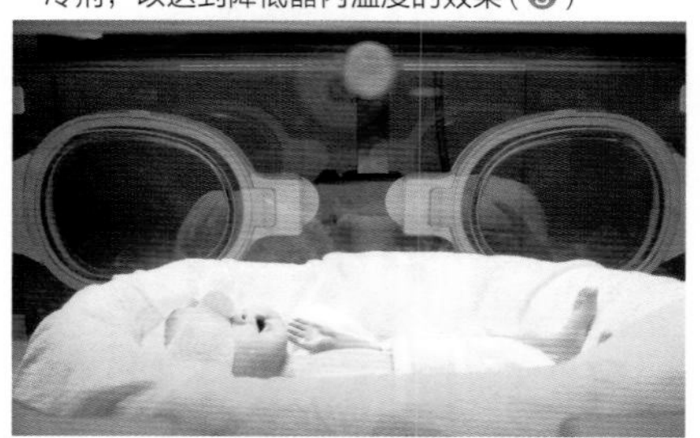	❺根据▸ 荧光灯（绿色灯、蓝色灯）因发光而产生大量的热量使器内升温 技巧▸ 封闭式保育器与室温温差 3℃ 以内时，很难设定器内温度。例如：室温为 27℃ 时，保育器内温度无法设定在 30℃ 以下。所以室温的调节也重要。另外，相同器内温在湿度高时，孩子体温也上升，故也要综合观察湿度，进行评估 防止事故要点▸ 手入窗保持打开状态时，器内温度下降，会诱发孩子跌落。所以，绝对不能保持手入窗打开的状态
4 封闭式保育器的环境准备 ①保育器内环境的准备（❶） ・呼吸和心跳监视仪的准备，要整理好脉冲血氧计的接线，不能缠卷孩子 ・根据孩子状况，保育器内放置呼吸囊－活瓣面罩，在情况紧急时，马上能使用。要放在孩子触碰不到的位置	❶为保证治疗过程的安全性，环境整理是重要的 根据▸ 根据心理动态护理，应把照明度降低，此时可能不能充分观察，但可通过已整理好的环境把握各路线的状态，如果有问题便可马上应对 ＊心理动态护理：以早产儿、患病孩子为对象，为帮助其生成发育实施依孩子的反应来对应护理。同时应保护孩子不受多余的警报声响及多余的刺激光等的刺激

要点	注意・根据
· 输液线和其他排液管类线要整理好，方便观察 · 铺平亚麻布（❷） · 确认保育器无污染，定期实施清扫（❸） · 确认保育器内孩子足侧的窗口是取尿布等污染物品的口（❹）	❷ 根据▸ 出生后，特别是早产儿皮肤脆弱，亚麻布的皱褶会有使皮肤发红、损伤的可能。为此，要周全考虑 ❸ 根据▸ 特别是高湿度环境时，细菌易繁殖，有感染的危险性 ❹ 根据▸ 通常手入窗上会附着有大肠杆菌等。孩子的气管、上部消化系统本来不应该存在这类菌，但由手入窗为媒介便有传播此类菌的可能 注意▸ 取出尿布的手入窗原则是在孩子的足侧窗，要有清洁区和不清洁区之区别
②定位用垫子的使用（❺❻） 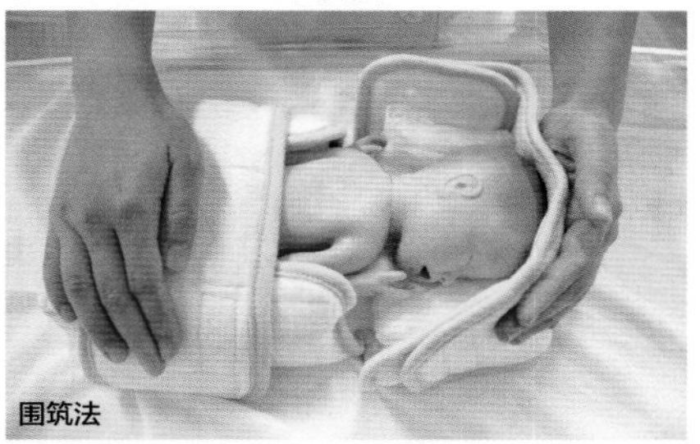 围筑法 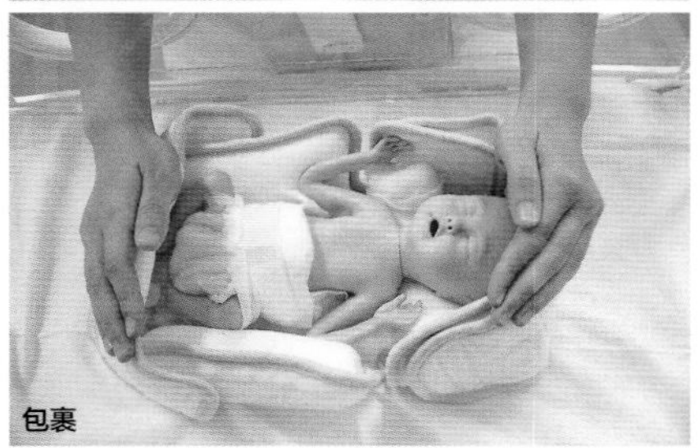 包裹	❺ 根据▸ 为帮助新生儿适应子宫外的环境 ❻孩子在胎内姿势近乎弯曲位。为在保育器卧床台中使保持孩子正中的位置，采用围筑法或包裹法 根据▸ 期待孩子在保育器内保持良好肢体位，缓解压力，维持安静 注意▸ 定位垫子和体温管理：围筑法或包裹法有可能使孩子的周围温度比保育器的实测值要高，孩子在高温度环境下体温也会升高。解除定位垫子时，体温会下降。但再开始用定位垫子时，护理员要有孩子体温上升的思想准备，实施包括预测的体温管理
③调整好光、声环境 · 光环境：根据孩子的成长调整（❼），昼夜周期修正。胎周数在 32 周以内的孩子接受昼夜自然光。如果对光量的调整功能尚未成熟，保育器要用罩盖遮光修正。胎周数在 39 周，白天的受光亮照度控制 100 ～ 200 lx · 声环境：要控制保育器周围的噪声（❽），在关闭手入窗时，要安静地实施，保育器上不应放物件。确认警报原因，迅速消音。在保育器周围不要交流和闲谈	❼ 根据▸ 持续的强光对出生低体重儿有强压力，对哺乳、睡眠、心跳、呼吸数、血氧化状态，睡眠一觉醒节奏有影响。这是学术界的说法。美国儿童科学会（AAP）劝告：NICU（新生儿重症监护室）的照明度在 100 ～ 200 lx，昼夜区别是夜比昼暗 5 lx ❽ 根据▸ 噪声会使颅内压亢进，氧分压下降、心跳数增加、影响听觉等。AAP 劝告：NICU 声音尽可能不超过 45dB，保育器内声音在 58dB 以下

要点	注意・根据
5 封闭式保育器内的护理 ①观察孩子的觉醒状态（❶）和呼吸状态（❷）	❶孩子的觉醒状态根据布雷泽尔顿新生儿行为评价分为 6 类，参照第 204 页“意识”。为使孩子负担最小化，避免在 State1 介入，应在 State3 以后介入 ❷在触碰孩子前先观察呼吸状态 根据▶ 触碰孩子时，可能会引起体动、哭泣。为把握孩子在安静时的呼吸状态，在触碰孩子前观察呼吸状态（呼吸数、规则性、有无努力呼吸和程度、胸廓上升的方式、有无左右差和程度等），觉醒后的呼吸变化也要观察
②安静地打开手入窗（❸）	❸手入窗开关时发出的声音对保育器内的孩子来讲是突发的噪声 根据▶ 开手入窗时，保育器内声音有 90dB，关闭时的声音为 110dB，所以要安静开关手入窗
③用听诊器听取呼吸音、心跳数、心音（有无心杂音、种类）、肠蠕动音（❹），观察囟门的松紧、有无浮肿和程度、腹部膨胀的程度和柔软度、有无四肢冷感等 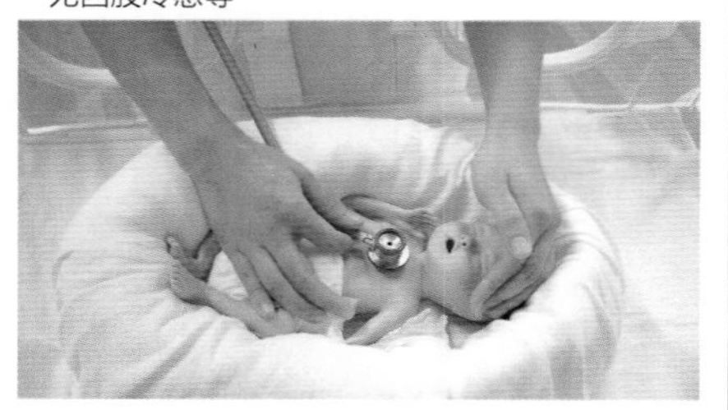	❹要轻柔地使用听诊器 注意▶ 听诊器冷会使孩子感到不快，传导会使孩子失热。听诊器的听筒事先要放入保育器内温热
④实施必要的护理、吸引，婴儿替换尿布、变换体位、定位垫子的修正等（❺）	❺护理行为一定要从清洁到不清洁的顺序来实施 注意▶ 在处理体液、分泌物、排泄物时，要戴好手套，护理后一定摘除手套，消毒手指，再进行后面的护理
⑤将尿布污染的部分卷为内侧，卷成球状放置于足侧方（❻） ⑥护理结束后，安静地关上手入窗	❻对尿布和使用后的臀擦纸，要考虑不能污染孩子在器内的环境，也可在保育器内事先整理出放置废弃塑料袋的地方
⑦最后，从足侧的手入窗口取出污染尿布，废弃（❼）	❼注意▶ 取尿布的手入窗，原则上是足侧方的手入窗。要区分清洁区和不清洁区 根据▶ 通常手入窗口附着有大肠杆菌等，本来孩子的气管、上部消化系统不应存在的菌，因手入窗为媒介，有传播的可能

3 保育器的管理
2 开放式保育器

古田惠香

目的▸ 给新生儿、婴儿加温

检查项目▸ 加热器的等级、设定体温、实测体温(护理控制时)

适用条件▸ 皮肤尚未成熟，不感蒸发少的新生儿、婴儿，出生后马上要进行心肺复苏和有必要进行外科处置的新生儿

防止事故要点▸ 要使用特殊电源、防止孩子从保育器上跌落、防止因保育器污染而感染

必要物品▸ 开放式保育器、床单、亚麻布、定位垫子、除压垫子(必要时)

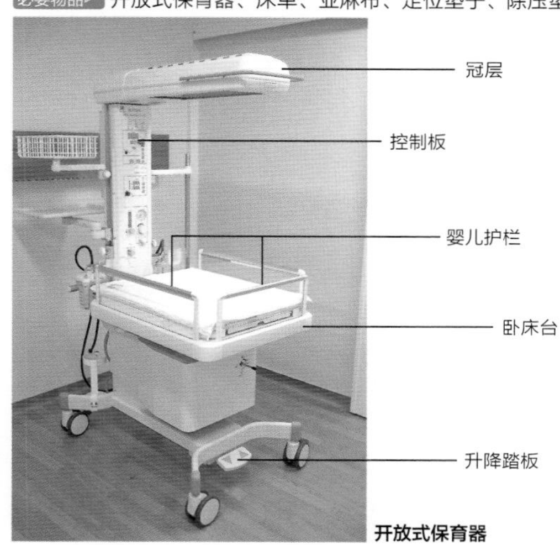

开放式保育器

＊开放式保育器又可称为辐射加温器或婴儿加温器

步骤

要点	注意・根据
1 开放式保育器的安全确认	
①插入特殊电源插口，通电(❶)	❶保育器的三孔插头插入有接地的插座 根据▸ 特殊电源是突然停电时院内发电装置供电系统 防止事故要点▸ 作为应急对策使用特殊电源
②在通电之际，确认警报不会鸣响(❷)	❷在将孩子移入保育器前，一定要确认保育器能否正常运作
③卧床台，婴儿护栏要牢固固定，确认是否稳定(❸)	❸确认卧床台及婴儿护栏固定的稳定性 防止事故要点▸ 防止孩子的跌落
④确认冠层要与卧床台平行而固定(❹)	❹根据▸ 为了有效将辐射热传递给孩子，冠层和卧床台要平行

要点	注意・根据
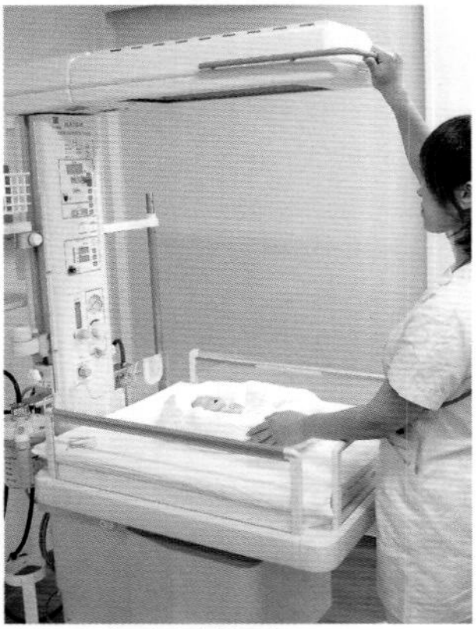 确认冠层与卧床台的平行	
⑤确认有无污染（❺）	❺保育器是间接接触感染的原因，使用后一定使用洗净剂或消毒剂，擦净，保持清洁。使用前，确认保育器是否有污染是重中之重 防止事故要点▸ 保育器易受污染，为防止感染要保持清洁
2 掌握开放式保育器的特征，实施适应孩子的温度管理 ①针对孩子的状态，讨论使用开放式保育器好还是封闭式保育器好（❶）	❶选择适应孩子状况的保育器，有必要高加湿的孩子应使用封闭式保育器

■表 1　保育器的种类和特征

	开放式保育器	封闭式保育器
保温方法	加热器释放远红外线，产生辐射热	电加热器加温，空气在保育器内循环对流式
优点	· 易进行处置护理 · 家长易接触孩子 · 体重 3 000 g 以上的孩子也能容纳	· 可高温加热 · 可高加湿 · 提供封闭环境 · 预防感染 · 容易设定氧气浓度
缺点	· 受外部气温影响（失热） · 高加湿困难	· 处置护理难 · 体重 3 000 g 以上的孩子容纳困难

要点	注意・根据
②开放式保育器放置的场所要避开易容易引起对流地方（人出入频繁、靠近门、空调能吹到的地方）（❷）	❷开放式保育器因对流而易失热。体温管理的要求必须使失热达到最小限度 根据▸ 图 1 左右的体温正常，但失热量相异，失热量大时，维持体温就有必要大量加温。用失热量、加温是都最小限度来保持正常体温，是对孩子体温管理的最优化管理

要点	注意・根据
③孩子入保育器前的准备，用手动控制，充分加温（❸） ④选择伺服控制和手动控制（❹） 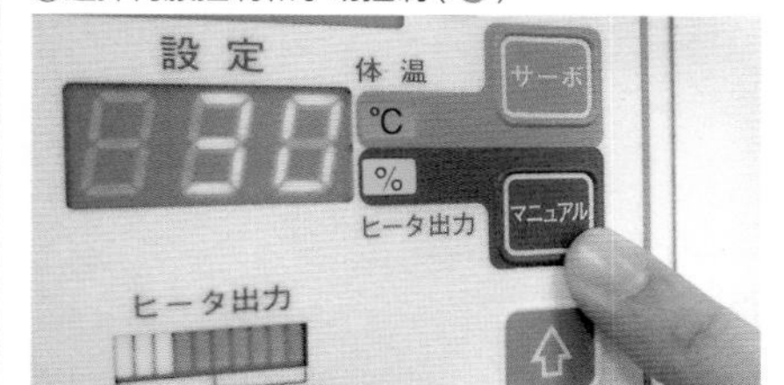 操作控制键盘上键钮选择伺服或手动 ⑤基本上不用保温罩（❺）	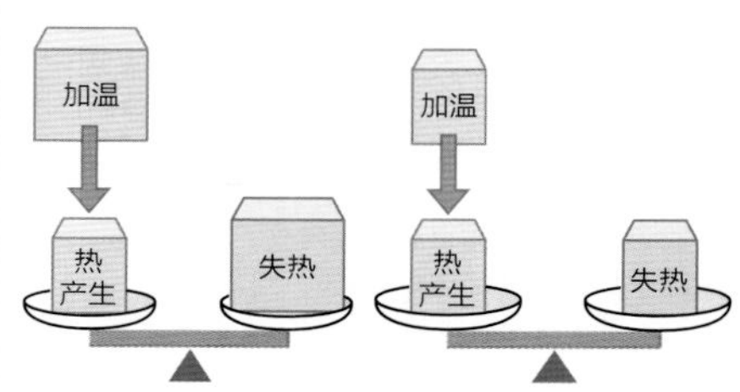 ■图 1　大失热（左）和小失热（右） ❸ 根据▶ 准备时，应充分加温。伺服控制时通过体温探针加温。只用加热器加热输出是不够的，所以，由手动控制来加温 ❹和封闭式保育器同样，根据孩子状况选择恰当的方法 技巧▶ 伺服控制时，要正确测定体温。必须固定好体温探针。遇上体动剧烈的孩子等就会有体温探针固定不充分的现象，此时，用手动控制。在急性期的患儿体动会乏力且环境温度易左右体温状况时，选择伺服控制 ❺ 根据▶ 开放式保育器是通过辐射热来加温，若使用保温罩会遮挡热，不能有效地加温
3 开放式保育器的环境准备 ①整备好保育器内的环境（❶），参照第 317 页“封闭式保育器” ②实施定位（❷❸❹） 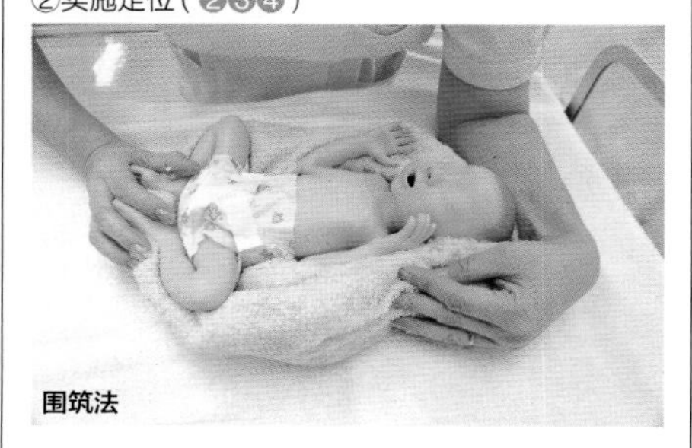 围筑法	❶在离开孩子时，一定确认婴儿护栏的固定 防止事故要点▶ 不能有跌落等的事故 ❷ 根据▶ 为帮助新生儿适应子宫外环境，保持良好肢体位，缓解压力，保持安静 ❸在不妨碍治疗的前提下，早产儿原本在胎内的姿势接近于弯曲，现用围筑的方法使其保持在正中位，不要包覆全身 根据▶ 开放式保育器在有必要加温时，全身覆包的话，辐射热就传射不到孩子的身上，可能会妨碍加温效果 ❹对足月孩子来说，在不妨碍治疗下进行围筑 根据▶ 围筑会使孩子身体与外界间有隔离，能减轻压力，保持环境安静

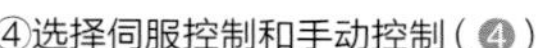

要点	注意・根据
③光、声环境的调整 ・光环境：根据孩子的成长，对保育器设置场所的照明进行调整（❺）。开放式保育器的照明灯也有高亮度的，故不要突然打开灯，应用说话声告知，用手挡在孩子眼前再开灯（❻）。胎周数在 32 周以内时，接受昼夜自然光。胎周数在 39 周时，白天的照明控制在 100 ～ 200 lx ・声环境：要控制保育器周围的噪声。警报音响时，在确认原因后立即消音，不在保育器周围杂谈	⑤根据▸ 开放式保育器受周围环境照明度左右，有必要调整场所的照明度 ⑥根据▸ 照明度突然上升会使孩子吃惊，成为孩子的压力。所以，开灯前要使孩子有所准备

开放封闭两用保育器

根据孩子的状况，有可能既需开放式的环境，又需封闭式的保育环境。例如：出生后需马上放置于开放式保育器，但移动至 NICU 等时需要在这个状态呈现封闭式保育器。使用两用保育器有使孩子最小限度地移动移位、负担少的优点

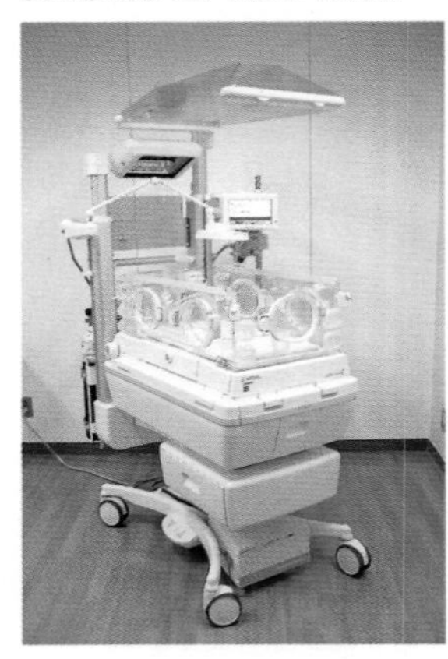

呈开放式时

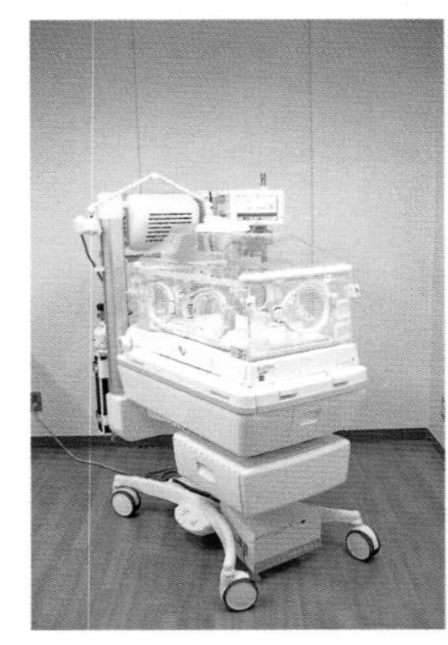

呈封闭式时

4 排泄管理

1 甘油灌肠

中山薰

目的▸
- 便秘（由生活习惯或药物副作用引起）的改善
- 肛门闭锁根治手术后和二分脊椎症等神经障碍引起的排便障碍，控制排便
- 检查和手术的前处理
- 疑似是重肠积气症时的诊断和治疗（由医生实施）

检查项目▸ 便的贮留状况、最终排便日和时间、排便量、排便的倾向、腹部状态、有无腹痛、有无服用下泻药、食物（内容、摄取量）、日常生活的状况等

适用条件▸ 直肠内便下降但排不出的孩子，检查或需手术的孩子被要求清空肠道

禁忌▸ 重症病儿童、肠炎、疑似消化道穿孔时

防止事故要点▸ 防止肠黏膜损伤

必要物品▸ 灌肠液（①）[50% 甘油液（低出生体重儿，新生儿使用 25% 甘油液）]、一次性灌肠器（②）或注射器（③）、导管（④）、润滑剂 [橄榄油、凡士林（⑤）等]、一次性手套、无钩钳（⑥）、厕所用纸、处置用床单、尿布（⑦）、便携式厕所、纱布（⑧）、棉花

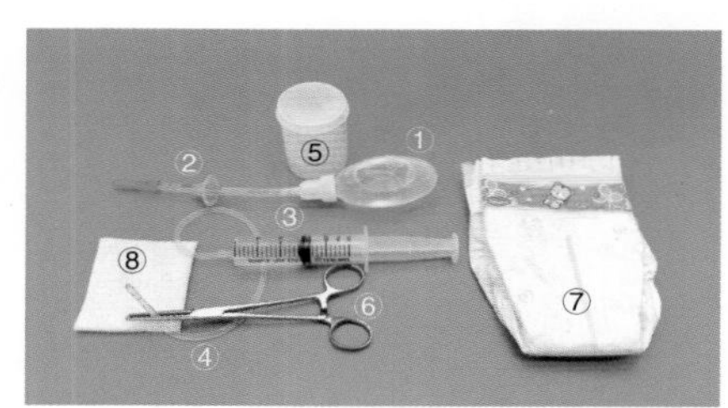

- 灌肠液的量（医生决定，1 ~ 2 ml/kg 体重计算）：婴儿 10 ~ 20 ml，幼儿 20 ~ 30 ml，学童 30 ~ 50 ml
- 灌肠用导管的长度、粗细根据孩子的年龄而不同

■表 1　灌肠用导管的尺寸和插入长度　（Fr：法国尺寸，1 Fr = 1/3 mm）

	新生儿	婴儿	幼儿	学童
导管尺寸	7 ~ 10Fr	9 ~ 12Fr	10 ~ 15Fr	12 ~ 15Fr
插入长度	2 ~ 4 cm	3 ~ 4 cm	3 ~ 6 cm	6 ~ 10 cm

步骤

要点	注意·根据
1 向孩子和家长说明灌肠 ①说明所需要的时间和步骤（❶❷） ②促使处置前完成排尿（❸）	❶根据▸ 针对孩子的发育程度对应说明，使说明内容在孩子的年龄段也能明白，从而取得孩子的协助。家长对处置内容理解后也减轻了不安感 ❷通过说明减轻孩子的不安和恐惧，减轻幼儿期后半、青春期孩子的害羞感 ❸根据▸ 膀胱排空后，腹压下降
2 准备必要物品 ①必要物品的准备（❶） ②准备指示量的灌肠液（❷❸）	❶护理员确认孩子的名字、药品名、量、时间 ❷灌肠液应保持 37 ~ 40℃ 放置

要点	注意・根据
	注意▸ 低温会使肠壁的毛细血管收缩，会出现腹痛、血压上升、恶寒不快等症状，而高温又会有强刺激性，可能引起黏膜损伤 ❸在理解甘油灌肠的药效后使用。肠管内的水分被吸收，在刺激作用下，肠管蠕动亢进，并通过渗透压作用使粪便软化膨胀被排泄 注意▸ 要再次确认准备好的灌肠液种类、量
3 准备好环境，调整孩子的灌肠体位 ①准备好环境，能移动的孩子应在处置室准备（❶❷） ②为防止受污染，铺上床单和尿布，不使衣物受污 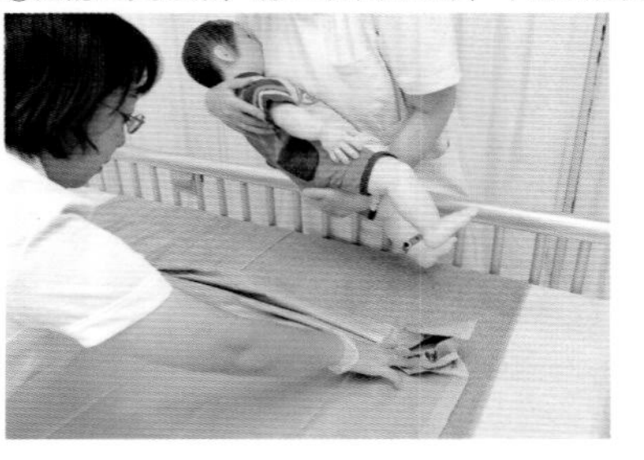 ③婴儿仰卧位，幼儿以上的孩子可用左侧卧位（❸） 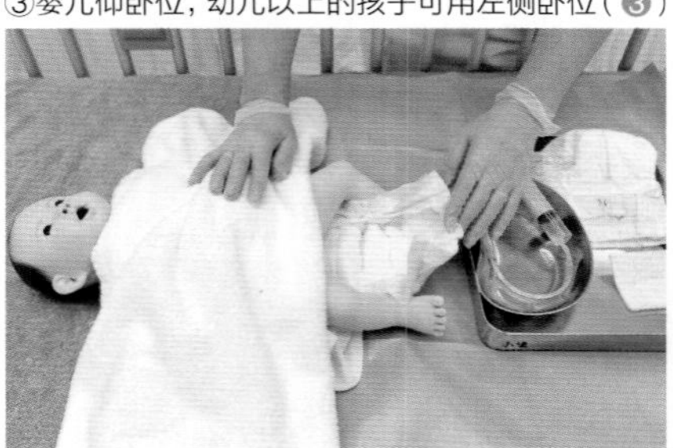 **婴儿的仰卧位** ④护理员要鼓励孩子深呼吸来缓解孩子的紧张情绪	❶保护个人隐私，避免不必要的露出 根据▸ 特别是不在单独房间实施处置时，要考虑孩子的害羞感，要用帘、屏风、挂物、浴巾等保护个人隐私 ❷因下半身要露出，所以要调节室温，不要使孩子有寒冷的感觉 ❸ 根据▸ 从解剖学角度来说，左侧卧位灌注液能灌注到下行结肠 注意▸ 为保证孩子的安全不能 1 个人实施处置，要有 2 人实施处置护理 禁忌▸ 防止事故要点▸ 立位灌肠，孩子会很紧张，不能安全地插入导管，可能损伤直肠壁等，因此不实施立位灌肠 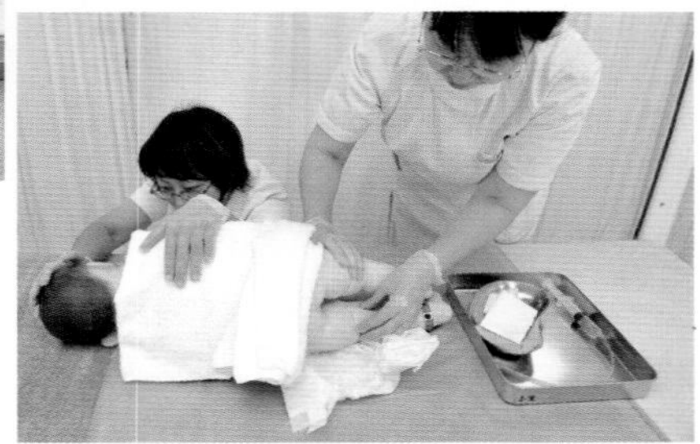 **幼儿以上左侧卧位：护理员观察孩子脸，尽可能安排可行的体位**

要点	注意・根据
4 实施灌肠 ①在导管的插入端涂上润滑剂，从肛门处缓慢插入（❶） 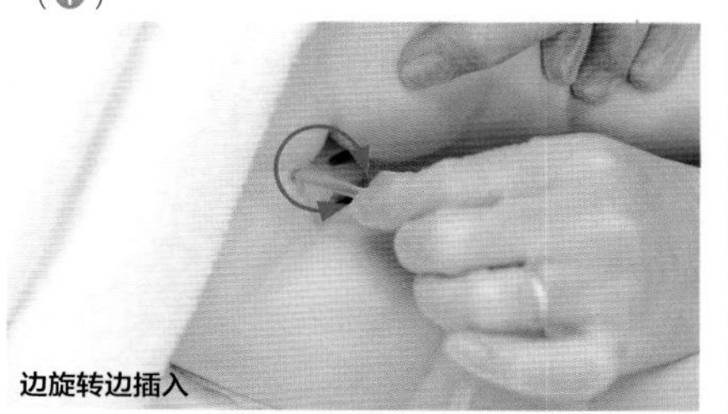 边旋转边插入	❶选择适合孩子的导管 根据▸ 因孩子的年龄不同，其直肠部的长度、粗细度、黏膜的成熟度有所不同，由适合孩子导管的粗细来决定插入的长度 注意▸ 导管插入过短时，灌入的肠液到不了直肠，排泄出的仅是灌肠液部分，而插入过长会有损伤S状结肠肠壁的可能
②固定导管，注入灌肠液（❷） 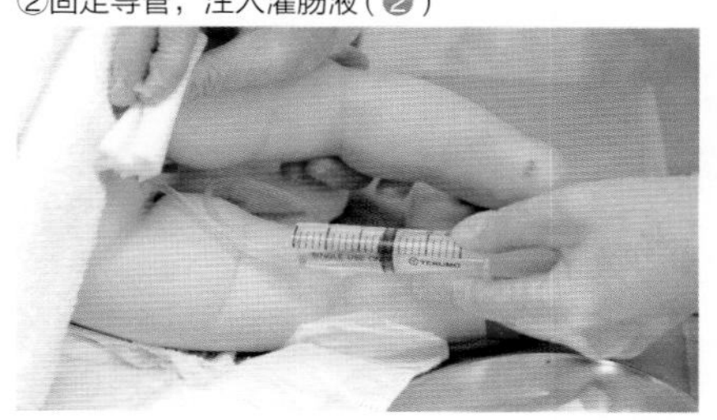	❷边和孩子打招呼边在15秒内将50 ml的灌肠液注入。注入速度过快时，肠管运动会过快致肠管急速扩张而有不适感，还会使灌肠液和肠内容物一起到达结肠上部，故要慢慢注入 注意▸ 事前向孩子说明，取得孩子的协助。在实施中孩子会因不安、恐惧、突然闹腾，所以视线不要离开孩子。要注意孩子的腹痛、冷汗、恶心、呕吐等伴随症状
③注入后，缓慢拔出导管。拔出后用纱布、棉花等按压住肛门2～3分钟，忍耐（❸❹） 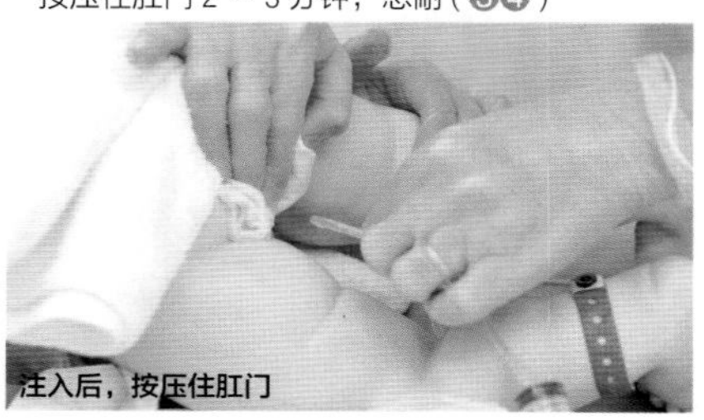 注入后，按压住肛门	❸观察孩子的状态 根据▸ 孩子可能诉说腹痛，不能忍耐 注意▸ 如果有孩子腹痛不能忍耐，按住肛门的手应放开，使孩子排泄。要注意在灌肠中或结束后也会有伴随症状出现 ❹婴儿、幼儿只轻轻按压住肛门，等待即可
5 排便 ①根据孩子的状况准备尿布或便携式厕所（❶❷） 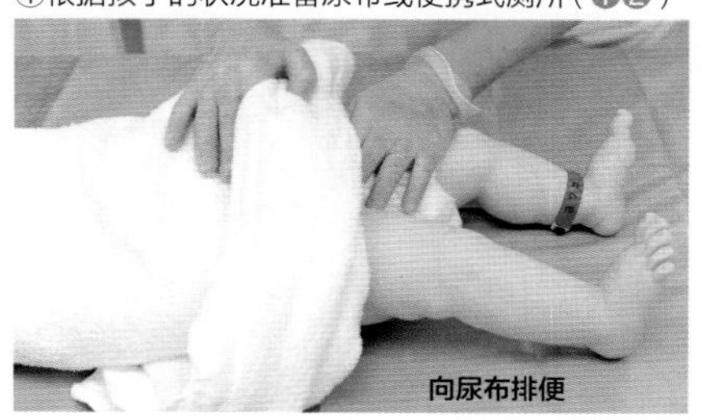 向尿布排便	❶如果异味较大，考虑换气 ❷孩子能移动时，在厕所排便

要点	注意・根据
②观察孩子状态，观察有无便反应、便量、性状、腹部的状态等（❸） ③洗净肛门，整理衣物	❸观察孩子的状态，观察便的状态 根据▸ 看便的量和色及性状。闻气味，看有无血液等混入物，观察有无腹痛、腹部膨胀的程度、肛门周围有无出血和异常、孩子的全身状态、表情、心情 注意▸ 手术和检查前处理的灌肠，要确认是否充分排便。不充分时要联系医生，接受指示
6 收拾，记录 ①收拾 ②记录便量、性状、有无血液等混入物等（❶）	❶记录孩子的状态，也记录有无残余便感

肛门定塞器

二分脊椎症和肛门闭锁等肛门括约肌收闭功能不全时，即使灌肠液注入也会马上排泄出来，边注边漏出的状态多。此时，可使用肛门定塞器，灌肠液的注入不会漏出，能顺利地操作

使用方法：肛门定塞器置于括约肌最大开口部注入灌肠液，3 ～ 4 分钟保持插入按住状态

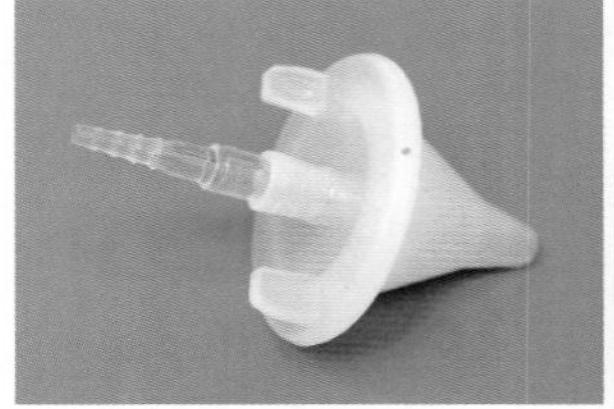

肛门定塞器

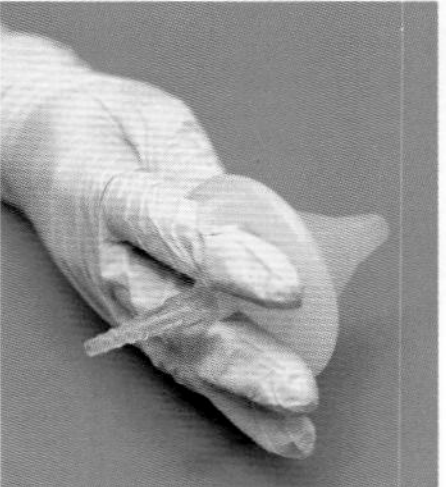

定塞器的拿法

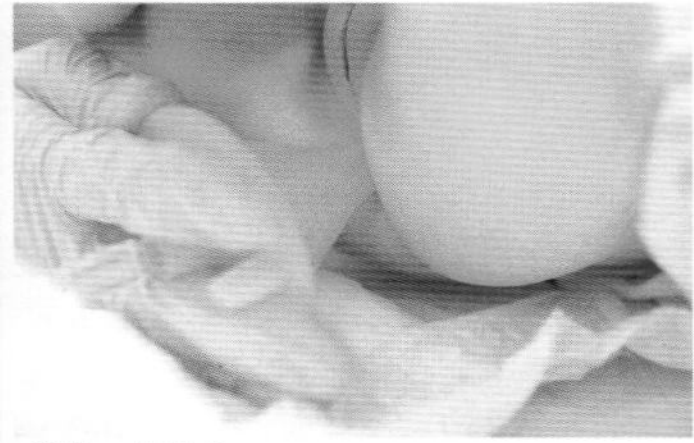

婴儿：仰卧位

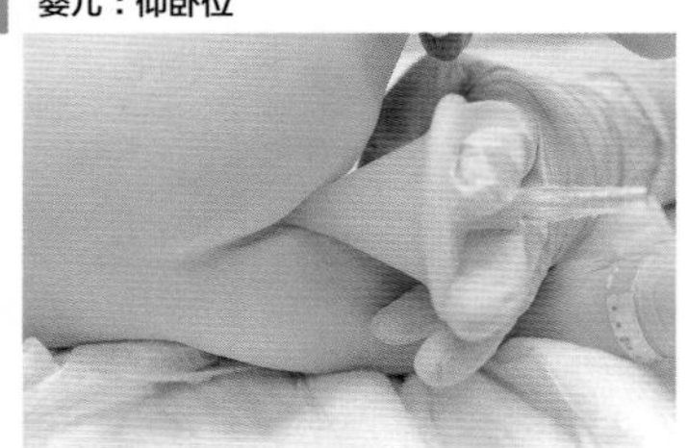

幼儿：侧卧位

●文献

1）溝上祐子，池田均編：小児創傷・オストミー・失禁管理の実際，照林社，2010

2）市六輝美（野中淳子監編）：子どもの排泄することへの援助，子どもの看護技術　改訂版，pp.170－172，へるす出版，2007

3）山崎洋次，溝上祐子編：小児ストーマ・排泄管理の実際，へるす出版，2003

4）田中秀子，溝上祐子監：失禁ケアガイダンス，日本看護協会出版会，2007

5）石堂哲郎編著：二分脊椎のライフサポート—育つ力（本人）と育む力（家族，教育，福祉，看護，医療）をつなげて，文光堂，2001

6）飯尾京子（竹尾恵子監）：浣腸，看護技術プラクティス　第2版，pp.177-180，学研メディカル秀潤社，2009

4 排泄管理
2 清洁间歇性导尿

中山薰

目的▸ 保护、维持和改善肾功能，改善尿失禁。测定正确的尿量和一定时间内的尿量，采取无菌尿。因疾病导致神经源性膀胱蓄尿障碍和排出障碍时，需要进行排泄管理和治疗、检查、手术等

检查项目▸ 排尿的状态、尿量、尿的性状、检查数据、肾功能状态、水分的吸收和排出、发热、热型的变化、排尿时背中有无痛、有无下腹膨胀、有无活力等

适用条件▸ 闭尿和看不见自然排尿时的尿排出，尿细菌学检查的无菌尿的采取

禁忌▸ 尿道有损伤、尿道畸形及剧烈闹腾的孩子（可能引起尿道损伤）

防止事故要点▸ 防止尿路感染症

必要物品▸ 柔软的导管（①）、润滑剂（②）、消毒液、棉球（③）、镊子（④）、一次性手套、脓盆（⑤）、尿器、尿布、处置用床单、无菌采尿时用的灭菌杯（⑥）、灭菌手套（必要时）

■表 1　柔软导管的尺寸　（Fr：法国尺寸，1 Fr = 1/3 mm）

	新生儿	婴儿	幼儿	学童
导管尺寸	6Fr	8Fr	8 ~ 10Fr	10 ~ 14Fr

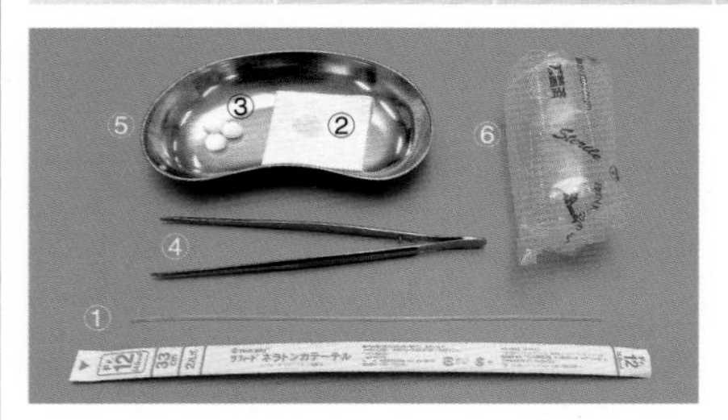

步骤

要点	注意・根据
1 向孩子、家长说明（❶）	❶根据孩子的发育阶段，使用与孩子年龄相称的语言进行说明，让孩子明白并取得其协助
2 准备必要物品（❶❷）	❶传统的具有麻醉效果的利多卡因（即盐酸利多卡因）胶状制剂被选为常使用的润滑剂，考虑到其对身体有一定影响，现在有推荐不含药物成分的胶状制剂和橄榄油剂等润滑剂的倾向 ❷柔软导管的材质是对黏膜刺激少的氯乙烯树脂。婴幼儿的尿道细，导管弯曲时，应根据医生的指示和使用多孔柔软性导管、营养导管等替代
3 实施者、护理者做好准备 ①实施者、护理者用肥皂洗手（❶）	❶在流水下用肥皂洗手

要点	注意・根据
②实施者戴好一次性手套（必要时戴灭菌手套）	
4 环境和孩子的准备 ①准备好环境，能移动的孩子应在处置室准备（❶❷） ②为防止污染，铺上处置用床单，整理好衣物，不要使衣物受到污染 ③让孩子在床上仰卧位，固定体位（❸） 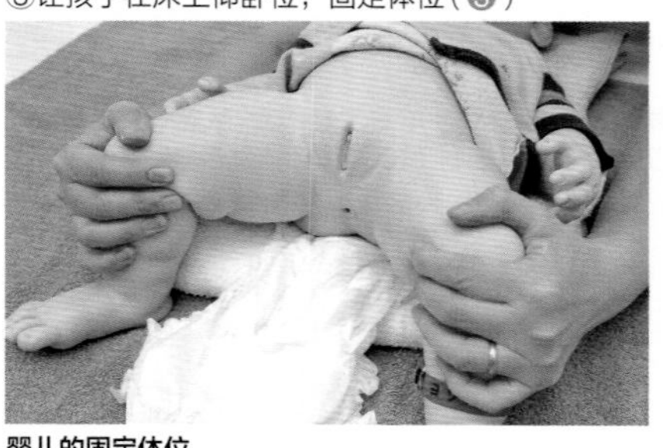 **婴儿的固定体位**	❶露出臀部，调节好室温，不要使孩子的体温下降 ❷保护个人隐私，避免不必要的裸露 根据▸ 考虑到孩子的害羞感 ❸护理员要在孩子的头侧位置，双手叉开孩子双足并固定 根据▸ 尽管孩子同意协助但也会有突然动作，有效的固定是必要的 注意▸ 孩子会不由自主的体动而可能损伤皮肤、黏膜，为了安全应有 2 名人员实施操作 注意▸ 孩子在中途哭泣、闹腾时，强行实施会损伤皮肤、尿道，应中止实施
5 导尿 ①尿道口消毒（❶） 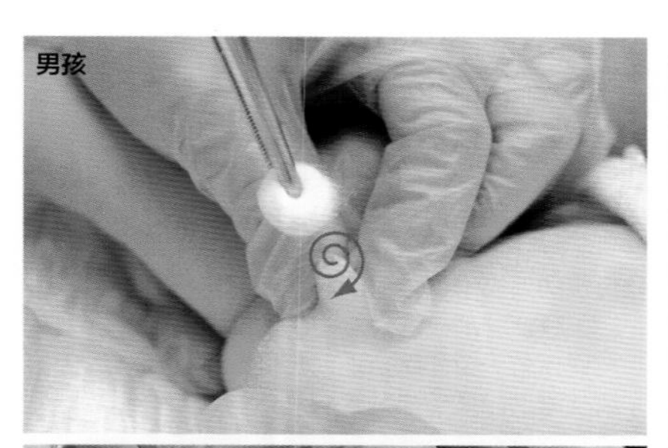 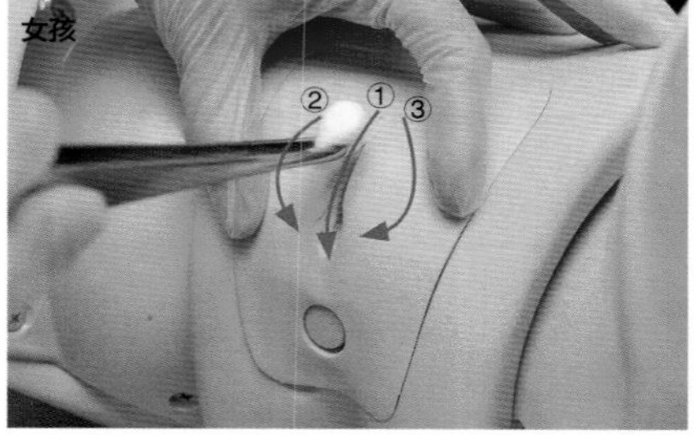 	❶根据▸ 因排便尿道周边受到污染，特别是儿童，细菌侵入后容易引起尿路感染。如果看见排便应先行清洁 防止事故要点▸ 防止由尿道口的细菌侵入而造成的尿路感染 ・男孩：用手指将龟头包皮旋转，露出尿道口，将阴茎垂直竖持，由尿道中心向外侧画圆似的消毒 ・女孩：用手指拨开阴唇，按先中央后左右的顺序，由前向后消毒

要点	注意・根据
②导管上涂上润滑剂 ③导管在尿道口微微向下倾斜，由上向下缓慢插入（❷）	❷以男孩 7 ~ 8 cm，女孩 2 ~ 3 cm 为标准插入
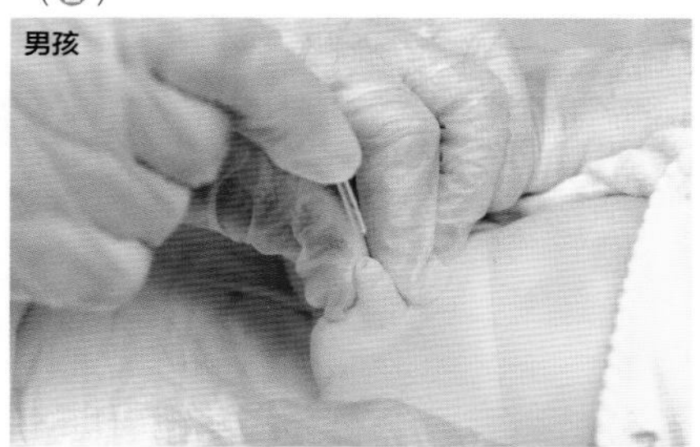	・男孩：将阴茎稍稍向孩子身体方向拉并保持住
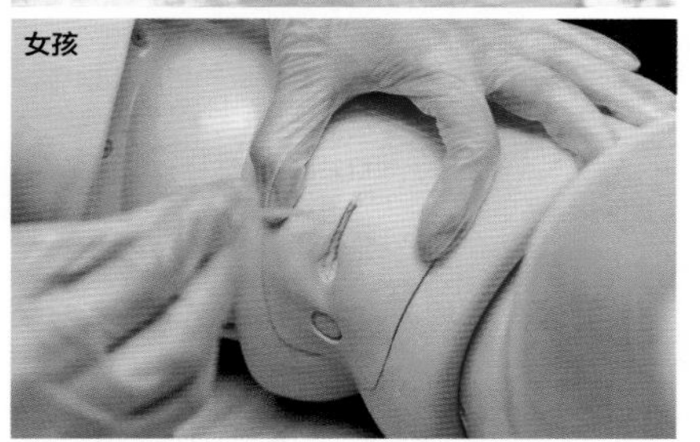	・女孩：两腿膝盖弯曲，尽可能打开，呈方便导尿的体位
④导管的尿排出端置于脓盆或尿器中、尿布上（❸）	❸注意▸ 不要触碰导管排出尿侧端 防止事故要点▸ 防止尿路感染
⑤当有尿开始排出时，将导管再插进 2 cm	
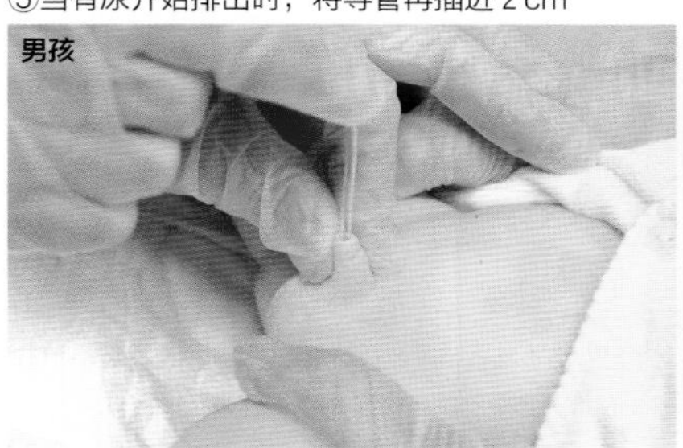	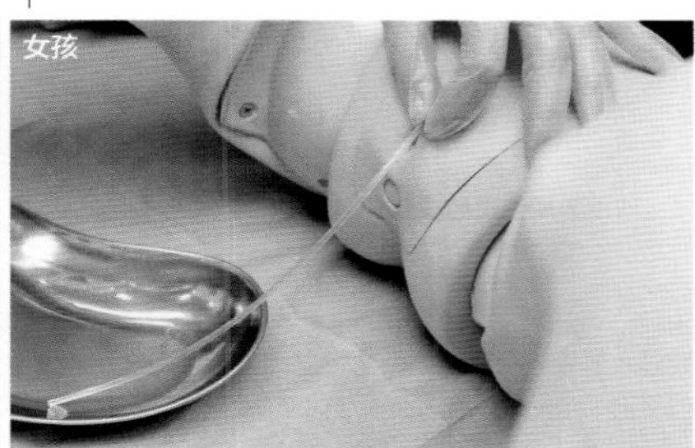
⑥如果没有尿排出，缓慢拔出导管（❹）	❹导管拔出途中，如果有尿排出，应中止拔出直至将尿引出。这样反复操作，确认膀胱空了，拔去导管
⑦告诉孩子处置结束（❺）	❺观察孩子的状态，孩子是否过度痛苦，观察孩子的表情、脸色、心情 注意▸ 注意不要损伤外尿道口周围的皮肤

要点	注意・根据
6 收拾，记录 ①整理孩子衣物 ②收拾 ③观察尿的量、性状，注意尿液的臭味（❶）	❶观察尿量、状、色，有无混浊或臭味，记录

自我间歇性导尿

自我间歇性导尿和清洁间歇性导尿一样在神经源性膀胱蓄积（含下尿路功能障碍）的尿路管理中是重要的。一般是对学童期孩子实施自我排尿管理方法。自我间歇性导尿没有必要保持严格的无菌操作，间隔一定时间实施，充分摄取水分，注意不要不洁操作，预防感染

自我间歇性导尿的目的如下：

①使残尿量最小化，预防尿路感染，回避继发性肾功能障碍

②与抗胆碱药并用，维持并改善肾功能、改善尿失禁

③在社会生活中，可提升生活质量

为了达到目的，要使孩子和家长理解自我间歇性导尿的必要性，有必要使孩子接受自我排泄姿势，并引入孩子的生活中继续实施自我间歇性导尿。为此针对孩子的发育阶段和状态，提供相应的护理和指导，确保消除孩子的烦恼和不安，继续护理

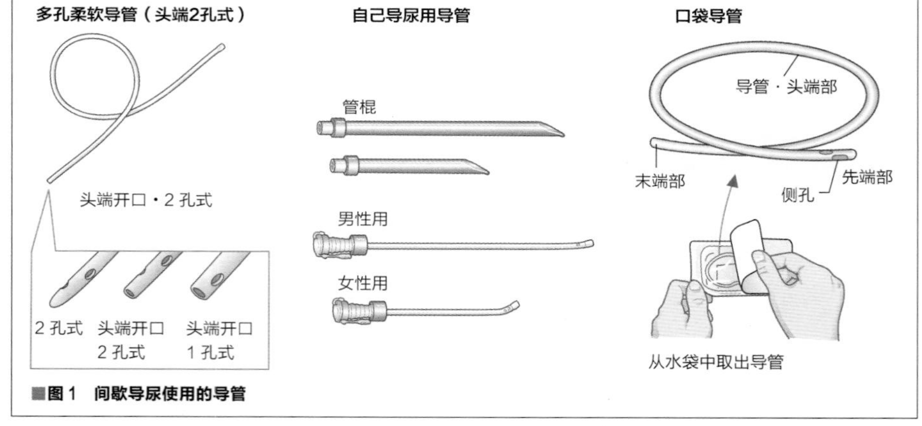

■图 1　间歇导尿使用的导管

●文献

1）溝上祐子，池田均编：小児創傷・オストミー・失禁管理の実際，照林社，2010

2）市六輝美（野中淳子監編）：子どもの排泄することへの援助，子どもの看護技術　改訂版，pp.163－165，175－179，へるす出版，2007

3）山崎洋次，溝上祐子編：小児ストーマ・排泄管理の実際，へるす出版，2003

4）溝上祐子：小児の間歇的自己導尿法，田中秀子，溝上祐子監：失禁ケアガイダンス，pp.319－325，日本看護協会出版会，2007

5）中山薫：発達段階に応じた子ども主体の健康管理を支える，小児看護 31（2）：194－200，2008

6）石堂哲郎編著：二分脊椎のライフサポート一育つ力（本人）と育む力（家族，教育，福祉，看護，医療）をつなげて，文光堂，2001

7）飯尾京子（竹尾惠子監）：導尿，看護技術プラクティス　第2版，pp.169-170，学研メディカル秀潤社，2009

4 排泄管理
3 造口护理

中山薰

造口是为了疏通消化道和泌尿道的排泄，人工造设的开放孔。造口的对象是患消化道疾病（肛门闭锁、先天性巨结肠病、坏死性肠炎、胎粪性腹膜炎、盆腔恶性肿瘤等）、泌尿系统疾病［输尿管肾水症、尿管瘤、皱梅腹综合征、神经性膀胱功能障碍、排泄腔外反症（膀胱肠裂）、排泄腔异常，下部泌尿道恶性肿瘤等］的患者。儿童的造口大都会随着生成发育而进一步愈合，但因盆腔恶性肿瘤、排泄腔外反症、排泄异常、泌尿道恶性肿瘤等开设的造口是永久性的

■表 1　儿童造口护理特征

- 角质层薄，皮肤脆弱易引起损伤
- 体温高，发汗多
- 消化道功能未发育成熟，水样便会引起腹泻
- 腹部面积小，贴矫正具的面积狭窄
- 腹直肌脆弱、啼哭等引起腹压上升后，肠易脱
- 会无视造口而行动
- 因不能正确地诉说状态和异常而导致症状恶化
- 对应生成发育阶段矫正具的种类，护理方法会变更
- 家庭护理要委托家长实施
- 永久性造口护理需由他人护理向自理转变
- 也有在易自理的位置更改、造设造门
- 临时造口多数需要自己负担造口矫形器具

■表 2 消化道造口分类

时间	临时造口 永久性造口
部位	结肠造口 回肠造口
数	单孔式造口 双孔式造口（循环型、双联枪型、分离型）
禁止	禁止造口 非禁止造口

■表 3 尿路变向的分类

时间	临时造口 永久性造口
部位	有导管 无导管
肠管	使用肠管 不使用肠管
禁止	尿禁止 非尿禁止

目的▸ 通过观察护理造口及其周围皮肤状态，发现异常，保证生活质量

检查项目▸ 造口尺寸（纵 X 横 X 排泄口高度）、造口处黏膜（色调、有无浮肿、出血及损伤）、造口黏膜皮肤结合部（是否发红、开裂）、造口周围皮肤（有无皮肤疾病）、腹壁（皱、凹痕、体位、体动时的变化）、矫形具面板（皮肤保护材料的溶解、膨胀的程度，有无附着排泄物）、排泄物（量及性状）、孩子生成发育状况、自理状况、造口护理困难之处等

适用条件▸ 造设造口的孩子

防止事故要点▸ 防止造口并发症（脱出、坏死、狭窄、造口旁疝、技能衰退）和造口周围皮肤炎症

必要物品▸ 造口矫形具（①②，②为新生儿用）、排泄口封闭具（③）、肥皂或皮肤洗净剂（④）、剪刀、游标卡尺（⑤）、万能笔（⑥）、塑料袋、一次性手套、处置用床单、剥离剂（⑦）、无纺布（⑧）

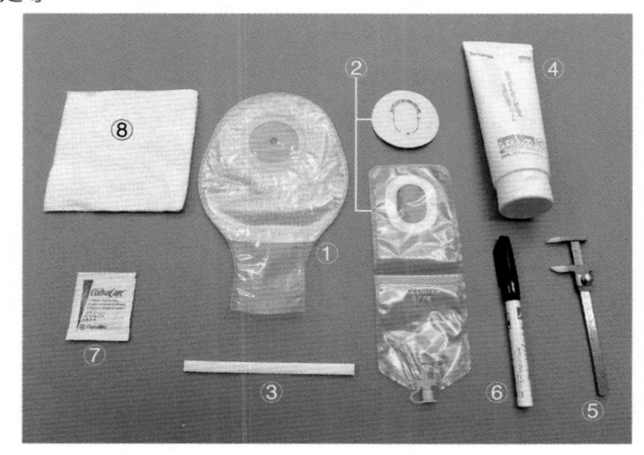

步骤	
要点	**注意・根据**
1 向孩子、家长说明矫形具（❶）	❶针对孩子发育的不同阶段，使用与之相称的器具。用孩子能理解的语言说明，取得孩子的协助 注意▸ 避免喂奶或用餐后马上排便
2 准备必要物品（❶）	❶药用肥皂刺激性强，不能使用，弱酸性肥皂可以使用。造口没有伤时不用消毒 注意▸ 按孩子的生成发育阶段选择矫形具，随着孩子成长，使用的矫形具会改变
3 准备环境，让孩子做好准备 ①准备好环境，可以移动的孩子应在处置室准备（❶❷） ②为防止污染，铺上处置用床单。整理好衣物，不要使衣物受到污染（❸） ③让孩子做好准备（❹）	❶调节室温，防止在处置中的孩子受寒 ❷保护个人隐私 根据▸ 有臭气应换气，还要考虑孩子的害羞感 ❸注意用夹子等夹住衣物，排泄物不要污染衣物 ❹从幼儿后半期开始，应用坐位体位进行交换，向准备自理方向过渡 根据▸ 新生儿、婴儿以仰卧位交换，随着身体的发育改变体位
4 造口矫形具 ①缓慢地剥离造口矫形具面板（❶，图片ⓐ） ②如果难以剥离，使用剥离剂（图片ⓑ）	❶不是一下剥离而是慢慢地剥离 技巧▸ 不应直接剥拉矫形具的面板，应将皮肤下压后慢慢地剥离，开始剥离的部位要多次变换 注意▸ 粗暴、用力剥离会刺激皮肤，引发炎症
ⓐ 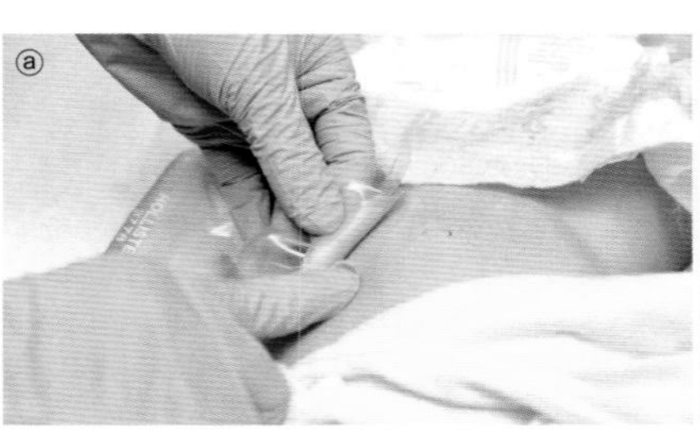	ⓑ 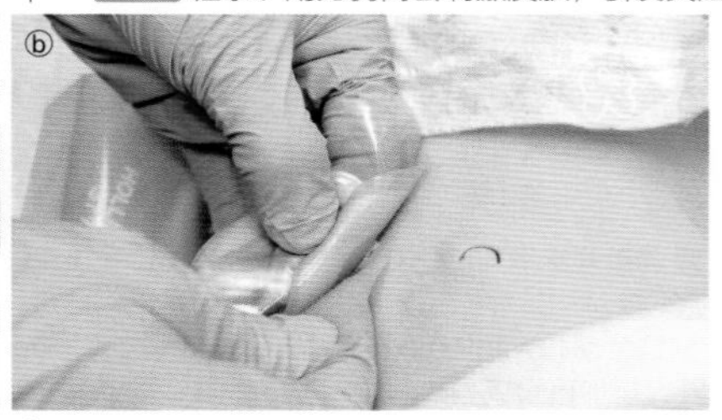
③观察剥下的造口矫形具面板里侧（❷），不要将臭气漏出，放入垃圾袋 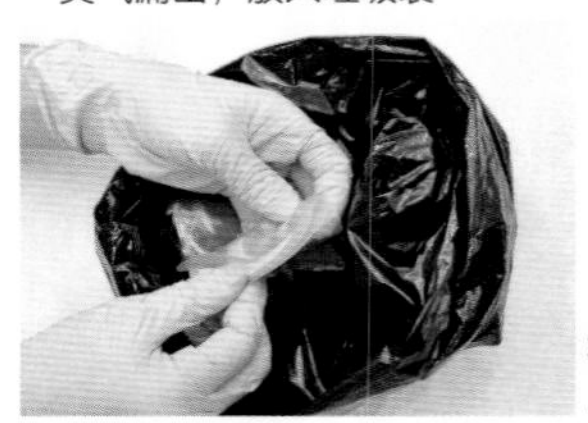 **将剥下的矫形具放入垃圾袋**	❷观察面板里侧，评估。观察皮肤保护材料的溶解和膨胀程度，有无排泄物附着在皮肤等

要点	注意·根据
④如果皮肤附着有排泄物，要擦拭洗净（❸） 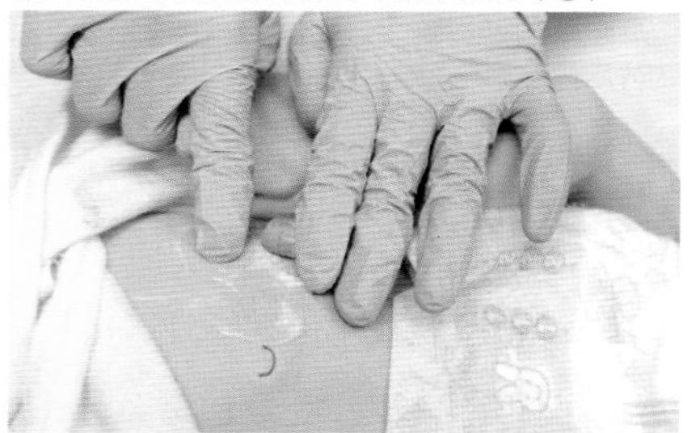 使用专用洗净剂洗净	❸用专用皮肤洗净剂轻柔认真地洗净。用肥皂洗时，起泡后柔和地擦洗，使泡包围在其周围，也可在入浴时清洗 根据▸ 不要损伤皮肤 技巧▸ 洗法是尿路造口由造口向外洗，消化道造口由外侧向造口洗
⑤污染物及肥皂成分不要残留在皮肤上，洗干净后，用无纺布等压吸水分（❹） 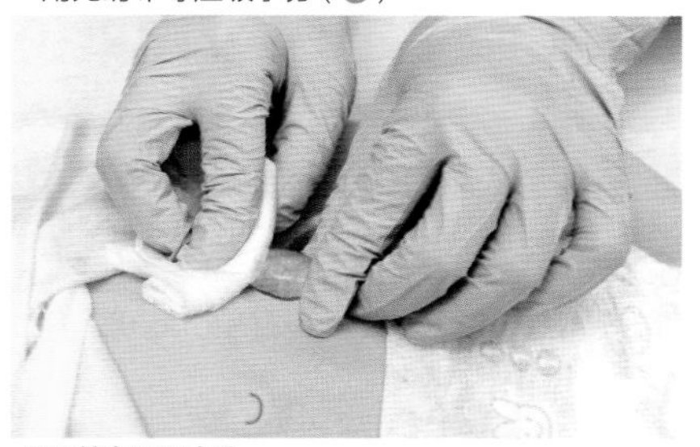 用无纺布压吸水分	❹如果有残存物，会引起皮肤炎症 注意▸ 用棉花擦拭时会有纤维残留在皮肤上。不含酒精的湿巾是用精制水和丙醇、苯甲酸酯配合使用，对皮肤会有刺激，所以不使用 注意▸ 皮肤保护材料黏合成分除去后的残留和肥皂成分的残留是引起皮肤炎症的原因。多次的擦拭是机械性刺激的叠加，也是引起皮肤炎症的原因 防止事故要点▸ 为了避免造口周围产生皮肤炎症，要认真爱护地洗净。洗净后，要干燥
⑥造口及造口周围的皮肤、腹壁要注意深度观察（❺） · 造口黏膜：色调、浮肿、出血、有无损伤 · 造口黏膜皮肤接合部：发红、裂开 · 造口周围皮肤有无皮肤炎症 · 腹壁：皱、凹痕、体位、体动时的变化 · 矫形具面板：皮肤保护材料的溶解、膨胀和程度、有无排泄物附着	❺注意▸ 会有排泄物漏出。如果有易剥离等异常时，仔细观察造口周围的皮肤、腹壁状况（皱、有无凹痕、体动时的变化），商讨矫形具的护理方法 防止事故要点▸ 造口并发症（脱出、坏死、狭窄、造口旁疝、机能衰退等）的特征不要忽略
⑦安装事先切准备好的矫形具，调节切割孔后，戴好（❻） 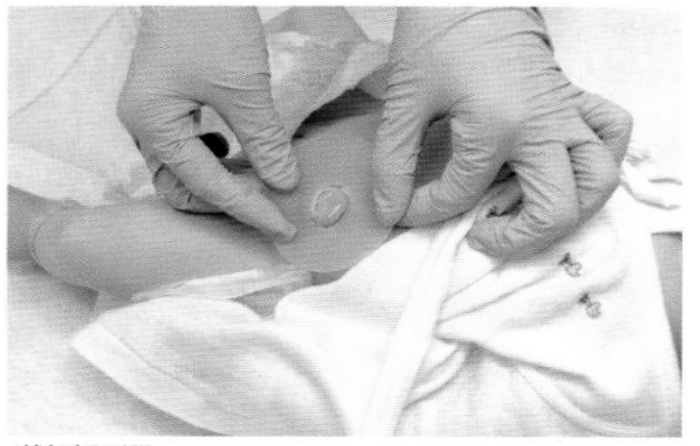 戴好矫形具	❻术后 1 个月时，造口尺寸稳定下来，可将上次的矫形器作为参考，事先将面板剪下，放好

要点	注意・根据
⑧贴上矫形具，开始用排泄口（❼❽）	❼贴上矫形具后马上有剧烈的动作会使造口周围不能充分牢固地粘贴，恐怕有裂开、脱落的可能，故在观察孩子状态的同时要在造口周围和面板的外边缘轻柔地下压 ❽当矫形具全体与皮肤贴合了，开始使用排泄口 技巧▸ 如果孩子激烈哭泣、闹腾，可过一定的时间再指导贴附
5 收拾，记录 ①整理孩子衣物 ②收拾 ③记录（❶）	❶记录换矫形具时皮肤的状态、造口的种类、孩子的状态

皮肤炎症的处理

●附着排泄物或药剂

・原因：排泄物含的消化酶、造口矫形具的黏合剂或消毒液、矫形具剥离剂含的化学成分等引发皮肤炎症

・处理：避免排泄物附着皮肤，造口尺寸对合上切割的孔，换成与皮肤保护材料溶解相合的矫形具，商讨变更皮肤保护材料（粉状保护皮肤材料手工做的皮肤保护材料）

●出汗

・原因：造口矫形具的贴附阻碍了皮肤呼吸、出汗，皮肤易受浸润细菌的感染

・处理：修改交换间隔时间，商讨皮肤的护理方法，根据皮肤状况变更应对的皮肤保护材料

●剥离的刺激

・原因：有黏着力的皮肤保护材料的多次交换和粗暴剥离引发炎症

・处理：要慢而认真地剥离，必要时使用剥离剂。如果是多次交换，可变更为黏着力低下的皮肤保护材料

●医学的原因

・原因：有皮肤病史或内脏器官疾病、易产生过敏反应的人，缺乏维生素类微量元素等引发炎症

・处理：对原疾病治疗，清洁皮肤，商讨使用粉末型的抗真菌药和类固醇药

●文献

1）溝上祐子，池田均編：小児創傷・オストミー・失禁管理の実際，照林社，2010

2）ストーマリハビリテーション講習会実行委員会編：ストーマリハビリテーション—実践と理論，金原出版，2006

3）山崎洋次，溝上祐子編：小児ストーマ・排泄管理の実際，へるす出版，2003

4）市六輝美（野中淳子監編）：子どもの排泄することへの援助，子どもの看護技術　改訂版，pp.172－175，へるす出版，2007

5）日本 ET/WOC 協会編：ストーマケアーエキスパートの実践と技術，照林社，2007

5 腹膜透析

田崎步

目的▸ 可以代替肾脏的一部分功能，排除体内废物，调节水分含量，调节酸碱度和电解质

检查项目▸ 肾功能、生命体征、导管出口部的状态、食物疗法

适用条件▸ 肾功能严重低下，不实施肾代替疗法（如肾移植、血液透析、腹膜透析）就不能维持生命的末期肾功能不全的孩子。通过建立血管通路、血管穿刺来实施血液透析对儿童来说会有难度，所以，在儿童需要透析时，选择腹膜透析要比选择血液透析更合适

防止事故要点▸ 防止不恰当地使用透析器械、导管出口部的感染，防止皮肤炎症、从床上跌落和导管被拔出

必要物品▸ ＊通用的巴克斯特公司的器械系统结构构成如下：

- 无须使用循环式器械（PCR 仪）的手动连续性便携式腹膜透析设备（CAPD）：
  Y组合（CAPD与Y组合无连接）、微型盖组合（微型盖子①、胶带②、口罩③）、定塞器（夹）、透析液（腹膜透析液、腹膜透析液 N 等）、透析液袋加温器、秤、时钟、肥皂、消毒酒精制剂、记录用纸
- 需使用循环式器械（PCR 仪）的自动腹膜透析法（APD）：
  自动腹膜灌流装置（PD 循环）、APD 用回路及关联组合（5 袋为一个理想组合）、微型盖组合（微型盖子①、胶带②、口罩③）、透析液（腹膜透析液、腹膜透析液 N 等）、排液罐、保护线圈、记录用纸
- 入浴时导管的处理和导管出口部的护理：
  入浴时导管出口部的保护具（保护袋）、出口部的基本处置用品 [灭菌纱布（辅助材料）①、生理盐水②、18G 注射针③、胶带④]、出口部感染时的处置用品 [灭菌纱布（辅助材料）①、聚维酮碘②、灭菌棉棒③、生理盐水④、软膏⑤、18G 注射针⑥、胶带⑦]

Y 组合

排液夹

连接器和防护帽

底钉和防护帽

注入液控制夹

排液袋

微型盖组合

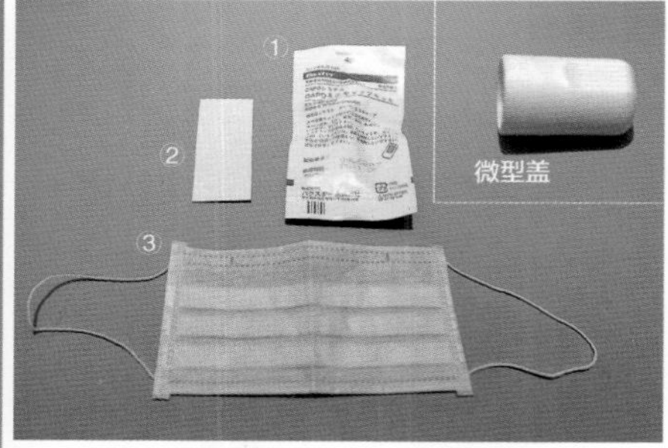

定塞夹

透析液

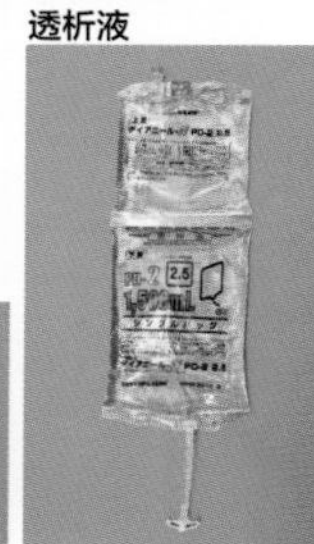

擦拭消毒酒精

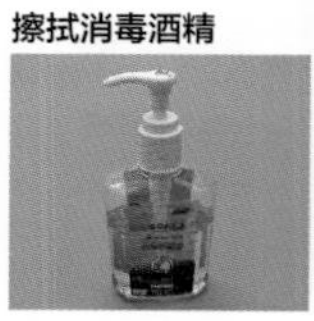

注入液控制夹 排液袋 底钉和防护帽 消毒酒精制剂

CAPD 记录用纸

CAPD

月　日

次数	注液时间	注液浓度 %	注液量 ml	排液时间		排液量 ml	除水量 ml
				开始	结束		
1	:			:	:		
2	:			:	:		
3	:			:	:		
4	:			:	:		
5	:			:	:		
6	:			:	:		
						总除水量 ml	

月　日

次数	注液时间	注液浓度 %	注液量 ml	排液时间		排液量 ml	除水量 ml
				开始	结束		
1	:			:	:		
2	:			:	:		
				:	:		

自动腹膜灌流装置（PD 循环）

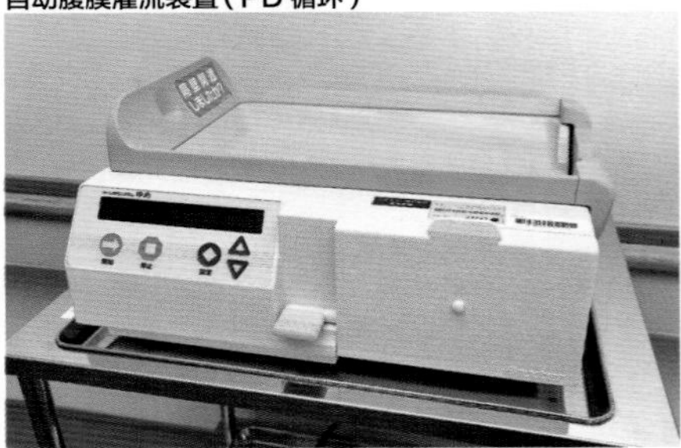

APD 用回路及关联组合

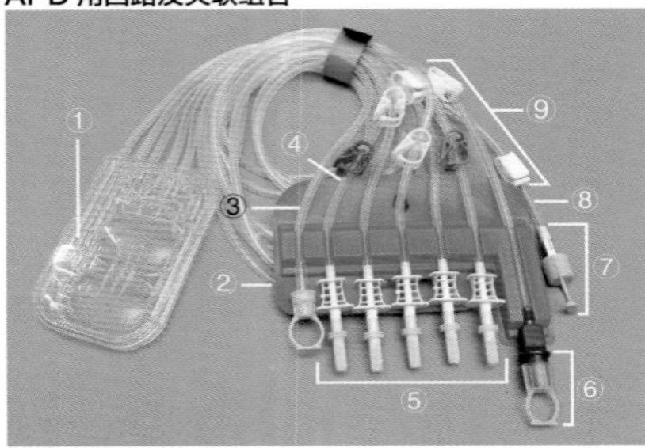

①APD 用回路
②管线插入盘
③排液管线
④加热器线
⑤定塞夹、防护帽
⑥连接器、防护帽（连接器管线）
⑦连接器、防护帽（排液采取管线）
⑧连接器管线
⑨管线夹

排液罐

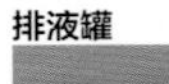

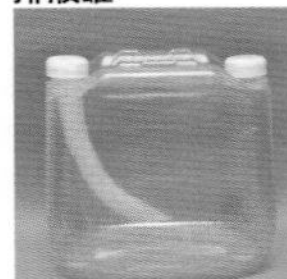

导管保护线圈

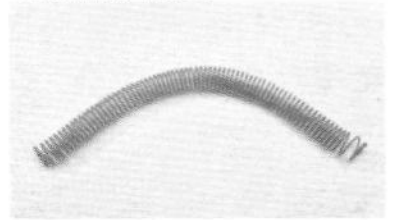

APD 记录用纸

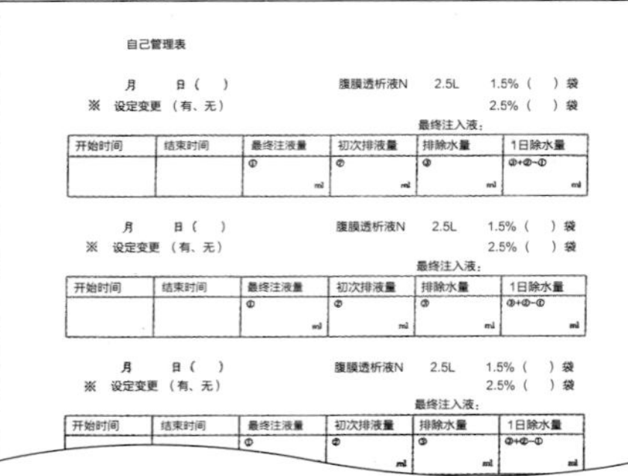

自己管理表

月　日（　）　腹膜透析液N　2.5L　1.5%（　）袋
※　设定变更（有、无）　2.5%（　）袋
最终注入液：

开始时间	结束时间	最终注液量	初次排液量	排除水量	1日除水量
		① ml	② ml	③ ml	③+②-① ml

月　日（　）　腹膜透析液N　2.5L　1.5%（　）袋
※　设定变更（有、无）　2.5%（　）袋
最终注入液：

开始时间	结束时间	最终注液量	初次排液量	排除水量	1日除水量
		① ml	② ml	③ ml	③+②-① ml

月　日（　）　腹膜透析液N　2.5L　1.5%（　）袋
※　设定变更（有、无）　2.5%（　）袋
最终注入液：

开始时间	结束时间	最终注液量	初次排液量	排除水量	1日除水量
		① ml	② ml	③ ml	③+②-① ml

入浴时导管出口部的保护具（保护袋）

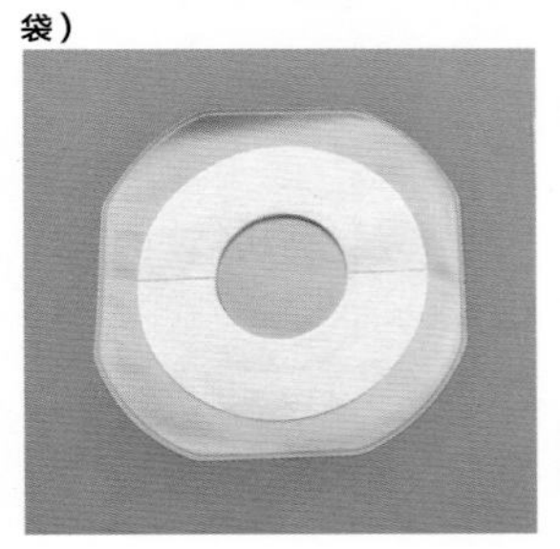

出口部基本处置用品

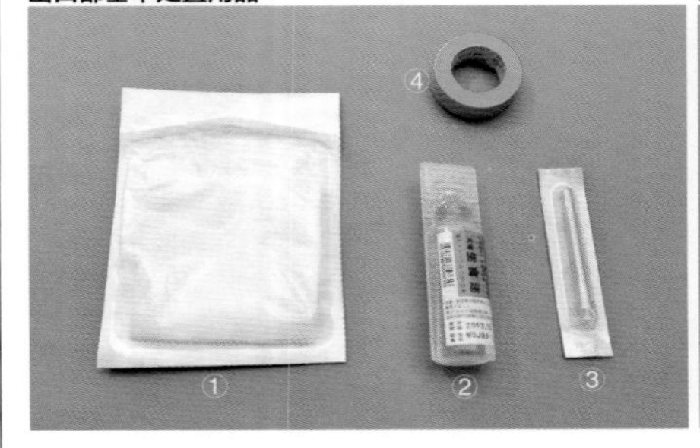

出口部感染时用的处理用品

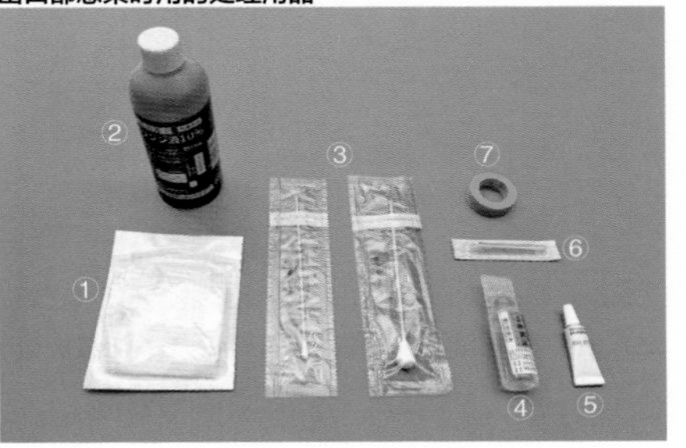

透析液袋的替换

<table>
<tr><th colspan="2">步骤</th></tr>
<tr><th>要点</th><th>注意・根据</th></tr>
<tr><td>

◆连续性便携式腹膜透析法（CAPD）的透析液袋的替换

1 准备好必要物品，让孩子准备好

①确认指示书，备好必要物品（❶❷）
②确认器械的运作
③调整室内的环境（❸❹）
④实施卫生学洗手（❺）

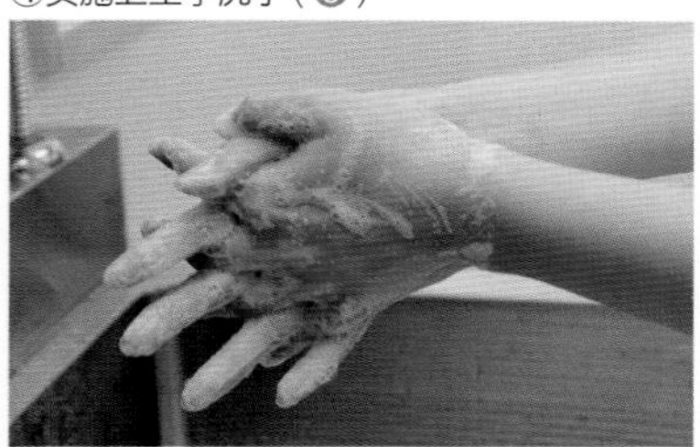

⑤让孩子移动到处置室，躺于床上（❻）

</td><td>

❶确认Y组合灭菌的年月日、保护袋上的使用期限，透析液的使用期限。如果在使用期限内，要先用期限早的
❷用透析袋加温器温热透析液
❸事前要关闭空调、风扇等空气循环器，关闭窗户不能让外部空气进入
❹如果在医院外面换袋，事前要整理好环境，准备好清洁的大桌子，房间不能让宠物出入
❺用肥皂、流水洗手后，再用擦拭消毒用酒精制剂消毒手指
根据▸ 要按标准预防策执行，与导管关联的操作应实施无菌操作
防止事故要点▸ 不仅是医护人员，孩子和家长也一定要实施预防感染对策（特别是洗手），预防导管出口部感染、腹膜炎等并发症
❻根据孩子年龄，也可让孩子坐在椅子上换袋
防止事故要点▸ 如果躺在床上，床栅要保持升高状态

</td></tr>
<tr><td>

2 透析液袋的替换

①开封微型盖组合的外袋，准备好胶带。准备过程中要戴上口罩（❶）
②开封Y组合，确认导管无破损
③Y组合的注液和排液的夹子要关闭

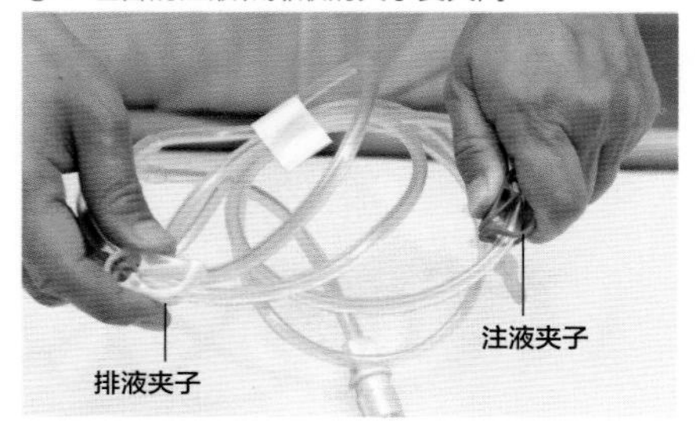

</td><td>

❶连续性便携式腹膜透析法的透析液袋替换方法因生产商不同而不同，应遵守器械使用手册来操作

</td></tr>
</table>

要点	注意・根据
④摘下腹膜透析导管侧的连接插管盖，与 Y 组合的连接器相连（❷） 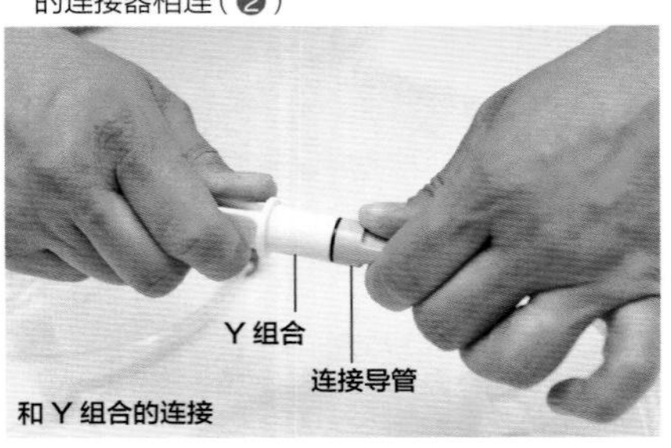 和 Y 组合的连接	❷防止连接导管与 Y 组合的连接部分被触碰而受污染
⑤秤放置于地上，确认归零 ⑥称排液袋重量，记录（❸） 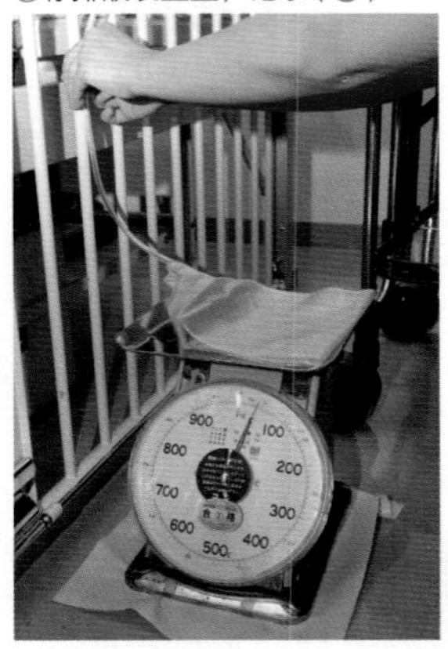 排液管线用胶带固定后，测定排液袋重量	❸在不影响称重的前提下，将排液管线用胶带固定在床栅上
⑦确认时间，开放排液夹子和连接导管的夹子，开始排液（❹） 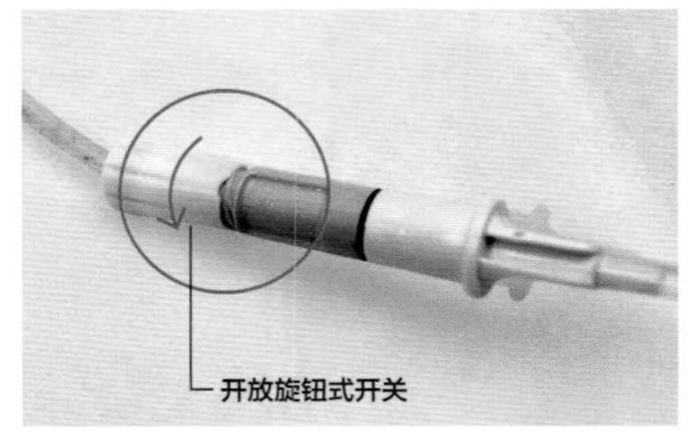 开放旋钮式开关 ⑧确认排液结束时间，关闭夹具和夹子，记录时间点	❹排液 10~15 分钟后结束，在此期间要注意孩子的反应 注意▶ 如果没有顺利排液，检查导管是否弯曲、位置有无异常，弯曲的导管修正，试着改变体位 防止事故要点▶ 如果排液不良，要报告医生，在家庭实施时要联络医院

要点	注意・根据
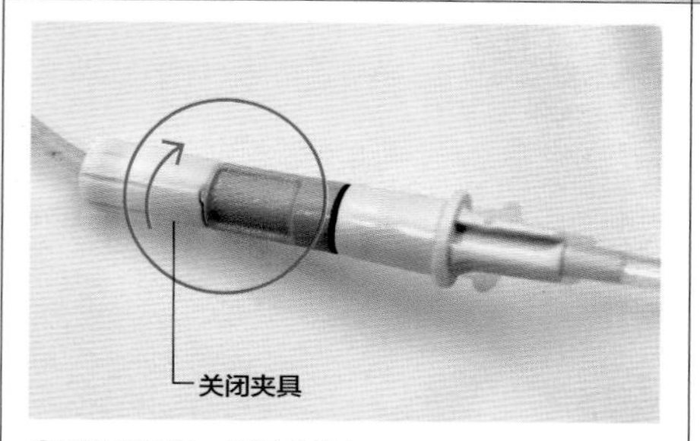 	
⑨测定排液量，记录(❺)	❺称得的刻度数减去排液袋重量即可。排液管线内的排液量重为 10 g
⑩观察排液性状(❻)	❻观察排液有无混浊、浮游物，有无血纤维蛋白，记录结果。有排液混浊时，报告医生 注意▶ 排液按所定程序处理
⑪再度确认透析液的使用期限、浓度、容量，开封外袋，确认有无针眼样小孔(❼) 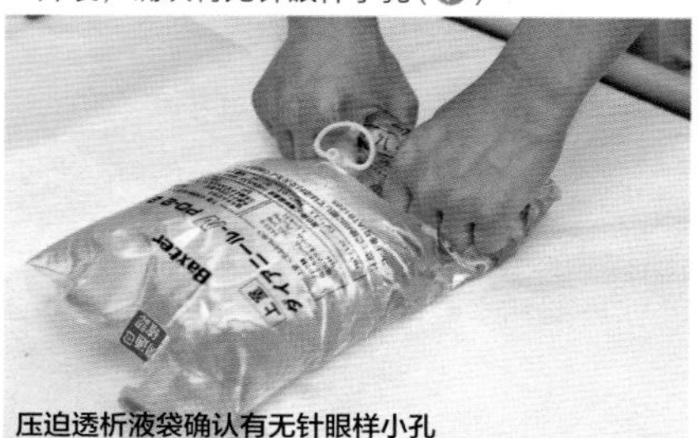 压迫透析液袋确认有无针眼样小孔	❼透析液是腹膜透析液 N 时，采用两槽室型。挤压下室，液体会上升至上室，下室与上室隔开但相通 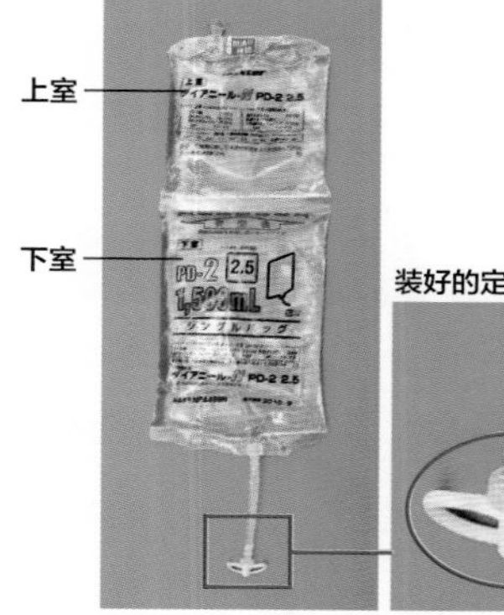 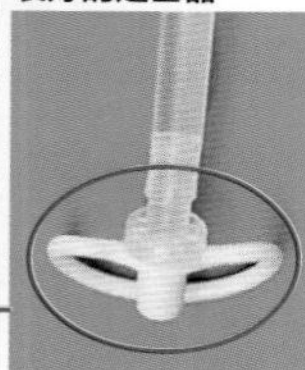 装好的定塞器
⑫在透析液袋上附有的硅材盖上部，正确装上定塞器(夹)	注意▶ 袋有针样孔时，换新的
⑬透析液袋和注液管线、连接(❽) 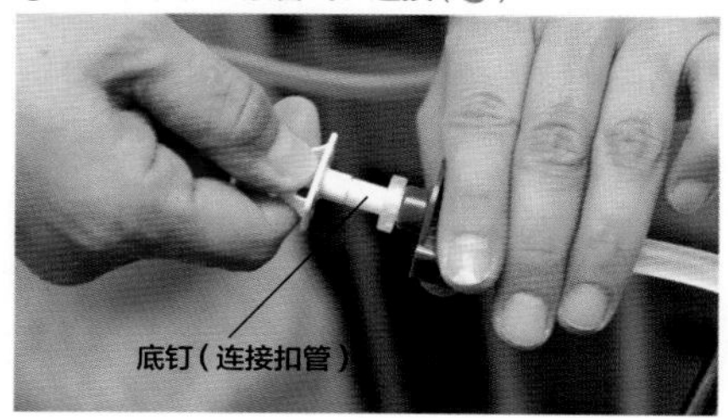 	❽摘除透析液硅材盖后，用惯用手摘除注液管线头端的保护帽，快速插入连接 技巧▶ 防止连接部分的污染，用另一只手手持透析液装有扣管部分
⑭摘除定塞器 ⑮秤置于台上，确认归零	

要点	注意・根据
⑯称透析液袋时，将注液管线用胶带固定（图片ⓐ） ⑰打开注液和排液的夹子，管内约有 100 g 的透析液后，将两夹子关闭（❾，图片ⓑ）	❾根据▶ 在洗净的管线、回路内、导管内充满透析液可除去空气（启动）

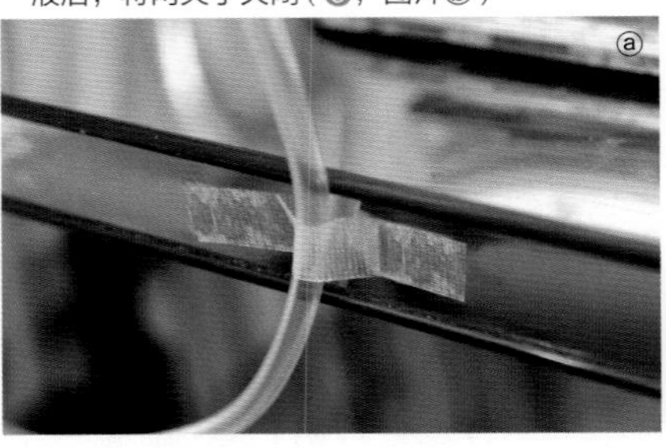

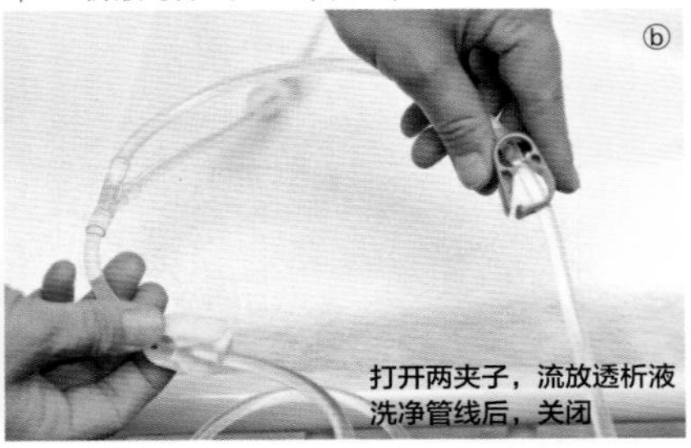

要点	注意・根据
⑱确认时间，打开注液和连接导管的夹子，开始注液（❿）	❿注液的时间短，但这期间要注意孩子诉说的痛 注意▶ 注入不良时，确认导管是否弯曲，位置的正确性及注液时间。有弯曲导管时要及时修正，试着改变体位。如果没有改善的话，要报告医生。若在家里注液时，出现不良反应，要及时联络医院

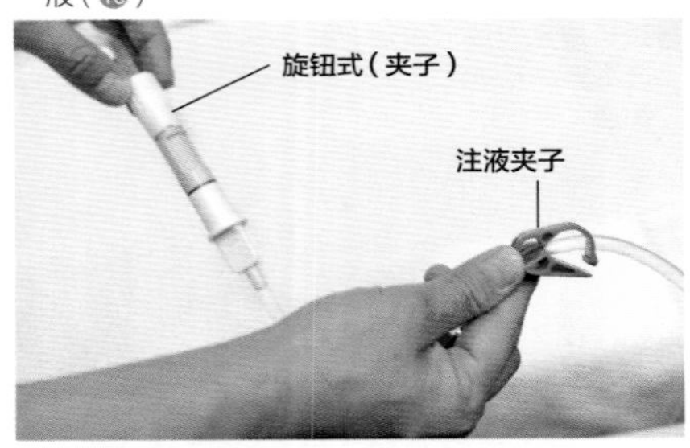

要点	注意・根据
⑲注液量达到指示量时，关闭旋钮式夹子和注液夹子	
⑳开封微型盖组合包装，确认海绵上有无聚维酮碘（⓫）	⓫微型盖帽的内侧应有含聚维酮碘的海绵
㉑拧开 Y 组合，摘下连接导管，装接上新的微型盖帽（⓬）	⓬注意不要扭旋连接导管

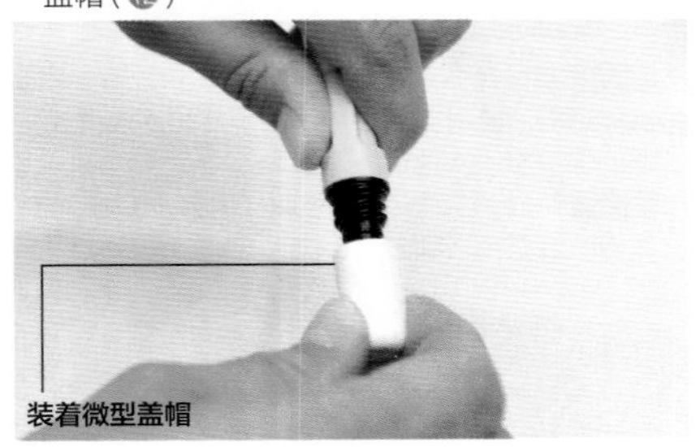

要点	注意・根据
㉒告诉孩子和家长，换液结束，可返回病房 ㉓收拾，记录	

要点	注意・根据
◆自动腹膜透析法（APD）的透析液袋的替换 **1 准备好必要物品，让孩子做好准备**	
①确认指示书，备好的必要物品（❶）	❶确认自动腹膜透析用回路和关联组合、透析袋的使用期限、透析液的使用期限。如在使用期限内，先使用早期的
②确认器械的运作	
③调整病房的环境（❷❸）	❷事前，关闭空调、风扇等空气循环器，关闭窗户，不能让外部空气进入 ❸在医院外换透析液袋时，事前要整理好清洁的环境，不能有宠物进出
④实施卫生学洗手（❹）	❹用肥皂、流水洗手后，再用擦拭消毒用酒精制剂消毒手指 根据▶ 要按标准预防策执行，与导管关联的操作应实施无菌操作 防止事故要点▶ 不仅是医护人员，孩子和家长也一定要实施预防感染对策（特别是洗手），预防导管出口部感染，腹膜炎等并发症
⑤为在就寝中交换透析袋，让孩子做好就寝准备，横躺在床上（❺）	❺为了防止翻身而使导管弯曲，使用有保护具套导管 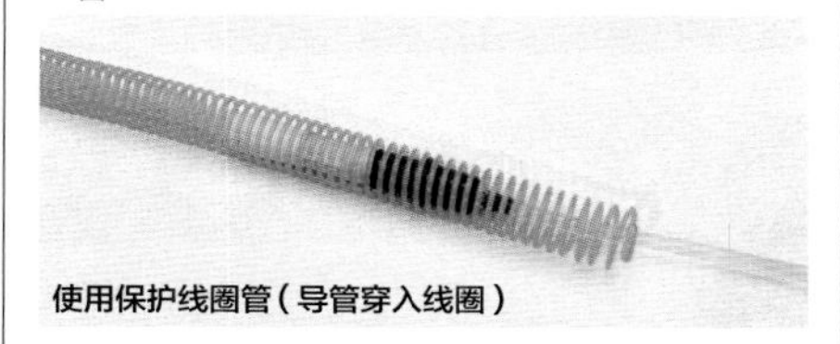 **使用保护线圈管（导管穿入线圈）**
2 透析液袋的替换 ①确认微型盖组合的使用期限，开封外袋，带好口罩	
②接通自动腹膜灌流装置的电源，装置的操作屏上显示出“处方确认/变更”时，确认处方内容（❶），打开开始按钮	❶确认处方中透析液袋数 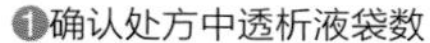 注意▶ 自动腹膜灌流装置系统因生产商不同而异，使用时遵守器械使用手册 ［下图是常用的巴克斯特公司的液晶显示器的说明］
③确认自动腹膜透析用回路和关联组合的使用期限，打开外包装，确认管线有无破损	
④关闭注液、排液夹子（图片ⓐ），连接自动腹膜灌流装置与自动腹膜透析用回路（图片ⓑ）	

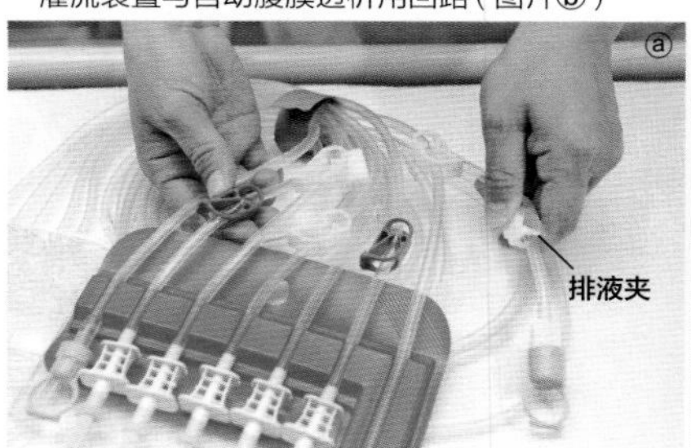

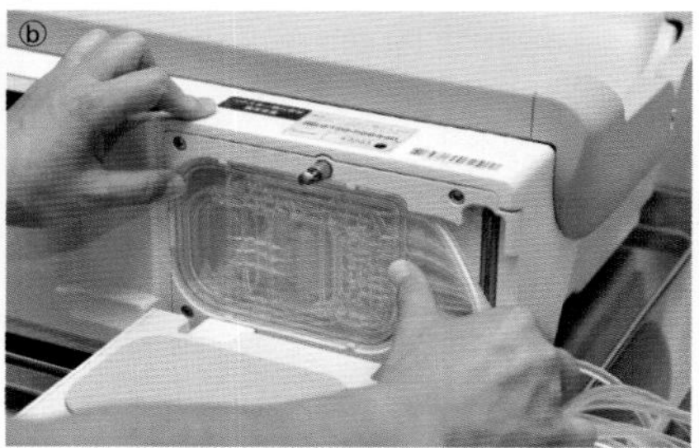

5 腹膜透析

要点	注意・根据
⑤安装上钩式管线保持盘 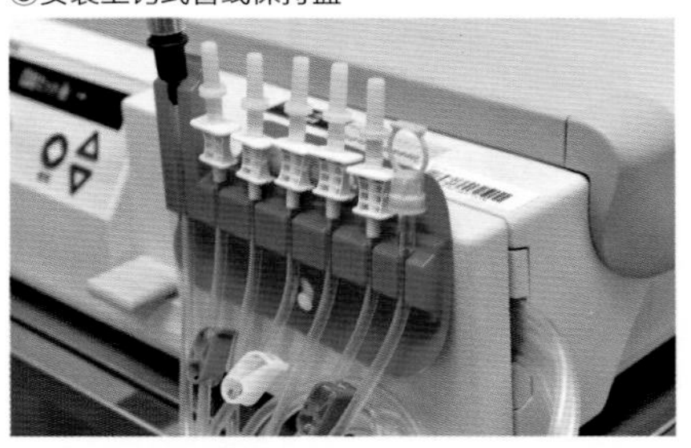	
⑥自动腹膜灌流装置系统回路确认完毕后，开封透析液袋外袋，确认有无针孔样小孔（❷） 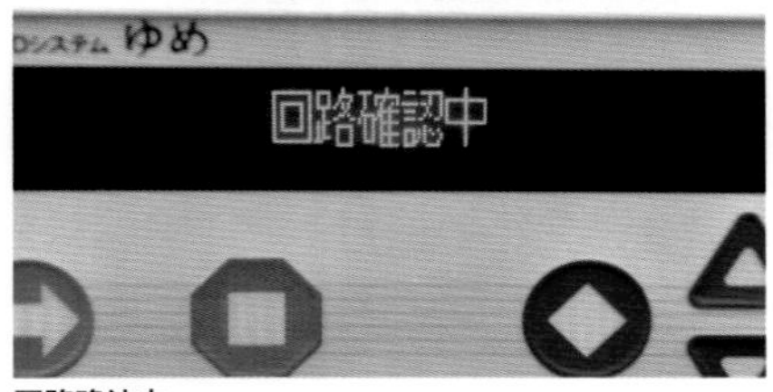 回路确认中	❷再次确认透析液的使用期限、浓度、容量后，开封。透析液是凹模 N 型时应是两槽式，下室压迫后液体上升到上室，两室隔开而相通 注意▶ 透析液袋有小孔时，要进行更换
⑦正确安装透析液袋的定塞器，从保持盘上摘下有红色夹子的加热器管线，用惯用手旋摘下盖帽，另一手手持定塞器，摘下透析液袋的硅材盖子连接 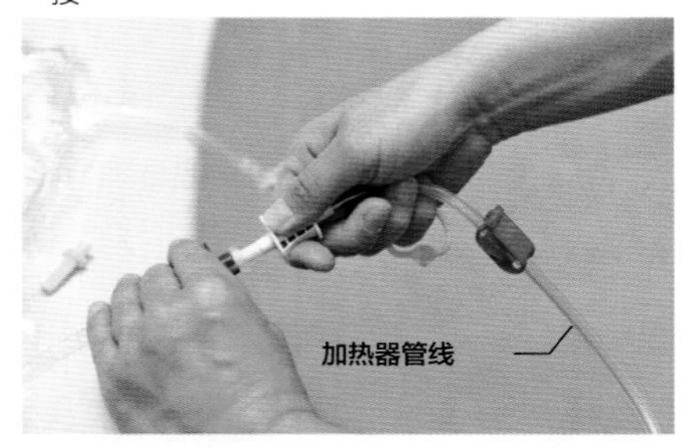 	
⑧所有透析液袋的使用方法与袋线连接一样。与加热器连接的透析液是最初的注入液，将此透析液袋放在自动腹膜灌流装置器上（❸）	❸注意▶ 使用不同浓度的透析液时，高浓度的透析液与加热器相连接 根据▶ 高浓度的透析液除水量多。最初体内水分含量高，多除些水量可减小身体负担，最后阶段使用高浓度的会增大身体除水负担

要点	注意・根据

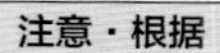

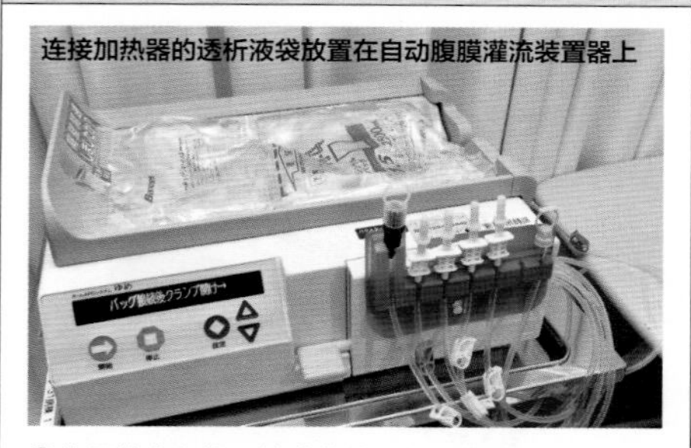

⑨从保持盘上摘下排液管线，插入排液罐

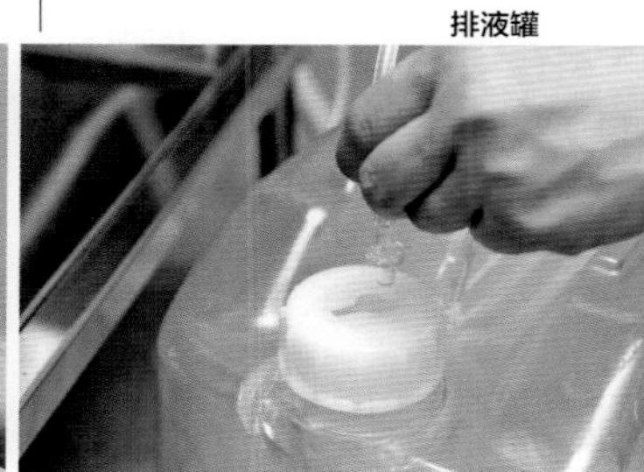

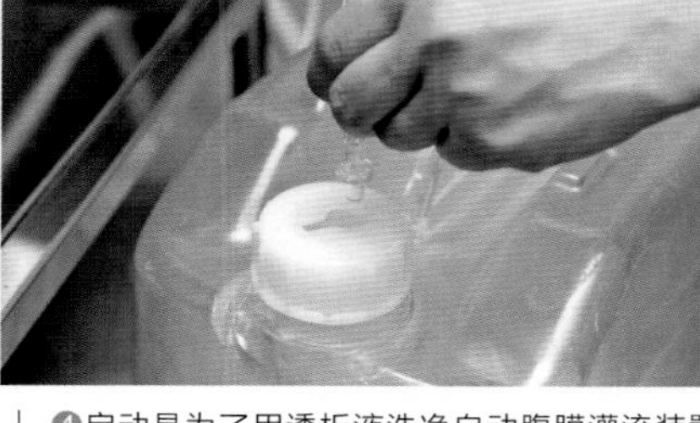

⑩打开所有使用管线的夹子（包括连接器管线的），启动开始钮（❹）

❹启动是为了用透析液洗净自动腹膜灌流装置回路，除去回路导管内的气泡

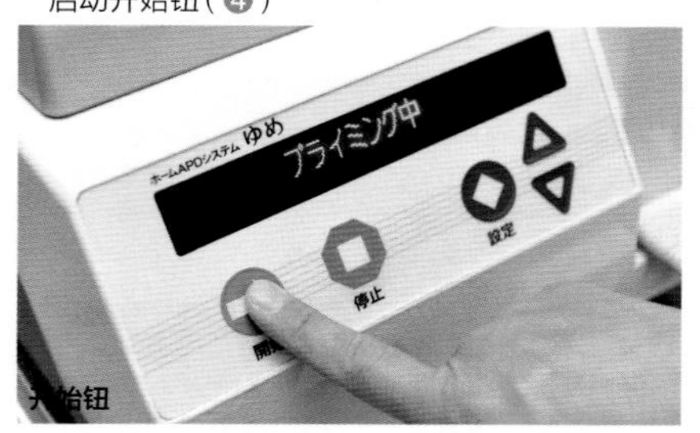

⑪启动完毕后，确认连接器管线是否充满透析液，确认充满后，关闭夹子

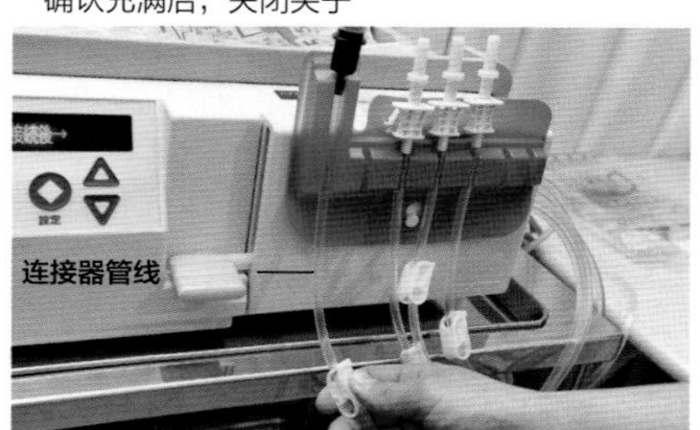

要点	注意・根据
⑫从保持盘上摘下连接器的管线，与腹膜透析液导管的连接管相连（❺，图片ⓐ） ⑬打开自动腹膜灌流装置的开始按钮后，液晶屏上即刻显示“初次排液”，透析便开始了（❻，图片ⓑ）	❺打开连接器的夹子和连接导管的旋夹钮。连接导管线不要扭曲，与连接管线保持直线的连接 ❻治疗时间按医生的指示

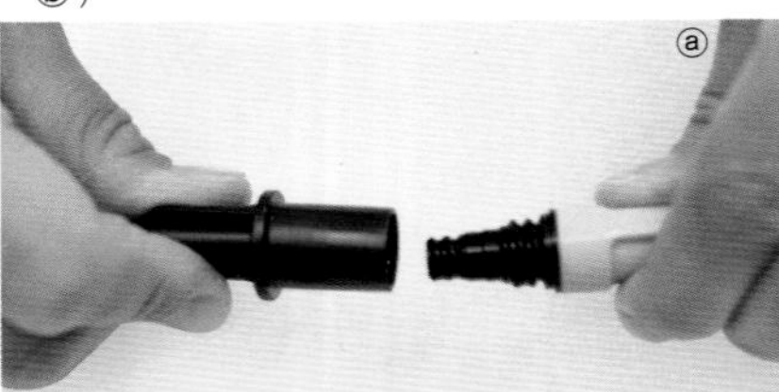

ⓐ 连接器管线（左）与透析用导管的连接管（右）连接

液晶屏上显示“初次排液”

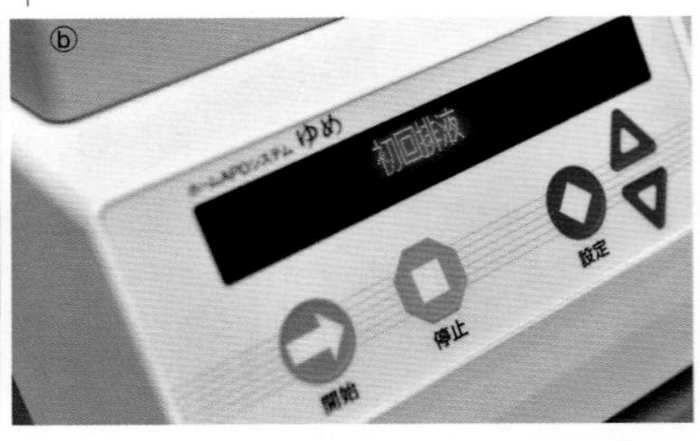

要点	注意・根据
⑭透析结束时，屏上会显示“治疗结束，确认除水量后→”，根据显示的指示，确认初次排液量、总除水量并记录，确认排液性状（❼） ⑮调整环境，实施卫生学洗手，戴口罩 ⑯关闭旋夹钮和自动腹膜灌流装置上的管线夹子 ⑰从连接导管上摘下连接器管线，安装上新的微型盖帽，摘除自动腹膜灌流装置 ⑱切断自动腹膜灌流装置的电源 ⑲收拾（❽）	❼观察排液有无混浊、浮游物、血纤维蛋白和透明度，记录结果。排液如有混浊向医生报告 ❽注意▸ 排液按所定程序准备处理

入浴时导管的处置

步骤

要点	注意・根据
1 准备必要物品、环境，让孩子做好准备 ①根据孩子的导管出口部的状态，决定包裹入浴还是开放式入浴（❶） ②调整环境，准备必要物品，洗手（❷❸❹）	❶有对导管出口处（透析患者专用）保护入浴和不保护开放式入浴两种入浴法 防止事故要点▸ 导管出口部的修复过程顺利或轻度感染时，可开放式淋浴。出口部已经痊愈，也没有微感染，为了清洁皮肤可选择开放式在清洁的浴池入浴。出浴时，一定要洗净导管出口部 ❷导管部露出前要切断空调、换气扇等空气循环器械的电源，外部空气不能入内，不能有宠物出入

要点	注意・根据
③入浴前，摘除纱布，观察导管出口部，确认连接导管有无松动和破损（❺） 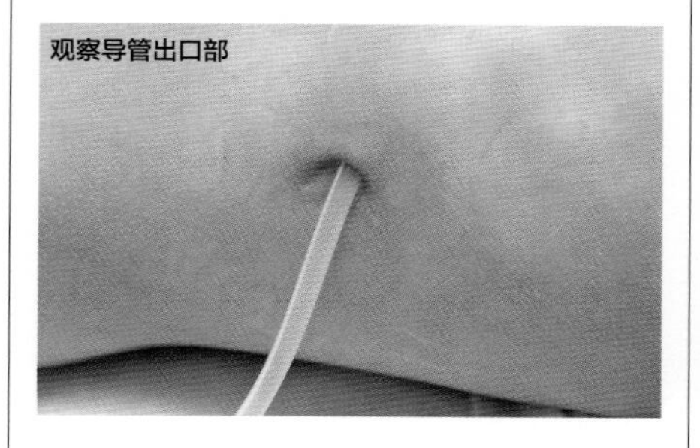 观察导管出口部 ④开放式入浴时，连接导管的头端用塑料袋套住，橡皮筋紧固 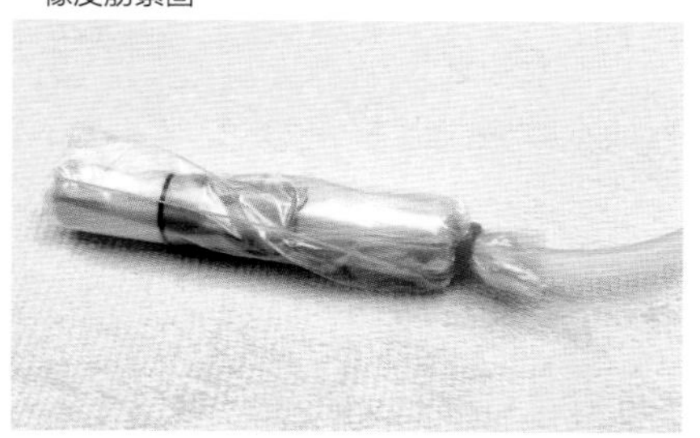 ⑤包浴时，将导管整理后，放入保护具内，贴在腹部	❸用流水、肥皂洗手 根据▶ 透析操作和导管护理都应清洁操作 ❹在家时，每日要清扫浴槽，孩子要先入浴清洗 ❺要观察导管出口部有无发红、肿胀、排脓等，观察通道部的排脓要从套管处的外部皮肤向出口部压迫 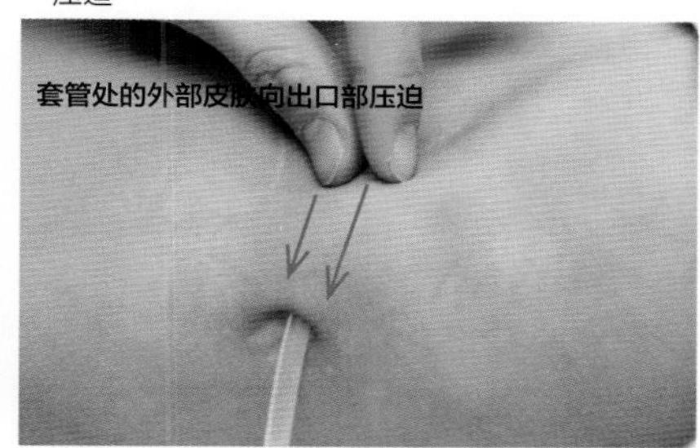 套管处的外部皮肤向出口部压迫 注意▶ 确认有异常时，要向医生确认可否入浴
2 导管出口部的清洗 ①入浴时，最后洗出口部（❶）。包浴时，剥下出口部浴用包裹后清洗	❶将肥皂起泡后，柔和地洗。用干净的浴巾、纱布擦净

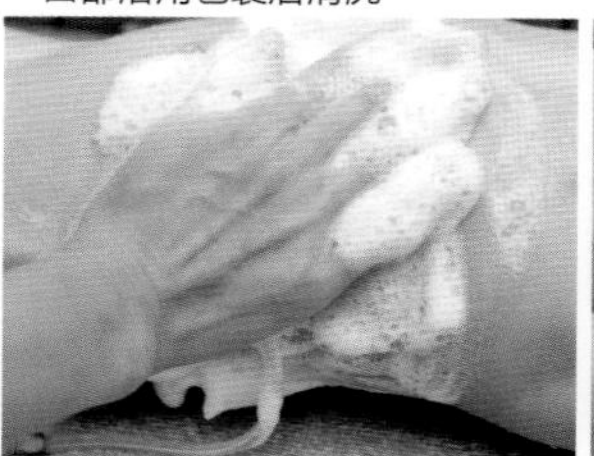
对出口部柔和洗

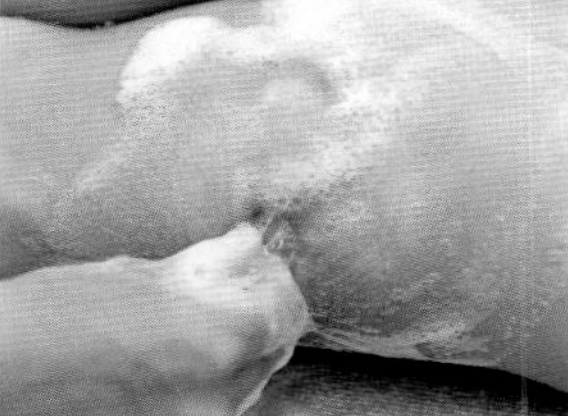
导管也要洗

要点	注意・根据
②出口部洗净时，洗面器中换上新的温热水，用清洁的毛巾、纱布、温水擦净（❷） 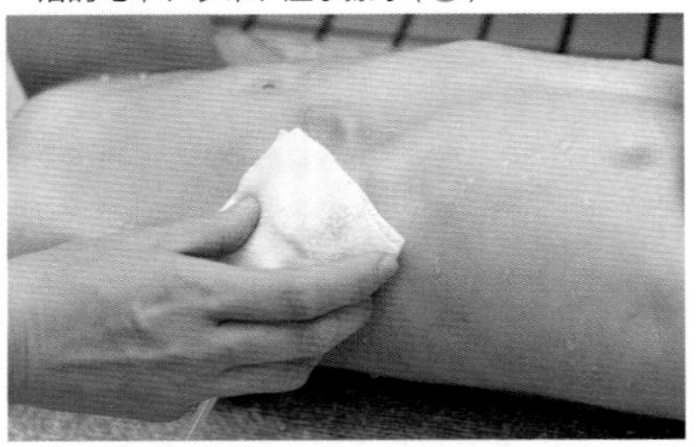	❷禁忌▸ 不能用淋浴槽盆中温水来洗净 根据▸ 淋浴槽盆中易繁殖细菌
[无感染时] ①无感染时，用温热的生理盐水（❶❷）、清洁的毛巾、纱布擦洗净 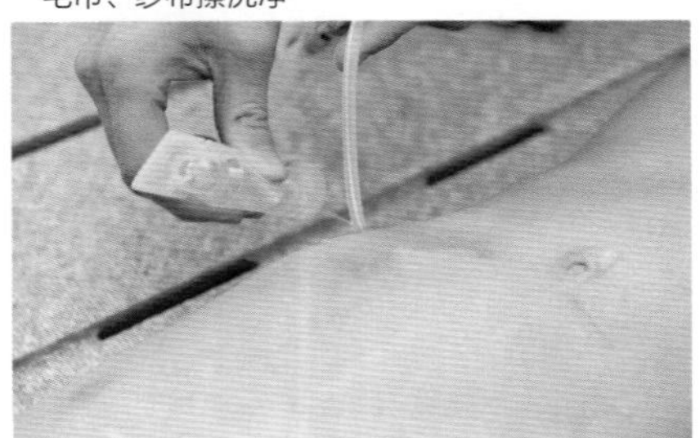	❶生理盐水可事先水浴加热至体温温度，放置在旁 ❷在生理盐水容器上开一个18G注射针的孔 根据▸ 洗净时压力可增高，应在生理盐水容器出口开小孔
[有感染时] ①用浸有聚维酮碘的棉棒消毒导管出口部周围，干燥后，用温热的生理盐水充分洗净，再用灭菌纱布擦净（❶） ②用灭菌棉棒将软膏（抗菌药）涂于出口部	❶从出口部中心向周围圆弧形消毒 注意▸ 灭菌棉棒不要浸入聚维酮碘容器，将聚维酮碘注入开封的灭菌棉棒袋，使棉棒浸润
3 导管的固定 ①出口部导管用折叠成细长的灭菌纱布保护（❶）	❶灭菌纱布或灭菌辅材都可以 技巧▸ 导管下用纱布垫着可保护出口部皮肤

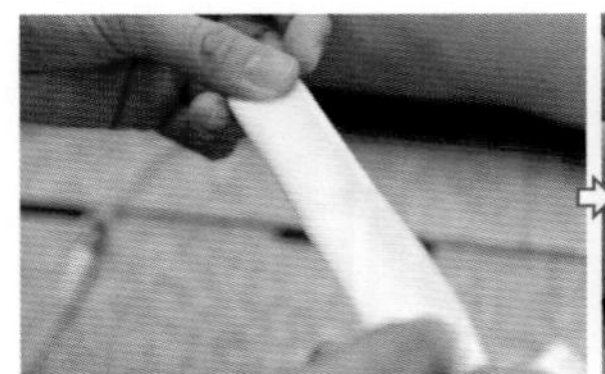
纱布折叠成细长型

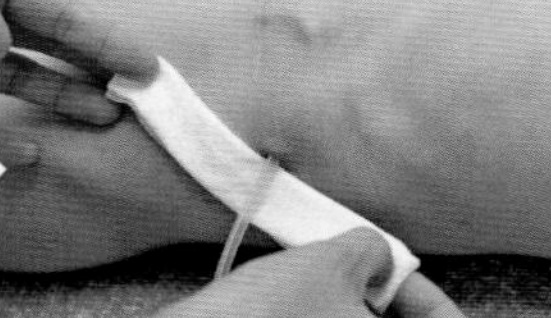
折叠纱布垫在出口部，将导管置于纱布中央

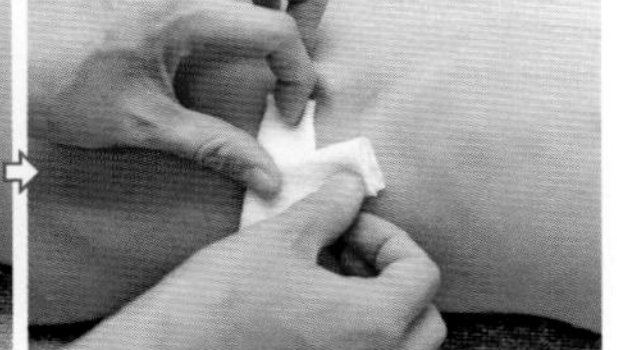
将导管用纱布包住，挂附固定

要点	注意・根据
②保持出口部导管呈笔直状态，固定（❷）	❷使出口部不承受负担 根据▸ 日常生活的动作会使导管活动，刺激出口部，从而感染

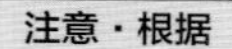

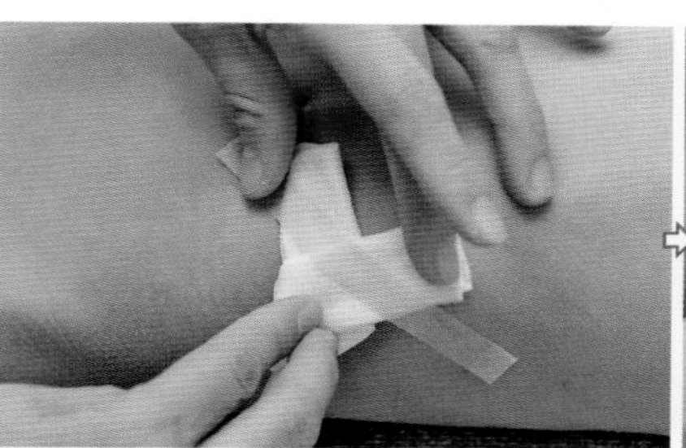

在出口部上部用胶带固定

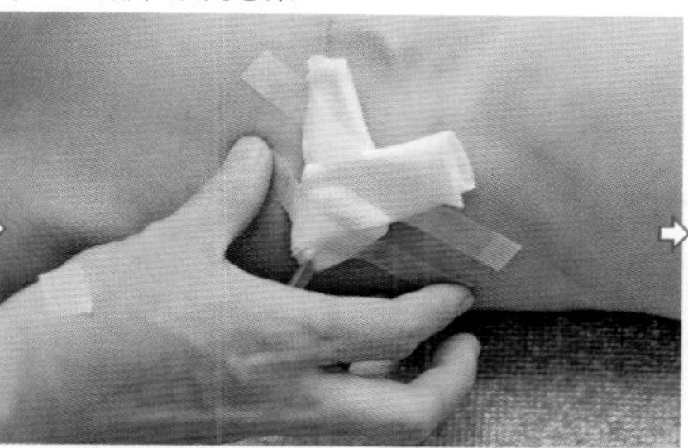

出口部近处也用胶带固定

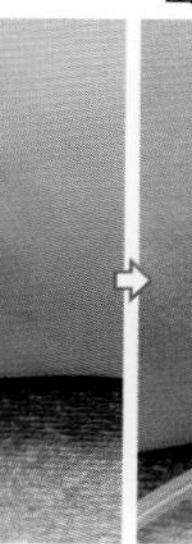

出口部下部贴一条胶带

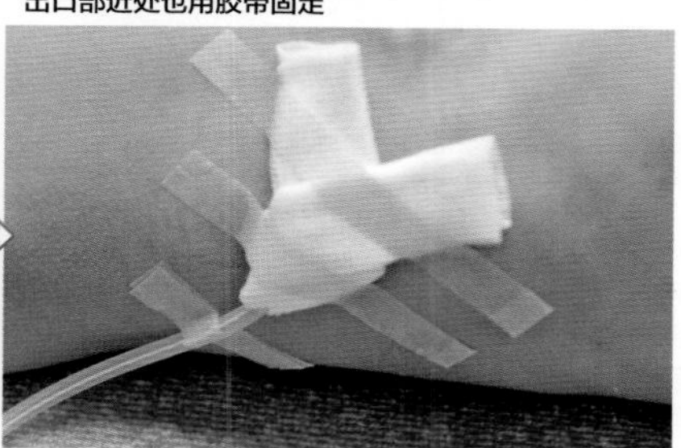

在所贴胶带上再贴一条胶带固定出口部下部位的导管

③在固定的基础上，用腹带来保护（❸）	❸防止事故要点▸ 不能让孩子触碰，摆弄导管

导管出口部的护理

步骤

要点	注意・根据
1 准备好必要物品，调整环境	⊖入浴后，出汗时导管出口部若受到污染，每次都要消毒
①必要物品准备 ②调整环境（❶）	❶事前要关闭空调、风扇等空气循环器，关闭窗户，不能让外部空气进入。在家时，事前要整理，在清洁的、无宠物出入的房间实施护理
③洗手（❷）	❷用流水、肥皂实施日常洗手 注意▸ 为防止感染，每日要洗手。孩子和家长要学会正确洗手，根据孩子的年龄、性格加以指导

要点	注意・根据
2 确认导管出口部的状态 ①摘下纱布（❶）	❶纸胶带要倾斜（60° 左右）并拉剥，有伸缩性的胶带与接触的皮肤面平行拉剥 根据▸ 引起皮肤损伤的原因不仅与胶带有关，与剥离方法也有关
②观察导管、导管出口部，皮下通道部位、剥下的纱布等（❷❸❹❺） 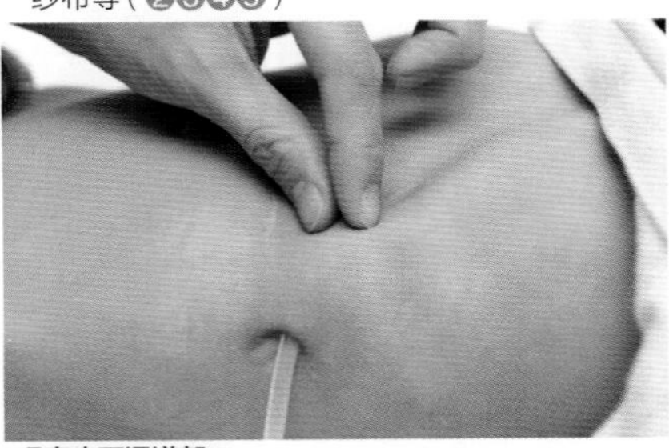 观察皮下通道部	❷导管有无堵塞和裂痕，确认导管与连接管部的松紧、有无破损 ❸观察导管出口部周围的皮肤状态，有无发红、疼痛、肿胀、渗出液、肉芽等 ❹从套管部分的部位皮肤向导管出口部轻轻压，确认有无疼痛、异样感和渗出液 ❺固定胶带的贴着部位有无皮疹、剥落的纱布或辅材有无渗出液等污染 防止事故要点▸ 有异常时，马上向医生报告。在家护理时，要及时与医院联络
3 导管出口部的清洗 ①用生理盐水湿润，清洁纱布，擦洗导管出口部周围和胶带剥离的痕迹，干燥纱布擦除水分 **［有感染时］** ①导管出口部用聚维酮碘消毒（❶）	❶用浸润聚维酮碘的棉棒，从出口部中央向周围画圆弧消毒 注意▸ 不要将灭菌棉棒放入聚维酮碘容器浸润而是将聚维酮碘注入开封的棉棒袋，浸润棉棒
②聚维酮碘干燥后，用温热生理盐水洗净出口部（❷❸）	❷生理盐水事先水浴温热到体温程度，放置 ❸在生理盐水的容器出口处，开一个 18G 注射针的孔，用注射式生理盐水洗净 根据▸ 注射式生理盐水可提高洗压，有必要在其容器出口处开小孔
③用灭菌纱布擦拭 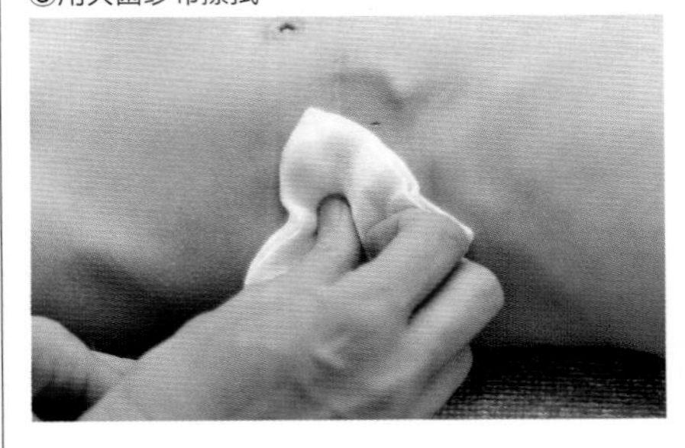	

要点	注意・根据
④用灭菌棉棒在出口部涂布软膏（抗菌药） ［无感染时］ ①导管出口部，用水浴温热生理盐水液洗净（❶） ②用灭菌纱布擦拭	❶在生理盐水容器出口处开一个 18G 注射针孔，用注射的生理盐水洗净 根据▸ 用生理盐水洗净时，洗压变高，应在生理容器出口处开小孔
4 导管固定 ①导管出口部用灭菌纱布覆盖保护（❶） ②从出口部伸出的导管要保持笔直固定（❷） ③在固定的基础之上再用腹带或腹卷保护（❸）	❶用灭菌纱布或灭菌辅材也可 技巧▸ 在导管下方垫上纱布可保护出口部的皮肤 ❷按第 348 页的“入浴时导管的处理”方法实施 ❸防止事故要点▸ 不能让孩子接触、摆弄导管

孩子的自我管理和日常生活指导

步骤	
要点	注意・根据
◆孩子的自我管理 ①透析结束后，每日早上测定体重、血压（❶） ②每日记录体重、血压、除水量、出口部状态（❷）	❶设定净体重（目标体重）时，可根据体重变更透析液浓度 注意▸ 出院后，自我管理的指导就变得很重要了。要充分指导孩子、家长在透析中的操作，正确理解并掌握异常时对应处置方法 ❷记录体重、血压等、导管出口部、通道部的状态，确认孩子有无发热、腹痛、排液是否混浊等，应与医生联络确认并向孩子和家长说明 注意▸ 器械的故障或异常时，对应指导参照下页
◆日常生活指导 ①无特别的日常生活限制。有用餐限制时要完全遵守指示 ②要避免铁棒、球等对腹部的强压迫（❶） ③在主治医生的许可下，可以旅行（❷）	❶根据▸ 有引发导管拔去、破损、感染等并发症的危险。可以游泳，但要与主治医生商量 防止事故要点▸ 避免压迫导管、拉导管、拧旋导管的运动 ❷透析器械及必要物品由生产商负责配送

故障的排除及危机管理

■表 1　出院后，器械故障或身体异常时的应对处置方法

器材故障，操作错误		
状况	可以考虑的原因	对应处置方法
透析液漏液 器材到使用期限、破损	透析液、器材不良	不要使用，换新的。要与医院联络
透析液浓度错误	操作错误，判断错误	注液前换用正确浓度的透析液。如有注液，应与医生联络
透析液袋（两槽型）的隔膜未开通	操作错误	透析前，将最初的回路组合修正。如果在透析中才发现，中止透析，与医生联络
连接导管端头污染	操作错误	关闭夹子，连接导管的两头用定塞器中止，与医生联络，有必要换连接导管
连接部（钛接头与连接导管）的脱离	每日确认工作不够	导管两处弯折，用橡皮筋或定塞器中止，头端部用灭菌纱布包住，与医生联络，有必要换连接导管
器械错误栏显示“确认连接器管线”	连接器管线弯曲	修正弯曲的连接器管线，再启动
器械错误栏显示“排液不良”	导管位置异常 血纤维蛋白闭塞	改变体位或躺位升高，如果仍没有改善与医生联络
器械错误栏显示“系统错误”	器械故障	系统错误号码与生产商联络，第二天换新的器械。因治疗中断要与医生联络，确认以后的治疗

＊器械的其他故障参照相关的使用说明

身体异常		
状况	可以考虑的原因	对应处置方法
体重、血压大变化	溢水、脱水	联络医生
出口部发红、出脓	出口部感染	联络医生
通道部发红、肿胀、皮下硬块、压迫痛	通道部感染	联络医生
排液混浊、腹痛、发热、呕吐、腹泻	腹膜炎	联络医生
漏液	腹腔和通道、出口部的通畅	联络医生

■表 2　危机管理（自动腹膜灌流装置使用时）

停电	·30 分钟以内电源恢复时，能自动继续治疗 ·2 小时以内恢复电源时，警报告知“电源恢复”，治疗能继续 ·2 小时以上停电，治疗不能继续，联络医生
灾害时	·有灾害时，对应应急手册行动。基本上以清洁操作来切断治疗，离开避难优先

6 给药

1 口服药

新家一辉

目的▸
· 治疗预防疾病，缓和症状，把服药看作检查前的实验
· 药物由消化道吸收，随血液到全身作用，发挥应有药剂的效果
· 药物在消化道自体或消化道内作用，发挥应有药剂的效果

检查项目▸ 既往病史、病历、基础疾病、药物过敏、食物过敏、生命体征等

适用条件▸ 根据药剂附的说明书中明示的适应症状

禁忌▸ 按药剂的说明书中明示的禁忌

防止事故要点▸ 防止配药错误，防止误认孩子和错误给药

必要物品▸
· 药剂（①），处方等、药杯（②）、微温的开水、杯子（③）、茶、糖水等
· 必要时准备物品：奶嘴（④）、滴管、注入器（针筒）（⑤）、匙（⑥）

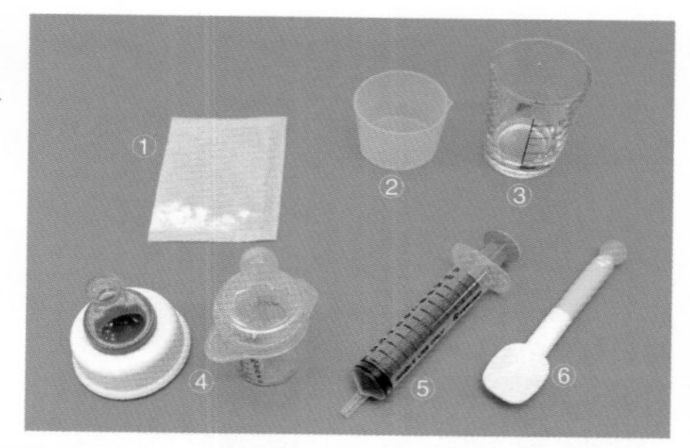

步骤

要点	注意・根据
1 孩子的准备 ①收集孩子的相关的情况（❶）	❶注意使用药剂的注意事项，评估孩子的状态。参照第 359 页表 1 根据▸ 事前收集情况能帮助发现孩子早期的异常
②根据孩子的理解能力和理解程度向孩子和家长说明给予口服药的目的（❷）	❷用孩子能理解的语言，向孩子说明服用药剂的必要性
③综合孩子的发育状态和意向，决定口服药的方法和口服药的形状（片剂、散剂、糖浆剂等）（❸）	❸药的形状有散剂（细粒状）、液体剂（包括糖浆剂）、胶囊剂等，根据孩子成长阶段，应该给孩子易服用，安全的给药方法。一般婴幼儿适宜糖浆剂、散剂，学童以上适宜片剂、胶囊剂
2 必要物品的准备 ①护理员要进行卫生学洗手	
②核对指示处方和药剂（❶❷）	❶一定在确认医生处方后，准备药 ❷要确认已实施给药的 5 原则，且要 2 位护理员实施（双核对） 技巧▸ 确认给药的 5 原则：①正确的患者姓名，②正确药剂，③正确剂量，④正确给药方法，⑤正确给药时间

要点	注意・根据
③准备必要物品（❸）	防止事故要点▸ 避免错误给药，错误配药，一定要双人核对 ❸对应孩子的发育阶段，准备物品
3 备药 **［散剂］** ①将指示用量的药剂放入药杯或杯中，用注射器加入微温的开水（❶，图片ⓐ） ②溶解药杯或杯中加有微温开水的散剂（❷，图片ⓑ）	❶微温开水量以能充分溶解入杯散剂为准，不要使孩子服用不合理的溶解量 ❷用注射器搅拌块状散剂，使之充分溶解

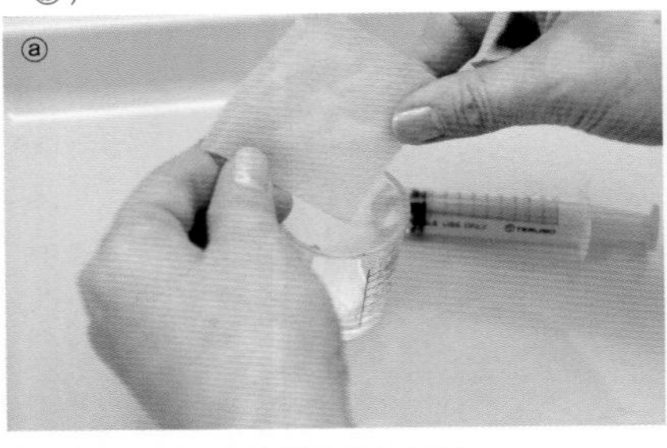

ⓐ　ⓑ

要点	注意・根据
③散剂溶解后，用注射器吸入（❸）	❸技巧▸ 会有药液沉淀，要充分混合，保证给予药物的必要量 技巧▸ 也有将散剂加少量微温开水与单纯的糖浆剂混合的方法
［糖浆剂］ ①按指示剂量，将药剂倒入药杯中（❶）	❶正确取指示的糖浆量 根据▸ 没有服用正确剂量时，不会有期待的效果 技巧▸ 测取糖浆剂时，药杯的刻度高度与视线同高，读取糖浆液面的刻度

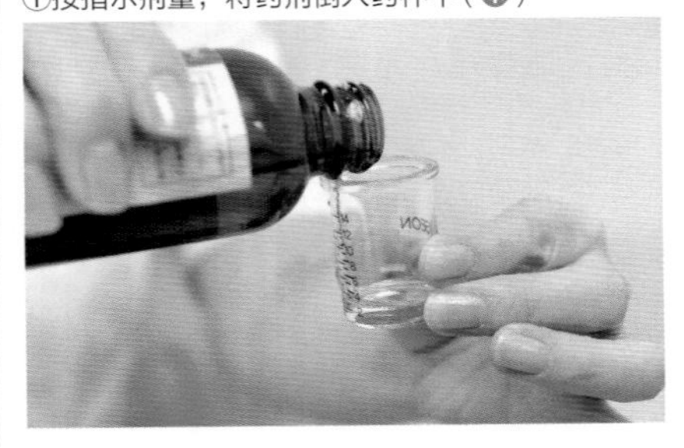

要点	注意・根据
4 给药 ①给药时，要确认孩子是服药者本人(❶)	❶要让孩子或家长说出服药孩子的全名，核对。要确认孩子身上佩带的名字 防止事故要点▶ 要确认孩子的名字与处方的名字一致
[婴幼儿时] ①婴幼儿由护理员抱着，使上半身保持坐姿，胸前盖上毛巾(图片ⓒ) ②用注射器或匙将溶解的散剂、糖浆剂喂与孩子(❶，图片ⓓ) 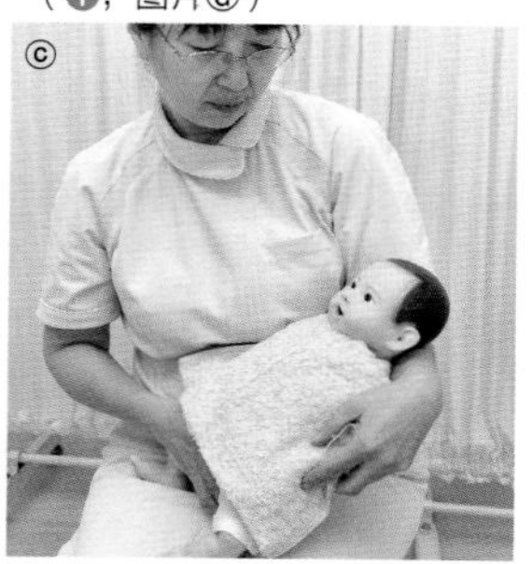	❶使用注射器或匙时，将吸入药液的注射器或药液匙在孩子的口角处注入，少量多次给药 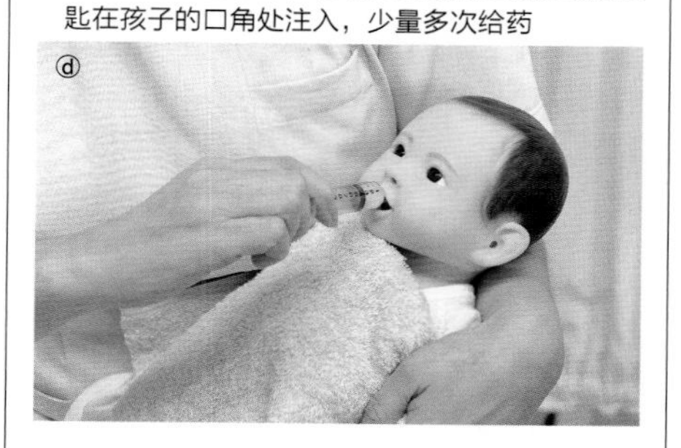
③搅成糊状的散剂可涂布于口腔内(❷) 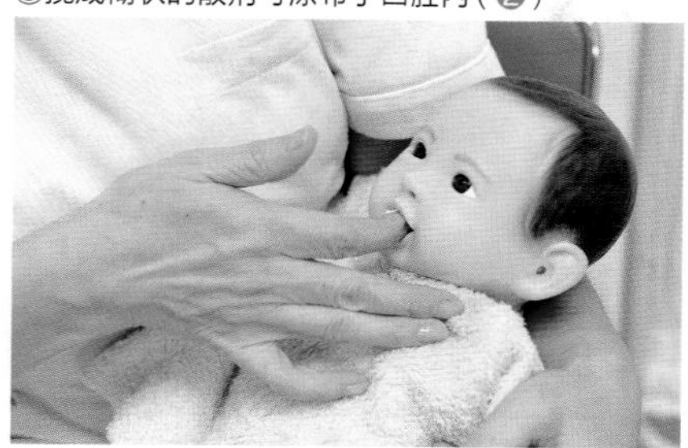	❷喂服散剂时，用微温开水或糖浆搅成糊状，涂于孩子口腔内(内颊部或上颚部)后，再喂给水分 根据▶ 将药剂量放在舌上时，药会被吐出
④用奶嘴或药杯给药(❸) 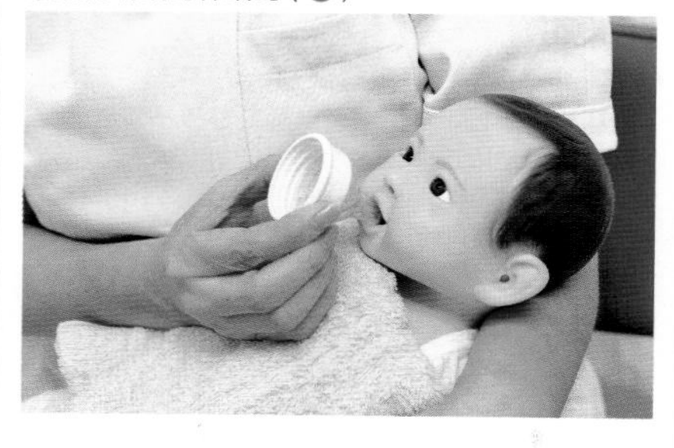	❸使用奶嘴或药杯给药时，让孩子咬住奶嘴，倒入药杯中溶解的散剂或糖浆剂，利用吸吮反射给药 注意▶ 药剂与牛奶混合给药，有可能会使孩子讨厌牛奶，授乳期的孩子应在给药后再喂服牛奶。药物在用餐时与断奶食品混合给予，会使孩子产生偏食 注意▶ 孩子哭时，会有误咽、窒息、呕吐的危险，不要不合理地让孩子喝药 技巧▶ 喂奶或用餐后马上给药的结果是因讨厌药味而诱发呕吐的危险。可能的话，应在喂奶或用餐前给药

要点	注意・根据
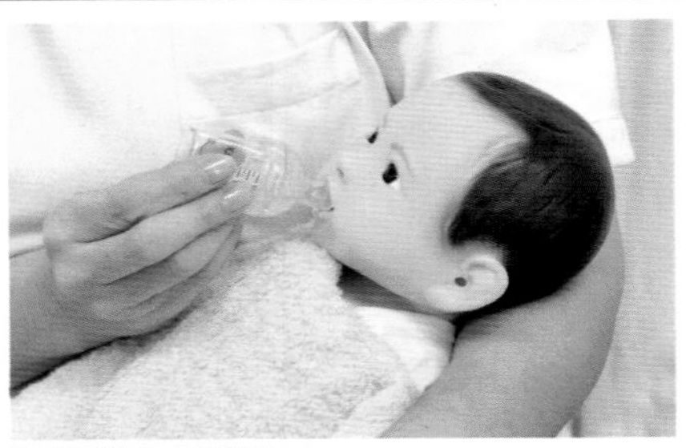 奶嘴与药杯一体给药法 ⑤刚开始断奶的婴儿，用匙、药杯等方法喂药（❹） 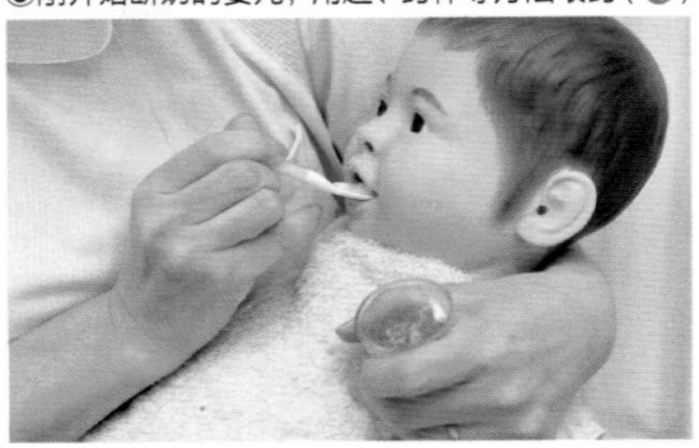	❹在开始断奶时不讨厌用匙的婴儿，可将药匙放于舌上给药，确认下咽后，少量多次地给予 技巧▸ 根据孩子的发育状况，可将药剂与少量布丁或巧克力、市场销售的果酱混合，使服用的药物成冰淇淋状后服用
［幼儿或学童前期］ ①幼儿或学童前期坐着给药（❶）	❶对 2 岁以下的孩子，护理员要用手帮助。在防止孩子误咽，确认药物下咽之后，缓缓继续给药。到孩子自己能喝药的年龄时，护理员可在一旁看护
［学童后期及以后］ ①孩子自己服用口服药（❶）	❶护理员只要观察，孩子自己服用 技巧▸ 散剂等不易喝下时，应用糯米纸包住等方法做成易喝状态后给予
5 观察服药后的孩子 ①确认口服药的时间，观察孩子有无呕吐、药效及副作用（❶） ②要夸赞用完口服药的孩子（❷） ③尊重孩子的主体性，护理员要统一记录服药时孩子的状态	❶给药后，要记住药剂的作用时间，观察药效和副作用出现的状况 ❷根据▸ 多数的孩子是讨厌药剂的，但能够完成服药就应表扬，可增加讨厌药剂的孩子的自信，使其积极地以主体参与治疗 注意▸ 要告诉孩子和家长应有的药效和引起的副作用。如果孩子出现药物副作用表现，家长要及时告之护理员

给药前的评估

■表 1　给药前的评估项目

1. 与药剂相关的事
   · 使用药剂的目的
   · 药剂的特点（给予量、作用机理、副作用等）
   · 给予的药物与饮食物的相互作用、配搭禁忌、有无混浊等
   · 有无药物过敏
   · 有无食物过敏、牛奶、明胶等
2. 影响药物代谢
   · 身长、体重
   · 喂奶、用餐时间
   · 有无排便
3. 与孩子健康或病态相关
   · 把握病态
   · 有无呕吐、腹泻、便秘、食欲不振等
4. 与孩子发育相关
   · 下咽功能（孩子可能口服的药物形态：散剂、片剂、胶囊剂）
   · 用餐、饮水的自立程度
     （能否用匙，用杯饮水等）
   · 智力发育阶段
5. 与孩子日常生活相关
6. 与孩子理解力相关
   · 孩子对身体和疾病及药的看法，对身体状况、症状的知觉
7. 孩子的服药经验
   · 有无服药经验
   · 到目前为止给药的方法及服药间隔
   · 以何种方式参与给药
   · 家长有无给孩子服药的经验
     （药物形态的变更，口服时可食用的食物等）
8. 孩子的心理
   · 对服药的心情（恐惧、讨厌、没有办法等）
   · 给药的精神准备、意愿、姿势等

松岡真里：系統看護学講座　小児看護学1　第 12 版，p.399，表 6~2，医学書院，2012

应注意药剂和食品的相互作用

■表 2　同食会有引起危险的药剂和食品

食品	代表性药剂：商品例（一般名）	相互作用
葡萄柚	· 钙拮抗剂：硝苯啶（硝苯地平）、尼索地平、尼伐地平、非洛地平 · 免疫抑制药：普乐可复（他克莫司胶囊）、山地明（环孢素） · 抗 HIV（人类免疫缺陷病毒）药：茚地那韦（沙奎那韦甲磺酸）、地拉韦啶（甲磺酸地拉韦啶） · 抗癫痫 · 抗精神病药：卡马西平、地西泮、氯硝西泮 · 抗精神病药：哌迷清（匹莫齐特） · 催眠 · 镇静药：多美康（咪达唑仑）、酣乐欣（三唑仑）	葡萄柚中的成分抑制了肝脏代谢酶（CYP3A4）的代谢，增加了血液中的药剂浓度。其中，钙拮抗剂硝苯啶引起血压低下；免疫抑制药（他克莫司胶囊、环孢素）引起肾功能障碍等，要充分注意 橙、柠檬、橘子与药的相互作用可能性低

续表

食品	代表性药剂：商品例（一般名）	相互作用
葡萄柚	·抗高血脂症药：立普妥（阿托伐他汀钙水合物）、舒降之（辛伐他汀）	
绿黄色蔬菜 小球藻 纳豆	·抗凝血剂：华法林（华法令钾）	华法令钾是在肝脏阻碍维生素 K 依赖性凝血因子的合成，从而抑制血栓形成的药物。然而绿黄蔬菜、小球藻含丰富的维生素 K，纳豆在肠内能促使维生素 K 的合成。它们使华法令钾的效果变弱，易引起血凝
牛奶	·新喹诺酮类抗菌药：儿童用氟哌酸（诺氟沙星）、盐酸环丙沙星 ·四环素类抗生素：四环素（盐酸四环素） ·头孢类抗生素：头孢氨苄、头孢克洛	药物成分与牛奶中的钙结合，药物吸收作用下降，服药后两小时避免摄取牛奶
	·抗真菌药：护维辛强效（灰黄霉素）	灰黄霉素等油溶性药与牛奶一起服用时，能促进药物吸收作用增加，引起中毒
	·消化道溃疡药：氧化镁、碳酸钙 ·骨质疏松症药：骨化三醇、阿法骨化醇	有高钙血症等副作用，避免大量摄取牛奶

儿童用药量的计算法

用药量在说明书上有说明时，应按记载的用药量使用。若没有记载儿童的用量，在儿童用用药量的计算中广泛运用的是以儿童体表面积为基准的计算方法

体表面积通常用计算器能够计算的 Mosteller 计算法计算

$$体表面积（m^2）= \sqrt{身高（cm）\times 体重（kg）}/60$$

身高 170 cm，体重 65 kg 的成人体表面积为 1.75 m^2。身高 120 cm，体重 23 kg 的 7 岁学童其体表面积为 0.88 m^2（约为成人的 1/2）。身高 95 cm，体重 13 kg 的 3 岁幼儿其体表面积为 0.59 m^2（约为成人的 1/3）。身高 75 cm，体重 9 kg 的 1 岁婴儿其体表面积为 0.43 m^2（成人的 1/4）。一般儿童的药物量用体表面积比等于药量比来换算。此外，还有克劳福特式、冯・哈内特换算表、奥克司格式等计算式都可考虑，但现在使用的场合在减少

以克劳福特式为例：

$$儿童用药量 = 儿童的体表面积（m^2）/成人的体表面积（m^2）\times 成人药用量$$

■表 3　冯・哈内特儿童用药量换算表

年龄	未成熟	新生儿	6 个月	1 岁	3 岁	7 岁 6 个月	12 岁	成人
用药量	1/10	1/8	1/5	1/4	1/3	1/2	2/3	1

6 给药
2 栓剂

新家一辉

目的▶
· 药物经口服出现呕吐、误咽的危险或其他困难时可使用栓剂
· 以解热、镇痛、解痉等为目的。药物通过直肠黏膜吸收，随血液在全身作用
· 以促使排便为目的，药物在直肠黏膜局部作用

检查项目▶ 既往病史、基础疾病、生命体征

适用条件▶ 按使用药剂附说明书的记载

禁忌▶ 按使用药剂附说明书的记载

防止事故要点▶ 防止误用药，防止混淆患者

必要物品▶ 栓剂（①）、处方笺、纱布（②）、润滑剂［橄榄油、婴儿油（③）等］、一次性手套、剪刀（用于处方量小于栓剂量时）、脓盆（④）

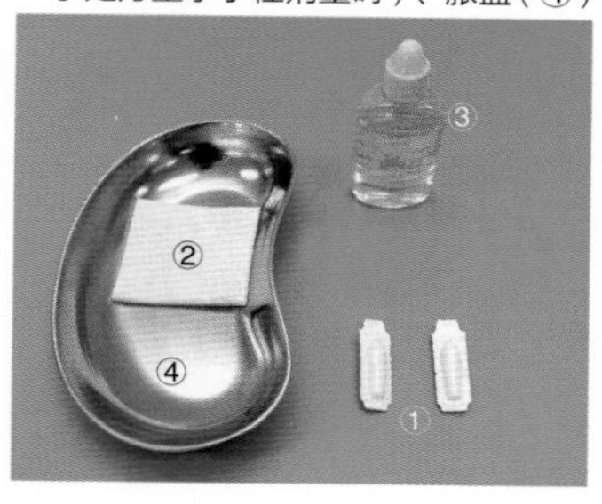

步骤

要点	注意・根据
1 孩子的准备 ①收集孩子的相关情况（❶） ②确认有无便意或最后排便时间（❷） ③根据孩子的理解能力，说明栓剂使用的必要性和插入方法（❸）	❶评估使用药剂的注意事项和孩子的状态 根据▶ 事前，收集情况能帮助发现早期异常 ❷确认排便状况 根据▶ 直肠内有便块，栓剂插入后会刺激排便，便和栓剂会同时排出，妨碍栓剂的吸收 技巧▶ 有便意时，排便后再插入栓剂 ❸用孩子能理解的语言说明栓剂使用的必要性和方法 技巧▶ 参考孩子过去使用栓剂的经验，使孩子能成为主体对象
2 准备必要物品 ①护理员进行卫生学洗手 ②药剂从冰箱中取出，按处方核对药物（❶❷❸） ③准备必要物品	❶一定要确认医生处方后准备给药 ❷栓剂在与体温相同温度的环境中能溶解，因此从冰箱取出后应马上使用。取出时对照包装和处方药笺

要点	注意・根据
④处方量小于栓剂量时，用剪刀剪取必要量（❹） 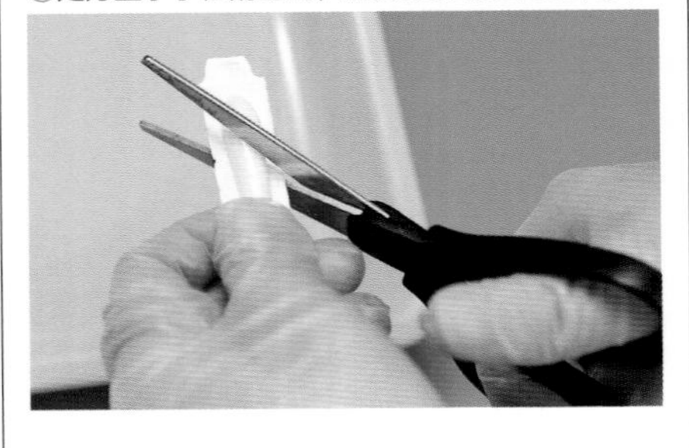	根据▸ 药剂除包装后，有可能与其他栓剂不易区分 ❸核对药剂要遵守 5 原则，要 2 个护理员一起实施双核对 技巧▸ 给药必须按 5 原则核对：①患者正确的姓名，②正确的药剂名，③正确的药剂量，④正确的给药方法，⑤正确的给药时间 防止事故要点▸ 避免给药错误或误认给药的孩子，一定要双核对 ❹处方量为一个栓剂的 1/2 量时，要斜分 2 等分，为 2/3 时，斜分 3 等分，废弃余下部分（非插入端）。参见下图 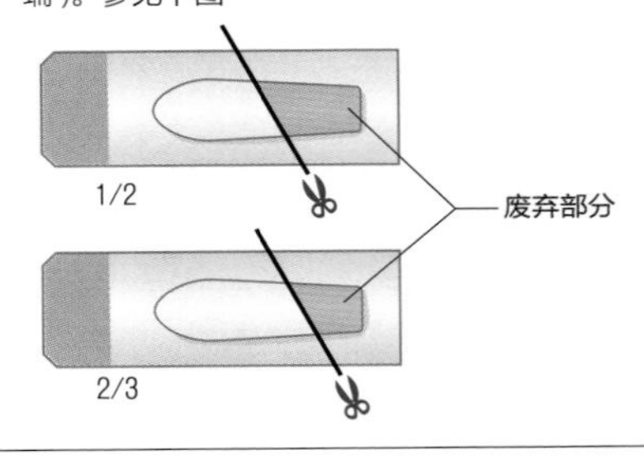
3 栓剂的插入 ①给药时，要确认为孩子本人（❶） ②戴好一次性手套，除去药剂包装后，在栓药的插入端涂上润滑剂（❷） 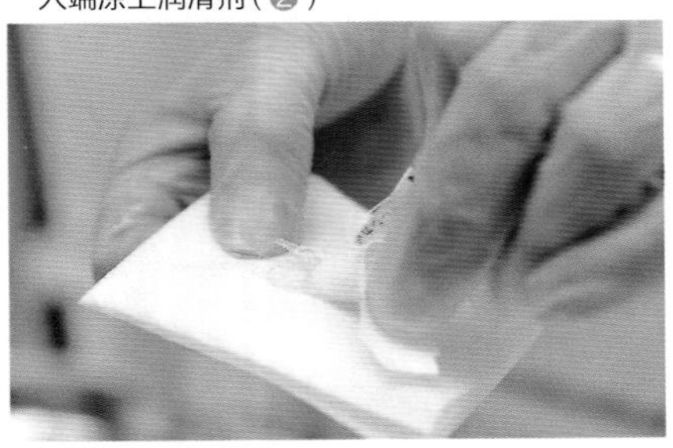 ③用简单易懂的语言，向孩子说明栓剂插入的体位（❸）	❶让孩子或家长说出孩子的全名，要确认孩子身上佩带的名字 防止事故要点▸ 一定要确认给药孩子的名字与处方上的孩子名字是否一致 ❷根据▸ 润滑剂能有顺利插入栓剂的作用，插入时能减轻孩子的痛苦 ❸一定要用孩子能理解的语言，先和孩子打招呼后，再实施栓剂给药法

要点	注意・根据
・婴儿：孩子呈仰卧位，举双足到腹部，双膝弯曲（和换尿布时相同）。护理员要用非惯用手举双足，保持姿势（❹） 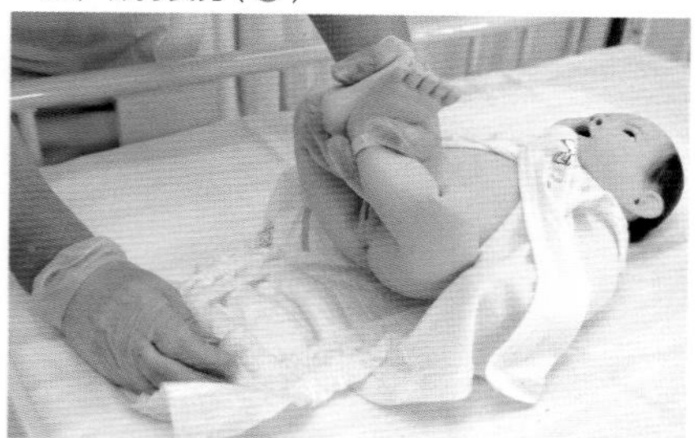	❹技巧▸ 为防止排尿时的污染，阴部用纱布或尿布垫挡住更好 注意▸ 不要不恰当地拉举双足，婴儿的股关节易脱臼
・幼儿、学童：采用侧卧位，膝轻度弯曲，保持轻松姿势（❺） 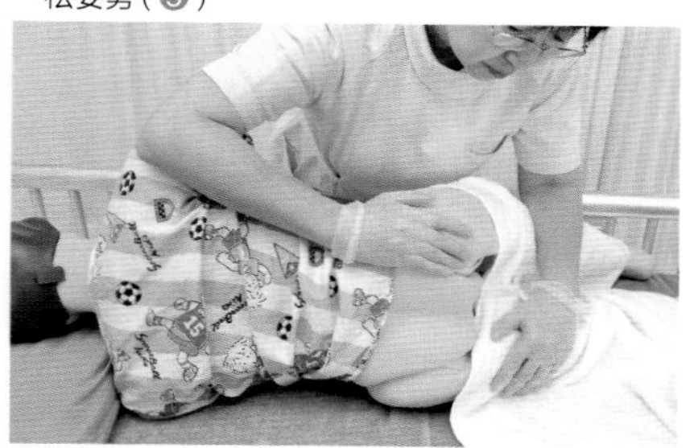	❺考虑害羞感，避免不必要的露出
④要消除孩子的紧张，使肛门括约肌弛缓（❻）	❻要使孩子释放身体力，告诉孩子用口缓慢呼吸 根据▸ 如果孩子处于紧张状态，栓剂就难顺利地插入肛门
⑤插入栓剂时要告诉孩子，栓剂头端对准肛门向肛门内压入（❼） 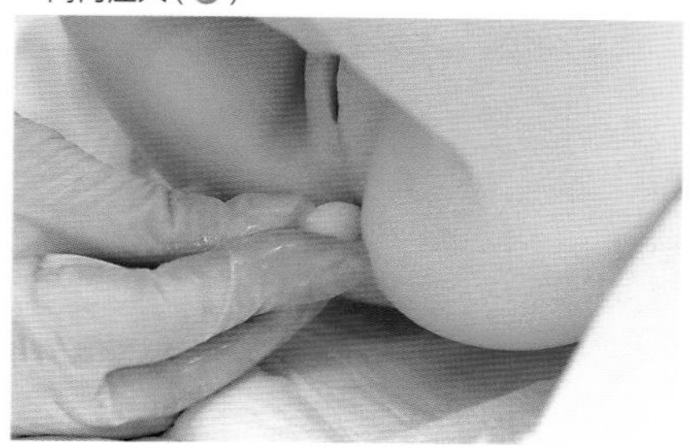	❼用食指或小指拨开肛门，将栓剂沿着肛门管轻轻助推进 1~2 cm（正好通过内肛门括约肌），插入深部 注意▸ 栓剂插入不充分时，有可能被排出，要充分压入 技巧▸ 插入肛门时，可让孩子发出声音，用口呼吸，促使孩子的肛门括约肌弛缓
⑥插入后马上用纱布压住肛门 30 秒（❽）	❽根据▸ 为使栓剂不被排出 技巧▸ 能自己排泄的孩子，根据孩子的理解告诉孩子“要像忍住大便一样，不要排便”

<table>
<tr><th>要点</th><th>注意・根据</th></tr>
<tr><td>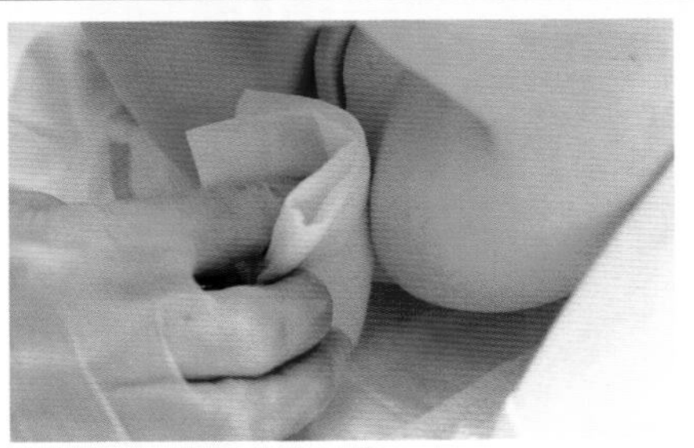
栓剂插入后，用纱布压住 30 秒</td><td></td></tr>
<tr><td>**4 收拾，观察孩子的状态**
①收拾，使用的手套按所定程序处理，洗手
②确认插入时间，有无排出栓剂或便，观察药效及有无出现副作用（❶❷）
③慰问孩子
④尊重孩子的主体性，护理员间统一记录栓剂插入时孩子的状态</td><td>❶药剂被直肠黏膜吸收需要经过 20~30 分钟，在此期间要观察有无栓剂被排出，有无排便
❷如果排出栓剂或排便，确认插入后在肛门内的时间、排出栓剂的大小、便的性状。向医生传达，讨论再插入
注意▶ 要告诉孩子和家长应有的药效和副作用，并告诉家长如果有状态变化要告诉护理员</td></tr>
</table>

主要栓剂的种类

■表 1　代表性栓剂

药物类别	栓剂
解热镇痛药	对乙酰氨基酚（儿童用 50 mg、100 mg、200 mg）
抗痉挛药	地西泮（4 mg、6 mg、10 mg）
催眠・镇静药	水合氯醛（250 mg、500 mg）
泻药	比沙可啶（2 mg、10 mg）
止吐药	吗丁啉（10 mg、30 mg、60 mg）
支气管扩张药	氨茶碱（50 mg、100 mg、200 mg、400 mg）

6 给药
3 外用药

新家一辉

目的▸
· 对皮肤局部炎症、发疹、创伤、干燥、有细菌或真菌等处使用药剂进行消炎、镇痛、消痒、保湿、杀菌
· 药物经过皮肤吸收，全身作用

检查项目▸ 既往病史、现在病历、药物过敏

适用条件▸ 按使用药剂附的说明书中的记载使用

禁忌▸ 按使用药剂附的说明书中的记载禁忌

防止事故要点▸ 防止误认给药的孩子、防止配错药物和错给药物

必要物品▸ 外用剂（软膏以外还有贴剂、霜剂、洗液剂、凝胶剂、喷雾剂）、处方笺、一次性手套、绷带、纱布、创可贴、棉棒、
必要时：灭菌手套、橄榄油、注射器、生理盐水或灭菌水、处置床单

步骤

要点	注意・根据
1 孩子的准备 ①收集孩子相关的情况（❶） ②观察患部有无发红、肿胀的范围或程度和变化、有无渗出液及其程度和变化 ③确认有无痛、瘙痒感及其程度和变化 ④有无对药剂的过敏、使用药剂的经验、确认孩子对给药相关的理解程度 ⑤根据孩子的理解能力说明外用药使用的必要性和目的（❷）	➖经皮肤吸收的有软膏、贴剂等。这里以皮肤用软膏的使用步骤为例加以说明 ❶评估使用药剂的注意事项、孩子的状态 根据▸ 事前收集孩子的情况有助于早期发现异常 ❷用孩子能理解的语言说明使用药剂的必要性 注意▸ 因经皮肤吸收良好而连续长期使用肾上腺皮质类固醇，其副作用也易同时产生。使用时要向孩子和家长说明在起药效时会同时有副作用
2 准备必要物品 ①护理员卫生学洗手 ②核对处方和药剂（❶❷） 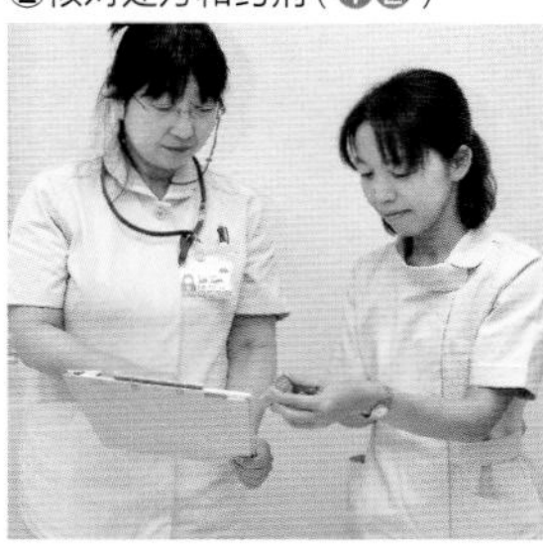 护理员双人核对 ③准备必要物品	❶在准备药物时，一定要确认医生处方 ❷核对药剂应遵守 5 原则，并由 2 个人进行双核对 技巧▸ 核对给药要按 5 原则确认：①患者正确的姓名，②正确的药剂名，③正确的药剂量，④正确的给药方法，⑤正确的给药时间 防止事故要点▸ 错误的药或错误给药都要避免，一定要双人核对

要点	注意・根据
3 外用药的涂抹 ①给药时，要确认给药孩子是用药本人（❶）	❶让孩子或家长说出孩子的全名，要确认婴儿身上佩带的名字 防止事故要点▸ 用外用药的孩子姓名一定要与处方上孩子的姓名一致
②用孩子易懂的语言说明外用药剂（❷） ③戴好一次性手套 ④清洁患部（❸） 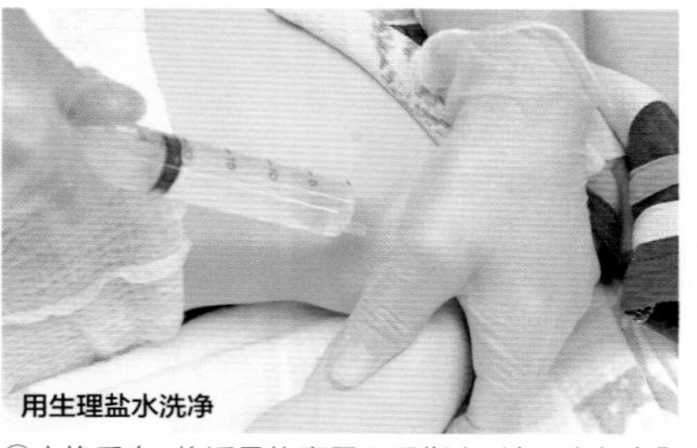 **用生理盐水洗净**	❷一定用孩子能理解的语言告诉孩子后再实施 ❸洗净、擦净皮肤的污染或以前涂的药剂 注意▸ 根据炎症创伤的程度，洗净、擦净会加重症状化。用牙刷沾清水、肥皂水洗净有难度时（加重症状化），可用注射器（或清洁的塑料瓶等），事先吸入生理盐水（或灭菌水）冲洗净患部 技巧▸ 如果之前用的药是油性软膏，可用纱布浸润橄榄油来擦净 注意▸ 根据感染或创伤的程度，使用灭菌手套或灭菌棉棒来涂软膏
⑤交换手套，将适量软膏置于手指上，涂于患部（❹❺） 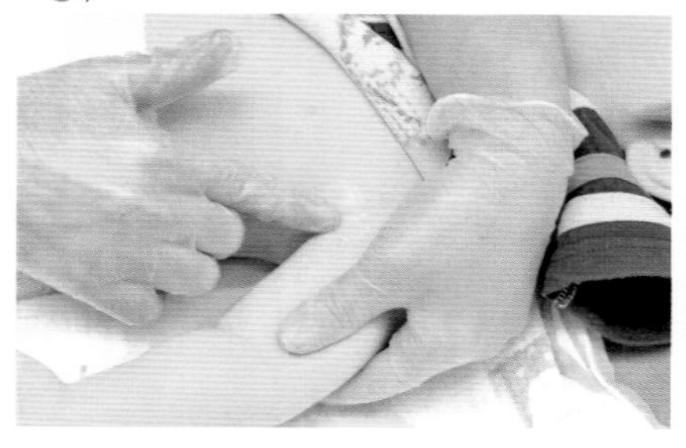	❹根据▸ 清洁患部时手套会污染，清洁后换手套 ❺类固醇外用药用量标准：finger tip unite（FTU）=1FTU，是指成人食指最前端的指节腹部。如果软膏由 5 mm 口径的软膏管中挤出，挤出长度为食指最前端到食指第一关节为止，也称为 DIP，此量约为 0.5 g 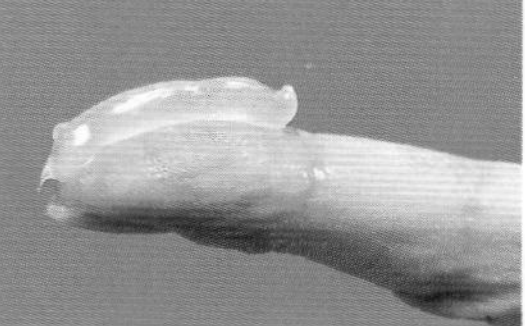 **图片上能看见 DIP 关节，实践时戴着手套**
⑥必要时，用纱布、绷带或创可贴等保护患部（❻） 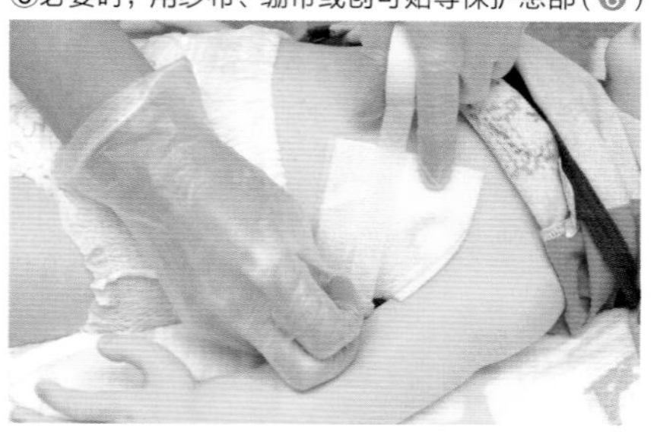	❻根据▸ 用纱布或创可贴、绷带，除了保持清洁目的以外，也有不让孩子产生恐惧心理作用，保护患部 注意▸ 根据感染或创伤的程度，也可用灭菌制品保护患部

要点	注意・根据
4 收拾，观察孩子的状态 ①收拾，所用手套按所定程序处理，洗手 ②确认涂软膏时间，观察药效及副作用（❶） ③慰问孩子 ④尊重孩子的主体性，护理员间统一记录外用药涂抹时孩子的状态	❶根据使用的药剂，会有不同的症状出现 注意▶ 肾上腺皮质类固醇外用药，可通过涂抹患部皮肤的吸收，全身作用。要避免长时间使用，使用时要记录使用时间或涂抹次数，不仅要管理患部也有必要管理全身状态 注意▶ 告诉孩子和家长应该有的药效和副作用，并向孩子和家长说明在状态有变化时要告知护理员

6 给药

4 皮下注射

新家一辉

目的▸

· 在真皮和肌肉之间的皮下组织注入药液，是利用皮下组织比较缓慢地吸收药物的有效成分，使药物缓慢发挥持续性效果

· 预防接种和胰岛素、肾上腺素、一部分抗癌药剂、脱敏疗法等的药物给药

检查项目▸ 既往病史、现病历、药物过敏、生命体征

适用条件▸ 按使用药剂附的说明书中的记载使用

禁忌▸ 按使用药剂附的说明书中的记载禁用

防止事故要点▸ 防止配错药物和错误给药，防止误认给药的孩子，防止针刺事故

必要物品▸ 处方笺、药液（①）、托盘、注射器（1 ml 或 2.5 ml）（②）、注射针（23~27G）（③）、酒精棉、一次性手套、注射针盖帽立式盘架（④）、注射针废弃容器（⑤）、附止血垫的创可贴（⑥）

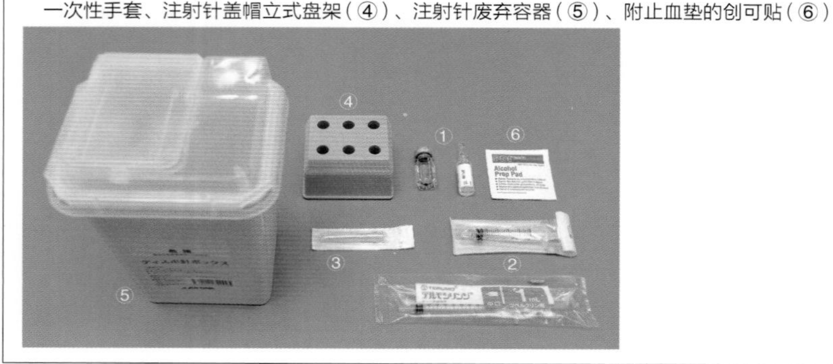

步骤

要点	注意・根据
1 孩子的准备，选择穿刺部位	
①收集孩子相关的情况（❶） ②观察孩子的全身状态或病态 ③确认有无对药液过敏，把握孩子有无皮下注射的经验 ④确认现在使用中的药剂	❶评估使用药剂的注意事项和孩子状态 **根据▸** 事前收集情况，有助于早期发现异常
⑤根据孩子理解能力，说明皮下注射的目的（❷）	❷根据过去接受注射的经验、孩子的理解状况，用易懂的语言说明注射的目的。但过去的经验是疼痛或恐惧时，要以孩子为主体，鼓励其接受再次注射的挑战
⑥选择穿刺部位时，要考虑孩子的安全和心情（❸）	❸确认注射部位皮下脂肪的厚度，决定穿刺时使用的注射针。皮下注射的部位应在ⓐ肩到臂肘头连线的下 1/3 部位，ⓑ腹部，ⓒ大腿（大腿前侧髋骨与膝骨中央连线上的部分）进行选择 **注意▸** 激素制剂如果长期反复注射，每次要改变注射位置。同一部位反复注射激素会使皮下脂

要点	注意・根据

肩峰

臂肘头

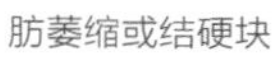

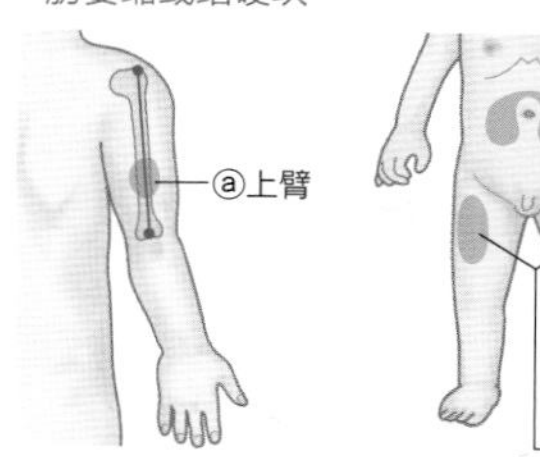

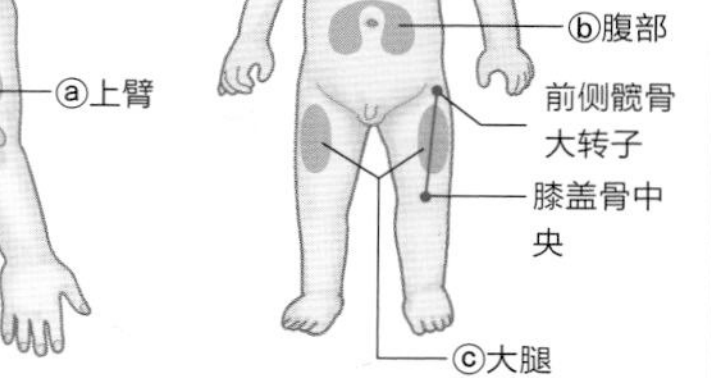

■图 1　皮下注射的穿刺部位

2 准备必要物品

①护理员卫生学洗手，准备必要物品

②戴好一次性手套

③核对处方与药液（❶❷）

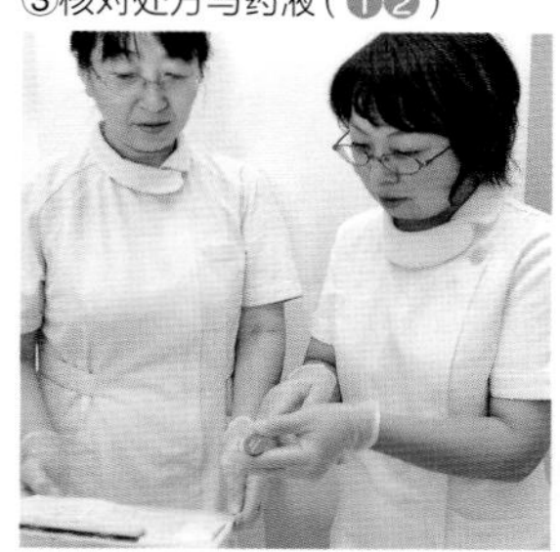

两名护理员双核对

❶一定在确认处方后，准备所用药品

❷核对，在给药时要用 5 原则进行确认，双人核对

技巧▸ 给药必须按 5 原则核对：①患者正确的姓名，②正确的药剂名，③正确的药剂量，④正确的给药方法，⑤正确的给药时间

防止事故要点▸ 避免错误药或错误给药，一定要双核对

④清洁操作，准备好药液

⑤将注射针安装在注射器上，按处方量吸取药液，套上针帽盖放置于托盘中（❸）

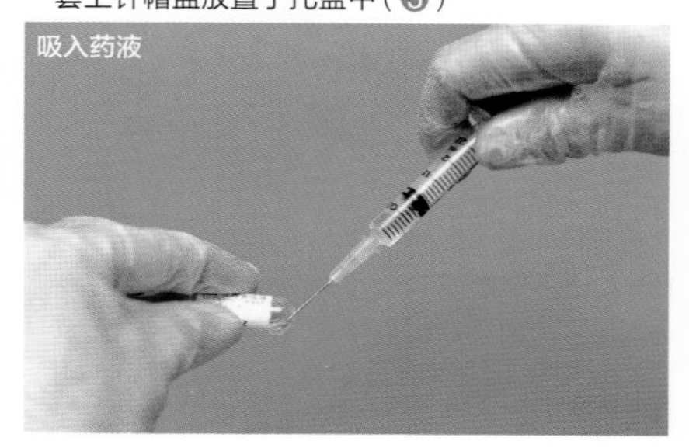

❸不能用手触碰针盖，要在针帽盖盘架中安装针帽盖

防止事故要点▸ 即使是孩子使用前的针液，护理员也要从安全考虑，套上针帽盖放置

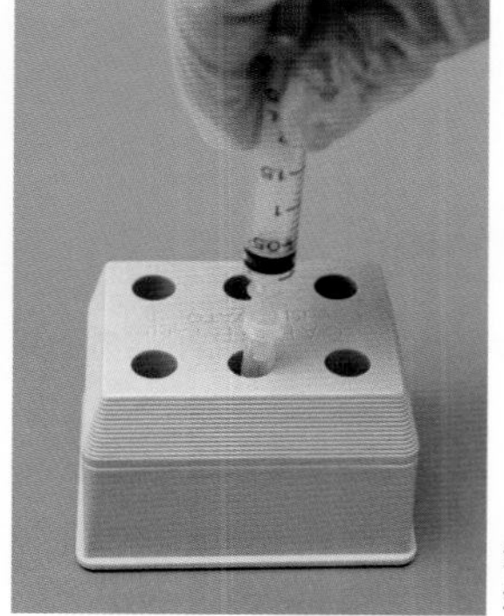

注射针盖帽立式盘架

要点	注意・根据
3 皮下注射	
①给药时，要确认给药对象是受注射孩子本人（❶）	❶让孩子或家长说出孩子的全名，确认婴儿身上佩带的姓名 防止事故要点▸ 一定要确认注射的孩子姓名与处方上孩子的姓名是一致的
②告诉孩子要注射药液了（❷）	❷一定要用孩子能理解的语言，告诉孩子之后，再实施
③应仅露出穿刺部位，保护个人隐私，固定孩子的体位（❸）	❸设置能使孩子安心注射的场所，不能在门频繁开关、人能看见并进出的场所给孩子注射
④为了穿刺，牢固固定孩子的体位，穿刺的护理员和辅助固定体位的护理员二人互相配合，实施穿刺（❹）	❹上手臂选定为注射部位时，护理员要抱着孩子（或抱着将背部回转），固定颈部到肩关节和肘关节

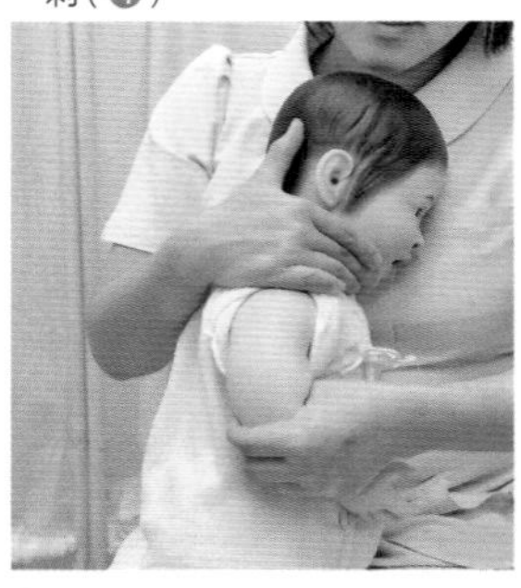

牢固固定颈部到肩关节和肘关节

⑤穿刺部位用酒精棉消毒，干燥

⑥穿刺（❺）

❺使穿刺部位的皮肤伸展开或用拇指和食指捏起皮下组织，针尖与皮下刺处皮肤面呈 10°~30° 刺入

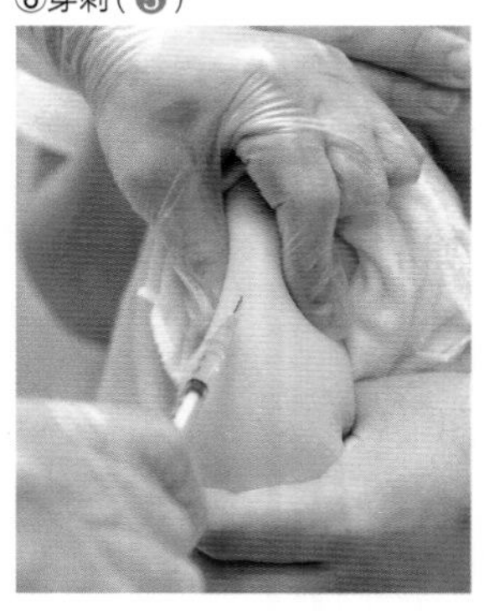

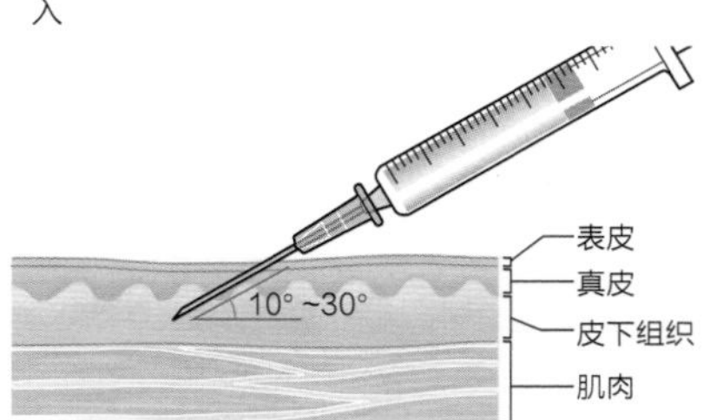

■图 2　皮下注射的穿刺部位和刺入角度

注意▸ 用笔型注射器来皮下注射激素制剂时，要将针垂直于皮肤面，要刺深

⑦回抽注射器内筒，确认无逆流血液后，将药液注入（❻）

❻注意▸ 有血液逆流时，迅速将针拔出，中止注射。孩子有剧烈痛或麻痹等异常状态时也要迅速拔出针，中止注射

要点	注意・根据
⑧注入后，告诉孩子结束了，用酒精棉按住穿刺部，迅速拔针 ⑨拔针后，按住穿刺部，轻轻按摩（❼） ⑩观察穿刺部位皮肤的状态，贴上有止血垫的创可贴	❼根据▸ 为帮助药液渗透和吸收，实施按摩 注意▸ 注射胰岛素等，为了达到持续效果，拔针后，不按摩而是数次下压注射部
4 收拾，观察孩子的状态 ①收拾，将用过的针废弃于注射针废弃容器（❶） 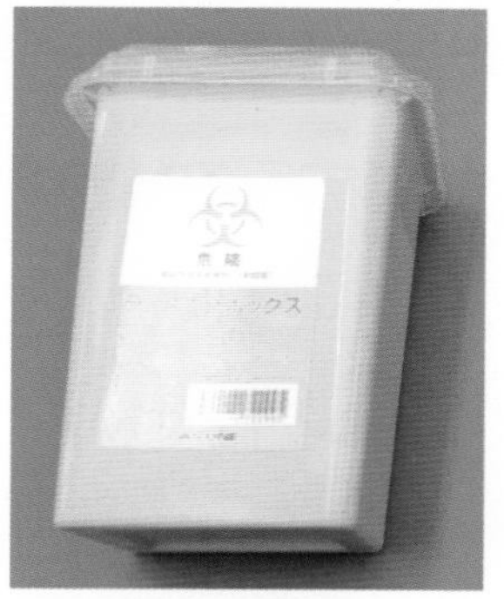 ②使用手套按所定程序处理，洗手 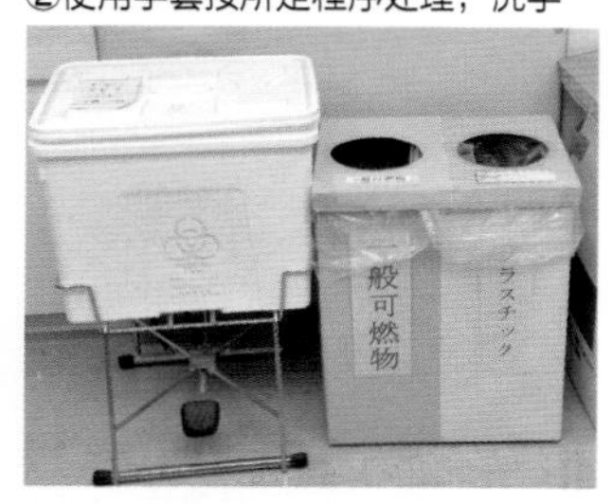	❶拔针后，不套针盖直接将针废弃于注射针废弃容器 防止事故要点▸ 为防止针刺事故，平时要彻底贯彻针使用的注意事项，处理方法要普及到每位家长，预防发生事故
③确认注射时间，观察孩子的状态（❷） ④慰问孩子（❸） ⑤尊重孩子的主体性，护理员间统一记录皮下注射时孩子的状态	❷观察药效及副作用出现的状况 注意▸ 为防止过敏性休克或急性副作用的发生，注射后 30 分钟内视线不离开孩子 ❸根据▸ 多数孩子对注射持有恐惧心，注射能完成的孩子就应表扬。因为注射的主体是孩子，要使其增强信心 注意▸ 告诉孩子和家长应有的药效和伴随的副作用，并要向孩子和家长说明孩子如有变化的状态要传达给护理员

6 给药
5 肌内注射

新家一辉

目的▸

· 在血管丰富的肌肉层注入药液，其药效要比皮下注射发挥得更迅速
· 注入激素制剂或维生素油性剂或混浊液，持续发挥药效
· 是干扰素制剂、激素剂、抗病毒药、RS 病毒（呼吸道病毒）抗体、过敏性辅助治疗药等的给药方法

检查项目▸ 既往病史（含过敏）、现在病历、生命体征

适用条件▸ 肌内注射有引起股四头肌拘挛症或神经麻痹的可能，所以现在很少使用。只适用于限定用肌内注射的药剂，其他药剂是否适用要根据其说明书中的记载使用

禁忌▸ 按药剂附说明书中的禁忌记载

防止事故要点▸ 防止配药错误和错误给药，防止误认孩子，防止针刺事故

必要物品▸ 处方笺、药液（①）、托盘、注射器（1 ml 或 2.5 ml）（②）、注射针（23~25G）（③）、酒精棉、一次性手套、注射针盖帽立式盘架（④）、注射针废弃容器（⑤）、附止血垫的创可贴（⑥）

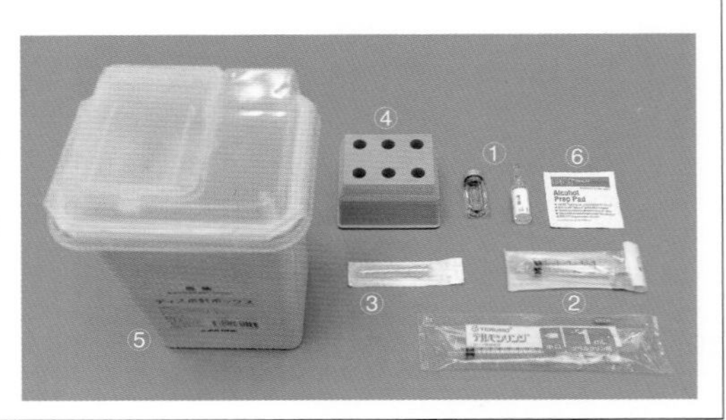

步骤

要点	注意・根据
1 孩子的准备、选择穿刺部位	
①收集孩子相关的情况（❶） ②观察孩子的全身状态或病态 ③把握孩子有无对药液的过敏、有无肌内注射的经验 ④确认现在使用中的药剂	❶评估使用药剂的注意事项和孩子状态 **根据▸** 事前收集情况，有助于早期发现异常
⑤根据孩子理解能力，说明肌内注射的目的（❷）	❷根据过去接受注射的经验、孩子的理解状况，用易懂的语言说明注射的目的。但过去的经验是疼痛或恐惧时，要以孩子为主体，鼓励其接受再次注射的挑战
⑥选择穿刺部位时，要考虑孩子的安全（❸） 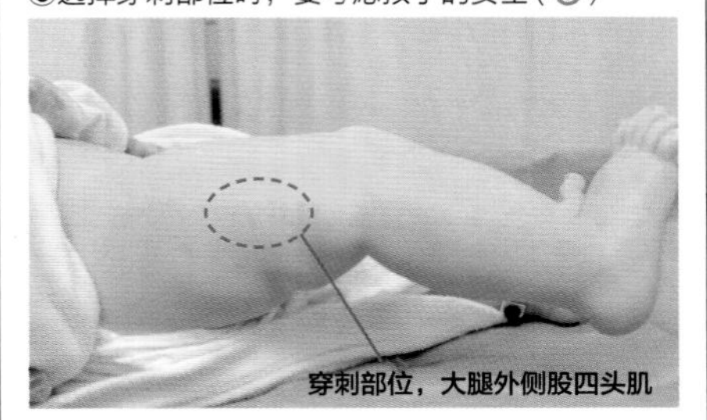 	❸穿刺部位应选择大腿股外侧四头肌 **根据▸** 其他的穿刺部位有肱三头肌、臀中肌，少年儿童的肱三头肌发育尚未完全而臀中肌的注射恐有损伤坐骨神经，故不被选择 **注意▸** 儿童（特别是新生儿）的肌肉尚未发育成熟，肌内注射会引起神经或血管的损伤、肌拘挛等危险。因此，肌内注射只有在有必要实施时才注射 **技巧▸** 像激素制剂一样，长期反复注射时，每次选择与前次相反侧的肌内注射或穿刺位置错开，因同一部位的反复注射会引起皮下脂肪萎缩或结硬块

要点	注意・根据
⑦确认穿刺部位皮下脂肪的厚度，决定穿刺用注射针	禁忌▶ 注射时要回避新生儿的臀部肌肉，因其臀部肌肉的容量少，有很大的损伤神经的可能

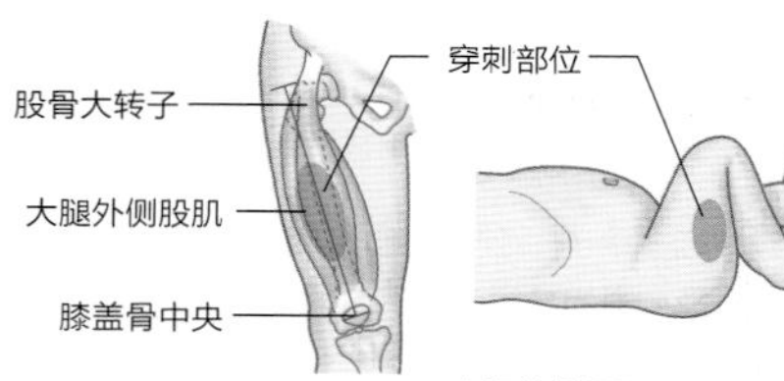

大腿外侧股肌
新生儿可能受注部位

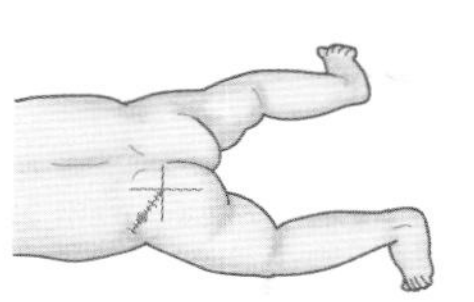
臀中肌
开始走路一年以上儿童

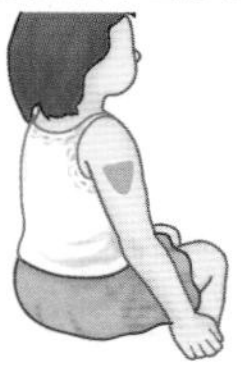
上臂肱三头肌
幼儿以上

■图 1　肌内注射的部位

2 准备必要物品

①护理员卫生学洗手，准备必要物品

②戴好一次性手套

③核对处方与药液（❶❷）

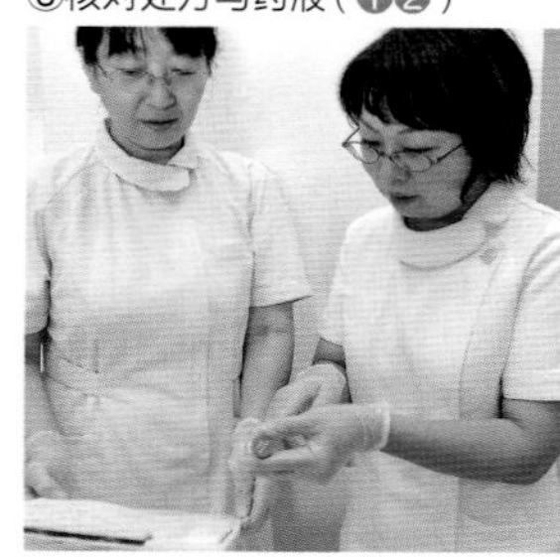
两名护理员双核对

❶一定确认处方后，准备所用药品

❷进行双核对

根据▶ 核对，在给药时要用 5 原则进行确认，双人核对

技巧▶ 给药必须按 5 原则核对：①患者正确的姓名，②正确的药剂名，③正确的药剂量，④正确的给药方法，⑤正确的给药时间

防止事故要点▶ 避免配药错误或错误给药，一定要双人核对

④清洁操作，准备好药液

⑤将注射针安装在注射器上，按处方量吸取药液，套上针帽盖放置于托盘中（❸）

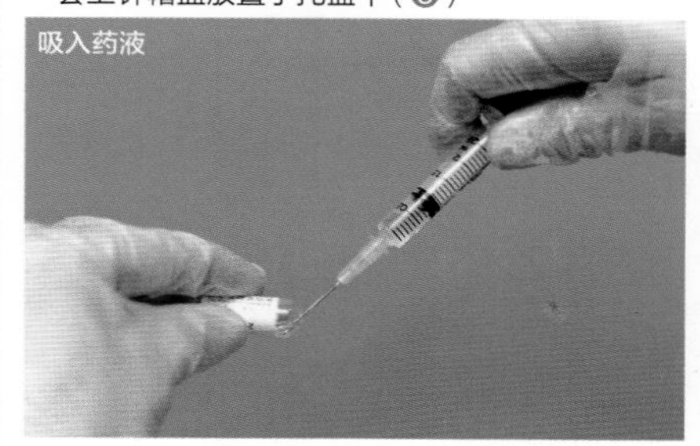

❸不能用手触碰针盖，要在针盖帽立式盘架中安装针帽盖

防止事故要点▶ 即使是孩子使用前的针液，护理员也要从安全考虑，套上针帽盖放置

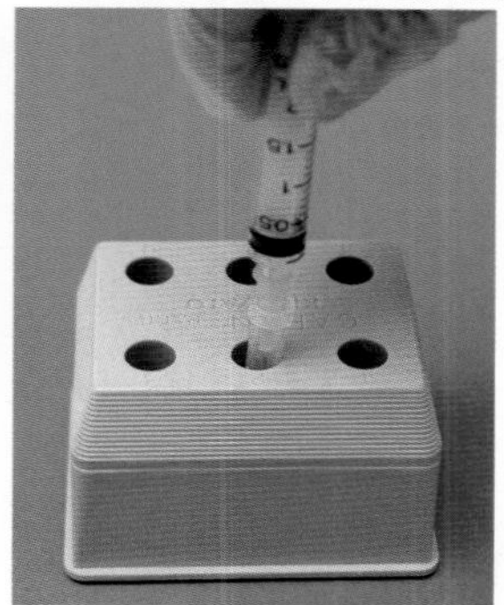
注射针盖帽立式盘架

要点	注意・根据

3 实施肌内注射

①给药时，要确认给药对象是受注射孩子本人（❶）

❶让孩子或家长说出孩子的全名，确认婴儿身上佩带的姓名

防止事故要点▸ 一定要确认注射的孩子姓名与处方上孩子的姓名是一致的

②告诉孩子要注射药液了（❷）

❷一定要用孩子能理解的语言告诉孩子之后，再实施

③仅应露出注射部位即可，保护个人隐私，固定孩子的体位（❸）

❸设置能使孩子安心受注的场所，不能在门频繁开关、人能看见并进出的场所给孩子注射

④为了注射，牢固固定孩子的体位，注射的护理员和辅助固定体位的护理员二人互相配合，实施注射（❹）

❹在选择大腿股外侧肌为注射部位时，要固定腰和大腿部到膝关节的下肢

技巧▸ 如果大腿股外侧肌因故不能选择而选择肱三头肌时，幼儿可抱着，学童以上可坐在椅子上，轻轻拉开腋窝，使上臂与体干分开，支撑住肩关节和肘关节

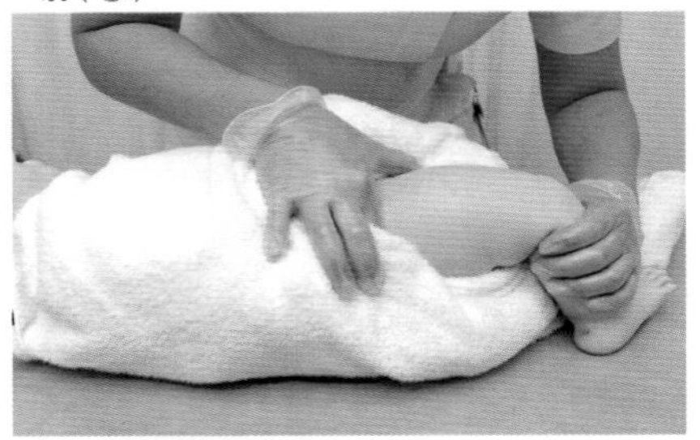

牢固固定大腿部和膝关节

⑤注射部位用酒精棉消毒，干燥

⑥用手指拉伸皮肤，使皮肤有紧张度后，注射（❺）

❺注意▸ 肌肉穿刺之际，针不能损伤骨头

技巧▸ 要像持笔一样保持注射器与皮肤垂直，迅速刺入

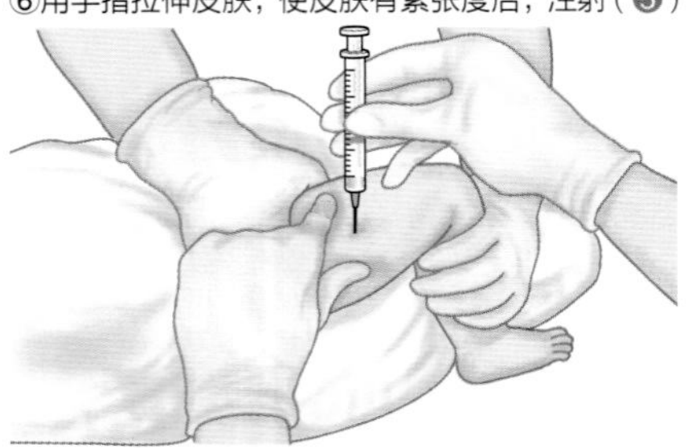

保持与皮肤垂直的状态注射

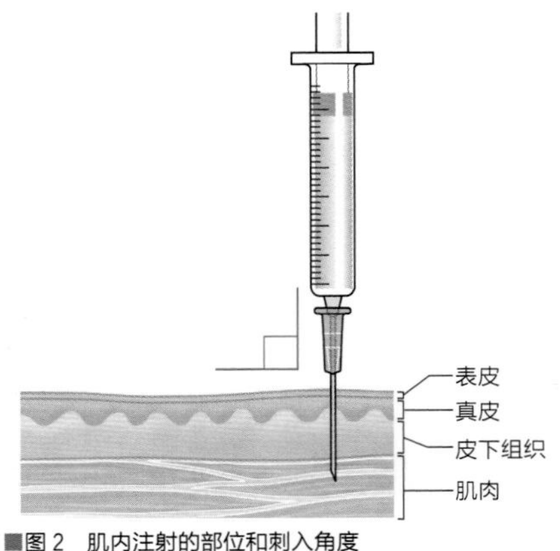

■图 2　肌内注射的部位和刺入角度

要点	注意・根据
⑦回抽针筒内筒，确认没有逆流血液后，将药液注入(❻) ⑧注入后，告诉孩子并用酒精棉置于注射部轻放，迅速拔针 ⑨拔出针后马上用酒精棉按压住注射部，轻轻按摩(❼) 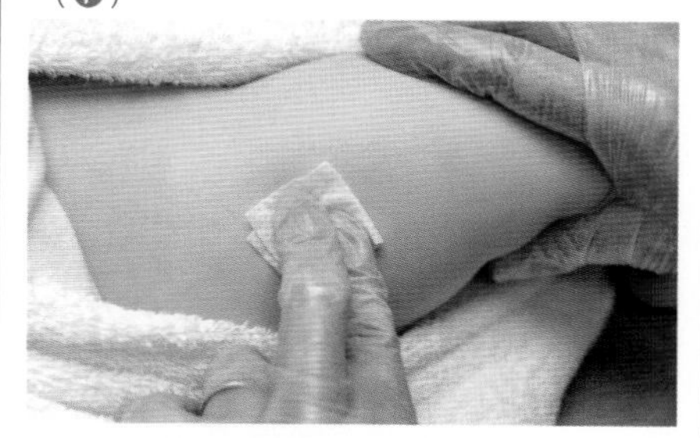 ⑩观察注射部位皮肤的状态，贴上附止血垫的创可贴	❻注意▸ 有血液逆流时应迅速拔出针，中止注射。孩子有剧烈的痛或麻痹等异常情况也应迅速拔出针，中止注射 ❼根据▸ 按摩有助于药液的渗透和吸收 注意▸ 根据药剂的不同对注射部位的揉搓会使皮内或皮下有药液漏出，引起这部分组织的坏死、皮肤溃疡、疼痛等注射部位反应。所以，在注射后不宜强烈揉搓而是轻轻按摩
4 收拾，观察孩子的状态 ①收拾，使用过的针废弃于注射针废弃容器(❶) ②使用手套按所定程序处理，洗手 ③确认注射时间，观察孩子状态(❷) ④慰问孩子(❸) ⑤尊重孩子的主体性，护理员统一记录肌内注射时孩子的状态	❶拔针后，不用盖针帽盖，直接将针废弃于注射针废弃容器中 防止事故要点▸ 为防止针刺事故，日常应彻底贯彻使用针时的注意事项，万一有针刺事故发生时，也应让大家知道对应处置的方法 ❷观察出现的药效及副作用状况 注意▸ 为防止出现过敏性休克或急性副作用，注射后，应有30分钟的视线不离开孩子 ❸根据▸ 多数孩子对注射是恐惧的，因此，在孩子完成注射时要表扬孩子，能增强孩子的自信心 注意▸ 要告诉孩子和家长应有的药效及副作用，并告知家长和孩子，如果发现状态有变化要及时通知护理员

6 给药

6 静脉注射

新家一辉

目的▸
- 静脉内注入药液的方法迅速且可切实地发挥药效
- 为诊断或治疗而注射的造影剂、测试药剂
- 没有其他适当给药途径的药剂（抗癌剂、抗生素等）、输血制剂（浓红细胞、血小板输血、静脉注射免疫球蛋白制剂等）用静脉注射

检查项目▸ 既往病史（含过敏）、现在病历、生命体征

适用条件▸ 按使用药剂附的说明书中的记载使用

禁忌▸ 按使用药剂附的说明书中的记载禁忌

防止事故要点▸ 防止配药错误和错注射药物，防止误认注射的孩子，防止空气、浮游物混入，防止针刺事故

必要物品▸ 处方笺，药液（①）、酒精棉、托盘、注射器（②）、一次性手套

必要时：输液泵或注射泵

- 直接针穿刺注射时：注射针（22~24G 的翼状针、留置针③、头皮针）、儿童用驱血带、肘枕、注射针废弃容器（④）、注射针盖帽立式盘架（⑤）、附止血垫的创可贴（⑥）

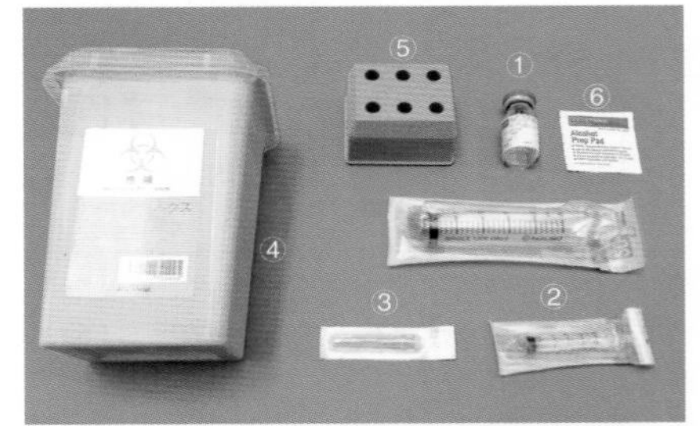

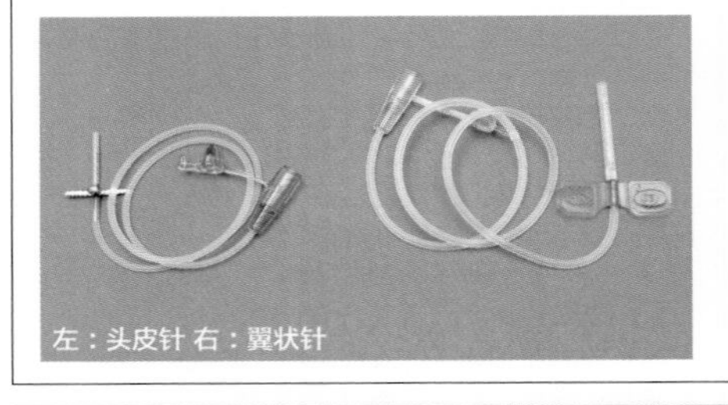
左：头皮针 右：翼状针

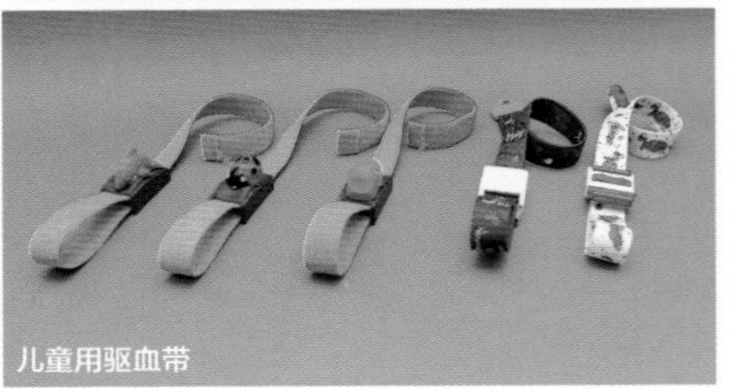
儿童用驱血带

由输液管侧注入

步骤	
要点	**注意・根据**
1 确认注射方法 ①确认期望的药效和处方上选择的是静脉注射 (IV) 还是输液注射 (DIV)（❶）	❶输液注射有自然滴下法或输液泵法、注射器泵法
2 孩子的准备 ①收集与孩子相关的情况（❶） ②观察孩子的全身状态或病态 ③把握孩子有无药液的过敏，孩子有无静脉注射的经验 ④确认现在使用中的药剂	❶评估使用药剂的注意事项和评估孩子的状态 根据▸ 事前，收集孩子的情况有助于早期发现异常

要点	注意・根据
⑤根据孩子的理解能力，说明静脉注射的目的（❷）	❷根据孩子过去静脉注射的经验和理解能力，用简单易懂的语言说明注射的目的，要使孩子安全地接受注射。针对孩子的恐惧和痛苦要以孩子为主体，对其实施援助
3 准备必要物品 ①护理员卫生学洗手，准备必要物品 ②护理员戴上一次性手套 ③核对处方和药液（❶❷） 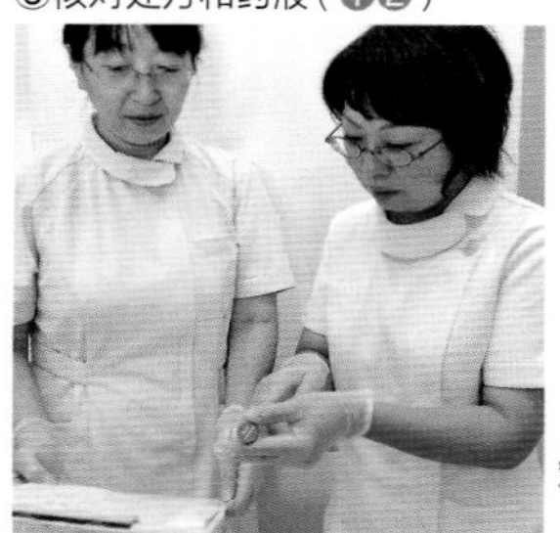 **双人核对** ④清洁操作，准备药液 ⑤把针安装在注射器上，吸取处方量的药液，盖上针帽盖后，放置于托盘（❸） 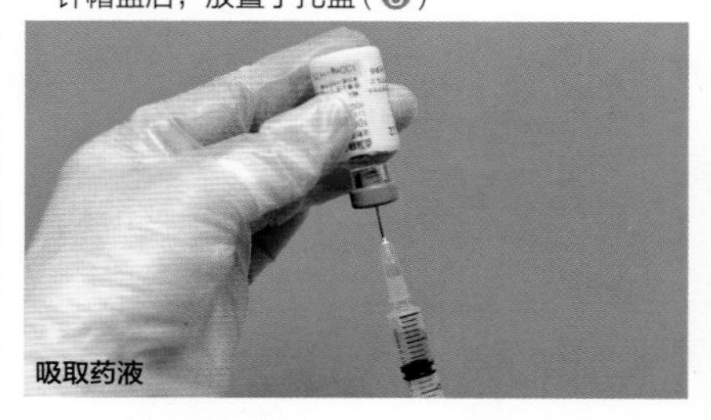 **吸取药液** ⑥用注射器泵输液注射时，将注射器与管线连接。用自然下滴或输液泵注射时，将药液注入输液瓶，瓶与管线连接 ⑦管线内药液满时，用夹子夹住 ⑧使用的针废弃于注射针废弃容器（❹）	❶一定确认处方后，准备给药 ❷双人核对 根据▸ 在核对给药时要用 5 原则进行确认，双人核对 技巧▸ 给药必须按 5 原则核对：①患者正确的姓名，②正确的药剂名，③正确的药剂量，④正确的给药方法，⑤正确的给药时间 防止事故要点▸ 避免配药错误和错误给药，一定实施双人核对制 ❸不能用手触碰针盖，要在针盖帽盘架中安装针帽盖 防止事故要点▸ 即使是孩子使用前的针液，护理员也要从安全考虑，套上针帽盖放置 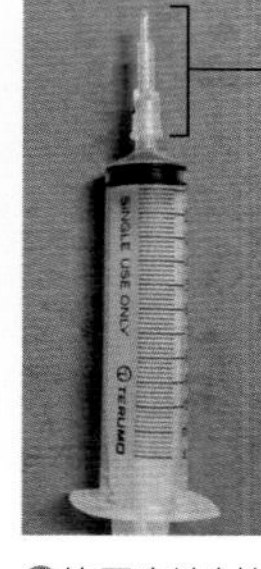 **塑料制针盖帽连接器** **预防针刺事故的对策，是吸引药液时不用金属针引取。除直接刺入瓶内吸取外，也能运用三通活栓引取，能减少感染感染的机会** ❹使用完注射针后，不用再盖针帽盖，直接将针废弃于注射针废弃容器 防止事故要点▸ 为防止针刺事故，日常要彻底贯彻针使用的注意事项，并让大家都知道针刺事故的应对方法
4 静脉注射 ①确认孩子是要注射孩子本人（❶）	❶让孩子或家长说出孩子的全名，确认婴儿身上佩带的姓名

要点	注意・根据
	防止事故要点▸ 确认接受注射的孩子姓名与处方上孩子的姓名一致
②告诉孩子要静脉注射了（❷）	❷一定要在告诉孩子后再实施注射。告知时，要用孩子能理解的语言
③选择输液管侧管与有药液的注射器连接（❸❹） ④输液管测管要用酒精棉消毒，干燥 ⑤注射器与输液管侧管要牢固连接	❸防止事故要点▸ 为防止药物的化学反应产生的浮游物或空气等混入血管内，应使用附有过滤装置的输液管，确保输液管到中心静脉通路中无浮游物、无空气 ❹要考虑药剂的种类和药效，是否装接过滤装置。期待有速效性时过滤装置可选择离孩子近的侧管部位连接
⑥改变三通活栓的流通路线，打开输液袋侧与注射器通路，关闭孩子侧的通路。使输液管线、连接部内的空气流回注射器（❺）	❺根据▸ 防止血管内混入空气

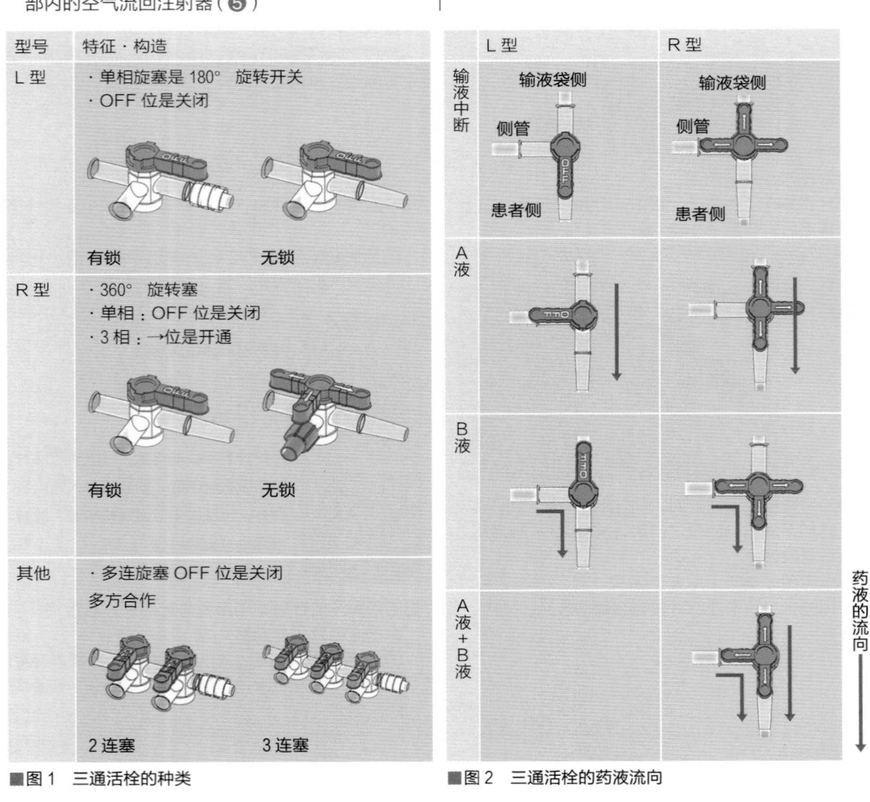

■图 1　三通活栓的种类

■图 2　三通活栓的药液流向

要点	注意・根据
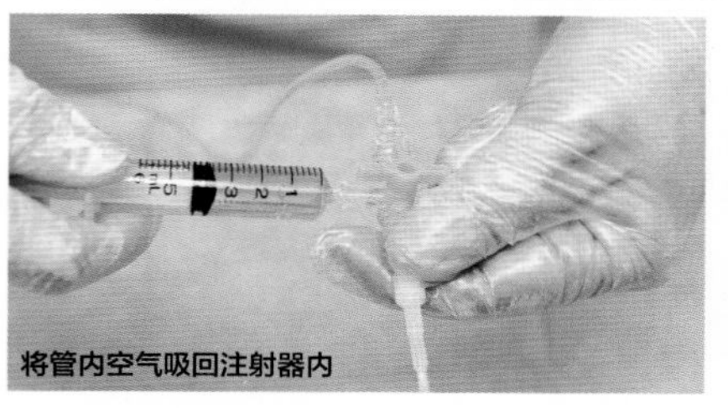 将管内空气吸回注射器内 ⑦变更三通活栓的流路，孩子侧和注射器路开通，输液袋侧关闭	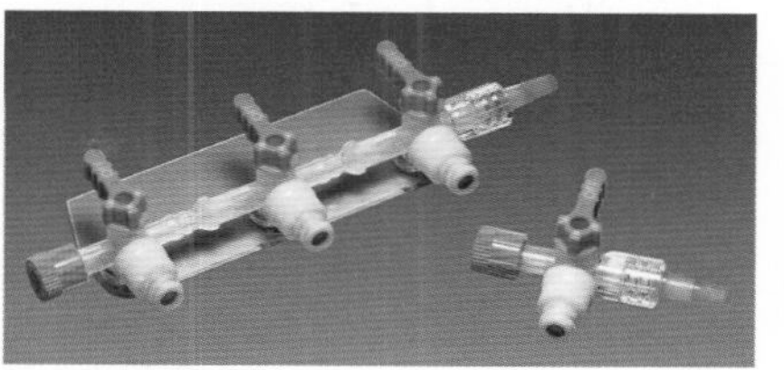 **封闭式三通活栓** 图片：为减少感染的机会，常使用封闭式三通活栓
⑧通过连接部位将输液管线内的空气回收至注射器，同时，确认有无逆流血（❻）	❻确认药液被注入并流向孩子的静脉内
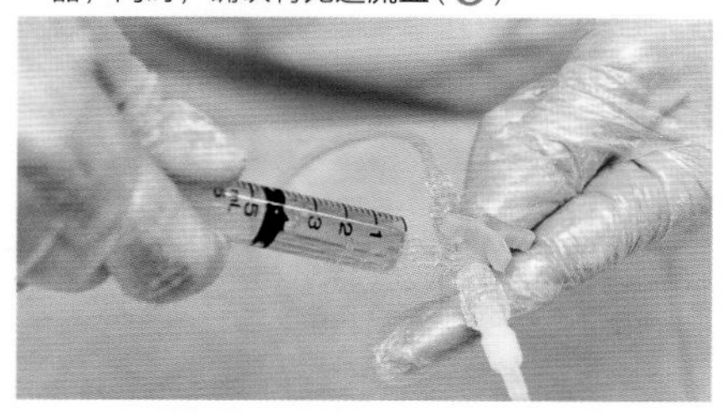 ⑨在评估孩子的状态基础之上，根据孩子的理解能力告诉孩子要注入药液了 ⑩用适当的速度注入，不要将空气混入（❼）	❼ 注意▶ 抗癌剂等出现皮下漏出时，其中有引起组织坏死的药液，在此种情况下，只适宜用注射器负压使静脉血逆流。确认注入液流向静脉内后，再注入药液，防止注射液的漏出 技巧▶ 药液漏出会引起针刺入部的膨胀、发红。孩子会有疼痛或异常啼哭等，要确认有无这些情况再实施注入
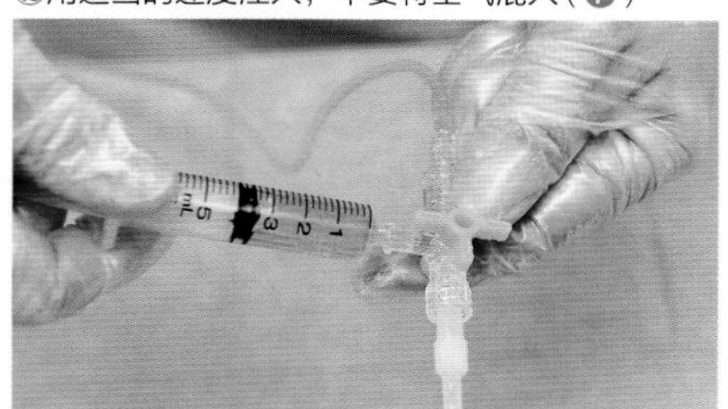 用输液泵注入和注射器泵注入时均参照第42页“输液泵”内容进行操作	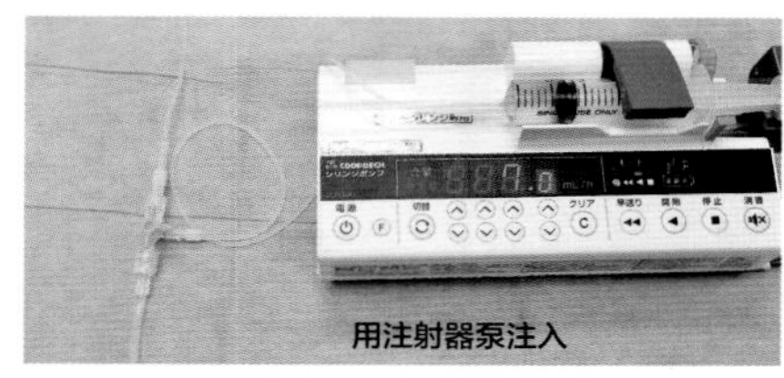 用注射器泵注入
⑪确认注射时间，观察孩子的状态（❽）	❽观察药效及副作用的出现状况 注意▶ 为防止过敏性休克或急性副作用的发生，注射后 30 分钟内视线不要离开孩子

要点	注意・根据
5 收拾，观察孩子的状态 ①收拾，使用的手套按所定程序处置，洗手 ②慰问孩子（❶❷） ③尊重孩子的主体性，护理员统一记录静脉注射时孩子的状态（❸）	❶为了确保输液管侧注射的实施，事先要评估注射伴随的疼痛要多少，评估孩子的不安、恐惧等的情绪。完成后，表扬孩子是为了增强孩子的自信心 ❷表扬孩子也是对孩子为主体的支持 ❸注意▸ 必须告诉孩子和家长应有的药效及副作用，并向家长和孩子说明孩子在有状态变化时马上联络护理员

针直接穿刺注射

步骤

要点	注意・根据
1 确认注射方法	➡本项参照第 376 页“静脉注射”1
2 孩子的准备	➡本项参照第 376 页“静脉注射”2
3 准备必要物品	➡本项参照第 376 页“静脉注射”3
4 选择穿刺部位 ①选择穿刺部位要考虑到孩子的安全（❶）	❶注射部位的静脉有头皮静脉、颞浅静脉、颈外静脉、锁骨下静脉、头静脉、尺侧正中静脉、前臂正中静脉、手背静脉网、大隐静脉、小隐静脉、足背静脉网 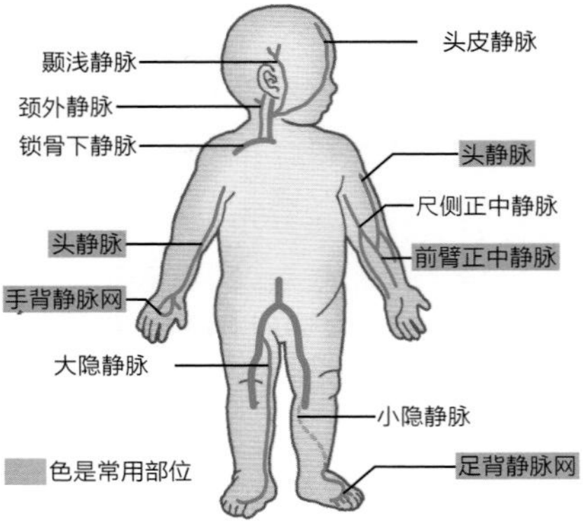 ■图 3　主要穿刺部位 注意▸ 肘窝部位静脉穿刺时有损伤神经和动脉的危险，故尽可能避免选择在尺侧正中静脉注射，

要点	注意・根据
	第一选择应是前臂正中静脉或头静脉
5 静脉注射 ①确认孩子是注射对象本人(❶)	❶让孩子或家长说出孩子的全名，确认婴儿身上佩带的名字 防止事故要点▸ 需注射的孩子名字应与处方上孩子的名字一致
②告诉孩子实施静脉注射(❷)	❷用孩子能理解的语言告诉孩子后，再实施注射
③为了保护个人隐私，应只露出注射部位，固定孩子的体位(❸)	❸要设置让孩子安心受注的场所，不能在频繁开闭门、能看见人进出的场所给孩子注射
④牢固固定时需要由护理员帮助固定	
・肘窝部注射时：保持坐位或卧位，露出注射侧手臂，使肘关节伸展，肘关节部位下垫肘枕(❹)	❹负责固定的护理员支撑住孩子的前臂和上臂，固定上肢和肘关节
・手背部注射时：保持坐位或卧位，使肘关节伸展，手关节部位下垫肘枕，手背部固定(❺) 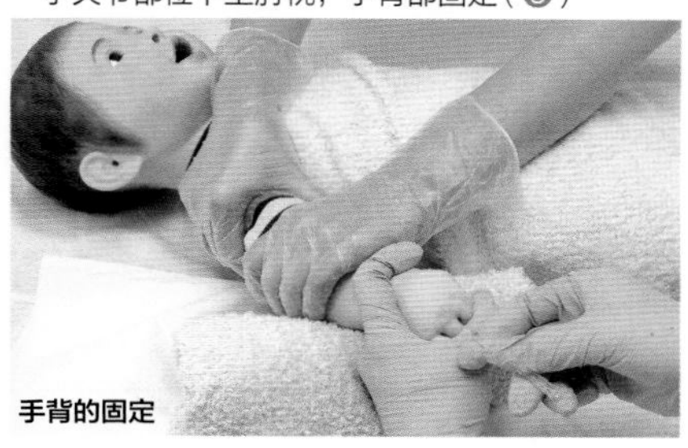 手背的固定	❺护理员应固定以肘关节为中心的上肢
・足背部注射时：保持坐位或卧位，露出注射部位，伸展膝关节，固定足背部(❻) 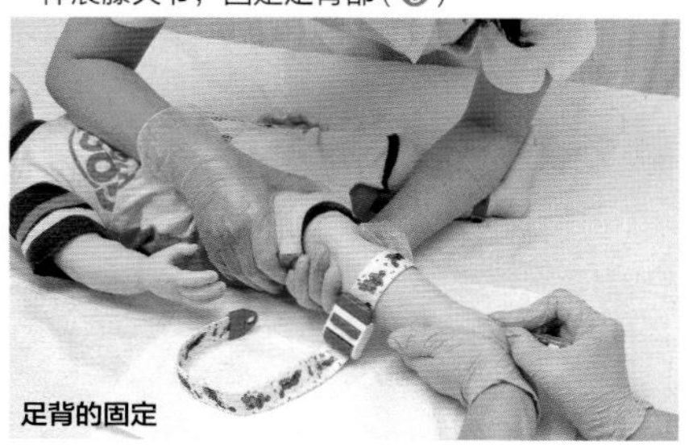 足背的固定	❻护理员应固定以膝关节为中心的下肢
⑤实施注射部位驱血(❼) ⑥注射部位用酒精棉消毒，干燥 ・实施注射的执行者单手握住孩子的手，将手固定	❼技巧▸ 离注射部位 5~10 cm 处用驱血带驱血，前臂正中静脉或头静脉注射时，让孩子握拳，使血管易触知。不能触知血管时，对注射候补部位

要点	注意・根据
（手背注射时） ・实施穿刺的执行者单手握住孩子的脚，将脚固定（足背注射时）	用温敷法处置
⑦开始注射（❽）	❽轻轻伸展注射部的皮肤，针与皮肤面呈 15°~30° 刺入
⑧针刺入静脉内，确认血液无逆流后，解除驱血带，告诉孩子要释放力	
⑨将针固定，边注意不要让药液向皮下漏出边缓慢将药液注入（❾） 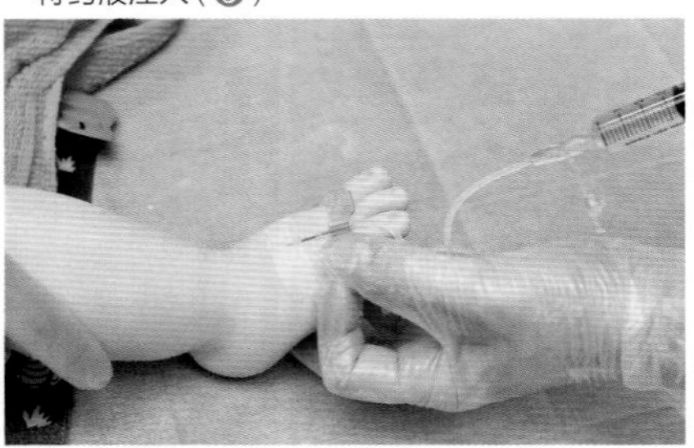	❾**注意▶** 抗癌剂等在皮下漏出时，其中会有引起组织坏死的药液，在此种情况下，只适宜用注射器负压使静脉血逆流，确认注入液流向静脉内而不在皮下后，再向静脉注入药液，从而消除了注射药液的漏出现象 **技巧▶** 药液漏出会引起针刺入部的膨胀，发红。孩子会有疼痛或异常啼哭等，要确认有无这些情况再实施注入
⑩注射完后，告诉孩子并用酒精棉按住注射部，止血 ⑪拔针后，用酒精棉或干棉球按住穿刺部位，止血 ⑫观察注射部位的皮肤状态，用附止血垫的创可贴贴住	
6 收拾，观察孩子的状态	
①收拾，使用的针废弃于注射针废弃容器（❶） ②使用手套按所定程序处置，洗手	❶拔针后，不用盖针帽盖，马上将针废弃于注射针废弃容器中 **防止事故要点▶** 为防止针刺事故，日常一定要注意使用针的注意事项，做到对针刺事故可及时应对
③确认注射时间，观察孩子状态（❷）	❷确认药效及副作用出现的状况 **注意▶** 为防止过敏性休克和急性副作用的发生，注射后 30 分钟内视线不要离开孩子
④慰问孩子（❸） ⑤尊重孩子的主体性，护理员间统一记录静脉注射时孩子的状态	❸**根据▶** 多数孩子对注射感到恐惧，因此对完成注射的孩子要表扬，这是对以孩子为主体的支持，也可使孩子增强自信心 **注意▶** 必须告诉孩子和家长应有的药效及副作用，并说明在孩子状态有变化时要联络护理员

6 给药
7 眼药

新家一辉

目的▸
· 药剂作用于眼角膜、眼结膜等的黏膜或水晶体，有消炎、镇痛、保护黏膜、降低眼压的作用
· 眼底检查或手术前处理用药，散大瞳孔或收缩瞳孔

检查项目▸ 既往病史、现在病历、药物过敏

适用条件▸ 按药物所附说明书中的记载使用

禁忌▸ 按药物所附说明书中的记载禁忌

防止事故要点▸ 防止配药错误和错误给药，防止误认给药孩子

必要物品▸ 处方笺、眼药水或眼膏、擦拭棉或纸巾、一次性手套

步骤

要点	注意・根据
1 收集孩子相关的情况 ①收集孩子相关的情况（❶） ②观察孩子眼的状态，掌握病态 ③把握孩子有无对药剂的过敏，有无用眼药的经验 ④确认现在使用中的药剂 ⑤根据孩子的理解能力，说明用眼药的目的（❷）	❶使用药剂的注意事项，孩子状态的评估 根据▸ 事前收集孩子情况有助于早期发现异常 ❷根据孩子的用药经验和理解能力，用易懂的语言向孩子说明用药的目的 注意▸ 多数孩子点眼药时，会有恐惧感，因紧张而闭眼，不能顺利的点眼药，也会因恐惧而闹腾。因此，要向孩子说明目的，经其同意后用药
2 必要物品的准备 ①护理员卫生学洗手，准备必要物品 ②戴好一次性手套 ③核对处方和药剂（❶❷） ④清洁操作，准备药剂	❶一定确认医生的处方后，准备给药 ❷双人核对 根据▸ 在给药时要用 5 原则进行确认，双人核对 技巧▸ 给药必须按 5 原则核对：①患者正确的姓名，②正确的药剂名，③正确的药剂量，④正确的给药方法，⑤正确的给药时间 防止事故要点▸ 避免错误药或错误给药，一定要双人核对
3 用药 ①点眼时要确认孩子是用药的本人（❶）	❶让孩子或家长说出孩子的全名，确认婴儿身上佩带的姓名 防止事故要点▸ 孩子的姓名一定要与处方上孩子的姓名一致

要点	注意・根据
②告诉孩子开始点眼药（❷）	❷一定要用孩子理解的语言，在实施前告诉孩子
③让孩子坐位或卧位，使孩子下巴上抬，向上看	
④护理员使孩子的结膜囊露出，用拇指轻轻下拉眼帘	
⑤在孩子的结膜囊内中央滴下处方量的药量（❸❹） 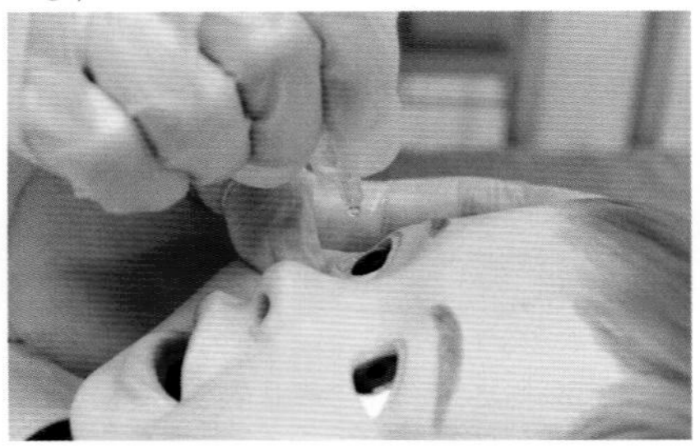 · 用软膏时：轻轻拉下眼帘（用拇指），眼药软膏管的前端不要触碰眼和睫毛，从下眼帘的内眼角向外眼角涂抹。稍硬的软膏可用灭菌棉棒等涂抹 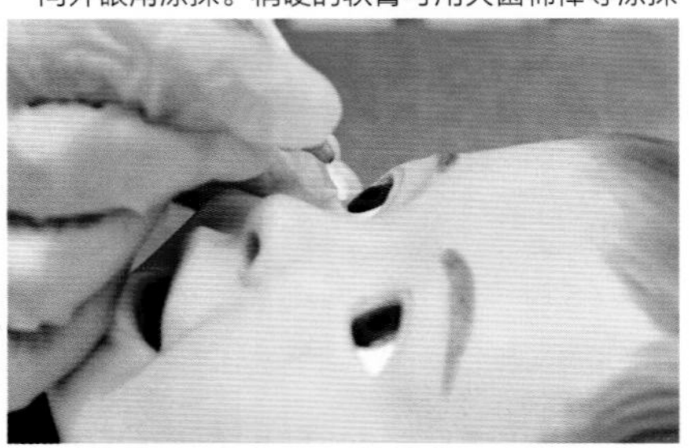	❸为避免损伤角膜，不直接滴在角膜上 ❹注意▸ 不要将眼药容器头端触碰眼或睫毛而污染药液
⑥用药后，闭眼 1 分钟，保持安静，轻压眼角（❺❻） 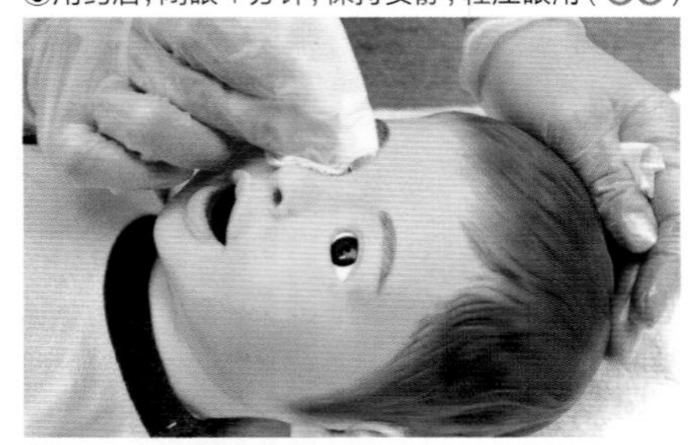 **点眼后，擦除溢出的药液**	❺为防止药液流入鼻泪管，要轻压眼角 ❻溢出药液要用擦拭棉除去
⑦两种以上的眼药一起使用时，要间隔 5 分钟	❼眼药和眼用软膏同时使用时，先滴药液再涂软膏

要点	注意・根据
如果有混浊液或保护角膜表面作用的眼液，可在最后点上（❼） ⑧告诉孩子用药完成了（❽）	根据▸ 先涂油剂软膏时（形成油膜），药液便不会很好地被结膜吸收 ❽注意▸ 点眼后，告诉孩子不要用手揉搓眼
4 收拾，观察孩子状态 ①使用手套按所定程序处置，洗手 ②确认点眼时间，观察孩子状态（❶❷） ③慰问孩子（❸） ④尊重孩子的主体性，护理员统一记录点眼时孩子的状态	❶观察药效及副作用出现的状况 ❷以眼底检查等为目的需散瞳时，点眼后，会有看不见或晃眼感 注意▸ 移动时不要让孩子一个人行动 ❸根据▸ 多数孩子恐惧点眼，对能完成的孩子要表扬，对以孩子为主体的支持，可增强孩子的自信心 注意▸ 要告诉孩子和家长眼药的药效及副作用，并向孩子和家长说明在孩子有状态变化时要联络护理员

6 给药
8 滴鼻液

新家一辉

目的▸
· 对鼻黏膜滴下或喷上药物，能收缩血管，缓和鼻腔的充血、瘀血
· 中枢神经系统药物（中枢性尿崩症治疗药、过敏性治疗药、偏头痛治疗药等）通过鼻腔给药，由鼻黏膜接纳可迅速让全身吸收

检查项目▸ 既往病史、现在病历、药物过敏

适用条件▸ 按药物所附说明书中的记载使用

禁忌▸ 按药物所附说明书中的记载禁忌

防止事故要点▸ 防止错误配药和错误给药，防止认错孩子

必要物品▸ 处方笺、滴鼻液、擦拭棉或纸巾、棉棒、吸引器

步骤

要点	注意・根据
1 孩子的准备 ①收集孩子相关的情况（❶） ②观察孩子鼻的状态，掌握病态 ③把握孩子有无对药剂的过敏，有无用鼻用药的经验 ④确认现在使用中的药剂 ⑤根据孩子的理解能力，说明用滴鼻液的目的（❷）	❶使用药剂的注意事项，孩子状态的评估 根据▸ 事前收集孩子情况有助于早期发现异常 ❷根据孩子用点鼻药的经验和理解能力，用易懂的语言向孩子说明用点鼻药的目的
2 必要物品的准备 ①护理员卫生学洗手，准备必要物品 ②戴好一次性手套 ③核对处方和药剂（❶❷） ④清洁操作，准备药剂	❶确认医生的处方后，准备给药 ❷双人核对 根据▸ 在给药时要用 5 原则进行确认，双人核对 技巧▸ 给药必须按 5 原则核对：①患者正确的姓名，②正确的药剂名，③正确的药剂量，④正确的给药方法，⑤正确的给药时间 防止事故要点▸ 避免错误配药或错误给药，一定要双人核对
3 滴鼻 ①用药时要确认孩子是用药的本人（❶） ②告诉孩子开始给药（❷）	❶让孩子或家长说出孩子的全名，确认孩子身上佩带的姓名牌 防止事故要点▸ 确认用药孩子的姓名与处方上孩子的姓名一致 ❷用孩子能理解的语言告诉孩子开始用药

要点	注意・根据
③用药前，除去鼻腔的分泌物（❸）	❸婴幼儿的鼻分泌物用吸引或棉棒除去，大龄儿童用擤鼻涕除去分泌物 根据▸ 除去分泌物后，鼻腔通畅，药剂可确切地吸收
④两鼻孔交替给入处方量鼻用药 ·喷雾型药剂：将孩子头微微下低，面部向下，用手塞住一侧鼻孔，打开喷雾器盖，喷头垂直地轻轻插入没塞鼻孔的一侧，按压容器喷入药雾。另一侧鼻孔同样操作（❹） 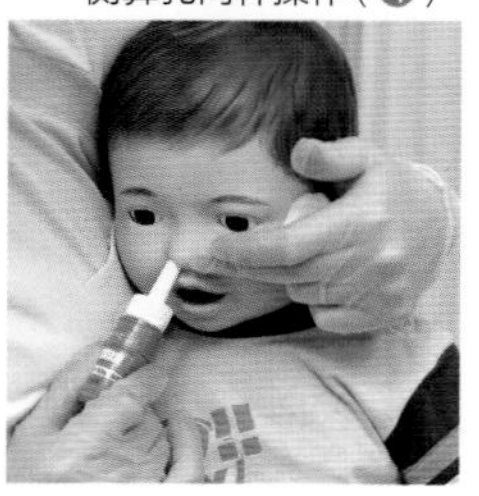	❹初次使用时，在挤出药液前，要先多次空挤容器。确认有药雾喷出后的第二次使用时，不必再空挤容器 技巧▸ 如果取得孩子协助，可让孩子在喷出药雾时，轻轻吸气 注意▸ 有各种各样的滴鼻液，容器的使用方法各异，按说明书操作使用
·下滴型药剂：让孩子保持坐位或仰卧位，鼻孔向上，头后倾，下滴药剂（❺）	❺根据▸ 为防止药剂直接进入咽部，药液沿鼻一侧滴下 技巧▸ 仰卧位时，用肩枕较易保持体位
⑤用药后，头部后倾姿势要保持数秒，可能的话用鼻缓慢呼吸（❻） ⑥用擦拭棉或纸巾擦拭使用后的鼻用药容器喷头，盖上盖子 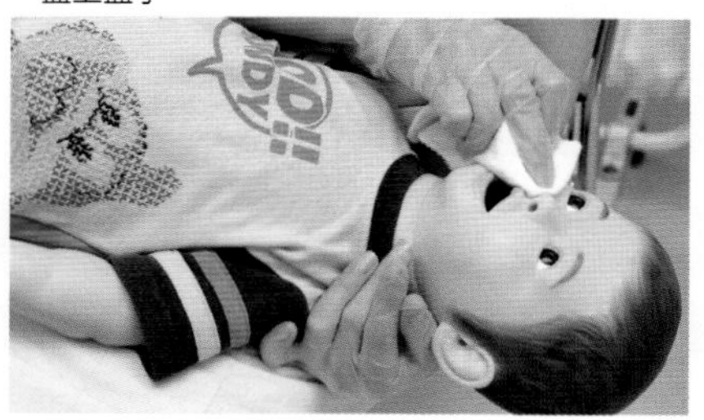 ⑦告诉孩子滴药完成	❻药液在鼻腔内过渡时，颈部向后屈，可防止药液从鼻孔流出 技巧▸ 流出鼻孔的药液用擦拭棉或纸巾擦除 注意▸ 给药后，不能马上擤鼻涕，要等待药液在鼻腔内完成渗透
4 收拾，观察孩子状态 ①使用的手套按所定程序处置，洗手 ②确认点鼻时间，观察孩子状态（❶） ③慰问孩子（❷） ④尊重孩子的主体性，护理员统一记录点鼻时孩子的状态	❶观察药效及副作用出现的状况 ❷根据▸ 表扬能完成用药的孩子，有助于提高孩子的自信 注意▸ 要告诉孩子和家长药效及副作用，并说明在有状态变化时应该联络护理员

7 经管营养

1 经鼻胃的导管营养法（鼻饲法）

大须贺美智

目的▸ 借助导管摄取营养和水分

检查项目▸ 注入的内容、量、速度、姿势，呼吸状态，插管的种类、位置，胶带的种类，胃内有无残留物，残留物的性状、量，吸引空气量，排泄状况，有无恶心呕吐，腹部是否膨胀

适用条件▸ 经口用餐、喝水有困难或经口摄取但量不足时

禁忌▸ 消化道功能不全或消化道有必要保持静养时

防止事故要点▸ 防止误插入、皮肤损伤、误咽、不适当的注入速度、鼻黏膜损伤、下咽性的肺炎、插管闭塞、消化道穿孔、营养导管内的细菌繁殖、闭塞、营养导管的拔去、误连接等

必要物品▸ 注入内容（营养剂、牛奶等）（①）、营养装置［营养导管（②）、灌注容器（③）（营养剂容器）］、钩或台架、导管注射器（④）（吸引胃内容物用）、含有白开水的导管注射器（⑤）（结束时用来清洗）、听诊器（⑥）、吸引器（必要时）、量器（⑦）、油笔（⑧）、胶带（⑨）、纱布（⑩）

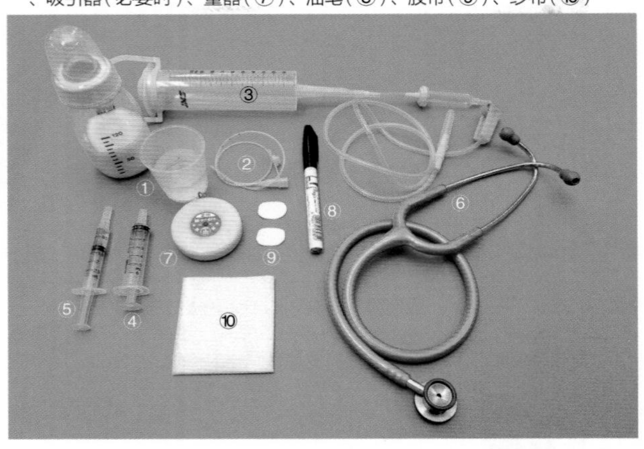

导管的插入

步骤	
要点	**注意・根据**
1 调整环境，准备必要物品 ①调整环境，护理员洗手（❶） ②确认营养导管的长度，准备固定用胶带（❷❸）	❶采用适合注入的姿势，调整轮椅或床的角度、高度，准备适合用餐的环境 ❷准备插入的营养导管，确认长度 ・婴儿用导管插管长度：眉间到胸骨剑突距离加 1 cm ・幼儿以上用导管插管长度：由鼻尖通过耳朵上侧到胸骨剑突的距离 ・在确定好长度处用油笔线做记号，如果医生有指示，遵从指示 ❸事先将胶带（不引起皮疹）剪断成易贴的一段一段放置

要点	注意・根据
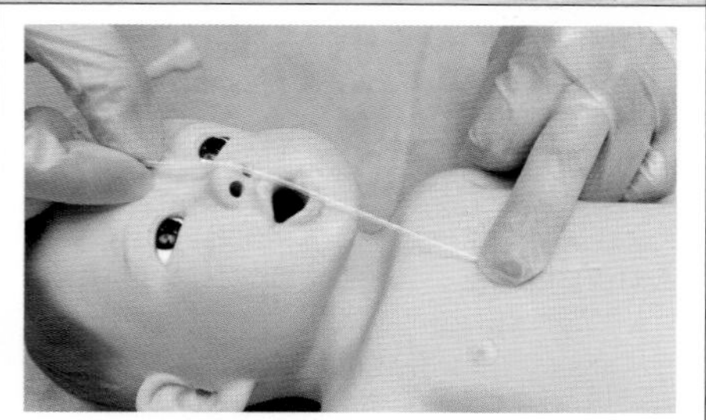 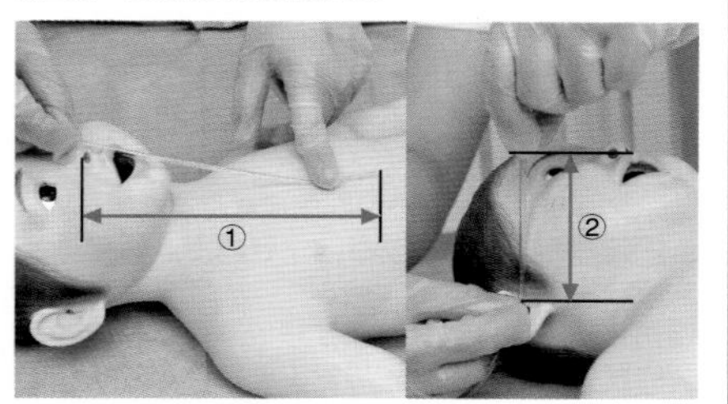 新生儿・婴儿的导管插管长度 幼儿以上儿童的导管长度是上图中的（①＋②）	根据▸ 避免因胶带引起皮肤发疹，手也能顺利地将之固定，减少贴胶带的时间 防止事故要点▸ 选择不刺激皮肤或不引起皮肤发红、肿胀的胶带
2 经鼻插入胃管的导管 ①导管由鼻腔插入（❶❷） 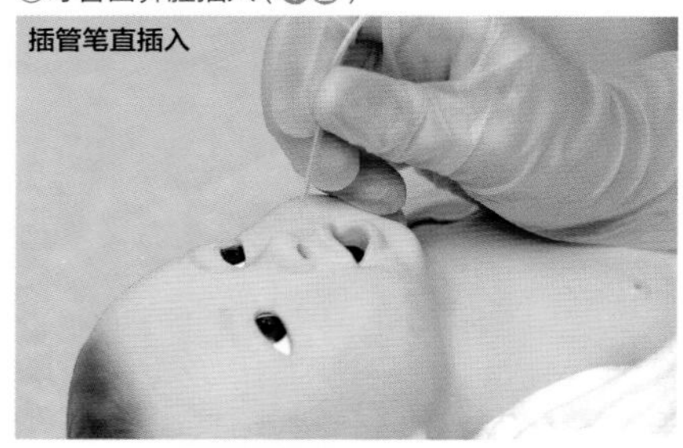 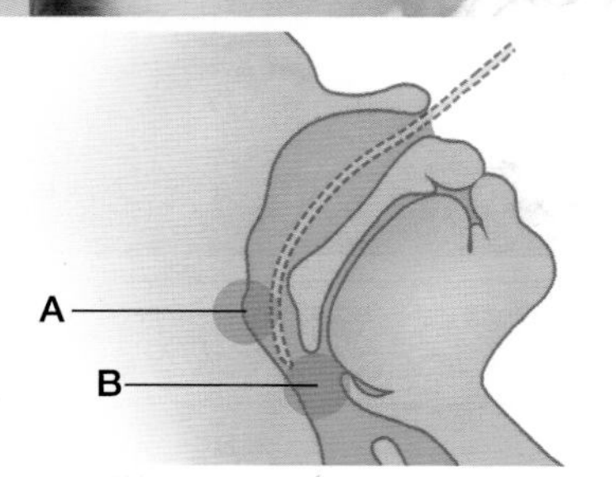 ■图 1　导管插入	❶将导管用水湿润，有很好的润滑作用。边告诉孩子边将导管插入鼻腔（长期使用时，选择与上次不同侧插入），导管自鼻向耳方向推进，碰到咽后壁时（图 1A），导管保持向下 ❷如果导管被迫停止前行时（图 1B），让孩子咽唾液能推进导管前进。保持轻松状态，用象声词"咕咚"引导导管下插更好 技巧▸ 根据插入导管的长度和鼻腔内弯曲的程度，合理前插，在"咕咚"的同时，轻轻将头部前倾。在没能顺利插入时，可中断休整，保持轻松状态，插入导管在鼻腔另一侧，面向脸方向插进时，易进入食管 注意▸ 在恶心、咳嗽时，不要不恰当地操作，可稍稍抽出导管，在孩子重新恢复安静状态后，再操作
②插入已测定长度的导管，与导管注射器连接，送 3~5 ml 的空气，用听诊器确认左上腹部的气泡音，导管插到的位置就查明了（❸）	❸在无法确认是否插到该插到的位置时，可将 3~5 ml 的空气送入确认。还是无法无确认时，可用听诊器听气管上部，气管上部音大时，导管

要点	注意・根据
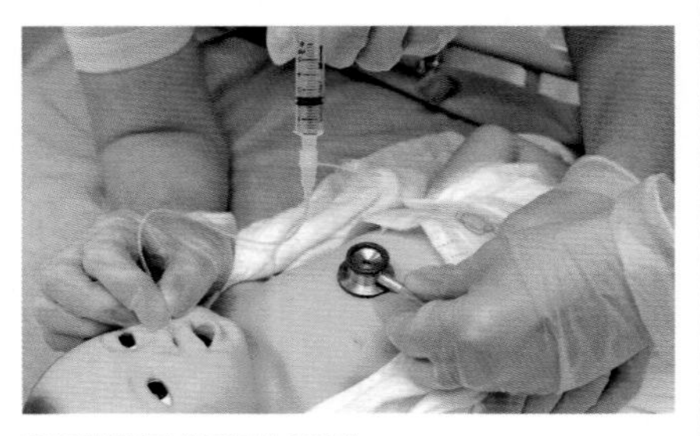	可能插入了气管，要将导管拔出重新再插 注意▸ 一定要确认导管进胃时的气泡音。还有，口腔内不要有弯曲状态的导管 注意▸ 确认导管位置的方法除上述方法之外还有胃部吸引（通过导管吸引出胃部内容物）、在 X 线透视下确认等方法。在不确定导管的位置时，可用替换方法进行确认。如果还有担心时，可用 X 线透视确认法
④用胶带固定导管（❹❺） 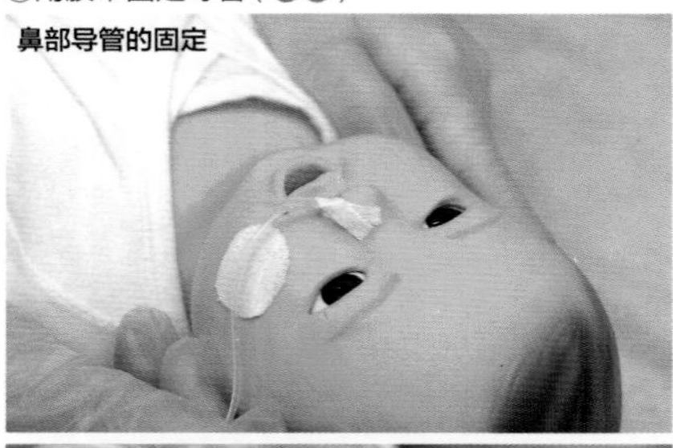 以孩子脸部为基底贴胶带时，先在脸皮肤上贴上胶带	❹要有两个以上部位需要连续固定时，每次固定部位尽可能与前次的固定部位相异。鼻腔内导管不要压迫鼻腔，有必要时将鼻内导管固定，使鼻腔不受管压 根据▸ 压迫强时，恐怕会出现鼻腔溃疡、坏死 防止事故要点▸ 注意胶带固定处的皮肤，避免引起皮肤损伤 ❺防止不注意将导管挂在孩子的耳朵上、护理员的发夹夹住导管等，导管不要挡住孩子视线，不能让导管因自重而脱落 注意▸ 不要让孩子拉、拔营养导管，导管不要挡孩子的视线 防止事故要点▸ 在注入营养剂过程中，导管有被拔出、误咽的危险，要处理好导管的位置 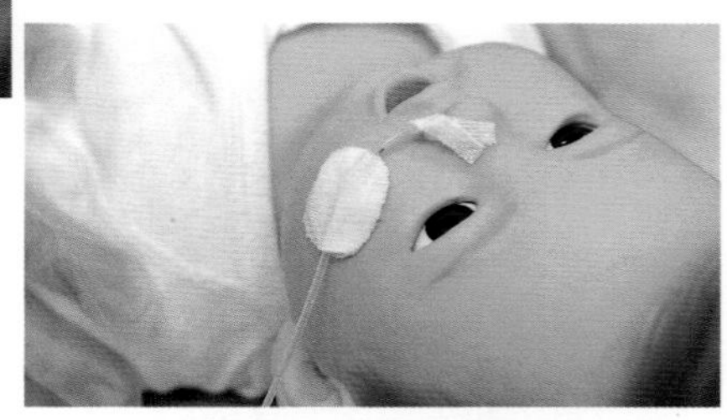

注入营养剂

步骤

要点	注意・根据
1 孩子的准备 ①确认排泄状况（❶）	❶察看尿布，有排泄时换尿布。能独立自行排泄的

要点	注意・根据
②向孩子说明（❷） ③调整姿势（❸） ④气道有分泌物时，吸引除去（❹）	孩子，事前要尽可能完成排泄 根据▸ 因要有一定的时间保持同一姿势，不能排泄，故要避免有排泄物附在尿布上，减少不快感，轻松地接受营养注入 ❷向孩子说明，尽可能使孩子理解并协助注入营养 根据▸ 减轻孩子的不安 ❸保持导管易插入的姿势（坐位或仰卧位） ❹根据▸ 在注入营养剂时导管插入的刺激会诱使唾液分泌从而引起分泌物的增加，也就是说刺激会造成吸引或咳嗽，并有呕吐危险。所以，分泌物要在事前吸引除去，使孩子在舒适呼吸状态下受注营养剂
2 营养装置 ①确认营养剂，核对医生的指示 ②确认营养剂的温度，将导管、营养剂容器组合成营养组合（❶❷） 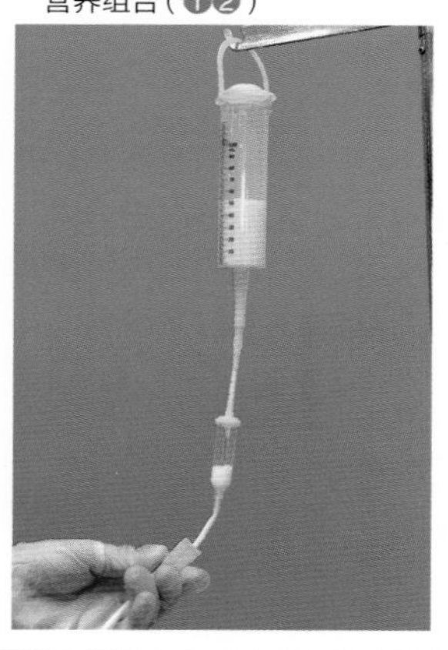	❶将营养剂加热至与人体体表相当温度后放入灌注容器，使之流到营养导管头端 根据▸ 低温注入营养剂会引起腹泻。从冰箱中取出后，要加热到与人体温相当的温度，并在6小时内用完。持续注入时，要交换营养灌注容器 注意▸ 儿童营养剂会有调整使用，在不得已的状况下，放入冰箱保管，但必须在24小时以内使用 ❷营养装置用钩挂或放置于台上
3 注入营养剂 ①调整孩子的姿势（❶） 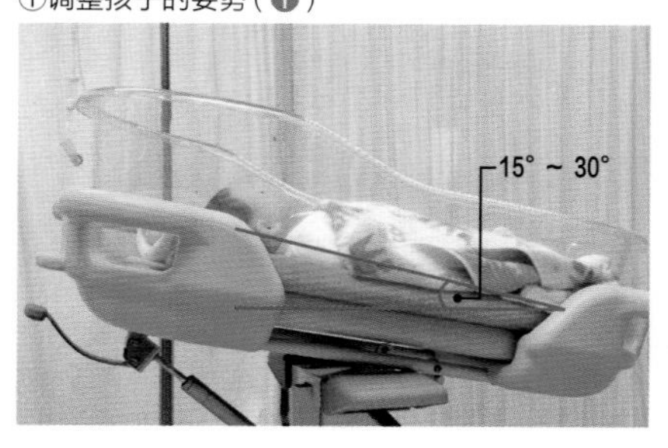 	❶告诉孩子“用餐了”，将垫子等垫在孩子身体下，使孩子身体与水平呈15°～30° 根据▸ 为防止营养剂从胃逆流到食管，不同的孩子可采用不同的姿势，重要的是安全、轻松 注意▸ 要根据不同的孩子，采取不同的应对姿势来防止误咽唾液和胃食管逆流症

<table>
<tr><th>要点</th><th>注意・根据</th></tr>
<tr><td>②确认导管位置和胃部内容物（❷❸❹）
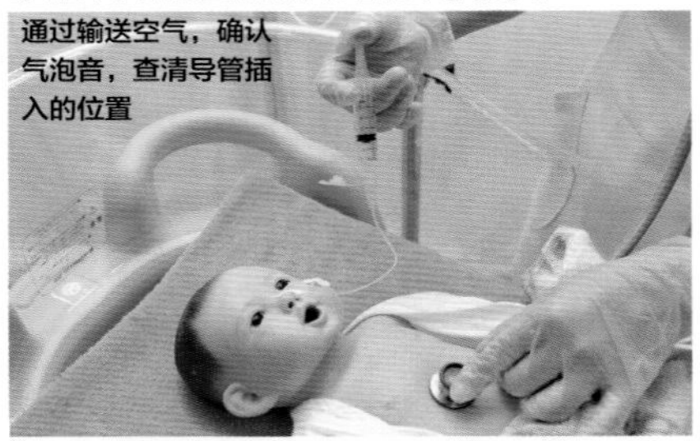
通过输送空气，确认气泡音，查清导管插入的位置
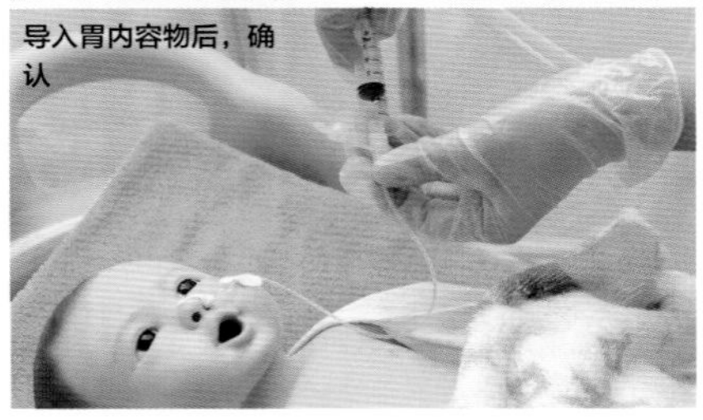
导入胃内容物后，确认</td><td>❷一边对孩子说话，一边确认所定长度的导管是否固定
❸导管与导管注射器相连接，输入 3~5 ml 空气，用听诊器在左上腹部听气泡音确认导管的位置
❹导管与 20~30 ml 的注射器连接，导出胃内容物。送气确认时，要在把握量的前提下尽可能将空气送入。如果出现空气送不完的情况，说明导管有破损或插入的导管退回到了口腔内
根据▸ 通过检查胃的内容物量，把握消化状况
注意▸ 导管位置的确认和胃内容物的确认，两方面的确认一定要进行
注意▸ 随时间流逝，孩子会有空腹的时候，胃中残留注入物或胃液大量导出时，会有胃肠不调和现象。胃的内容物呈黄绿色（胆汁色）时，表明消化活动低下，呈褐色（咖啡残渣样）表明有血液混入。此时，根据不同孩子有不同的应对方法，应与医生进行确认</td></tr>
<tr><td>③连接营养装置，打开导管线的夹子，开始注入（❺）
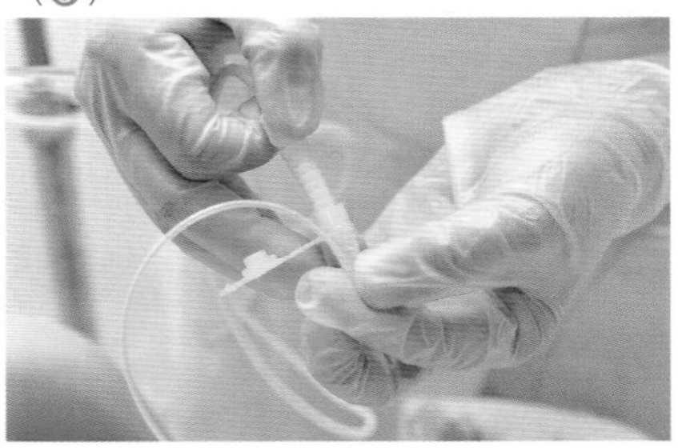</td><td>❺在孩子接入营养装置后，要告知孩子要用餐了，打开导管线夹子，开始注入营养剂，速度可用夹子调节
注意▸ 一般速度控制在 30~60 分钟，因孩子的状态或输入路径不同，速度也会不同，故事先要与医生确认注入速度。注入内容物的浓度或量不同，速度会变化，必要时可使用泵
防止事故要点▸ 注入速度过快会出现腹泻等消化道症状，此时要降低注速，特别是在开始注入时，要慎重实施</td></tr>
<tr><td>④观察受注中孩子的状态（❻❼）
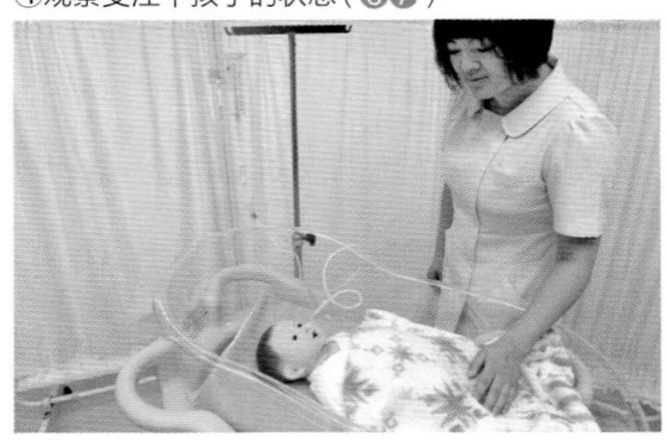</td><td>❻注入中如果有以下症状，在症状出现时应立即中止注入
・呛、咳嗽不止、脸色不佳、呼吸状态恶化，出现努力呼吸、经皮血氧饱和度低下
根据▸ 有误咽的可能
・恶心和呕吐
根据▸ 有胃食管逆流、误咽的可能
・出汗、脸色潮红、恶心、无力、心悸
根据▸ 有可能是倾倒综合征
❼在孩子有强烈不快时，可使孩子散心，一起看连环画等，不要让孩子拔管
注意▸ 想办法使孩子不注意导管，并将导管放置在孩子手动时拉不到的位置</td></tr>
</table>

要点	注意・根据
4 注入结束 ①摘除已关闭夹子的营养装置。用含白开水的导管注射器，流洗导管（❶❷） 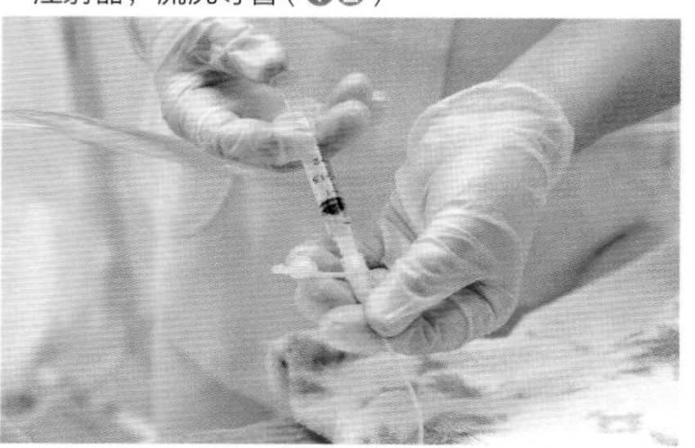	❶注入结束时，关闭夹子，摘除营养装置 ❷导管用白开水清洗 根据▸ 导管内残物易引起不清洁，为了预防营养导管内细菌繁殖或导管闭塞，用白开水清洗导管内部 防止事故要点▸ 保持导管内清洁，预防导管内的细菌繁殖
②整理导管，不要妨碍正常状态（❸）	❸关闭导管盖，整理好导管，不要妨碍正常状态 注意▸ 为防止导管拔去事故，尽可能不要让孩子注意导管。还有不要在孩子穿脱衣裤时拉、拽到导管 防止事故要点▸ 拔去孩子的营养导管时，孩子会出现体动而拉、拽导管
③让孩子保持姿势（❹） 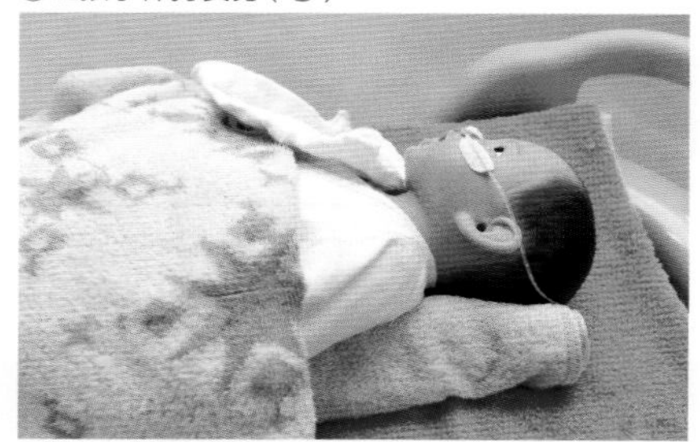 **在孩子的背部垫物使身体处于半侧卧位姿势。因为会出现呕吐，应在下巴下、胸前垫上纱布**	❹注入后 30 分钟内，让孩子在轻松状态下，保持上体位处于高处 根据▸ 防止胃食管逆流 注意▸ 会有分泌物增多、呕吐等现象，故要注意呼吸状态、表情、生命体征
5 洗净使用物品（❶）	❶营养灌注容器和营养导管要洗净，之后用开水烫洗或次氯酸钠溶液消毒 10 分钟，干燥

●文献

1）日本小児神経学会社会活動委員会，松石豊次郎，北住映二，杉本健郎編：医療的ケア研修テキスト—重症児者の教育福祉，社会生活の援助のために，クリエイツかもがわ，2006
2）金子芳洋監，尾本和彦編：障害児者の摂食　嚥下　呼吸リハビリテーション　その基本と実践，医歯薬出版，2005
3）日本静脈経腸栄養学会編：コメディカルのための静脈　経腸栄養ガイドライン，南江堂，2000
4）日本静脈経腸栄養学会編：日本静脈経腸栄養学会　静脈経腸栄養ハンドブック，南江堂，2011
5）北住映二，尾本和彦，藤島一郎編著：子どもの摂食　嚥下障害—その理解と援助の実際，永井書店，2007
6）日本静脈経腸栄養学会編：コメディカルのための静脈　経腸栄養手技マニュアル，南江堂，2003

7 经管营养
2 经胃造瘘管的营养法

大须贺美智

目的▸ 在胃部设瘘管，直接将营养剂、水分等人体所需营养注入胃内

检查项目▸ 胃造瘘导管（键钮型或导管型）的置留状态及可动性、胃造瘘管周围有无漏或出血、有无肉芽、腹部的膨胀状况、胃内残渣及排泄状况、呼吸状态

适用条件▸ 长期需要输入营养以及经鼻胃的导管营养法插管困难、症状恶化、生理功能、精神状态、生活质量低下的患者

禁忌▸ 消化道功能不全、消化系统需要静养时

防止事故要点▸ 防止皮肤损伤、胃造瘘导管被拔去、内部造口没入、气球型导管固定水的泄漏、营养导管内的细菌繁殖及导管闭塞、注入速度不恰当、连接不牢固

必要物品▸ 营养剂、肠营养剂袋（营养剂容器）（①）、营养装置（袋的连接部、输液滴筒、插管、夹子、连接器）（②）、导管注射器（吸引胃内容）（③）、含白开水的导管注射器（结束时用来清洗导管）（④）、连接导管（键钮型）

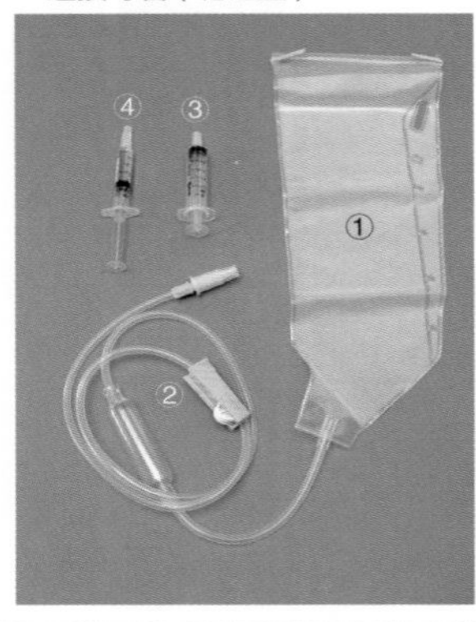

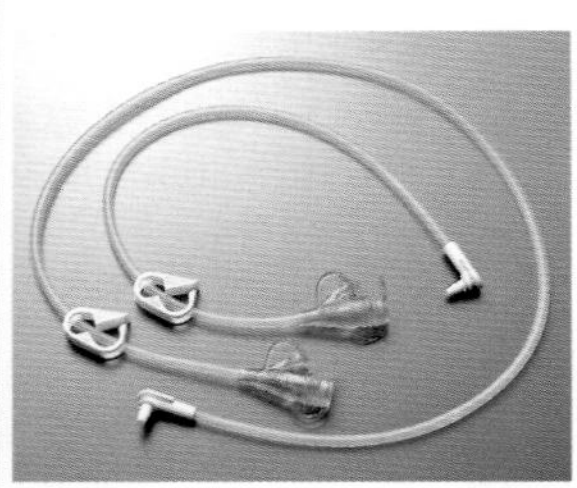
连接导管

日常护理

步骤

要点	注意・根据
1 胃造瘘的日常护理 ①保持清洁（❶❷❸❹） 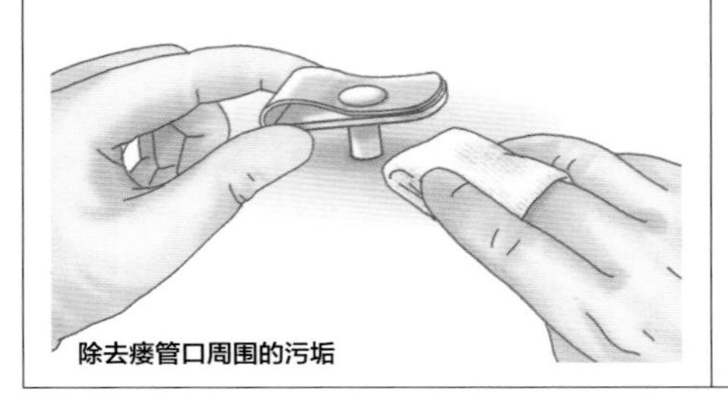 除去瘘管口周围的污垢	⊖要对胃造瘘进行长期的管理，因此对胃造瘘管进行每日护理也是不可或缺的 ❶在胃造瘘管有营养剂漏出或被胃液污染时，要用少量水湿润，轻轻将污物除落（用纱布或纸巾搓成细绳状夹住胃造瘘管轻轻擦洗，也会有擦不出什么东西的情况） 根据▸ 胃液漏出，长时间附着皮肤，易使皮肤受损。对于脆弱的皮肤，要在不使皮肤受损的前提下，轻轻护理 ❷用肥皂起泡后，在胃造瘘口周围轻轻擦洗，要用流水充分清洗。入浴时，胃造瘘口不用遮盖

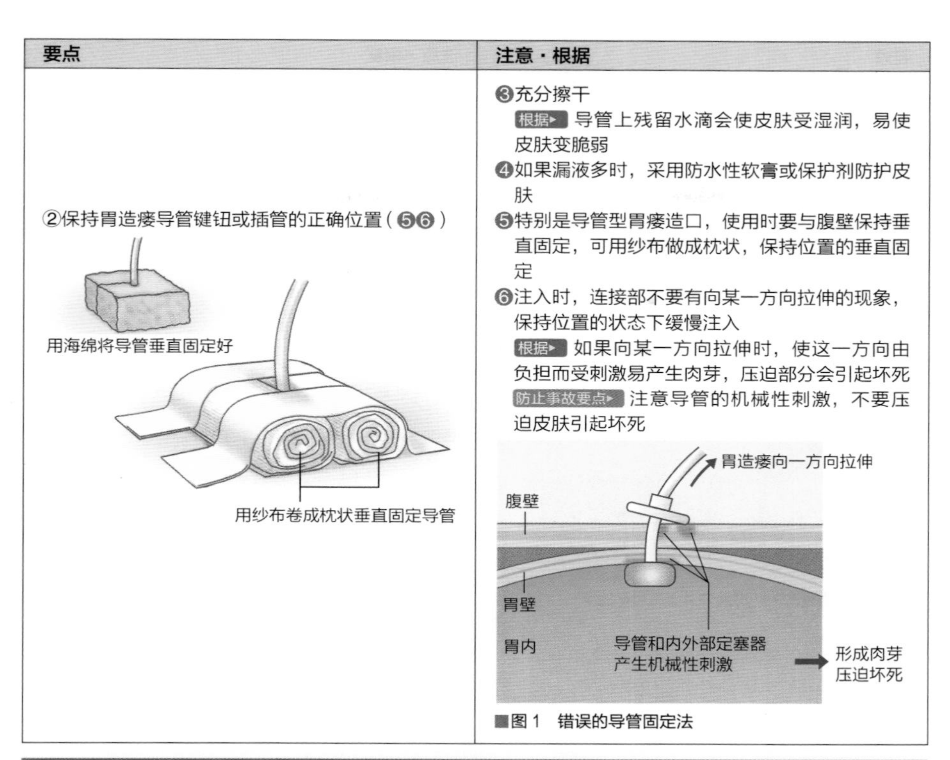

要点	注意・根据
	❸充分擦干 根据▸ 导管上残留水滴会使皮肤受湿润，易使皮肤变脆弱 ❹如果漏液多时，采用防水性软膏或保护剂防护皮肤
②保持胃造瘘导管键钮或插管的正确位置（❺❻）	❺特别是导管型胃瘘造口，使用时要与腹壁保持垂直固定，可用纱布做成枕状，保持位置的垂直固定 ❻注入时，连接部不要有向某一方向拉伸的现象，保持位置的状态下缓慢注入 根据▸ 如果向某一方向拉伸时，使这一方向由负担而受刺激易产生肉芽，压迫部分会引起坏死 防止事故要点▸ 注意导管的机械性刺激，不要压迫皮肤引起坏死 ■图 1　错误的导管固定法

注入营养剂

步骤	
要点	**注意・根据**
1 调整环境，准备使用物品 参照第 388 页“经鼻胃的导管营养法（鼻饲法）”	
2 让孩子做好准备 参照第 388 页“经鼻胃的导管营养法（鼻饲法）”	
3 确认胃造瘘的状态 ①确认胃造瘘导管的键钮或导管的可动性（❶）	❶确认胃造瘘导管是否能旋转或上下小幅度移动 注意▸ 胃造瘘导管不动的原因是其内部的定塞器有可能在胃壁埋没或导管被埋没。结果是①血性逆流，②导管难动或不动，③营养剂注入困难，④从瘘管中外漏，异常逆流。除此之外，还有脓汁分泌、皮肤发红、肿胀痛，有必要除去被埋没的定塞器治疗创伤部，导管再留置，再造设造口

要点	注意・根据

胃造瘘口水平方向的可动性

10～15mm

胃造瘘口垂直方向的可动性及上下可动距离

应对紧急症状▸ 如果注意到内部定塞器被埋没，要立即联络医生

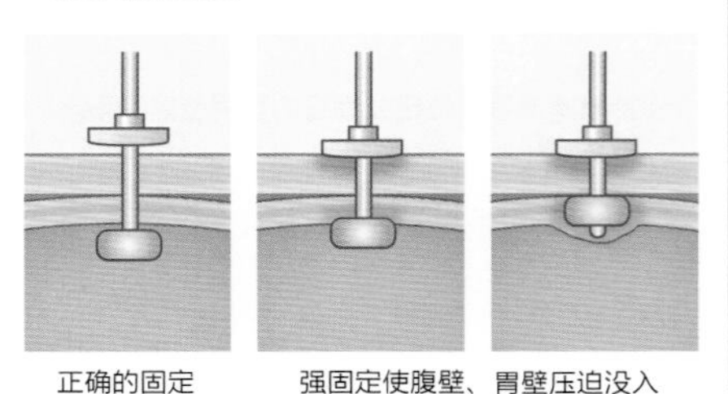

■图 2　过度固定引起定塞器障碍

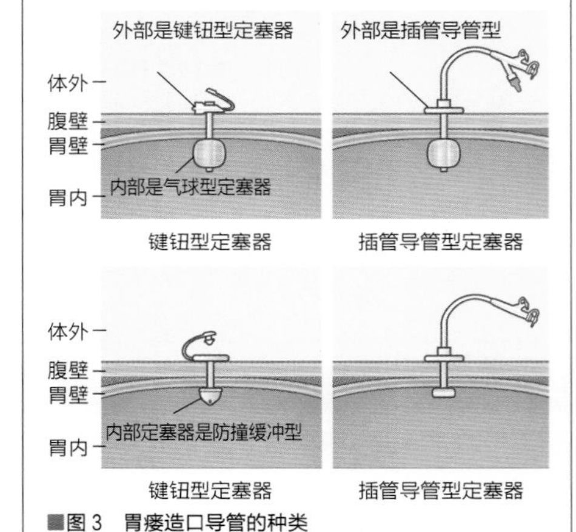

■图 3　胃瘘造口导管的种类

②内部定塞器是气球型时，要确认球内的固定水（❷）

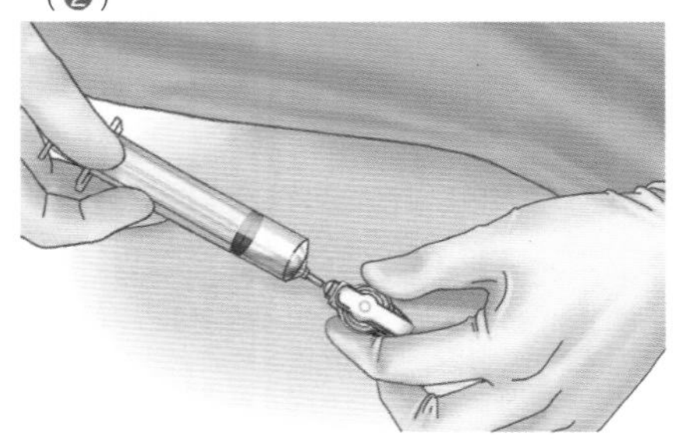

❷每周一次，用注射器抽除确认球内水固定量

注意▸ 水量不足或球有破损时，导管会有被拔出的可能

防止事故要点▸ 球型导管拔出时，造口会被塞住，故要定期检查球内固定水

应对紧急症状▸ 当球型导管脱出时，为使造口不闭塞可再插入或用新导管修正插入，同时急速联络医生

③导管是插入管型时，要确认其位置（❸）

❸确认导管在所定位置的固定

注意▸ 导管过度插入，球型定塞器会引起幽门闭塞和短胃壁反向压迫腹壁使定塞器有没入的危

要点	注意・根据
过度松弛 腹壁 幽门闭塞 幽门 胃壁受压迫 正确的固定　不恰当的固定 ■图 4　外部定塞器松缓引起的障碍	险，是引起造口周围的炎症、肿胀、胃壁溃疡的原因，应该加以注意 防止事故要点▸ 要注意导管的长度和固定方法，不要使皮肤的损伤
4 注入营养剂 ①调整孩子的姿势（❶） 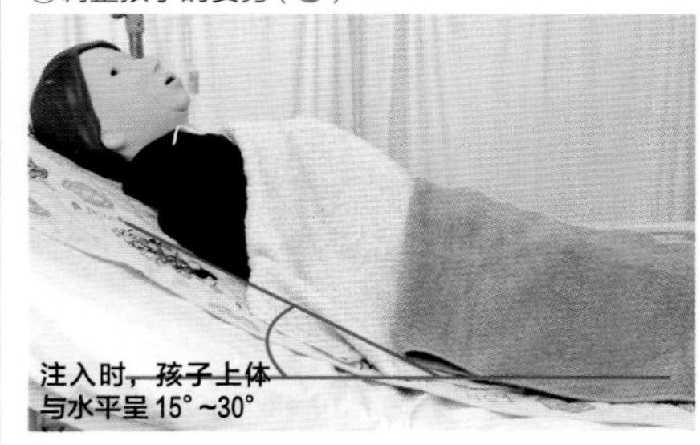	⊖基本与第 388页有方法相同 ❶告诉孩子要用餐了，抬升孩子上体位，将垫子等垫在孩子身体下，使孩子上体与水平呈 15°~30° 根据▸ 防止营养剂从胃逆流到食管。根据不同的孩子，其适应的姿势会有不同，重要的是安全和轻松 注意▸ 要注意唾液的误咽、胃食管逆流
②吸引胃内容物（❷❸）	❷使用导管型定塞器时，由连接部用导管注射器注入胃内容物。使用键钮型定塞器，由导管连接导入 ❸内容物是空气时，导入时要把握空气量 注意▸ 做了胃底折叠术后，排气变得难，空气易积在胃内，要充分除气
③检查吸出的胃内容物（❹）	❹根据▸ 核对胃的内容物，确认消化道状况，把握消化功能的状况 注意▸ 随时间流逝会出现空腹状态，胃中残留注入物或胃液大量导入的胃时，会有胃肠不调和现象。胃的内容物呈黄绿色（胆汁色）时，表明消化活动低下，呈褐色（咖啡残渣样）表明有血液混入。此时，不同孩子的应对方法不同，应与医生进行确认
④开始注入（❺❻）	❺打开导管线夹子，根据指示速度，开始注入，速度可用夹子调节。按指示注入内容物的浓度或量不同时，速度会变化，要注意

要点	注意・根据
[键钮型胃造瘘管的连接方法]（❶） ①摘除盖子，用单手保持键钮位置（❷） 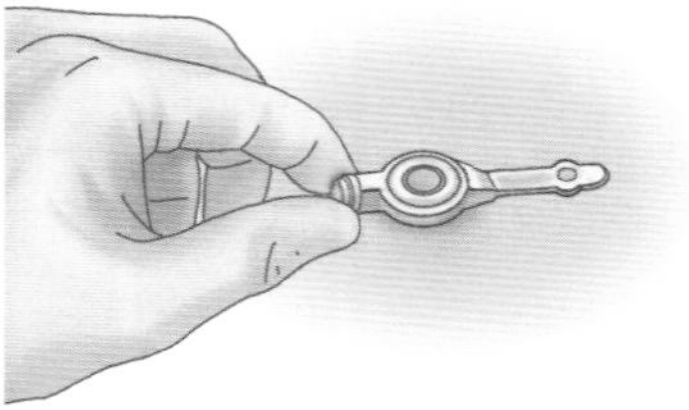 **保持键钮位置，对胃壁不要产生负荷** ②连接导管和键钮的黑色线位置吻合，按顺时针方向旋转 3~4 圈，锁住（❸） ③吸引胃内容物 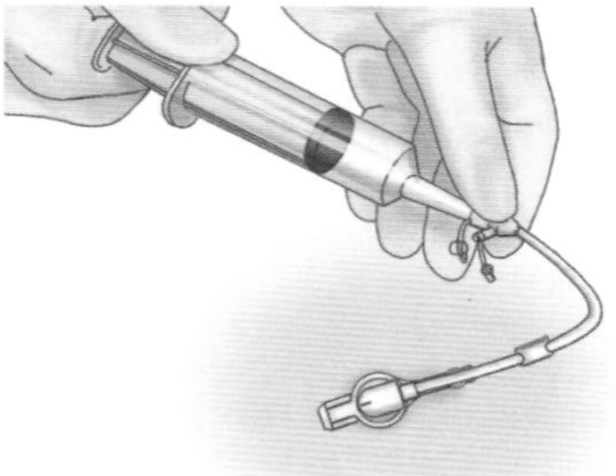 ④开始注入	❻注入中如果有以下症状，在症状出现时应立即中止注入 ・呛、咳嗽不止、脸色不佳、呼吸状态恶化，出现努力呼吸、经皮血氧饱和度低下 根据▸ 有误咽的可能 ・恶心和呕吐 根据▸ 有胃食管逆流，可能误咽的可能 ・出汗、脸色潮红、恶心、无力、心悸 根据▸ 有可能是倾倒综合征 防止事故要点▸ 若不以适当的速度注入，会出现各种各样的消化系统问题 ❶注意▸ 键钮型因有逆流防止阀，有必要用减压专用导管连接，事前要确认 ❷用单手牢固支撑键钮，不要对胃壁有负荷产生 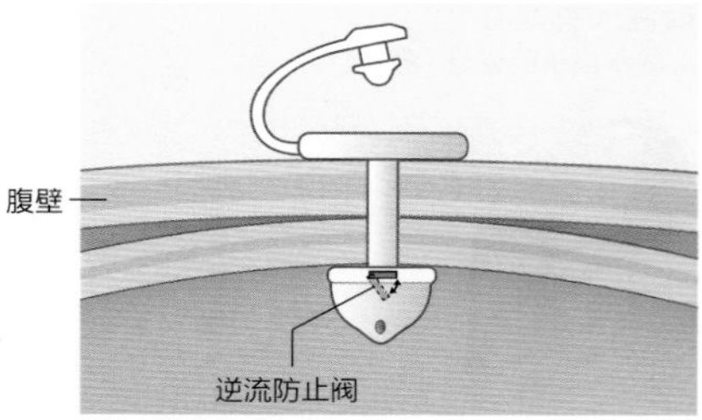 ■图 5　键钮型的逆流防止阀 ❸注意▸ 连接不牢固时，会有泄漏或连接导管脱落现象，要确认是否完全锁住 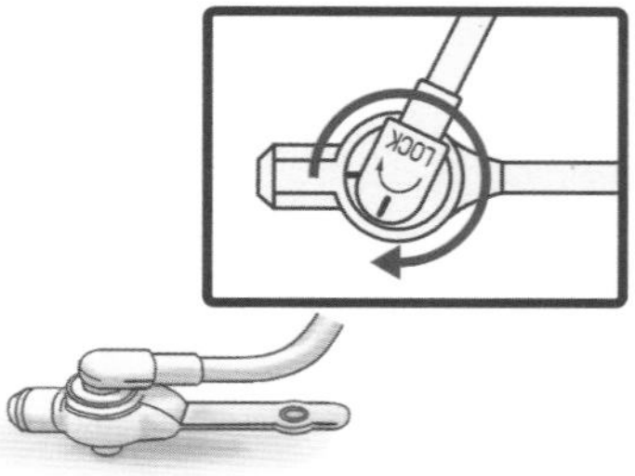 ■图 6　连接部的锁定方法
5 注入结束 ①摘除营养装置，导管用白开水流洗（❶❷）	❶注入结束后，关闭夹子，摘除营养装置

要点	注意・根据
②导管型定塞器，要保持导管不妨碍正常状态（❸）	❷导管用白开水冲洗 根据▸ 导管内残物易引起不清洁。为了预防营养导管内细菌繁殖或导管闭塞，用白开水冲洗导管内部 防止事故要点▸ 预防导管内的细菌繁殖 ❸键钮型定塞器在摘除导管后盖闭盖子，导管型的在摘除营养导管后，盖上导管盖，整理好导管，不要妨碍正常状态 注意▸ 为防止导管拔去事故，尽可能不要让孩子注意导管。不要让孩子在穿脱衣裤时拉、拽到导管 技巧▸ 将导管卷放在孩子腹部或将导管放入袋中 防止事故要点▸ 胃造瘘导管要整理好，不能让孩子拔去胃造瘘导管或孩子体动时拉、拽管线
③让孩子保持姿势（❹❺）	❹注入完成30分钟内，让孩子在轻松状态下，保持上体位处于高处 根据▸ 防止胃食管逆流 ❺腹卧位时，不要使瘘管部分对身体产生负荷
6 洗净使用物品，收拾（❶）	❶洗净灌注容器、营养装置、连接导管，用白开水冲洗或用次氯酸钠溶液消毒，充分干燥

8 输液管理

1 外周静脉持续滴注

神道那实

目的▸ 维持和补充体内水分、电解质，是抗生素、抗癌剂等制剂的给药途径，是能确保紧急给药的治疗方式

检查项目▸ 输液药剂、输液量、输液速度、穿刺部位及皮肤状态、输液管线、水分的平衡

适用条件▸ 脱水、电解质有异常、感染症或恶性肿瘤等的治疗，药剂有必要经静脉输液给药时，预测有痉挛、休克症状出现时

防止事故要点▸ 防止误认给药的孩子，防止错误配药，防止错误的给药方法、给药量、给药速度，防止各连接部的污染、输液药剂的排漏、空气栓塞，防止留置针的拔去及针刺事故

必要物品▸ 处方笺、输液药剂、输液装置［定量输液滴筒（①）、无定量输液滴筒（②）］、延长导管（③）、三通活栓（④）、留置针［聚四氟乙烯针（⑤）、翼状针、头皮针］、注射针废弃容器、固定用胶带、纱布、酒精棉、一次性手套、驱血带、肘枕、托盘、输液架、时钟或秒表（必要时：固定夹板、输液泵、过滤装置）

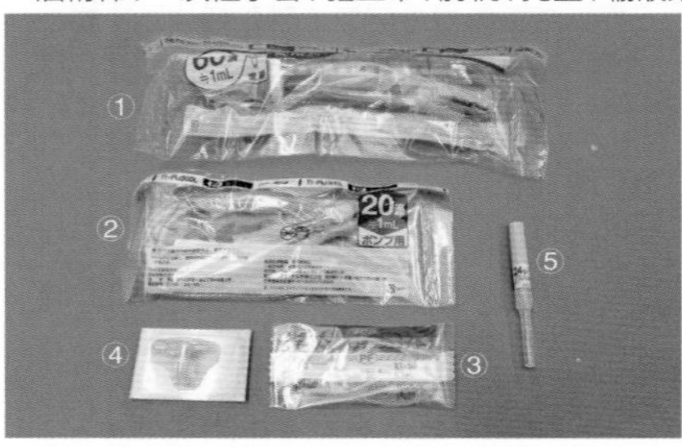

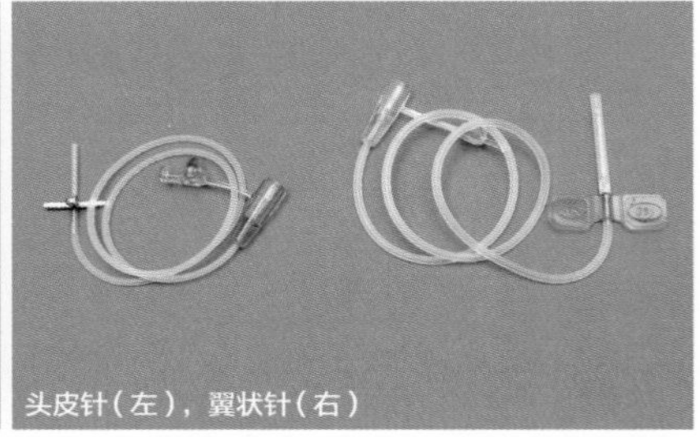

头皮针（左），翼状针（右）

确保外周静脉持续滴注

步骤	
要点	**注意・根据**
1 孩子的准备 ①收集孩子有无过敏症、对痛的处理方法、习惯用手（婴幼儿吸吮手指的手）、癖好、习惯等情况（❶❷）	❶输液管线会影响孩子的日常生活 **根据▸** 穿刺部位的活动会受到限制，会影响日常生活。因此，要考虑对孩子成长、发育产生不良影响的最小限度来选择穿刺部位 ❷要尊重孩子对待痛的处置方法 **根据▸** 充分利用孩子力量，尊重孩子的主体性，使其积极参加治疗
2 确认输液药剂 ①整理好处置台，肥皂洗手，戴上一次性手套（❶）	❶不要与其他孩子的药剂、物品等混在一起 **根据▸** 混在一起会发生取错事故 **防止事故要点▸** 为防止误认给药孩子、错误药物，对处置台上孩子用药剂、物品进行确认整理

要点	注意・根据
②核对处方和输液药剂、孩子的名字、药剂量与给药方法、时间、给药速度，要双人核对（❷） 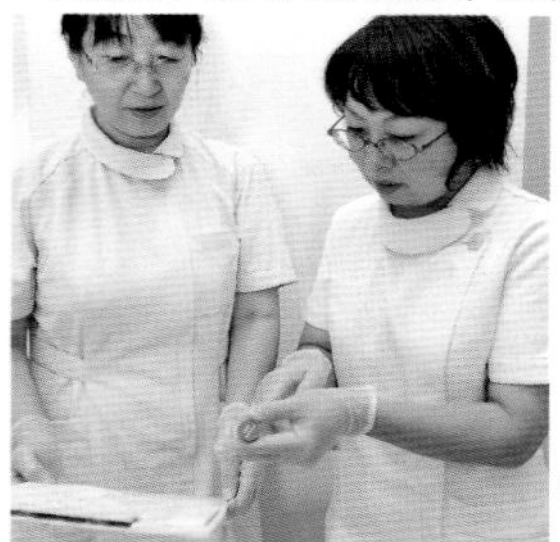 护理员双人核对 ③在输液瓶上写上孩子姓名、药剂名	❷为防止错误给药，一定双人确认 根据▸ 儿童药剂量多数是微量的，有一点错误就会引起重大事故 防止事故要点▸ 防止错误药物和错误投与量、方法、速度。在别人读出处方指示时核对已备好的药剂
3 无菌操作连接好输液管线 ①连接输液装置与三通活栓，延长导管（❶❷） 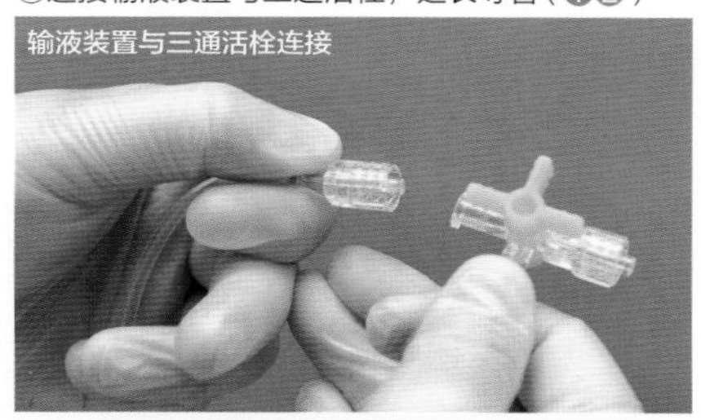 输液装置与三通活栓连接 三通活栓与延长导管连接 ②关闭输液夹（❸） 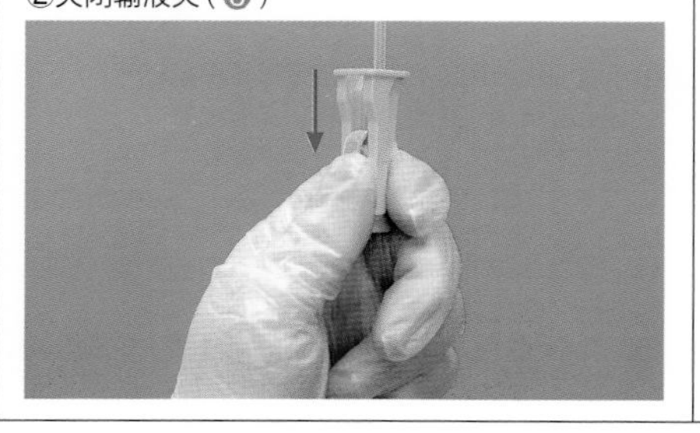	❶注意不要污染连接部 根据▸ 预防输液管线受到污染 ❷牢固连接 根据▸ 儿童体动活泼，连接部有松动时，易脱落 防止事故要点▸ 为防止脱落的连接部受到污染、输液药剂漏出、血液逆流，要确认连接部 ❸根据▸ 输液夹不关闭时，满量的药液会瞬间流入混带大量的空气，造成管内空气栓塞 防止事故要点▸ 防止空气栓塞，保持管线内没有空气

<table>
<tr><th>要点</th><th>注意・根据</th></tr>
<tr><td>③对输液瓶橡皮塞的表面进行消毒，输液瓶针垂直刺入消过毒的橡皮塞表面（❹）
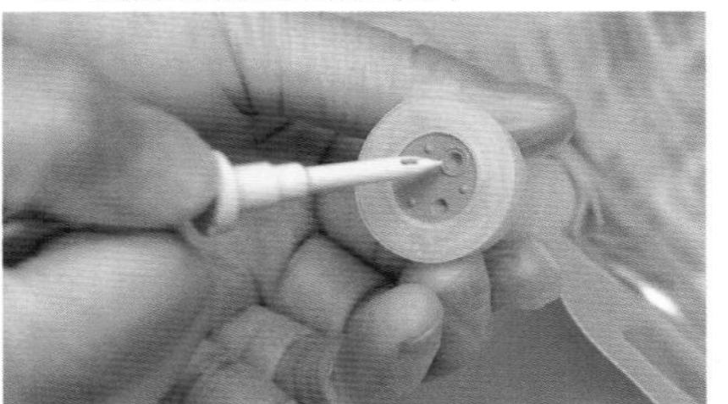</td><td>❹要垂直地将瓶针插入输液瓶橡皮塞
根据▸ 如果斜插入，橡皮片有可能被削落而混入输液内</td></tr>
<tr><td>④输液瓶挂在输液架上，用两根手指挤压输液滴筒，将药液吸入输液滴筒内，松开时，药液从输液瓶中进入输液滴筒，一般药液吸入量是筒的1/3~1/2（❺❻）
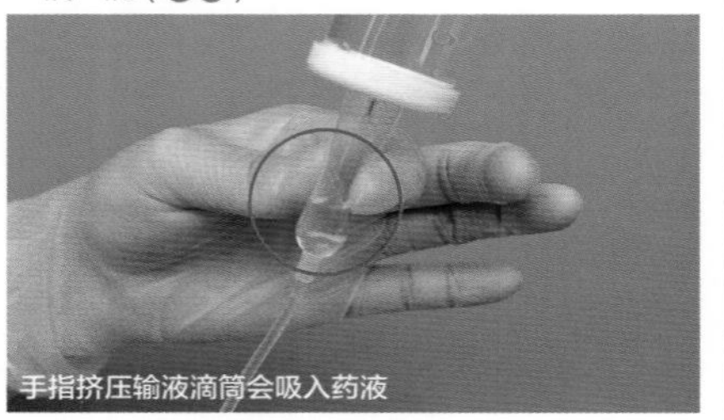
手指挤压输液滴筒会吸入药液</td><td>❺用定量输液滴筒时，先将药液吸入定量筒再进行输液
❻量筒中的药液不要过度吸满
根据▸ 过度吸满时，会观察不到下滴药液</td></tr>
<tr><td>⑤打开夹子，使管线内充满药液（❼）
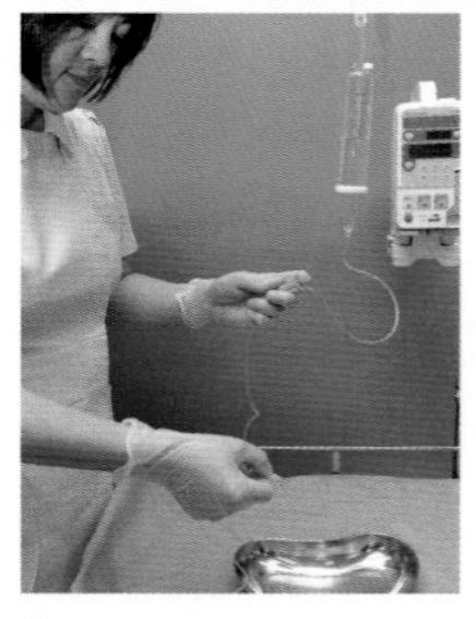</td><td>❼要缓慢吸入药液
根据▸ 调节滴速夹子瞬间开至最大，会使空气混入快速下流的药液引起空气栓塞</td></tr>
<tr><td>⑥管线内充满药液后，关闭夹子，确认管线内有无空气（❽）
⑦摘除一次性手套，洗手</td><td>❽三通活栓与延长导管的连接部易积蓄空气
根据▸ 有空气积蓄残留时会引起栓塞</td></tr>
<tr><td>4 调整处置室的环境
①在处置室配置必要物品（❶❷）</td><td>❶注意▸ 为使孩子们安全，安心输液应在处置室进行，这是原则
❷配置物品时，要考虑医生、护理员、孩子的位置
根据▸ 为防止交叉互动时，引起针刺事故。重要的是在配置时，要使医生和护理员手臂无相交</td></tr>
</table>

要点	注意・根据
②事先，将固定用胶带根据必要的长度切断，放置（❸） 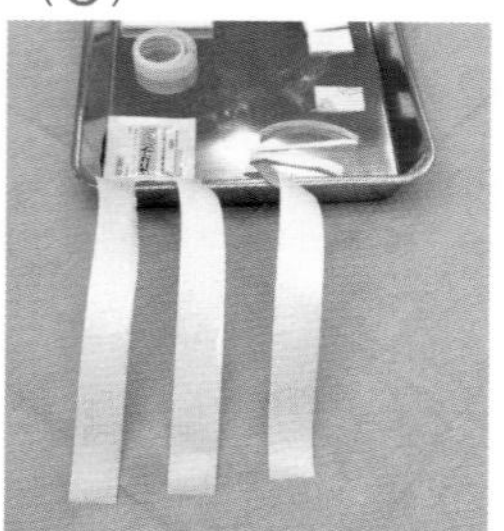 ③根据孩子的发育阶段、性格准备玩具等（❹）	叉的现象。确认注射针废弃容器要放在医生能安全且迅速废弃的场所 ❸一切准备以能在最短时间实施为目的 根据▸ 防止事故要点▸ 留置针插入后，立即固定，以防因孩子体动偏斜 ❹准备好孩子痛时的对应方法 根据▸ 玩具等能使孩子分散注意力，减轻孩子的不安和恐惧
5 做好孩子的准备工作 ①向孩子和家长说明处置的目的和方法（❶❷❸）	❶可在事前与家长商量向孩子说明处置内容的时期 根据▸ 说明的时期、内容因孩子发育阶段、性格的不同而异。选择适当时期进行说明会减轻孩子的不安和恐惧 ❷根据孩子的发育阶段，使用不同的语言、道具进行说明 根据▸ 应对孩子的发育阶段，使用孩子能理解的语言、道具进行说明 ❸孩子受穿刺时，痛会引起体动，处置就需要长时间。此时，即使很痛也希望孩子保持不动，告诉孩子可用哭来缓解疼痛 根据▸ 如果说不痛，会引起孩子的不信任感，为发挥孩子的力量，尽可能将明了的事告诉孩子，这是重要的
②移动至处置室（❹）	❹等待孩子自己移动到处置室 根据▸ 孩子的心理准备需要时间，准备好了后，效率会提高，同时可保证处置顺利进行 注意▸ 是否需要家长陪伴，可根据孩子的发育阶段或状态，加以讨论
③按处方再度核对孩子的姓名、准备的输液药剂（❺）	❺让孩子报出自己的姓名，自己不能说的，确认腕带姓名牌 根据▸ 防止误认孩子、错误给药等，预防错误给药事故
④确认输液管线（❻）	❻再次确认连接部有无松动，输液管内有无空气混入 根据▸ 预防连接部因污染引发感染，预防空气栓塞 技巧▸ 说出确认管线的连接部位项目，并用手指指明，这样确认会更有效

要点	注意・根据
6 穿刺 ①穿刺的实施者洗手后，戴好一次性手套，选择穿刺部位（❶❷），辅助护理员对孩子的体位进行必要的固定（❸）	❶促使孩子露出穿刺部位 根据▶ 促使孩子自行协助，其心理会有准备，同时，结束后会有成就感 ❷血管细或感到冷时，用温敷法温热血管 根据▶ 血管如果处于收缩状态，静脉输液就有困难 注意▶ 穿刺部位要避免选择习惯用手和婴幼儿吸吮手指的手臂一侧。能站立的孩子尽可能回避选择下肢穿刺 ❸针对孩子的发育阶段和性格，穿刺部位实施相对应的固定。原则上，应在穿刺部位的上下两处关节实施固定，以轻柔固定为宜 根据▶ 安全自然地进行固定，使孩子痛苦最小限度，穿刺之前不要过度加力

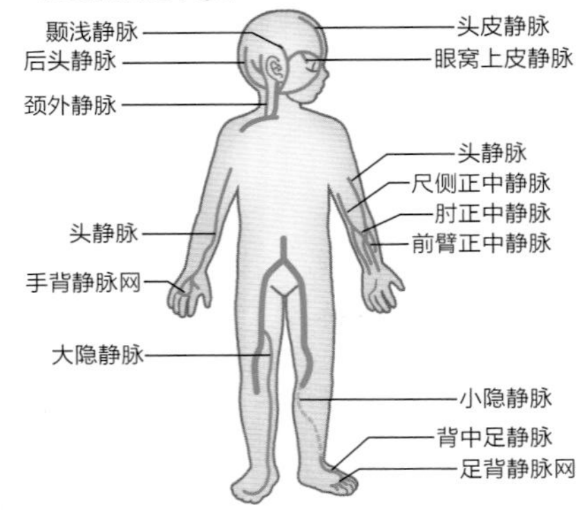

■图 1　儿童常用的外周静脉

［手背穿刺时］

・仰卧位：用浴巾裹住不穿刺侧的手，使该手不要扰乱穿刺处置。露出穿刺部位，穿刺实施者将孩子手关节和指关节固定，辅助护理员抱住孩子身体，将肩关节和肘关节固定

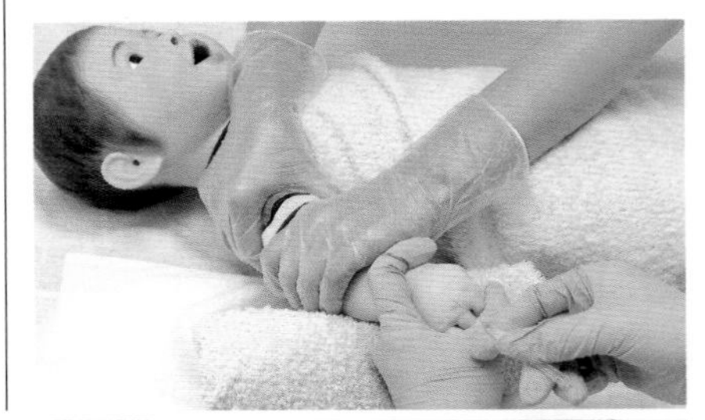

・坐位：预测穿刺时孩子会体动，护理员可将孩子抱于自己的膝上，孩子的正面向前，将孩子的下肢夹在护理员的双腿间固定（图片ⓐ），或将孩子面对面抱在膝上，露出穿刺部位（图片ⓑ）。一个人实施时，要对孩子的穿刺部位实施固定后穿刺

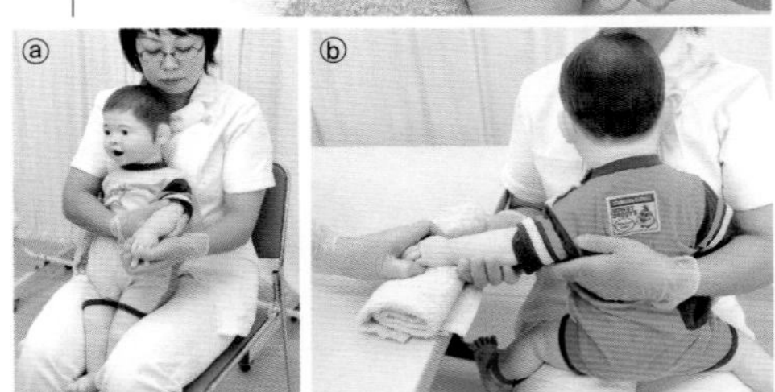

［足背穿刺时］

・孩子仰卧位，辅助护理员在孩子头侧站立，穿刺实施者固定足关节趾关节，辅助护理员固定膝关节和另一下肢

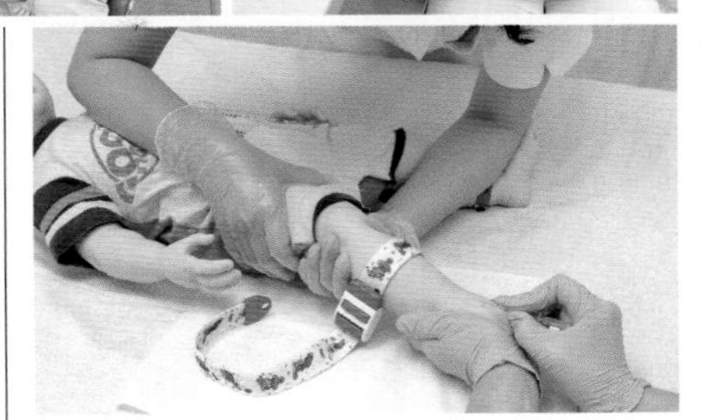

要点	注意・根据
②穿刺部位的中枢侧要驱血，用酒精棉对穿刺部位由中心向外进行消毒（❹） 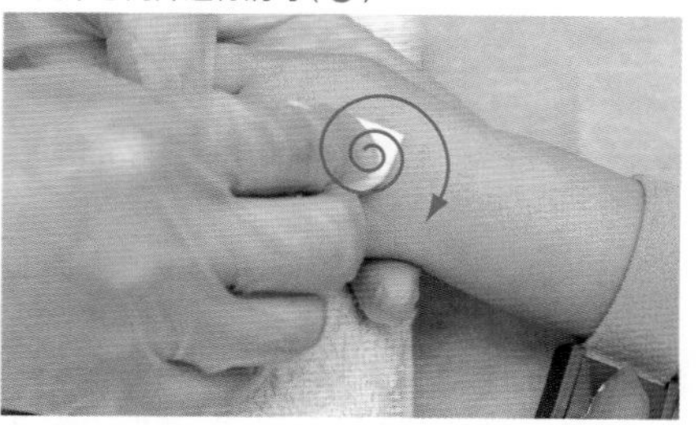	❹用酒精棉去除污染物，消毒 根据▸ 儿童新陈代谢快，皮肤易受污染
③穿刺（❺❻） 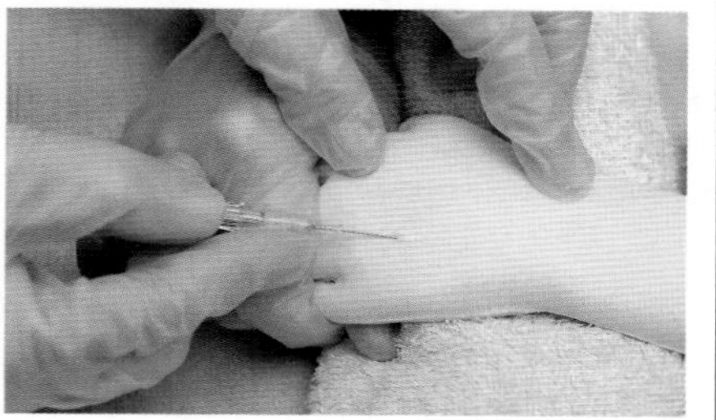	❺牢固固定使孩子不要动。根据情况可用 2 名以上辅助护理员来辅助固定 根据▸ 有痛感时，孩子会有比预想更强的抵抗力 ❻穿刺中，向孩子说明现状，鼓励其加油 根据▸ 将状况告诉孩子，孩子会有保持不动的意识
④穿刺时，确认有无血液回流，注射器内筒后拔 1 cm 左右，外筒向血管内插入 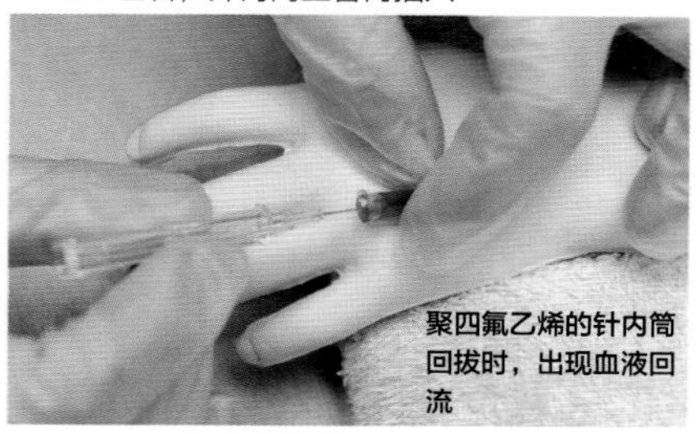 聚四氟乙烯的针内筒回拔时，出现血液回流	注意▸ 拔出的针不要引发针刺事故。拔出后，马上废弃于注射针废弃容器中 防止事故要点▸ 防止针刺事故
⑤摘除驱血带，在穿刺部位稍稍靠中枢侧压迫后，拔出内筒针（❼） ⑥连接输液管线，打开夹子，确认药液自然下滴（❽❾） 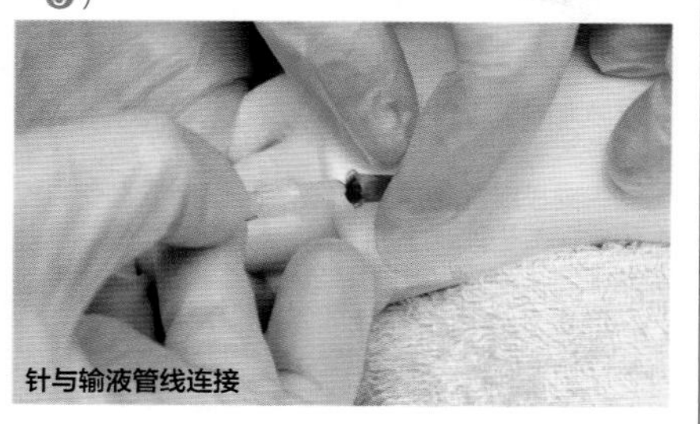 针与输液管线连接	❼根据▸ 压迫穿刺部位的中枢侧时，要防止血液回流 ❽输液管线和针的连接部位要充分牢固地连接 根据▸ 儿童体动会剧烈，要注意体动引起连接部的松动 ❾根据▸ 确认自然下滴状态是否良好，良好的自然下滴可证明药液没有漏出。下滴状态不良时，表明针刺在血管外或只碰在血管壁上

要点	注意・根据
⑦告诉孩子，针已留置在血管上（⑩）	⑩伴有痛的穿刺结束后，要传达给孩子 根据▸ 向孩子说明后，孩子的不安，紧张情绪能够得到缓解

7 穿刺部位的固定

①针刺部位留置针上贴一条胶带固定针头，在此基础之上，用 2 条橡皮胶带向该留置针相反方向的手背部贴上并交叉包针，固定。留置针和导管连接部下垫纱布来调整（❶），维持留置针的穿刺角度（见下图）

❶要按针的种类、穿刺部位、孩子的发育阶段和性格来实施固定

贴上一条胶带固定留置针

再贴上一条橡皮胶带两端交叉反包，向针头反方向的手背贴固定

两条交叉相包

套管下垫入纱布

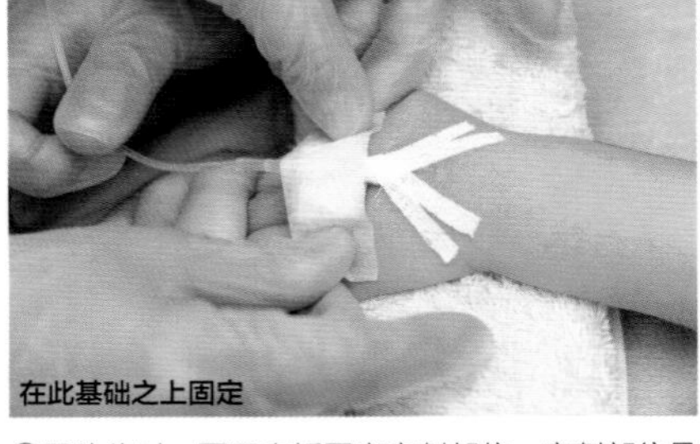

在此基础之上固定

②婴幼儿时，要用夹板固定穿刺部位。穿刺部位是手背时，拇指要和其他手指分开，固定时必须露出所有指甲部分（❷❸❹❺）

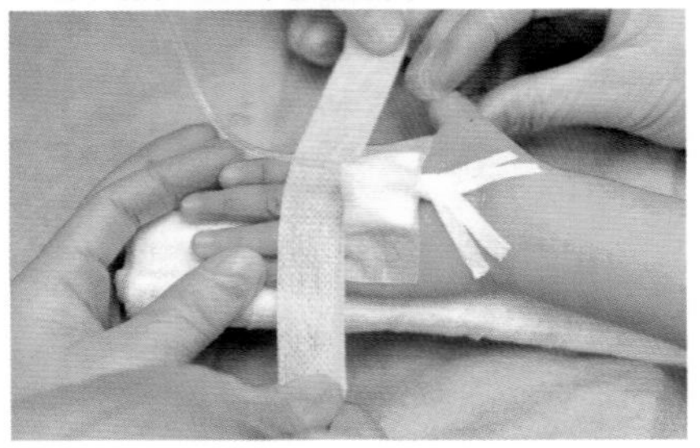

❷固定要以对日常生活影响最小限度为原则

根据▸ 露出指甲部分可确认末梢循环状态

❸夹板固定要以维持良好肢体位为原则

根据▸ 婴幼儿体动活泼，无固定时很难保持穿刺部位的安全、稳定

❹在使用前要计量好夹板重量并记录

根据▸ 在测定水分摄取量与排出时，要用体重减去夹板重量。有夹板重量的记载时，即使夹板固定在孩子身上也能得出正确的测值

❺即使固定，大拇指也要能自由活动，所有指甲部需露出

根据▸ 可观察有无循环障碍。婴幼儿的话，吸吮手指也会使其精神安定，故拇指可单露出

要点	注意・根据

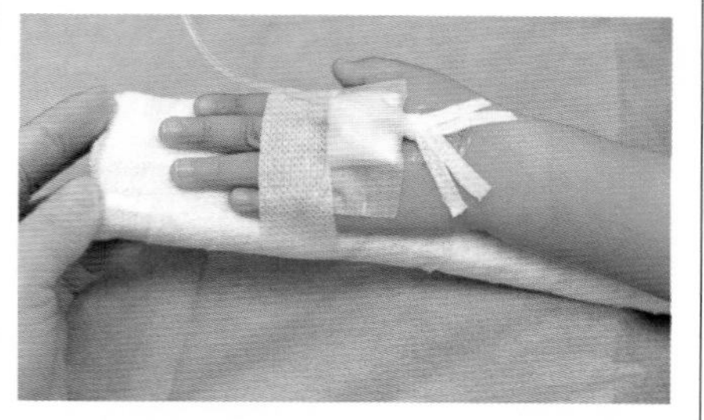

注意▸ 胶带固定过紧会引起末梢循环的障碍

技巧▸ 拇指与其他手指分开时，可用孩子易懂的语言说明，边说边将拇指分向外侧，这样在孩子理解之上得到协助，易分开固定

技巧▸ 手背穿刺时，手臂与手关节固定后，固定输液管线

③用胶带固定手指和手腕关节，为防止输液管线的松动，将管线围成圈固定（❻❼）

❻一定要将输液管线围绕成圆圈

根据▸ 在输液管线有拉拽时，针头就不会直接受到负荷，不易被拔出。因为孩子理解程度尚不完全，体动等时，偶尔会引发拔针事故

防止事故要点▸ 输液管线太长或过短时，接受输液中的孩子在玩耍、转身时都会引发拉拽现象，应根据孩子的状况预留长度，并用胶带来固定

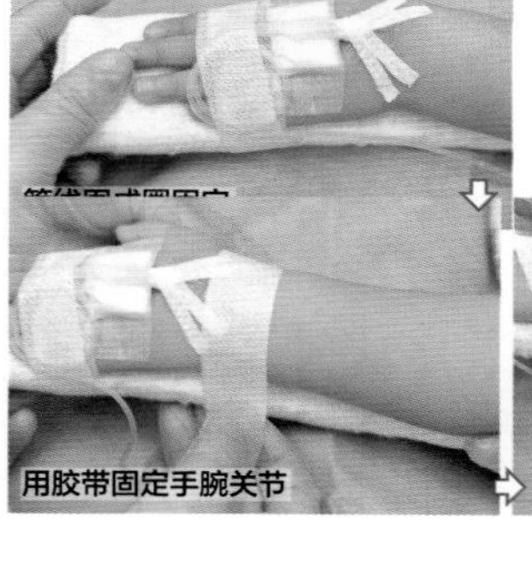

用胶带固定手腕关节

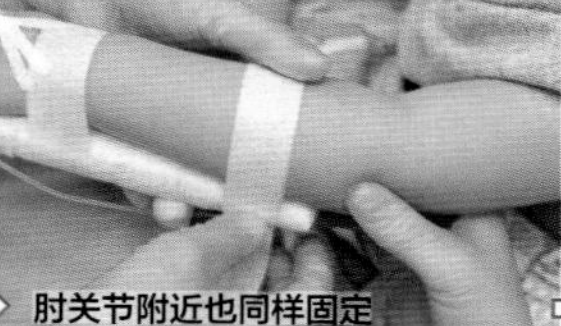

肘关节附近也同样固定

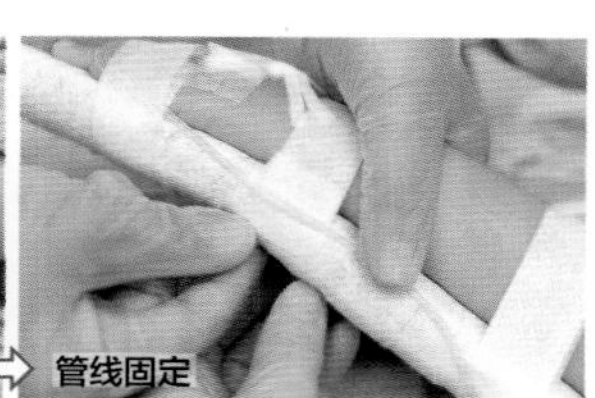

管线固定

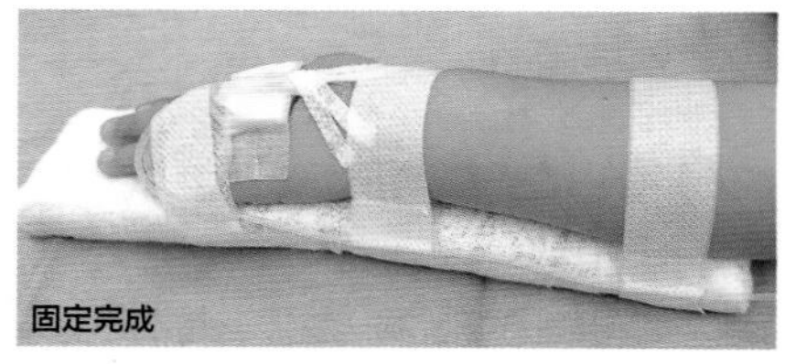

固定完成

❼将穿刺部位和关节以外的部位，用纱布包裹，纱布两端胶带贴固定在夹板上。在有浮肿或皮肤损伤时，采取必要的应对措施的同时也要保护好关节

根据▸ 儿童皮肤脆弱易引起损伤现象

④摘除一次性手套（❽）

❽受污染的手套在处置完成后，马上摘除

根据▸ 防止通过血液受到感染

⑤告诉孩子处置结束，并表扬奖励孩子（❾）

❾抚摸孩子头并奖励孩子美工彩色纸贴，表扬其完成处置

根据▸ 孩子受到表扬、鼓励后会增加自信，能增加下次面向处置的信心

⑥按处方的指示设定输液速度（❿）

❿使用泵时，设定好泵的下滴数。不使用泵时，用表设计好下滴数

注意▸ 不使用泵时，下滴数会因高度变动、孩子体动而变化，要多次确认下滴数

■表 1　输液组合种类和下滴数的计算

儿童用输液组合：1 ml=60 滴
成人用输液组合：1 ml=20 滴
＊一分钟下滴数的计算式：

$$\frac{1\ ml\ 的下滴数\ X\ 指示总量(ml)}{指定时间\ X60(min)}$$

要点	注意・根据
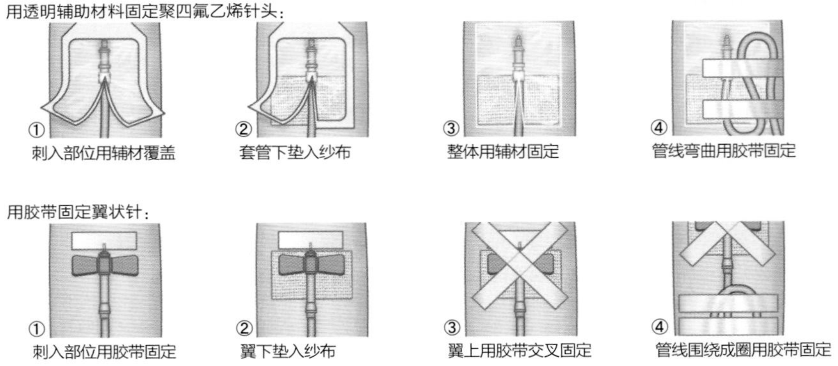 用透明辅助材料固定聚四氟乙烯针头： ①刺入部位用辅材覆盖　②套管下垫入纱布　③整体用辅材固定　④管线弯曲用胶带固定 用胶带固定翼状针： ①刺入部位用胶带固定　②翼下垫入纱布　③翼上用胶带交叉固定　④管线围绕成圈用胶带固定 ■图 1　穿刺部位的固定	
⑦整理孩子衣服，让家长入输液室（⑪） ⑧告诉家长处置结束（⑫） ⑨向家长和孩子说明输液时的护理方法及相关注意事项（⑬） ⑩返回病房	⑪根据▶ 孩子能看见家长会感到安心 ⑫告诉家长处置结束，并向家长表扬孩子 根据▶ 家长会担心孩子的状况，将状况告诉家长可使其安心。告诉家长，孩子很努力后，家长也会表扬孩子，孩子有能完成处置的成就感 ⑬要用易懂的语言向孩子说明更衣、入浴、用餐的方法、移动时的注意事项、在床上的注意事项、输液的报警等 根据▶ 儿童体动剧烈，易发生输液故障，重要的是取得孩子和家长的理解 防止事故要点▶ 边展示更衣等动作边向家长和孩子说明，并让孩子和家长试着做。不易懂的地方和危险因素事前说明，对每种应对方法解释说明，预防产生不必要的障碍
8 观察，记录 ①观察有无因孩子的体动而产生输液障碍，有无危险状态，刺入部有无异常等（❶） ②记录穿刺部位使用针的种类、药剂名、下滴速度、穿刺时孩子的状态（❷）	❶根据孩子的日常生活的印象，观察孩子 根据▶ 为预防事故发生，状态要事先预测易成危险的因素并除去 ❷根据▶ 记录孩子的状态，对下次处置、护理有参考作用
9 收拾 ①再次戴上一次性手套，按规定收拾（❶）	❶注意不要直接接触血液污染物 根据▶ 预防血液感染到其他医护人员和其他孩子

外周静脉持续滴注的护理

步骤	
要点	**注意・根据**
1 观察输液量、输液速度(❶❷) ①确认处方中所记载的孩子姓名、投与量、药剂名、输液速度 ②观察输液药剂的残量，确认输入的处方指示量。使用输液泵时，核对输入量与残量，观察处方记载速度与泵的设定速度是否一致	❶根据▸ 在不使用泵时，下滴数会因孩子体动等而变化，要频繁确认 禁忌▸ 在需输入药量没有输完时，将补充量加速下滴会有引起肺水肿、循环障碍的危险，禁止将剩余量加速下滴 技巧▸ 在确认时，输液瓶有明显的残留刻度，泵输送时间的记载，据此可判断预定量是否按设定时间输送给孩子 ❷在输入的药剂有多种时，注意有的药剂会对输液滴速有要求 根据▸ 更换药剂时，护理员会忘记变更输液速度 防止事故要点▸ 更换新药剂时，在确认孩子姓名、药剂名、投与方法、量与处方指示一致时要再度确认输液速度并调整
2 观察输液管线 ①观察管线是否有弯曲，连接部是否松动、脱落，管线内有无空气混入，有无血液回流(❶) ②观察三通活栓的朝向是否正确(❷) ③观察孩子与输液管线的位置(❸)	❶根据▸ 儿童体动剧烈，易引起管线障碍 ❷根据▸ 孩子对三通活栓产生感兴趣时，会动手改变三通活栓的朝向 ❸确认管线位置是否能被孩子触、拉 根据▸ 儿童体动剧烈，输液管线易被身体缠绕等，孩子判断危险意识的能力尚未成熟，应将管线配置在无危险的位置
3 观察针刺部(❶) ①观察针尖是否偏离，针刺部有无发红、肿胀、疼痛、静脉炎	❶要频繁确认 根据▸ 儿童血管细或体动剧烈易引起针被拔出而输液药剂漏的现象 紧急处置▸ 确认有漏液、静脉炎时，输液要中止，马上向医生报告
4 观察固定部位皮肤的状态 ①观察有无胶带引起的皮肤损伤、瘙痒、循环不全(❶❷)	❶根据▸ 儿童皮肤脆弱，长期使用黏性、刺激性强的胶带易引起皮肤损伤 ❷观察有无胶带引起的循环不全，管线连接部的皮肤压迫 根据▸ 儿童体动活泼，为防止针被拔出，多数会增强固定，由此易引起循环不全

<table>
<tr><th>要点</th><th>注意・根据</th></tr>
<tr><td>②定期一日一次摘除固定夹板，对固定部位擦拭（❸）
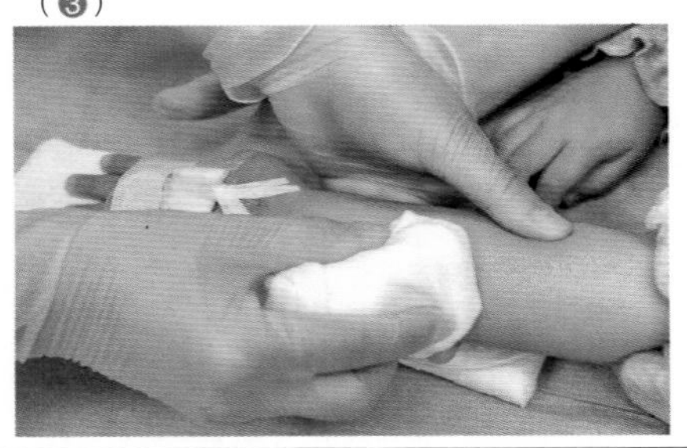</td><td>注意▸ 在剥离固定胶带之际，体动会引起跑针事故，为防止这一现象，需要 2 名护理员来实施
❸边注意不要跑针边对固定部位用温湿毛巾擦拭清洁
根据▸ 儿童新陈代谢旺盛，发汗多，固定部位易受污染
技巧▸ 在擦拭固定部位时，要观察皮肤状态，同时可擦拭全身，减轻孩子的负担</td></tr>
<tr><td>5 水分进出的计算
①根据孩子的状态定时（1 小时、8 小时、24 小时）计算（❶）</td><td>❶根据▸ 儿童心脏功能尚未发育成熟，循环血液量的增大易引起循环系统的负担。水分的吸收与排出还会影响治疗的继续、变更、中止等</td></tr>
<tr><td>6 实施日常生活的护理
①为使孩子自己用餐、清洁、玩耍实施的帮助（❶❷）
②沐浴或有可能淋浴时，固定部位使用塑料袋覆盖保护（❸）
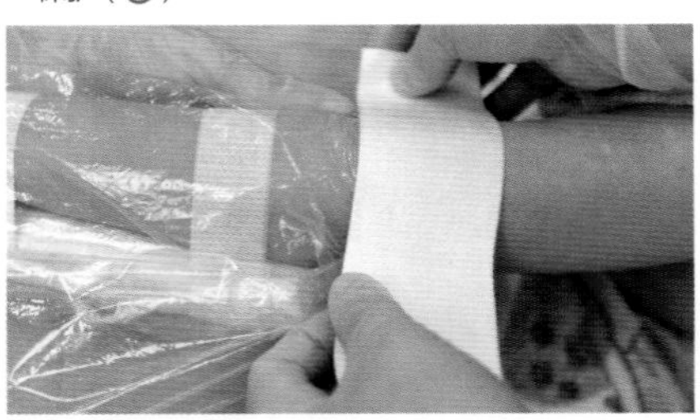
输液固定部位用塑料袋覆盖，塑料与皮肤开口端用胶带封住</td><td>❶对因进行输液而造成日常生活行动障碍的患者实施帮助时，要商讨与孩子相称的护理方法
根据▸ 上肢固定时，有必要对孩子用餐、更衣、玩耍等的障碍实行护理帮助，而下肢固定时，则对步行困难的孩子实施必要的帮助
❷即使在输液中也可安全地玩耍
根据▸ 输液中能减轻孩子的痛苦。在输液中为消除妨碍孩子发育成长之事，实施护理帮助尤为重要
❸保护好穿刺部位
根据▸ 固定部位受湿是引起感染的原因</td></tr>
</table>

要点	注意・根据
③向家长说明日常生活中的注意事项（❹）	❹对输液的必要性、注意事项（抱法、移动方法、玩耍方法）的说明 根据▸ 使家长理解，能防止在输液中产生事故，同时，也减轻家长的不安 防止事故要点▸ 移动时输液管线不要缠绕、钩拉周围的物品，以免引起事故

外周静脉持续滴注结束时的护理

步骤

要点	注意・根据
1 确认输液结束的指示和时间 ①有输液结束的指示后，确认结束时间（❶）	❶根据▸ 输液结束时，会有拔针、药剂输完等各种指示，一定要确认指示内容后再实施
2 向孩子和家长说明 ①确认医生有无向家长和孩子说明的内容（❶） ②向家长和孩子说明拔去留置针（❷）	❶确认家长对停止输液和输液结束时间的理解和同意 根据▸ 因有对结束输液治疗而感不安的家长。拔针前要确认 ❷根据孩子发育阶段，用易懂的语言说明 根据▸ 会有恐惧、讨厌拔针的孩子，为了使孩子理解，要在实施前，当面向其说明
3 拔去留置针 ①移至处置室（❶） ②洗手后戴上一次性手套（❷） ③关闭夹子，停止输液（❸） ④如有必要时，护理员要固定孩子身体（❹） ⑤剥下固定胶带，用酒精棉消毒留置针位置（❺） ⑥护理员用酒精棉压迫住拔针部，确认止血后贴上创可贴（❻）	❶不能在病房实施 根据▸ 病房是孩子安心、安全生活的场所，原则上在处置室实施 ❷彻底执行标准预防策略 根据▸ 防止血液为媒介的感染 ❸记录输液结束时间和输液残留量。使用输液泵时，在电源关闭前确认泵的输送量，记录在案 ❹注意孩子的安全，要有应对孩子突然动作的准备 根据▸ 尽管来到处置室，但孩子会因恐惧而突然有动作 ❺剥胶带之际，为了不损伤皮肤要认真实施 根据▸ 儿童皮肤脆弱，易在刺激后损伤 ❻可能的话由孩子自己压迫止血 根据▸ 使孩子有处置完成的成就感

要点	注意・根据
	注意▸ 孩子有出血性倾向时，止血需要花时间，要确凿地对应压迫止血，可用枕、压迫用胶带应对止血
⑦在孩子止血期间，护理员可将留置针从导管中摘除，废弃（❼）	❼缺护理员时，拔针部可让孩子自己压迫止血，护理员可除下留置针，将其废弃于感染性废弃物容器内 根据▸ 此时发生留置针针刺事故的可能性低，但针筒上有受血液污染的危险，故拔针后，马上废弃是重要的
⑧摘除一次性手套（❽）	❽在处置结束后，马上摘除手套 根据▸ 受污染的手套有可能会成为污染周围，让孩子受感染的媒介
⑨告诉孩子处置结束，表扬孩子（❾） ⑩确认拔针部有无异常、皮肤的损伤 ⑪和孩子一起回病房并告诉家长，孩子努力配合了处置	❾孩子会有成就感 根据▸ 消除孩子脑中恐惧的印象，留下努力便能完成的肯定回忆 技巧▸ 孩子有恐惧心理时，让其选择有卡通人物的创可贴，让其贴上。引导孩子努力应对拔针
4 收拾输液管线 ①再次戴好一次性手套（❶）	❶彻底执行预防策略 根据▸ 防止血液成为感染媒介
②按相关规则，收拾输液瓶、管线和针并将其分开废弃（❷❸❹）	❷针和输液管线废弃于有生化标记的容器 根据▸ 黄色生化标记指示尖锐性感染物的废弃，这种容器也可防止针刺事故的发生 ❸输液瓶有残留药剂时，将瓶液清理完，空瓶废弃于非感染性废弃物（塑料类）箱内 ❹无针输液管线废弃于橙色的生化标记箱内 根据▸ 橙色生化标记是固体形感染性废弃物的意思

2 中心静脉持续滴注(CV)

神道那实

目的▸
- ·能确保血管长期完好
- ·抗癌剂、高热量等对血管和皮肤刺激强的药剂的给药方式
- ·方便维持、改善营养状态

检查项目▸ 中心静脉导管刺入部的状态、输液管线、输液泵的设定及运作状况

适用条件▸ 血液疾病及恶性肿瘤等长期用抗癌剂治疗时、长期不经口摄取营养时、肠营养摄取不充分时

禁忌▸ 穿刺部位有感染时、有强出血性倾向时

防止事故要点▸ 防止误认给药孩子、防止错误的药、量和方法，防止中心静脉导管刺入部的污染，防止感染、异物的混入、空气的栓塞和误拔输液导管，防止中心静脉导管连接部的松脱和污染，防止皮肤损伤

必要物品▸
- ·输液管线的连接：处方、输液药剂、封闭式输液组合（有过滤）、有针罩的 Y 组合、酒精棉、托盘、输液架、输液泵、专用塑料针、针筒（注射器）、一次性手套

*输液组合：尽可能使用封闭式输液组合，不使用延长导管和三通活栓
- ·输液结束时的处置：肝素化生理盐水（肝素盐水）、专用胶针、酒精棉、保护帽盖、一次性手套、固定用纱布、胶带
- ·中心静脉穿刺部位消毒：洗必泰（葡萄糖酸洗必泰乙醇）、酮（聚维酮碘）、灭菌棉棒、亲水性敷料（无菌敷料）等，还有软垫敷料（灭菌纱布也可）、固定用纱布、固定用胶带、直尺、一次性手套

入浴时：塑料薄膜或塑料袋、固定用胶带或膜片性敷料

*这里以幼儿期的孩子为对象，应对中心静脉导管插入及输液管线连接进行解说

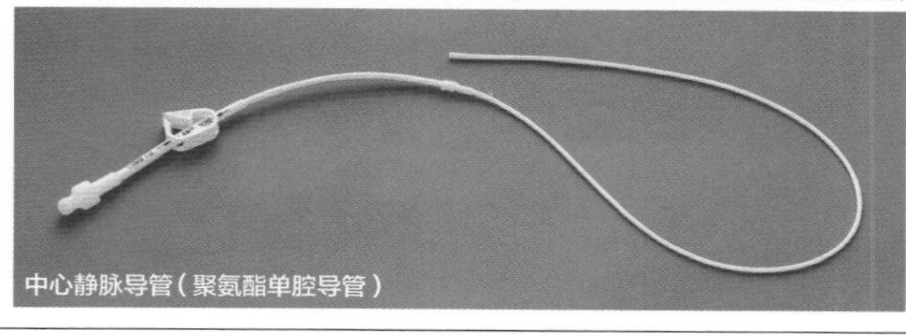
中心静脉导管（聚氨酯单腔导管）

［图片提供：株式会社 MEOICON］

输液管线的连接

步骤

要点	注意・根据
1 准备必要物品 参照外周静脉持续滴注所需物 ①对处方和输液药剂进行双核对，确认药剂记载、药剂瓶上孩子的名字、药剂量、流量正确与否（❶）	❶一定双人核对 根据▸ 防止误认孩子、错误给药和错误的投与量及方法，要 2 人以上确认 防止事故要点▸ 防止有错误给药和投与量及方法错误，要进行双人核对验证

要点	注意・根据
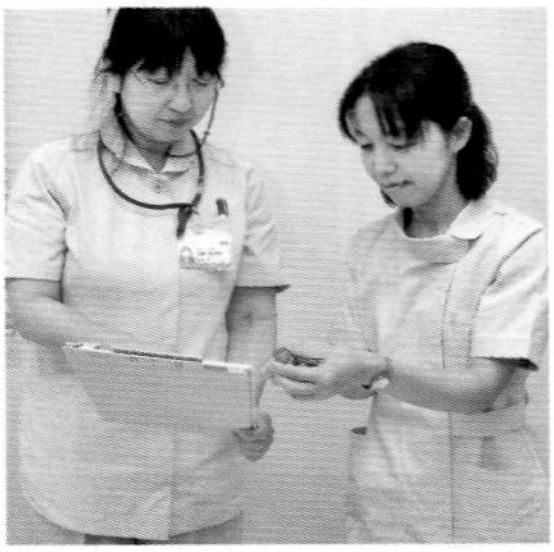 护理员双人核对	
②洗手，戴好一次性手套，在无菌操作下完成输液管线	
③封闭式输液组合与 Y 组合连接（❷）参照第 401 页的方法	❷防止事故要点▸注意不要触碰连接部 根据▸中心静脉导管的端头是插入静脉的，连接部感染有引起危重的感染症（败血症）的危险
④确认输液组合的过滤朝向（❸），使药液充满（❹）	❸防止事故要点▸过滤的朝向已定时，不要连接成相反的方向 根据▸过滤逆向装接时，就不能除去细菌、异物、空气 ❹防止事故要点▸连接器和侧管连接部要充满药液 根据▸输液组合从构造上来说是易积蓄空气的场所 技巧▸理解输液组合的构造，察看药液充满导管
⑤确认输液管线内部的连接无松动，无空气（❺）	❺确认空气没有积蓄在灭菌过滤网 根据▸中心静脉导管的头端是上大静脉，如有空气栓塞会有重大的影响
⑥摘除一次性手套，洗手	
2 让孩子准备好	
①连接好输液管线，向家长和孩子说明开始输液了（❶❷）	❶根据孩子的发育阶段，向孩子说明输液的必要性、时间、方法 根据▸事前说明能使孩子和家长感到安心，可能会得到协助 ❷告诉孩子，连接留置的中心静脉导管与输液管线时不会痛 根据▸孩子如果因恐惧，讨厌连接，会有体动而导致连接时间长，也有拔出中心静脉导管的可能。事前说明不痛能使孩子安心
②移至处置室（❸）	❸婴幼儿输液时，按孩子的希望让家长陪伴在一起
③让孩子仰卧位躺于处置床上，孩子露出中心静脉导管固定部（❹❺）	❹处置中，孩子的体位是坐位或仰卧位。不能保持坐位的婴幼儿，采用仰卧位

要点	注意・根据
露出中心静脉导管固定部 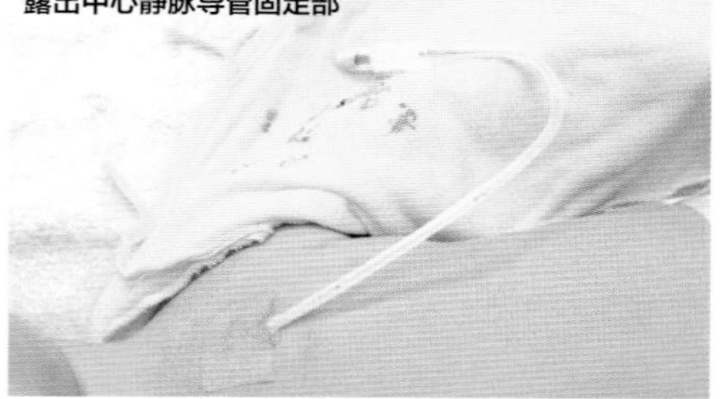 ④确认中心静脉导管刺入部有无异常和导管的长度（❻）	❺婴幼儿时，需要家长协助 根据▸ 孩子的重要家长，特别是母亲在旁时，孩子会感安心 ❻根据▸ 如果导管被拔出，液体就不能被输入血管
3 洗手后，戴好一次性手套，连接输液管线 ①摘下中心静脉导管的保护盖，插入头端（橡胶栓）部分用酒精棉消毒（❶） 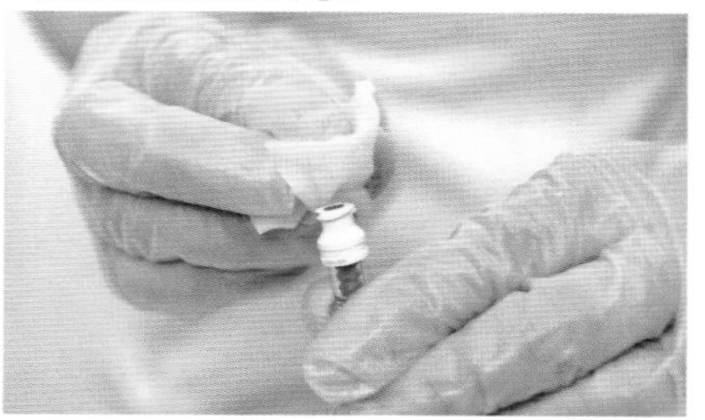 ②将专用塑料针安装于针筒后，刺入中心静脉导管的橡皮栓（❷） ③回抽针筒内筒，在确认血液回流的同时，注入预防闭塞的肝素盐水（❸）。使用后，针废弃于注射针废弃容器内 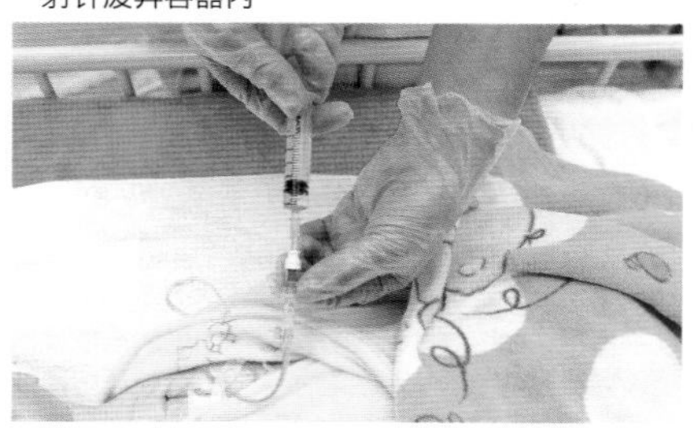 ④对橡皮栓部分再次用酒精棉消毒，连接输液管线，输液管线的针帽笔直旋转插入橡皮栓（❹） ⑤打开输液管线夹，确认液体自然下滴（❺）	❶防止事故要点▸ 橡皮栓部分的周围被触碰就会变得不清洁，要注意 根据▸ 防止由橡皮栓部分的细菌侵入，预防细菌感染 ❷实施无菌操作 ❸确认有无中心静脉导管的闭塞 根据▸ 中心静脉导管闭塞时，药剂便无法输入体内 紧急处置▸ 如果CV导管出现闭塞，必须使用肝素或尿激酶进行处理，并马上报告医生 ❹橡胶栓、输液管线（Y组合）针要垂直连接 根据▸ 针斜状态强行连接时会有药剂漏出，不能确实地投与药物 ❺快速确认后，马上关闭夹子

要点	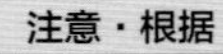注意・根据
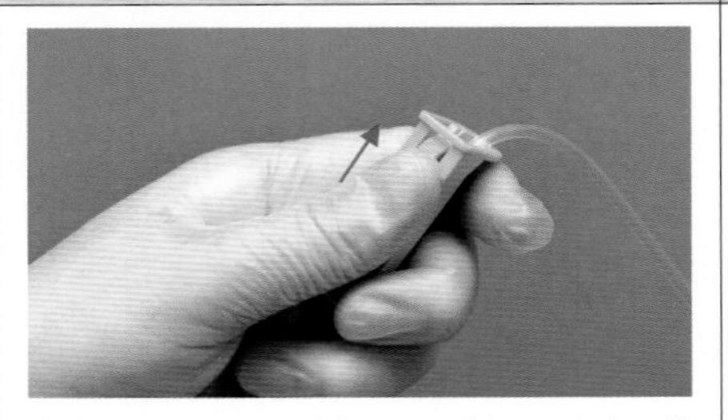	根据▶ 防止短时间里大量输液而产生心脏负荷
⑥输液管线与泵连接（❻，图片ⓐ）。详细参照第 424 页	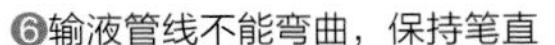❻输液管线不能弯曲，保持笔直 根据▶ 管线处于弯曲、扭折状态时，无法输入液剂
⑦设定输液量、输液速度、开始输液（图片ⓑ） 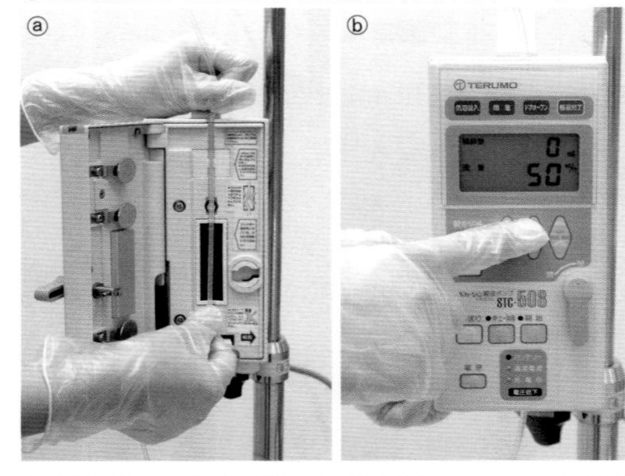 	
⑧输液开始后，确认泵能正常工作（❼）	❼根据▶ 患者为儿童时，要管理好水分的给予和排出，确保将抗癌剂等风险高的微量必要药剂输入体内，防止中心静脉导管的闭塞
⑨确认输液的流动 ⑩摘除一次性手套	
⑪整理孩子衣服，告诉孩子处置结束，表扬孩子（❽❾）	❽输液管线在内衣上固定，内衣和外套间的管线要保持轻微松弛状态 根据▶ 防止中心静脉导管的拔去事故 ❾根据▶ 对孩子的努力、协助进行表扬，这会与孩子下次接受处置的意愿相关
⑫向孩子和家长说明关于输液中的注意事项（❿）	❿根据孩子的发育阶段和程度，用易懂的话语说明输液管线弯曲、扭折后会发生什么，管线内血液回流的危险性，输液泵发出警报时的应对，输液管线的拉拽会导致的危险 根据▶ 为防止输液中发生事故，有必要提高孩子的认识，用易懂的语言对孩子进行说明能使孩子在行动中注意

要点	注意・根据
⑬护理员与孩子一起返回病房(⓫)	⓫护理员边示范持输液架移动的方法，边向孩子和家长说明注意点 根据▶ 展示移动的样子给孩子和家长看，对他们的理解有帮助
4 调整好病房的环境 ①考虑孩子生活习惯，调整输液架、输液管线的位置(❶)	❶根据孩子生活、发育阶段，在安全的场所配置输液架 防止事故要点▶ 根据输液架和孩子的位置决定输液管线通过的场所，可将其放置在不被踩踏、拉拽的位置
5 收拾处置室的使用物品 ①废弃使用物品时要注意防止废弃物上的血液污染	

中心静脉持续滴注中的护理

步骤	
要点	注意・根据
1 观察输液量和输液速度 ①确认处方中记载的孩子姓名、药剂名、指示量、输液速度 ②观察输液药剂残量，确认输液指示输入，输液泵的输送量和残量对照观察(❶) ③观察处方中的指示输液速度和泵的设定速度是否吻合(❷)	❶禁忌▶ 在没有将预定量输入完成时，将剩余量加速下滴会引起肺水肿和循环障碍，因此，禁止将不足量加速下滴 技巧▶ 在确认时，输液瓶上会有明显的残量指示，泵有输送时间的记载，就可判断预定量是否按设定时间输入 ❷根据▶ 在输入的药剂有多种时，注意有的药剂会使输液滴速有变化 防止事故要点▶ 更换药剂之际，不要忘记变更输液速度
2 观察输液管线 ①观察管线有无弯曲、扭折，连接部位有无松脱，管线内有无空气、血液回流(❶) ②观察孩子与输液管线的位置(❷)	❶根据▶ 儿童体动剧烈，易引起管线障碍 ❷确认孩子的位置处在不能拉拽管线的场所 根据▶ 儿童体动活泼，会将管线卷缠上身体
3 观察穿刺部和周围的皮肤状态 ①观察刺入部有无异常，有无因固定而损伤皮肤，有无瘙痒感	❶防止事故要点▶ 注意因长时间使用黏性强、刺激性强的胶带，易引起皮肤损伤

要点	注意・根据
②在拉拽中心静脉导管和输液管线时，或孩子无意识地在导管周围挠痒等时，要确认固定线有无偏离，导管长度是否适合（❷）	根据▸ 儿童皮肤脆弱易损伤 ❷防止事故要点▸ 确认不能拔出中心静脉导管 根据▸ 儿童体动活泼会拉拽中心静脉导管和输液管线而致中心静脉导管端头由静脉拔出
4 营养状态的评估 ①以补充营养为目的进行高热量输入时，通过身高、体重、摄取餐食状况、血液检查等（总蛋白、白蛋白、甘油三酯等）来评估营养状态（❶）	❶评估孩子的疾病障碍 根据▸ 评估孩子的营养状态和对决定其的治疗、护理有很大作用
5 精算出水分的吸收和排出 ①根据孩子的状态，定时（1 小时、8 小时、24 小时）算出水分的吸收与排出（❶）	❶根据▸ 儿童心脏功能尚未发育成熟，循环血液流量的增大会易引起循环系统器官的负担，水分的进出平衡还会影响治疗的进程

中心静脉持续滴注结束时的处置

步骤

要点	注意・根据
1 准备必要物品 ①将必要物品放置在托盘里 ②用肥皂洗手，流水冲洗，戴好一次性手套（❶）	❶实施清洁操作 根据▸ 防止因不适当的处置，引起血液感染
2 摘除输液管线 ①关闭夹子 ②撤除输液泵处的输液管线 ③摘下连接部位	
3 用肝素盐水封闭 ①用酒精棉擦拭中心静脉导管插头的橡皮栓部分（❶） ②将装有专用胶针的、事前已吸入肝素盐水的注射筒刺入插头橡胶皮部分，确认中心静脉导管的夹子打开后，缓慢注入 3 ml 的肝素盐水（❷） ③关闭夹子，拔针，将针废弃于在旁的注射针废弃容器（❸） ④再度用酒精棉擦拭插头橡皮栓部分，盖上保护帽（❹）	❶消毒后，保持橡胶部分的清洁 根据▸ 防止血液感染 ❷注入时，如有抵抗，不要勉强注入 根据▸ 不适当地注入，血栓会随血液而动，要防止中心静脉导管超负荷 紧急处置▸ 中心静脉导管闭塞时，有必要用肝素或尿激酶处置，立即报告医生 ❸注意针刺事故 根据▸ 预防因针刺事故而感染 ❹清洁操作 根据▸ 预防不恰当的处置而使血液感染

要点	注意・根据
4 固定中心静脉的导管 ①观察中心静脉导管刺入部和周围的皮肤状态以及中心静脉导管的长度有无异常 ②在刺入部的下方，将导管制成圆圈回路（见下图）并随导管走向固定（❶❷❸） 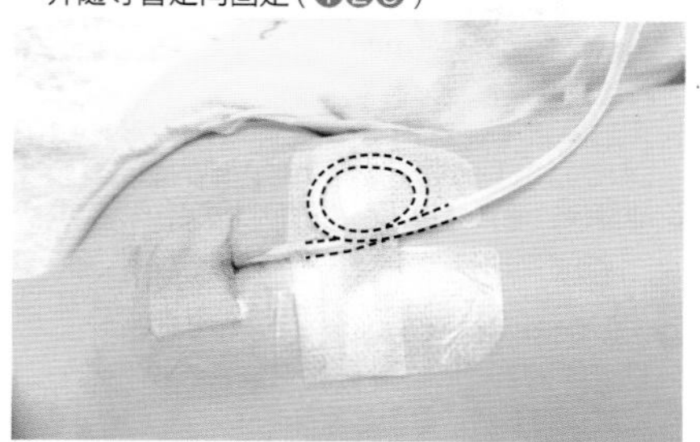 ③中心静脉导管插头用纱布卷捆整理好 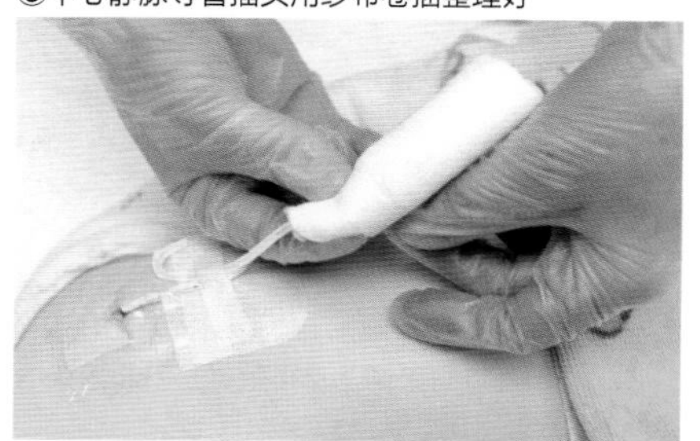 ④用胶带或胸带固定（❹） 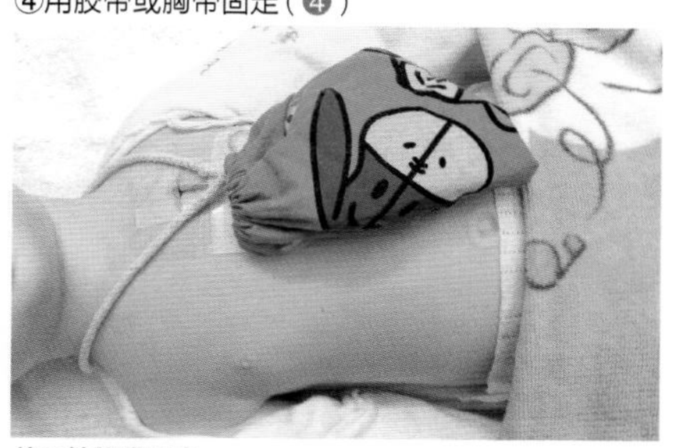 **使用拉绳袋固定** ⑤摘除一次性手套 ⑥告诉孩子处置结束，表扬孩子	❶在中心静脉导管下的皮肤上贴上胶带，将导管置于胶带上，再用胶带将导管夹住，从上向下固定 根据▸ 防止中心静脉导管压迫、损伤皮肤 ❷注意不要拉拽中心静脉导管 根据▸ 中心静脉导管会有松动，引发被拔去的危险 ❸固定部位的胶带不必大于固定导管必需的范围 根据▸ 固定胶带范围应尽可能地小 ❹考虑孩子的发育阶段、皮肤状态等，使用胸带、颈挂拉绳袋等固定 根据▸ 婴幼儿会注意到导管而拉拽导管，为此应在孩子看不见的位置固定
5 收拾 ①再次戴上一次性手套在处置结束后收拾时，注意预防血液污染	

中心静脉导管刺入部的消毒(中心静脉导管留置)

步骤

要点	注意・根据
1 确认情况 ①确认上次消毒日及当时刺入部、皮肤的状态、固定方法(❶)	❶无菌敷料 7 日换一次，纱布辅材 2 日换一次，其他辅材有剥落、污染时，刺入部有感染迹象时等应适宜替换 根据▸ 按《血管内留置导管相关的感染预防 CDC 指南》的指示来防止刺入部的感染。频繁地替换、消毒会增高感染的危险性
2 准备必要物品 ①根据孩子皮肤的状态，选择固定用胶带，取必要长度(❶) ②肥皂洗手，流水冲洗，戴好一次性手套(❷)	❶选用黏性好、对皮肤刺激性小的胶带 根据▸ 插入中心静脉导管的胶带长期在同一部位反复黏着时，易引起皮肤损伤，孩子会感到痛苦 ❷按标准预防策执行 根据▸ 防止导管感染
3 剥下固定胶带 ①要缓慢、认真地剥下固定胶带、无菌敷料等。根据状况可用生理盐水润湿下剥(❶❷)	❶防止事故要点▸ 注意不要引发剥离皮肤孩子的疼痛 根据▸ 同一部位反复的贴附使皮肤变得脆弱，处置时，孩子会有痛苦之感，会引起其拒绝处置 ❷手不要触碰刺入部 根据▸ 手套没有灭菌，直接触碰是引起感染的原因 技巧▸ 单手边压皮肤边剥下胶带，能预防损伤皮肤
4 观察刺入部周围的皮肤状态 ①观察刺入部有无发红、肿胀、疼痛、渗出液，输液药剂有无漏出(❶)	❶刺入部有异常时，要观察症状的变化 根据▸ 早期发现刺入部有感染迹象，能早期对应处置，预防了危重的感染症 紧急处置▸ 确认刺入部有异常时，立即报告医生，接受指示

要点	注意・根据
②观察刺入部周围的皮肤状态（发红、剥离疼痛等）（❷） ③确认固定线有无偏离及中心静脉导管的长度（❸） 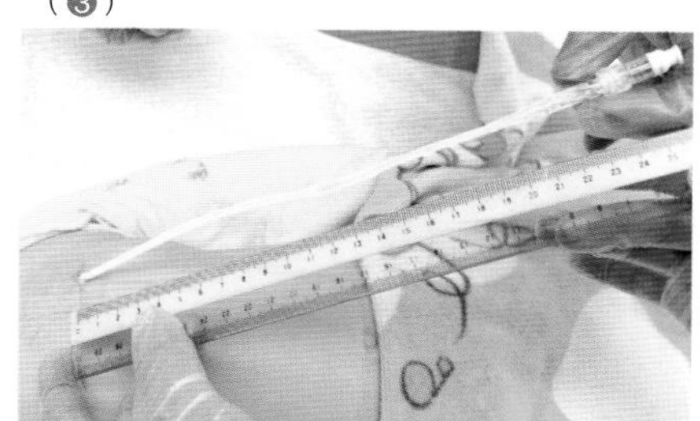	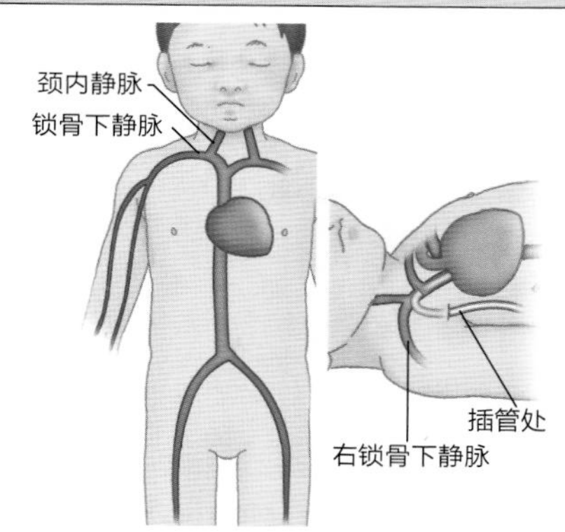 ■图 1　中心静脉导管刺入部和到达路径 ❷根据皮肤状态，变更使用胶带和贴黏位置 根据▸ 有必要观察皮肤状态，因为预防皮肤损伤是很重要的 ❸确认插入中心静脉导管的长度，以不拔出为准 根据▸ 如果导管被拔出，药剂就不能输入血管内而漏在皮下 紧急处置▸ 中心静脉导管被拔出时要立即报告医生，确认在输液有无漏在皮下同时中止输液
5 消毒 ①刺入部周围的皮肤用消毒乙醇或洗必泰消毒剂等擦拭（❶） ②使用聚维酮碘和灭菌棉棒，由刺入部中心向外侧画圆消毒，灭菌棉棒换 2~3 次（❷❸） 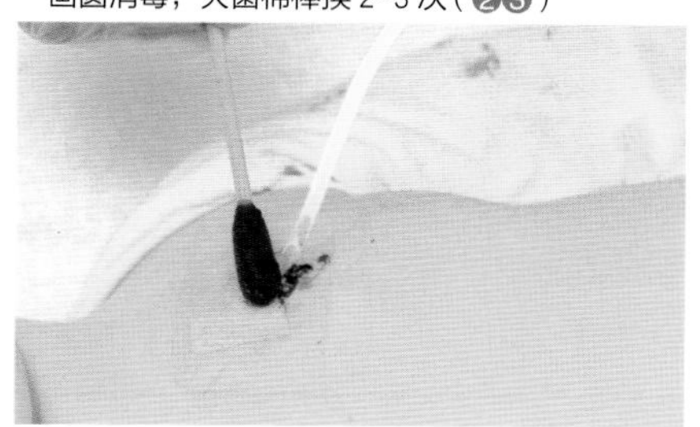	❶在刺入部，除去固定绳线、导管的污染，胶带的黏着成分 根据▸ 预防从刺入部感染 ❷无菌操作 根据▸ 防止从刺入部感 ❸以 1.5~2.0 cm 为直径画圆进行无间隙消毒，每画一圆要换一次消毒棉棒 根据▸ 保持刺入部基本清洁

<table>
<tr><th>要点</th><th>注意・根据</th></tr>
<tr><td>③用灭菌纱布压吸(❹)
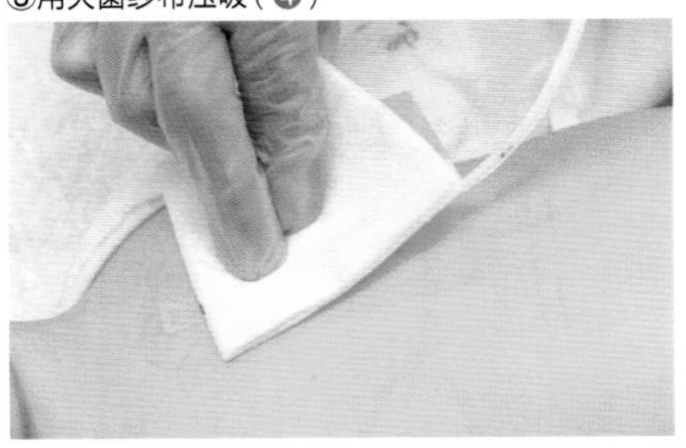</td><td>❹使聚维酮碘完全干燥
根据▸ 聚维酮碘不干燥会得不到消毒效果</td></tr>
<tr><td>6 固定中心静脉导管
①在刺入部贴上无菌敷料(❶❷)
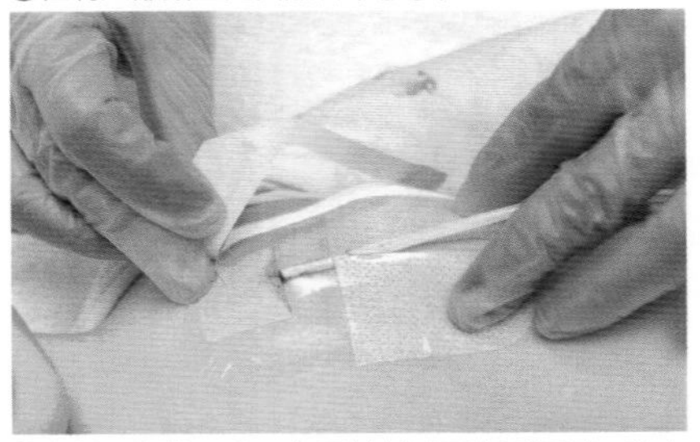
②在刺入部的下方，将导管制成回路圆圈后，将中心静脉导管沿走向牢固固定
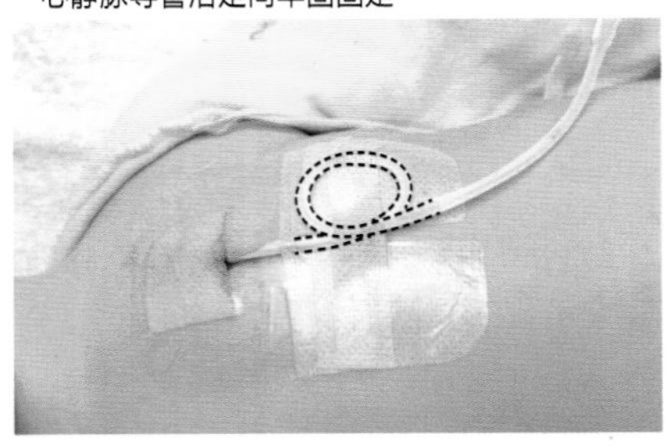
③中心静脉导管的插头用纱布包卷，用胶带或胸带固定
(②③步骤参照第 419 页4)</td><td>❶无菌敷料要紧贴皮肤
根据▸ 防止有外部的细菌入侵
❷根据状况，选择对应无菌敷料
根据▸ 采用无菌敷料能时时观察，有汗时易使其剥脱落。但用软垫敷料时，尽管不能时时观察，但是有出汗也不易剥落的优点
技巧▸ 中心静脉导管穿出敷料处多有剥脱，这部分能用胶带加强固定更好。还有拐角处使用圆形敷料的话，不易脱落</td></tr>
</table>

入浴时的护理

步骤 要点	注意・根据
1 准备必要物品 ①准备大些的敷料，没有时用塑料袋或薄膜，裁成必要的大小，周围贴上胶带，备好（❶）	❶根据孩子的皮肤状态、爱好，使用适宜物品 注意▸ 中心静脉导管多数是长期插入的，重要的是通过尝试摸索出适合孩子的方法
2 让孩子做好准备 ①向孩子和家长说明，根据状况可在处置室或病房解说（❶❷） ②为了贴黏中心静脉导管周围的辅材和胶带，脱去或上卷上半身衣物（❸）	❶根据孩子的发育阶段，可用简单易懂的语言向孩子说明 根据▸ 事前说明能使孩子易接受 ❷由孩子选择处置场所 根据▸ 处置不会痛，尊重孩子的意愿，能易获取孩子的协助 ❸取得孩子和家长的协助 根据▸ 促进孩子和家长参加治疗、提高治疗处置意识，有促进发育作用
3 贴辅材、胶带 ①如果在输液中，需暂时中止输液，用肝素盐水封住（❶） ②让孩子和家长确认准备好的胶带和辅材是否满意。将中心静脉导管插头用纱布包卷，整体用胶带贴覆盖好（❷） ③注意不要让孩子和家长洗用胶带、辅材保护的部分，这部分也不要触碰浴槽（❸）	❶根据▸ 输液持续时，有从输液管线和胶带的间隙处润湿插入部的可能，由此，会有感染的危险。另，在附有输液管线状态下入浴，管线也易被拉拽 ❷根据▸ 如果和孩子自己预期的有异或和平时样态不一样时，孩子不但会讨厌贴胶带还会讨厌入浴 ❸根据▸ 预防感染
4 入浴后的处置 ①缓慢剥下在处置室贴上的胶带、辅材（❶❷） ②观察中心静脉导管刺入部及周围的皮肤 ③输液再次开始时，需洗手后，戴上一次性手套，继续输液 ④中心静脉导管的固定参照第419页进行固定	❶擦拭去多余水分，单手按压皮肤的同时剥胶带，注意不要引发孩子痛感 ❷根据状况，可让孩子或家长来剥脱 根据▸ 孩子自己剥或让孩子信赖的家长剥时可减轻痛感

8 输液管理
3 输液泵

神道那实

目的▸
· 输液泵：保证药剂以一定的速度持续注入患者体内
· 注射泵：将微量药剂以低流速注入体内

检查项目▸ 泵的电池量、运行状况、安装位置、输液管线组合的方法

适用条件▸ 抗癌剂、升压药等高风险的药剂需以一定的速度输入时，有心脏疾病和循环动态易变化的孩子等，有必要管理水分平衡，体动活泼用自然下滴输入困难的孩子

防止事故要点▸ 防止断电事故，防止输液架翻倒而使孩子受伤、输液线固定不良、设定错误而误输入，防止血液回流，防止药剂特别是有坏死性作用的药剂在输入时渗入皮下

必要物品▸
· 使用输液泵的场合：输液泵（①）、输液管线（②）、酒精棉、处方笺、输液架
· 使用注射泵的场合：注射泵（③）、针筒（④）、延长导管（⑤）、酒精棉、处方笺、输液架

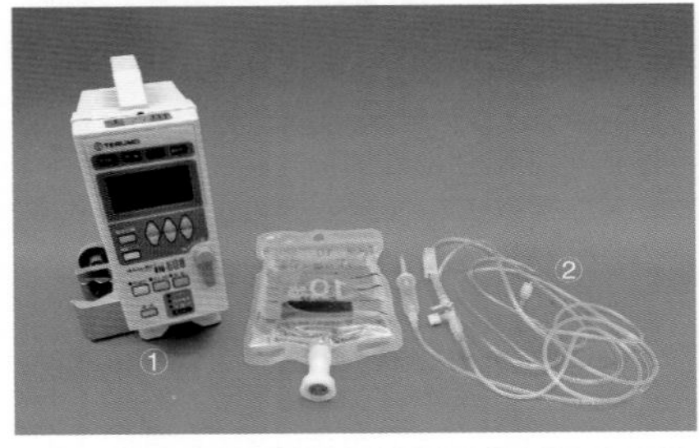

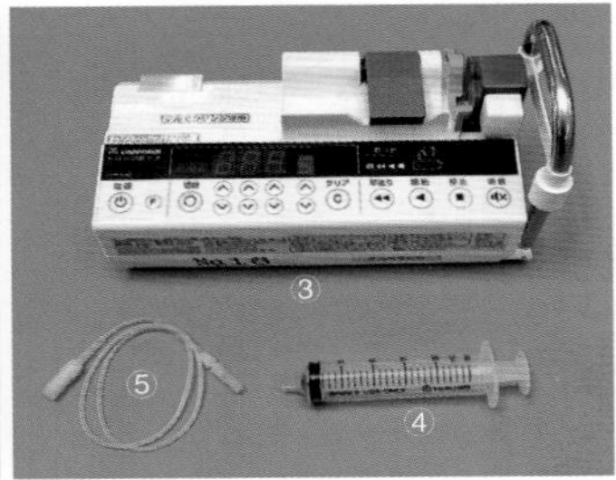

步骤

要点	注意・根据
1 准备必要物品 ①根据输液药剂、输液速度、输液量等选择使用的输液泵。确认有无破损，检查电池运作状态，开启自检功能态（❶❷）	❶根据▸ 输液泵的种类各有特点和不足，有必要选择适合的输液泵 ❷防止事故要点▸ 确认电池充电状态和能否正常运作 根据▸ 如果不能及时充电，电源可能在病人移动中关闭

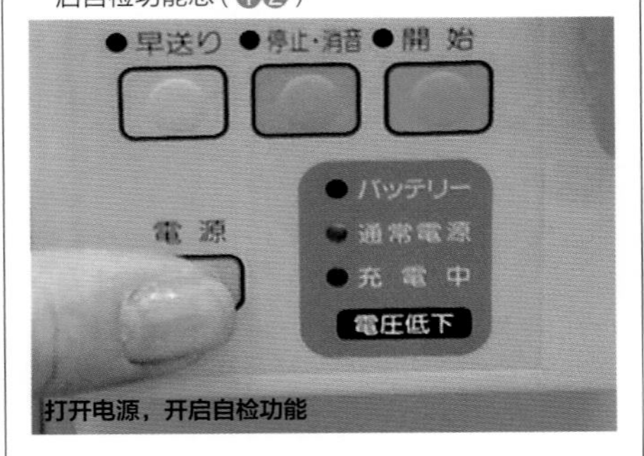

打开电源，开启自检功能

■表 1　输液泵的特点

特点：输液筒安装传感器，控制并计测下滴数为"滴数控制型"。通过泵内部马达转数来控制调整流速为"流速控制型"
不足点：即使输液药剂输入到血管外，也强制送液

要点	注意・根据
	■表 2　注射泵的特点 特点：与输液泵比能微量正确投与，输液速度可以从 0.1 ml/时起设定 不足点：换针筒时有细菌污染的危险
②准备输液架（❸）	❸使用多脚输液架 根据▸ 如果输液架脚少的话，会因输液泵的重量而重心不稳，有倾倒的危险 防止事故要点▸ 防止输液架倒下而使孩子受伤
③输液泵安装在输液架（❹❺❻） 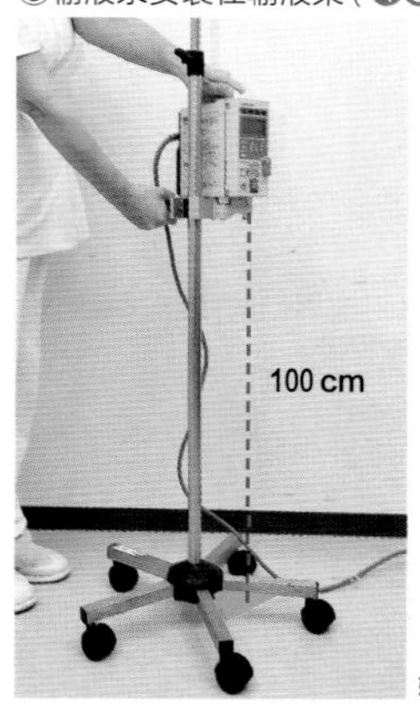 输液泵与输液架脚间位置	❹将输液泵安装在输液架的架脚之间 根据▸ 增加稳定性 ❺泵在距离地面 100 cm 高的输液架上安装 根据▸ 泵安装在高位，重心会高，输液架易翻倒 ❻注射泵可安置在与孩子刺入部同高处 根据▸ 注射泵设定位比孩子位高时，针筒内筒固定不良时，因落差会有过剩药剂输入（虹吸现象）的危险
2 输液管线与泵的组合 **［使用输液泵时］** ①打开输液泵门，调整输液管线夹子的位置，管线要笔直组合（❶❷） 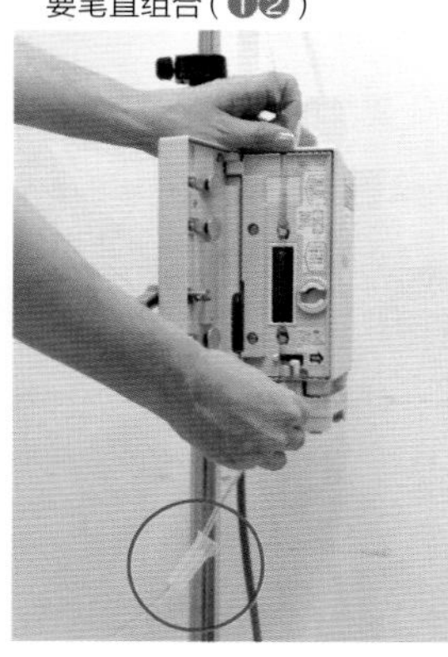 将夹子置于输液泵下侧来组合输液管线	❶夹子一定设置在泵的下侧 根据▸ 夹子在泵上侧设置时，夹子忘打开后，有警告闭塞的警报 ❷管线不要过度拉拽或曲线组装 根据▸ 管线固定不牢会发生自由流速（短时间大量输液注入）和流量误差的危险 防止事故要点▸ 防止因管线固定不牢而注入 注意▸ 输液管长时间使用变形时，变形部分不要与泵组合

要点	注意・根据
②关闭泵门，打开夹子（❸❹） 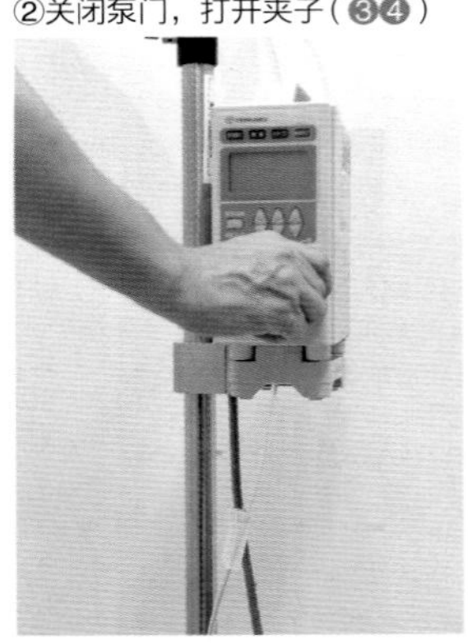	❸关泵门时，不要夹住管线 根据▶ 管线被门夹住，门会处于半开状态，输液就不能正常开始 ❹确认夹子处于全打开状态 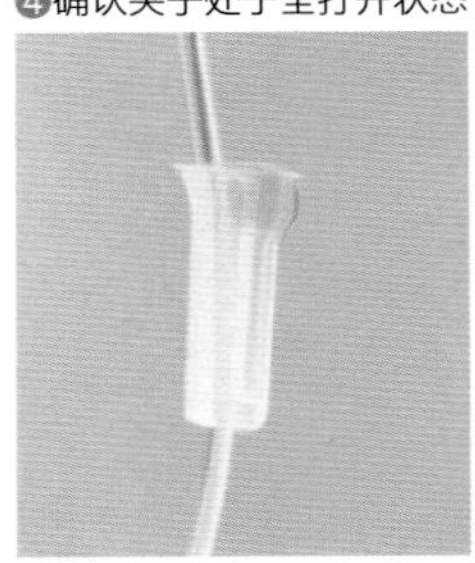 **夹子全开状态**
③使用滴数控制型输液泵时，液滴传感器须安装在输液筒内药液滴头与滴下的液面之间的高度，水平安装（❺） 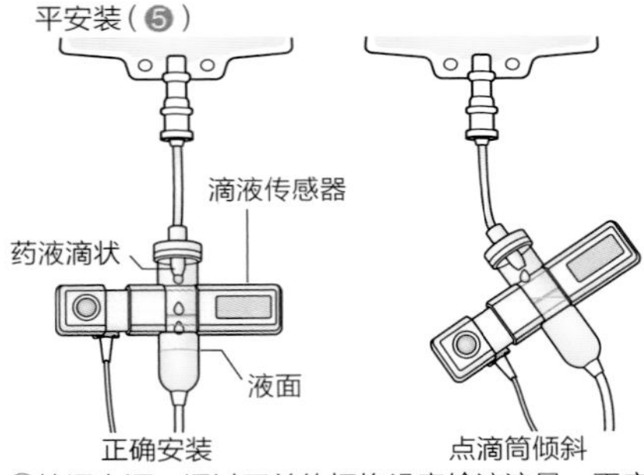 	❺ 根据▶ 液面不处于水平位置，就不能正确检出下滴数值，会发生流量误差
④接通电源，通过开关的切换设定输液流量。再度切换开关，设定输液预定总量（❻） 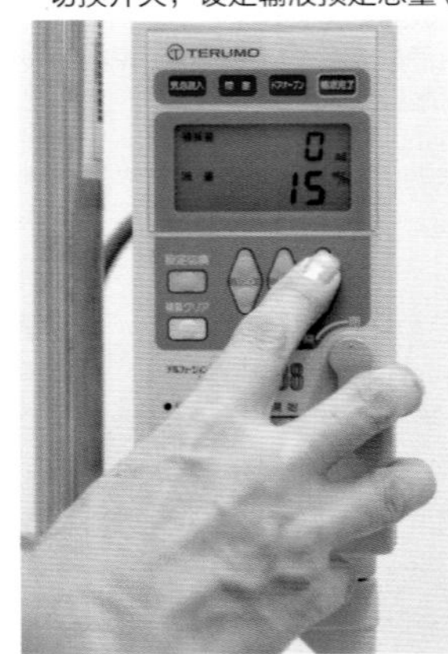 **流量、输液预定总量的设定**	❻按处方指示设定输液总量和流量。不能因设定后有误再逆向设定 根据▶ 因设定错误，短时间会有大量输液注入，易出现重大事故 注意▶ 因输液总量和流量的逆设定致意外事件的事例很多 防止事故要点▶ 设定后，要说出声来确认或双人核对。反复确认最重要

要点	注意・根据
⑤戴好一次性手套后，连接输液管线与孩子穿刺部位留置针或中心静脉导管（❼）	❼确认输液药剂沿着输液管线输送 根据▸ 夹子或三通活栓有多个时，易忘记打开。忘记打开时会引起血液的回流，为确保药液输送进血管须再度确认
⑥确认自然下滴后，打开开关（❽） 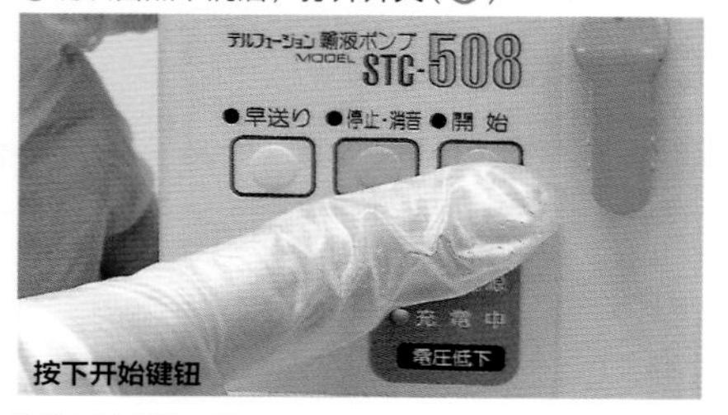 按下开始键钮	❽打开开关后，确认操作指示和在开始输液 根据▸ 防止忘记开开关或按错开关
［使用注射泵时］ 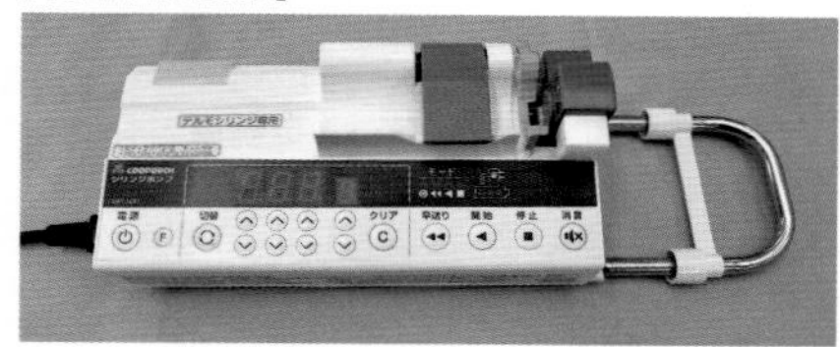	
①戴好一次性手套，将事前已吸入药液的专用针筒与延长导管相连接（❶），摘除一次性手套（❷）	❶实施无菌操作，拔除针筒内空气 根据▸ 防止感染，预防空气栓塞 ❷根据▸ 防止药剂的暴露，必要时戴好手套
②通入电源，用自检功能确认有无异常 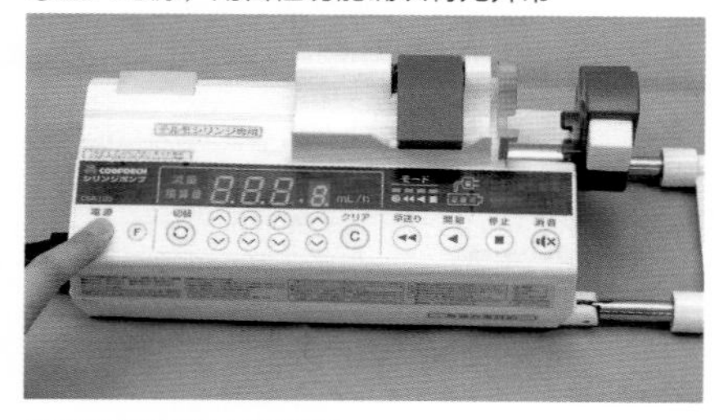	
③用夹钳固定针筒（❸） 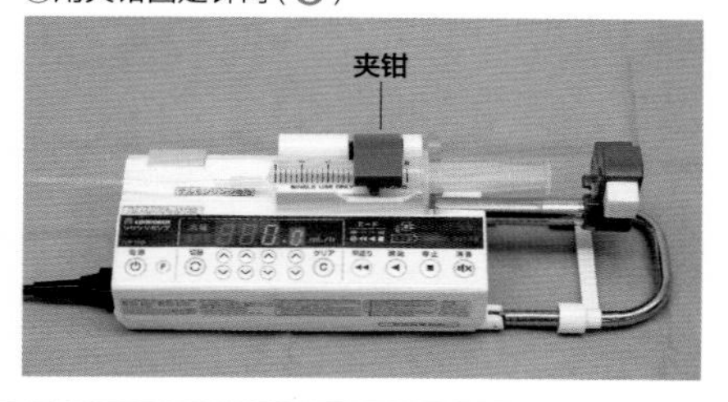 	❸认真看读针筒的刻度，针筒不要倾斜固定 根据▸ 为实施正确的输入，要确认正确的药液量。若针筒持续倾斜状态，途中有可能会从泵中脱落

要点	注意・根据
④打开夹钳 ⑤左手持着针筒，将针筒外筒放入泵的固定沟槽，右手移动滑块（❹） ⑥滑块移动到针筒吸头，用滑块钩扣住吸头并保持这一状态（❺❻） 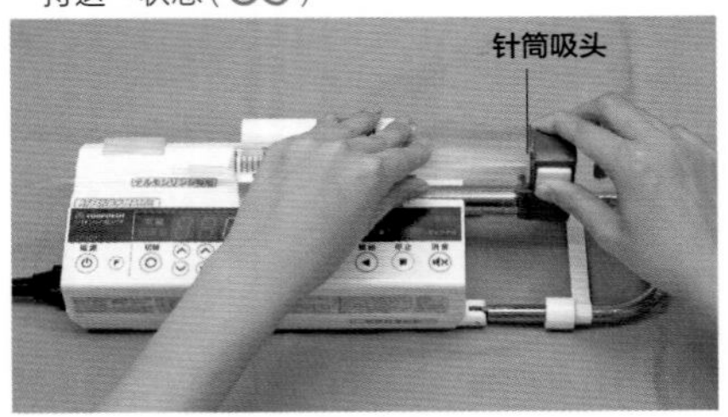 	❹根据▶ 外筒的凸缘若不在固定沟槽就不能正确地输入药物 ❺吸头与滑块钩之间不要有间隙 根据▶ 吸头与滑块钩有间隙时，输液开始后，会暂时没有药剂投与。吸头从滑块钩上脱落时会有产生虹吸现象的危险 ❻注意不要压吸头 根据▶ 如果吸头受压，输液开始时会有比输液预定总量大的药剂被投与而出现危险
⑦泵的液晶显示屏上出现针筒的尺寸，确认与针筒实际尺寸是否相同（❼） ⑧设定输液总量和流量（❽） 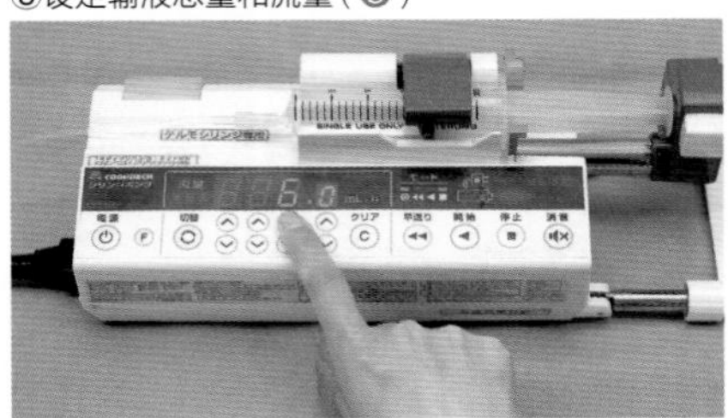	❼根据▶ 针筒尺寸与生产商提示的相异时，有可能会产生流量误差 ❽注意不要看错所示输液流量和总量的小数点位置 根据▶ 注射泵的设定单位可以精确到时小数点后一位，而输液泵没有小数点。使用注射泵时，小数点位的错误就是流量错误，会发生输入错误等事故 防止事故要点▶ 设定后，要有另一位护理员说出声确认。谨防因看错而致事故发生
⑨快速打开开关，药液充满延长导管头端的同时，确认针筒吸头和滑块钩的紧密程度（❾❿） ⑩延长导管上连接三通活栓，打开开关。线路是主线路时，延长导管与留置针连接，打开开关 ⑪确认操作指示（指示灯）由亮熄灭（⓫） 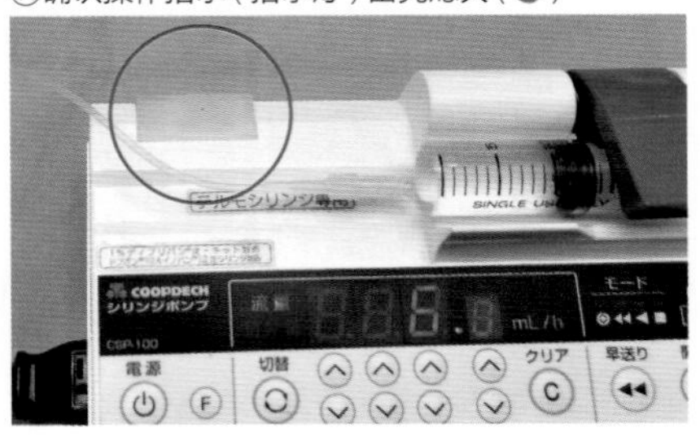 	❾根据▶ 针筒的吸头与滑块有间隙时，即使输液开始，也会暂时没有液体注入 ❿快速打开开关可将导管中的空气向外压排出去 ⓫注意不要忘记打开开始开关或开错开关 防止事故要点▶ 一步一步确认操作是重要的

要点	注意・根据
⑫再次确认输液是否正在进行（⓬）	⓬确认从输液药剂到孩子的管线运作 根据▸ 为预防事故要反复确认 防止事故要点▸ 药剂，特别是坏死性作用的药剂输入时，要注意药剂渗出的现象

3 输液的警报处理

①通过泵的显示屏，确认警报的原因。运用“停止・消音”键（机种不同会有蜂鸣器停止或停止键的不同表示）解除报警（❶）

❶开泵门前，一定先确认警报故障的种类

根据▸ 警报的原因有气泡混入、闭塞、电池不足等各种各样，对应处理方法也不同

注意▸ 确认原因种类之前就打开泵门，表示原因的显示画面就会消失而改为显示“开门灯亮”的画面，如此警报原因便不知道了

ⓐ

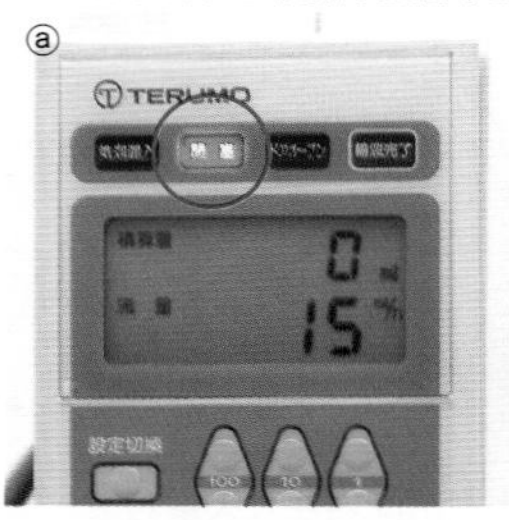

ⓑ

ⓐ输液泵警报
ⓑ注射泵警报

②排除原因，再次开始输液（❷）

❷操作前一定关闭输液夹

根据▸ 防止短时间大量输液被注入

■表 3　警报的种类和对应

气泡	确认管线内有无气泡，除去气泡。输液结束时，接续新液体输入
闭塞	确认夹子的闭塞、管线的弯曲、输液有无自然下滴
电压低下	确认有无充电不足、电池是否劣化，连接近处的电源
门开了（输液泵）	确认管线是否被夹住、门有无破损

4 观察使用中的泵

①在病房内孩子手触碰不到的位置放置输液架及泵（❶）

❶根据▸ 孩子对输液架、泵感兴趣，用手触碰的并不少见。因此，存在输液架被触碰翻倒、设定被改变的危险

②多次观察输液预定总量及输液速度（❷）

❷根据处方指示，确认细微处

根据▸ 在与泵相关的事故面，有很多是输液预定总量和输液速度相反设定和数字位数设定错误的报告

要点	注意・根据
③移动时，不能让孩子一个人移动，大人要陪同（❸） 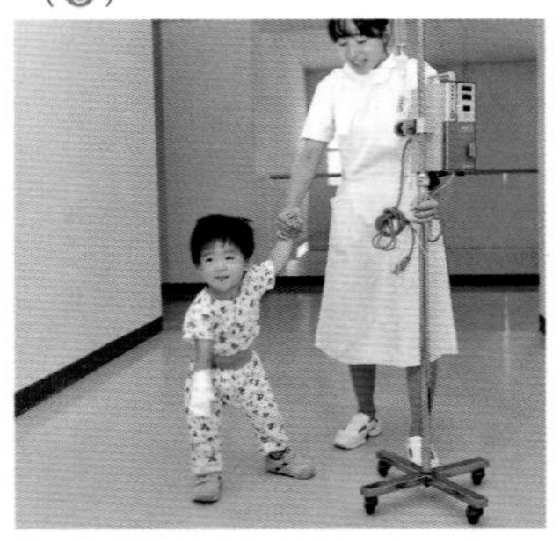	❸防止输液架翻倒及孩子的跌倒 根据▸ 输液架的重心高、泵重，易引发翻倒事故。要注意移动线路的地面上的路障
5 输液结束 **[使用输液泵时]** ①注入结束后，警报会鸣响。按下“停止・消音”键，警报会解除 ②关闭输液线夹或三通活栓（❶，图片ⓒ） ③确认输液总量后，摘除管线（图片ⓓ） 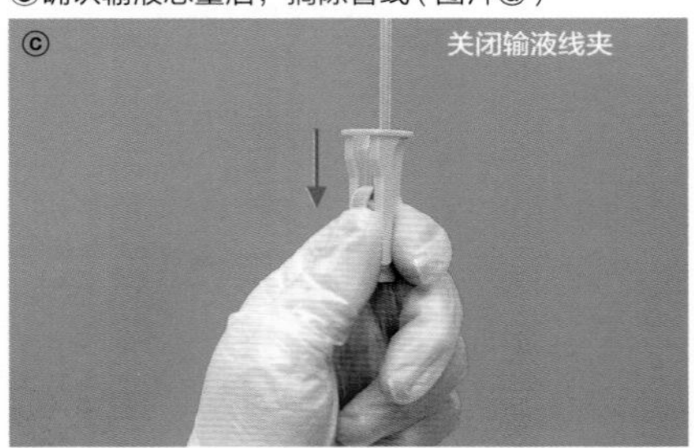 ④长按电源键（约3s），切断电源 **[使用注射泵时]** ①注入终了，警报会鸣响。键击“停止・消音”键，警报会解除 ②关闭三通活栓 ③确认输液总量后，摘除三通活栓、延长导管。是主线路导管线时，拔去留置针 ④长按电源键（约3s），切断电源	❶防止事故要点▸ 防止短时间内注入大量药液，防止血液回流 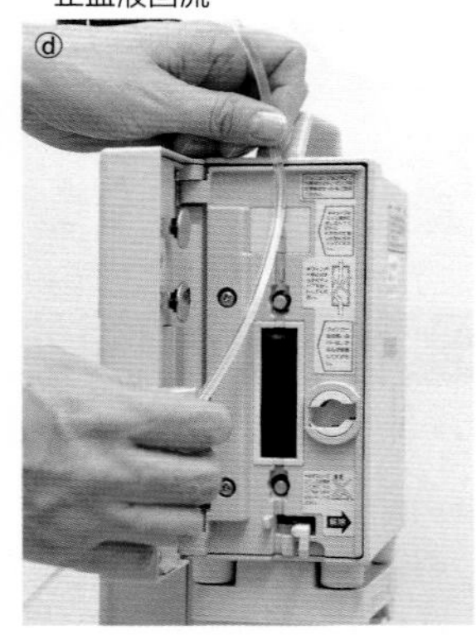 **打开输液泵的门，摘除管线**

9 输血管理

神道那实

目的▸ 是对血液成分中红细胞和血小板等定量减少或功能低下的补充，可有效改善临床症状

检查项目▸ 生命体征、血型、输血同意书、血液成分减少伴随的症状（贫血、出血等）、输血的副作用

适用条件▸

· 全血制剂：用于新生儿的交换输血、心脏手术、交通事故引起的大量出血等循环血液量减少的场合

· 红细胞制剂：用于手术时出血、骨髓原性贫血等虽循环血液量没有减少但氧气输送功能低下的场合、恶性肿瘤和骨髓移植等孩子照射红细胞浓缩 -LR 时

· 血浆制剂：DIC（弥漫性血管内凝血）等凝血酶原时间（PT）和部分促凝血酶原激酶时间（PTT）延长 1.5 倍以上时，低纤维蛋白原血液疾病时

· 血小板制剂：血小板减少和血小板功能低下时、有出血倾向时

禁忌▸ 肝素诱导性血小板减少症、血栓性微血管疾病、血小板输血禁忌

防止事故要点▸ 防止取错检体、误认孩子、取错输血用血液，为防止事故要双人核对，防止感染

必要物品▸ 医生的指示书或输血请求单、血型报告书、交叉配血测试报告、输血同意书、输血用血液、输血装置、酒精棉、输血泵（与输血装置对应）、输液架，必要时还需注射泵、针筒、延长导管

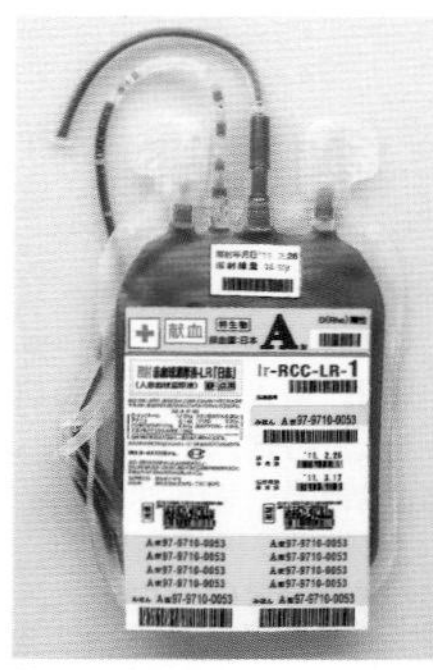

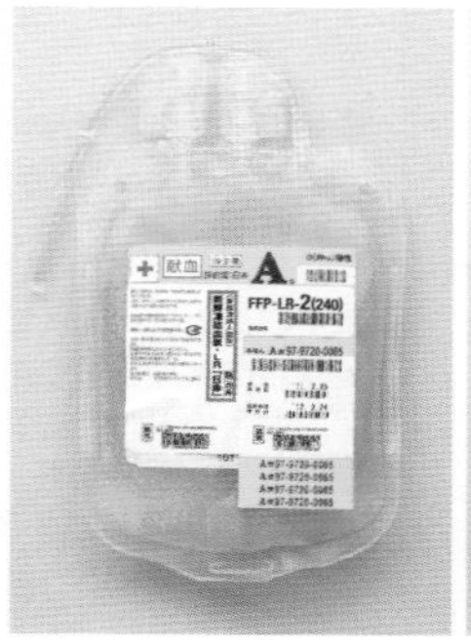

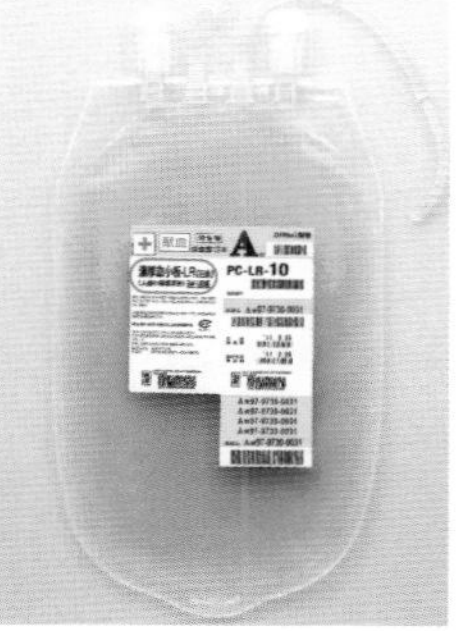

输血用血液例

左：照射红细胞浓缩液 -LR（日本红十字会）（Ir-RCC-LR-1）

中：新鲜冻血浆（日本红十字会）（FFP-LR-2）

右：浓缩血小板 -LR（日本红十字会）（PC-LR-10）

（图片由日本红十字会提供）

步骤

要点	注意・根据
1 确认必要信息、情况 ①事前，确认血型的检查、采血做交叉配血测试，还有输血同意书（❶❷）	❶注意同时做多个采血工作时，不要取错检体 根据▸ 避免发生血型不符合事故 ❷配血测试用检体要在输血预定的前三天内与血型判定用血分开采取 根据▸ 两个检体分开采取能在万一误认孩子时，因两个血型不一样而发现错误

要点	注意・根据

防止事故要点▸ 血型判定用血和交叉配血测试用采血原则上不同时采取

②过去有输血经验时，确认那时有无副作用（❸）

❸确认有什么样的副作用出现、出现副作用时有无使用药剂

根据▸ 输血前，为预防过去出现的副作用，也会注射一些抗生素

③备好必要的输液泵、注射泵、输液架（❹❺）

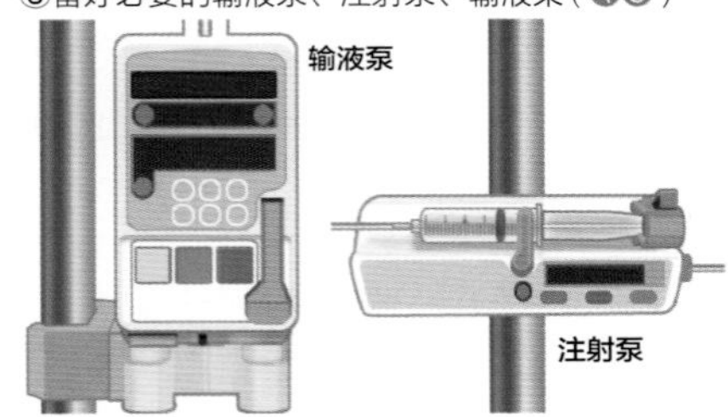

❹基本上使用泵

根据▸ 防止短时间内大量输血而使心脏负荷。只输入输血袋内的一部分血液时，能通过设定输血总量来实施必要的输入量

❺输血组合应与输液泵对应使用

注意▸ 使用既可以输送液体同时也不会完全挤压输血组合管线的中压输液泵是非常有必要的

2 确认输血用血液

①输血用血液送到病房楼，准备好指示书、血型报告书、交叉配血测试报告书和输血用血液。确认医生的指示，与医生确认孩子的姓名、制剂名、单位数及输血量。孩子和输血用血型（ABO 或 Rh 式）、批号、有效期、交叉配血测试结果，请求确认有无放射线照射（❶❷❸❹）

诊疗室	病房楼
病历号码	主治医生
患者名	年龄
患者名	
血型	
ABO 型	Rho（D）因子
受检年月日	
报告年月日	

■图 1　血型报告书

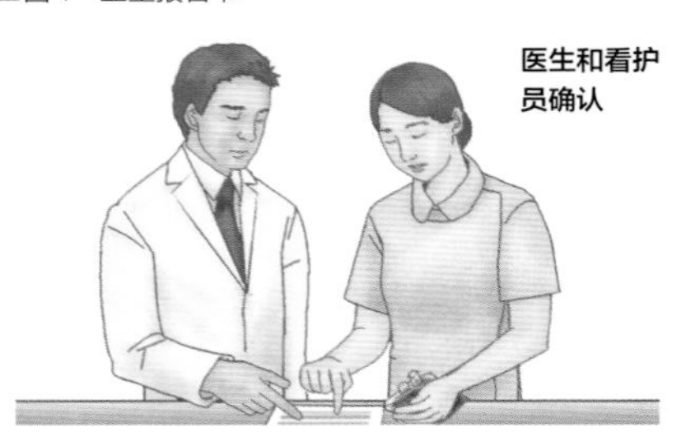

❶如果所用血液与指示书中血液不符或不是有效期内的血液需及时更换，同时要确认交换血液送达的时间

根据▸ 如果是使用交换的血液，要考虑再次交叉配血测试时间，重要的是应尽早应对。血小板使用期限短，孩子用药多时，输入时间长的药剂应配合输入时间短的血小板进行输入

❷和医生一起说出声，确认输血量、输入速度

根据▸ 儿童体格不同，血液数据等会有不同，只用输血袋中的一部分之事有很多例。与医生再度确认是重要的

防止事故要点▸ 医生和护理员进行确认（双人核对），防止发生输血事故

❸确认输血用血液单独输入，还是与其他药液同时输入

根据▸ 输血用血液和药剂混注时，血液成分会有变性的危险，因此，输血用血液基本上是单独输入。但是，经中心静脉导管输入和投与速度缓慢等时，为预防导管闭塞，可与生理盐水等同时注入

❹确认放射线照射完成的指标

根据▸ 使制剂中的淋巴细胞死亡，以预防输血后 GVHD（移植物抗宿主病）为目的

防止事故要点▸ 防止输血事故，从操作准备开始到实施输血所有工序不能一个人执行，也不同时操作多种的输血准备。为每位患者各准备一托盘

要点	注意・根据

②确认输血用血液的外观（色、溶血、凝血块的有无、袋的破损）（❺）

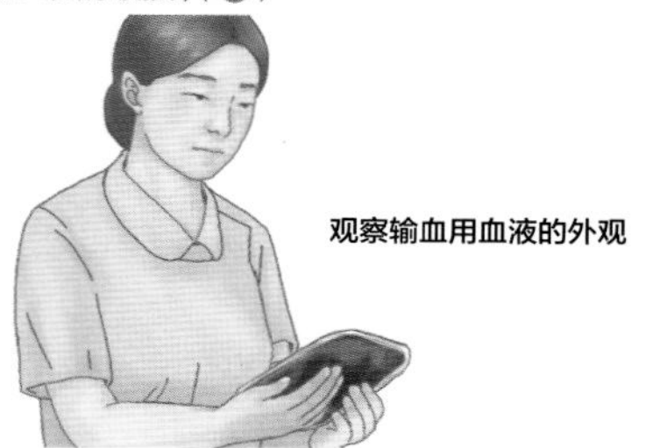

观察输血用血液的外观

③确认输血用血液输入时的可能温度，红细胞制剂维持常温，新鲜冻结血浆要融解、放置，血小板制剂水平振摇保管（❻）

■表 1　血液制剂的保管温度

・全血制剂・红细胞制剂：2~6℃ 冷藏保管
・新鲜冻结血浆：−20℃ 以下冷冻保管
・血小板制剂：20~24℃ 室温保管

・新鲜冻结血浆的融解：融解应在恒温槽内实施，原则上在输血部进行融解。没有办法在病楼融解时，将袋放入 30~37℃ 的温水中实施融解，融解后 3 小时以内要使用完毕。所以，要综合注入时间一起考虑来操作融解（❼）

・血小板水平振摇：振摇器水平放置，无振动器时 30 分钟一次用两手手持着水平振摇（❽）

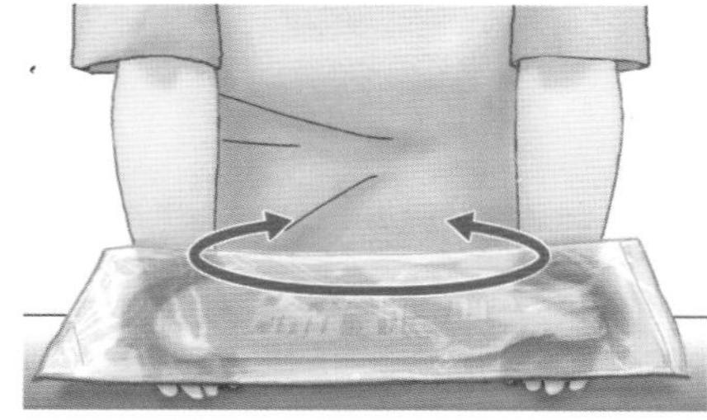

❺确认有无细菌混入和溶血

根据▸ 红细胞制剂如果溶血会变化为黑色。血小板制剂白而柔软时可能是受到细菌的感染，会产生输血副作用的危险

❻根据不同制剂，保管方法等有异。要确认是否为常温保管

根据▸ 冷冻的制剂注入会使体温低下

注意▸ 针对输血用血液，要防止误认患者，防止不恰当的保管而使血液成分的功能低下，故输血用血液不要保管在病楼。使用前，去输血部拿取

❼确实执行温度管理

根据▸ 融解时，过度加热会发生溶血和蛋白变性。溶解温度过低，凝固因子会沉淀，失去补充效果

注意▸ 解冻新鲜血液时，不能直接使用热水或微波炉

❽一定要振动

根据▸ 血小板制剂通过包装袋的素材交换气体，维持功能。振摇能使氧气通走全体制剂，不实施振摇，全体制剂会缺氧致酸碱度（pH）低下，失去血小板功能

3 准备输血

①肥皂洗手，流水冲洗，戴一次性手套

②在准备输血用血液时，再度双人核对，核对项目是第 432 页2所述项目，再加上投与方法（输血用管线的连接部、输血速度等）

❶一定要双人核对

根据▸ 双人核对是为了防止发生输血事故，在保管期间防止取错其他孩子的输血用血液

要点	注意・根据
护理员双人核对 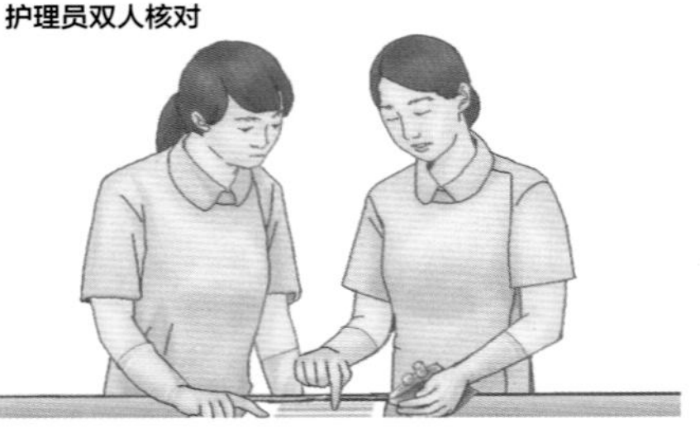	❷不得不使用输液输血时，有必要选择不通过输液内过滤连接部的连接 根据▸ 过滤将会使必要的血液成分不能输入
③使用红细胞制剂时，轻揉制剂袋的血液排出口并解开，对袋的上下左右实施摇晃，使袋内容物混合。将血液制剂袋在平台上放置 3~5 分钟（❸） 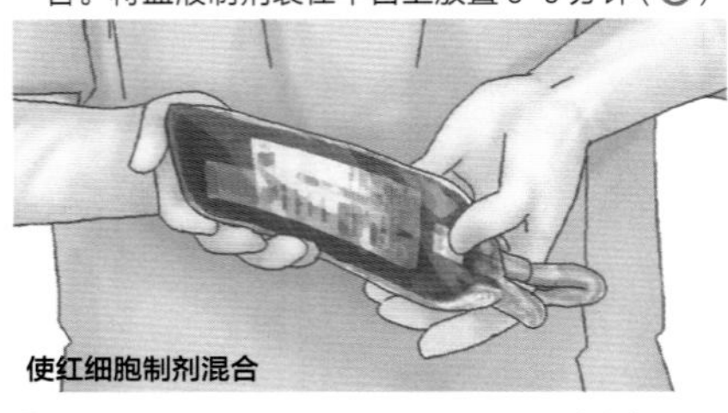 使红细胞制剂混合	❸根据▸ 静置的血制剂袋内血细胞成分与保存液是分离状态的，有必要使它们混合。有必要预防广泛聚集而成的大凝血块，会堵塞输血管道
④剥开血制剂袋的一个口，显出排出口（❹） 剥开一个口 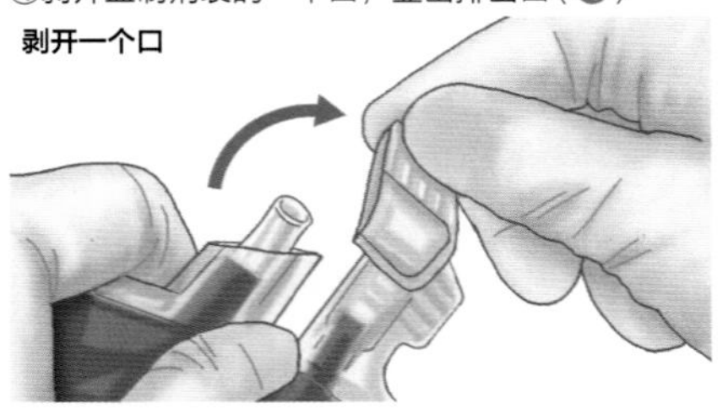	❹防止事故要点▸ 注意制剂袋排出口要保持清洁 根据▸ 防止从袋排出口受到污染而感染
⑤关闭输血组合的夹子，将塑料针笔直插入放置在平台上的血制剂袋排出口（❺❻） 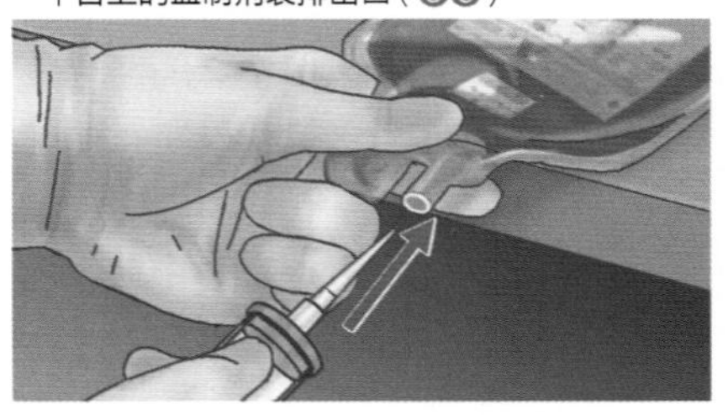	❺制剂袋一定要保持平放在台上的状态，插入塑料针 根据▸ 制剂袋挂在输液架和将塑料针插入袋排出口时，会有塑料针刺破袋的危险 ❻笔直将塑料针插入，并至针根底 根据▸ 塑料针松动或不插入至针根底，制剂会有漏出的危险 技巧▸ 将塑料针旋转插时，易插入

要点	注意・根据
⑥将血制剂袋吊挂在输液架上，用手指缓缓捏压输液过滤筒（有过滤网部分），使筒内充满血制剂（图ⓐ）	
⑦输液筒即输液过滤筒通过手指捏压，半分钟能充满（❼，图ⓑ）	❼输液过滤筒内血制剂不要过满 根据▸ 过度满时，不能确保下滴
⑧缓缓打开夹子，待管线内充满血液制剂后，再关闭夹子（❽，图ⓒ）	❽边观察管线内血制剂流动，边打开夹子 根据▸ 夹子快速打开会产生气泡，管线端头也会有血制剂液溢出的危险

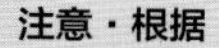
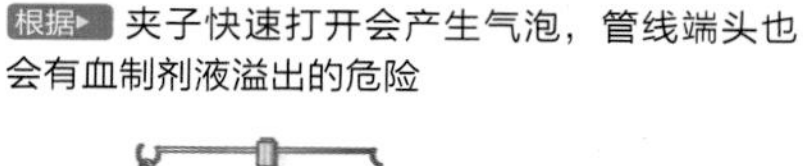

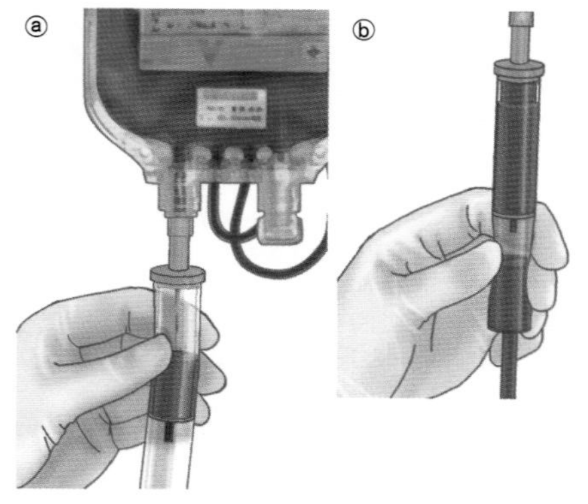

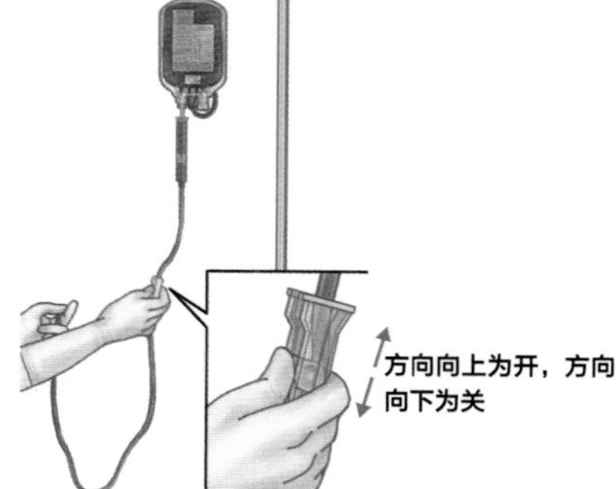

要点	注意・根据
⑨摘除一次性手套，洗手	
4 分取输血用血液 **[使用针筒分取时]** ①将准备好的输血用血通过输液装置送入注射器中。将记载年月日、血型、制剂名、输血量、输血速度的标签贴在针筒上，同时贴上批号（❶❷）	❶输血时间在 6 小时以上时应准备用分取袋或针筒分取 根据▸ 输血时间长会引起细菌的污染，血液成分功能的低下，放射线照射后有钾离子游离的危险 ❷实施无菌操作 根据▸ 新生儿、婴儿输血量少，使用注射泵。在针筒吸引输血用血液袋时，受感染风险高，要清洁操作 注意▸ 输血用血液的分取要在超净台内实施
[使用分取袋分取时] ①通过无菌连接装置，将血液袋与分取袋组合连接（❶）	❶慎重操作 根据▸ 连接不吻合时，会使输血用血液漏出而不能使用
②将输血用血液充满分取袋，将分取袋的导管用熔融切割器密封（❷）	❷用熔融切割器封闭管口时可在 2~3 处封融，在离袋最远处切下 根据▸ 为防止熔融封闭管没有封闭好而致使血液漏出，要在多处封融，以防万一
* 以下的步骤以第 433 页3准备输液为准	

要点	注意・根据
5 让孩子准备好 ①事前进行输血说明，确认医生的说明内容后，护理员准备好必要的应对，并将输血的目的、时间、方法、输血中的注意事项用简单易懂的语言说明（❶❷❸）	❶用简单易懂的语言向孩子和家长说明 根据▸ 孩子和家长理解以后，能取得他们的协助 ❷说明输血前要完成排尿 根据▸ 输血中，多次且连续观察是必要的，要避免去厕所等护理员看不见的场所 ❸具体说明发疹、呼吸困难等副作用的症状，能早期发现早期处置 根据▸ 若孩子与家长都了解副作用的症状，一旦孩子有异常表现，就可及早发现并进行处置
6 开始输血 ①洗手，戴一次性手套 ②确认孩子的名字、血型，进一步确认手腕带（❶）	❶让孩子本人或家长说出孩子名字和血型 根据▸ 反复确认，防止事故 防止事故要点▸ 预防误认孩子
③观察孩子全身状态，测定生命体征（❷）	❷要仔细观察输血开始后孩子的变化 根据▸ 为及早发现输血产生的副作用，要观察记住开始前孩子的全身状态
④输血开始时，事先要对输液线的管线与的连接部实施酒精棉消毒，连接输血管线。此时检查有没有药剂注入（❸❹） 输液线管线消毒，连接输血管线	❸输液有过滤时，输血管线要连接在不通过过滤的位置 根据▸ 中心静脉导管时，管线内有过滤装置。如果输血通过过滤装置，必要的血液成分就会被滤掉 ❹投与中有药剂时，管线内要先用生理盐水流清洗后，开始输血 根据▸ 防止输血用血液与药剂混注，血液成分会变性
⑤再度确认指示书中的输血量、输血速度，设定泵的输血总量和流量（❺❻） 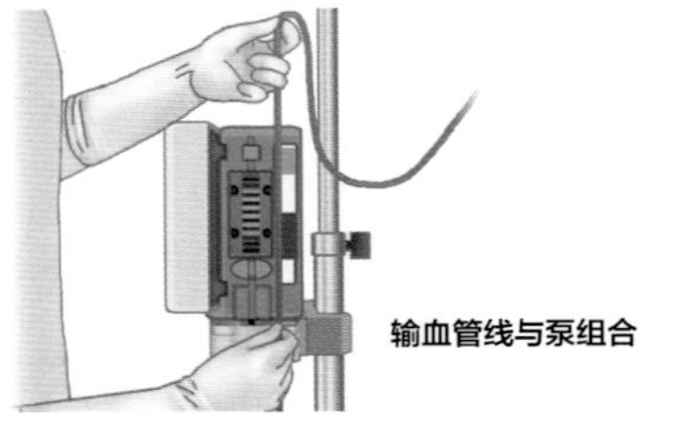 输血管线与泵组合	❺要说出声，一个一个确认 防止事故要点▸ 为防止输血事故，说出声确认是很重要的 ❻使用泵时，要使用与输血装置对应的泵 注意▸ 不使用精密的输液泵输血，会破损血细胞成分

要点	注意·根据
⑥摘除一次性手套，洗手	

7 观察输液中的状态

①输血开始 5 分钟内，在孩子旁观察全身状态，测定生命体征（❶❷）

■表 2　输血中应注意的反应

反应	内容
血管内溶血反应	输血开始后，沿静脉血管会出现痛、热等不适感。继续输血会有胸部压迫、呼吸困难至休克状态。从休克中醒来后会有急性反应（肾功能不全、弥漫性血管内凝血）和迟发型反应（脸色苍白、发热、血尿、黄疸等）
速发型过敏反应	给免疫球蛋白 A（IgA）缺乏症患者输入含免疫球蛋白 A 的血液制剂时反应发症。其他青霉素过敏患者和因过滤装置过滤掉血液制剂中的白细胞而发症等患者，其症状是荨麻疹或从面色苍白开始感到恶寒、头痛、呕吐、心悸、呼吸困难等，甚至死亡
荨麻疹	多数是血小板制剂的副作用，从瘙痒感开始渐渐出现荨麻疹

❶儿童处于生长发育阶段，自我感觉的症状用语言表达困难。因此，护理员观察时不能忽略掉微小的变化

根据▶ ABO 血型不适合输血，一旦开始输血，血管内会立马出现溶血反应（即速发型反应）

❷注意速发型过敏反应或荨麻疹出现

根据▶ 因输血用血液内的白细胞会引发速发型过敏反应，从输血开始后数分钟起，数小时内出现休克状态

紧急处置▶ 发现血管内溶血反应或速发型过敏反应时，立即中止输血。留置针状态时，从连接部变更，用生理盐水或细胞外液类输液剂注入，同时报告医生。这时，绝不能从孩子旁离开

②开始输血 15 分钟后，测定生命体征同时观察有无副作用症状（❸）

❸与输血开始前的状态对照观察

根据▶ 儿童处于成长，发育阶段，自我感觉的症状用语言表达困难。为早期就发现副作用，护理员观察时不能忽略掉微小的变化

③每隔 15~30 分钟进行一次观察（❹）

❹直到输血结束前都要细微观察

根据▶ 输血副作用从输血开始后随时可能出现，多次频繁的观察是重要的

8 输血结束

①摘除输血管线，向孩子和家长说明输血结束（❶）

❶注意管线头端血液的污染

根据▶ 预防针刺事故及输血用血液的感染

防止事故要点▶ 预防感染

②测定生命体征及观察有无副作用（❷）

❷注意观察心跳数或血压，孩子的自觉症状

根据▶ 随着循环血流量的增大，心跳数会增加或血压上升

要点	注意・根据
③输血结束后也要观察迟发性副作用、输血后移植物抗宿主病（PT~GVHD）、输血后肝炎等（❸）	❸边注意输血后有可能出现的副作用，边继续观察 根据▶ 输血的副作用分为输血后马上出现的速发型和输血数日后的迟发型

■表 3　输血后数日出现的副作用

	发症时间	症状
溶血性副作用	输血后 10~14 日	血管外溶血
输血后移植物抗宿主病	输血后 7~14 日	发热、红斑、腹泻、肝功能障碍、全血细胞减少
病毒感染 ・输血后肝炎 ・人类免疫缺陷病毒感染	 输血后 2~3 周 输血后 2~3 个月后	 肝功能障碍 抗体检查阳性

要点	注意・根据
9 戴一次性手套，对使用物品进行整理 ①使用完毕的输血管线等，作为感染性废弃物废弃（❶） 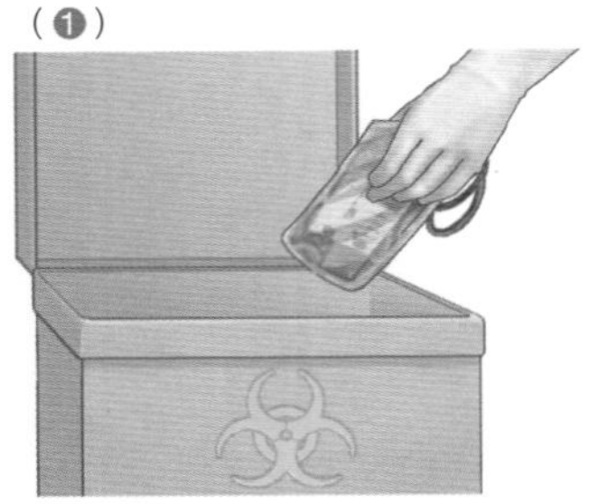 ②提交有无输血副作用的报告书。副作用出现中途中止输血时，残剩的输血用血送回输血部（❷）	❶使用后马上废弃 根据▶ 为预防输血用血液的污染、感染，不要放置在输血操作的场所 ❷中途中止输入的血液制剂不废弃 根据▶ 根据必要由输血部向输血中心报告
10 记录 ①记录输血开始、结束的时间、制剂名、批号、输血量、输血速度、有无副作用及程度、实施者（❶）	❶记录输血时，孩子的反应或状态 根据▶ 有无副作用的记录对下次输血是否有必要输入抗生素等的商讨有帮助

10 牵引·固定法
1 牵引（上肢·下肢）

杉浦太一

目的▸ 使骨折部位得到休息和矫正，减少骨头错位，减轻股骨头负荷

检查项目▸ 患部的肿胀、神经压迫症状、皮肤末梢的感觉和肤色、皮肤的湿疹、发红、光泽

· 应该注意的并发症：神经麻痹、末梢循环障碍、皮肤病（水疱、褥疮）、精神压力、肌肉无力、关节挛缩、坠积性肺炎、钢丝刺入部的感染

适用条件▸ 上下肢的长骨骨干骨折、髋关节脱臼、股骨头缺性血性坏死、髋关节骨性关节炎

防止事故要点▸ 防止牵引架的松弛和偏离、确保正确牵引方向和牵引力，防止皮肤损伤、知觉障碍，防止从床上跌落

必要物品▸

· 共用物品：牵引架、牵引绳、滑轮、重锤（用沙袋也可）、S 型钩、布朗架台、固定布朗架台用沙袋、离被架等（重锤按医生指示重量准备）

· 间接牵引：牵引带、牵引支架、弹力绷带、胶带、网绷带等

· 直接牵引：必要的灭菌钢丝针（克氏针、穿孔盖布、钢针的方向引导器、马蹄状牵引装置、针刀等）、发动机、绷带交换车（皮肤消毒剂、灭菌手套、灭菌纱布）、局部麻醉药

牵引带

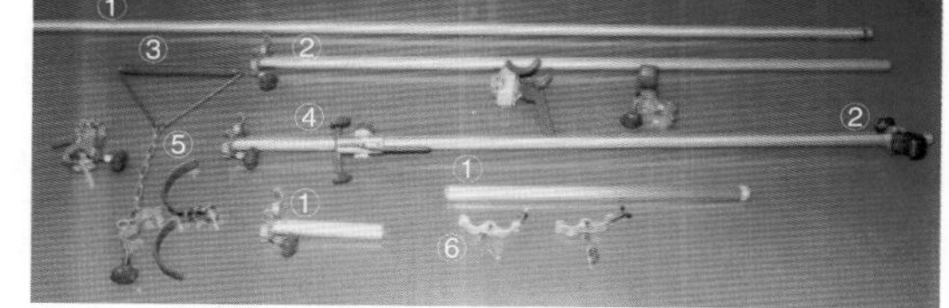

牵引架例＊：臂撑（①）、支撑杆（②）、吊钩（③）、钩（④）、缓冲器（⑤）、滑轮（⑥）

＊牵引种类会根据医生指示内容变化

间接牵引（沿牵引介质轨迹牵引）

步骤

要点	注意·根据
1 调整好牵引环境 ①准备牵引的床 ②牵引绳、重锤不能触碰周围（❶❷）	❶调整病房环境床的朝向 **根据▸** 牵引绳，重锤加外力后、要保证牵引力的目的和方向 **防止事故要点▸** 确保牵引力和牵引方向正确 **技巧▸** 通常在房间中央床的床脚处牵引，重锤在床脚侧时，向床的反方向牵引 ❷必要时，设定单个人房间或移至年长患者的房间 **根据▸** 在年幼孩子的病房实施牵引被触碰到牵引绳、重锤的可能性高

要点	注意・根据
2 准备必要物品 ①共用物品放置于手推车上 ②准备间接牵引（快速牵引）的必要物品（❶）	❶准备牵引带、牵引支架、弹力绷带、胶带、网绷带 技巧▸ 皮肤脆弱时使用网绷带。牵引带是海绵状的橡胶，它是利用和皮肤的摩擦来牵引的，皮肤脆弱时易发红、出水疱
3 向孩子说明 ①事前，进行说明（❶）	❶根据孩子能理解的程度，结合手势说明牵引的目的、理由、所需标准时间、有无痛感、处置后的状况和处置后活动限制程度，取得孩子的理解 注意▸ 即使在紧急情况下，也要进行说明，避免让孩子产生混乱感
4 调整床 ①根据医生的指示，将牵引架装在床上（❶❷❸） 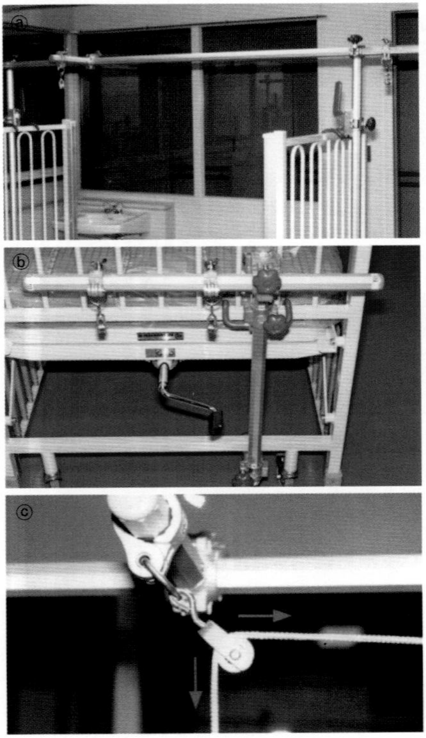 ⓐ ⓑ ⓒ **ⓐ垂直方向牵引时** **ⓑ水平方向牵引时** **ⓒ用牵引绳牵引，确认牵引用滑轮的活动**	❶根据医生的指示，确认牵引方向的牵引能否进行，调整牵引架或牵引滑轮的位置 根据▸ 如果偏离牵引方向，患部就不能得到缓解、休息 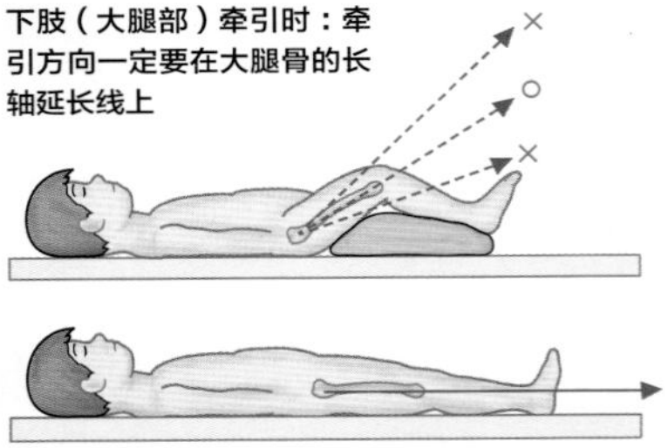 **下肢（大腿部）牵引时：牵引方向一定要在大腿骨的长轴延长线上** × ○ × ■图 1　牵引方向例 ❷防止事故要点▸ 固定好牵引架，螺丝要拧紧。钩型架要确认与床是否牢固固定 根据▸ 螺丝没拧紧，钩有弯曲不能固定时都会引发事故 ❸检查牵引绳通过滑轮时，滑轮是否润滑 根据▸ 滑轮不润滑时，就不能达到设定的牵引力

要点	注意·根据

5 让孩子做好准备

①观察患肢的皮肤状态（❶❷）

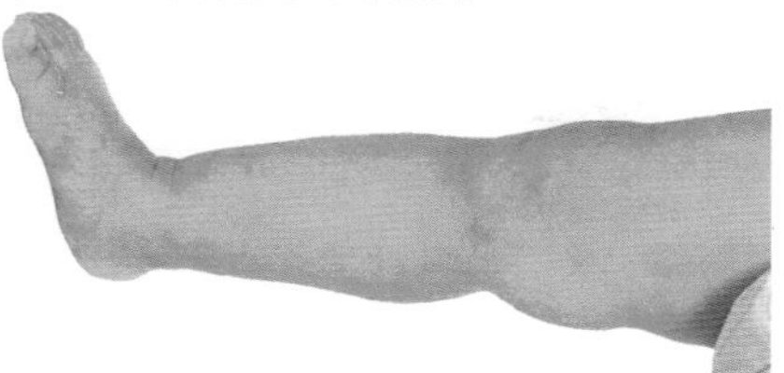

❶确认皮肤没有发红、湿疹、水疱等

根据▸ 如有炎症，为保护皮肤可变更牵引方法

❷判断皮肤脆弱时，牵引带牵引部分的脆弱皮肤用网绷带包卷

根据▸ 因牵引带有刺激而需保护皮肤

注意▸ 选择网绷带的尺寸，注意不要有褶皱。牵引带与皮肤间的网绷带如有皱会产生压迫

②患肢用牵引带牵引（❸❹）

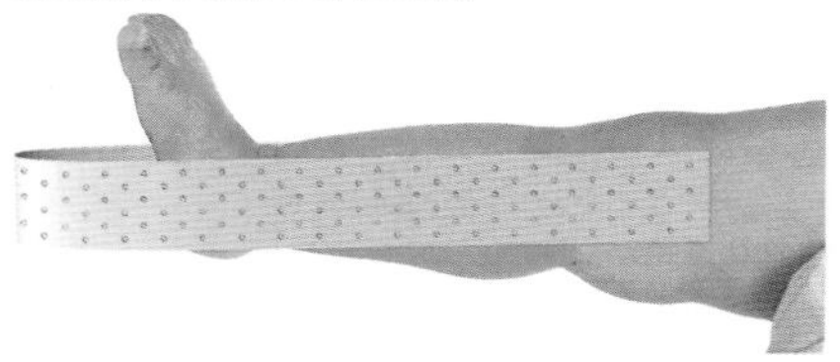

❸根据牵引的种类和目的，由医生卷上牵引带，护理员卷牵引带不到位时，要注意重新缠卷或修正

❹牵引带的海绵面与患肢两侧相贴，踝关节（或手腕部分）、膝下（肘下）、大腿上部（前臂腹股沟），选 2 个地方支撑固定

根据▸ 牵引带没有黏着力，不实施固定牵引轴会偏离，牵引带会松弛。牵引皮肤时，可能会很费力

技巧▸ 卷绷带时，也有固定必要，一定要 2 人实施

③缠上弹力绷带（❺❻）

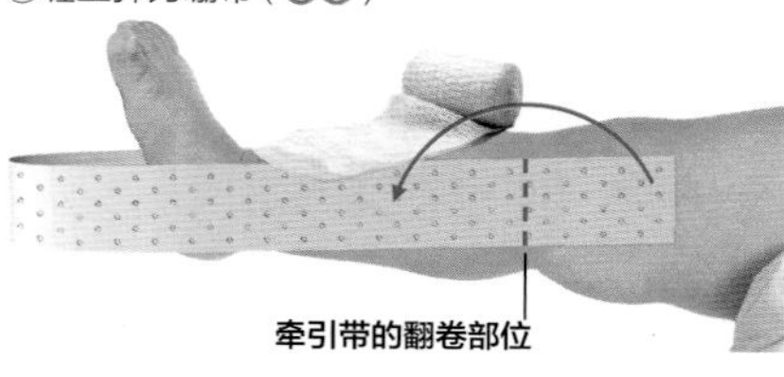

❺踝关节（还有手腕部分）开始卷时，要先卷上 2 圈环状带后，再螺旋卷带

根据▸ 绷带不易脱落

❻从开始卷的部分到膝下牵引带翻卷部位螺旋卷上

技巧▸ 绷带包卷患肢时绷带自身可拉伸但不能卷

根据▸ 弹力绷带自身缠卷后，会有勒紧的倾向，在患部既拉伸又包卷，便易产生压迫，引起循环障碍

禁忌▸ 不要过度紧缠绷带

④牵引带翻卷，翻卷部分上包卷绷带（❼）

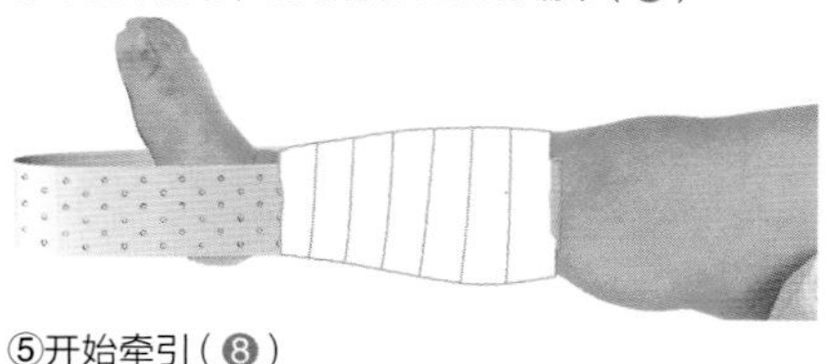

❼包卷至翻卷部位后，牵引带翻卷，在翻卷的牵引带上包卷上绷带，用胶带封住

⑤开始牵引（❽）

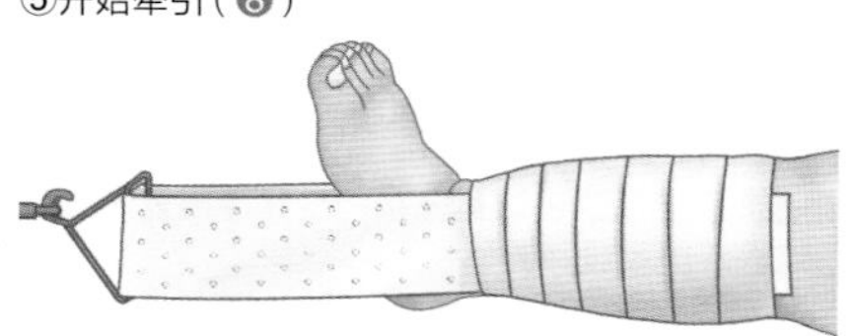

❽牵引支架套在牵引带的轮部，连接与重锤相连的牵引绳

技巧▸ 连接后不急于撤离手，对患部缓慢加牵引力。急剧增加牵引力会使患部皮肤、骨头额外负担负荷

<table>
<tr><th>要点</th><th>注意·根据</th></tr>
<tr><td>

6 实施每日护理

①确认没有偏离牵引方向（❶❷）

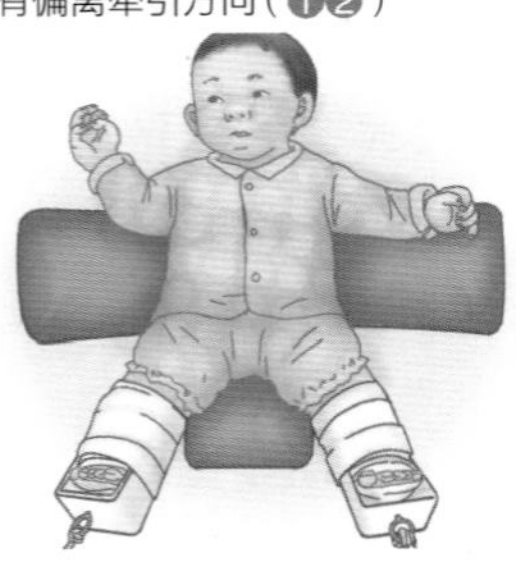

体干左右和股间放置沙袋使身体不偏离

</td><td>

❶确认牵引角度没有问题

根据▶ 偏离牵引角度时，患部不能得到缓解

❷确认牵引带有无偏离

根据▶ 牵引因会与皮肤发生摩擦而渐渐偏离牵引方向。就上下肢体而言，细小的偏离也有可能拔出牵引带

技巧▶ 在检查室定期由护理员察看确认

</td></tr>
<tr><td>

②确认按指示的牵引力牵引（❸❹）

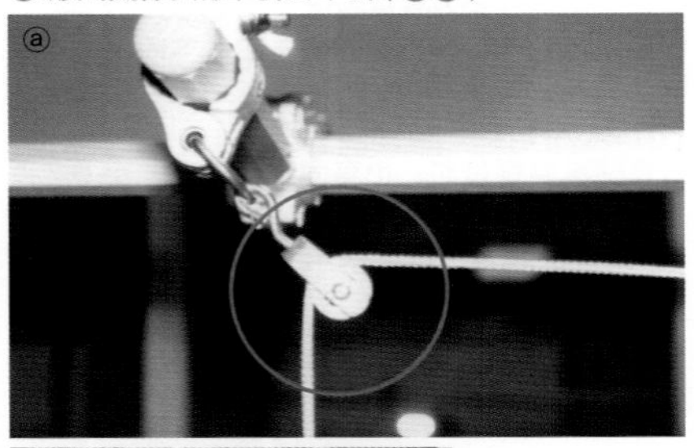

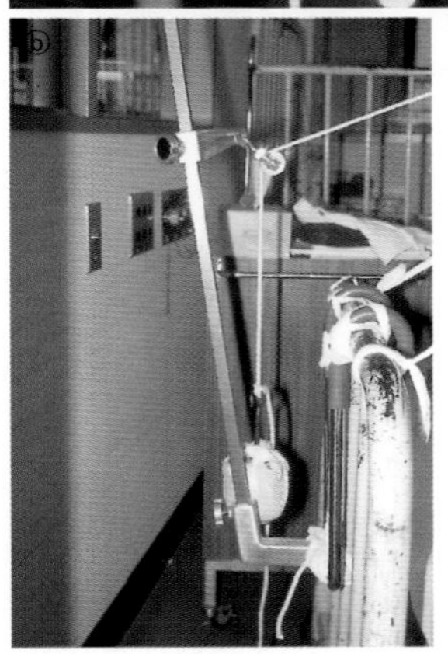

</td><td>

❸确认有无触碰牵引用重锤和牵引绳的物件

根据▶ 牵引架会触碰床架、垫子、棉、毛毯等

❹确认滑轮牵引绳的正确运作

根据▶ 没有按指示的牵引力不会有明显的效果

ⓐ确认牵引绳、滑轮没有脱落

ⓑ确认牵引绳、重锤没有触碰床

</td></tr>
<tr><td>

③确认没有引起循环障碍、神经压迫障碍（❺❻）

</td><td>

❺防止事故要点▶ 确认有无末梢皮肤冷感及皮肤肤色

根据▶ 弹力绷带会有包得过紧的场合

❻防止事故要点▶ 确认手指（脚趾）的动作，有无知觉障碍

根据▶ 绷带偏离，集中到神经比较多的表层的手腕、踝关节、肘、膝部，有可能会压迫正中神

</td></tr>
</table>

要点	注意・根据
	经、尺骨神经、桡骨神经、腓骨神经。下肢处于外旋位状态时，腓骨头腓骨神经有可能会受压迫 技巧▸ 不单是让患者手指（脚趾）活动，护理员也用手指触碰并与孩子确认是否有知觉
④按决定的间隔时间，修正牵引带的包卷（❼）	❼绷带要一日拆解一次，进行牵引修正 根据▸ 确认皮肤有无异常，让皮肤得到休息 技巧▸ 拆解下牵引支架和绷带后，可对皮肤进行适当按摩
⑤预防肌无力（❽）	❽与理学疗法人员共同决定日程进程表，实施患肢肌肉的等长收缩运动 根据▸ 预防因长期处于休息状态使患肢肌无力 注意▸ 儿童与成人不一样，不易患患肢以外的肌无力

间接牵引（石膏牵引）

步骤

要点	注意・根据
1 调整环境，使环境适合牵引状况	➡参照“快速牵引”
2 准备必要物品 ①准备共用物品（❶） ②准备间接牵引（石膏牵引）的必要物品（❷）	❶参照“快速牵引” ❷备好石膏和弹性绷带（弹力绷带） 根据▸ 石膏牵引是石膏与皮肤接触，没有必要固定绷带，适用弹性绷带 ＊快速牵引和石膏牵引的准备物品有一部分相异
3 向孩子说明	➡参照“快速牵引”
4 调整好床	➡参照“快速牵引”
5 让孩子做好准备 ①观察患肢的皮肤状态（❶❷） ②医生将牵引石膏贴于患肢（上肢或下肢）。有辅助的指示时实施辅助（❸❹）	❶确认没有皮肤发红、湿疹、水疱等 根据▸ 如有炎症为保护皮肤可能变更牵引方法 ❷有擦伤等外伤时，要向医生报告。用纱布保护或牵引石膏避开的方法来应对 ❸决定牵引石膏的长度，多余部分切除 ❹用手将患肢沿正确方向牵引的同时并将其固定 根据▸ 骨折等，不牵引患部不能很好地矫正

要点	注意・根据
③牵引石膏上用弹性绷带包卷（❺❻） ④开始牵引（❼）	技巧▶ 根据指示保持外转、外旋、内旋、外旋的角度和牵引力（多数为医生操作） ❺从手腕或踝关节部分开始包卷，环形包卷 2 圈后，螺旋包卷 根据▶ 绷带不易脱落 技巧▶ 绷带在患肢表面包卷，带体自身可拉伸但自身不要卷 ❻绷带包卷完后用胶带固定 ❼连接锤的牵引绳 技巧▶ 连接好后，手不要急于撤离，对患部缓慢施加牵引力，急速加牵引力会使患部皮肤和骨头有额外负荷
6 每日护理 ①确认牵引方向没有偏离（❶❷❸） ・确认上肢牵引时，肩部有无牵引向上 ・确认下肢牵引时，骨盆有无被上抬或倾斜 ②确认皮肤状态（❹） ③确认是否按指示的牵引力牵引 ④确认是否出现循环障碍和神经压迫症 ⑤预防肌无力	❶确认牵引角度没有问题 根据▶ 偏离角度时，不能保持患部的无负荷 ❷根据▶ 肩部向牵引方向拉伸，对牵引角度会有不良影响 技巧▶ 不要使肩上举，用毛巾、沙袋等固定 ❸技巧▶ 用沙袋等固定，不使骨盆上抬 ❹确认牵引用石膏部有无瘙痒感、渗出液及程度 根据▶ 出现石膏松摇的状态 注意▶ 确认皮肤症有变化时，立即报告医生

直接牵引

步骤

要点	注意・根据
1 调整好牵引环境	➡参照“快速牵引”
2 准备必要物品 ①准备共用物品（❶） ②准备直接牵引的必要物品（❷）	❶参照“快速牵引” ❷物品用推车准备，备好绷带交换车 根据▶ 必须在无菌状态下操作，将克氏针贯通穿入皮肤和骨。若在手术室操作，无须准备无菌条件
3 向孩子说明 ①事前，进行说明处置（❶❷）	❶根据孩子的理解能力加手势，向孩子说明处置的目的（根据）、方法（含局麻）、所预定的标准时间、有无痛感、处置后的状态和处置后活动的限制，取得孩子的理解

要点	注意・根据
	注意▸ 紧急情况下进行说明时，要避免对处置时和处置后的说明给孩子造成混乱，认真组织好说明步骤 ❷在手术室穿克氏针，根据孩子的理解力追加说明全身麻醉和手术室相关事宜
4 调整好床	➡参照“快速牵引”
5 让孩子做好准备 ①辅助医生将克氏针插入（❶❷）	❶医生徒手将患肢沿正确方向牵引，同时固定 根据▸ 不仅要矫正骨折部位，也不能损伤动、静脉神经 ❷在病房或处置室实施局部麻醉和无菌操作，护理员是间接辅助者，要在医生处置时做辅助 根据▸ 克氏针贯穿皮肤和骨，存在感染问题
②医生将钢丝拉紧并保持，连接牵引器具（❸） 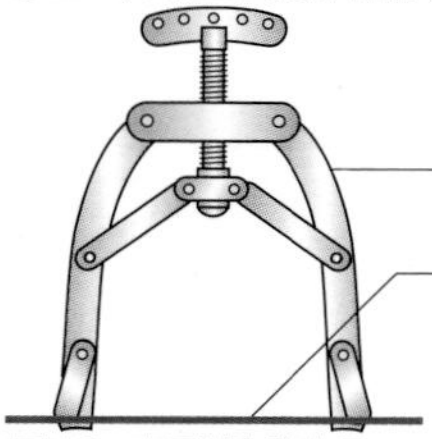 张力弓 克氏针 ■图2　克氏针和张力弓	❸医生请求辅助时，支起器具，不将器具重量加在患部 技巧▸ 在病房以外实施插入时，在器具着装后医生要用手，运用牵引力保持钢针或骨折部位不偏离。在移至病房前医生要保持牵引力。为慎重行事，用床或担架车移动
③开始牵引（❹）	❹器具用S钩吊挂，连接重锤的牵引绳 技巧▸ 连接后，手不要撤离，对患部缓慢加牵引力，急速添加牵引力会使患部负担额外负荷
6 每日护理 ①确认牵引方向没有偏离 ②确认钢针插入部的皮肤状态（❶） ③确认是按指示的牵引力牵引着 ④确认没有引起循环障碍、神经压迫障碍 ⑤预防肌肉无力	❶确认刺入部周围皮肤有无裂纹、发红、有无渗出液在纱布上及性状、程度 根据▸ 钢针张力不足和感染症迹象出现时，会有这些症状 注意▸ 皮肤有症状时，立即报告医生

10 牵引・固定法
2 石膏固定（四肢・体干）

杉浦太一

目的▸ 矫正患肢，固定骨折部位，保持伤处休息

检查项目▸ 良好肢位的姿势、神经压迫症状、末梢皮肤的感觉及肤色

· 应该注意的并发症：神经麻痹、末梢循环障碍、皮肤病（形成水疱、褥疮等）、精神压力、肌无力、关节挛缩

适用条件▸ 先天性马蹄内翻足、上下肢的长骨骨干部骨折、肱骨髁外骨折（骨折片没有移位时）、髋关节脱位髋臼成形术、髋关节骨性关节炎术后

防止事故要点▸ 防止石膏内部（看不见部分）的压迫，防止因石膏过重步行时跌倒，防止从床上跌落

必要物品▸

· 石膏卷：石膏绷带（树脂型）、脱脂棉纱布、桶、微温水或水、一次性手套、报纸、网绷带、石膏刀、毛巾等
· 切石膏：石膏刻刀、撑开器、石膏剪、绷带交换车、清洁用毛巾、弹力绷带
· 先天性马蹄内翻足矫正石膏：石膏绷带、网绷带
· 外固定支架

石膏固定的步骤与护理

步骤

要点	注意・根据
1 调整环境，准备使用物品 ①石膏室或处置室的准备（❶❷）	❶处置室的床上铺设报纸等 根据▸ 会有泼出的水等，防止床面受到污染 ❷调整室温（26~27℃） 根据▸ 有上半身或下半身露出时，不要让孩子受寒
②准备必要物品（❸❹）	❸按医生的指示准备好适宜的石膏绷带及脱脂棉纱布 注意▸ 石膏绷带在打开使用之前要一直保持密封。石膏绷带如果吸收空气中的水分，会开始硬化 ❹准备好其他物品
③将水放入桶内（❺）	❺使用 20℃ 以下的水 根据▸ 石膏绷带硬化时发热，水温度过高可能会引起低温热烫伤 注意▸ 使用石膏时用微温水，水温度在 30~35℃
2 让孩子做好准备 ①事前，进行说明处置（❶）	❶根据孩子的理解能力加手势，向孩子说明处置的目的（根据）、方法、所预定的标准时间、有无痛感、处置后的状态和处置后活动限制，取得孩子的理解 注意▸ 紧急情况下进行说明时，要避免处置时和处置后的说明混乱，认真组织好说明步骤

要点	注意・根据
②露出要卷石膏绷带的部位(❷❸❹)	❷上肢固定时，脱上半身衣；下肢固定时，脱下半身裤；体干固定时，脱患者上半身衣或全身衣裤 根据▸ 石膏绷带包卷后，有石膏的部分不便更衣 ❸对露出的部位，除要卷包石膏的部位以外的部分要用毛巾盖住保温 ❹护理员辅助患者支撑身体，缓解包卷时患者的困境
3 石膏绷带的卷法(❶)	❶所有过程由医生执行，医生有指示时，应辅助实施
①医生用脱脂棉纱布对患部做缠卷(❷) 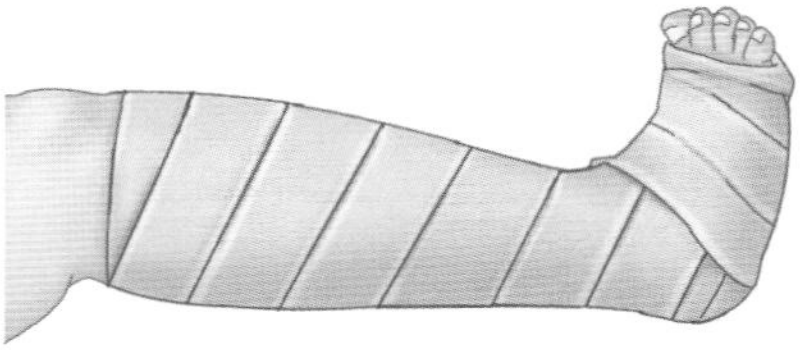	❷薄薄地卷缠一层(也有使用网绷带的) 根据▸ 保护全部皮肤及骨突出部和表层神经 技巧▸ 骨突出部和表层神经部分应卷厚些，也有放垫衬来保护的 禁忌▸ 缠卷不要过度紧贴
②石膏绷带浸水(❸❹)	❸打开石膏绷带密封袋，浸水 技巧▸ 石膏卷的操作应马上实施 ❹在水中揉搓 2~3 次后，马上取出石膏绷带并拉长卷的头端给医生 根据▸ 石膏浸 4~5 分钟便开始硬化 技巧▸ 将石膏绷带头端递到医生惯用手的手腕侧，有利于医生包卷
③缠石膏绷带(❺) 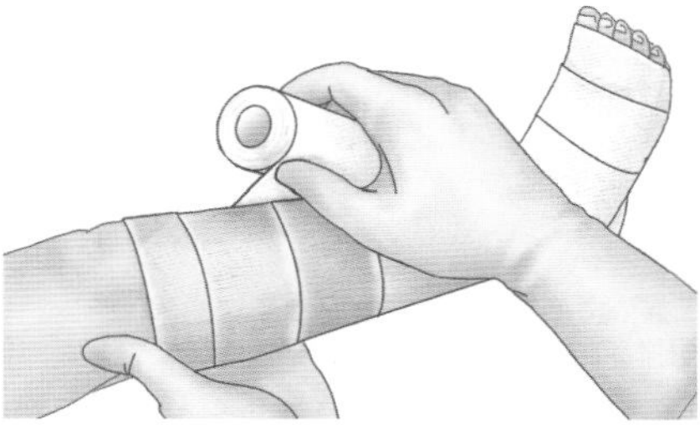	❺在医生包卷期间，由递传石膏绷带以外的护理员辅助支撑患肢 技巧▸ 为了避免石膏绷带给包卷带来干扰，可将石膏绷带面全体摊在手掌上 注意▸ 手指在包卷的石膏面上下压时石膏会凹下去，会压迫下面的皮肤或神经
④处理石膏边缘部(❻) 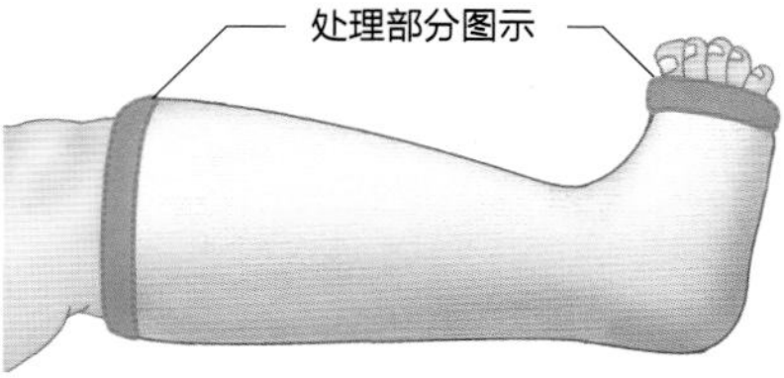 处理部分图示	❻石膏边缘会翻卷(网绷带)，用胶带固定 根据▸ 石膏边缘随包卷状态放置会损伤皮肤 技巧▸ 在石膏绷带硬化之后，用布胶带等固定

<table>
<tr><th>要点</th><th>注意・根据</th></tr>
<tr><td>4 收拾（❶❷❸）</td><td>❶擦拭泼出床面的水
❷废弃铺在床面的报纸
❸洗桶等物品，干燥，有水分之处要擦干净</td></tr>
<tr><td>5 每日护理
①观察有无循环障碍、神经压迫症状（❶❷❸）</td><td>❶观察皮肤肤色、有无肿胀及其程度
根据▸ 内垫和石膏绷带过紧，会引起瘀血，末梢部褪色、反应变迟，特别是手术后伤口部出现肿胀，易引起循环障碍
注意▸ 防止事故要点▸ 尽可能要在早期发现过度压迫，在报告医生的同时，要解除压迫。有包卷到手指的石膏绷带，应该根据当时的循环障碍、神经压迫症状及孩子的心情等来判断是否执行
❷观察有无麻痹，指端的活动、触知觉和程度
根据▸ 石膏易引起神经压迫（表层神经部分），继而引起神经麻痹
注意▸ 上肢有桡骨神经、尺骨神经、正中神经的麻痹可能。下肢有胫骨神经、腓骨神经，特别要注意腓骨神经麻痹
技巧▸ 通过石头剪刀布和猜手指（让孩子闭眼后确认护理员的手指在触碰到自己的哪根手指）取得到孩子协助
❸观察石膏边缘部的神经行走部位、血管有无压迫</td></tr>
<tr><td>②石膏内皮肤瘙痒时的对策（❹❺❻）</td><td>❹控制室温，调节遮挂物
根据▸ 尽可能调整成少出汗的环境
❺把握石膏内有无瘙痒及其程度
根据▸ 手触不到石膏内，非常痛苦
技巧▸ 低年龄儿童时，可根据啼哭、心情状态来判断
❻出现瘙痒时，用吹风机送冷风入石膏内部或使用有抗瘙痒作用的喷剂
注意▸ 要向家长说明不能因瘙痒而将直尺放入石膏内，这样有损伤皮肤的危险</td></tr>
<tr><td>③防止阴、臀部附近的石膏受污染（❼❽❾）</td><td>❼体干位的石膏在阴、臀部附近处，其边缘用布胶带保护
根据▸ 石膏边缘不要让尿渗入
❽排尿时，不要让尿溅到石膏上
根据▸ 有尿会使霉菌繁殖</td></tr>
</table>

要点	注意・根据
④上肢石膏固定(⑩)	❾婴儿的体干石膏会与尿布相碰，应合理处置，避免这一问题 根据▸ 不仅是排尿，排便也会渗入石膏内 ❿用三角巾或吊挂绷带固定石膏 根据▸ 如果不固定，坐或步行时石膏的重量会负荷。石膏固定效果不充分时，会引起神经压迫 技巧▸ 不仅坐位、行走要固定石膏，卧床时，也要用枕或沙袋固定 防止事故要点▸ 预防石膏重量引起步行时跌倒或从床上跌落
⑤不湿润石膏入浴或淋浴(⓫⓬⓭⓮)	⓫体干有石膏时，进行擦拭即可 ⓬上半身石膏固定时，进行下半身入浴 ⓭四肢石膏固定时，进行塑料袋覆盖淋浴或入浴 根据▸ 水渗入会引起霉菌繁殖等，因不了解石膏内部情况，所以，尽力不要使石膏湿润 技巧▸ 石膏边缘部卷入毛巾，再覆盖塑料材布，用塑料胶带、绳封住，以不进水为目的进行固定 注意▸ 不要过紧捆封 ⓮受潮时，把握程度，报告医生的同时进行干燥，稍有一点湿润时可自然干燥

切石膏的步骤

步骤

要点	注意・根据
1 调整环境，准备使用物品 ①准备好石膏室或处置室 ②准备必要物品(❶❷)	❶确认石膏刻刀能正常工作 ❷必要时，准备绷带交换车、拆线用器具 根据▸ 切固定石膏的同时多伴有拆手术创口缝线、去钩的作业
2 让孩子做好准备 ①事前，向孩子说明(❶)	❶根据孩子的理解能力加手势，向孩子说明处置的目的(理由)、方法、所预定的标准时间、有无痛感、处置后的状态和处置后活动限制，取得孩子的理解 根据▸ 缓解处置时孩子的混乱和恐怖心理，得到孩子的协助

<table>
<tr><th>要点</th><th>注意・根据</th></tr>
<tr><td>②脱去要卷石膏部位的衣服（❷）
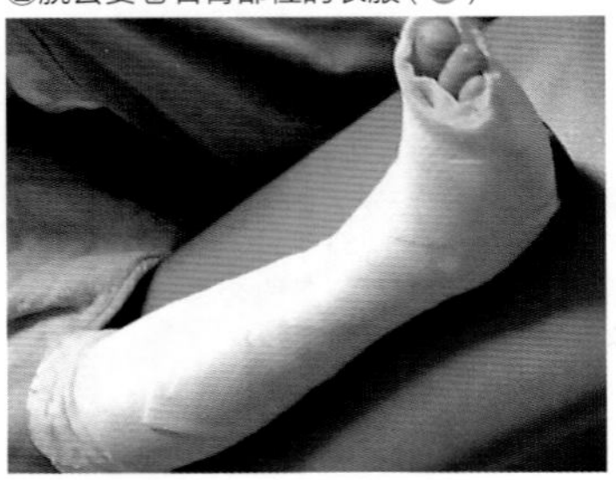</td><td>技巧▸ 有基本没有声音和振动的石膏刻刀
❷露出打石膏部位，其余裸露部分用浴巾覆盖
根据▸ 石膏在被切时粉末会飞散，飞散到衣物中时会有刺痛感
技巧▸ 有使用超声波等基本没有粉尘的工具</td></tr>
<tr><td>3 切石膏（❶）
①使用石膏刻刀（❷❸）
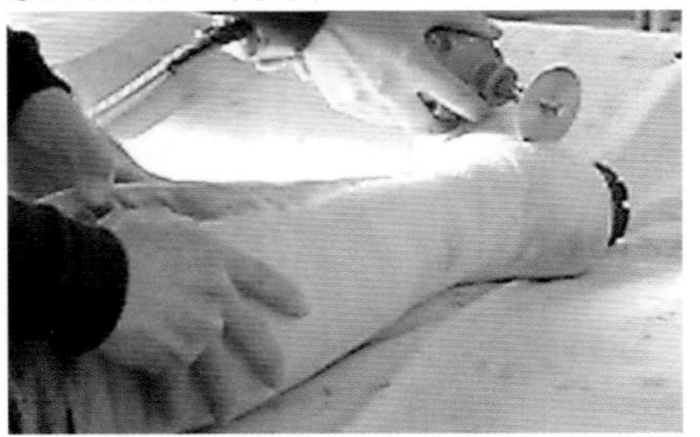</td><td>❶切石膏的工作全由医生实施，护理员在旁辅助
❷护理员在医生切石膏期间，固定孩子身体和石膏
技巧▸ 护理员要鼓励关心孩子
注意▸ 基本上只切下石膏，切割过程中孩子出现体动时不仅会使切割时间更长，而且会损伤打石膏部位以外的皮肤
❸为消除孩子的不安，要分散孩子的注意力</td></tr>
<tr><td>②用撑开器使石膏分离（❹）
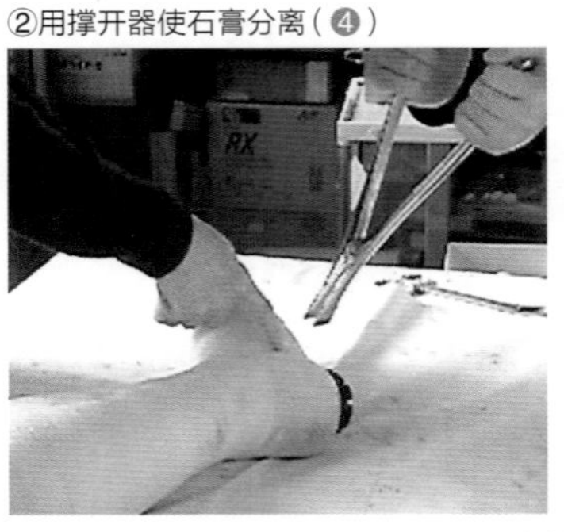</td><td>❹护理员固定孩子的身体和石膏</td></tr>
<tr><td>③用石膏剪剪开石膏底部脱脂棉纱布（❺❻）

④手术后，医生对创口部进行拆线、去钩（❼）</td><td>❺医生用石膏剪将石膏底托剪开，石膏一分为二
❻护理员固定孩子的身体和石膏
❼通常有术后拆线、去钩的处置</td></tr>
</table>

要点	注意·根据
⑤擦净石膏覆盖的皮肤部分（❽）	❽边用湿润的温毛巾擦净边除去切石膏时的粉末 根据▸ 切石膏时，产生的粉末会刺激皮肤
4 收拾使用物品和房间（❶❷❸）	❶从床上扫除下落的石膏粉 ❷废弃铺在床上的报纸 ❸使用物品洗后干燥，擦除污染，收拾
5 切石膏后处置 ①做成石膏模（❶❷❸） 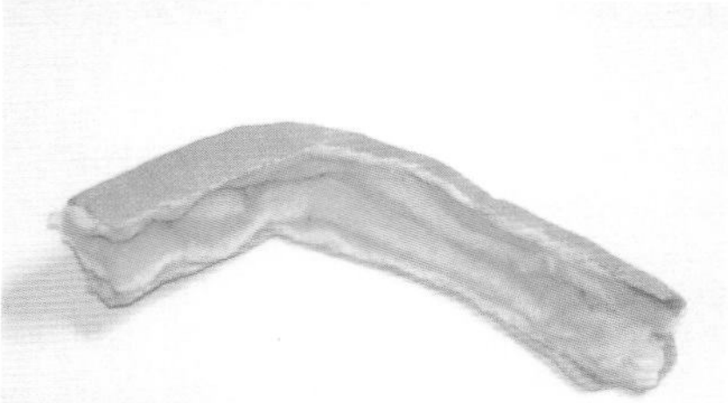 被切开的石膏 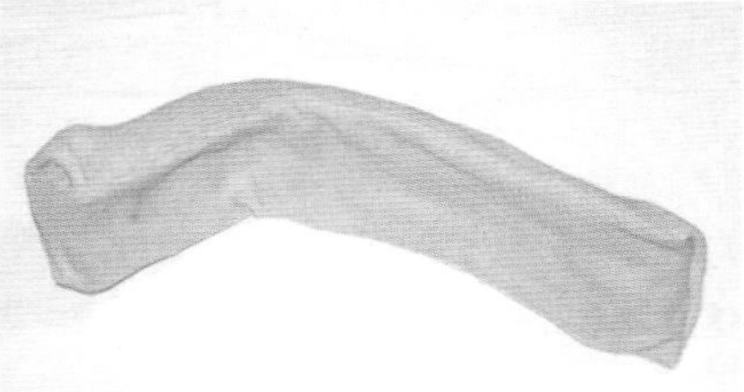 用网绷带覆盖	＊石膏模是石膏的一半，用网绷带覆盖，是可使用的半成品 ❶确认切的石膏边缘有无突出部，如有会刺激皮肤 ❷底部的网绷带要均匀包卷 根据▸ 网绷带部分随石膏硬化，固定石膏模时也会压迫皮肤 ❸网绷带两端用胶带固定
②石膏浅盘底和患肢用弹力绷带固定（❹）	❹石膏模与患肢相吻合，用弹力绷带包卷 注意▸ 不要过紧包卷，会引起循环障碍
6 每日护理 ①观察循环障碍、神经压迫症状（❶） ②观察皮肤异常（❷） ③观察石膏模有无偏离，修正缠卷（❸） ④上肢石膏模固定在上肢（❹） ⑤实施擦拭或入浴、淋浴（❺）	❶与石膏固定时进行同样观察 ❷确认石膏模边缘部的皮肤有无擦伤 ❸确认石膏模是否正确包覆在上肢、下肢、体干 根据▸ 与石膏不同的是弹力绷带固定与石膏固定相比易偏离 ❹坐、活动时，与石膏一样用三角巾或吊绷带固定 ❺可以拆卸石膏模，进行擦拭、入浴或淋浴，结束后再修正戴上石膏模

要点	注意・根据
	注意▸ 卸下石膏模时，注意不要让患部过度负荷 技巧▸ 患肢由护理员或孩子自己支撑，在浴水中的患肢没有必要支撑

先天性马蹄内翻足的矫正石膏

步骤	
要点	注意・根据
1 调整环境，准备好使用物品 ①在石膏室或处置室准备 ②准备必要物品（❶❷❸❹）	❶基本的准备，参照“石膏固定的步骤和管理” ❷准备石膏绷带 根据▸ 婴儿脚小，要正确制作形状 ❸准备底部的网绷带 根据▸ 为了得到充分的矫正的效果，尽可能将底部厚度变薄 ❹在桶内放入 30~35℃ 的微温水 根据▸ 石膏绷带硬化时发热，而树脂型的相对比较少
2 缠上矫正石膏 ①矫正的下肢用网绷带覆盖包裹 ②将石膏绷带浸入微温水，确认微温水浸渗透入石膏内部后，取出递给医生 ③医生边矫正边缠上石膏（❶） ④缠完后，将两端的网绷带翻折，覆盖石膏边缘部（❷） 田中康仁（内田淳正監）：標準整形外科学 第 11 版，p.661，図 33-13，医学書院，2011	❶不单是缠石膏绷带，医生也要进行矫正治疗 ❷注意▸ 石膏完全干燥为止，不要触碰它 注意▸ 石膏干燥时，会发热，为不使呈高温状态，注意不要在石膏上覆盖遮物

要点	注意・根据
3 每日护理 ①观察有无循环障碍、神经压迫症状（❶） ②进行擦拭（❷）	❶观察脚趾的肤色、动作，注意孩子的心情 根据▶ 重要的是观察婴儿全身 ❷怀抱孩子洗发 根据▶ 石膏受潮后，有可能得不到矫正的效果
4 重卷石膏绷带 ①除去石膏绷带（❶❷） ②重卷石膏绷带	❶在家除去时，带着石膏一起入浴池使石膏吸收水分，渐渐剥去 注意▶ 石膏全部除去后，去医院重新卷石膏 ❷在医院时，可在沐浴的同时除去石膏，让石膏吸收水分，缓慢剥下

石膏以外的固定法

矫正患肢和固定骨折部位的方法除石膏固定以外还有外固定支架。用针或钢丝穿插入骨与体外支架固定，获得骨连接部的稳定，主要用于儿童的骨延长，能不损骨血循环和软组织。但钢丝贯通骨和皮肤，感染风险高

戴着外固定支架的孩子，要在克氏针或针刺入部位消毒、更换纱布，此时要观察有无感染迹象，皮肤有无发红、肿胀，有无渗出液和性状及量，有异常要报告医生

以骨延长为目的时，固定中可能因皮肤裂纹有疼痛和延长骨痛，可用药控制

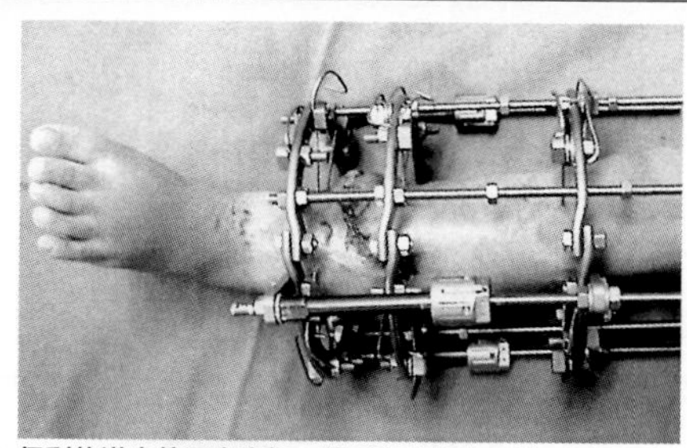

伊利扎诺夫外固定支架：外固定支架的一种，适用于骨延长手术和重度且复杂的变形矫正

糸満盛憲：運動器外傷治療学，p.162，図6－b，医学書院，2009

10 牵引・固定法
3 矫形器・假肢

杉浦太一

上下肢和体干矫形器的安装

目的▸ 矫正患肢，预防挛缩、变形，保持患部休息，限制可动关节活动区域，缓解髋关节负荷

检查项目▸
- 对矫形器的理解、接受状况、意愿
- 并发症：发红、湿疹、擦伤、压迫溃疡、神经压迫障碍

适用条件▸ 四肢、髋关节手术后、幼年特发性关节炎（幼年类风湿性关节炎）、佩尔特斯病、先天性马蹄内翻足

防止事故要点▸ 防止矫形器压迫皮肤引起痛、循环障碍和神经障碍

必要物品▸ 矫形器、内衣或网绷带、袜子

步骤

要点	注意・根据
1 矫形器的模具 ①事前，向孩子和家长说明矫形器模具（❶）	❶根据孩子的理解能力加手势，向孩子说明处置的目的（根据）、方法、所预定的标准时间、有无痛感、处置后的状态，取得孩子的理解 注意▸ 告诉孩子仅仅是在将模具戴上展示，马上会摘下
◆上肢矫形器 **1 准备矫形器** ①准备好矫形器（❶） 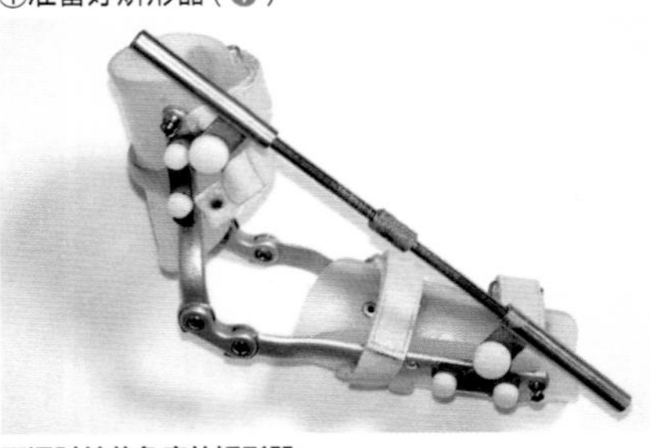 **可调肘关节角度的矫形器** ②安装部位用内衣或网绷带覆盖（❷） ③解开矫形器皮带	❶安装后，除清洁护理或更衣外，在所定时间之内不摘除矫形器 ❷根据▸ 矫形器直接与肌肤接触时，由于发汗等原因会引起湿疹等皮肤疾患 技巧▸ 在矫形器内的内衣或网绷带尽可能不要有皱褶

要点	注意・根据
2 装着上肢矫形器 ①在上肢适合位置装上矫形器，用皮带固定（❶） ②确认有无松弛、压迫（❷） ③确认矫形器与上肢合身否（❸） ④确认矫形器边缘部位与皮肤相吻合的状态（❹） 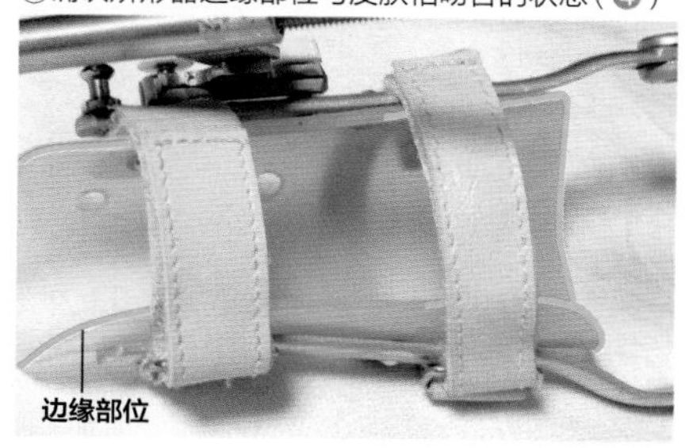 	❶根据▸ 位置不适合时，不仅不能达到使用矫形器的目的，而且会压迫皮肤神经，会有循环障碍 技巧▸ 确认手上臂和前臂及引导设备与手臂肘的位置是否适合。固定手腕关节的矫形器要确认与腕关节的位置是否适宜 注意▸ 固定皮带要不松也不紧 防止事故要点▸ 防止矫形器压迫引起痛、循环障碍和神经损伤 ❷确认螺丝、皮带锁扣没有松弛 ❸根据▸ 随着孩子的成长，矫形器也会变得不合身 技巧▸ 观察固定皮带的位置是否适合，对于通过对话能传达意思的孩子，要直接询问皮带的紧度，有无痛感和程度 ❹根据▸ 矫形器的边缘部位有突出和粗糙凸凹时，会引起皮肤损伤
◆下肢矫形器 **［夜用矫形器（床用矫形器）］** **1 准备矫形器** ①准备好矫形器（❶❷）	❶安装后，在清洁护理、更衣及安装步行用器具以外的时间不摘除矫形器

要点	注意・根据
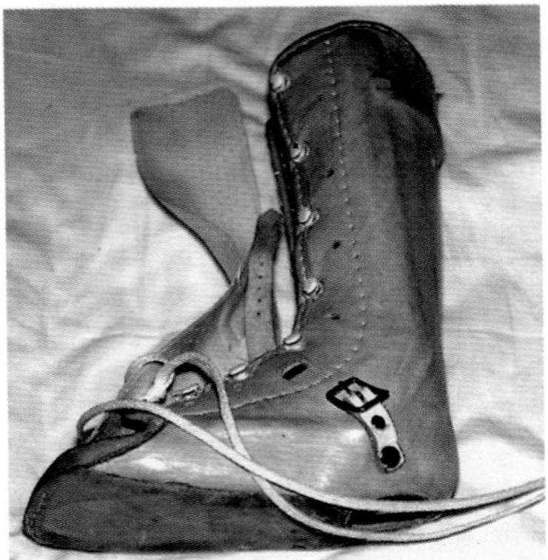 马蹄足术后矫形器	❷夜用矫形器是针对能步行但必须在床上装着矫形器的孩子使用，如患脑瘫的马蹄足孩子
②矫形器装着部位先用薄内衣、袜子或网绷带覆盖（❸）	❸根据▸ 矫形器直接与肌肤接触，出汗等会引起皮肤湿疹等皮肤损伤 技巧▸ 尽可能使矫形器内的内衣、袜子或网绷带不要有皱褶
2 下肢矫形器安装 ①解开矫形器皮带纽扣 ②在下肢适合的位置安装，皮带固定（❶❷）	❶下肢全体装矫形器时，确认矫形器在腹股沟部、膝部、膝窝部、踝关节部的正确相接，用皮带或扣固定 根据▸ 位置不贴切时，不仅达不到矫形器装着的目的，而且会有压迫皮肤、压迫神经和循环障碍 注意▸ 固定皮带扣要不紧也不松 防止事故要点▸ 防止矫形器压迫皮肤而引起痛、循环障碍和神经损伤 ❷从小腿到脚安装矫形器时，不能使脚跟上浮，皮带或扣固定 根据▸ 瘫痪的马蹄足患者的固定，多用此器具。有上浮脚跟的状态时，矫形器使用的目的就不能达成 技巧▸ 对踝关节按摩，后背稍弯曲状态装着 注意▸ 夜用矫形器中有在穿鞋步行时也使用的器具
③确认矫形器与下肢是否合适，固定（❸）	❸根据▸ 随着孩子的成长，矫形器会变得不合适 技巧▸ 观察皮带等的位置贴切与否，对能传达自己意思的孩子要直接问其紧度、有无痛感及程度

要点	注意·根据
[步行矫形器] **1 准备矫形器** ①准备好矫形器 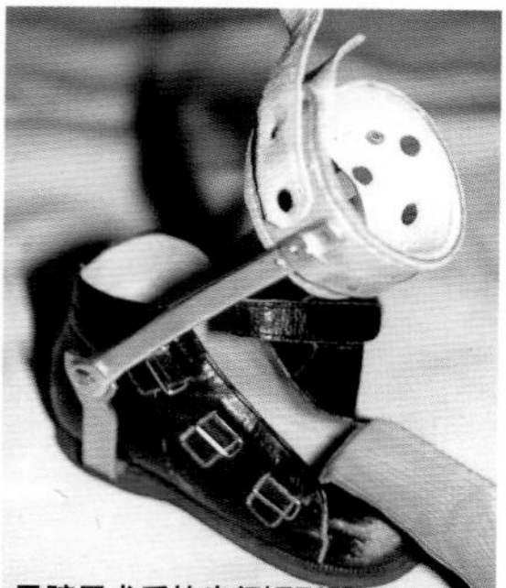 马蹄足术后的步行矫形器	
2 安装矫形器 ①穿内衣裤(❶) ②与夜用矫形器同样装着，确认矫形器与下肢合体与否(❷)	❶髋关节矫形器会与大腿部相覆盖，因此应穿上内裤 ❷根据▸ 随着孩子的成长，矫形器会不合体 技巧▸ 观察皮带等的位置贴切与否，对能传达自己意思的孩子要直接问其紧度、有无痛感及程度
◆体干矫形器 **1 准备矫形器** ①准备好矫形器(❶)	❶体干矫形器是以矫正脊椎为目的的。手术后，为使脊椎无负荷而使用
2 装着矫形器 ①准备好患部不受负担的体位(❶) ②穿薄内衣(❷) ③装着患部不受负荷的矫形器(❸❹)	❶根据患部状态采用的体位有仰卧位、腹卧位、坐位、立位 ❷根据▸ 矫形器直接与肌肤接触，由于出汗等会引起湿疹等皮肤损伤 ❸技巧▸ 矫形器与腋窝、肩胛骨、髂前上棘、髂嵴相合时，不施加负荷 ❹使用下颌支撑型体干矫形器要确认下颌是否很好地支撑
◆每日护理 **1 矫形器和皮肤的状态** ①核查矫形器(❶❷❸)	❶确认全体或部分有无受污染及其程度 ❷确认螺丝、皮带的针纽扣有无松弛

要点	注意・根据
②观察和矫形器接触的皮肤状态（❹）	❸确认纽扣与纽扣钩有无异常 注意▸ 如有异常，无论异常程度怎样，继续使用将会引发事故。此时，应立即报告医生，联系生产商，请求调整矫形器 ❹在摘下矫形器时，观察皮肤状态 注意▸ 确认矫形器边缘部突出部分的皮肤有无发红、疼痛程度，报告医生，处置皮肤损伤
2 入浴 ①准备入浴用矫形器 ②为不使腰背部的脊柱有负荷，卧位于床或担架车上，脱去衣服，摘下常用矫形器，换上入浴用矫形器（❶❷） ③入浴 ④入浴后，擦去水分（❸） ⑤装着常用矫形器（❹）	❶脊柱手术后，多使用入浴用矫形器 ❷注意孩子的害羞感，要用遮盖物等盖避裸露部分 注意▸ 替换装着矫形器一定要横位实施，这是重要的，这样脊椎不会有不合理负荷 ❸铺上浴巾，卧位摘除矫形器，擦除矫形器遮盖部位肌肤上的水分 注意▸ 擦除矫形器内水分时，脊柱不要受负荷 ❹注意▸ 替换装着矫形器一定要横位实施，这样脊椎不会有不合理负荷（加重或扭曲）

髋关节脱位矫形器

目的▸ 使髋关节复位

检查项目▸

・对矫形器的理解、接受状况，意愿

・并发症：皮肤的发红、湿疹、擦伤、压迫溃疡、神经压迫障碍

适用条件▸ 先天性髋关节脱位

必要物品▸ 髋关节脱位矫形器、毛巾（髋关节脱位矫形器使用中睡眠时）

步骤

要点	注意・根据
1 安装髋关节脱位矫形器 ①调整皮带，安装（❶❷）	❶由医生调整下肢支撑皮带（髋关节弯曲时用），决定长度 根据▸ 长度不恰当时，有可能得不到很好的修复 注意▸ 事前，向家长说明髋关节脱位整复的目的、方法，取得同意 禁忌▸ 护理员、家长不能随意变更固定好的皮带长度 ❷仅上半身穿着内衣或婴儿服，装着矫形器。不要

要点	注意・根据
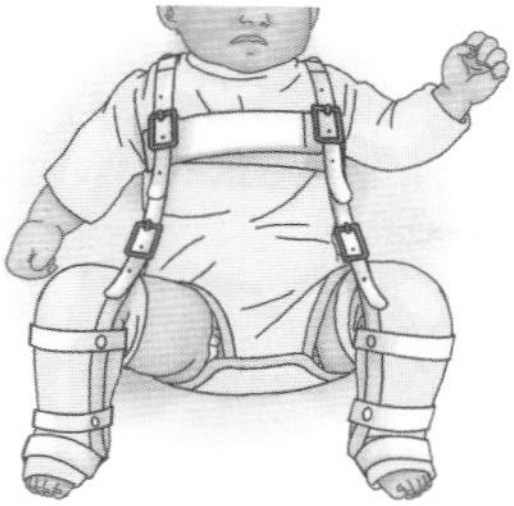 ②向家长说明每日护理和注意事项（❸）	妨碍下肢活动，除支撑下肢的皮带外，钩和尼龙带扣也是常用的固定方式，也有调节孔位置的类型 注意▸ 除了固定长度的皮带以外，胸部、下肢的固定既不要过紧，又不宜过松 ❸用易懂的语言针对矫形器在白天不摘除期间，抱法、换尿布的方法等每日护理对家长进行指导
2 髋关节脱位矫形器的护理 ①了解安装后孩子有无疼痛感（❶）	❶观察孩子的心情，有无啼哭 根据▸ 婴儿不能用语言诉说，有必要从孩子的行动来推测有无疼痛感
②观察皮肤状态（❷❸）	❷观察皮带触碰到的皮肤部分有无发红、擦伤及其程度 注意▸ 摘下矫形器时，一定观察全身状态 ❸观察从腹股沟到大腿根的皮肤有无光泽、裂纹及其程度 根据▸ 身体弯曲部位过度伸展会加重身体负荷，也会出现龟裂 技巧▸ 睡眠时，为防止伸展过度，两膝间可夹毛巾
③实施清洁护理，更衣（❹❺）	❹有医生许可时，可摘除矫形器沐浴。如果不能沐浴，可擦拭干净后更衣 禁忌▸ 摘除之际，不要拉拽下肢 注意▸ 矫形器摘下时不能将髋关节内转、内旋 ❺再装着时，不能改变矫形器的皮带长度 技巧▸ 最先连接固定肩和胸部分，后固定小腿到脚部就行。事前，做好皮带测量，知道皮带长度 禁忌▸ 胸部固定不能过紧
④换尿布（❻）	❻换尿布时，不能提拉下肢，而是要上抬臀部换尿布 根据▸ 提拉下肢换尿布会导致不能很好地复位 技巧▸ 为防止尿布限制髋关节弯曲等，要稍稍松缓些
⑤抱哄孩子（❼）	❼抱哄孩子时，不要限制髋关节活动 注意▸ 如有因髋关节部分疼痛而哭泣不止时，应马上受诊指导

要点	注意・根据
⑥外出（❽）	❽外出时，使用平坦型婴儿车和儿童安全带 根据▸ 不让髋关节受负荷 注意▸ 不能长时间使用婴儿车、儿童安全带
⑦定期接受诊察（❾）	❾医生诊察时，要核查髋关节的弯曲度是保持在 100° 以上的排开位 注意▸ 随着孩子的成长，皮带长度也应相应变更。此外，脱位有演变成髋关节骨性关节炎的可能，应经过观察看其进展。要向家长说明观察的重要性，督促其接受诊察

假肢（假手・假足）

目的▸ 填补缺损的四肢，替代失去的四肢的功能

检查项目▸

・对假肢的理解、接受状况，意愿

・合并症：皮肤的发红、湿疹、擦伤、压迫溃疡、神经压迫障碍

适用条件▸ 先天性四肢缺损，事故和手术切断四肢后

禁忌▸ 假肢接口处患肢部分皮肤有异常和强烈疼痛或不合理的安装

必要物品▸ 假肢（假手・假足）、必要的网绷带、残端袋、衬垫、袜子等

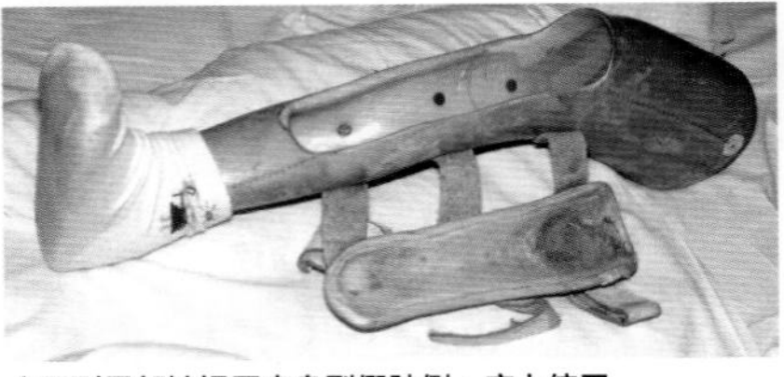

小腿到足部缺损用束身型假肢例：床上使用

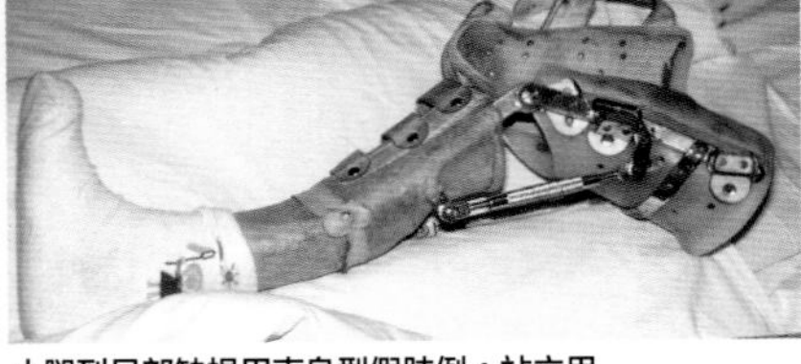

小腿到足部缺损用束身型假肢例：站立用

步骤

要点	注意・根据
1 假肢安装	
①确认假肢缺损端、断端皮肤的状态（❶）	❶确认装着面的皮肤有无发红、湿疹、溃疡等及程度 根据▸ 装上假肢后，假肢与身体的接口处会有压迫感。随着孩子的成长，假肢的接口处也会变得不合适 注意▸ 确认有皮肤异常时，报告医生
②确认假肢有无异常（❷）	❷确认接口内有无附着异物，部件有无松缓、脱落、不稳及裂缝 注意▸ 仔细确认无皮肤损伤和事故发生
③连接缺损端、断端与假肢的接口（❸）	❸要确保插入到接口深部 技巧▸ 插入式接口用网绷带或残端袋实施安装，

要点	注意・根据
	硅胶衬垫(保护・除压罩)安装在缺损端 注意▸ 每日替换时使用清洁的网绷带和残端袋及硅胶衬垫
④固定假肢(❹❺)	❹吸着式接口内的空气由阀门排出，接口的内面和缺损端、断端表面紧密贴着 注意▸ 接口内不要有残存空气 ❺插入式接口的固定皮带和束身型衣不要脱下
⑤安装上假肢后的核查(❻)	❻假肢接口与缺损端、断端的适合度要尝试 技巧▸ 固定的稳定性(抖动和间隙)、不协调感、接口接触面的痛度等，要边询问孩子边核查
2 假肢的护理 ①假肢的管理(❶❷)	❶使用后，一日一次用湿润的毛巾擦拭接口内部 根据▸ 防止因汗、油繁殖细菌，去除污垢等的污染 ❷核查假肢的异常(接口开裂、裂纹、内部的突起、凸凹、螺丝的松紧)
②缺损端、断端的护理(❸❹❺)	❸考虑患者的心情 ❹观察假肢接口接触的皮肤状态(汗、疹、发红、擦伤、痛)和接口边缘部皮肤状态(发红、擦伤、痛) 根据▸ 孩子不断成长，假肢不合体的可能性高，有必要尽早注意 ❺用肥皂对缺损端、断端进行部分浴或淋浴或入浴 根据▸ 去除汗和污垢，保持缺损端、断端的清洁 注意▸ 断端部分不能强擦清洁

第5章

急救手册

1　急救复苏法

森园子

目的▸ 急救苏醒法是为救心肺活动停止的患者的生命而进行的处置和治疗手段。一次救命处置有下述的①～②，二次救命处置是以③为目标

①确保气道通畅，解除舌或异物引起的气道狭窄，闭塞

②胸外按压和人工呼吸（心肺复苏）是辅助心脏输出血液，促进换气，控制最小限度因低氧引起的全身障碍的方法

③运用医疗器械进行救命处置，促进心跳、呼吸尽快再启动，减少康复后的后遗症

检查项目▸ 意识状态、呼吸状态（有无自发呼吸、有无努力呼吸等）、气道炎症、外伤、异物、有无舌根沉降、水分的摄入与排出

适应▸ 有效果的自发呼吸障碍、意识障碍，异物和炎症等引起的气道狭窄、闭塞，心跳减弱、心肺停止等全身状态急变时

防止事故要点▸ 防止初期应对迟缓引发不可逆的损伤，防止患者向救助者传播感染

必要物品▸

- 一次救命处置：面罩、AED（自动体外除颤器）
- 二次救命处置：应急车、肩枕（根据孩子的体格用毛巾制作）、口罩、呼吸囊－活瓣面罩，气管插管物品、吸引物品、必要的应对气道（经口·经鼻）、除颤器、CPR 背板（心脏按压板）、确保静脉血路通畅物品

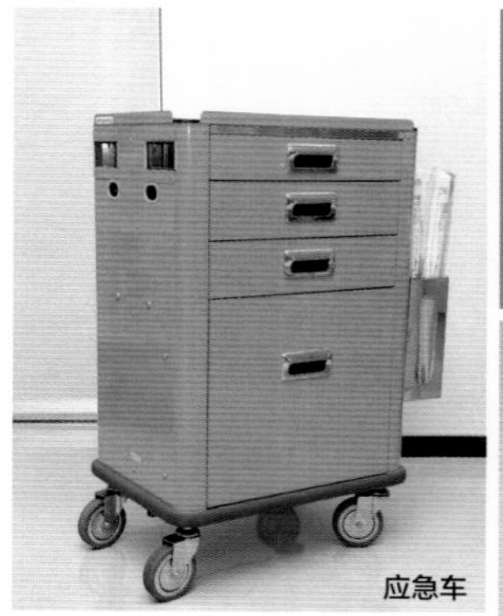
应急车

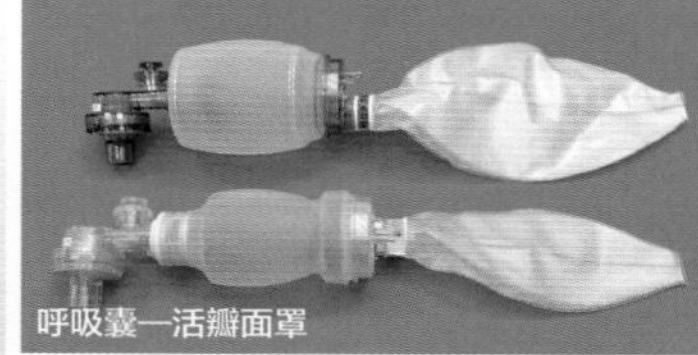
呼吸囊—活瓣面罩

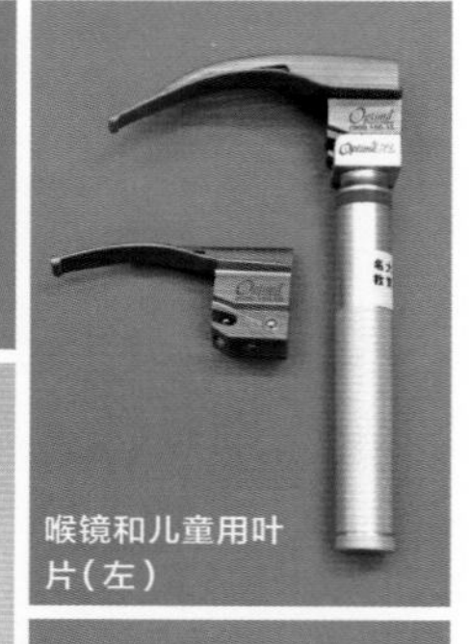
喉镜和儿童用叶片（左）

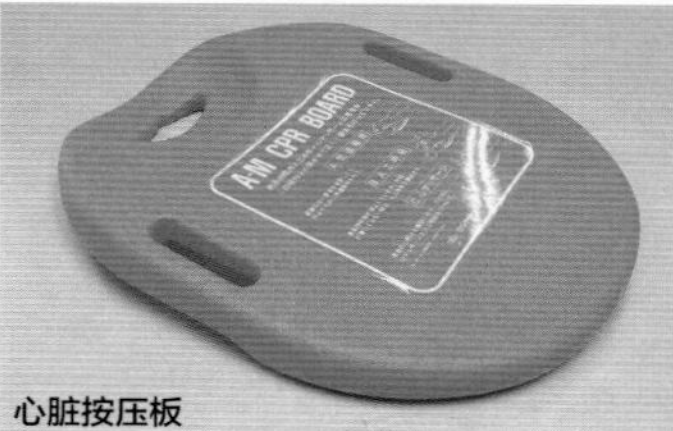

心脏按压板

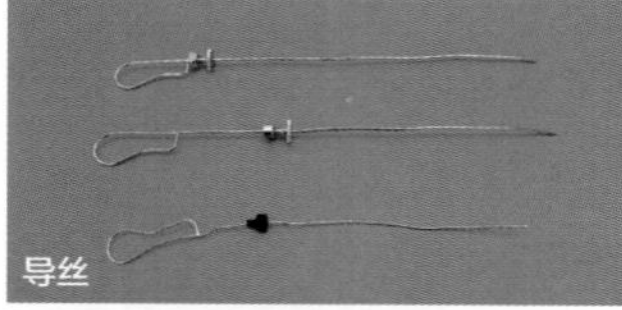
导丝

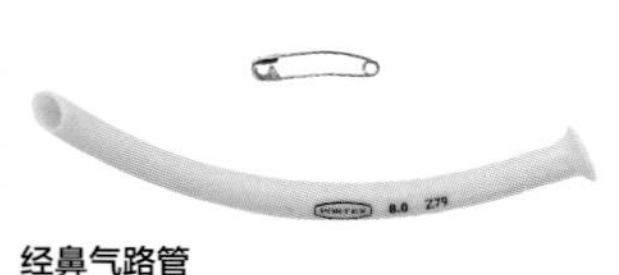
经鼻气路管

［图片提供：史密斯医疗·日本有限公司］

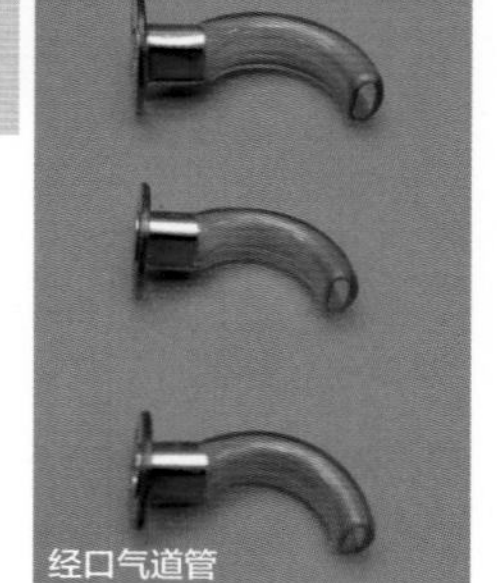
经口气道管

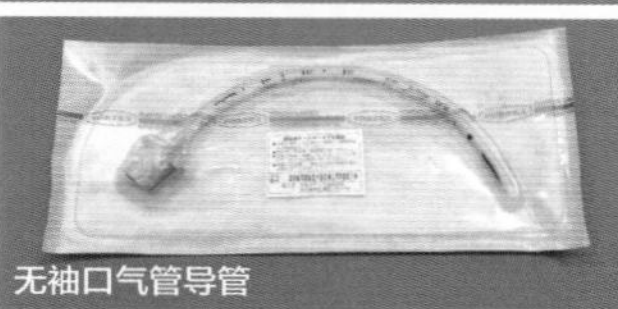
无袖口气管导管

一次救命处置

步骤

要点 / **注意·根据**

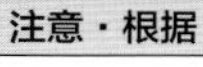

1 意识水平的把握

①确认孩子的意识水平（❶），刺激婴儿的足底（图片ⓐ），1岁以上的孩子可用力拍肩，同时用孩子听得懂的、平时常用爱称呼唤，尝试刺激反应（图片ⓑ）

❶如有全身虚脱、体色不良、体动消失等时，要确认孩子的反应

根据▸ 儿童与成人不同，用正常音量问儿童是难有反应的。另，孩子用哭泣、闹腾等不稳定状态来表示反应的场合较多

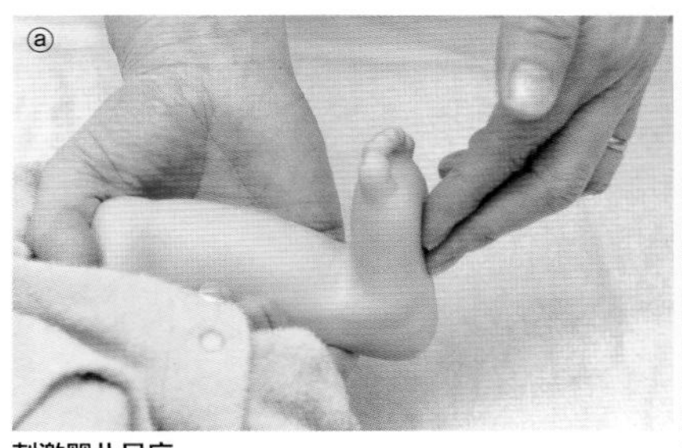

刺激婴儿足底

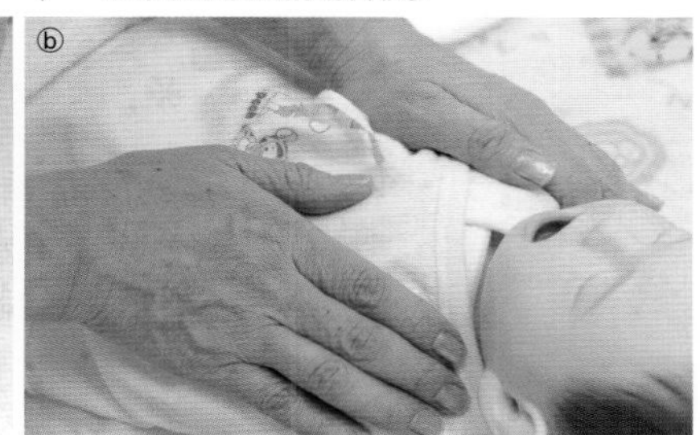

拍幼儿肩呼唤其名字

②无反应时，用大声刺激并请周围人员帮助一起大声刺激（❷）

❷根据▸ 在有必要心肺复苏时，为迅速对应，除必要的人员外，还要准备好自动体外除颤器

防止事故要点▸ 初期对应迟缓会有不可逆的损伤发生，故以下的对应尽可能要迅速

2 感染对策

①采取标准预防策略（❶）

❶防止事故要点▸ 在必要时，穿戴好手套、口罩、防护服、护目镜等防感染护具

根据▸ 预防患者的血液、分泌物感染

3 确保气道通畅

①确保气管道通畅

· 头部向后屈，下巴上抬法，采取气道畅通体位（❶）

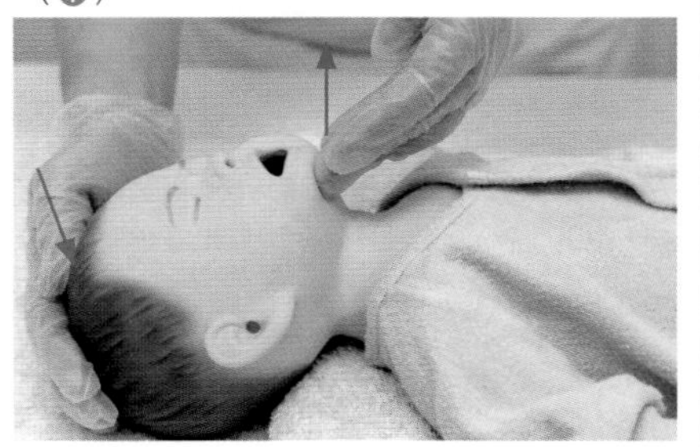

❶头部后屈，下巴上抬，用手轻轻将孩子的头部向后屈，进一步将下巴用手向上提引

根据▸ 儿童的年龄越小，口腔内舌的占有比例越大，意识的消失易使舌根沉降而闭塞气道

技巧▸ 在肩下垫入毛巾柱状垫物，可保持头部后屈位

注意▸ 过度使头部后屈会致气道闭塞。下巴上抬时，软组织也会向上压迫而闭塞气管，一定要上抬硬骨部分

要点	注意·根据

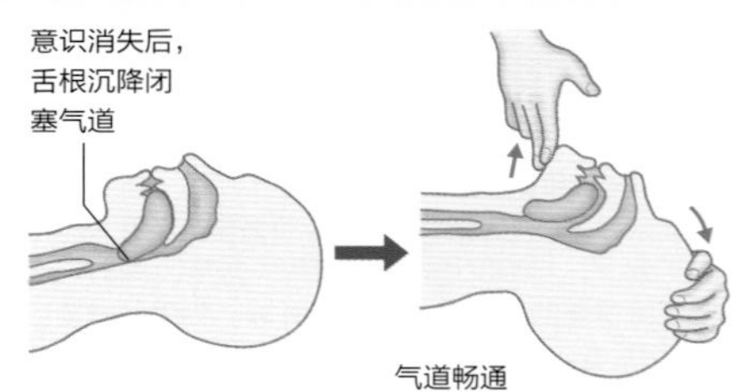

■图 1　意识消失后舌根沉降

·疑似颈椎损伤时，要确保下巴上抬法（❷）

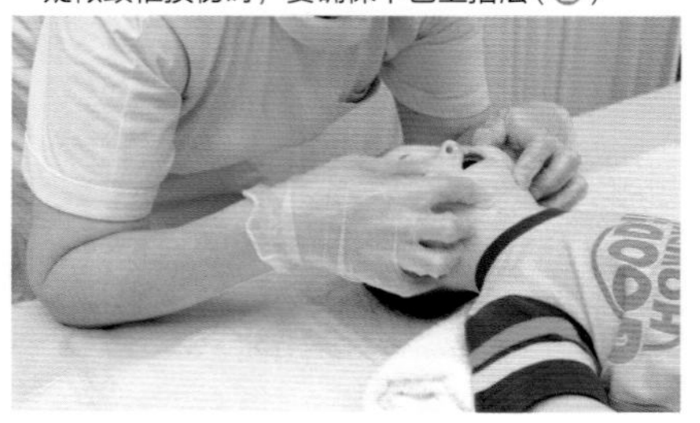

❷在孩子头侧位置，用两手指托住下巴角上抬

注意▶ 疑似颈椎损伤时，伸展颈部会使脊椎二次损伤，所以，要确保从下边上抬下巴，保持气道畅通

②头部后屈，下巴上抬法实施时，边确认气道状态边观察呼吸状态（❸❹❺）

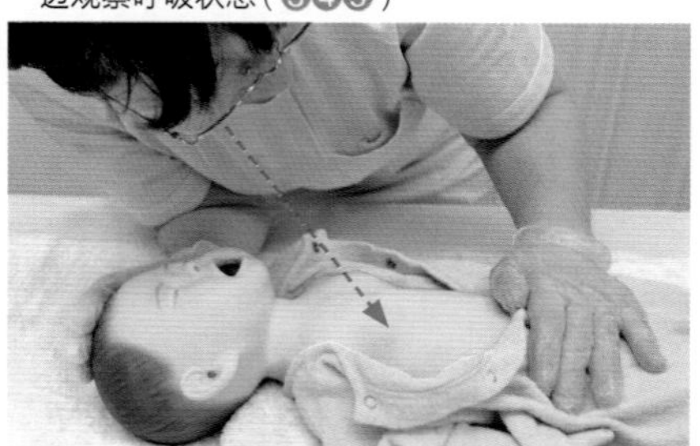

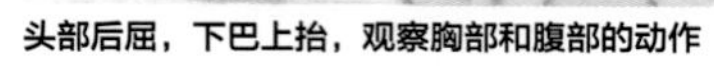

头部后屈，下巴上抬，观察胸部和腹部的动作

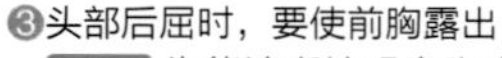

❸头部后屈时，要使前胸露出

根据▶ 为能清晰地观察胸廓的动作而使胸部露出

❹护理员（救助者）将耳贴近孩子的嘴边听，用眼看胸廓和腹部，判断有无呼吸

注意▶ 评价呼吸要在 10 秒内实施

❺观察有无异常呼吸（喘息呼吸、三凹征抑制等）

根据▶ 气管可能不完全闭塞三凹征，随着胸廓上下动作可能会存在有效呼吸。确认气道是否畅通

注意▶ 喘息呼吸（濒死期呼吸）被判定时，判断为心脏骤停的迹象（无呼吸）。但是，儿童被认定为濒死期呼吸的很少

③有异物时，去除异物（❻）

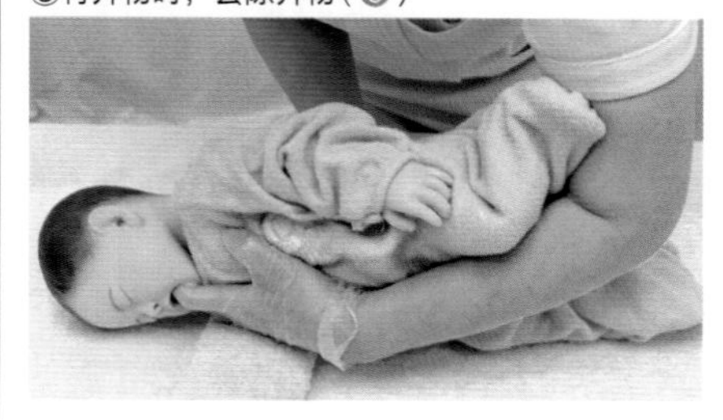

❻无有效呼吸时，要确认口腔内有无异物，能看见气道异物时，用手指将其抠出。分泌物等大量贮留时要去除

根据▶ 要确认气道的畅通的状况，确保有效气道的通气

要点	注意・根据
④判断心跳停止（❼）	❼无反应、没呼吸或认定喘呼吸，判断心跳停止后立即开始胸外按压
［在判定心跳停止基础之上触摸脉搏］ ①触摸中枢脉搏，评估循环衰竭的迹象（❶❷） ＊救护者可以是一般市民或医疗护理员。对心脏按压板熟练操作的人员不在时，在确认心跳停止基础之上可触摸脉搏 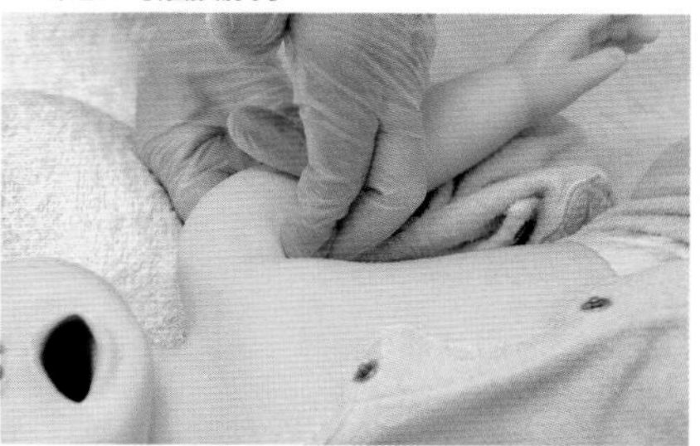 **触摸上臂动脉（婴儿）**	❶可触摸婴儿的脉搏有上臂动脉和大腿动脉，幼儿可触摸颈动脉 根据▶ 婴儿颈部肥胖，难以触摸到颈动脉 ❷摸不到脉搏时（10 秒内不能触知时，判断为无脉搏）、心跳数低下（60 次/分以下）时，迅速开始胸外按压 根据▶ 触摸不到脉搏、迟脉减弱时，心输出量减少，考虑到心肺停止状态有必要通过体外的胸外按压迅速将血液和氧气输出至全身 注意▶ 评估脉搏应在 10 秒以内实施。检查脉冲，在这基础之上不要使心脏按压板操作迟缓。有无脉搏和呼吸是判断心跳停止的重要的根据
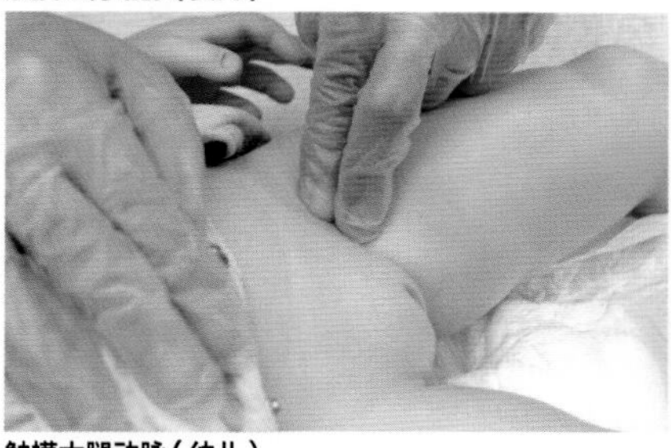 **触摸大腿动脉（幼儿）**	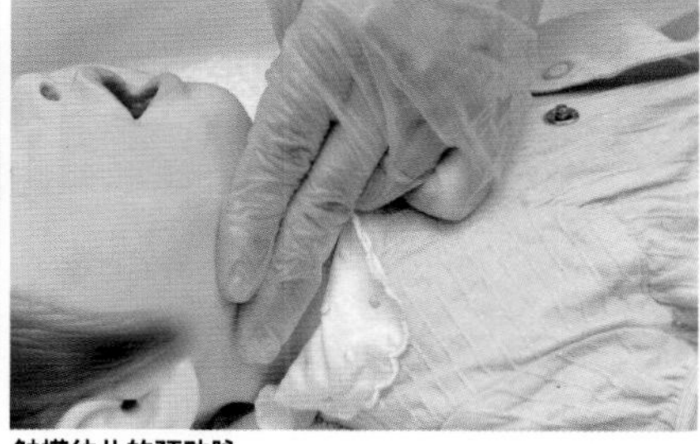 **触摸幼儿的颈动脉**
4 胸外按压 ①判断心跳停止，确认按压部位，实施胸外按压（❶） ②在胸廓的 1/3 处下压（❷） 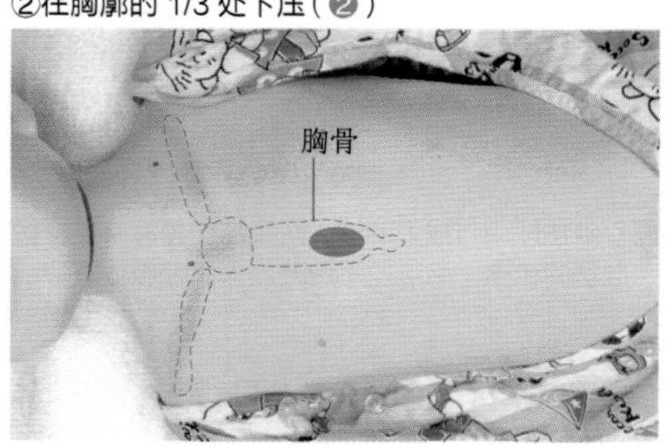 **婴儿和幼儿的胸外按压部位**	❶在胸骨的下半部分（胸的正中）1 分 100 次以上有节奏地实施胸外按压 注意▶ 偏离上腹部按压会使肝脏有被压迫损伤的危险。胸骨的左右偏离按压会损伤肋骨，要在胸骨的下半部分加减力来按压 ❷技巧▶ 身体下面是床等柔软物时，可将心脏按压板等硬板插入孩子的背部实施按压 技巧▶ 每次按压完成，压力释放完，胸位返回原位，由按压送出的血液也易返回到心脏

要点	注意・根据
●单手按压胸骨（❸） 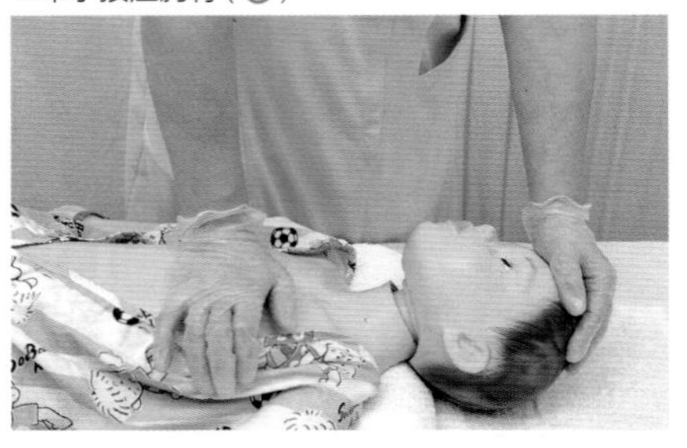	❸用单手手掌根部按压胸骨，肘笔直伸展，救助者的肩应在孩子胸骨中央部的延长线上，用这样的姿势，垂直压迫 注意▸ 偏离上腹部按压，会压迫肝脏，肝脏会有损伤的危险。胸骨的左右偏离压迫会损伤肋骨，要在胸骨的下半部分加减力来压迫
●双手按压胸骨（❹） 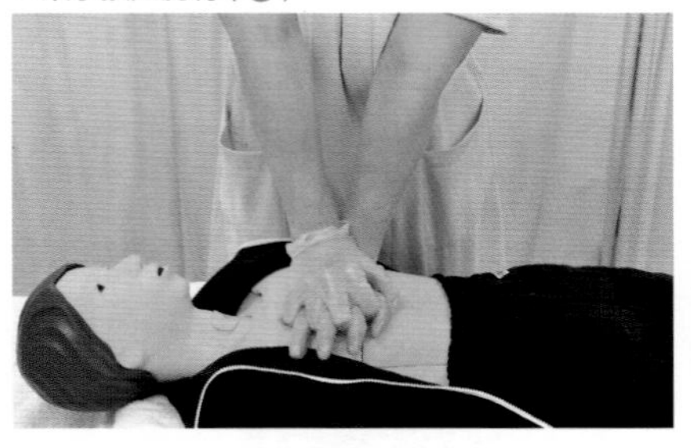	❹二手重叠组合，肘笔直伸展，垂直按压胸骨法 根据▸ 双手都要确实按压 注意▸ 根据《儿童红十字会复苏指南 2010 版》的讲述，对儿童（1 岁以上）胸外按压时，与体格大小没有关系，单手、双手任何一种方法都可运用
●新生儿、婴儿的胸外按压 · 救助者 1 人时：用二指针对背骨垂直方向压迫（二指压迫法）（❺，图片ⓐ） · 救助者为 2 人时：将胸廓用两手包裹，两拇指压迫（胸廓包裹，两拇指压迫法）（❻，图片ⓑ）	❺注意▸ 用成人的手掌按压，受压范围广，不能有效心辅助输出量 ❻根据▸ 易形成压力效果，得到有效循环
ⓐ 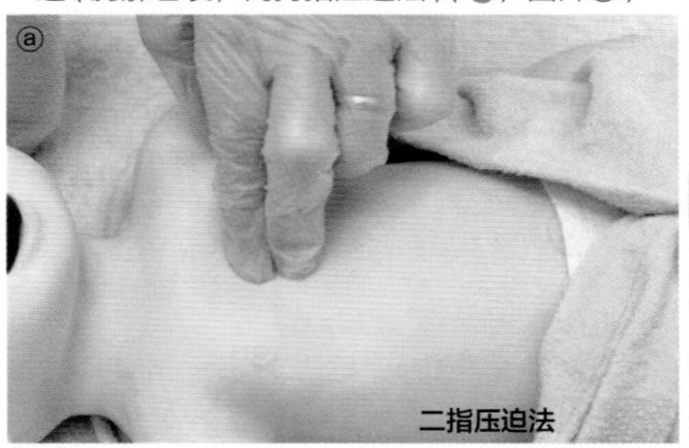 	ⓑ 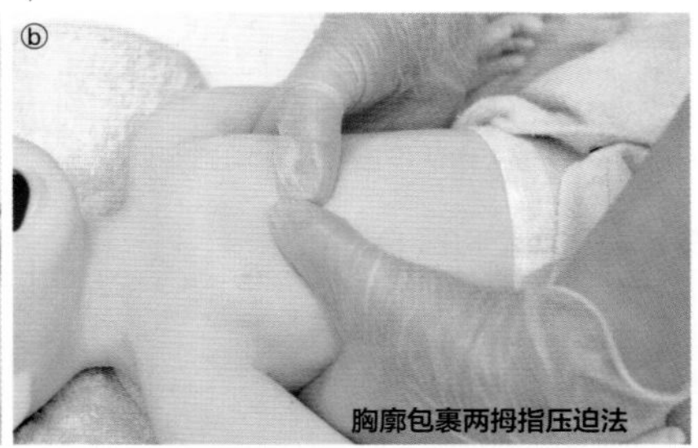
③不中断胸外按压，准备进行人工呼吸。确保气道通畅，实施人工呼吸（❼）	❼心脏按压应与成人同样，从按压胸骨时开始，按准备的步骤，尽可能迅速开始人工呼吸
5 人工呼吸 ①无法自发呼吸，无有效呼吸时，根据孩子的体格实施人工呼吸（❶）	❶未满 1 岁，进行口对口鼻人工呼吸；1 岁以上，进行口对口人工呼吸 根据▸ 让孩子尽早开始呼吸，从低氧状态中恢复过来

要点	注意・根据
●口对口鼻的人工呼吸（❷） 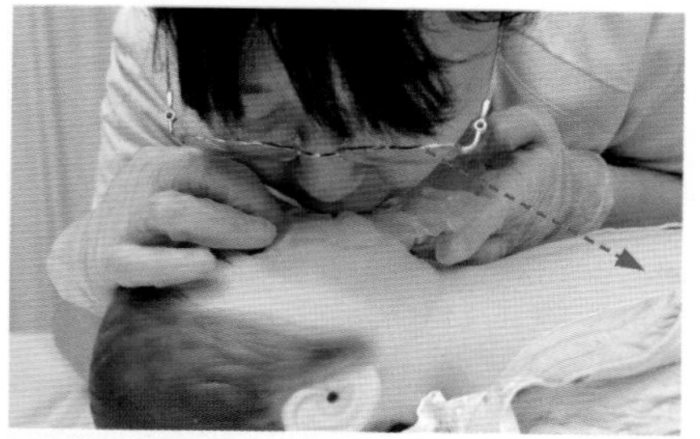 **用脸贴纸辅助口对口鼻人工呼吸** 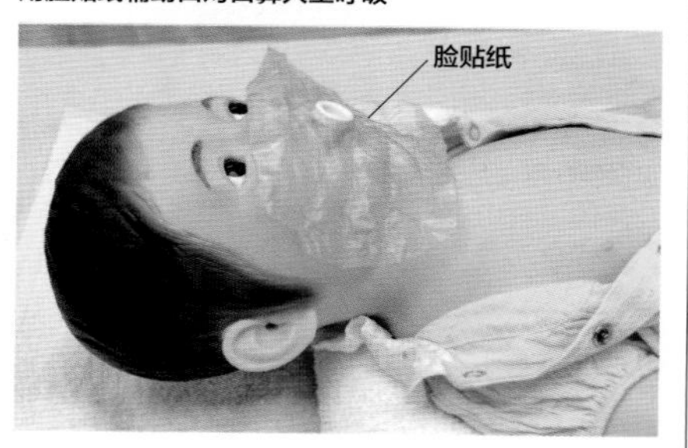 	❷口对口鼻人工呼吸法，护理员口对婴儿的口鼻同时覆盖，呼气吹入 注意▸ 防止事故要点▸ 口对口、口对口鼻人工呼吸时，使用脸贴纸，防止感染。没有脸贴纸但孩子口腔出血、有分泌物时，为预防护理员的感染，根据准备的恰当的防护用具，实施人工呼吸 注意▸ 手边没有感染预防护具时，为了不推迟胸外按压，不得不省略人工呼吸。但要牢记对婴幼儿来说，及时换气就是最重要的，希望医务人员经常随身携带脸贴纸
●口对口人工呼吸（❸❹❺） 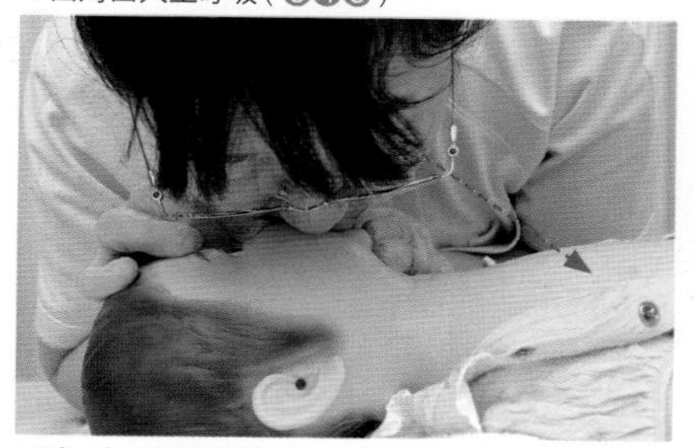 **口对口人工呼吸时捏住鼻，不要泄漏空气**	❸口对口人工呼吸法，捏紧孩子的鼻，不要让空气漏出，护理员呼气吹入 根据▸ 吹入的空气由鼻排出时，人工呼吸就无效了，所以，要确定塞住鼻腔 ❹口对口鼻、口对口人工呼吸时，施救者要在1秒时间里完成1次呼气并吹入，实施2次这样的操作，使胸廓膨胀 根据▸ 保持长吹入时间能保持低压送气，也能防止胃产生膨胀。高压送气可导致胃膨胀而横膈膜上升，横膈膜上方容积变小从而使换气量变得低下。另外送气时会伴有空气入胃，胃内空气增加时，胃内容物误咽风险增高。胸腔内压上升，可能引起心脏血液回流速度低下 ❺胸外按压和人工呼吸的次数比是30 ：2，可循环反复操作。救助者为2人时，胸外按压15次后进行1次人工呼吸，1~2分钟后，2人替换操作
●环状软骨压迫法（❻）	❻为防止送气时胃膨胀，采用环状软骨压迫手法 根据▸ 压迫环状软骨能堵塞食管，能防止送气而使胃膨胀及防止呕吐 注意▸ 环状软骨压迫手法应由按压胸骨、人工呼吸的实施者以外的人员来操作

要点	注意・根据
6 使用 AED（自动体外除颤器） ①随着自动体外除颤器的使用，心肺复苏操作一旦中止要观察意识水平、呼吸、体动、脉搏（❶）	❶意识、呼吸、体动、脉搏没有时，装着自动体外除颤器 根据▸ 有可能是致命的重症心律不整齐，有必要分析 注意▸ 操作自动体外除颤器时，对 6 岁以上儿童（学童）用成人电极垫板，婴儿到 6 岁的儿童（学龄前童）用儿童用电极垫板（儿童用电极垫板没有时可用成人用代替）
②取出儿童用电极垫板，确认凝胶没有干燥变色（❷）	❷注意▸ 垫板使用不恰当时，心电图解析会不正确，减弱通电会引起垫板烫伤
③自动体外除颤器通入电源，根据器械的声音指示贴上电极垫板（❸） ・体格大的孩子：和成人相同，二枚电极垫板贴在右胸和左肋骨部（图片ⓐ） ・体格小的孩子：为防止电极重叠，贴于胸中央和背部（图片ⓑ）	❸按指示的位置贴上电极垫板，牢固紧密地贴好，在心电图的解析中不能让孩子触碰 注意▸ 电极垫板所贴的位置因孩子体格的大小而异 注意▸ 电极垫板贴的有松动时，通电时会产生烫伤，而孩子触碰到的话就不能够解析正确的心电图

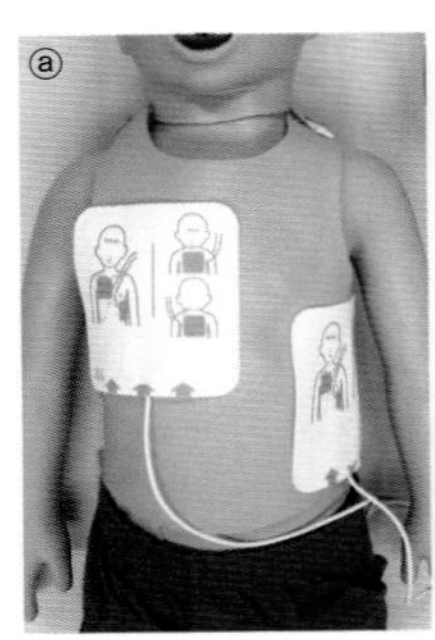

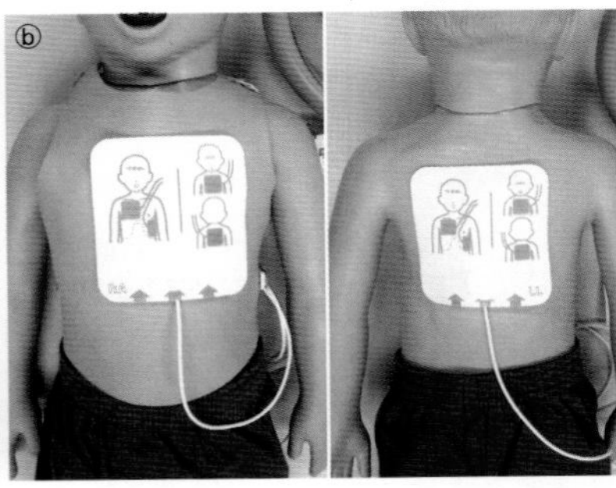

ⓐ体格大的孩子贴于右胸和左肋骨
ⓑ体格小的孩子贴于中央（左）和背部（右）

（图片提供：日本光电工有限公司）

要点	注意・根据
④由器械声音指示下按下冲击键钮（❹）	❹波形解析后，如果有除颤必要信息出现，确认所有救助人员已从被救助者处离开后，按启动键钮 注意▸ 通电状态下触碰孩子，救助者也会受到电击
⑤再次心肺复苏（❺）	❺再次心肺复苏（胸外按压和人工呼吸）。自动体外除颤器在医疗机构处置前，以安装好的状态放置，根据机械音进行作业，有除颤指示时遵从 根据▸ 在用先进的医疗器械处置前，是否能接受迅速、正确的心肺复苏，对今后会有很大的影响

二次救命处置

步骤

要点	注意・根据
1 呼吸管理 ①把握呼吸状态(❶)	❶安装脉冲血氧计、心电图监视器，评估意识水平及呼吸状态 根据▸ 正确把握孩子状态、尽早判断是否有必要的医疗处置
②确保气道通畅(❷) 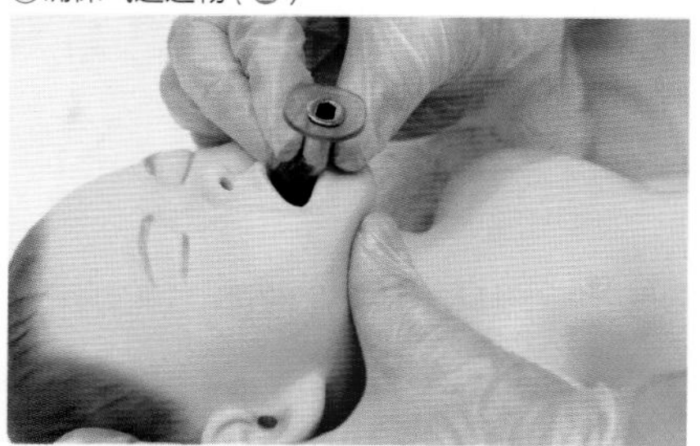 确保经口气道中插入气道	❷有自发呼吸但无意识、舌根沉降、经皮血氧饱和度值低下时，插入肩枕，确保气道通畅，使用空气回路(经鼻、经口)进行必要应对 根据▸ 如果舌根沉降，插入空气回路后，气道狭窄闭塞可能被解除，能保持有效的自发呼吸 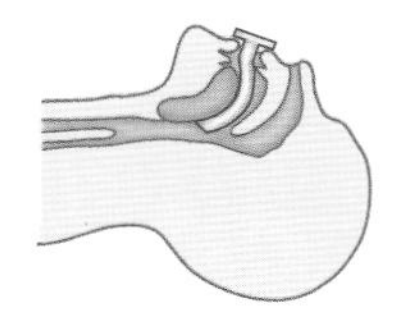 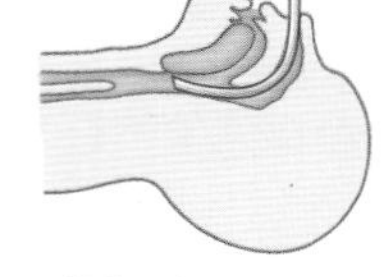 经口回路　　经鼻回路 ■图 2　空气回路
③确保气道通畅状态下，自发呼吸弱或没有呼吸时，开始心肺复苏，带上呼吸囊－活瓣面罩进行人工呼吸(❸❹❺) 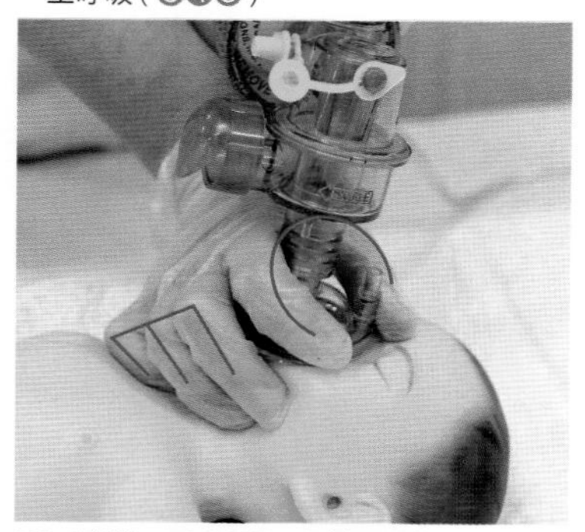 EC 夹钳法：用呼吸囊－活瓣面罩进行人工呼吸	❸选择适合孩子体格的面罩，用拇指和食指按压住面罩，手指呈 C 字形，余下的指呈 E 字形，上抬下巴紧密覆盖住孩子的鼻和口(EC 夹钳法) 根据▸ 面罩如果不紧密贴着孩子的面部，空气会漏出，就不能有效换气 ❹轻抬胸廓，另一只手加压面罩，送气 1~1.5 秒 注意▸ 如果在必要性以上继续加压，胃会膨胀，横膈膜上抬致换气量低下，胸腔内压上升可能引起心脏回流血量低下 ❺进行必要应对，实施口鼻腔吸引
④准备气管插管的必要物品，调整孩子的状态(这期间继续心肺复苏)(❻❼❽❾)	❻从应急车中取出适合孩子体格的必要物品(气管导管、喉镜柄、叶片、导丝、润滑剂) 注意▸ 在心肺复苏的实施中，气管插入时胸外按压中断的时间尽可能要短

要点	注意・根据
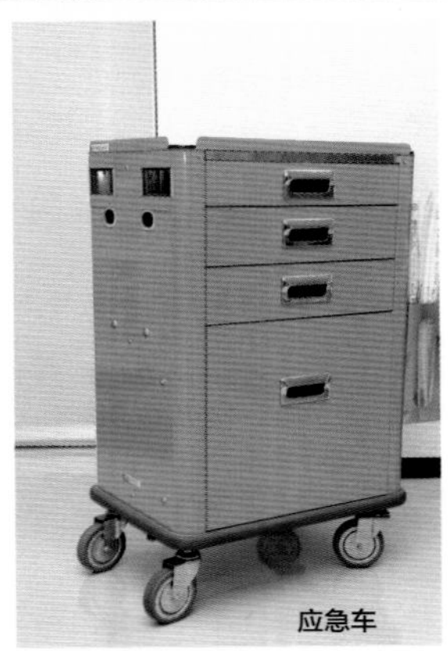 	❼快速确认有无破损，安装喉镜柄、叶片、确认灯亮 注意▸ 检查应急车上的物品并补充。要使其处于马上能用的状态，以便紧急时，迅速对应 ❽无菌操作，将导丝插入气管导管至距离管端头还有 2 cm 处，头端涂上润滑剂 根据▸ 气管导管插入部受到污染是引起肺炎等的原因，尽可能无菌操作插入。另，导丝如果从导管头端脱出，会损伤气管 ❾插管前，使用面罩充分换气 根据▸ 特别是呼吸停止的孩子，在插管进行中易出现经皮血氧饱和度值的低下
⑤实施插管救助（❿⓫） 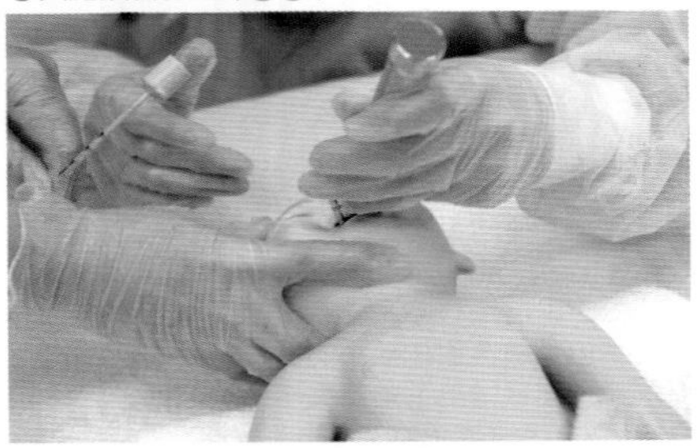	❿医生将喉镜插入，确认声门位置，过渡至导管时注意插入朝向 ⓫插管救助中，要常常注意孩子的状态、经皮血氧饱和度值、心跳数和心电图波形。有异常（脉频、迟脉、脉不齐、呕吐、低氧血症）时马上报告医生，必要应对是用面罩换气 根据▸ 专注插管操作时易忽略注意孩子的变化，护理员要时时观察孩子的全身状态
⑥将呼吸囊 – 活瓣面罩连接套袋（⓬） 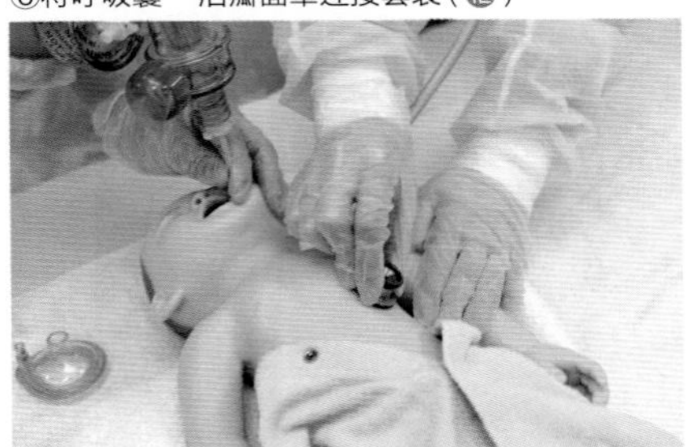 **使用呼吸囊 – 活瓣面罩套袋的同时，医生用听诊器确认呼吸音**	⓬气管导管插入适当的深度后，拔出导丝时注意不要拔出插管，连接面罩和气管导管，对面罩加压，确认呼吸音及左右差，胸上抬时确认左右差 注意▸ 呼吸音及胸上抬时有左右差时，插管插入了肺片部（插入长度过深之因）。没有呼吸音，腹部膨胀时，是导管插入食管引发的危险
⑦呼吸稳定后，连接人工呼吸器（⓭）	⓭确认位置后，用胶带固定气管导管，连接人工呼吸器 注意▸ 插管过程中，心跳停止时要继续胸外按压

要点	注意・根据
2 循环管理 ①确认心电图监视器，准备除颤（❶）	❶确认监视器的心电图，和要用除颤的必要波形，确认有无能触知的颈动脉脉搏。胸外按压中断时间为 10 秒以内 技巧▶ 不要出现无用的中断时间，胸外按压者以外的人可离开，让步骤顺利进行
②通入手动式除颤器电源，准备电极垫板（1 岁未满使用儿童用的，1 岁以上的使用成人用电极垫板）（❷） 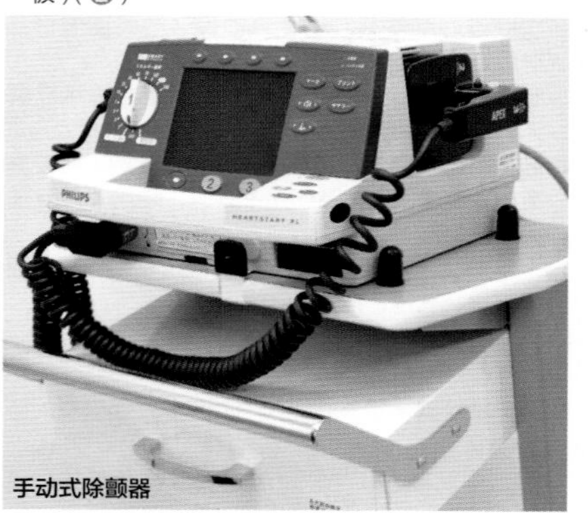 手动式除颤器	❷根据▶ 为得到除颤的效果，使用与孩子体格相适合的物品 *《儿童红十字会复苏指南 2010》中记载，对不满 1 岁的孩子使用的物品是婴儿用电极板（垫板）。手动式除颤器用产品现在也多数是儿童用电极板（垫板） 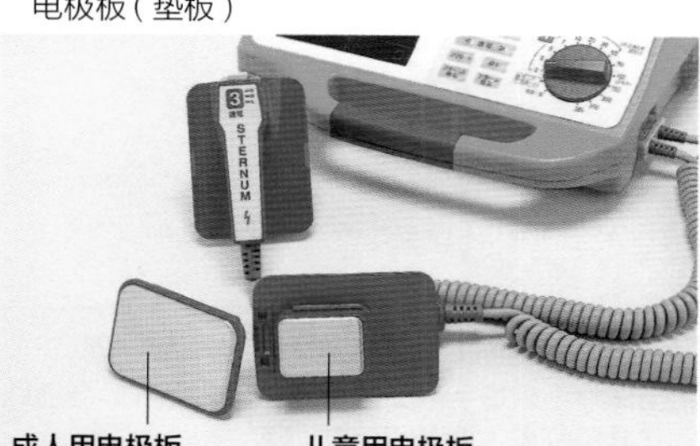 成人用电极板　儿童用电极板 **成人用电极板滑脱时，使用儿童用电极板** （图片提供：福田电子有限公司）
③电极板上涂上专用胶，在第 2 到第 3 肋间、胸骨右缘和左第 5 肋间前腋窝线处紧密贴着（通常由医生执行除颤）（❸❹） 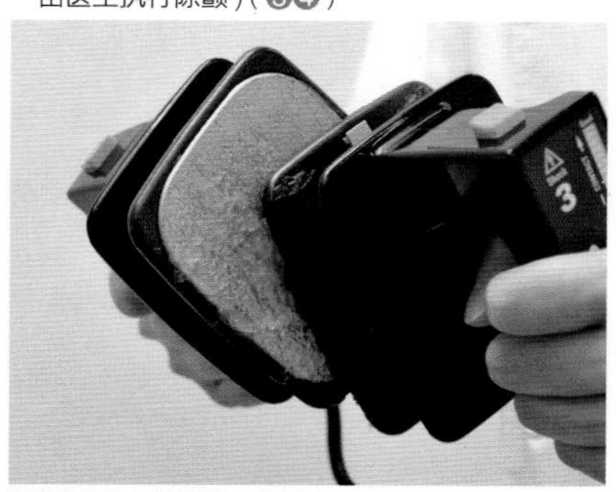 **在除颤器电极板上涂上专用胶** ④设定用力（初次通电用 4J/kg），在主体侧或电极板侧充电	❸根据▶ 除颤效果根据电极板着肤的紧密度、位置等而变化。要在正确的位置，将电极板紧密着肤。紧密着肤变弱而通电时就会有烫伤的危险 ❹要确认垫板的凝胶没有干燥变色，在标示垫板贴的位置牢固紧密着肤 注意▶ 因通电会引起烫伤，不要贴在监视器的电极、药用贴剂的垫块上

要点	注意・根据
⑤确认孩子的身体有无触碰金属，实施者（医生）以外的人离开床边（❺）	❺根据▸ 通电时，预防电休克引起二次障碍 注意▸ 孩子触碰到金属时，通电会有过剩热产生继而引起烫伤，周围的救助者此时触碰到孩子身体的也会有受到电击的危险
⑥医生、孩子不要触碰监视器的电极，对孩子胸壁强力下压，通电。通电时不要触到电极板（❻）	❻医生、护理员的每个行动要说出来 注意▸ 孩子、电极等被触碰，实施者及帮助人员会有受电击的危险。因此，通电时不要触碰孩子和床
⑦通电后，确认孩子的生命体征，实施必要的心肺复苏及通电的辅助工作（❼❽）	❼通电后，体动及自发呼吸无明显迹象时，立即再次进行心肺复苏，用 2 分钟确认心电图波形，继续心肺复苏 根据▸ 为减少胸外按压的中断，复苏心跳需要充分的心电输出量 ❽通电时，初次能量范围在 4J/kg。开始（各设施有所定能量）后，脉还是不齐时，均用 4J/kg 压力进行除颤
⑧分析除颤效果，记录（❾）	❾一定记载施行时间和所施力。确认实施后心电图的变化、脉搏、血压的测定
3 确保静脉通路（骨髓路）	
①与医疗小组联手准备好必要物品，保证静脉通路并准备好表 1 的使用药剂（❶）	❶用骨髓针确保输液管线，中心静脉管线以及对应的物品 根据▸ 复苏治疗中，使用输液复苏药剂是必需的。然而，处于休克状态的孩子由于末梢循环不全导致末梢静脉虚脱，而确保末梢静脉路线输入是非常困难的，这种例子很多
②用骨髓针确保输液路时，实施护理（❷❸）	❷在胫骨近位内侧、胫骨远位内侧、髂前上棘等可以穿刺的部位，固定穿刺 根据▸ 骨髓路也能与静脉输入一样，能够输入药剂并且效果也好 ❸孩子的状态稳定后，马上确保其他输液路线。骨髓针希望能在 24 小时内拔去 注意▸ 在确保骨髓路时往往会伴有骨折，骨髓炎等的合并症危险的发生，所以要引起注意
③确保中心静脉通路的同时实施护理（❹❺）	❹在外颈静脉、内颈静脉、大腿静脉的其中一个部位选择穿刺（选择不妨碍心肺复苏的大腿静脉），实施确保清洁管线的护理 根据▸ 中心静脉内能插入大直径的导管，能急速输液、输血，能确实地将药剂输入到心脏

要点	注意・根据
	❺留置后，注意观察咳嗽和痰、肺音左右差、脉不齐、呼吸困难等的出现 注意▶ 留置会伴随并发症，气胸、血胸、出血、导管的机械性刺激致脉不整齐、感染症等的危险

■表1　心肺复苏药的药理作用、输入量及注意事项

分类	药理作用	商品名（一般名）	输入量（输入方法）	输入时的注意事项
心肌收缩药	增强心脏泵血功能 增加心跳速率	保斯民（肾上腺素）	0.01 mg/kg（静脉注射・骨髓内注入）	气管内输入时的量是静脉注射量的 10 倍（0.1 mg）
心肌收缩・血管扩张药	增加心跳速率	硫酸阿托品（阿托品硫酸盐水合物）	0.01 ~ 0.02 mg/kg（静脉注射・骨髓内注射）	气管内输入时的量与静脉注射量相同
抑制心律・心跳数药	抗心律失常药	2% 利多卡因（利多卡因盐酸盐）	1 ~ 2 mg/kg（静脉注射・骨髓内注射）	气管内输入时的量与静脉注射量相同
		ATP（三磷酸腺苷二钠水合物）	从 0.1 mg/kg 开始（静脉注射・骨髓内注射）	到取得效果为止，以每次0.05 mg/kg 增量急速静脉注射，上限是 0.25 mg/kg，或 12 mg（1 次量）
电解质补充剂	补充代谢性酸中毒	苏打 8.4%（碳酸氢钠）	1 ml/kg（静脉注射・骨髓内注射）	心肺复苏时，有必要充分排出二氧化碳气体，所以，输入时要充分换气
	补充低血钙症	2% 氯化钙（氯化钙）	10 ~ 20 mg/kg（静脉注射・骨髓内注射）	会有迟脉的副作用，要缓慢输入

●文献

1）日本蘇生協議会，日本救急医療財団監：JRC 蘇生**ガイドライン** 2010，http://jrc.umin.ac.jp（2012/6/10 **アクセス**）

NOTE 有创动脉压监测

有创动脉压检测的目的

在儿童的二次救命处置中，重症时需要动脉压管线能持续正确地测定动脉血压。在此是以桡骨动脉监测为主（上臂动脉、大腿动脉因孩子体动容易受到弯曲，一般不用）

测定原理

动脉内插入导管，连接传感器（压力传感器），血液的流动使导管头端受到压力，将所受压力转变成电信号，取得读数

动脉穿刺时的注意点

准备必要物品与检测组合。压力传感器（将血压改变成电信号）要与孩子的右心房处于同高度位置放置（中腋窝线的高度）（图 1）。在辅助动脉穿刺时，将手臂背部向下固定上肢，抑制孩子无意的体动。不要出现没有必要的出血，保持刺入部的清洁。刺入后，快速用夹板固定，时时观察防止刺入部出血，形成血肿。用透明辅材保护刺入部

测定时的注意点

将监视器与压力传感器连接，调节零位平衡（大气压开放），确认在监视器上的动脉压的压力波形。正确动脉压波形出现后，确认和非观察式血压计的实测值的误差

测定值的误差原因和对策

如果动脉压波形没有出现，确认以下 4 点：

①压力传感器的位置
压力传感器的位置与右心房的高度有偏离血压压力波形会变化产生误差

②混入气泡
管线中混入气泡时，压力传感器就不能很好地将压力传送，血压振幅变小。注意动脉内不要混入气泡，将气泡移至安全位置后，急速推压从活栓处排出

③发生血栓
导管头端发生血栓堵塞时，血压波形的振幅变小，有必要刺通导管头端

④发生血栓
导管头端发生血栓堵塞时，血压波形的振幅变小，有必要刺通导管头端

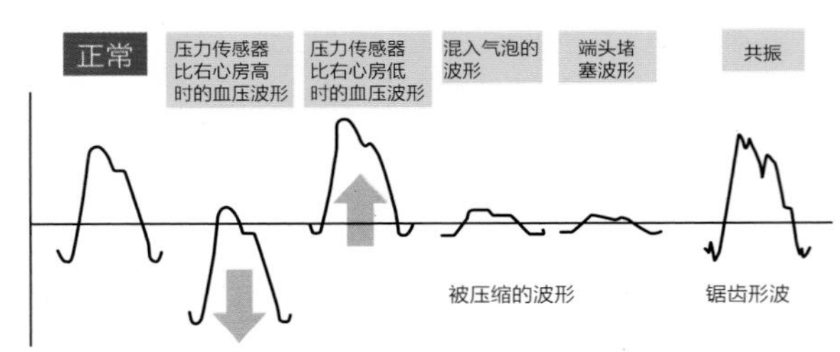

■图 2　不正常的血压波形

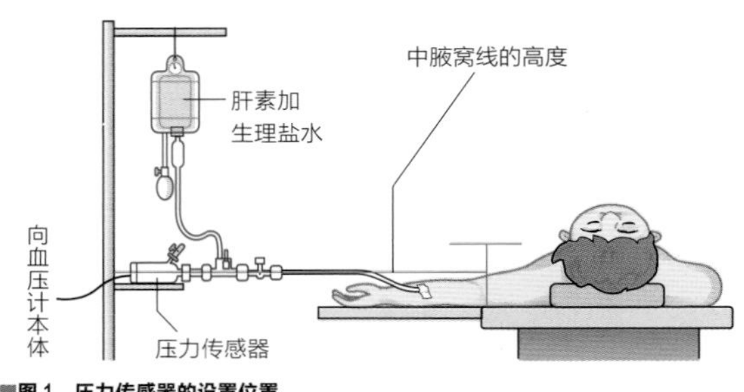

■图 1　压力传感器的设置位置

2 颅脑损伤

杉浦太一

孩子颅脑损伤的特点

①婴幼儿多数能看出，②由于头盖骨软，故脑损伤程度和受外力程度会不一致，③颅骨没有骨折的脑损伤和出血，④容易引起脑水肿但颅内压亢进症状不易显现（特别是新生儿和婴儿）。另，判别是否是被虐待引起的头部外伤也是重要的

目的▸ 早期发现颅内出血和脑水肿等对生命有重大影响的并发症且可实施对应，预防开放性外伤感染

检查项目▸ 意识状态、呼吸状态、疼痛、四肢的麻木和麻痹、出血状态、头部以外的外伤（皮肤、骨、内脏等）

适用条件▸ 所有头部外伤（交通事故、跌倒、跌落、虐待）

防止事故要点▸ 防止不谨慎振摇而出现的脑出血和视网膜出血

必要物品▸

· 应急措施：压迫止血的清洁布和纱布
· 医疗机构（急救）：应急车、绷带交换车（消毒药、软膏）、纱布、创可贴、网绷带

步骤

要点	注意・根据
◆初期对应 **1 观察损伤后的全身状态** ①确认意识状态（❶❷） **■表 1　情况紧急的意识丧失模式** 1. 受伤后意识马上消失 2. 受伤后意识消失，恢复之后又消失 3. 受伤后有意识，随时间推移意识消失 4. 受伤后数小时意识消失 ＊第 3 和第 4 是根据日本婴幼儿用昏迷标准及修正的格拉斯哥昏迷指数来对照判断	❶通过呼唤孩子的名字来判断意识的等级模式 根据▸ 能判断出是意识障碍时，可推论为疑似脑室出血即腔隙出血、脑实质（硬脑膜以下、包括灰质与白质）出血、硬膜下出血、蛛网膜下腔出血 ❷婴幼儿如果是哭泣状态应判断为有意识，大声呼叫也无反应，一度睁开眼马上又闭上了等应判断为无意识 注意▸ 新生儿即使是脑内有血肿也难出现症状 防止事故要点▸ 在确认意识之际，不能大幅度摇晃身体，不能晃动头颈部，否则会有视网膜出血，脑出血的危险性
②确认呼吸状态（❸）	❸确认胸廓有无动作和鼻孔呼吸空气动作或模式 注意▸ 没有呼吸时，实施急救复苏的人工呼吸
③确认有无疼痛及程度（❹）	❹有意识时，确认有无头痛及程度。针对婴儿和幼儿因语言表达困难的情况，以心情好否，哭泣的方式判断 注意▸ 腹部和胸部疼痛时，也可能内脏出血，要同时观察
④确认有无运动障碍（❺）	❺察看四肢和指尖的动作，判断有无麻木及程度。能会话时，确认口齿音是否清晰 注意▸ 观察婴幼儿的动作比判断是否麻木重要

要点	注意・根据
⑤确认头部有无表面外伤和出血及程度（❻）	❻把握有无出血部位和范围、程度，有出血时止血 根据▸ 因为儿童的循环血量比成人少，所以少量出血也会导致休克 注意▸ 若外伤部位的颅骨有陷落时，应马上呼叫救护车
⑥确认有无头部以外的外伤和出血及程度（❼）	❼把握外伤和骨折的肿胀的部位、范围、程度，有无出血和程度 根据▸ 儿童外伤导致休克性的危险要比成人高
⑦确认有无呕吐（❽）	❽观察记录呕吐的时点和次数、呕吐物的量和性状。受伤后马上哭、呕吐时，基本上是没有问题的 根据▸ 这是颅骨内出血等脑受冲击的迹象
⑧确认颅脑损伤的状况（❾）	❾有跌到损伤等情况时等，要确认在怎样的状况（跌倒等）下，头部受到撞击及撞击的强度 根据▸ 推测外伤的程度 注意▸ 因年龄越小颅骨越软，越易变形。外观和受伤状况与脑的损伤程度不一定会一致。另外，幼儿的行动范围意外扩大时，受伤状况会变得无从知晓，往往在有症状出现时已是相当重症的程度了
2 应急措施和观察状态（在受诊或救护车到前）	
①有皮肤外伤时，压迫止血（❶） 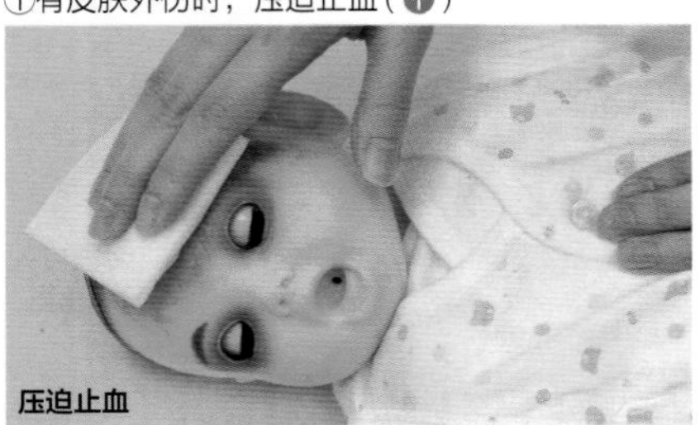 压迫止血	❶将手绢或纱布等干燥清洁的布放置于出血部位，压迫止血 注意▸ 只对出血部位压迫止血，患者为婴幼儿时不能过度强行压迫 ［特殊化妆合作：MALIBUTEMPTU］
②有外伤性包时，要冷敷（❷） 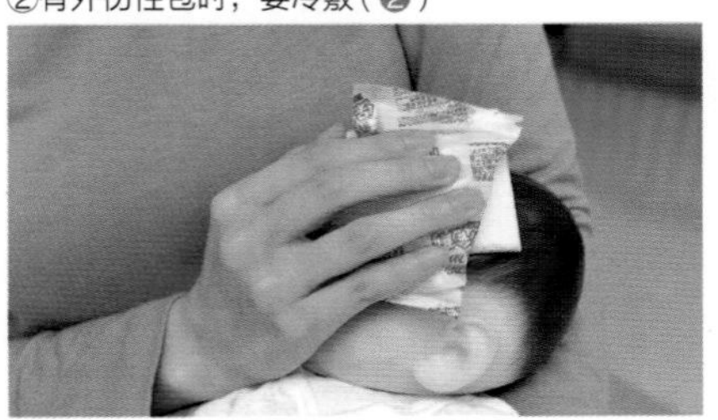 冷敷	❷头部外表有包，但其他正常时，包用润湿的毛巾冷敷。 根据▸ 毛细血管内出血而肿起来

要点	注意・根据
③有意识时，根据孩子希望的体位放置并观察其样子（❸） ④察看孩子和正常样子是否不同（❹❺） ⑤意识存在问题时，要将其放置为就寝的体位，使其就寝（❻❼）	❸父母在旁时，最好抱着 根据▸ 勉强地让孩子保持安静时，会有激烈的哭泣而使颅骨内压上升 注意▸ 婴儿和幼儿多数在哭之后入睡。受伤超过 6 小时，也没有觉醒时要引起注意 ❹根据▸ 表面无外伤，但有可能颅骨内出血和脑水肿 ❺受伤后马上变正常健康时要观察其行为 ❻尽可能不要让孩子体动，让其在平坦地方保持就寝 根据▸ 体动有可能损伤神经 ❼无意识、呼吸和心跳都停止时，实施复苏措施
◆运送医疗机构及应对 **1 收集情况** ①核查意识水平、生命体征、症状（❶） ②从孩子或陪伴的家人处收集受伤时的情况（❷） ③向孩子和家长说明状态和治疗方针（❸）	❶根据状况，准备确保静脉通路和气道 ❷根据▸ 把握受伤时的状况，能迅速开始处置、诊断和预测并发症 ❸孩子有意识时，根据孩子的认知度，使用手势说明检查、治疗的方针 根据▸ 与家长和孩子说明时，要条理清晰
2 处置头部表面的外伤 ①事前，说明处置并取得同意（❶） 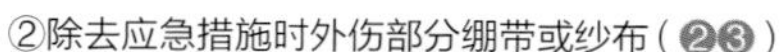 ②除去应急措施时外伤部分绷带或纱布（❷❸） 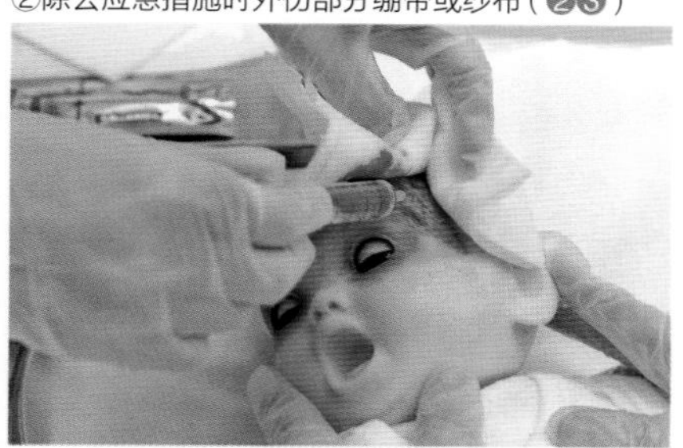 **边用生理盐水湿润，边认真地解除绷带或纱布**	➡在此对头部表面外伤的保守治疗步骤进行说明 ❶根据孩子的理解能力加手势，向孩子说明处置的目的（根据）、方法、所预定的标准时间、有无痛感、处置后的状态和处置后活动限制 根据▸ 避免孩子对处置时及处置后的混乱理解，使孩子接受处置状态 注意▸ 紧急场合也一定要说明 ❷用生理盐水润湿，认真解除应急时贴上的创部纱布或绷带 根据▸ 防止从创伤部再出血等，也不要让孩子因痛引起恐惧心理 ❸根据需要实施控制部分身体 根据▸ 保持创部清洁，预防体动引起二次事故 注意▸ 控制处置在任何场面都会有，但要避免过度的控制，要考虑尽可能在短时间内完成控制的处置 技巧▸ 用手掌固定头部，不要振摇头部。婴儿时，可用毛巾包裹，不使上肢伸到头部幼儿可让护理

要点	注意・根据
③观察创部（❹❺） 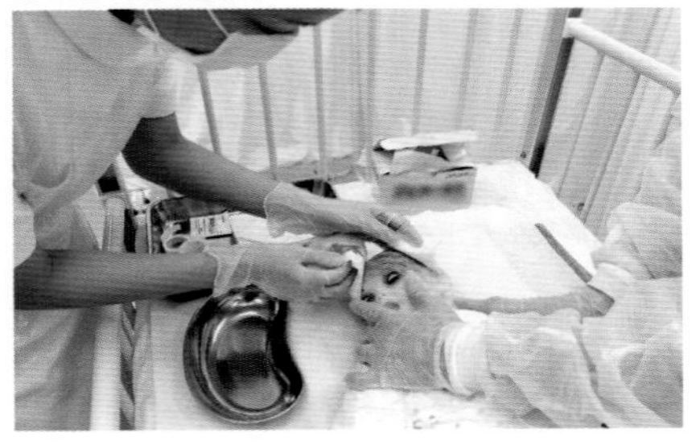	员抱坐在膝上，固定头部 ❹确认创部的状态，渗出纱布的渗出液的色、量、性状 ❺确认创部周围皮肤有无肿胀、色及有无痛及程度
④确保创部清洁，消毒（❻） 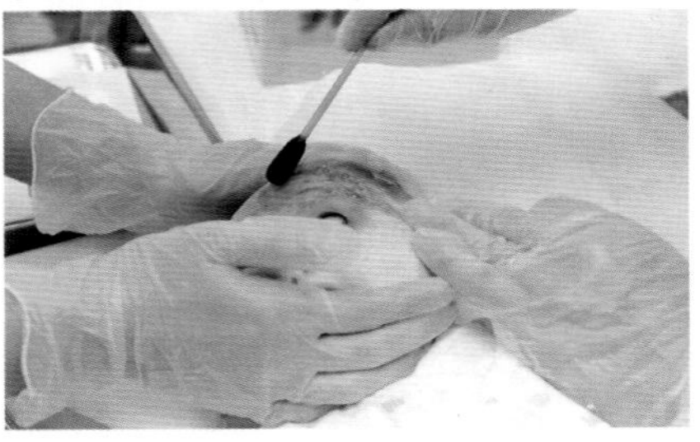	❻受伤后马上处置时，对创部周围进行必要的剃毛、剃发 根据▸ 不仅要确保创部的清洁，也要考虑固定纱布的稳定
⑤敷上灭菌纱布，贴上创可贴（❼） 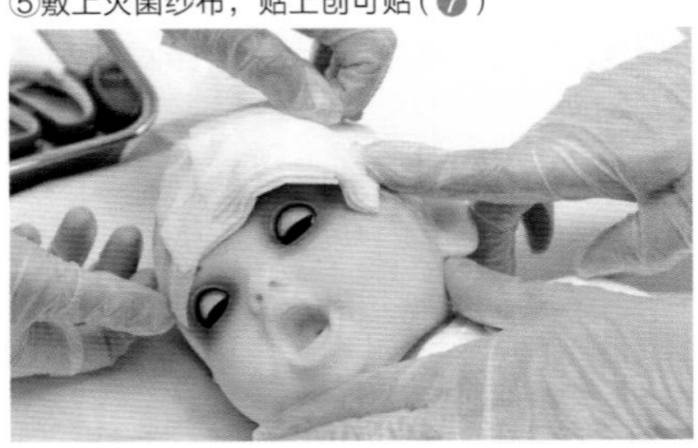	❼技巧▸ 在皮肤不能贴创可贴时，选择毛发少和短的部分
⑥用网绷带固定（❽❾❿）	❽选择与孩子头部相适合围度的网绷带，按颈到头顶的覆盖长度切下 ❾网绷带包裹时要露出脸和耳 ❿网绷带缠绕头顶部侧或用创可贴固定，用纱布覆盖头部全部固定
3 处置后向孩子和家长说明 ①向孩子和家长说明处置结束（❶）	❶向孩子传达处置结束，表扬孩子。计划好孩子和家长充分互动的时间 根据▸ 要与处置事实相关联

要点	注意・根据
②说明回家后的注意事项等（❷❸）	注意▸ 处置完成时告诉孩子结束了。孩子的意识有异常时感知会有混乱 ❷在家里，孩子会有讨厌绷带而摘除，确认固定创部的纱布有无偏离或摘脱。孩子会触碰伤部，伤部不得裸露。要使孩子心情平静，说明将摘脱下的绷带再度包回 注意▸ 纱布偏离、脱落时，根据创部的状态，遵守医生的指示行动。创部等出血时，要联络处理时的医院，寻求指示 ❸向家长说明受伤后48~72小时，状态有急速恶化的危险，观察患者有无头痛、恶心、呕吐、意识状态、四肢麻木程度 根据▸ 会有颅骨内出血、脑水肿、神经症状出现的可能性

预防

在家庭能够防止孩子颅脑损伤事故表整理如下，在向孩子和家长说明之际希望加以参考

■表2 防止颅脑损伤事故的策略

月龄・年龄	防止策略
出生5个月左右	①检查孩子的生活环境（楼梯、浴池室、厨房）并修正。在孩子能移动前，修整好危险的场所，上锁或用东西围住 ②孩子在高的位置睡或放置时，要注意不能有跌落事故，不能在椅子上入睡 ③身体不要全部在摇篮内，不使用婴儿车 ④育儿用品要用与生长发育阶段相适应
6个月至1岁	①床的高度差、门槛等堆物易引起跌倒。即使跌倒也要使受外伤可能和程度最小化。例如：电视机等放置在房间的角落位置，床上尽量少放东西，床下铺地毯等 ②楼梯、床、门口等易发生跌倒，因此要设置围栅。没有围栅地方时，可利用楼梯的扶手或放置防滑地垫、壁上贴上橡胶等 ③婴儿车的选择要考虑孩子颈部的发育程度和腰的稳定等
1~4岁	①上、下楼梯一定要有父母陪伴，特别要注意水泥楼梯 ②浴池室挂置帘子，不仅要防滑，出入口要上锁，孩子一个人不能进入。浴池使用后要排去浴槽水 ③在公园里要选择与孩子年龄对应的玩具，事前要确认好地面的硬度、楼梯的幅度间隔等无危险，还要确认玩具的安全性 ④与大人用自行车出行时，孩子身体用皮带固定，使用有脚台的幼儿用席座，戴头盔。停自行车时，一定要让孩子先下
5岁以后	①自己骑自行车时，在大人视线内乘骑 ②牢记遵守交通规则，根据安全教育，提高孩子对自身危险的认识

3　气道异物

新家一辉

目的▸ 疏通异物堵塞的气道或预防闭塞
检查项目▸ 呼吸状态、意识状态、异物
适用条件▸ 有异物堵塞气管，孩子用咳嗽也不能自己解除闭塞；有呼吸困难，不能发声时
禁忌▸ 婴儿腹部脏器损伤危险性高时，不实施腹部上推方法（急救法）
必要物品▸ 纱布和手绢、心脏复苏的必要物品

步骤

要点	注意・根据
1 因异物引起窒息 ①首先进行询问（❶❷） 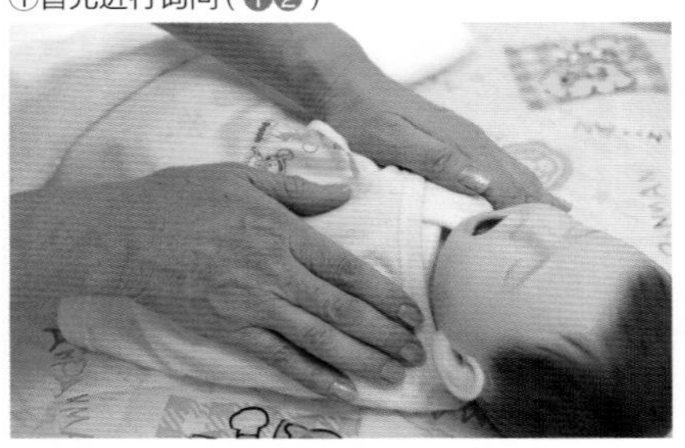	❶能说话时，气道没有完全闭塞，促使其用力咳嗽，要边充分注意边留意察看 **根据▸** 用力咳嗽，有出咳异物的可能 ❷不能说话，咳嗽又弱时，要立即请求支援 **紧急处置▸** 有意识但不能说话，有拇指和食指卡住的“窒息迹象”示意，立即请求支援，实施背部叩打法等 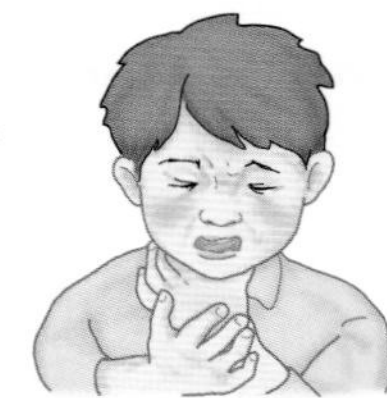 ■图 1　窒息的迹象
②若患者出现对呼唤声无反应、无意识，或者已没有心跳，应立即请求支援，实施一次救命处置（确保气道通畅，实施胸外按压、人工呼吸）（❸）	❸一次救命处置参照第 456 页
2 有意识（反应）的（未满一岁）婴儿 **[背部叩打法]** ①护理员（救助者）单膝跪蹲或坐，将孩子放在大腿膝盖上（❶） ②在婴儿两肩胛骨间后背，用手掌根强烈叩击（❷） 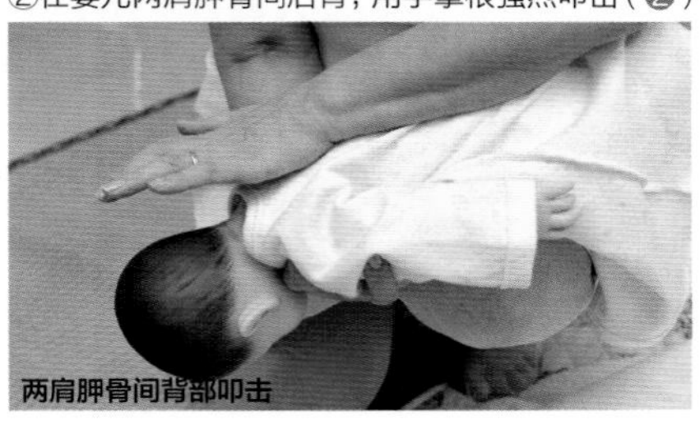 两肩胛骨间背部叩击	❶单手支撑婴儿头部和下巴，在护理员的前臂腕上使婴儿腹卧位 **注意▸** 这时，保持婴儿头部比体干低位 ❷叩打背部后，实施胸部冲击法

要点	注意·根据
[胸部冲击法] ①实施背部叩打后，使护理员前臂腕上的孩子仰卧位(❶) ②对婴儿胸骨的下半部分(胸中央)用两指 1 秒 1 次速压(❷) 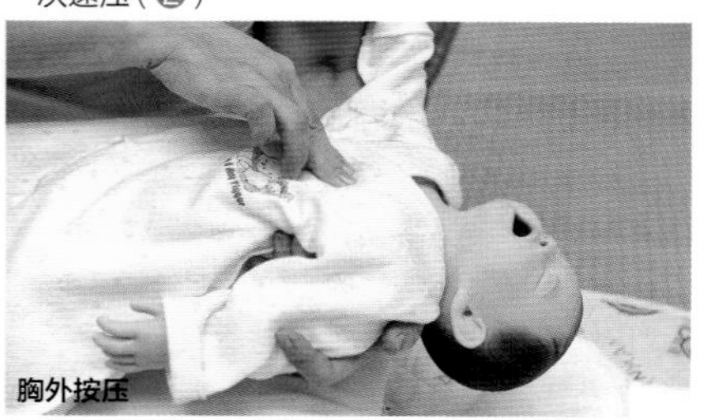 胸外按压 ③背部叩打法和胸部冲击法交替实施，直至除去异物为止。没有反应(意识)时，马上实施急救复苏法(❸)	❶注意要在婴儿的头后部，颈部深度支撑，头部要保持比体干低，仰卧位处置 ❷胸外按压位置参照第 467 页 注意▸ 这时的按压与心肺复苏法的胸骨压迫不同，实施强而快速的压迫 ❸禁忌▸ 腹部脏器损伤危险性高，对于新生儿和婴儿不实施腹部冲击法
3 有意识(反应)的小儿(一岁以上) **[腹部冲击法(海姆利克急救法)]** ①告诉孩子，实施腹部冲击法除去异物 ②护理员(救助者)在孩子背后抱住，站立(图片ⓐ)，或跪膝双手穿过孩子肋间在孩子背后抱住(图片ⓑ) ③确认孩子脐和剑突位置 ④单手握拳，置于脐上方、剑突下方部位 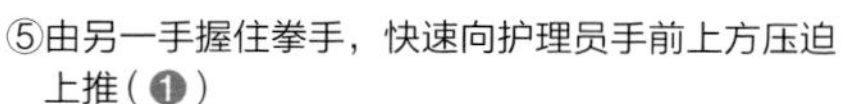 ⑤由另一手握住拳手，快速向护理员手前上方压迫上推(❶) 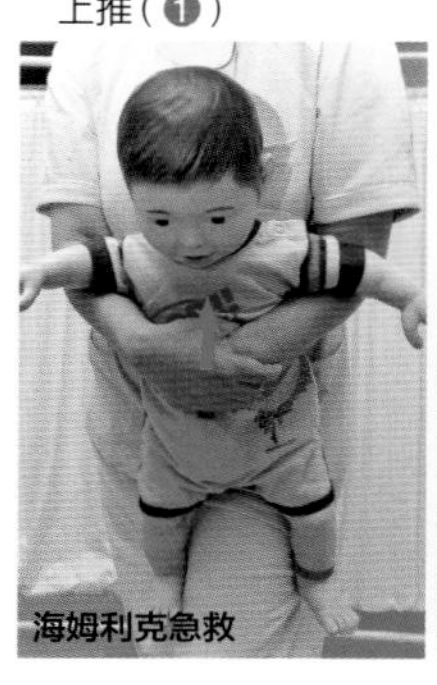 海姆利克急救 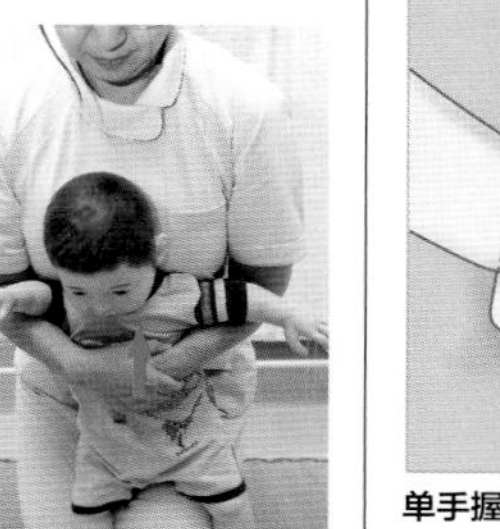 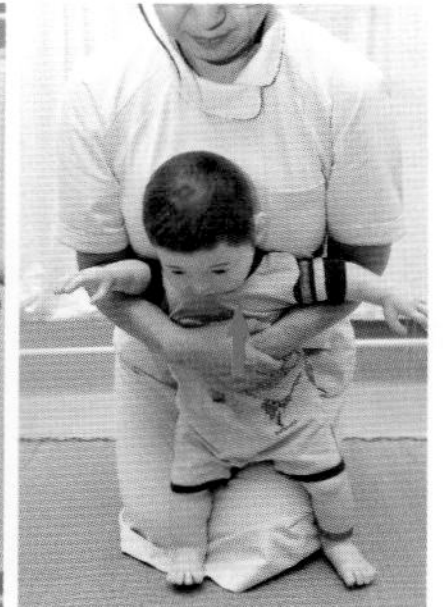	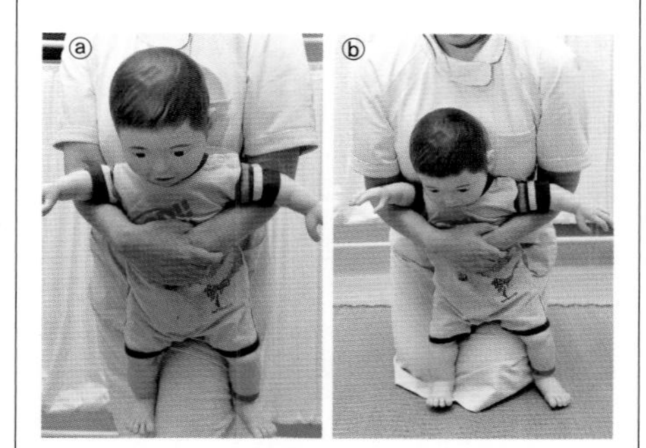 ⓐ ⓑ ❶用一次压迫就除去异物的想法进行压迫 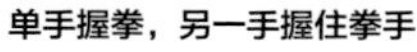 单手握拳，另一手握住拳手

3 气道异物

要点	注意・根据
⑥在异物排出前，要反复操作至孩子的反应（意识）消失为止（❷❸）	❷注意▶ 腹部冲击法实施后，确认腹部损伤的可能性，医生有必要诊察 ❸反应（意识）没有了，马上实施急救复苏法（确保气道通畅，实施胸外按压、人工呼吸）
［背部叩打法］ ①在孩子两肩胛骨间背后，用单手掌根强叩打（❶❷） 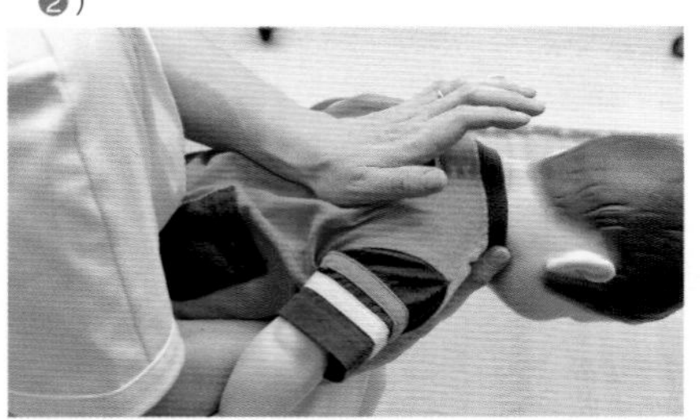	❶孩子的抱法为立位上半身前倾，用单手支撑或坐位或侧卧位 ❷有可能的话，腹部冲击法优先实施，腹部冲击法、背部叩击法中一法无效果时，尝试另一法
②在异物排出前，要反复操作至孩子没有反应（意识）为止（❸）	❸反应（意识）没有了，马上实施急救复苏法（确保气道通畅，实施胸外按压、人工呼吸）
4 孩子没有意识（反应）时 ①用引起周围注意程度的声音大声呼唤，发出使用自动体外除颤器请求的同时开始心肺复苏 ②确保气道通畅之际，如果确认咽部有异物，用指抠出（❶）	➡参照第 464 页“急救复苏法” ❶禁忌▶ 因看不到咽部异物不能确定其位置时，若用指抠，有可能会有异物逆向陷入的危险。不能盲目地将手指探入口腔寻找异物，不要中断心肺复苏
5 院内的初期对应（无意识时） ①在院内急救，在医生尚未到达前，继续上述操作 ②医生在喉镜的帮助下用麦吉尔钳子等除去异物	

气道异物的预防

儿童的气道异物多数是食物，多为花生或豆类，其他也有肉片、芋、果冻等。特别是 3 岁以下的婴幼儿，气道异物产生的频率高，形成这些异物的食品应尽可能不要给予或慎重地给予

●文献

1）岡陽一郎，浅部浩史，白日高步：異物誤飲？誤嚥症例の検討，日本臨床外科学会雑誌 68（10）：2449-2458，2007

4 消化道异物

新家一辉

目的▸	除去固体异物，促进排泄。防止固体异物引起的消化道闭塞、消化道损伤、消化道溃疡和穿孔
检查项目▸	固体异物的种类、形、大小，固体异物的停滞部位、经过时间，有无症状和程度（下咽障碍、异物感）
适用条件▸	固体异物在食管、胃内、肠内停滞时、纽型电池、多个磁石等食入时
必要物品▸	气球导管（10 ～ 12Fr）、有吸磁导管、胃肠道内窥镜等

步骤

要点	注意・根据
◆初期对应 **1 断定异物** ①确认异物（❶❷） 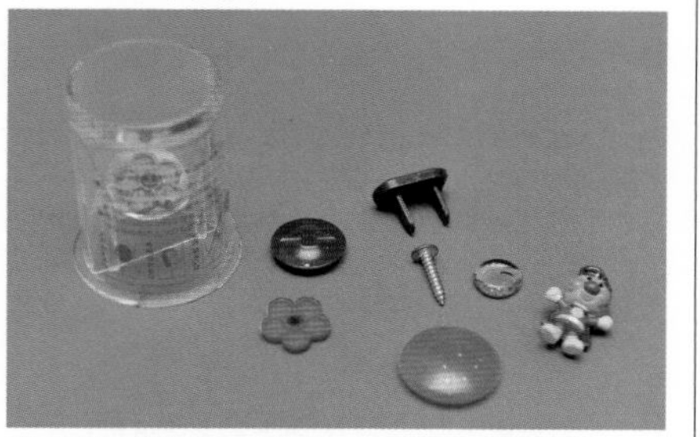 **孩子易误吞的异物。左侧物可检查误食异物的大小**	❶从孩子处听取异物种类、形状、大小、量的情况。不能从孩子处确认时，从家长处取得。有必要从家长处取得孩子误吞的物品的实物 根据▸ 根据误吞的异物，采用不同处置 ❷异物误吞时，孩子手中握的异物、口中的残物、周围的状况都是可能确定异物的参考 注意▸ 一般消化道异物频发的年龄段是不满 3 岁，90% 是婴幼儿。与异物的形状、味、气味无关，只要入孩子的口，都有可能成为消化道异物。年龄大的儿童口含异物时，突然受到吃惊或笑的瞬间等急动作发生时容易误吞异物
②确认孩子的状态（❸）	❸食管内有异物停滞，下咽就有障碍，有异物感，胸骨里面会痛。异物进入胃内时多数无症状，若是锐利的异物会痛 根据▸ 异物所停滞的位置有助于查明异物的种类
2 应急措施 ①向孩子和家长说明检查，处置（❶） ②用单线 X 线片确认断定异物的位置、形状、大小（❷❸） ③没有必要摘出异物时，要观察（❹）	❶用简单易懂的语言向孩子和家长说明，希望取得孩子的检查处置的协助 ❷利用胸部 X 线摄影和腹部 X 线摄影鉴别胸腹部异物时，侧面像有用 ❸ CT 检查和消化道造影检查 根据▸ 异物是塑料制品等 X 线可透性强的物体，X 线摄影不能断定部位 ❹让孩子和家长确认在排泄物中有无异物。经过数日后，实施 X 线摄影，确认异物有无残留在体内。也有近 90% 的消化道异物，经过无症状后，自然排出

要点	注意・根据
	紧急处置▶ 有必要急速摘出异物时，要送到专门的医疗机构
◆运送医疗机构的对应 **1 收集情况** ①从孩子和家长处确认发生时的状态和应急对应内容（❶） ②检查生命体征，确认有无症状和程度（❷） ③用 X 线摄影确认异物位置、形状、大小（❸）	❶确认误吞开始的时间，参照的异物，确认转诊医疗机构的信息 ❷确认恶心、呕吐、下咽痛、压迫痛、不协调感等症状 ❸用 X 线无法确认异物的位置、形状等时，实施 CT 检查和消化道造影检查 注意▶ 检查前，要将必要性、方法向家长和孩子说明
2 处置 ①向孩子和家长说明处置（❶❷）	❶用简单易懂的语言向孩子说明处置，期待取得孩子的协助 ❷如果食管内有异物，摘取时应全部去除，吞入胃的纽型电池、磁石、能通过胃幽门的锐利物、可能引起消化道堵塞的异物、会引起消化道损伤物的异物必须摘取去除。在肠内移行的异物基本上能自然排出，也有经过观察，根据状况实施开腹手术摘取的异物
[食管异物] ①运用气球导管、磁石导管或食管镜帮助除去食管异物（❶）	❶运用食管镜摘出异物时，要实施全身麻醉，观察孩子有无状态变化 注意▶ 异物在第一狭窄部（环状咽头肌部）最多，然后是在第二狭窄部（气管分歧部）、第三狭窄部（横膈膜贯通部）的顺序。以上生理的狭窄部位有异物停留，多数会有咳嗽、恶心、呕吐、下咽痛、压迫痛、异物感 ■图 1　食管异物易停留部位
②观察（❷）	❷取出后，确认咽头到食管的黏膜等有无损伤，并经过观察确定孩子没有产生状态的变化

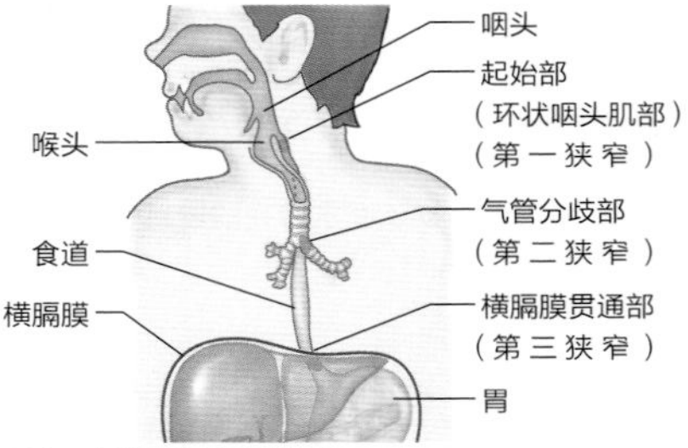

要点	注意・根据
[胃内异物] ①用有磁石导管或内窥镜帮助除去异物（❶❷❸❹）	❶误吞纽型电池、磁石等含有腐蚀性物质的异物后，必须迅速取出 根据▸ 纽型电池与胃液反应生成强碱，3 小时后会腐蚀胃壁，造成胃溃疡、胃穿孔。锂电池放电强，移动至肠内后，肠壁有电流通过导致组织障碍、腐蚀。多个磁石吞入到肠内会越过肠壁而致肠穿孔 ❷当异物在胃窦部时，可采用磁石吸引取出法。让孩子右卧位，为顺利地取出异物要固定好孩子的体位 注意▸ 经常在无麻醉措施的情况下进行 X 线透视，要注意孩子的表情 ❸取出图钉、针等锐利物和硬币等大异物时，需要全身麻醉并用内窥镜摘除，并观察孩子状态有无变化 注意▸ 也有用磁石导管摘出异物的 ❹小而圆的异物多利用泻剂，促进排出
②观察（❺）	❺摘出后，确认咽头到食管的黏膜等无损伤，观察孩子状态无变化
[肠内异物] ①观察（❶❷）	❶根据▸ 移行至肠内的异物多半随便排出 ❷移行至肠的纽型电池、磁石、锐利物等，根据 X 线摄影进行观察 注意▸ 若在观察中发现肠管闭塞损伤时，要进行紧急开腹手术，有必要注意孩子的状态变化
3 处置结束后，向孩子和家长说明 ①向孩子和家长传达处置结束，并向家长说明注意事项及预防措施，使家长深刻理解（❶❷）	❶孩子接受处置后，能处于安静状态时（麻醉觉醒后），告诉孩子处置顺利结束，与孩子确认有无痛感及心情等 ❷关于预防方法，在孩子和家长回到安稳状态时传达 根据▸ 尽管处置顺利但有可能家长的精神仍处于紧张状态

预防

要点	注意・根据
1 孩子消化道异物的概述 ①说明在家庭发生的消化道异物实态（❶）	❶多发年龄段为 6 个月到 3 岁，消化道异物多为硬币、纽型电池、玩具、戒指等，穿孔饰具等也较多

要点	注意・根据
	根据▶ 婴幼儿对物体会通过触碰、舔等来感知物体，孩子周围能入口的物件都可能成为消化道异物 **■表 1　常见的儿童消化道异物** 纽型电池、硬币、磁石、发夹等长度 5 cm 以上的金属物、图钉、针等锐利物；耳环、戒指等饰物、PTP（药丸压缩包装）、玻璃弹子、玻璃球、螺丝、橡皮、塑料片、围棋子、消化道内会膨胀的东西（玩具的一部分）等
2 家庭的预防策略需和家长、孩子一起制定 ①日常要用心整理（❶） ②婴幼儿能入口的所有物品，要放在孩子看不见，手拿不到之处（❷❸）	❶未满 2 岁的婴幼儿对床上、位置低的物件顺手拿到后会马上放入口中 ❷模仿母亲的行为，发现东西后放入口中 ❸在孩子能看见的位置，不放置物件。如果断定孩子能看见但还拿不到而放置时，孩子会向上攀爬，想办法拿到手 注意▶ 在父母的目光稍离开的瞬间，就会发生误吞之事。因此，必须告知家长，平时要预防

5 中毒

田崎步

目的▸

· 将尚未吸收的毒物尽早除去
· 清除被吸收的毒物
· 毒物作用消失前，实施维持呼吸循环的全身管理

检查项目▸ 喝了或吸了什么，喝了多少量，毒物经口摄入或吸入的时间，意识水平，有无痉挛，有无呕吐和内容物，最初洗胃时的排出物

禁忌▸ 在医疗机构外呕吐

防止事故要点▸ 防止因误诊而实施不恰当的处置

必要物品▸

· 应急处置：微温汤、牛奶等
· 医疗机构（急救）确保静脉畅通、留置针、气管插管组合、人工呼吸器、生理盐水（500 ml/袋，1~2 袋）、胃管（婴幼儿 16 ～ 28Fr，学童以上 34 ～ 36Fr）、50 ml 的注射器、听诊器、橡胶床单（处置用床单）、一次性手套、排液用容器、应急车、氧气吸入器、吸引器

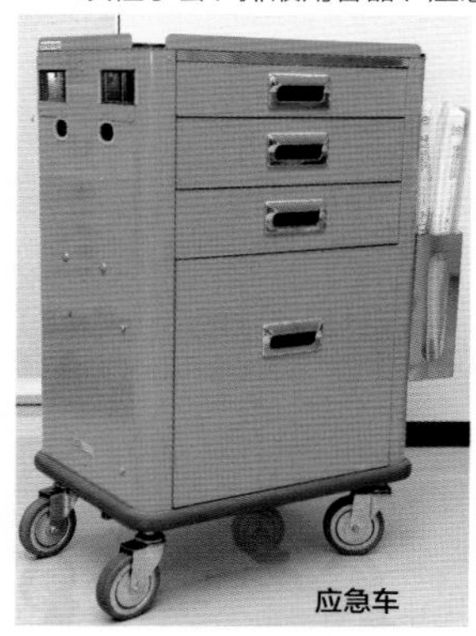
应急车

步骤

要点	注意・根据
◆ **初期对应**	
1 确认致病因子	
①确认从口中入或由鼻吸入的物质及量的多少（❶）	❶喝了或吸了什么，喝了多少量，无法与孩子确认时，通过残剩的空瓶、空箱、残量等周围的状况断定致病因子和摄入量 根据▸ 根据致病因子采取不同的应急措施 注意▸ 受诊时，应将误喝的东西和能推定的空瓶、空箱等一并提交
②确认症状和呕吐物（❷）	❷根据▸ 症状和吐物内容可能具有误喝物品的特点，还有因量会有不同的对应处置

要点	注意・根据
2 应急措施 ①针对致病因子，实施应急措施（❶）	❶在有意识，呼吸、脉搏无异常时，应根据致病因子的不同采用不同的应急措施（表 1、表 2）

■表 1　针对误饮事故的对应处置法和根据

致病因子	对应法	根据
烟、烟头	・干燥的烟少量（婴幼儿是不到 2 cm 的量）入口和吃了又吐出时，观察其状态 ・吃了大量或浸渍水的烟，喝了浸渍过烟的液体时，应马上受诊 ・不勉强使孩子呕吐，不应喝牛奶和微温汤	・一支烟的尼古丁量便可给婴幼儿带来生命危险 ・尼古丁溶解在水中易被身体吸收
有机溶剂（指甲油、指甲除光液）、液体杀虫剂、石油制品（煤油）等	・马上受诊 ・不应使其呕吐，不应喝牛奶	・吐物入气道会引起危重的肺炎 ・原因物质与牛奶中脂肪相溶解，变得易吸收
酸性或碱性的制品（漂白剂、厕所用洗净剂、排风扇洗净剂等）	・不应使其呕吐，喝牛奶或微温汤	・呕吐会使食管到胃的损伤恶化
含酒精物品（酒类、化妆水、乳液等）	・喝微温汤，观察神态	
含表面活性剂的产品（洗涤剂、厨房用洗剂、洗发水、肥皂等）石灰干燥剂、除湿剂等	・喝牛奶或微温汤	
防虫剂（萘、对二氯苯等）	・如果只是舔了下，要观察其样态 ・吃了含萘物品，少量也要马上受诊。吃了大量的对二氯苯应马上受诊 ・不能喝牛奶	・大量摄取萘会有血液、肾脏障碍 ・大量摄取对二氯苯会引起肝功能障碍 ・与牛奶的脂肪相溶解，易使机体内吸收
杀虫剂的樟脑	・马上受诊 ・不应使其呕吐，不应喝牛奶	・可能引起痉挛 ・与牛奶在的脂肪相溶解，易使机体吸收
蛞蝓驱虫剂	・不应使其呕吐，马上受诊	・可能引起痉挛

■表 2　误饮以外事故的对应法

误饮以外的事故	对应法
吸入	移至清洁空气场所
入眼	不能揉眼睛，马上用流水洗 10 分钟以上
沾在皮肤上	马上用大量水洗

要点	注意・根据
②处置后，短时间观察孩子的神态（❷）	紧急处置▸ 无意识、有痉挛等已是危重症状时，马上呼叫救护车 禁忌▸ 在医疗机构以外误饮，不能使其不恰当地吐出，因为呕吐物入气管会有危险 ❷观察孩子脸色、有无恶心、呼吸状态等 注意▸ 即使实施应急措施，症状也没有消失或恶化时，马上接受医疗机构的诊察，受诊的必要性和应急措施不知道时，可以与相关机构进行联系、咨询
◆运送医疗机构的应对 **1 收集情况** ①从孩子和家长处确认事故发生时的状况和应急措施的内容（❶） ②核对生命体征，确认有无症状和程度（❷） ③判定致病因子，开始处置（❸❹）	❶确认事故开始的时间，提交的致病因子及空瓶、空箱等 ❷在有意识障碍、呼吸障碍、血压低下、脉不齐、痉挛、脱水等症状时、要确保气道、输液管线通畅 ❸通过生命体征、症状、听取的信息判定致病因子选择相称的处置 ❹处置的原则是除去未吸收的致病因子（输入洗胃、催吐、活性炭、泻剂），针对已被吸收的毒物的除去法也有选择输入拮抗解毒药等 注意▸ 如果催吐没有明显的解毒效果，因会有误入气道的可能性，倾向于不实施 防止事故要点▸ 根据致病因子采取不同的处置，诊断错误有引发危重的并发症的危险。致病因子不明时，要对发生现场的状况（有无气味，吐物的内容等）、空瓶、空箱、残留物质进行详细的收集，针对症状开始对症治疗
2 开始处置 ①向孩子和家长说明处置（❶） **［洗胃］** ①孩子有意识时，使孩子坐位或左侧卧位，头部下低 15°（❶）	❶说明处置的目的、方法、所要时间，使孩子和家长得以了解 根据▸ 使孩子和家长的不安得以缓和，协助处置。 ⊖中毒对应处置也有强制利尿、净化血液法。这里只记载与护理员相关的洗胃法 ❶根据▸ 右侧卧时，胃内容物会流向十二指肠，会使肠过早吸收

要点	注意・根据
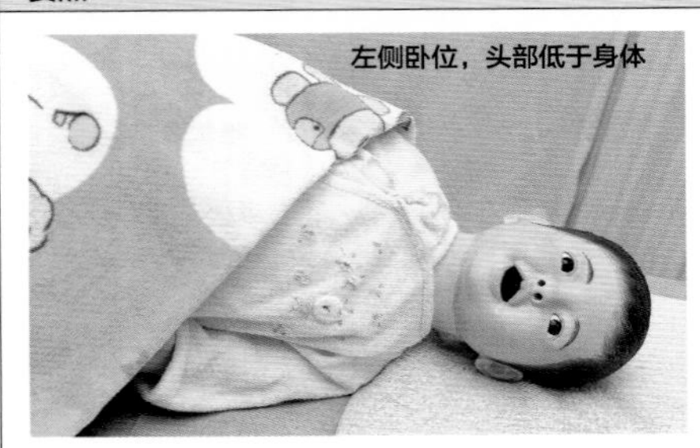	注意▶ 孩子无意识时，气管内导管插入后，采用左侧卧体位
②铺上橡胶床单（处置用床单） ③医生、护理员戴上一次性手套（❷）	❷根据毒物，医护人员要着装合适的防护具 根据▶ 防止感染。在致病因子不明时，确保医护人员安全，不受排出物、吐物的感染
④给医生胃管（由医生插入胃管） ⑤确认胃管是否插入胃中（❸） 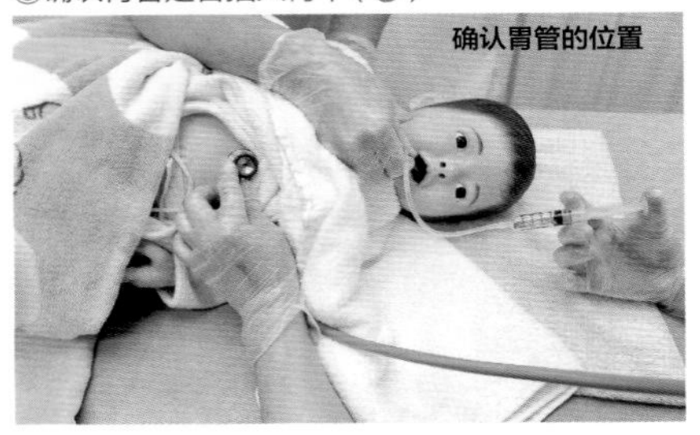	❸根据胃管的插入，能确认胃内物质的喷出，吸引。可听取心脏部位的送气音及胃部的气泡音时，可判断插管是插入胃中的
⑥胃管插入后，用 50 ml 的注射器吸引，排出胃内物质（❹） ⑦每次注入 50~100 ml 温生理盐水（❺）至胃，吸引（❻），反复操作，直到排出液透明为止 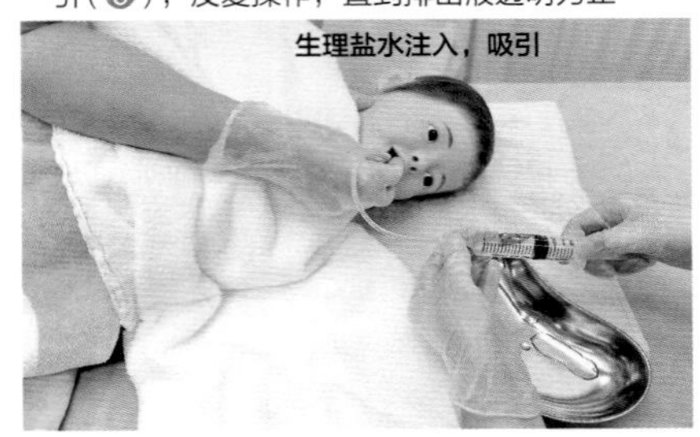	❹观察最初吸引出物质的性状，必要时提交检查报告 ❺用 38℃ 左右的生理盐水 根据▶ 防止低体温。儿童在水和微温水洗净时易引起钠低下 ❻婴幼儿每次注入量的基准是 10~20 ml/kg，总量 100~200 ml 根据▶ 一次就注入大量生理盐水，胃内容物会被排押到小肠，会促进毒物的吸收
⑧输入正确、适当的解毒药和拮抗药。解毒药的活性炭用微温水（正常人体温度）等稀释，注入后，拔去胃管（❼） ⑨向孩子和家长说明处置结束	❼活性炭吸附在肠管内移动而未被人体吸收的毒物，随便排出 注意▶ 误饮物不同方法也不同，所以要确认。也有注入泻剂或什么也不注入就拔管

要点	注意・根据
3 记录，观察 ①要正确记录，生命体征及处置中观察到的内容（❶） ②根据信息做出的评价内容和记录一并报告医生（❷） ③向孩子和家长说明结果和经过及预防策略	❶综合观察生命体征及意识水平，记录成简单明了的报告 ❷根据观察的内容，对孩子的现状及今后的预测做出评估

预防

要点	注意・根据
1 在家里发生孩子中毒事故的概述 ①说明孩子发生中毒事故的特征（❶） ②要向家长包括孩子说明中毒物质基本上是家庭日用品	❶母子健康手册中有孩子的相关事故项目，可将其作为向家长提供的知识并应用是很好的
2 家里的预防策指导 ①有婴幼儿的家庭，平时要注意整理整顿（❶） ②婴幼儿能入口的物件，不应放在孩子能看见，手能拿到的场所（❷❸❹）	❶根据▸ 房间里，在孩子周围放置物件，孩子会当作自己的玩具来玩 ❷不满 2 岁的婴幼儿，会将手能触碰到的物件马上会放入口中 ❸会模仿母亲化妆，有漂亮色的药丸会误以为是糖果 ❹如果断定孩子能看见但还拿不到而放置时，孩子会向上攀爬，想办法拿到手 注意▸ 必须要告诉家长，在父母的目光稍离开的瞬间，就会发生误吞之事

6 烧伤

中山薰

儿童烧伤的特征

· 单位体重的细胞外液是成人的 2~3 倍→易出现烧伤休克
· 皮肤薄，对热抵抗性弱→深度烧伤，易重症化
· 与体重比较体表面积大，不感蒸发多→易呈低体温
· 肾功能未成熟→易有脱水倾向
· 基础代谢旺盛，氧气耗费多→易有缺氧症
· 不理解事态而焦虑，因恐惧心理难以沟通→难以取得治疗的协助

烧伤程度和烧伤面积

●烧伤程度和烧伤面积对重症度的评估，治疗方针的决策是重要的

■**表 1　烧伤程度的分类**（日本烧伤学会）

Ⅰ度烧伤（EB：epidermal burn）	皮肤发红，在表皮内停留，愈合无疤痕
浅Ⅱ度烧伤（Ⅱs：SDB　superficial dermal burn）	能到达表皮的基底层，临床表现是出现水疱，通常 1~2 周间会上皮再生而愈合
深Ⅱ度烧伤（Ⅱd：DDB　deep dermal burn）	能到达真皮深层，临床上有水疱出现，只从表面观察与浅层性Ⅱ度热伤难区别，治愈后会留下疤痕和挛缩
Ⅲ度烧伤（DB：deep burn）	能到达皮下脂肪组织导致其凝固、坏死。白色皮肤因炭化而变褐色，无痛感，上皮很难自然再生，多数有植皮必要

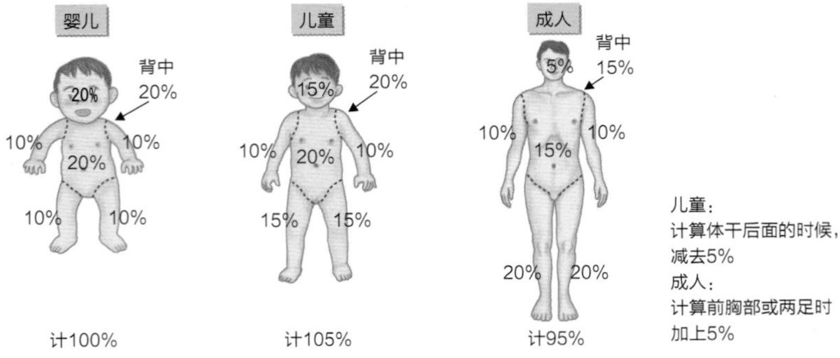

■**图 1　烧伤面积的判定（布洛克尔五法则）**

烧伤的入院管理

· 入院标准：婴儿和儿童受伤面积在Ⅱ度 10% 以上，有脸部、会阴部、气道热伤的即使是烧伤面积在 10% 以下的也入院
· 入院管理中烧伤经历的一般过程：①休克期（受伤～48 小时），②休克脱离期（48 ～ 72 小时），③感染期（7 ～ 21 日），④恢复期（21 日以后）

烧伤的局部护理原则

①避免烧伤创面的干燥，保持湿润环境
　· 防止干燥使创面恶化
　· 减少刺激痛觉神经末端，减轻疼痛
　· 促进创口愈合
②防止因外部污染引发的二次创伤感染
　· 第一选择是封闭性敷料法

· 感染时，采用应对感染的包扎方法
· 对伤口进行消毒时，会损伤裸露在创口表面的细胞以及具有免疫防御功能的炎性细胞，因此建议使用生理盐水来清洗创面

对孩子及家长的精神帮助

● 孩子受伤后会有痛和恐惧感，会出现混乱、亢奋状态。同时，孩子还要在不能理解的状态下与家长分离，在陌生的环境中接受治疗，在恢复过程中要忍受各种各样的痛苦（身体症状、创部痛、瘙痒、迷茫、孤独等）。所以，要尽可能让家长与孩子见面，也可让孩子通过通信手段与家人保持联系，创造出有利于孩子生长发育，与个人情况相称的疗养环境，使孩子能安心疗养
● 受伤后，家长会为孩子的生存及今后的状态担心，也会因自己没有尽责照顾好孩子而自责。双亲特别是母亲的不安心理状态对孩子的心理状态会有很大的影响，因此精神帮助是重要的
● 对病情的理解和家长支持的必要性的理解、怎样把握家长的心理状态、倾听家长的想法等，都与帮助疗养息息相关，非常重要

目的▸
· 把握受伤状况，实施全身管理（循环、营养等）、疼痛管理
· 受伤时期实施创部局部管理
· 对应孩子和家长的心理状态进行精神帮助

检查项目▸ 烧伤部位、深度、面积，受伤时的状况和原因及全身状态，有无疼痛感及其程度，有无运动制限及程度，创伤愈合状况、有无感染、瘙痒及其程度，孩子和家长的心理状态

防止事故要点▸ 防止因外部污染引发的二次创伤感染，防止会引发疼痛或恐惧的活动、关节挛缩，防止因烧伤引发的发育受限

步骤

要点	注意・根据
1 烧伤后的应急处置 ①全身烧伤、气道烧伤时，快速搬送急救 ②局部烧伤时，先确认烧伤部位及范围 ③立即对烧伤部位进行 5 分钟左右的流水冷却（❶❷） ④家长到医院后，要向家长确认受伤状况、受伤的原因等并建议受诊（❸）	❶不恰当地脱衣会使水疱破裂，皮肤也会一起被剥下，要从衣服开始冷却 ❷移送医院过程中要用毛巾冷却，可缓解痛 注意▸ 不要过度冷却致低体温，注意管理体温 ❸由于身体有可能是重度烧伤，要根据其烧伤面积、程度及部位，在相应的处置指示下进行应急处理（具体处置会在入院治疗部分加以陈述）
2 休克期的护理（烧伤～ 48 小时） ● 烧伤面积超过 10% 时，血管通透性亢进致全身及代谢亢进，循环动态不稳定导致呼吸障碍，有可能引起休克 ①观察生命体征（❶❷❸）	❶把握呼吸状态 根据▸ 气道烧伤时，注意气道水肿致呼吸障碍。胸部烧伤时，易引起胸廓运动限制 ❷把握血压、脉搏，注意疼痛引起的变化 ❸测定体温 根据▸ 体温调节未成熟和大量输液易引起低体温液易引起低体温。调节室温、遮挂物。输液、消毒液、洗净液加温后使用

要点	注意・根据

体温测定

②把握尿量（❹）

❹排尿的时间是重要的

根据▸ 为取得正常尿量，实施电解质输液

注意▸ 重症烧伤时的血红蛋白尿（红细胞破坏），肌红蛋白尿（肌肉组织破坏）会引发肾功能障碍

■表 2　不同年龄阶段的标准尿量　　（单位：ml/h）

年　龄（岁）	~1	1~5	6~10	11~14	15~
标准尿量	8~20	21~25	26~30	31~50	51~100

尿比重 1.030

③输液管理（❺）

❺ 根据▸ 防止循环血液量低下引发的休克。注意大量输液的输入，水分的出纳平衡

④预防感染（❻）

❻ 根据▸ 受损皮肤的防御功能显著低下和呼吸循环不全的低血压、低氧状态会招致细胞性免疫功能低下。体液的电解质异常引起的免疫功能低下是易受感染的状态，要彻底地清洁操作

⑤疼痛管理（❼）

❼观察疼痛的部位、程度，接受医生的指示，使用镇痛药

根据▸ 控制处置伤口时的痛是重要的。不要忍耐痛，根据孩子的意向，让其处于舒适的体位

3 休克脱离期的护理（受伤 48 ~ 72 小时）

● 受伤后，48 小时左右发生再循环（血管外贮留的细胞外液再度被吸收到血管内，恢复循环动态），尿中水、钠、钾的大量连续排泄。休克期的护理要追加以下要点：

①早期发现并发症及对应（❶）

❶ 根据▸ 再循环引起急剧的循环血液量增加导致心功能不全、肺水肿、麻痹性肠梗塞。休克会使胃黏膜的血流减少，可能产生凝固异常的胃溃疡和出血等的并发症。早期发现能早对应

②防止关节可动区域低下（❷）

❷ 根据▸ 疼痛、水肿等引起活动限制

防止事故要点▸ 不活动状态会加速关节的挛缩，要维持良肢位固定和关节可动区域

4 感染期的护理（受伤后 7 ~ 12 日）

● 免疫功能低下，受伤部位坏死组织使细菌繁殖开始变得容易，使机体处于易感染状态，易致重症化、败血症，有可能发生 MOF（多脏器不全）和 DIC（弥漫性血管内凝血）的并发症

要点	注意・根据
①观察感染的迹象（❶）	❶观察伤口的状态、血液数据、生命体征，注意变化 根据▶ 处置时，彻底清洁操作（伤口、导管插入部），固定覆盖创部（不易被剥落），烧伤部位以外也要保持清洁
②营养管理（❷）	❷根据▶ 孩子的基础代谢率高，烧伤时被耗的热量也多，易出现贫血和低蛋白血症导致低营养状态，观察摄取量内容、血液数据，不足部分加以补充
③防止肌肉、关节可动区域低下（❸）	❸不要因痛、恐惧而限制活动，要让关节活动 根据▶ 关节挛缩会影响成长，成为成长发育的障碍 防止事故要点▶ 预防因活动受限而阻碍运动的发育
5 恢复期的护理（受伤后 21 日以后） ●脱离感染期，扩大了生活活动 ①减轻瘙痒感，预防皮肤干燥（❶）	❶根据▶ 由于皮肤组织的损伤，皮肤自我保护功能，皮脂和汗分泌处于低下状态，皮肤易干燥。另皮肤的末梢血管扩张，末梢神经的兴奋会增加瘙痒感，要预防保湿皮肤的干燥
②观察关节可动区域，日常生活（ADL）的状态（❷）	❷观察日常生活和玩耍的状态，如果因痛而活动受限，考虑不要使用镇静药
③护理疤痕（❸）	❸疤痕中的色素易沉降，实施紫外线对策和防止肥厚疤痕对策

家庭预防

- 抓住东西站立和有兴趣而伸手触碰的行为是多数婴儿后期到 2 岁左右的孩子想做的，这样的行为易导致烧伤
- 孩子的手能触到的有些物件是引起烧伤的原因，物件不应放置在这些地方。除此之外，还要考虑物件的使用方法和时间
  1）热水瓶、水壶、锅、杯等放入热液体的物件
  2）小炉、取暖炉、电烤盘等应在孩子不能直接触碰的场所使用
  3）浴室和厨房要防止孩子一人进入，设置戒备装置
  4）电饭锅、加湿器、蒸汽熨斗等有蒸汽喷出的物件要在孩子触碰不到的场所使用
  5）桌布会被拉拽，不使用
- 被炉、电热毯、水暖袋等低温但长时间与皮肤接触的物件，要注意低温烧伤

●文献

1）佐野成美：子どもの救急看護技術，野中淳子監？編：子どもの看護技術　改訂版，pp.268-272，へるす出版，2007
2）塚田邦夫：熱傷，日本看護協会認定看護師制度委員会創傷ケア基準検討会編著：スキンケアガイダンス，pp.283-284，301-307，日本看護協会出版会，2002
3）湯浅真裕美：外傷，小児看護 32（7）：859-866，2009
4）背戸陽子，佐藤憲明：搬入時の観察のポイントとケア，小児看護 27（1）：53-57，2004
5）井砂司，野崎幹弘：熱傷の病態生理？重症度評価と治療計画，小児看護 27（1）：32-36，2004
6）北川博昭，熊谷憲夫：外因性救急　熱傷火傷　五十嵐隆総編：小児救急医療，小児科臨床ピクシス1，中山書店，pp.168-169，2008

7 溺水

森园子

目的▸ 让孩子从因水闭塞气道造成窒息而引发低氧血症、心输出量低下、意识障碍等危险状态中迅速恢复

检查项目▸ 有无在溺水场所进行人工呼吸和心肺复苏、呼吸循环状态、发绀现象、意识水平、溺水时间、外伤、有无暗示虐待身体的痕迹

适用条件▸ 溺水的孩子

防止事故要点▸ 防止不充分的保温引起低体温，防止污染水的误咽

必要物品▸

· 初期应对：干燥毛巾、毛毯

· 在医疗机构（急救）时：必要时气管插管物品、人工呼吸器、静脉路确保物品、复苏药、吸引物品、胃管、除颤器

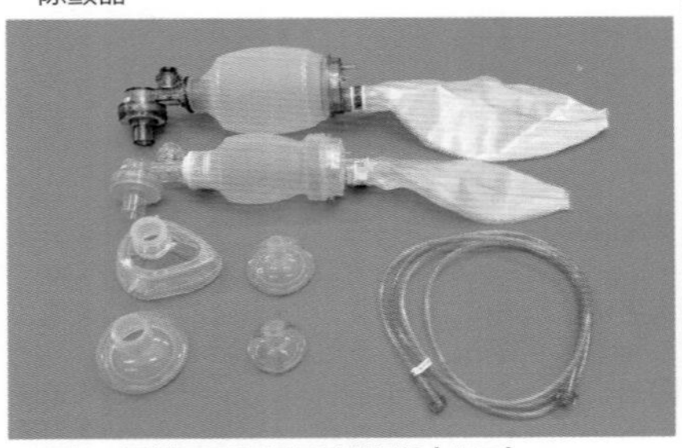

呼吸囊－活瓣面罩和氧气导管插管（右下）

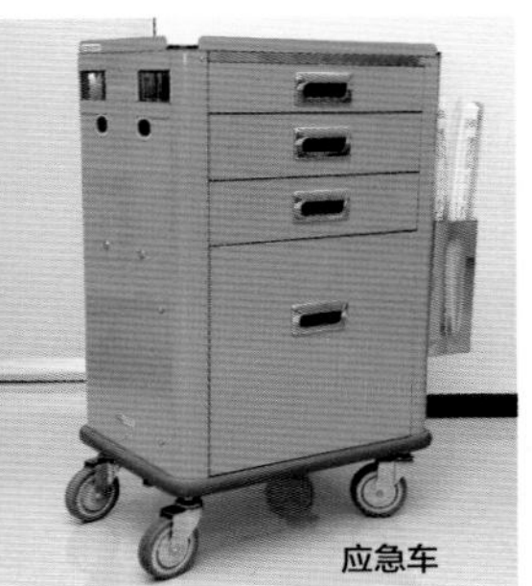

应急车

步骤

要点	注意・根据
◆初期应对 **1 实施应急措施** ①将孩子从水中救出（❶） ②确认观察孩子的意识水平、呼吸状态、循环动态，必要时进行心肺复苏（❷❸❹） 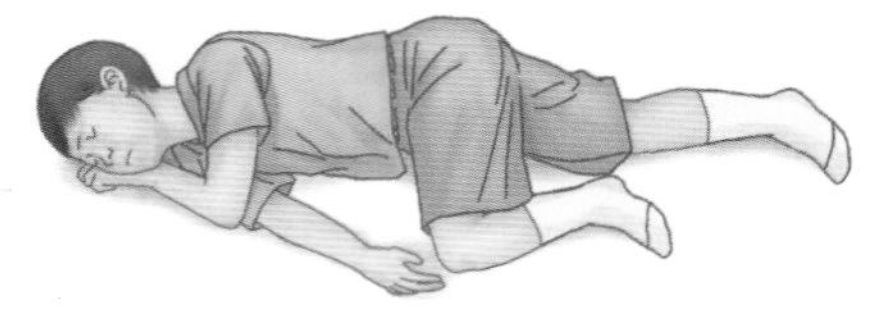 ■图 1　恢复体位	❶这时，要在头部比胸部低的状态下搬运 **注意▸** 头部比胸部高时，水会从气管进入 ❷无意识但有呼吸的孩子会吐出水，所以要侧卧位或恢复体位放置（孩子脸放在手背上，下巴微向前伸，确保气道通畅，膝直角弯曲，身体不要呈仰卧位） **根据▸** 仰卧位时，吐出的水有误咽的危险 ❸有轻微意识的孩子可能会有二次性溺水（表 1），所以，一定接受医疗机构的诊察 **根据▸** 由冷水刺激引起迷走神经反射症的孩子，症状较轻而恢复状态的孩子会有二次性溺水（数分钟到 24 小时以内出现由肺泡性水肿引发的炎症）的危险 ❹无呼吸、触不到脉、心肺停止活动时，要确认口腔中没有异物确保气道畅通，立即实施心肺复苏

要点	注意・根据

■表 1　一次性溺水和二次性溺水

一次性溺水	・干性溺水：液体入上呼吸道，引起咽头、支气管痉挛、气道闭塞而窒息。低氧血症的发展会引发心脏停止跳动 ・湿性溺水：意识消失、咽头反射消失，液体进入肺泡内，阻碍肺泡的气体交换，肺水肿和低氧血症的发展会引发心脏停止跳动 ・浸透综合征：浸在 5℃ 以下的冷水中时，副交感神经反射会引发瞬间心跳停止
二次性溺水	症状较轻或一度恢复的孩子会因迟发性污水误咽引起炎症恶化、呼吸困难、意识障碍等外显病态

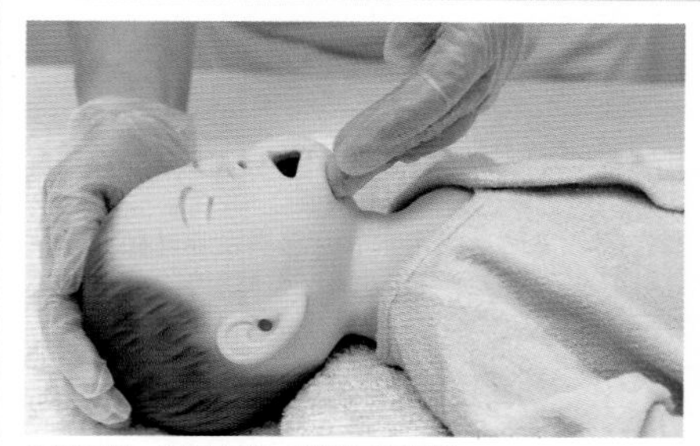

头部后屈，下巴上抬，确保气道通畅

注意▶ 泳池和浅滩跳水、溺水等有颈椎损伤的场合要固定颈部，下巴上抬，确保气道畅通

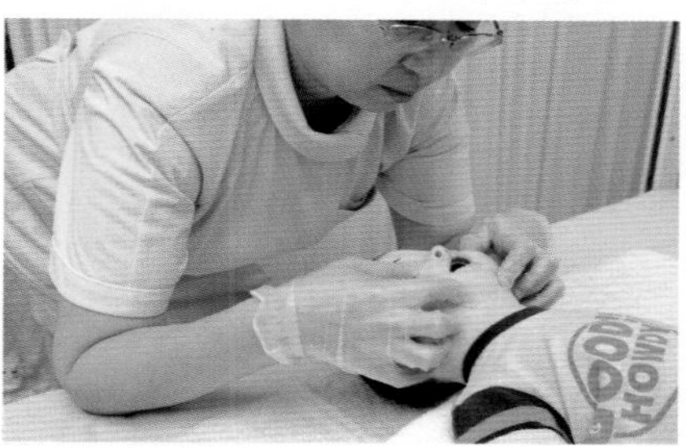

下巴上抬法确保气道

③呼叫救护车，身体保温（❺❻❼）

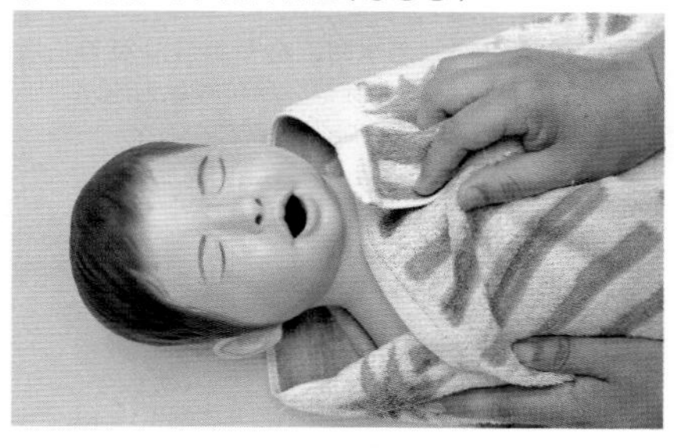

❺脱去湿衣服，用干燥毛巾擦干身体，要确保擦干，卷裹毛毯保温

根据▶ 身体潮湿会气化而引发低体温

防止事故要点▶ 防止不充分的保温引起低体温

注意▶ 特别是婴幼儿，容易出现体温低下

❻胃部胀满时会妨碍人工呼吸，实施心肺复苏措施后，要边注意误咽边压迫胃部催吐

注意▶ 因胃部膨胀致横膈膜上抬，无法实施有效的人工呼吸时，要先采用恰当的方法催吐

根据▶ 不恰当催吐会有误咽的危险，入肺的液体会急速被吸收

❼在急救人员到达为止继续心肺复苏

◆送至医疗机构及应对

1 实施呼吸管理

①安装心电图、脉冲血氧计（经皮血氧饱和度 SpO_2 监视），确认意识水平，实施呼吸管理（❶）

❶经皮血氧饱和度低下时，输入浓度为 100% 的氧气，带上呼吸囊－活瓣面罩实施充分的输氧。配备应急车，实施必要的气管插入、人工呼吸管

要点	注意·根据
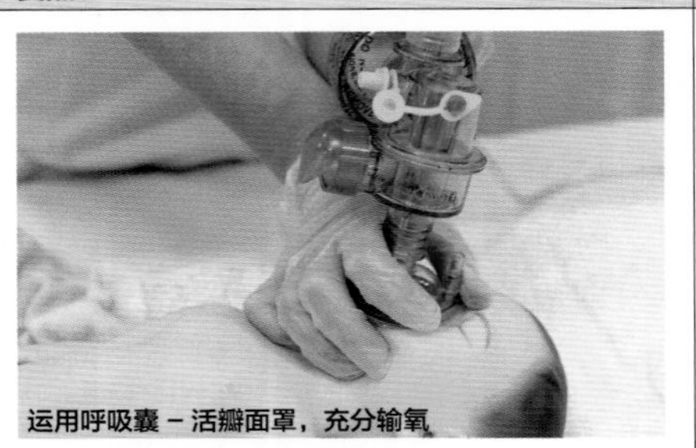 运用呼吸囊－活瓣面罩，充分输氧	理，快速改善低血氧状态。在状态不稳定时，以疑似低血氧症状来应急处理 根据▸ 若在数分钟内无法缓解低氧血症，其对大脑和心脏造成的损伤是不可逆的 注意▸ 心肺停止活动时，继续心肺复苏直到有效循环及呼吸确立为止
②尽可能尽早插入胃管，胃内减压（❷） 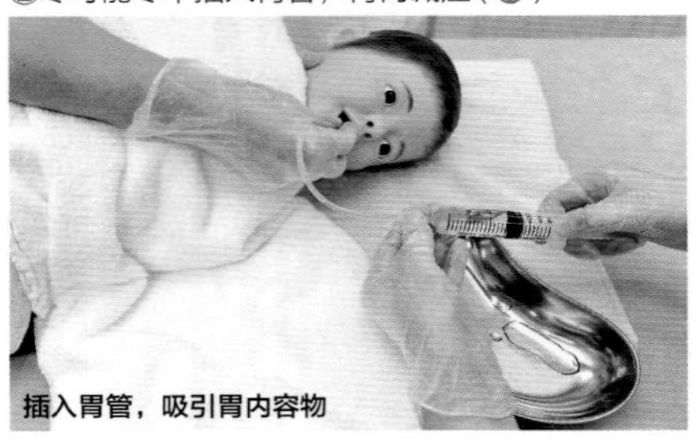 插入胃管，吸引胃内容物	❷选择适合孩子体格的直径（Fr）和长度的胃管，从口腔或鼻腔插入恰当的深度 根据▸ 胃内有大量水时，易引发呕吐和误咽，要吸引胃内容物减压，减轻腹部膨胀，帮助肺扩张，提高换气率
③通过必要的对应，实施吸引（❸） 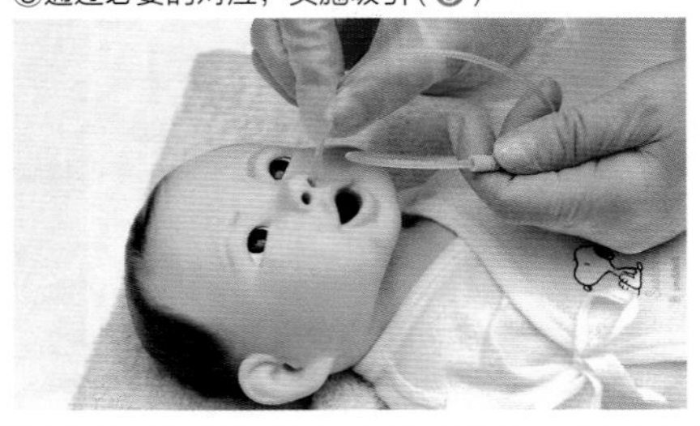	❸吸引物是污水时，实施洗肺 根据▸ 吸引物为污水时，会有重症肺炎等二次感染的危险，故要洗肺等，尽可能除去污水 防止事故要点▸ 防止误咽污水
2 实施循环管理 ①确保静脉注射管，投与药剂等（❶❷） 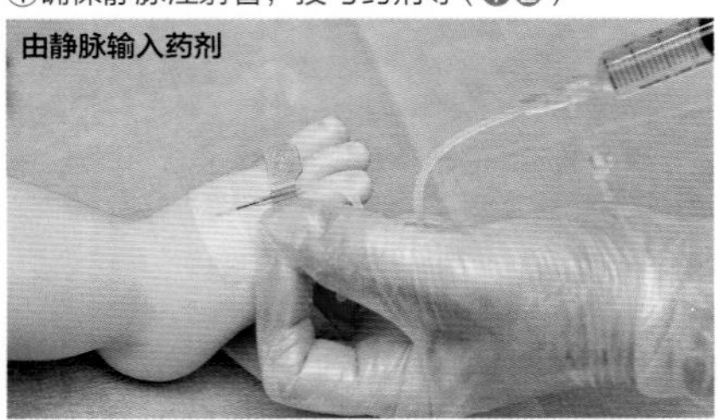 由静脉输入药剂	❶通过静脉输入细胞外液（生理盐水、林格氏液等），维持血压。若还是不能保持血压时，输入升压药和强心药。维持脑灌注（婴幼儿60 mmHg以上，学童70 mmHg以上），以最低血压的标准（70 mmHg+2X年龄）为基准输入药剂 根据▸ 因低氧血症引起心输出量低下、血管内脱水量大 ❷输入抗生素预防 根据▸ 预防误咽性肺炎等二次感染 注意▸ 难确保血管输入时，气管插管内输入复

要点	注意・根据
②在心电图监视器上确认心室颤动，实施除颤（❸） 手动式除颤器	苏药（利多卡因盐酸盐、阿托品硫酸盐） ❸重度脉不齐时，为马上能应对，在孩子床侧，不妨碍的位置配置除颤器 根据▶ 当心室颤动时不能全身送血，这一状态持续时无法给全身脏器供给氧气，会致命
③实施循环动态监测（❹）	❹为实施确保动脉线路的供入，留置膀胱导管 根据▶ 通过动脉线路能检测持续血压，掌握尿量能把握水分出纳的平衡
3 实施体温管理及中枢神经管理 ①将深部体温计留置体内监测，使体温回复至35℃（❶）	❶用电毛毯、温水浴等体表加温法，吸入的氧气，或补液加温至37~40℃，实施深部加温法等，使体温恢复。加温速度以1小时升1℃程度为标准（但到30℃前应急速加温）。体温回复以直肠温35℃为基准 根据▶ 深部体温不回复到32℃以上，复苏法是不会有反应的。低体温也是引起脉不整齐的原因。另，急速加温会是产生热伤的原因 注意▶ 防止加温器引发热烫伤
②实施中枢神经管理。重症脑损伤时，应用低温疗法（❷❸）	❷使用甘油、甘露醇（渗透压利尿药），实施脑水肿水分的限制（维持量在60%左右）。还有根据痉挛状况应用苯巴比妥、咪达唑仑（催眠、镇静药） 根据▶ 预防复苏以后的脑病症 ❸恢复体温后3~6小时内（目标34℃）开始冷却（72小时以上7日以内） 根据▶ 减少脑损伤
4 应对家长和孩子 ①适当地与家长和孩子交流，努力缓解他们的不安（❶❷❸）	❶即使到医院时全身状态良好也有可能会有二次溺水，这要向家长和孩子说明，建议入院进行必要的检查 根据▶ 孩子和平时的样子没有变化，家长会认为没有关系了，这是危险的想法 ❷与救命处置并行及时向家长说明孩子的状态，说明低氧血症恶化时，要将气管插入，实施人工呼吸管理。复苏过程中要向家长多次说明孩子的状态

要点	注意・根据
	根据▸ 家长看见孩子状态恶化，会自责、动摇、混乱，及时将孩子的状态告知家长后，能消解家长的不安和误解 注意▸ 根据家长的反应，用易懂语言说明 ❸对轻度症的孩子，用孩子理解的语言说明，可以减轻其不安 根据▸ 孩子不安增强时会闹腾，会有使全身状态恶化，痛苦增大的危险

预防

要点	注意・根据
①浴室的门要注意常锁（❶） 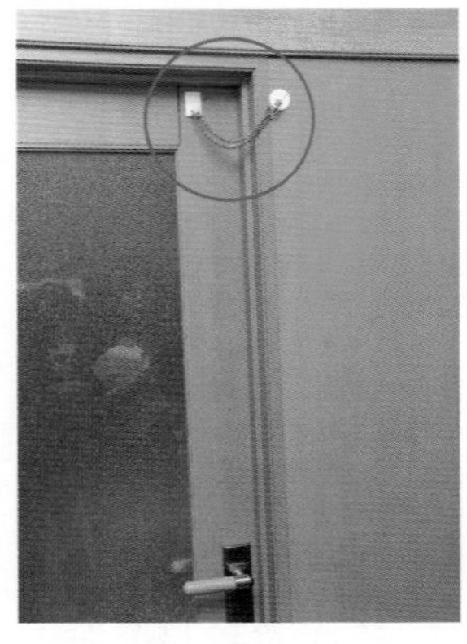 **浴室门锁要在孩子手触不到处**	❶在孩子手触不到的位置上锁 根据▸ 不能让孩子一个人入浴室。随着孩子生长发育，其行动范围会扩大，危险性增加，要让家长意识到这点
②浴槽内等不能放置水（❷） 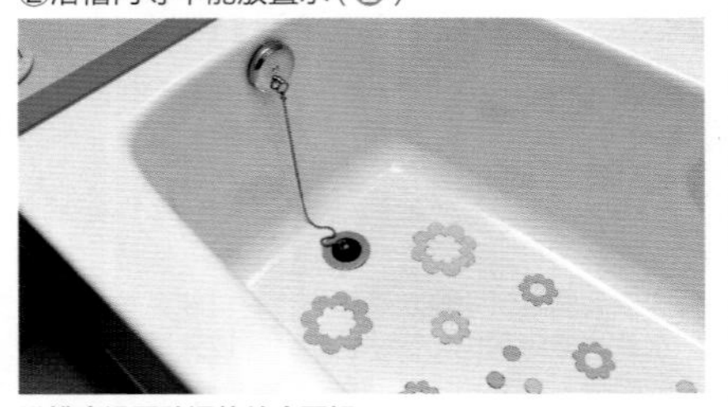 **浴槽底设置防滑垫片会更好**	❷ 0~1 岁溺死事故 80% 是在浴槽发生。槽内有水时，溺水率会增高。浴槽盖即使盖上，因坐、触碰、踏等动作，盖会发生偏离，孩子有跌落溺水的危险 根据▸ 孩子的头重，重心不稳，在看浴槽时，会有跌落槽内溺水的可能
③要知晓家里危险的场所、物件（❸）	❸可能在洗衣机、厕所、有水的桶溺水，故婴幼儿一定要与大人一起沐浴，入浴中视线不能离开孩子，浴室中不能让孩子一个人待着 根据▸ 水桶内一点点水也会有使婴幼儿溺水的危险。和大人一起沐浴时，偏离视线稍稍的一瞬间就会有溺水发生的可能性，必须注意

8 中暑

杉浦太一

目的▸ 预防中暑，正确判断重症度及初期应对

检查项目▸ 中暑的既往史、出汗状态、体温、活力、恶心、呕吐、疲劳感、意识状态、痉挛、休克症

适用条件▸ 外出游玩的婴幼儿、学童期参加的学校生活（野外活动、课外活动、体育活动等）时或放置在车中等

必要物品▸

· 预防物品：帽子（婴儿车时的遮阳篷）、离子饮料（婴儿牛奶也可）

· 紧急应对：体温计、毛巾、离子饮料（水和食盐）、冷却枕、保冷剂（非冰等）或冰袋、急救复苏必要物品参照第 465 页

■表1　中暑分类（日本神经急救学会）和治疗

分类・重症度	症状	治疗
Ⅰ度中暑（先兆中暑）	眩晕、打哈欠、肌肉痛及僵直（腿肚子抽筋）、大量出汗	通常没必要入院 移至阴凉处使身体凉却 补充水和钠 注意：看不出有症状改善的场合，Ⅱ度症状出现时有必要入院治疗
Ⅱ度中暑（轻症中暑）	头痛、恶心、呕吐、倦怠感、虚脱感、集中力和判断力低下	入院治疗 体温管理 充分补充水分和钠（经口摄入或输液）
Ⅲ度中暑（重症中暑）	意识障碍、痉挛、手足运动障碍（中枢神经症状）、高体温 肝肾功能障碍：AST（谷草转氨酶）、ALT（谷丙转氨酶）、BUN（尿血素氮）、肌酐上升 血液异常凝固：急性期弥漫性血管凝血诊断	集中治疗 体温管理：体表冷却（冰袋法、胸部冷却法等）、体腔内冷却（胃、膀胱、腹腔、胸腔洗净）血液冷却（输液冷却，PCPS 经皮心肺辅助法等）、呼吸循环管理、对弥漫性血管凝血治疗

预防

要点	注意・根据
1 了解易引起热中暑的环境	
①雨后晴天等湿度高天气（❶）	❶气温 30℃ 以下，湿度 60% 以上高湿的天气 根据▸ 不能出汗但体温过度上升
②气温变动大，急速变热的天气（❷）	❷前后两天温差较大时要注意 根据▸ 不能对应体温控制
③引擎停止的汽车中（❸）	❸长时间在密闭、不通风的恶劣空间要注意 根据▸ 车内温度上升，孩子易出现高体温和脱水症
④在烈日下的野外（❹）	❹长时间在直射的日光场所待，要注意 根据▸ 陷入高体温和脱水症的危险性高
2 婴儿外出时的预防	
①调节衣服（❶❷）	❶夏季薄装时应特别注意 根据▸ 孩子体温调节功能尚未成熟，易引起高体温 ❷梅雨等湿度高季节时，气温低，但不要穿过度厚衣 根据▸ 不易出汗环境会招致体温上升

要点	注意・根据

相对湿度（%）

气温（℃）	20	25	30	35	40	45	50	55	60	65	70	75	80	85	90	95	100
40	29	30	31	32	33	34	35	35	36	37	38	39	40	41	42	43	44
39	28	29	30	31	32	33	34	35	35	36	37	38	39	40	41	42	43
38	28	28	29	30	31	32	33	34	35	35	36	37	38	39	40	41	42
37	27	28	29	29	30	31	32	33	35	35	35	36	37	38	39	40	41
36	26	27	28	29	29	30	31	32	33	34	34	35	36	37	38	39	39
35	25	26	27	28	29	29	30	31	32	33	33	34	35	36	37	38	38
34	25	25	26	27	28	29	29	30	31	32	33	33	34	35	36	37	37
33	24	25	25	26	27	28	28	29	30	31	32	32	33	34	35	35	36
32	23	24	25	25	26	27	28	28	29	30	31	31	32	33	34	34	35
31	22	23	24	24	25	26	27	27	28	29	30	30	31	32	33	33	34
30	21	22	23	24	24	25	26	27	27	28	29	29	30	31	32	32	33
29	21	21	22	23	24	24	25	26	26	27	28	29	29	30	31	31	32
28	20	21	21	22	23	23	24	25	25	26	27	28	28	29	30	30	31
27	19	20	21	21	22	23	23	24	25	25	26	27	27	28	29	29	30
26	18	19	20	20	21	22	22	23	24	24	25	26	26	27	28	28	29
25	18	18	19	20	20	21	22	22	23	23	24	25	25	26	27	27	28
24	17	18	18	19	19	20	21	21	22	22	23	24	24	25	26	26	27
23	16	17	17	18	19	19	20	20	21	22	22	23	23	24	25	25	26
22	15	16	17	17	18	18	19	19	20	21	21	22	22	23	24	24	25
21	15	15	16	16	17	17	18	19	19	20	20	21	21	22	23	23	24

WBGT 值
危　险 31℃ 以上
严重警戒 28 ~ 31℃
警　戒 25 ~ 28℃
注　意 25℃ 未满

WBGT 值是从该日中最高气温和湿度推定的

■图 1　WBGT（温度标准）和气温、湿度的关系

日本生気象学会熱中症予防研究委員会：日常生活**における**熱中症予防指針 Ver.2，p.4，2012

■表 2　日常生活中的中暑预防方针

温度标准（WBGT）	应注意生活活动的标准	注意事项
危险 （31℃ 以上）	所有生活活动会引起危险性	高龄者在安静状态也会发生危险，尽可能回避外出，应在凉爽的室内活动
严重警戒 （28 ~ 31℃）		外出要回避炎热天气，注意室内升温
警戒 （25 ~ 28℃）	中等程度以上的会引起危险性	运动激烈时，要定期充分休息
注意 （25℃ 未满）	生活活动度强会引起危险性	一般没有危险性，激烈运动、重劳动时发生危险性

・这里的 WBGT 是以一日最高气温时的气温和湿度为基数来推定的

・28 ~ 31℃ 是指 28℃ 以上 31℃ 未满的意思

日本生気象学会熱中症予防研究委員会：日常生活**における**熱中症予防指針 Ver.2，p.2，2012

②补充水分（❸）

❸除牛奶以外可给予少量白开水等

根据▸ 体重体表面积比大，必要的水分需求量也会多，易引发脱水

③婴儿车（❹❺）

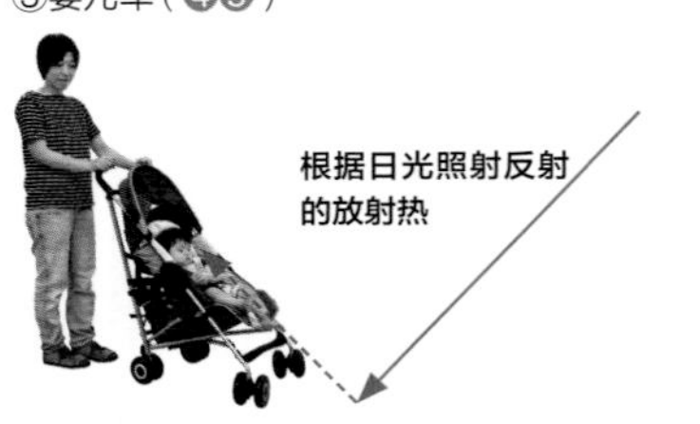

❹一定要用遮阳篷挡住直射日光

❺要在阴凉处停车

根据▸ 婴儿车离地面近，柏油马路上的放射热易形成高温环境

④汽车中（❻❼）

❻引擎停止时（空调也停止），车内不应放置孩子

要点	注意・根据
	根据▸ 不是夏天停止引擎的车，车内也易成为高温环境 ❼父母从车中下车时，一定带孩子下车
3 幼儿，学童外出玩耍时的预防	
①准备调节衣服（❶❷）	❶注意轻装 ❷选择吸水性好、速干的服装 根据▸ 预防体温上升
②注意时间段（❸）	❸正午到 3 点左右不要外出玩耍 根据▸ 气温最高时间段
③戴帽子（❹）	❹戴边幅宽的帽子。向家长说明，选帽时希望选颈后侧能覆盖型的
④休息（❺）	❺要在通风好的，阴凉处等凉爽地方休息 根据▸ 上升的体温会下降
⑤补充水分（❻❼）	❻麦茶等少量多次给予，茶温在常温的水管水温度程度 根据▸ 摄取冷的饮料时，胃壁的温度会低下，这会引起体温维持的生理反应，相反使体温会上升 ❼一次不要大量饮用 根据▸ 胃肠功能低下，吸收水分需要时间
4 运动（课外活动等）时的预防	
①健康管理（❶❷❸）	❶要充足睡眠，睡眠不足时不运动 ❷身体有异常感觉后，不运动，要谨慎行事 ❸运动中有异常感觉马上停止运动，移至凉爽处，补充水分等
②调节衣服（❹❺）	❹注意轻装 ❺选择吸水性好、速干的服装 根据▸ 预防体温上升
③注意时间段（❻）	❻尽可能在凉爽的时间段运动
④注意运动强度（❼❽）	❼避免急速剧烈运动 ❽在知晓热中暑症危险性之后再运动
⑤暑热适应（❾）	❾适应暑热
⑥休息和补充水分（❿⓫⓬⓭⓮）	❿运动 20~30 分钟，休息一次 ⓫在运动的 20~30 分钟前，补充水分 ⓬运动中少量多次补充水分（强制饮水） 根据▸ 自己判断饮水为自由饮水，没有控制水分的充足知识时很难自由饮水 ⓭运动后不应马上补充大量水分 根据▸ 胃肠功能低下，水分吸收需要时间 ⓮少量摄入盐分，避免饮离子饮料以外的含碳酸、很甜的清凉饮料

步骤

要点	注意・根据
◆初期应对 **1 判定重症度** ①确认意识状态（❶）	❶根据日本婴幼儿用昏迷标准和修正的格拉斯哥昏睡判定表迷指数把握意识状态 根据▸ 意识水平低下，意识丧失时，有极大的可能性是Ⅲ度重症，应迅速对应
②生命体征的核查（体温、呼吸、脉搏、血压）（❷）	❷根据▸ 不仅看高体温，也要看是否出现休克症状
③确认出汗状态、脸色（❸）	❸注意▸ 连续大量出汗时，为疑似Ⅱ度，脸色苍白、出汗停止时疑似Ⅲ度（重症），迅速应对
④确认有无头痛、恶心、呕吐、失神、眩晕及程度（❹）	❹不仅要观察显示的各种症状，还要观察孩子语言表现
2 应对处置 **［意识水平低下或意识丧失时］** ①搬运至安定，凉爽的场所（阴凉处等）（❶❷）	❶移至阴凉处等易处置的环境 根据▸ 处在烈日下有可能使状态恶化 技巧▸ 移动后，测定生命体征 ❷松解衣服
②确保气道畅通（❸） ③确认呼吸和实施人工呼吸（❸） ④确认脉搏，实施胸骨压迫（❸） ⑤呼叫救护车	❸根据通常的急救复苏步骤，实施援助 注意▸ 急救复苏法一定要用适合发育阶段的方法
⑥冷却身体（❹❺❻） 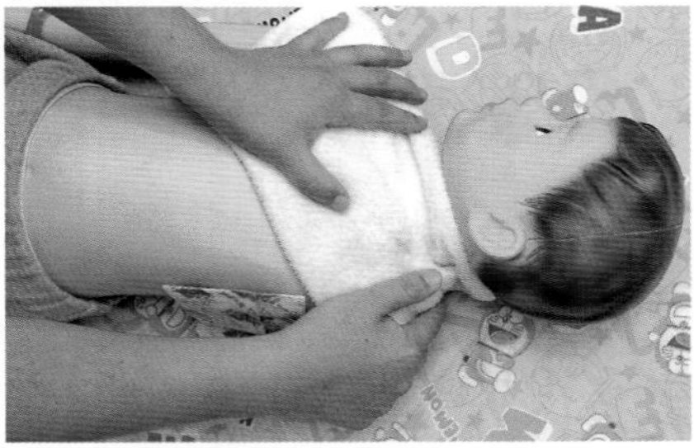 **用自来水，微温湿润毛巾擦全身**	❹必要时要脱下衣服 根据▸ 易冷却 ❺边用自来水或微温湿润毛巾擦拭全身，边对体表面按摩 根据▸ 气化热冷却不只是冷却皮肤表面，也要防止体表面的血管收缩而按摩 技巧▸ 同时用风扇送风，有效地使体表面冷却的方法，但注意不要震颤 ❻用冰袋、冷却枕、保冷剂，在腋窝、颈部（颈后部）、腹股沟冷却 根据▸ 冷却离皮肤近的动脉 技巧▸ 颈部两侧（颈动脉）比颈后部的冷却更有效 注意▸ 冷却，在救护车到达或意识恢复后，孩子诉说寒冷为止
［有意识时］ ①在凉爽的场所（阴凉处等）休息，或移至近处有空调的房间（❶❷）	❶根据▸ 期待身体有冷却的效果 ❷松解衣服，保持安静（卧位），孩子坐位舒适时也可坐位

要点	注意・根据
②风扇、送风机等送风，冷却身体（❸❹）	❸送风是重要的 ❹体温高意识水平低下时同样实施冷却
③补充水分和盐分（❺❻❼）	❺喝离子饮料 根据▸ 水分和盐分能同时摄取 技巧▸ 离子饮料以外补给水分时一定要摄取盐分 ❻少量多次地饮入 根据▸ 因胃肠功能低下，一次大量饮入，水分无法吸收 ❼饮水困难的场合，应急速去医疗机构受诊 根据▸ 不能获得水分就不能改善脱水现象，重症化的可能性高
④医疗机构的受诊（❽）	❽与重症度无关联，一定接受医生的诊察
◆医疗机构的应对 **1 收集情况** ①确认意识状态和生命体征（❶） ②确认引起热中暑的状况和受诊经过（❷）	❶无意识时，将导管留置在膀胱内确认尿量 根据▸ 无尿是开始透析的判断信息 ❷听取孩子和家长及旁人的详细情况陈述 根据▸ 判断重症度，决定治疗的内容 注意▸ 如果是车内热中暑会得不到确切的信息，听取的内容有必要充分斟酌
2 应对处置 ①向孩子和家长说明状态和处置（❶） ②高体温时实施体温控制（❷） 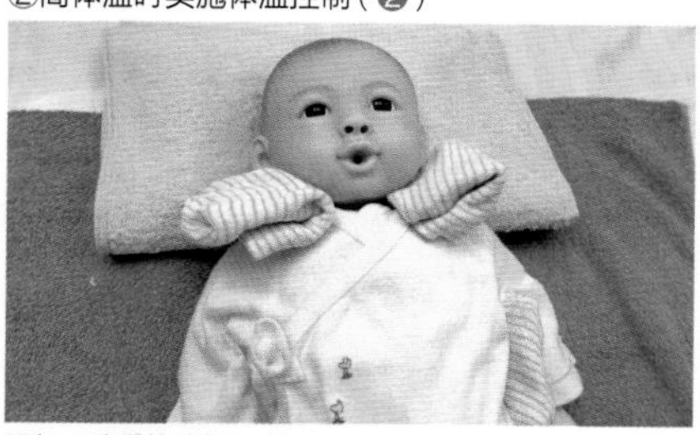 **颈部、腋窝等冷却，实施体温控制** ③为改善脱水、电解质异常，实施输液（❸❹） ④出现呼吸障碍时，进行输氧和人工呼吸 ⑤重症度时，对应脑功能障碍和肝及肾功能障碍和弥漫性血管内凝血（DIC）进行治疗	❶向孩子和家长说明现在的状态及今后处理方法，使他们获得安心后，协助治疗 ❷对体温实施持续测定，以确保体温值 根据▸ 预防低体温的并发症，要以改善热中暑为基准 注意▸ 会有只是皮肤表面温度的下降，在医疗机构要测定直肠温等深部温 ❸确保外周静脉的静脉通路，开始输液 ❹高血钾症和无尿时，实施透析

著作权合同登记号：图字 16-2014-238
Authorized translation from the Japanese language edition,entitled
根拠と事故防止からみた　小児看護技術
ISBN:978-4-260-01138-9
編集：浅野みどり
published by IGAKU-SHOIN LTD.,TOKYO Copyright©2012

图书在版编目（CIP）数据

小儿看护技术 /（日）浅野绿编集；丁宁译．—郑州：中原农民出版社，2017.4
ISBN 978-7-5542-1633-0

Ⅰ．①小… Ⅱ．①浅… ②丁… Ⅲ．①儿科学—护理学 Ⅳ．① R473.72

中国版本图书馆 CIP 数据核字 (2017) 第 047143 号

出版：中原出版传媒集团　中原农民出版社
地址：郑州市经五路 66 号　　邮编：450002
电话：0371-65788679
印刷：河南省瑞光印务股份有限公司

成品尺寸：148 mm × 210 mm　　印张：16.25
字数：1000 千字
版次：2017 年 11 月第 1 版　　印次：2017 年 11 月第 1 次印刷

书号：ISBN 978-7-5542-1633-0　　定价：128.00 元
本书如有印装质量问题，由承印厂负责调换